美国血库协会技术手册

第 19 版

Technical Manual

19TH EDITION

主　编　Mark K. Fung
主　审　郭永建　纪宏文
主　译　桂　嵘
副主译　陈秉宇　黄远帅　王勇军　张树超　胡兴斌
　　　　曾宪飞　邢颜超　王秋实　王新华

人民卫生出版社

图书在版编目(CIP)数据

美国血库协会技术手册/(美)马克·K.冯
(Mark K. Fung)主编;桂嵘主译. —北京:人民卫生
出版社,2020

ISBN 978-7-117-29528-4

Ⅰ.①美… Ⅱ.①马…②桂… Ⅲ.①输血-技术手
册 Ⅳ.①R457.1-62

中国版本图书馆 CIP 数据核字(2020)第 058863 号

人卫智网	www.ipmph.com	医学教育、学术、考试、健康, 购书智慧智能综合服务平台
人卫官网	www.pmph.com	人卫官方资讯发布平台

图字:01-2020-3970

美国血库协会技术手册

主　　译：桂　嵘

出版发行：人民卫生出版社(中继线 010-59780011)

地　　址：北京市朝阳区潘家园南里 19 号

邮　　编：100021

E - mail：pmph @ pmph. com

购书热线：010-59787592　010-59787584　010-65264830

印　　刷：三河市潮河印业有限公司

经　　销：新华书店

开　　本：889×1194　1/16　　印张：39

字　　数：1153 千字

版　　次：2020 年 8 月第 1 版　2020 年 8 月第 1 版第 1 次印刷

标准书号：ISBN 978-7-117-29528-4

定　　价：298.00 元

打击盗版举报电话：010-59787491　E - mail：WQ @ pmph. com

质量问题联系电话：010-59787234　E - mail：zhiliang @ pmph. com

美国血库协会技术手册

第 19 版

Technical Manual

19TH EDITION

主　　编　Mark K. Fung
主　　审　郭永建　纪宏文
主　　译　桂　嵘
副 主 译　陈秉宇　黄远帅　王勇军　张树超　胡兴斌　曾宪飞　邢颜超　王秋实　王新华
译　　者（以姓氏笔画为序）

马现君（山东大学齐鲁医院）　　　　　　　陈　青（江苏省血液中心）
王　芳（丹东市中心血站）　　　　　　　　陈　静（河北医科大学第三医院）
王　顺（武汉市第一医院）　　　　　　　　陈秉宇（浙江省人民医院）
王忠利（大连医科大学附属第二医院）　　　陈麟凤（首都医科大学附属北京世纪坛医院）
王秋实（中国医科大学附属盛京医院）　　　苗天红（北京市红十字血液中心）
王勇军（中南大学湘雅二医院）　　　　　　欧阳淑娟（湖南省肿瘤医院）
王振雷（河北省血液中心）　　　　　　　　周　明（湖南省人民医院）
王新华（航天中心医院）　　　　　　　　　周雪莹（中国人民解放军北部战区总医院）
车　辑（首都医科大学附属北京安贞医院）　郝　珂（浙江省人民医院）
甘　佳（中国医学科学院北京协和医院）　　胡兴斌（空军军医大学第一附属医院）
邢颜超（中国人民解放军新疆军区总医院）　俞　颖（浙江省中医院）
刘小信（山东省千佛山医院）　　　　　　　施旭斌（湖州市中心血站）
刘志伟（浙江大学医学院附属邵逸夫医院）　桂　嵘（中南大学湘雅三医院）
许　靖（长沙市中心医院）　　　　　　　　郭天虹（西南医科大学附属医院）
孙　婷（辽宁省肿瘤医院）　　　　　　　　郭永建（福建省血液中心）
纪宏文（中国医学科学院阜外医院）　　　　黄　蓉（中南大学湘雅三医院）
李　卉（中国人民解放军总医院）　　　　　黄远帅（西南医科大学附属医院）
李晓丰（辽宁省血液中心）　　　　　　　　梁文飚（江苏省血液中心）
张宁洁（中南大学湘雅二医院）　　　　　　程大也（中国医科大学附属第一医院）
张志昇（中南大学湘雅三医院）　　　　　　曾宪飞（武警陕西省总队医院）
张树超（青岛大学附属医院）　　　　　　　谢毓滨（长沙血液中心）
张静蕊（中国人民解放军北部战区总医院）　蔡　丹（湘潭市中心医院）
陈　立（陆军军医大学第二附属医院）

特邀编辑　蔡　辉　夏　玲　李弘武　李宜蔓
学术秘书　尚应辉　吴　斌　黄雪原　董　航

人民卫生出版社

AABB   ISBN No. 978-1-56395-947-9

4550 Montgomery Avenue   Printed in the United States

Suite 700, North Tower

Bethesda, Maryland 20817

参与翻译的人员 （以姓氏笔画为序）

卜艳红　马金旗　王　洁　王　莹　王　菲　王　震　王雨涵　王彦洁
王海莹　亓　琪　文贤慧　卢黎琦　田　雨　史　玮　付丽瑶　白　宇
冯晨晨　刘　娟　刘凤霞　刘东平　刘志新　刘海艇　江　灵　江　静
苏　蔓　杜垚强　李　杨　李　建　李孝帅　李希盛　李凯强　李鹏程
杨　莉　杨　倩　杨巧妮　杨冬梅　杨源青　吴　斌　何　静　何丽苇
何燕京　佟海侠　谷　兰　沈　健　张　宇　张力民　张卫梅　张军华
张进进　陈　赛　陈子巍　陈立力　陈吉翠　陈会欣　邵　雷　范可欣
尚应辉　尚雪菱　罗彬瑞　罗雁威　周　强　周　颖　周炜鑫　赵强强
郝欣欣　胡光磊　侯玉涛　贺　理　贾军会　高　娃　高　萌　高晓云
高海燕　唐　浩　黄雪原　梅梦寒　常　莹　葛平玲　董　航　蒋海叶
蒋璐茜　韩建国　程　福　程晶晶　傅云峰　鲁双艳　曾娇辉　谢一唯
谢秀巧　蒲　菲　熊永芬　魏玉平

编 者 名 单

Chester Andrzejewski Jr, PhD, MD

J. Wade Atkins, MS, MT(ASCP)SBB, CQA(ASQ)

Debra J. Bailey, MT(ASCP)SBB

P. Dayand Borge Jr, MD, PhD

Scott A. Brubaker, CTBS

Brian R. Curtis, PhD, D(ABMLI),
MT(ASCP)SBB

Melissa M. Cushing, MD

Robertson D. Davenport, MD

Meghan Delaney, DO, MPH

Gregory A. Denomme, PhD, FCSMLS(D)

Nancy M. Dunbar, MD

Arthur B. Eisenbrey III, MD, PhD

Susan A. Galel, MD

James D. Gorham, MD, PhD

Janis R. Hamilton, MS, MT(ASCP)SBB

Sarah K. Harm, MD

Jeanne E. Hendrickson, MD

Eldad A. Hod, MD

Orieji Illoh, MD

Eapen K. Jacob, MD

Melanie Jorgenson, RN, BSN, LSSGB

Cassandra D. Josephson, MD

Richard M. Kaufman, MD

Debra A. Kessler, RN, MS

Scott A. Koepsell, MD, PhD

Patricia M. Kopko, MD

Kevin J. Land, MD

Regina M. Leger, MSQA, MT(ASCP)SBB,
CMQ/OE(ASQ)

Lani Lieberman, MD, MSc

Christine Lomas-Francis, MSc, FIBMS

Irina Maramica, MD, PhD, MBA

Martin L. Olsson, MD, PhD

Kathleen E. Puca, MD, MT(ASCP)SBB

Rowena C. Punzalan, MD

Eva D. Quinley, MS, MT(ASCP)SBB

Susan N. Rossmann, MD, PhD

William J. Savage, MD, PhD

Annette J. Schlueter, MD, PhD

Joseph Schwartz, MD, MPH

Nadine Shehata, MD, FRCP

Ira A. Shulman, MD

Jill R. Storry, PhD, FIBMS

Susan L. Stramer, PhD

Annika M. Svensson, MD, PhD

Leslie P. Taylor, CQA(ASQ)

Lynne Uhl, MD

Ralph R. Vassallo, MD, FACP

Stephen J. Wagner, PhD

Julia S. Westman, PhD

Barbee I. Whitaker, PhD

Edward C.C. Wong, MD

译 者 序 言

值此改革开放四十周年之际,作为一个战斗在输血医学战线上的"老兵",回首四十年,输血医学在全国输血人的携手努力下,发生了翻天覆地的变化,绽放了耀眼的光彩,我倍感自豪和欣慰!输血作为现代医疗中一种特殊的手段,在治病救人的过程中起着不可替代的作用。进入新时代,在输血医学事业建设和发展的新征途上,全体输血人肩负起新的使命、新的责任、新的担当,随着医疗服务体系的不断完善,输血医学早已不再是传统意义上的采供血和临床用血,而是通过持续的科研创新与新技术、新方法的应用,切实确保科学、安全、有效输血。

2016 年 7 月 30 日,经过国家标准管理委员会批准,"输血医学"被增设为二级学科,对于我国输血医学界而言,这是一件具有跨时代和里程碑意义的大事。为了进一步提高我国新时期输血医学的水平,推动输血医学事业为人民群众提供"全方位全周期健康服务",一批年富力强的医学工作者翻译了实用性好、专业性强、覆盖面广的第 19 版《美国血库协会技术手册》(AABB 技术手册),以便让我国更多的医学同道详细地了解符合国际标准的输血操作规程,在经过学习、借鉴、分析和消化后,共同来推动我国输血技术质量的提升,共同来促进"中国特色的输血医学"早日立于世界杏林!

雄关漫道真如铁,而今迈步从头越。伟大的变革推动了历史的巨变,在新时代新征程中,汇聚改革开放再出发的磅礴伟力,尽锐出战、迎难而上,输血医学之路必将越行越稳、越走越远!

奋斗创造历史,实干成就未来。让我们全体输血医学工作者只争朝夕,不负韶华,把"规划图"变成"施工图",把"时间表"变成"计程表",把"鲜红的事业"——输血新时代的美好愿景——变为现实!

我们都是追梦人!

中华医学会临床输血学分会主任委员
中国医师协会输血科医师分会会长

刘忠

2020 年 4 月

译 者 前 言

当今基因组学、生物信息学、计算生物学、再生医学、精准医学、循证医学和互联网等新学科、新技术的应用，彻底改变了传统意义上的生物学与医学，也促使输血医学快速跨入新时代。《美国血库协会技术手册》[美国血库协会（American Association of Blood Banks，AABB)]第1版于1953年首发，至2018年已出版了19版，其专业性强、操作性好、覆盖面广，已获得国际输血界的认可。1985年，我国老一辈输血医学专家、中国医学科学院输血研究所萧星甫教授主译了该书的第8版，当时的书（译）名为《输血技术手册》。

为深化、落实输血医学二级学科的内涵建设，加速提升输血医学人员的专业素养，中华医学会临床输血学分会和中国医师协会输血科医师分会在刘景汉教授的领导下，组织了一批年富力强的输血医学及临床其他学科的专家，历时三年多，先后完成了《美国血库协会技术手册》（AABB技术手册）第18版和第19版的翻译工作。第18版已于2019年10月，由中南大学出版社出版发行。在总结第18版翻译的经验和教训的基础上，第19版《美国血库协会技术手册》几经校稿和修正，确保中文版在尊重原著的前提下，尽量与我国的输血医学实际衔接。

本书由六部分组成，第一部分为质量相关问题，包括输血质量管理体系建立与实施的基本原则、设施和工作环境的安全管理、输血医学和细胞治疗领域的监管以及美国血液安全监测现状。第二部分为血液采集与检验技术，包括异体和自体血液献血者的健康检查、输注用全血和血液成分的采集、感染性疾病筛查。第三部分为血型，包括输血医学中的分子生物学和免疫学、血型遗传学、ABO和其他糖类血型系统、Rh血型系统、其他血型系统和抗原、红细胞血型抗体鉴定、直接抗球蛋白试验阳性和免疫介导的溶血、血小板和粒细胞的抗原和抗体以及人类白细胞抗原系统。第四部分为输血实践基础知识，包括输血相关工作、血液成分输注、输血决策与疗效评价、患者血液管理、临床用血审核办法和非感染性输血不良反应。第五部分为特殊患者与特殊疾病，包括围产期的输血实践、新生儿和儿童输血实践、治疗性单采、造血干细胞的采集和处理、造血干细胞移植患者的输血治疗及人体的组织移植和医院相关的移植服务。第六部分为方法学，包括一般实验室方法，红细胞血型定型方法，抗体筛查、鉴定和相容性试验的方法，抗球蛋白试验阳性的研究方法，检测胎儿新生儿溶血病的方法，血液采集、成分制备和储存方法，细胞和组织移植的方法，质量控制方法等8大类的标准操作规程。本书未设置索引词，并将缩略词调整至文末。

原著中多次出现"must""shall"和"should"等助动词，为准确表达原文的强制和推荐等级，经与郭永建教授及国内多位权威专家探讨，并参考国内法规、标准、指南文件用语，本书将"must"译为"应当"，表示原则性的规定和要求，大多出现在法律法规性文件中，属于强制性规则。"shall"译为"应"，声明符合标准需要满足的要求；"should"译为"宜"，用于在几种可能性中推荐特别适合的一种，表示某个行动是首选的但未必是所要求的。

关于两种输血策略，本书中将"restrictive transfusion strategy"译为"限制性输血策略"，"liberal transfusion strategy"译为"宽松输血策略"。国内有些学者，将"liberal transfusion strategy"译为"非限制性输血策略""自由输血策略"或"开放性输血策略"，考虑到血液资源的宝贵及输血风险，输血不宜"无限制""自由"及"开放"，故本书暂且将其译为"宽松输血策略"。

关于抗人球蛋白和抗球蛋白的用法，国内学者目前存在较大争议。实际上，抗球蛋白试剂包括了抗人球蛋白试剂和其他多克隆试剂，在本书第13章中有简单介绍。本书遵循原文，将"antihuman globulin（AHG)"译为"抗人球蛋白"，"antiglobulin"译为抗球蛋白。

希望本书能对我国输血医学的实践与研究有所裨益，为广大专业工作者在输血技术操作与质量管理等方面提供一定的借鉴。同时，本书也不失为高等医学院校输血医学及其相关专业和住院医师规范化培训与考核的参考工具书。因本书内容涉及面甚广,囿于译者的专业水平和视角,以及对中英两种语言有限的驾驭能力,疏漏和不妥之处在所难免,恳请广大读者批评指正,以便今后再译时改进!

在本书的翻译和出版过程中,中国医师协会输血科医师分会会长、中华医学会临床输血学分会主任委员刘景汉教授始终给予关心和指导;输血医学前辈兰炯采教授面授机宜、具体点拨;郭永建、纪宏文两位教授担任本书的主审,不辞辛劳、不吝赐教,既让本书年轻的译者们受益匪浅,又保证了全书译文的质量;《中国输血杂志》编辑部蔡辉主任和他的团队也鼎力支持(蔡主任将其编辑部保存的已绝版的《输血技术手册》惠借,使我们感到自己两年多的辛苦和付出还是一种传承、发扬和责任)!另外,更有多名专家不计名利,给予了不少指导和帮助,谨此一并表示衷心感谢!

最后的谢意要献给本书翻译团队的百余名译者和审校者:感谢你们的辛勤劳动、坚持和陪伴。我们始终牢记"只要出发,定能到达,梦想从来不曾遥远"!

桂　嵘

2020 年 3 月

原 著 致 谢

《美》国血库协会技术手册》第 19 版是许多兢兢业业的志愿者共同努力的成果。我要感谢所有章节的作者,以及与我共同负责此版本的三位副主编 Anne Eder、Steven Spitalnik 和 Connie Westhoff。本书是整个团队努力的结果,非常感谢他们在主题方面的指导,并花费大量时间与作者一起进行审阅和修改。

我们也要感谢以下 AABB 委员会和工作组的成员,他们对第 19 版技术手册各个章节、方法和附录进行了详细的审阅。他们的参与使本书在文献中独树一帜,声誉鹊起。

审阅组如下:

　　AABB 驻美国单采协会代表
　　AABB 驻国际输血学会输血传播感染性疾病工作组代表
　　美国组织库协会代表
　　细胞治疗协调委员会细胞治疗产品收集与临床实践小组
　　细胞治疗协调委员会产品制备与检测小组
　　使用说明书工作组
　　临床输血医学委员会
　　献血者健康工作组
　　美国食品药品监督管理局联络委员会
　　免疫血液学参比实验室认证程序部门
　　免疫血液学参比实验室标准程序部门
　　国内突发事件和反恐行动跨组织工作组
　　分子检测实验室标准程序部门
　　患者血液管理教育委员会
　　患者血液管理标准委员会
　　质量体系认证委员会
　　亲缘关系鉴定标准程序部门
　　输血医学协调委员会献血者和血液成分管理小组
　　输血医学协调委员会儿科输血小组
　　输血医学协调委员会技术实践与血清学小组
　　输血医学协调委员会输血安全与患者血液管理小组
　　输血传播疾病委员会

我们同样需要感谢第 18 版及更早版本的贡献者为新版本提供了有价值的资料,他们曾起草的部分表格、图片、方法和文字叙述被保留于此次新版本中,言辞精准,无需更改。最后,向支持我们工作的 AABB 工作人员致谢。

Mark K. Fung

医学博士,理学博士

主编

原 著 前 言

很荣幸代表本书的 100 余位编者向大家介绍《美国血库协会技术手册》(第 19 版)。为确保读者能不断获取更新的知识,每版约有三分之一章节是由新任首席作者执笔,且担纲首席作者不能超过两版。同样,编辑(包括我本人)也需要不断轮换。因此,这是 Connie Westhoff 博士和我第二次也是最后一次担任编辑。我很高兴介绍本版的编辑 Steven Spitalnik 博士和 Anne Eder 博士,并十分感激三位同事对我的指导和支持。我们在及时更新技术手册内容和写作技巧的同时,始终不改的初心是让技术手册广泛接受高水平输血医学专家的同行评议。有众多 AABB 会员审阅了本手册的初稿并反馈意见。尽管这个环节使出版周期延长,但专家们的评议使本书更具有可读性。为确保内容准确、明晰,以及专业和管理规范的一致性,本书审查的严格程度超越了输血医学领域的其他任何教科书。

在着手编写本版技术手册前,我们向读者和用户做了问卷调查,听取了他们对内容、格式、日常使用以及作为教学工具实用性的建议,明确了他们最常用、最喜欢、最少用以及最不喜欢的章节。根据反馈信息,我们重新调整了细胞治疗的篇章结构目录,保留了两章,一章是造血干细胞移植患者的输血治疗,另一章是读者面更宽的造血干细胞的采集和处理。同样基于反馈意见,我们整合了在多个章节中重复出现的内容,拓展了大量输血方面的内容,以满足人们对此领域日益增加的需求。此外,我们还新增了关于血液安全监测的章节,重点介绍了日益受到重视的国家和全球血液预警系统,如何发现和确定患者和献血者不良反应,以及如何对血液采集制备和临床输血过程中的错误进行归类。

为保持 AABB 技术手册在输血医学和细胞治疗领域的国际领先地位,我们尽可能在此版中提供了更多来自美国之外的实践内容。我们还对内容呈现的顺序进行了重排,使各章节遵循从血液采集到医院使用的顺序,内容尽可能集中。将患者血液管理一章从特殊患者输血部分移至"主流"输血内容部分。

我谨代表编辑、作者、AABB 会员及工作人员,能为输血医学/血库专业人士编著此版技术手册是我们极大的荣幸。

Mark K. Fung
医学博士,理学博士
主编

目　　录

第一部分　质量相关问题

第二部分 血液采集与检验技术

第三部分　血　型

第四部分 输血实践基础知识

第五部分 特殊患者与特殊疾病

第六部分　方　法　学

附　录

第一部分　质量相关问题

第1章　输血质量管理体系建立与实施的基本原则

质量管理体系是致力于通过满足顾客需求来实现质量的一系列业务过程的组合,具体体现在实施质量管理所需要的组织结构、政策、程序、过程和资源等方面。在输血医学和细胞治疗领域,质量管理非常重要,这是为什么？其实答案很简单,那就是为了其所服务的顾客——无论是卫生保健其他提供者还是患者,他们都依赖我们对所生产的产品和提供的服务的安全性及有效性作出保证。质量管理体系是通过提高顾客满意度来实施持续改进的框架。在质量管理体系中,确定了顾客需求,为满足这些需求设计了相应的过程,实施这些过程以管理和提高所提供的服务水平。

监管者也期望组织建立过程以保证产品和服务的安全并取得预期结果。质量管理体系的有效实施有助于保证取得这些结果。

还有,随着产品使用的减少和运行成本的增加,从事输血医学和细胞治疗的组织尽可能以成本效益最佳的方式运行也十分重要。良好的质量管理体系能减少重复、浪费和无效工作,因此组织能利用更少的资源取得相同的运营和质量成效。质量管理体系的有效实施能为顾客、组织和其他利益相关方提供信心,让他们确信组织能始终提供满足或超出顾客需求或预期的产品和服务,并通过提高效率使成本降低。

第一节　背　　景

从开创(1937年美国第一家血站在芝加哥库克郡立医院建立)以来,输血医学就一直以质量为核心。输血医学在许多方面不断取得进步,促进了从血液成分、输血服务到如今的细胞治疗的质量和安全。20世纪90年代出现艾滋病和人类免疫缺陷病毒(human immunodeficiency virus, HIV)流行后,非常敏感且知情的公众要求所有涉及血液成分和服务的提供过程实现和保持最高水平的质量。为此,美国食品药品监督管理局(Food and Drug Administration, FDA)提出了"血液供应零风险"的理念,这是企业努力的目标,但在现实中不可能完全实现。FDA、医疗保险和医疗补助服务中心(Centers for Medicare and Medicaid Services, CMS)、各州卫生部门等监管机构以及美国血库协会(American Association of Blood Banks, AABB)、美国病理学会(College of American Pathologists, CAP)、联合委员会(The Joint Commission, JC)和细胞治疗认证基金会(Foundation for the Accreditation of Cellular Therapy, FACT)等认证机构要求,从事输血医学和细胞治疗的机构应当建立并实施质量控制和质量保证计划,并将其作为生产或执业许可、证书和/或认证要求的一部分。实验室应当符合1988年颁布的《临床实验室改进修正案》(Clinical Laboratory Improvement Amendments, CLIA)中的质量要求,这部分由CMS负责监管。1995年,FDA发布了《血液机构的质量保证指南》,该指南连同FDA发布的其他指南一起帮助受监管机构符合《联邦法规》(Code of Federal Regulations, CFR)第21篇第200部和第600部中的《现行药品生产质量管理规范》(the current good manufacturing practice, cGMP)的要求。CFR第21篇第820部适用医疗器械(包括血液机构计算机系统)生产机构。原对医疗器械的GMP要求修改成为第820部中的质量体系法规。

AABB根据所有相关技术规范制定的质量体系基本要素是血站和细胞治疗业务活动的最低要求,为保证业务活动质量和符合cGMP和《现行组织质量管理规范》(current good tissue practice,cGTP)法规要求提供指导。AABB和CAP取得"被认可状态",即被CMS以及联合委员会(Joint Commission,JC)和某些州的行政监管机构视为CLIA88计划的认证机构。国际标准化组织(International Organization for Standardization,ISO)在大多数领域建立了国际标准,这些标准也属于最低要求。ISO标准属于通用标准,无论机构大小和产品类型,均可适用。美国国家标准研究所(American National Standards Institute,ANSI)是美国在ISO的代表成员。临床实验室标准研究会(Clinical and Laboratory Standards Institute,CLSI)[原国家临床实验室标准委员会(National Committee for Clinical Laboratory Standards,NCCLS)]是一个全球性组织,其总部设在美国,也是ANSI的成员。FDA和AABB将许多ISO原则整合到法规和标准中。例如,AABB质量体系基本要素就是根据ISO9000系列的20项条款制定的,因此与ISO标准相容。

第二节 质量管理基本概念

一、质量保证

质量保证的概念是广义的,其目的是为了减少差错,保证结果可信,对生产过程和系统实施安全、有效控制,始终保证产品安全和质量。质量保证计划是指经过设计和实施的体系,其目的是保证持续生产质量稳定的产品[1]。良好的质量保证计划包括差错的发现、调查、评估、确定优先顺序和纠正,其最终目的是为了防止差错再次发生。质量保证活动还包括对过程绩效数据做回顾性评价和分析,以确定整个过程是否在控,发现需要关注的漂移或趋势。质量保证为过程管理者提供过程绩效信息,为其制订过程改进决策提供依据。

二、质量控制

质量控制是质量保证计划的一个方面,其目的是通过检测和观察,确定在某个具体时点的过程或者过程中的具体作业是否按预期运行。质量控制

涉及抽样和测试。在历史上,输血服务机构和献血中心曾以质量控制措施作为运行的标准实践,例如试剂和产品质量控制、文书检查、现场观察和数据测量(例如冰箱温度读数和已完成制备的血液成分的容量或细胞计数)。如果质量控制数据不在规定范围内,则提示可能存在问题,可能是过程本身或者过程执行的问题。质量控制显示的趋势可能预示将要出现问题。

三、质量管理

质量管理关注组织环境中具有相互联系的过程,以及组织与顾客和供方的关系。质量管理强调执行管理者对于整个组织的质量承诺,对将供方和顾客作为质量合作伙伴的理解,在人员和其他资源以及质量计划的管理中的领导作用。质量管理的重要目标是建立一套能够保证过程和产品质量但又不冗余的控制措施。宜摒弃没有增值的控制措施,以节约有限资源,使工作人员把注意力集中到对生产至关重要的控制措施上来。

使用统计工具,例如过程能力测量和控制图表,使机构能在计划阶段和生产过程中评价过程绩效,有助于确定过程是否稳定(即统计控制),是否能符合产品和服务技术规格要求。

四、质量体系

体系是指有组织、有目的的结构,由相互关联或相互作用的一组要素(成分、过程、实体、因素、成员、部分等)组成。为了实现体系的目标,这些要素连续相互(直接或间接)影响,以保持他们的活动和体系的存在。质量体系由相互关联的一组过程组成,这些过程共同作用,以确保质量(图1-1)。

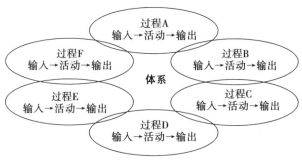

图1-1 体系和过程

对过程的理解很重要。过程是利用输入实现预期结果的相互关联或相互作用的一组活动(译者注:过程的预期输出称为输出、还是称为产品或服

务,随相关语境而定)。以全血采集过程为例,它有很多输入,比如训练有素的血液采集人员,经批准使用血袋、手臂消毒液和血液采集标准操作程序(standard operating procedures,SOP),所有这些输入一起产生输出,即1单位全血。输出的质量取决于输入和过程本身的质量和控制。过程验证是保证过程稳定并产生预期输出的关键。本章的后续部分将对验证进行更加全面的讨论。

五、过程控制

过程的管理策略宜关注所有过程的全部构成要素,包括相互联系的活动、输入、输出和资源。供方确认、签订正式协议、进货检验和库存控制是确保过程输入符合技术规范的制度。人员培训和能力评估、设备维护和控制、文件和记录管理以及实施适当的中间控制,为过程按预期运行提供保证。终产品检验和检查、顾客反馈以及结局测量为产品质量评价和过程改进提供数据。这些输出测量和质量指标用于评估过程和过程控制的有效性。

为了有效地管理过程,机构应理解过程之间的相互作用和因果关系。例如,在献血者检查过程中,接受不符合献血条件的献血者所导致的后果几乎影响到机构的所有过程;如果在献血者健康检查过程中,没有发现应当发现的具有高危行为史的献血者,其所献血液的检测结果可能为某种病毒标志物阳性,这将产生随访检测、事后调查、献血者屏蔽和通知等一系列程序;该血液成分应被隔离、报废并记录;接触该血液的采集和加工人员具有接触感染性病原体的风险。这些相互关系的确定是质量计划的一部分内容,其作用是一旦在运营中出现过程失控时能快速采取适宜的纠正措施。

重要的是记住,运营过程不仅包括产品生产和服务建立,也包括产品和服务的交付。交付通常涉及与顾客的互动,其质量与顾客满意休戚相关。因此在质量管理体系设计和持续评估过程中,宜予足够重视。

六、质量策划

质量策划是保证质量管理体系取得成功的必要活动,其定义是"将质量方针转化为可测量的目标和要求,并规定一系列步骤以在既定时间框架内实现目标和要求的系统过程"[2]。书面质量计划为质量管理体系的有效实施和维护提供了框架。质量计划是一种动态文件,可根据需要进行评审和修改。

第三节　质量管理体系方法

为了制定和实施质量管理体系,组织宜遵循经过策划的路径,具体包括以下步骤:

- 确定顾客和其他利益相关方的需求和期望。
- 制定质量方针和质量目标。
- 确定实现质量目标所需的过程及其责任人。
- 保证过程实施所需资源。
- 确定和应用过程评价方法,包括确定每个过程的有效性和效率。
- 设计偏差的预防措施以及不可预防的偏差的纠正措施。
- 建立质量管理体系持续改进过程。

这一方法可用于建立新的或者维护和改进现有的质量管理体系。应尽可能全面地确定和记录顾客和利益相关方的需求和期望。顾客的意见是成功的关键。组织了解顾客的需求之后,应根据顾客需求制定质量方针和质量目标。制定方针和目标时,还应考虑组织应当接受监管和取得认证的机构的需求。虽然有的机构并不会将监管和认证机构作为顾客考虑,但是这些机构与输血医学和细胞治疗组织的运营休戚相关。应确定实现目标所需的资源,且应当建立保证所需资源的适宜提供的方法。方针、目标和程序确定之后,应建立其有效性和效率的评价方法。有关这方面的内容将在本文的第四节进一步详述。主要目标首先是找到防止发生偏差的方法,但是由于工作性质所决定,偏差是肯定会发生的。发生偏差时,应有方法不仅能纠正偏差,而且还能防止其再次发生。最后,质量体系是动态的,应当树立和贯彻持续改进的宗旨。

第四节　质量管理体系评价

对质量管理体系定期评价以确定其是否按预期运行,这很重要。评价应包括以下事项:

- 利益相关者的积极参与
- 评价的目的
- 评价的受众
- 评价需要的信息
- 评价相关信息的来源
- 评价方法

开展评价时,需要与评价结果关系密切的利益相关方的积极参与。在血液机构和细胞治疗机构,利益相关方包括质量、运营和管理人员,还可能包括其他方面如献血者动员甚至人力资源方面的人员,具体人员根据待评价过程确定。评价的目的应聚焦最受关注的事项。例如,血液机构及其顾客最为关注就是产品的可及性,对产品可及性的评价能在正确的时间提供正确的产品这方面的信息,发现不足之处即提供改进机会。根据利益相关方确定评价的受众,通常包括高层管理人员,可能还有法规监管当局或认证机构。

评价所需信息取决于评价目的和受众。确定用于评价的信息之后,就可以收集信息,包括决策支持信息或一般信息。评价信息可来自生产报告、差错报告、审核或检查报告以及顾客反馈等。

信息评价方法有多种,包括质量管理工作相关图表、设备、软件、策略或技术,其中有许多方法容易使用,但在选择具体评价方法时,应考虑受众的需求。一些软件供方提供质量管理体系监控与评价的专用软件。

第五节 质量管理体系
建立与实施

质量管理体系由下列基本要素组成:
- 组织和领导
- 以顾客为关注焦点
- 人力资源
- 设备管理
- 供方和物料管理
- 过程控制和管理
- 文件和记录
- 信息管理
- 偏差事件管理
- 监视和评估
- 过程改进
- 设备、工作环境和安全

本章的后续部分将详述这些要素在输血医学和细胞治疗质量管理中的具体应用。

一、组织和领导

组织应建立有利于质量管理体系有效实施和整个组织良好沟通的组织结构。应以书面形式明确规定每个岗位的职责和权限。高层管理者是质量管理体系取得成功的基础。领导的职责一是创造环境,使个人能充分参与质量管理体系的建立和

实施;二是对质量管理体系的运行情况进行监督,确保体系有效运行。高层管理者的具体职责包括:
- 建立、实施和保持质量方针及其相关质量目的和质量目标。
- 为机构和质量管理体系运行提供适宜的资源。
- 保证新的或变更的过程和程序经过适当设计和有效实施。
- 参与质量方针、过程和程序的评审和批准。
- 贯彻实施运营和质量的政策、过程和程序。
- 监视运营、法规和认证要求的遵从性。
- 周期性评审质量管理体系运行的有效性。
- 需要他人协助执行管理者履行上述职责时,应确定代理人,规定其代理职责范围。

组织的质量负责人宜直接向最高管理者报告。质量负责人不需要亲自履行全部质量职责。在理想情况下,质量负责人宜与组织运营职责分离。尽管在小型组织,质量负责人可能参与运营活动,但关键是质量负责人切勿对自己负责的业务工作实施评价。质量负责人的职责如下:
- 审核和批准 SOP。
- 审核和批准培训计划。
- 评审和批准验证方案和结果。
- 审核、验证和批准质量管理体系软件。
- 审核运营职责履行状况。
- 制定质量体系评价标准。
- 评审和批准供方以及维护已批准供方名单。
- 评审产品技术规范。
- 审核不良反应报告、差错报告和投诉。
- 确定产品的适用性。
- 监测和趋势分析。
- 检查的监督和管理。
- 按要求向监管机构、认证机构、顾客或其他机构报告。

尽管质量部门习惯于承担上述大部分活动的职责,但是让运营部门参与其中的部分活动可能是开明的做法,但同样需要告诫的是,个人切勿对自己的工作实施评审。此举的益处一是能减轻质量部门部分负荷;二是能强化质量是每个人的责任这一理念。

二、以顾客为关注焦点

为了取得符合实际要求的质量,组织应了解顾客需求。血液成分或其他细胞产品和服务的提供组织的顾客有多种,应考虑每种顾客的需求。过程

和服务的设计和建立过程中应将顾客需求牢记在心中。应将顾客需求形成文件,一般是在供方协议或合同中明确顾客需求。需求确定以后,宜建立定期接收顾客反馈的制度,以确定顾客需求是否得到满足。从与顾客共同制定的关键指标分析或顾客调查资料中可获得顾客反馈意见。

三、人力资源

人力资源部门负责与工作人员相关的工作,一般包括聘用、入职教育、培训、人员配备需求、人员福利和人员保留。应当配备适宜的人员完成业务和质量管理工作。

1. 工作岗位说明书 组织宜精心编制所有岗位的工作说明书。工作岗位说明书宜确定具体岗位的主要作用、职责、教育和经验要求。在某些情况下,工作岗位说明书还包含身体素质要求,例如举起某一重量的物品或长时间站立的能力。工作岗位说明书中设定的某些要求可能是由于法规或行业标准要求的原因。例如,在一些州,工作人员应当取得某类执业许可证才能从事实验室检测工作。有这种要求的岗位,宜在其岗位说明书中明确规定。宜周期性评审工作岗位说明书以确保其真实反映具体岗位工作人员的实际工作。工作人员宜在最初的工作岗位说明书及其修订版上签字,以表明他们已知晓工作职责。监管或认证机构对组织进行检查或评估时,常要求查看已签名的工作岗位说明书。做好工作岗位说明书编写工作的另一益处是,好的岗位说明书有助于培训计划的制订。

2. 聘用 人力资源部门负责监督工作人员的聘用过程,包括联系应聘者、安排面试和保证新工作人员接受入职教育,还可能包括录用前体检(例如服用毒品检测)。在聘用过程中,将工作岗位资质要求与申请人的资质对照,选择符合工作岗位资质能力(包括培训、教育和经验)的应聘人员予以聘用。

3. 入职教育与培训 新工作人员接受入职教育,取得良好的工作开端,这非常关键。工作人员不仅需要了解自己岗位的作用,还需要了解该工作岗位与组织的其他岗位是如何协调的。入职教育一般包括组织及其顾客的概况、福利培训、cGMP和/或 cGTP 法规的介绍和安全培训。

工作人员一般需要在受聘的业务部门接受所从事工作的针对性培训,这也是作为个人实际工作的一部分。应针对开展工作所需的 SOPs 进行培训。此外,每位工作人员需充分了解与其岗位工作相关的 cGMP/cGTP 要求。所有培训均应记录。工作人员应接受初次和后续的能力评估。

4. 能力评估 为保证工作人员保持良好工作的能力,应定期开展能力评估以确定其工作胜任程度。组织需制订能力评估书面计划,其内容应包括工作人员未通过能力评估时宜采取的措施。CMS规定了检测人员的能力评估的最低要求,具体包括以下 6 个方面的内容:

- 直接观察常规患者试验操作(适用时包括患者准备)、样本接收、处理和检测。
- 监视检测结果记录和报告。
- 评审中间试验结果或工作表、质量控制记录、能力验证结果和预防性维护记录。
- 直接观察仪器维护及功能检查。
- 采用已检测过的标本、内部盲检标本或能力验证标本作为评估标本,评估检测绩效。
- 评估解决问题的技能。

应对须由实验室主任批准才能上岗操作的每项试验的人员实施能力评估,评估内容应包括上述 6 个方面[3]。

应制订和实施能力评估计划,公平地对待所有工作人员。应制定明确的评估日程安排。应记录能力评估结果,可供监管或认证机构检查。

四、设备管理

工作过程中使用的设备,应按照生产方说明进行安装,且经过确认,以保证其能按照生产方的要求运行。应按照书面程序完成确认并记录。确认(包括安装确认)是验证活动的必要部分(见本章后续部分的确认部分)。组织应保证按照生产方的推荐使用设备。设备生产方可能规定设备的运行条件,诸如温度、湿度、周围空间或其他环境条件,应考虑满足这些要求。

应对设备进行维护,保证使其处于适宜运行的状态。组织宜根据生产方的推荐编写设备清洁和维护计划。应建立预防性维护制度并保持记录。设备维护记录应可供检查或评估人员查阅。

计量器具应常规校准。做校准时,将测量器具与已知标准比较,必要时对其进行调整,使其测量结果与标准相同。组织应制订校准计划,列出应校准的器具、校准频率和校准程序。生产方宜推荐校准频率。相关法规要求可在 CFR 查到[4]。然而,如果没有指引可做依据,组织宜遵循业内的标准做法,如果无据可循,组织应根据测量的重要性制订适宜的校准频率。

可将校准的实际工作外包给经批准的外部供方,但组织应负责保留校准记录,保证外部供方按照适用的法规和标准开展校准活动。校准记录和程序应可供检查和评估人员查阅。

设备的常规质量控制对于保证其按照预期运行也很重要。应及时对质量控制记录进行评价,判断记录结果是否存在可能表明随着时间变化设备开始出现故障的趋势。质量控制的频率同样取决于设备功能的重要性。以用于确定献血者资格的设备为例,因其十分重要而需要每日进行质量控制。应及时对质量控制记录实施评审,以便将发现问题时需做的调查限制在较小的范围。

1. 设备选择 机构宜根据符合既定技术规范的能力选择设备。应考虑的其他因素包括成本、服务、行业中其他单位使用情况及技术支持。组织通常有数家供方可选择,因此其他因素可能更为重要。重要的是组织宜在设备选择前制订标准,设备应适合组织的需求。在设备选择前,应确定业务工作流程。除非仅有一家供方而没有其他选择,组织不应为了适应设备而改变其工作过程。宜按照组织规定的供方资质确认过程对设备生产方的资质进行确认。

2. 设备标识 宜建立设备标识。宜建立、保持和更新设备清单。设备迁移或停用时,应予记录。开展采供血、输血和细胞治疗业务活动的组织拥有大量设备,设备追踪工作可能很艰巨。软件供方开发了自动化解决方案以帮助组织做好该项工作。但是,即使只能开展人工追踪,也应做好设备追踪工作。如果可能,宜将停用设备搬离工作区域,明确标识为停止使用,使其不再被生产过程使用。

五、供方和物料管理

确保供方能提供工作所需、符合既定技术规格要求的物料,是质量管理体系的重要方面。组织应确定并记录供方和物料需求,通过供方确认过程选择满足要求的供方。

1. 供方确认 供方确认是指组织确定供方能满足其要求的过程。对供方的要求一般包括符合法规要求的能力、供应的可及性、交付的及时性、对事件和问题的响应、成本和技术支持。组织可根据需要规定其他要求。常见的做法是参与采购集团为其成员开展的供方确认工作。

供方确认可包括对供方的调查,对供方目前服务的顾客的调查和供方现场审核。调查可能更具成本效益。但是,如果供方提供的材料或服务对业务至关重要,最好还是开展现场审核。物料越关键,供方确认就应越严格。表1-1列出了供方确认过程中可能需要考虑的因素。

表1-1 供方确认需要考虑的因素

因素	示例
许可或认证证书	FDA,ISO,EU
供方相关的质量文件	质量手册、投诉处理方法
审核或检查结果	FDA之前的检查,供方确认审核
物料或产品要求	满足功能需求的能力
物料或服务成本	产品成本、维护成本、零部件成本
交付安排	长期订单、最短交付周期时间
财务安全和市场排名	组织开办时间,IRS990
售后服务	培训、验证指导、合同/协议审查会

注:FDA. 食品药品监督管理局;ISO. 国际标准化组织;EU. 欧盟;IRS 990. 国税局表单990

组织宜保持已批准的供方列表,并对已批准的每家供方实施常规审核,确定其是否有能力持续满足组织的需求。必要时在列表中增加或减少供方。供方列表的管理一般由质量部门负责,但也可在质量部门监督下交由采购部门负责。

2. 合同和协议 在与供方签订的书面合同或协议约定组织的要求和期望是一种规范做法。宜在合同或协议文件中确定双方在采购和供应关系中的职责,还宜约定供方为达到采购方要求而采取的运营方式。最好是制订和记录能定期监测的指标。如果监测指标提示存在问题,宜采取纠正措施。如果问题得不到纠正,则意味着宜将供方从批准列表中剔除。

AABB的标准规定,组织应监视合同或协议的执行情况。其他认证机构也有类似要求。例如,JC要求医院的血库应与其血液供方建立评价指标,并开展常规评价,记录评价结果以及供方未达到指标要求时供方所采取纠正的措施。

3. 进货接收和检验 接收新进物料时,应将其与在用物料进行物理隔离,直至通过进货检验可投入使用为止。有的组织设置围栏区域专供放置新进物料,有的使用货架和标识(常采用不同颜色)隔离新进物料。常由质量部门负责物料的进货检验和放行,但在某些情况下,可由使用部门负责新进物料的质量检查工作。

组织宜制订物料接受标准，并按标准实施进货检验。不符合既定标准的物料宜继续隔离，并将问题告知供方。宜按照书面程序实施进货检验和记录。发现不合格物料时，还应记录其处置方式。大多数情况下是将不合格物料退回供方，但如果供方不需要进一步调查，可由采购方就地废弃。进货检验包括外包装和包装内容物的检查。如果产品或包装存在问题，应对产品进行物理或用明确标识的方式进行隔离，直到质量部门确定其处置方式为止。

六、过程控制和管理

过程控制是保证过程可预测、稳定，在正常变异范围内按既定绩效目标运行所涉及的活动的总和。过程控制的重要方面包括：

- 标准操作规程
- 过程验证
- 计算机系统验证
- 检测方法验证
- 质量控制
- 培训
- 追踪和趋势分析

1. **标准操作规程** 标准操作规程（standard operating procedures，SOP）为如何开展工作提供指导，是实现过程运行稳定和可控的关键。在本节的第七部分"文件和记录"中将对 SOP 进行详尽讨论。

2. **过程验证** 过程控制最重要的一个方面是在一开始就建立可持续产生预期结果的过程，即过程验证。过程验证是指收集和评价从过程设计阶段到商业化生产数据，确立过程能持续输出具有质量的产品的科学证据[5]。通过验证证实过程输出的结果一致，满足预定要求。应根据书面验证计划对所有关键过程实施验证。验证计划宜包括以下

内容：

- 系统描述
- 验证目的
- 风险评估
- 职责
- 测试用例
- 接受标准
- 问题报告机制
- 批准签名
- 支持文件

宜在系统描述中确定过程所使用的系统组分，包括这些组分在过程中如何协同工作，以及系统运行的环境条件和水电等技术要求（如果适用）。

验证的目的一般很明确。新的过程或发生了重要变更的过程需要开展验证，并需要保证过程一直处于已验证的状态。过程验证有 3 个阶段：安装确认、运行确认和性能确认。安装确认是确保在过程中使用的所有设备安装正确，按生产方所述的方式运行，环境包括水电等符合生产方规定的设备运行条件。通过安装确认还保证已完成必要的 SOPs 编写、培训计划制订以及相关 SOPs 工作人员培训等一系列工作。运行确认是指过程能按预期运行，其重点是过程能力（用"最坏情况"方法测试）。过程验证的最后一个阶段是性能确认，证实过程在正常工作环境中按预期运行。

虽然生产方在设备或软件上市前已经做了大量的验证工作，但是终端用户仍应自行实施验证。例如，计算机软件供方对软件做了大量测试以确定其局限性等，但是，软件用户仍应在用户环境中使用用户的工作人员和 SOPs 对软件实施验证。可聘请顾问协助验证，但是对最终验证和验证结果负责的是终端用户。所需的验证工作负荷，取决于过程及其关键性以及能否 100% 获得最终测试结果（图 1-2）。

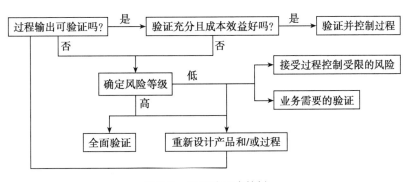

图 1-2 过程验证决策树

风险评估有助于确定应做多少测试。过程产生的风险越大,组织一般就要做越多的测试。特别是在需要破坏完好产品才能获得过程最终测试结果的情况下,风险评估尤为重要。如果过程风险不大或者不是很关键,且组织愿意承担一旦出现过程不按预期运行时所带来的风险,可少做些测试。

验证过程有多项工作任务。验证计划的编制人员负责保证验证的完整性,包括所有必要的信息和足够的测试用例以获得预期的保证程度。验证计划的实施人员应接受待验证过程的培训,且通常是在验证后将要参与过程日常运行的人员,尽管未必总是如此。质量部门和(如果适宜)其他部门在过程正式运行之前批准验证计划和验证的最终结果。

宜编写测试用例以测试过程的各种参数,并在合理的前提下尽可能多的给过程制造难题。测试做得越多,过程稳定运行就越有保证。但是,有时不可能做足够多的测试,无法获得100%的保证。通常组织会寻求工作负荷不是太大且与行业标准一致的测试水平。每个测试用例都宜有预期结果。没有获得预期结果时,应报告存在问题,且在继续测试前应制订解决方案。测试用例失败的可能原因有安装确认不当、测试用例编写质量差、预期结果不切合实际或测试用例本身的执行不规范。经过调查如果不能找到问题的原因和解决方案,那么可能不得不对过程进行变更,或者过程可能需要在限制性条件下运行,应在验证总结中说明这些情况。

应在验证工作开始前形成验证的验收标准的文件。除非有充分的理由,否则不应在验证过程中变更这一标准。如果需要变更验证的验收标准,应将变更的验证计划重新报批。

验证计划编制完成后,至少还需经过运营和质量部门的批准。如果是 CLIA 管辖的实验室,医学主任也应是验证工作的审批人。应在测试用例执行前批准验证计划。如上所述,如果确实需要更改验证计划,更改后的验证计划应重新获得批准。验证计划可包含支持文件,例如用户手册或相关技术文件。

验证是为了证明过程稳定且能输出符合技术规范的最终结果。在验证过程中可能发现以下情况:

- 设计缺陷
- 要求不合理

- SOP 存在错误
- 用户手册存在错误
- 缺少培训
- 接口不兼容
- 物理环境不兼容
- 对过程能力存在误解

测试完成后,通常需要编写验证总结报告,其内容包括预期和观察结果,结果是否可接受,验证中遇到的问题及其解决方案,过程限制条件的界定(包括验证开始前已知的或在验证过程中发现的),以及根据验证结果作出的验证结论。在过程投入运行前,验证总结报告应由运营、质量和医学(如有必要)主管审查和批准。支持文件和过程投入使用的日程安排表尽管通常为独立的文件,但可作为验证总结报告的附件。重要的是要记住,虽然验证使组织对其过程有了信心,显著减少了终产品的测试需求,但验证无论再全面深入,都无法对每种可能性进行测试,也无法控制人为因素。因此,需要对过程实施持续监测以确保过程保持已验证状态。

3. 计算机系统确认 计算机化系统包括硬件、软件、外围设备、网络、人员和文件。宜在拟投入使用的环境中实施计算机系统终端用户以及系统之间接口的确认。例如,血液机构可能需要计算机系统和检测设备的接口实施确认。计算机软件供方或生产方所做的测试不能替代在组织内实施计算机确认,终端用户验收测试甚至可能需要重复已由开发人员完成的一些确认。计算机系统确认的一个重要部分是保证系统处于压力状态下仍能正常运行。有关计算机系统确认的其他内容请详见 FDA 关于用户计算机系统确认指南[6]。

4. 检测方法验证 CLIA 要求,准备使用 FDA 批准或许可的检测系统开展非豁免试验的实验室,应在发出患者检测报告之前,对生产方建立的性能规范实施验证[7]。其最低限度要求是,实验室应证实试验的性能,包括准确度、精密度、可报告范围和参考区间(正常值)与生产方的性能规范具有可比性。

如果实验室自行建立方法,引入不需 FDA 批准或许可的检测系统,或对 FDA 批准或许可的检测系统进行更改,或生产方未提供性能规范,则应在发出患者检测报告前建立检测系统的性能规范[7]。检测系统的性能规范至少应包括以下内容:

- 准确度

- 精密度
- 检测系统可报告的检测结果范围
- 参考区间(正常值)
- 分析敏感性
- 分析特异性,包括干扰物质
- 试验性能的其他特性(例如样本或试剂稳定性)

实验室应根据性能规范建立校准和控制程序,记录试验方法验证的所有活动(见 42 CFR493.1253.1)。

5. 质量控制　质量控制是过程控制的重要方面,其目的是保证材料、设备和方法在使用过程正常发挥作用。与验证不同,以既定频率重复开展质量控制检验的目的不是为了获得过程稳定性的保证,而是为了保证结果处在可接受的范围内,发现是否存在缓慢出现并最终导致失败的趋势。质量控制检验的频率常由检测对象的关键性决定。FDA 等监管或认证机构规定了部分质量控制频率[4](附 1-3 提供了部分质量控制频率的建议)。宜详细记录质量控制,其内容宜包括检测人员、检测日期、结果以及检测结果是否可接受。宜在试验操作的同时做好记录。记录宜可供以后的检查和评估查阅。

质量控制结果不符合要求时,应开展调查,采取纠正措施,然后再考虑重复质量控制检验或准许生产过程继续运行。在问题解决之前,质量控制不合格的物品应标识为"禁止使用"。由于质量控制是按计划的时间实施的,因此如果出现失控,可能有必要对从上一次可接受的质量控制结果以来的所有产品进行评估。这就是确定检测对象的关键性很重要的原因,质量控制检验间隔越短,需要评价的疑似问题产品数量就越少。

6. 培训　入职培训对新工作人员来说至关重要,已在本章前面的人力资源部分中连同具体工作培训和能力评估一并讨论。有关工作场所安全的培训详见第 2 章。

7. 追踪和趋势分析　追踪是记录工作的组成部分,将在本章后面的文件和记录部分中加以说明。趋势分析是许多质量体系活动都有的理念,将在本章后面的监测和评价部分讨论。

七、文件和记录

文件和记录的重要性在于其为所做的事情及其细节提供证据。良好的文件记录使得能够对过程运行的全部细节进行追溯,对过程运行步骤的逻辑顺序进行跟踪。从事血液和细胞产品生产的组织编制了许多文件和记录,具体有数种类型,包括质量手册、质量方针及过程文件、SOP、作业指导书、作业提示卡(表)、表单和标签。

1. 文件的编制　文件宜统一编制。宜制订文件编制 SOP,规定文件格式以及对新编制文件和定期对现有文件实施评审和批准。宜建立文件编号管理系统。宜对文件的变更实施控制。文件控制是过程控制的关键组成部分。很多组织建立了经过确认的计算机化的文件控制系统,用于文件编制、需要评审和批准文件的推送、受控文件的打印以及文件的必要编辑等文件管理活动。有的组织已经完全实现无纸化文件。

2. 质量手册　质量手册是血液和细胞治疗机构最重要的文件之一。质量手册描述了组织的质量方针、质量目标以及各项业务活动质量实现的总体方法,构建了组织为保证质量体系运行所需的组织结构,规定了从一线到高级管理人员的工作职责,指出了质量体系与运营的整合方式,以及对运营的质量结果实施监测和保证的方式。

3. 政策和过程文件　政策描述了组织的运营方式,表明组织对特定主题的态度,是属于高层次的文件。并非所有政策都应接受法规监管。例如工作人员着装和吸烟,没有任何监管或认证机构要求对其进行监管,但是组织可通过制订制度文件,规定着装或在工作场所禁烟的要求。必要时,组织的其他类型文件(例如 SOP 和表单)可对政策性文件提供支持。

过程文件表述过程的输入、所发生的转化和过程的输出,也属于高层次文件。过程文件提供了过程的整体概貌,可采用流程图表示。需要在高站位上了解过程时,过程文件尤其有帮助。

4. 标准操作规程以及作业指导书　SOP 规定过程的具体步骤——何人、做何事、何时做(按顺序或次序)。写得好的 SOP 能说明过程执行细节。SOP 宜写得够细,使受过培训的工作人员能按照 SOP 完成工作任务,但又不能写得太细,以免造成不必要的限制。宜由熟悉业务的专家参与 SOP 编写。SOP 宜通过验证,以确保其有效性。SOP 验证通常是由工作人员按照 SOP 所写的进行操作。实施验证的工作人员需要注意 SOP 所述的步骤是否有意义,是否可操作。定稿的 SOP 宜报经适宜的部门人员和医学主任(如果需要)评审和批准,还需经过质量部门批准才能生效和发布。工作人员宜接受与其工作相关的所有 SOP 的培训。SOP 应可供工作人员工作时随时查阅。

SOP 需要周期性评审,以确保 SOP 现行有效,反映目前正在开展的工作。有的组织每季度评审一部分 SOP,以保证所有 SOP 每年都经过评审。

作业指导书比程序文件更具体、更详细,为如何作业提供一步一步的指导。并非所有组织都有作业指导书,有的组织对于所有针对具体操作步骤的文件仅使用"程序"这一文件术语。无论组织选择何种文件术语,宜对规定如何完成某项工作的文件实行统一控制和管理。需对 SOP 和/或作业指导书的变更实施控制,保证变更在实施前经过验证和批准,且已告知所有的利益相关方。

5. 作业提示卡(表) 作业提示卡(表)是经批准的程序或作业指导书的部分内容摘要。SOP 中有经常使用的表单或信息时,常采用这种方式。应采用与程序和作业指导书相同的方式对作业提示卡(表)实施控制,且应将其关联到其所属的程序。不宜使用不受控的作业提示卡(表)。

6. 表单 空白表单提供信息记录的模板。表单宜列入文件控制管理范围。并不是任何人都有能力设计表单,因此表单宜由有经验的人员缜密设计,以避免差错。如果表单本身无法让人明白如何填写,宜附有填写说明。工作人员宜需接受有关表单填写的培训。按这些要求做时可减少发生差错的可能性。

7. 标签 尽管有人认为标签不属于文件,但需要将标签的设计和维护列入文件控制管理系统的范围,以保证标签正确、符合法规要求和现行有效。宜按文件控制方式对标签变更实施管理,以保证标签变更经过评审和批准,以保证其正确性和符合性。有些标签应提交 FDA 审批[8]。组织应保存现用标签母版以供查核。

8. 文件维护 如前所述,宜对文件编制和维护实施控制,其中文件的版本控制至关重要。组织还应建立关于更改后的文件的发放和告知机制。宜制订和保持文件更改的历史记录。对文件进行修订时,修订后的文件宜经过批准和发布,宜将修订前的文件归档以供日后查阅。

组织宜编制各类在用文件清单。清单具体内容宜包括文件的最新版本、发放数量和持有部门。文件清单有助于文件控制。文件修订时,文件清单有助于保证收回所有旧版文件和发放修订版文件。

9. 记录 记录为所做工作提供证据,证明已按照程序开展工作且做了记录。记录宜与工作同步,宜记录每个关键步骤。良好的记录提供工作步骤的细节(可追溯性——何人、何事、何时、何地、如何做)和逻辑顺序(可追踪性)。记录宜永久保存,因此应使用不褪色的墨水。记录的修改方式宜保证能辨识原错误所在。宜对记录实施管理,其主要内容如下:

● 记录创建和标识
● 保密性
● 保护记录的完整性
● 防止意外销毁
● 防止啮齿类动物、火和水的损坏
● 保存和检索
● 保留
● 销毁

输血医学和/或细胞治疗组织使用的记录文件包括政策、过程文件、程序和已填写的表单。这些记录文件提供了组织在过去的任何特定时间里是如何开展工作的。记录可采用纸质或电子载体,但应易于识别并有记录者的信息。使用签名和姓名首字母的组织,宜保持所有工作人员的签名留样和姓名首字母列表。如果采用登录计算机系统或电子刷卡方式采集的记录创建者身份信息方式,应符合电子记录保存规则。

输血医学或细胞治疗组织形成记录的性质决定了很多记录,特别是含有献血者或患者信息的记录是保密的。不应将记录放置在无关人员能看到的地方。向组织外部提供含有保密信息的记录时,宜将其中涉密信息编辑修改。

应对记录(无论纸质或电子形式)实施保护,避免未经授权更改、意外销毁以及啮齿类动物、火或水造成的损毁。设计记录保存条件时宜保证这些目标的实现和便于检索。宜限制记录,特别是涉密息的记录的接触权限。

组织宜制定符合法规和标准要求的记录保存政策,并按政策规定保存记录。宜采用保护涉密信息的方式销毁超过保存期的文件。销毁方式有碎化或烧毁。

很多组织将记录的保存、检索、保留以及销毁工作外包,此时应保证承包方具备资质,组织在接受检查和评估时能及时获取所需记录。

如果组织采用电子形式保存记录,应保证电子数据的完整性,不接受未经授权的更改,不会由于覆盖、物理损坏或系统崩溃而造成数据意外丢失。应周期性评估数据的完整性。

组织应建立对纸质和电子文件中的错误实施更正的书面制度。无论是纸质或电子文件,更正时不得擦除原错误,这点很重要。关于纸质文件中的错误的更正,业内的习惯做法是,在错误处画一条横线,在上面写上更正的内容,然后写上更正者姓名和更正日期。如果需要对更正作出解释,可在更正内容的旁边写上解释,如果没有足够的空间可供书写解释,可用星号标识,然后将解释写在文件的其他地方,甚至背面。电子文件的维护应使审计追踪能显示错在哪里、实施了什么纠正措施、何人和何时实施纠正。

八、信息管理

组织拥有应纳入质量体系管理的大量信息,其中大部分信息属于涉密信息。因工作需要接触信息的人员方有权接触信息。未经授权不得以纸质或电子方式复制资料。高度保密的纸信息宜存放在带锁的文件柜里。应设置高度保密电子信息的接触权限。保存个人健康信息的组织应遵守《健康保险可转移性和责任法》(*Health Insurance Portability and Accountability Act*, *HIPAA*)的规定,此专题不在本章范围,请详见该部法律的详细规定。

关键电子信息的备份十分重要,宜定期备份。宜建立恢复因意外丢失数据的书面程序。

九、偏差事件管理

质量管理体系宜建立偏差(例如发现不符合技术规范要求的产品)管理程序,规定偏差的发现、记录、调查、纠正以及跟踪过程和程序。偏差管理的过程和程序应符合法规和适用标准的要求,宜包括以下内容:

- 偏差的记录(电子或纸质记录)和适当分类。
- 确定偏差对产品或服务质量的影响。
- 评价偏差对相关活动的影响。
- 分析偏差的产生根源。
- 选择适宜的纠正措施,实施适宜的纠正措施。
- 通知和召回。
- 实施适宜的预防措施。
- 按相关要求向外部机构报告。
- 评估已实施的纠正措施和预防措施的有效性。

工作人员宜接受关于偏差发现和报告的培训。偏差包括差错、意外以及献血者和受血者不良反应。只有详细掌握偏差事件的真相才能开展全面彻底的调查。

发现偏差时,确定其对产品和/或服务的影响十分重要。如果偏差对产品质量具有负面影响,可能有必要对产品实施隔离或对已发放产品实施召回。对受影响产品的控制越早越好,组织宜在发现偏差后尽快考虑其是否对产品和/或服务造成影响。

发现偏差时,还宜确定其是否对组织的其他运营也产生不良影响。此时,可能需要多个部门参与调查,才能全面了解偏差及其影响。

不是所有偏差都需要开展全面调查。但是,大多数偏差通常需要开展某种程度的调查。全面调查可能需要与工作人员面谈、评审培训记录和SOP,还可能需要评审其他记录或数据,以确定偏差的严重程度。

根源分析是一个集合术语,指用于揭示问题产生原因的各种方法、工具和技术。常有必要采用根源分析确定偏差的产生原因。连续问为什么,对于确定产生偏差的真实根本原因非常重要。如果偏差的真实原因未被发现,问题可能会再次发生。如果问题的根本原因已经解决,问题就不会再次发生。虽然对根本原因的定义存在很大争议,但一般认为对根本原因的以下认识是正确的[9]:

- 根本原因是具体的潜在原因。
- 根本原因是能适当确定的原因。
- 根本原因是管理层通过采取控制措施能解决的原因。
- 根本原因是能对防止其再次发生提出有效的针对性预防推荐意见的原因。

有数种方法可用于根源分析,具体包括:①头脑风暴,用于发现潜在原因;②鱼骨图,用于确定原因和影响因素;③失效模式效应分析(failure mode effects analysis,FMEA),用于逐步识别设计、生产或装配过程、产品或服务的所有可能失效;④5 个为什么,用于刨根问底,查明真实原因,应说明的是,并非一定要问 5 个为什么,可以问 3 个、7 个甚至 10 个为什么,直到查明产生偏差的真实原因(图 1-3)为止。

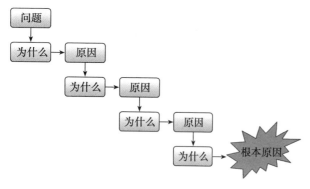

图 1-3 5 个为什么

确定了产生偏差的根本原因后,就应选择适当的纠正措施。纠正措施宜修复偏差,同时还应合理。例如,如果真正解决问题的措施是采用能准确抓取具体数据的新计算机系统,这就不可能很快实现,因此,就需要选择在采用新计算机系统前的合理过渡方法。此外,组织宜避免凭直觉选择纠正措施,应保证纠正措施能真正解决问题,而不是仅解决表面问题。举个例子,组织可选择采用新设计的表单以减少差错,也可选择复核以保证准确。但是要注意的是,仅增加更多的复核很少能解决问题。事实上,增加复核有时可能使事情变得更糟。

将偏差通知相关顾客是纠正措施的一部分。根据偏差事项的范围以及调查结果,可能有必要将偏差事项向顾客通报,甚至可能需要召回产品。组织宜制订这方面工作的程序。

偏差的纠正很重要,但是确定是否能采取措施防止偏差再次发生同样重要。短期的纠正措施只是暂时解决问题,而长期的纠正措施(通常包括预防措施)能永久性解决问题。关键是要在资源有限的条件下保持运营能力的同时,找到将问题再次发生的可能性降至最低的最佳方法。

宜尽可能采取预防措施。例如,如果确定偏差是缺乏培训所致,可考虑将适当培训作为预防措施。在这种情况下,培训可同时作为纠正和预防措施,因为培训既解决当前问题,同时也可预防以后再次发生问题。

根据偏差的性质确定是否应向监管或认证机构报告。过程和程序宜明确应在何时向何机构报告,以及在何种情况下应自愿召回已发放的不合格产品。仍在组织内部的产品可直接处理。

应尽快将血液采集或输注以及细胞治疗产品相关死亡事件向 FDA 生物制品评估和研究中心(Center for Biologics Evaluation and Research,CBER)报告[具体要求分别见 21CFR606.170(b)和 1271.350(a)(i)条款]。FDA 在其网站发布了关于需要向 CBER 提交的报告编写的指导意见[10,11],可供参考。应在死亡后 7 日内向 FDA 提交后续跟踪措施的书面报告,宜在报告中说明为避免此类事件再次发生所实施的新程序。AABB 协会公告(04-06 号)提供了关于这类报告要求的其他信息,还附有献血者死亡事件报告表[12]。

所有献血中心、血站和输血服务机构,无论其是否获得 FDA 许可和注册状态,均应立即向 FDA 报告生物制品偏差事件及其相关信息[13,14]。FDA3486 报表适用以下偏差事件:①与生产过程相关(例如采集、检测、加工、包装、标识、储存、保存或发放)的偏差;②不符合 cGMP、既定规范、适用法规或标准要求或非预期或不可预见的偏差;③可能影响产品安全、纯度或疗效;④机构已对产品实施控制或负责时仍然发生的偏差;⑤涉及已经脱离机构控制的产品时(例如已发出)。

如果发生已发放的产品不符合预防感染性疾病传播或细胞治疗产品污染的适用法规、标准或既定规范要求时,组织应采用同样表单(FDA 3486)快速报告相关生物产品偏差事件。非预期或不可预见的事件,如果与感染性疾病传播或潜在传播相关,或可能导致产品污染[15],应遵从上述报告要求。有关生物制品偏差报告更多信息详见 FDA 网站[16]。

还应建立将医疗器械不良事件向 FDA 和设备生产方报告的制度[17]。JC 鼓励报告前哨事件,包括输注主侧配血不相容血液所导致的溶血性输血反应[18,19]。

血液安全监测报告为输血不良反应和偏差的发现、调查和处理提供机会。AABB 和 CDC 等许多组织都在组织开展这方面的监测工作。

十、监测和评估

组织应建立对其过程有效性实施监视和评估的制度,并将该项制度作为质量管理体系的一部分。可在不同层面实施监视,包括过程输入、中间控制、结果或过程,甚至过程所在的系统。虽然记录评审和分析是持续监测的一种形式,但开展过程内部和外部评估非常有用。评估可包括将实际和预期的结果做比较,具体评估方式有质量评估、同行评审、自我评价和能力比对。

组织宜制订质量体系内部评估程序。每次评估宜事先精心策划,然后按既定计划实施评估。评估者可采用查阅数据(例如质量指标和其他质量记录)或观察过程实际操作的方式。评估应覆盖质量管理体系,至少包括组织运营的关键过程。评估程序宜包括对存在问题的响应机制,保证重要的利益相关方知晓存在问题并计划采取相应的纠正措施。质量部门宜负责监督内部评估,保证纠正措施得到实施。

1. **质量指标**　质量指标是表示过程输出质量的统计指标,用于顾客需求、人员、库存管理以及过程控制和稳定等的评价。质量指标可基于结果(例如数量不满足率),也可基于过程稳定产生预期结果的能力。例如,如果顾客要求订货在 1h 送达,满足顾客时间要求的送货次数的百分比就是在规定时间内送货的过程能力指标。组织宜设置质量指标的警戒线,顾客参与是保证警戒线设置合理的关键。

组织宜经常向利益相关方通报质量指标的统计结果,让他们知晓组织的运营状态。也可将顾客列入质量指标通报范围。常采用运行图、控制图以及条形图描述质量指标数据。控制图显示组织的过程是否按照预期运行,如果过程运行不符合预期,提示需要采取纠正措施。

2. **血液利用**　近年来,为了降低成本和提供更好的医疗服务,组织十分关注血液利用模式。患者血液管理(patient blood management,PBM)已成为热点,现在很多组织设置了专门从事输血安全的工作岗位——输血安全员(transfusion safety officer,TSO)。血液利用委员会常规评审医师的输血医嘱以及输血实践,以及血液标本采集和标识、患者不良反应、险兆事件,血液过期、报废和合理使用以及法规遵从性。很多医院在医院计算机系统中建立了输血医嘱警告机制,当输血医嘱偏离既定指南推荐意见时,系统即发出警报。AABB 已发布红细胞和血小板输注临床实践指南[20,21]。

诸如术前贫血治疗等红细胞输注的替代方法,有的正在开展研究,有的已整合到致力于减少输血需求的常规医疗实践中。医师以前的输血习惯基本上是常规输注 2 单位红细胞,现在要求医师开具第 2 个单位红细胞的输血医嘱时应有临床数据支持。图 1-4 显示了一家大型教学医院实施 PBM 计划所取得的成效。用血栓弹力图(thromboelastography,TEG)或血栓弹力测定法(thromboelastometry,TEM)指导凝血因子纠正现已成为常规实践。PBM 不仅给患者提供更好的医疗照护,且限制了不必要的输血,从而节约了医疗成本并将血液留给真正需要输血的患者。

3. **外部评估**　外部评估是指由与被评估组织没有隶属关系的机构和组织开展的评估。外部评估可自愿(例如 AABB 评估)或法规强制要求(例如 FDA 检查)参加。开展血站、输血服务或细胞治疗机构评估或检查的组织如下:

● AABB

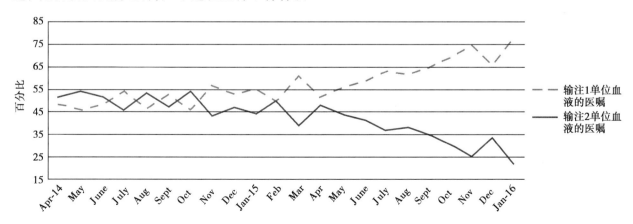

图 1-4　某血库开展 PBM 后 1 次输注 2 单位血液的医嘱占比明显降低
(该图由 Chris Clark 博士和 Anna Rains 提供)

- 美国病理学会（CAP）
- COLA（Commission on Office Laboratory Accreditation，旧称诊所实验室认可委员会）
- 医疗保险和医疗补助服务中心（CMS）
- 联合委员会
- 细胞治疗认证基金会（FACT）
- 食品药品监督管理局（FDA）
- 州卫生部门

上述评估或检查机构包括了认证机构和监管机构。其他机构例如交通部和核安全管理委员会也可能对血液和细胞治疗机构实施评估。

认证是自愿参加的，而法规是强制要求的。评估机构一般是根据其发布的标准或法规开展评估。尽管任何评估或检查都可能带来一定程度的烦恼，但是这类评估或检查常提供学习和改进运行的机会，对组织有益。重要的是应对工作人员开展培训，使其掌握在评估或检查过程中自己该做什么。这类培训既能减轻工作人员的烦恼，又能保证他们理解评估或检查人员的工作。

在外部评估或检查过程中发现问题时，常需要将其记录并在末次会议上提供给组织。组织宜开展根源分析，必要时采取纠正措施。受检组织一般需要向外部评估机构递交书面反馈报告。与内部评估一样，管理层需要充分了解检查结果及其相关纠正措施。

4. 能力验证 能力验证是对经 CMS 批准的能力验证计划发出的实验室未知样本做检测。有不少机构开展能力验证。例如，AABB 开展免疫血液学参考实验室能力验证。参加能力验证的机构要做验证检测，一般每年至少 3 次。能力验证样本的检测和管理方式宜与实验室的其他检测样本相同。做验证检测的工作人员宜轮换，使工作人员的检测能力都能得到验证。能力验证组织机构将参加实验室提交的结果与其他实验室比较，决定通过或不通过能力验证。认证机构监督通过其认证的机构的能力验证结果。未通过能力验证时，实验室宜展开调查，努力发现问题的根本原因，必要时采取纠正和预防措施。

十一、过程改进

持续改进是质量管理的原则。血液成分或细胞治疗产品的生产组织宜建立组织运行和患者安全的持续改进过程。宜将从偏差管理系统收集的信息用于运行改进，这是对偏差实施有效管理主要

益处。改进机会的其他来源包括如下：

- 与顾客和供方建立指标
- 投诉
- 质量控制记录
- 能力验证
- 内部审核
- 质量指标
- 外部评估
- 运营状况的财务分析

许多组织将精益生产和六西格玛管理相结合，将其作为持续改进过程的一部分。精益六西格玛是"六西格玛和精益生产（精益企业）2 种管理方法相结合，致力于消除物力资源、时间、精力和人才的浪费，同时保证生产和组织的过程质量"[22]。精益六西格玛有 2 个目标：①消除过程中的非增值步骤；②消除缺陷和改进整个过程。精益六西格玛采用确定、测量、分析、改进和控制（define, measure, analyze, improve and control, DMAIC）——5 步法改进过程（表 1-2）。5 步法不仅可用于解决问题，还可用于过程改进。实施精益六西格玛的组织取得了过程改进的显著成效，同时也节省了宝贵的资源。

表 1-2 DMAIC 过程

- 确定问题、改进活动、改进机会、项目目标和顾客（内部和外部）需求
- 测量过程绩效
- 分析过程确定变异或不良绩效（缺陷）的根本原因
- 通过解决和消除根本原因提高过程绩效
- 控制已改进的过程及其所产生的绩效

十二、设施、工作环境和安全

应配置与所开展工作相适应的设施。应对设施进行维护，为工作人员、患者、献血者和来访人员提供安全的环境。设施应卫生整洁，不对工作人员和产品的安全构成威胁。工作场所应有足够的空间，以避免过程运行混乱。建筑设施、通风、卫生、废物和有害物质处置系统应支持组织的运行。对安全的关注包括通用安全措施，例如使用防滑地面和适宜的物品提举技术，以及消防安全、生物和化学安全、放射安全和灾害防备、应对与恢复。组织应制订灾害应急计划，明确灾害发生时的工作程序，以保护工作人员安全，并尽可能保持业务连续性。工作人员应接受安全和应急计划的培训。应急计划应开展常规演练，包括可能发生灾害的各种情境模拟，管理层应对其进行监督。

要点

1. **组织和领导**　确定的组织结构和最高管理者对质量方针、目标和目的的承诺是确保质量管理体系持续获得成功的关键。

2. **以顾客为关注焦点**　质量组织宜理解、满足甚至超越顾客需求和期望。宜在合同、协议或根据顾客反馈意见制订的其他文件中规定顾客需求和期望。

3. **人力资源**　所有人员的质量管理重点是适宜的人员配备、选聘、入职教育、培训、能力评估和其他相关法规要求。

4. **设备管理**　关键设备可能包括设备、测量仪器、计算机硬件和软件。关键设备应具有唯一性标识。宜对关键设备实施确认、校准、维护和监控，以确保其在规定的技术参数范围内运行。

5. **供方和物料管理**　关键(例如影响质量的)物料和服务的供方宜具备所需资质，宜在合同或协议中规定相应要求。所有关键材料均宜具备相应资质，接收时宜对其进行检查和检测，确保其符合技术规范要求。

6. **过程控制和管理**　对新的或者更改的政策、过程和程序实施控制的系统方法包括过程验证、检测方法验证、计算机系统确认、设备确认和质量控制。应制订确认或验证计划，评审和批准验证结果。

7. **文件和记录**　文件包括政策、过程描述、程序、作业指导书、作业提示卡(表)、表单和标签。记录为过程按预期运行提供证据，使得能够对产品和服务质量实施评估。

8. **信息管理**　应防止数据和信息的非授权访问、修改或损毁，保护患者和献血者记录的保密性。宜周期性评估数据完整性，保持备份设备、替代系统和归档文件。

9. **偏差事件管理**　宜对偏离组织规定的标准和法规要求的事件实施管理，包括记录和分类，评估对质量的影响，实施补救(纠正和预防措施)措施和按照要求向外部机构报告。

10. **监测和评估**　过程评价包括内部和外部评估、质量指标监测、血液利用评估、能力验证和数据分析。

11. **过程改进**　可从偏差报告、不符合要求的产品和服务、顾客投诉、质量控制记录、能力验证结果、内部审核、质量监控指标监测和外部评估发现和确定改进机会。过程改进包括确定根本原因、实施纠正和预防措施以及评价这些措施的有效性。实施精益六西格玛能显著提高效率和减少差错。

12. **设施、工作环境和安全**　应制订安全总则，生物、化学、辐射、消防安全程序和应急预案。空间布局、建筑设施、通风、卫生、废物和危险品处置应支持组织的运行。

参考文献

1. Food and Drug Administration. Guideline for quality assurance in blood establishments. (July 11, 1995) Silver Spring, MD: CBER Office of Communication, Outreach, and Development, 1995.

2. Business Dictionary. Quality planning. Fairfax, VA: WebFinance, Inc., 2017. [Available at http://www.businessdictionary.com/definition/quality-planning.html (accessed March 7, 2017).]

3. Centers for Medicare and Medicaid Services. What do I need to do to assess personnel competency? Baltimore, MD: CMS, 2012. [Available at https://www.cms.gov/Regulations-and-Guidance/Legislation/CLIA/Downloads/CLIA_CompBrochure_508.pdf (accessed March 7, 2017).]

4. Code of federal regulations. Title 21, CFR Part 606.60. Washington, DC: US Government Publishing Office, 2017 (revised annually).

5. Food and Drug Administration. Guidance for industry: Process validation: General principles and practices. (January 2011) Silver Spring, MD: CBER Office of Communication, Outreach, and Development, 2011.

6. Food and Drug Administration. General principles of software validation; final guidance for industry and FDA staff. (January 11, 2002) Silver Spring, MD: CBER Office of Communication, Outreach, and Development, 2002.

7. Code of federal regulations. Title 42, CFR Part 493. Washington, DC: US Government Publishing Office, 2017 (revised annually).

8. Food and Drug Administration. Guidance for industry: Changes to an approved application: Biological products: Human blood and blood components intended for transfusion or for further manufacture. (November 2014) Silver

Spring, MD: CBER Office of Communication, Outreach, and Development, 2014. [Available at http://www.fda.gov/BiologicsBloodVaccines/GuidanceComplianceRegulatoryInformation/Guidances/Blood/ucm354559.htm (accessed March 7, 2017).]

9. Rooney JJ, Vanden Heuvel LN. Root cause analysis for beginners. Quality Progress 2004; 37:45-53.

10. Food and Drug Administration. Guidance for industry: Notifying FDA of fatalities related to blood collection or transfusion. (September 2003) Silver Spring, MD: CBER Office of Communication, Outreach, and Development, 2003.

11. Food and Drug Administration. Transfusion/donation fatalities: Notification process for transfusion related fatalities and donation related deaths. Silver Spring, MD: CBER Office of Communication, Outreach, and Development, 2016. [Available at http://www.fda.gov/BiologicsBloodVaccines/SafetyAvailability/ReportaProblem/TransfusionDonationFatalities/default.htm (accessed March 7, 2017).]

12. Reporting donor fatalities. Association bulletin #04-06. Bethesda, MD: AABB, 2004.

13. Code of federal regulations. Title 21, CFR Parts 606, 610, 630, and 640. Washington, DC: US Government Publishing Office, 2017 (revised annually).

14. Food and Drug Administration. Guidance for industry: Biological product deviation reporting for blood and plasma establishments. (October 2006) Silver Spring, MD: CBER Office of Communication, Outreach, and Development, 2006.

15. Code of federal regulations. Title 21, CFR Parts 1270 and 1271. Washington, DC: US Government Publishing Office, 2017 (revised annually).

16. Food and Drug Administration. Biological product deviations: Includes human tissue and cellular and tissue-based product (HCT/P) deviation reporting. Silver Spring, MD: CBER Office of Communication, Outreach, and Development, 2016 [Available at http://www.fda.gov/BiologicsBloodVaccines/SafetyAvailability/ReportaProblem/BiologicalProductDeviations/default.htm (accessed March 7, 2017).]

17. Code of federal regulations. Title 21, CFR Part 803. Washington, DC: US Government Publishing Office, 2017 (revised annually).

18. Hospital accreditation standards. Oakbrook Terrace, IL: Joint Commission Resources, 2017.

19. Laboratory accreditation standards. Oakbrook Terrace, IL: Joint Commission Resources, 2017.

20. Carson JL, Grossman BJ, Kleinman S, et al. Red blood cell transfusion: A clinical practice guideline from AABB. Ann Intern Med 2012; 157;49-58.

21. Kaufman M, Djulbegovic B, Gernsheimer T, et al. Platelet transfusion: A clinical practice guideline from the AABB. Ann Intern Med 2015;162:205-14.

22. Investopedia. Lean Six Sigma. New York: Investopedia LLC, 2017. [Available at http://www.investopedia.com/terms/l/lean-six-sigma.asp (accessed March 7, 2017).]

● 附 1-1　常用质量术语词汇表

生物制品不良事件监测	对血液成分、器官、组织和细胞治疗产品不良事件的数据进行收集和分析,以改善其采集和使用的结局
校准	将计量器具示值和更精确的计量器具或标准进行比对,以发现、报告和消除计量误差
变更控制	对基础设施、过程、产品或服务的变更进行策划、记录、告知和实施作出规定的程序,具体包括变更及其有关决策的提交、分析、批准、实施和实施后评审 规范的变更控制提供一定程度的稳定和安全,避免出现可能影响质量的随意变更
控制图	用于判断随着时间进展,过程数据值分布是否稳定的图形工具。控制图作图时根据统计量数值和时间描点,按照既定标准判断过程是在控或失控(例如,出现偏离中心线的漂移或偏向上或下控制线的趋势)
终产品检测和检验	通过观察、检查或检测(或联合)来验证终产品或服务符合规格要求
险兆事件	可能造成严重不良后果,但实际上没有造成不良后果的意外事件
过程	将输入转化输出的活动
过程控制	为减少过程内的变异,使过程产生符合标准、可预计的输出的控制活动
确认	对客体符合规定要求的认定,或者说,特定工作对人员资质或物体特性的要求已得到满足的验证:例如,通过验证性能特性如线性范围、敏感性或易用性,可确认设备符合预期用途。工作人员的确认可基于技术、学历和实践知识和通过培训、教育和在工作中学习获得的技能 译者注:qualification 是 GMP 术语,与 ISO 标准采用的术语 validation(确认)和 verification(验证)的语意存在部分重叠
质量保证	为保证产品或服务符合既定质量标准和要求而开展的活动,包括质量策划、质量控制、质量评估、质量报告和质量改进
质量控制	用于对过程的任何阶段进行监测,消除不满意绩效的原因而开展的操作技术和活动,包括采样和检测
质量指标	是过程或结果的可测量指标,表示随时间变化的过程绩效状态或趋势,质量指标用于监测质量目标达成状况
质量管理	为保证符合组织的质量宗旨和方向以及保证产品和服务的质量所需的组织结构、过程和程序,质量管理包括战略性计划、资源分配以及其他系统活动如:质量计划、实施及评估
质量策划	将质量方针转化为可测量的目标和要求,并规定一系列步骤以在既定时间框架内实现目标和要求的系统过程
要求	明示的或必须履行的需求或期望,要求是能够测量或观察的,是为了保证质量、安全、效率和顾客满意度所必需的。要求包括系统或产品应做的事,应具备的特性和应达到的绩效水平
规格	产品、物料或过程需要满足的一系列要求的描述,如果适用,应标明用来确定要求得到满足的程序。规格通常采用书面说明、图纸、专业标准和其他描述性引用文件
体系	由相互关联或相互作用的一组要素(成分、过程、实体、因素、成员、部分等)组成的有组织、有目的的结构
确认	通过提供客观证据对特定的预期用途或应用要求已得到满足的认定。确认保证新的或更改的过程和程序在实施前能持续满足规定要求
验证	通过提供客观证据对规定要求已得到满足的认定

● 附 1-2 与质量有关的联邦法规条款

联邦法规第 21 篇			
主题	生物制品,血液	药品	组织,HCT/Ps
人员	600.10,606.20	211.25,211.28	
设施	600.11,606.40	211.42-58	1271.190
环境控制和监测		211.42	1271.195
设备	606.60	211.63-72, 211.105,211.182	1271.200
物料和试剂	606.65	211.80	1271.210
标准操作程序	606.100	211.100-101	1270.31,1271.180
过程更改和验证		211.100-101	1271.225,1271.230
质量保证或质量控制部门		211.22	
标签控制	610.60-68,606.120-122	211.122-130	1271.250,1271.370
实验室控制	606.140	211.160	
记录和记录评审	600.12,606.160	211.192,211.194,211.196	1270.33,1271.55,271.270
接收、预发放、发放	606.165	211.142,211.150	1271.265
不良反应	606.170	211.198	1271.350
跟踪		211.188	1271.290
投诉	606.170-171	211.198	1271.320
偏差报告	600.14,606.171		1271.350
储存	640.2,640.11,640.25,640.34, 640.54,640.69	211.142	1271.260

注:HCT/Ps＝人体细胞、组织、细胞和组织产品

● 附 1-3 设备和试剂质量控制频率的建议

设备或试剂	质量控制频率
冰箱、冰柜和血小板保存箱	
冰箱	
● 温度显示记录	每日 1 次
● 人工记录温度	每日 1 次
● 报警系统(如果适用)	每日 1 次
● 温度描图	每日 1 次(每周评估和更换 1 次)
● 报警激活	每季度 1 次
冰柜	
● 温度显示记录	每日 1 次
● 人工记录温度	每日 1 次
● 报警系统(如果适用)	每日 1 次
● 温度描计图	每日 1 次(每周评估和更换 1 次)
● 报警激活	每季度 1 次
血小板保存箱	
● 温度显示记录	每日 1 次
● 人工记录温度	每日 1 次
● 温度描图	每日 1 次(每周评估和更换 1 次)
● 报警激活	每季度 1 次
● 室温血小板保存	每 4 小时 1 次
实验室设备	
离心机/细胞洗涤仪	
● 速度	每季度 1 次
● 时间	每季度 1 次
● 功能	每年 1 次
● 试管内容物体积(血清学)	每日使用前
● 盐水体积(血清学)	每周 1 次
● 抗人球蛋白装载量(如果适用)	每月 1 次
● 温度检查(低温离心机)	每日使用前
● 温度验证(低温离心机)	每月 1 次
加热器、水浴箱/检视箱(view boxs)	
● 温度	每日使用前
● 象限仪/区域检查(quadrant/area checks)	周期性检查
血液成分融化设备	每日使用前
pH 计	每日使用前
血液辐照仪	
● 校准	每年 1 次
● 转盘(每次使用前目视检查)	每年 1 次
● 计时器	每月 1 次/每季度 1 次
● 放射源衰减	取决于放射源
● 泄漏检测	每年 2 次
● 辐照剂量检测(指示剂)	每次使用时
● 辐照计量验证	
－ 铯-137	每年 1 次
－ 钴-60	每年 2 次
－ 其他放射源	由生产方决定

● 附 1-3 设备和试剂质量控制频率的建议(续)

设备或试剂	质量控制频率
温度计(与经 NIST 认证或可溯源温度计相比)	
• 玻璃温度计	每年 1 次
• 电子温度计	由生产方决定
计时器/钟	每年 2 次
移液器重新校准	每季度 1 次
无菌接驳机	
• 熔接点检查	每次使用
• 功能	每年 1 次
血液加温仪	
• 流出温度	每季度 1 次
• 加温器温度	每季度 1 次
• 报警激活	每季度 1 次
血液采集设备	
全血采集设备	
• 混匀仪	每日使用前
• 天平/秤	每日使用前
• 克组砝码(计量认证)	每年 1 次
微量血比容离心机	
• 定时器检查	每季度 1 次
• 校准	每季度 1 次
• 血细胞比容	每年 1 次
细胞计数仪和血红蛋白测定仪	每日使用前
血压计袖带	每年 2 次
血液成分单采设备(按照检查表要求)	由生产方决定
试剂	
红细胞	每日使用前
抗血清	每日使用前
抗人球蛋白血清	每日使用前
可经输血传播感染标志物检测	每批试验
其他参数	
硫酸铜	每日使用前
血液成分运送箱(通常在极端温度下)	每年 2 次

注:本表列示的质量控制频率仅为建议,不是要求;新设备应实施安装确认、运行确认和性能确认;经过确认表明设备适合使用后,宜实施连续质量控制;根据运行确认和性能确认方法的不同,初始质量控制频率可能比最终的期望频率更频繁;在设备确认或连续质量控制期间建立了适当的质量控制范围之后,可减少质量控制检测频率;对质量控制频率的最低要求是应符合生产方的建议;如果生产方没有提供这类,可参照本表

第 2 章 设施和工作环境的安全管理

工作场所的物理环境可能对工作过程的安全、效率和效果以及工作质量产生显著影响。因此工作环境的设计和管理应满足工作需要,保障工作人员和来访人员的安全。设施管理计划宜包括物理空间布局、公用设施管理、人员流动、物料和废物的流向以及人类工效学等要素。

组织除了配备适宜的设施外,还宜制订和实施安全规划,包括安全工作规范制度和程序以及应急预案,培训、危害告知、工程控制措施以及防护装备使用的要求。所有工作人员均应遵守本机构安全规划的要求,对自身和他人安全负责。

AABB 要求通过其认证的机构应制定、实施和保持安全工作规划,将献血者、患者、志愿者和工作人员的生物、化学和辐射安全风险降至最低[1,2]。其他专业认证机构,包括美国病理学会(College of American Pathologists,CAP)、临床实验室标准研究会(Clinical and Laboratory Standards Institute)和联合委员会(Joint Commission,JC)也有类似甚至更详细的安全规划要求[3-6]。

有关医疗卫生领域保护工作人员和公众安全的美国联邦法规和推荐意见,以及一些贸易和专业协会提出的安全推荐意见参见附 2-1。本章将详细讨论这些法规要求和指南的推荐意见。美国各州和地方政府的法规可能还有其他安全要求,包括建筑和建设安全要求。

第一节 设　　施

一、设施的设计和工作流程

设施的有效设计和维护连同按照客观规律组织工作活动有助于减少或消除潜在危险。设施的设计、工作流程和维护也会影响工作过程的效率、生产率、差错率、工作人员和客户的满意度以及产品和服务的质量。

在对新的或需要改造的工作场所实施设计的阶段,宜按照预期工作过程考虑以下问题:①人员、物料和设备的位置和流向,应当有适宜的空间供人员走动以及物料和大型设备的放置,某些特定工作(如献血者征询、记录检查和血液成分标识)应有私密或避免被打扰的空间;②工作场所应当分为洁净区和污染区,以对物料和废物的进出实施控制;③化学通风橱和生物安全柜(biological safety cabinets,BSCs)不宜放置在受气流干扰和人员频繁走动的区域;④宜考虑洗眼器和应急喷淋装置的配备数量和位置;⑤在某些情况下,还应配备用于试剂准备的特殊水源;⑥大型设备如辐照仪的安装,应考虑地板的承重能力。

设计时,应保证实验室有适宜照明、电力和方便使用的电器插座。应考虑配备应急备用电源如不间断电源和备用发电机,以保证发生停电时血液成分、细胞治疗产品和重要试剂不受影响。《国家电力法》(National Electrical Code)和经过地方建设监管部门批准的修正案是基本配电系统设计的常规依据[7]。

供暖、通风、空气处理应适应机构的工作需要。需要通过正或负压差以及空气过滤系统控制颗粒水平的实验室,应配备环境监测系统。美国供暖、制冷与空调工程技术学会(American Society of Heating, Refrigerating, and Air-Conditioning Engineers)发布了全国认可的通风技术规范[8]。

二、保洁

工作场所宜保持清洁,物品摆放整齐。工作台面和设备宜定期清洁和消毒。清洁物品上方或工作台面不宜放置可能有害或易积尘屑的物品。消防安全出口应保持通畅,消防设备应保证随时可用。应明确规定无害固体废物以及生物、化学和放射危害废物的收集和处理程序。应规定保持每个工作区域整洁的管理职责、方法和日程安排。制订和实施书面程序、开展入职培训和继续教育以及持续监控安全管理工作成效是保证工作安全的基础。

三、洁净室

开放性加工步骤,如果无法在生物安全柜中操作,则宜考虑在洁净室操作。制备细胞治疗产品的实验室可采用符合食品药品监督管理局(Food and Drug Administration,FDA)《现行组织生产质量管理规范》要求的洁净室技术规范和维护实践[9]。

国际标准化组织(International Organization for Standardization,ISO)发布的洁净室国际标准,规定了适用一般生产的气溶胶微粒、交叉污染和污染控制技术规范[10],同时还给出了适用制药和生物技术的指导意见,包括对生物交叉污染物实施评估、监测和控制的方法[11]。

四、控制区

危险区宜统一采用职业安全健康管理局(Occupational Safety and Health Administration,OSHA)和核安全管理委员会(Nuclear Regulatory Commission,NRC)标准规定的警示标志,使进入危险区和在危险区工作的人员认识到存在生物、化学或者辐射危险[12-15]。不常在危险区域工作的人员在进入危险区之前应接受充分培训,以避免使自己陷入危险。可将危险区分为不同等级,例如:高度危险区可包括配备化学通风橱、生物安全柜以及用于挥发性化学物质或放射性同位素贮存的区域;技术性工作区可认为属于中度危险区,仅限于实验室人员进入;行政和办公区属于低度危险区,人员进入不受限制。卫生和公众服务部(Health and Human Services,HHS)发布了基于生物安全等级的控制进入指南,可供采用[16]。

组织宜考虑制定专门针对因公务需要进入控制区的来访人员的安全指南,确保来访人员进入控制区前已经阅读安全指南。不允许非授权人员进入控制区。不允许儿童进入存在接触危险的区域;在允许儿童进入的区域,应对儿童严加照看。

五、移动献血点

移动献血点的安全管理相当困难。提前对拟作为献血点的场所进行安全勘察,有助于保证将危害降至最低程度。

应指定具备发现安全问题的知识,并具有及时解决安全问题的权限的人员作为移动献血点的安全负责人。移动献血点的所有工作人员应接受不安全情形的识别以及遇到各种不安全情形时如何有效实施感染控制措施的制度和程序的培训。

洗手设施是采血现场的基本要求。可采用底面防水、表面吸水的覆盖物遮盖地毯或其他难以清洁的地面,以避免其接触可能洒出的血液。活动式屏风和人群隔离带有助于指挥人员流向,维护安全工作区域。用餐区应与血液采集和存储区物理分隔。应根据当地医疗废物管理的规定,将血液污染废物送回血站统一处置或者原地包装和消毒。

六、人类工效学

工作场所的物理设计应考虑人类工效学和《美国残疾人保障法》(《美国法典》第 42 篇 12101-12213,1990)的相关要求。某些因素可能容易引起工作人员疲劳、肌肉骨骼失调综合征或损伤,具体如下[17]:

- 不舒适的姿势——给身体施压的姿势,例如伸手超过头顶、身体扭转、弯腰、跪姿、蹲姿。
- 重复——连续或经常做相同动作。
- 用力——耗费体力的工作。
- 压力点——身体压在硬的或尖的物体表面。
- 震动——连续或高强度的手掌、手臂或全身震动。
- 其他环境因素——温度过高或过低,光线过强或过弱。

可从以下几个方面对工效学问题实施改进:

- 工程技术改进措施,减少或消除潜在原因,例如在设备、工作区或物料方面实施改进。
- 行政管理改进措施,例如提供多样性工作任务,调整工作安排和工作节奏,提供恢复或休息时间,优化工作流程,保证定期对工作场所、工具和设备保洁和维护,鼓励活动。
- 提供个人防护装备,例如工作人员为避免受伤需穿戴的手套、护膝、护肘、防护鞋和其他个人防护用品。

第二节　安　全　规　划

安全规划应经过周密计划方能取得成效。该计划确定适用的法规要求,陈述满足法规要求的实现路径。安全计划包括以下活动的程序:

- 提供不存在已认识到的危害的工作场所。
- 评估所有程序是否存在潜在接触危险。
- 评估每项工作职责是否存在潜在接触危险。
- 用适宜的警告标志标记危险区和危险物料。
- 开展工作人员教育、文件培训和对工作人员遵守状况实施监督。
- 采用标准预防措施(包括一般预防措施以及血液和体液针对性预防措施)处理血液、体液和组织。
- 正确处置有害废物。
- 意外事件和事故的报告、处理和随访。
- 对安全制度、程序、操作和设备持续实施评估。
- 制订本机构防灾减灾的具体计划,定期检查计划的可行性。
- 制订本机构人身安全威胁(如枪击或炸弹威胁)的具体应对计划。

安全规划宜考虑所有受到工作环境影响的人员的需求。显然要考虑技术人员的安全,但也应评估献血者、辅助人员、志愿者、来访人员、后勤人员和维修人员的潜在风险。实验室宜考虑任命 1 名能提供一般安全指导和安全意见的人员担任安全负责人[4]。安全负责人的职责一般是制订安全规划、监督入职教育和培训、实施安全审核、开展工作现场调查、提出整改意见建议以及参与或指导安全委员会的活动。使用危险化学品和放射性材料的机构,常指派经过专门培训的人员担任安全负责人,对化学和辐射防护方案实施监督[12,15]。安全规划应重点强调所涉及的每类危害的 5 项基本防范要素:

- 培训
- 危险识别与告知
- 工程控制和个人防护装备
- 安全工作规范(包括废物处理)
- 应急预案

应制订管理控制制度,保证上述要素得以实施和保持,并取得成效。管理人员具有以下职责:

- 书面计划的制订和告知。
- 确保计划实施并提供适宜的资源。

- 为工作人员提供与接触预防和处理相关的健康服务。
- 监测安全计划执行情况和效果。
- 评估和改进安全计划。

一、安全规划的基本要素

1. 培训　工作人员应经过培训,具备识别工作环境的危险因素并采取适宜预防措施的能力。在批准工作人员独立上岗前,指导者应对工作人员对安全预防知识的掌握程度以及应用安全预防措施的能力实施评估并记录。如果存在较大的潜在接触危险,即使是临时工作任务也必须事先对工作人员进行安全培训。安全预防知识和技能未达标的工作人员,应接受再次培训。应接受培训的人员不仅是实验室工作人员,也包括可能与危险物质和废物接触的后勤和其他人员。工作安全培训规划的要点明确了培训人员应达到的要求(表 2-1)。

表 2-1　安全工作培训规划要点

- 获得相关管理文件的文本及其内容说明
- 了解机构的接触控制计划以及如何获得书面计划文本
- 了解肝炎和人类免疫缺陷病毒(Human Immunodeficiency Virus, HIV)的感染途径和感染发生率;熟悉乙型肝炎病毒(Hepatitis B Virus, HBV)、丙型肝炎病毒(Hepatitis C Virus, HCV)和 HIV 感染的症状和后果
- 知晓机构为工作人员提供 HBV 疫苗接种服务
- 识别和区分存在或不存在感染风险的工作
- 掌握工作时应使用的防护服和防护装备及其使用方法
- 掌握防护服和防护装备的局限性(例如,根据危险材料的渗透性选择不同类型的手套)
- 知晓防护服和防护装备的存放地点
- 掌握标准操作规程(standard operating procedure, SOP)对试验或操作的具体要求,包括警示标志和标签的含义
- 知晓受到污染的材料的污染去除、处理、净化和处置方法
- 掌握发生血液或其他生物、化学或放射危险品接触事件时应采取的措施和应联系的人员
- 掌握发生液体、组织和污染锐器泄漏或人员接触时应采取的补救措施和适宜的报告程序以及可能发生非胃肠道接触时的监测推荐
- 知晓具有获得医学治疗和医疗记录的权利
- 知晓消防安全程序和逃生方案
- 知晓机构规定的口头通知及其响应方式

2. 危险识别与告知 机构应向工作人员提供有关工作场所的危险信息,帮助工作人员降低职业病和职业损伤风险。工作人员需要知晓其工作中将接触哪些危险物质及其存放位置。危险告知方式主要有标牌、容器标签、书面资料和培训。

3. 工程控制和个人防护装备 如果通过设计不能消除工作场所潜在的接触危险,机构应向工作人员提供适当的防护装备。工程控制是指使用物理设备或装备隔离或消除工作场所的危险因素,例如自动喷淋灭火系统、化学通风橱以及无针系统。

个人防护装备是指专用服装和装备,例如手套、口罩和实验服,供工作人员穿戴以避免接触危险物。工作人员离开实验室区域时,应脱下个人防护装备,例如手套和实验服,并用肥皂和水洗手。工程控制措施和个人防护装备使用的总体指导意见见附2-2。

4. 安全工作规范 机构应开展工作人员培训,使工作人员掌握在工作中正确处置危险材料的方法,以保护自身、同事和周围环境。安全工作规范的定义是,以降低工作场所危害因素接触可能性的方式完成工作任务。安全工作规范的总体推荐见附2-2。

5. 应急预案 工作人员必须具备在工程控制措施和安全工作规范失效时,快速采取的适当应对措施的能力。制订预案的目的是,为了尽可能迅速和安全地控制危情。建立应急预案,应定期演练,以发现需要改进的不足之处,使工作人员树立信心。一旦出现危情时能有效应对。OSHA 要求,拥有 10 名以上工作人员的机构应制订书面应急预案,10 名及以下工作人员的机构可采用口头告知应急预案[18]。

二、管理控制措施

安全负责人应当履行责任区域内的安全监管工作。在工作人员例会和培训课程中持续关注和强调安全问题。由安全专家定期实施审核以提高安全意识。机构管理者宜请工作人员参与制订和改进安全计划。

宜将安全规划中的政策、程序、指南和支持性资料编印成册,并提供给所有可能面临安全风险的工作人员。这些文件宜定期评审和更新,以适应技术进步和信息更新。宜定期开展风险减轻研究。安全策略或其他安全规定,宜随安全的不断提高而进行相应更新和实施。宜定期检查工作地点和安

全装备,确保其符合要求并随时可用。使用核查清单有助于记录安全检查结果和评估安全防范工作状态[3,4,19]。

三、工作人员健康服务

1. 肝炎的预防 机构应当向在日常工作中需要接触血液且未产生乙型肝炎病毒保护性抗体(抗-HBs)的工作人员,提供乙型肝炎病毒疫苗接种服务。OSHA 要求,机构应向所有工作人员免费提供乙肝疫苗。对于拒绝接种疫苗的工作人员,应有相应的拒绝接种记录[14]。

2. 监测计划 如果有理由认为工作人员的接触水平持续高于所推荐的干预水平,机构应当建立监测系统,对 OSHA 标准所界定的有害物质的接触情况实施监测[20]。

3. 医疗急救与随访 如果接到接触或可能接触血液的工作人员的请求,机构应向其提供 HBV、HCV 和 HIV 感染监测,并给予适宜的辅导。一些州规定,这类自愿检测需要得到被检测者的知情授权。如有工作人员拒绝接受检测,应当有书面记录。监测的时间安排,一般是立即检测接触或可能接触该血液的工作人员的血液标本和可能的感染源,接触后间隔一定时间做随访检测[13,14]。接触事件的随访情况应予详细记录。

疾病控制预防中心(Centers for Disease Control and Prevention,CDC)发布了关于污染物为乙型肝炎病毒阳性或未知时的接触前和接触后预防的推荐意见[21]。如果是刺伤,常同时使用 HBV 免疫球蛋白和 HBV 疫苗以联合预防。HIV 接触后的预防措施在不断发展,其预防策略通常是根据公共卫生署(Public Health Service)的推荐与现行的标准做法。

4. 事故及伤害报告 发生伤害事故时,宜记录相关信息,包括伤害发生的时间、日期和地点,伤害的性质、受伤害者和目击者的描述、急救和治疗情况。主管人员应当按照机构投保公司和工伤保险机构的要求,填报事故报告和调查表。造成 3 人及以上工作人员住院治疗时,机构应当在事故发生 8 小时内向 OSHA 报告伤亡情况[22]。

OSHA 要求,拥有 11 名及以上工作人员的医疗卫生服务机构,应当保存发生超出急救培训的人员所能处理的职业伤害和职业疾病能力事件的记录[23]。首次记录应当在事件发生后 6 天内完成。对于由非医生的人员实施急救的轻微伤害(例如割

伤或烧伤),无需保留记录。对有关事故和伤害的所有日志、总结和补充记录的保存期限的要求是,从事件发生当年算起至少 5 年。对工作人员医疗记录保存期限的要求是,聘用时间加上 30 年,这一要求几乎没有例外[24]。

　　5. 乳胶过敏　与乳胶、有粉手套相关的不良反应包括接触性皮炎、过敏性皮炎、荨麻疹和过敏反应。含有乳胶的医疗器械应当有警告标识。国家职业安全卫生研究所(National Institute for Occupational Safety and Health,NIOSH)对过敏反应的预防提出如下推荐[25]:

- 将无乳胶手套作为乳胶手套的替代品,鼓励在感染材料接触危险小的工作和环境中使用无乳胶手套。
- 如果使用乳胶手套,考虑使用少蛋白和无粉手套。
- 采用良好的清洁方法去除工作场所内的乳胶灰尘。
- 采取降低过敏反应的措施,如洗手和避免使用油性护手霜。
- 对工作人员开展乳胶过敏相关培训。
- 评估当前的预防策略。
- 定期检查高危工作人员是否有乳胶过敏症状。
- 出现症状的工作人员应避免直接接触乳胶,并向医生咨询过敏预防措施。

第三节　消防安全

　　消防工作应将消防设施和消防工作规范相结合。应根据《国家消防协会生命安全规范》[*National Fire Protection Association(NFPA) Life Safety Code*,以下简称《生命安全法》]的规定,开展消防设计、配备消防设施,执行消防工作规范,保证消防系统良好运行[26]。《生命安全法》规定了主动和被动消防系统(例如,警报器、烟雾探测器、喷淋装置、通道安全出口指示灯以及防火屏障)。

一、培训

　　工作人员入职时应接受消防安全培训。入职后每年应至少接受一次消防安全培训。培训应重点强调防火意识,对工作环境的熟悉,包括如何识别和报告不安全状况、如何报告火情、报警器和灭火设备的最近位置和使用方法以及逃生策略和路线。

CAP 或联合委员会(The Joint Commission,JC)要求,通过认证的机构的所有工作人员应参加消防演练,至少每年一次[3,5]。JC 要求患者住院和治疗场所每季度开展一次演练。宜记录工作人员消防演练的参与和掌握情况。

二、危险识别与告知

　　紧急出口必须有明确的出口标志。如果紧急出口标志不在可视范围,应沿着逃生线路张贴逃生指示路标,指明逃生方向。所有易燃材料应有相应的危险警示标识。易燃物品储存柜应有清晰标识。

三、工程控制和个人防护装备

　　储存大量易燃化学品的实验室应当建立防火隔离墙,其耐火极限一般不少于 2 小时,配备自动灭火系统的,其耐火极限可不少于 1 小时[4]。应当按照联邦、州和地方法规要求配备火灾探测和警报系统。应当定期检查消防设备,确保其处于良好工作状态。灭火器应当可供随时取用。工作人员应当掌握灭火器的正确使用方法。制订房屋和库存管理计划时,应当控制实验室易燃和可燃物料的存量。已安装自动喷淋灭火装置的区域,存放物品与喷淋头的距离应当保持至少 45.72cm。地方消防法规可能要求更大的净空,机构应当查阅并遵从其具体规定。

四、安全工作规范

　　应当清除紧急逃生通道的所有障碍物,保持紧急逃生通道畅通无阻。逃生出口门不得上锁。应当设计逃生路线,使在机构场所工作的所有工作人员能畅通无阻地撤离到安全区域。对于超过 92.90m² 的区域,可能要求设置第二出口。机构应当咨询当地安全监管部门(例如地方消防局或国家消防协会),取得其对设置第二出口的指导意见。

五、应急预案

　　宜针对整个机构和工作区域的具体情形,制订消防应急预案。预案宜明确规定火情报告和报警系统、应急装备的存放位置和使用方法、工作人员在应急响应中的角色和职责、"原地避险"策略以及逃生条件、程序和路线[5,18]。

　　出现火情时,应立即采取的响应措施一般依次为:①优先营救处于即刻危险的人员;②激活火灾警报系统,向区域内的其他人员发出警报;③如果可能,关门和关掉风扇或其他氧气源以限制火势;④如果火势较小,用便携式灭火器灭火;如果火势太大无法控制,应选择逃生。

第四节 用电安全

用电危险包括火灾和触电。用电危险可能来自使用有故障的电器设备,损坏的插座、插头或电线或不安全的操作。正确使用电器设备、定期检查和维护以及危险识别培训,对于防止触电或触电死亡事故十分重要。触电的严重程度取决于电流通过身体的路径、大小和时间。即使低压触电也可能导致严重损伤[27]。

一、培训

安全培训的重点是使工作人员认识到插座和插头相关用电安全隐患,帮助工作人员发现潜在用电问题,例如插座和插头损坏、电器连接不当、电路损坏以及电器接地不当。

二、危险识别与告知

用电安全守则应强调插座和插头的正确使用。未达到安全标准的设备应做好标识,以防被误用。

三、工程控制和个人防护装备

OSHA 要求,电力系统的建设和设备安装应当尽可能减少其给工作场所带来的潜在危险。机构购买设备时应确认其是否具有 OSHA 批准的独立检测实验室(例如 Underwriters 实验室)的标志[28]。设备周围应留有充足的安全操作和维护工作空间。潮湿的区域应安装接地故障断路器。

四、安全工作规范

用电安全规范主要包括 2 个方面的内容:①正确使用电器设备;②正确维护和维修设备。工作人员不应用湿的手拔插设备电源。连接过多设备的过载线路,可能因电流过大导致电线过热而引起火灾。损坏的插座和有故障的电器设备应予标识,停止使用,并将其移出工作区,完成维修和安全检查后方可恢复使用。使用软线时的注意事项有:①应予固定以防人员被绊倒;②应予保护以免受到重物或尖锐物品的损坏;③应使其保持松弛以免形成电器终端的牵拉张力;④应定期检查电线是否被割坏、损坏或绝缘层破裂;⑤需使用永久电线时不应采用延长线代替。

五、应急预案

在紧急情况下,如果不可能降低功耗或断开设备电源,应从断路器处切断电源。出现人员遭到电击时,如果不可能切断电源,应使用绝缘材料(例如干的木头)将被电击者和电源分开[27];不得直接接触被电击者。应寻求对电击休克者的紧急施救。用电火情不得使用水基型灭火器灭火。

第五节 生物安全

必须制订并强制实施生物安全措施,将工作人员在工作场所接触生物危害的风险降到最低程度。OSHA 发布的《血源性病原体预防标准》(Bloodborne Pathogens Standard)和美国 HHS 发布的推荐是制订有效的生物安全计划的基础[13,14,16]。

一、血源性病原体预防标准

OSHA 制定该标准的目的是为了保护从事存在血液或其他潜在感染性材料接触风险工作的所有人员。该标准对机构的要求是:①制订接触控制预案,其内容包括适当的工程控制、个人防护装备和安全工作规范,将接触风险降至最低;②为存在职业接触风险的工作人员提供 HBV 疫苗接种,为意外接触的工作人员提供医学随访和处理;③保存接触事件的相关记录。

二、标准预防

标准预防是 CDC 提出的最新推荐,其目的是为了降低医院发生血源性病原体和其他病原体传播风险。标准预防适用于以下所有存在接触可能性的诊疗活动(与诊断的疾病无关):①血液;②除汗液外的所有体液、分泌物和排泄物,无论其是否含有可见血液;③不完整的皮肤;④黏膜。

OSHA《血源性病原体预防标准》提出了应用普遍预防原则。同时,OSHA 认可 CDC 和美国劳工部(US Department of Labor)《血源性病原体职业接触控制强制程序》(Enforcement procedures for the occupational exposure to bloodborne pathogens)[CPL 指令(02-02-069)]中的最新指南,只要符合 OSHA 标准的其他所有要求,允许医院采用可接受的其他防护措施替代,包括替代标准预防[29]。

三、生物安全等级

实验室生物安全的推荐,基于具体感染性病原体和实验室开展的活动的潜在危险[16]。生物安全推荐包括工程控制和安全工作规范2个方面的内容。按照对人员、环境和社会的防护水平的逐步提高,将生物安全水平分为4个等级:

- 生物安全1级(BSL-1)适用于操作对个人和环境具有很小潜在危害或其危害性未知的病原体。操作通常在开放性表面进行,无需控制措施。
- 生物安全2级(BSL-2)适用于操作对个人和环境具有中度潜在危害的病原体,其危险通常与接触相关。血站实验室的大多数活动操作属于BSL-2。
- 生物安全3级(BSL-3)适用于操作处理本土或外来的具有气溶胶传播潜在危险,引起严重甚至可能致死的疾病的病原体(如结核分枝杆菌),或通过其他传播途径但能引起致死性疾病的病原体(如HIV)。BSL-3的推荐主要针对控制气溶胶的扩散和最大程度降低物体表面污染风险。
- 生物安全4级(BSL-4)适用于操作通过气溶胶传播并引起致死性疾病(例如出血热病原体或丝状病毒)的危险或外来病原体。血站日常工作不适用BSL-4。

本节所述的预防措施主要针对BSL-2的要求。有关更高级别的预防措施请查阅CDC或美国国家卫生研究院(National Institutes of Health)的相应指南。

四、培训

OSHA要求,机构应当每年对从事接触感染性高危工作的工作人员实施培训[14,29]。应当根据受训人员的具体需求设置相应水平和内容的培训课程。虽然对工作人员已掌握的生物危害基本知识、控制程序和已有的工作经验实施评估是制订培训计划的第一步,但不得以这类评估代替具体培训。工作场所志愿者的安全培训内容不应少于从事同类工作的领薪工作人员。

五、危害识别与告知

机构应在生物接触控制计划中,告知工作人员工作场所存在的危险以及将接触风险降至最低的控制措施。操作感染性病原体的BSL-2~BSL-4实验室的入口处应有生物危害标识,以警示工作人员和来访人员:①实验室内存在感染性病原体;②进入入口处以后,即存在接触风险;③应按要求使用特殊防护装备和遵守安全规范。

存放医疗废物的容器、保存血液或其他潜在感染性材料的冷藏或冷冻冰箱以及用于保存、运输或运送血液或其他潜在感染性材料的容器,应有生物危害警示标识。已标识血液成分含量和已放行供临床输注或其他临床用途的血液成分,无需生物危害警示标识。

六、工程控制和个人防护装备

OSHA要求,只要可能,机构应当采用工程控制或安全工作规范控制生物危害[14]。BSL-2实验室的工程控制措施包括控制进入正在工作中的实验室,使用生物安全柜(biological safety cabinets,BSCs)或其他安全设备操作可能产生感染性气溶胶或飞沫的工作步骤,工作场所配备洗手池和洗眼设施,工作空间便于清洁,工作台面应防水和耐受化学品和溶剂。

为了防止接触或交叉污染,工作区域的电话应有免提功能,计算机键盘和电话可用塑料膜覆盖,应定期以及见有脏污时清洁这些设施。

BSC是处理中度和高度危险微生物的重要防护设备。根据生物防护安全水平的不同,BSC分为Ⅰ~Ⅲ级3种类型。Ⅲ级BSC提供最高级的工作人员防护。除了保护处理生物危害材料的工作人员以外,BSC还能用于防止对血液和细胞治疗产品进行开放性操作时受到污染。3种等级BSC的特点和应用比较见表2-2。

标准预防没有要求使用BSC,但是开放性血液标本的离心操作或HBV表面抗原或HIV阳性的血液单位的操作,血站可选用BSC。BSC通过控制BSC的流入气流和经过高效滤器过滤的下降气流发挥作用,受到气流干扰时其效果降低。宜注意BSC的前窗进气口和后窗排气口不应受到阻挡。每年应对BSC性能进行检定[31]。

OSHA 2001年修订的《血源性病原体预防规范》要求,机构应实施接触控制计划,采用适宜的控制技术和更安全的医疗器械,工作人员应参与工程控制的识别、评价和选择措施以及安全工作规范的制定。无针和自带针头保护套的采血系统更为安全。

表 2-2 各级生物安全柜的比较*

类型	主要特点	预期用途	常规应用
Ⅰ级	室内空气不经过滤进入安全柜内。向内的气流可以避免工作人员接触安全柜内的处理材料。排气口配备高效空气过滤器(HEPA),以保护环境免受污染。安全柜前窗气流速度至少为22.86m/min	保护操作人员和环境	用于封闭设备(如离心机)或产生气溶胶的操作
Ⅱ级("一般特点":适用于所有Ⅱ级生物安全柜)	采用层流(空气以恒定速度朝一个方向沿平行线移动)。室内空气从前窗进入。经 HEPA 过滤的垂直下降气流可减少安全柜内处理材料的交叉污染。排气口配备 HEPA	保护操作人员、环境和产品	处理生物安全等级 1、2 或 3 级的微生物
			处理的产品需严格避免污染,如细胞传代培养或开放系统中的血液成分处理
ⅡA 级	约 75% 气体通过 HEPA 后再循环,前窗气流速度为 22.86m/min	见Ⅱ级"一般特点"	见Ⅱ级"一般特点"
ⅡB1 级	约 70% 气体从后排气口经 HEPA 过滤排出。室内或外部空气通过送风机进入安全柜内,并经 HEPA 后变成垂直向下的层流。前窗气流速度为 30.48m/min	见Ⅱ级"一般特点"	少量的化学或生物危害品的安全操作
ⅡB2 级	所有气体不循环使用,均被排出。室内或外部空气通过送风机进入安全柜内,并经 HEPA 变成垂直向下的层流。前窗气流速度为 30.48m/min	见Ⅱ级"一般特点"	提供化学和生物防护;由于过滤的空气量更多,费用较高
ⅡB3 级	基本设计类似于ⅡA 级生物安全柜,但配备负压系统,可以将所有污染物阻挡在安全柜内。前窗气流速度为 30.48m/min	见Ⅱ级"一般特点"	少量的化学或生物危害品的安全操作
Ⅲ级	为密闭的安全柜。借助安全柜前面的橡胶手套进行材料处理。进入气体经 HEPA 过滤。排出的气体经过两次 HEPA 过滤或者一次过滤再经焚烧处理。材料进出安全柜需使用传递箱或双门传递窗,以减少污染。安全柜内为负压状态	最大程度保护操作人员和环境	处理生物安全等级 4 级的微生物时使用

注:* 数据来自美国卫生与公众服务部[30]

1. 消毒 对可能受到血液污染的可重复使用设备和工作表面应每天清洁和消毒。血液溅到设备或工作表面时宜立即处理。每班次工作结束时宜常规用消毒剂彻底擦拭。可自行制订消毒擦拭频率,但应保证与"每班次擦拭"具有相同的安全性。接触血液或其他具有潜在感染性材料的设备在维护和运输前应进行消毒。无法对全部或部分设备实施消毒时,宜在设备维护和运输前粘贴生物危害标签,标明哪些部分仍存在污染。

2. 消毒剂的选择 环境保护局(Environmental Protection Agency,EPA)列出了证实有效的医院抗菌消毒剂清单[32]。感染控制和流行病学会(Association for Professionals in Infection Control and Epi-

demiology)也发布了有助于卫生保健专业人员正确选择和使用具体消毒剂的指南[33]。OSHA 允许《血源性病原体预防标准》适用机构使用 EPA 注册的分枝杆菌灭菌消毒剂、EPA 注册的能有效杀灭 HIV 和 HBV 的消毒剂以及采用稀释的漂白溶液消毒工作表面,也可联合使用这些消毒剂[29]。

选择消毒产品时应考虑的因素包括待消毒物品或表面的类型、消毒产品的危害性(如腐蚀性)以及要求消毒的程度。选择好消毒产品后,需要编写操作程序,确保工作表面清洁和消毒的有效性与一致性。影响消毒效果的因素包括接触时间、微生物种类、存在的有机物和消毒液的浓度。工作人员宜掌握消毒剂的基本信息,并遵从生产方说明书的要求。

3. 储存　应将不同类型的危险材料分开单独存放。应避免血液与其他材料的不必要相互接触。如果不得不将血液与试剂、标本和无关材料存放在同一冰箱，应分层存放，明确标识，且应特别小心，防止出现溅出和其他事故。储存区应保持清洁和有序。生物危险性材料储存区，严禁存放食物或饮用水。

4. 个人防护装备　OSHA 要求，无法消除危害时，机构应免费提供适当的个人防护装备和防护服及其清洁、洗涤或处理服务[14]。标准的个人防护装备和着装应包括工作服、实验服、手套、面罩、口罩和护目镜。有关这类防护装备的使用指南见附 2-2。

七、安全工作规范

符合标准预防要求的安全工作规范包括以下内容：

- 接触血液、体液、分泌物、排泄物和污染的物品后，无论是否佩戴手套都应洗手。
- 与血液、体液、分泌物、排泄物和污染物品接触的作业应穿戴手套，下一项操作前应更换手套。
- 血液、体液、分泌物和排泄物可能溅出或洒出的作业步骤，应戴口罩和护目镜或面罩。
- 可能造成血液、体液、分泌物或排泄物溅出或洒出的作业，应穿长袍。
- 应以防止接触的方式使用受到污染的患者诊疗设备；确保在给下一位患者使用前已经将可重复使用的设备适当清洁和处理；确保一次性物品正确处置。
- 建立和实施环境表面和设备适当的日常维护、清洁和消毒的程序。
- 应以防止接触的方式处理污染的布料。
- 应以最小接触风险的方式处理针头、手术刀和其他锐器。
- 使用人工呼吸面膜、口对口人工呼吸器等代替直接口对口人工呼吸。

1. 实验室生物安全预防措施　评估实验室工作人员的血液接触风险时需考虑多种因素，包括检测标本的数量、工作人员的操作习惯、实验室技术和设备类型[34]。实验室主任可能希望开展生物安全风险高于 BSL-2 的工作时采用 BSL-3 预防措施。如果对所开展的活动属于 BSL-2 或 BSL-3 存有疑问时，应采用 BSL-3 安全预防措施。实验室适用 BSL-2 预防措施的情形见附 2-3。

2. 献血室生物安全预防措施　《血源性病原

体预防标准》承认医院患者和健康献血者之间的差异，后者感染性疾病标志物的检出率明显较低。只要满足以下条件，自愿无偿献血机构可自行决定不要求采血操作常规戴手套[14]：

- 定期对该项制度进行重新评审。
- 应向想要使用手套的工作人员提供手套，并且鼓励使用手套。
- 应戴手套的情形有：①工作人员手上的皮肤存在割伤、划伤或破损；②可能发生污染；③采集自体献血的血液；④治疗性操作；⑤接受静脉穿刺培训期间。

应评估献血筛查和献血过程中接触献血者或患者的生物危害危险和操作本身的危险因素。某些操作方法或程序较易引起损伤或生物接触，例如用采血针采集手指末梢血液、使用毛细管、掰开用于清洁手臂的药瓶、使用没有保护套的针头、清洗剪刀、实施心肺复苏。

在某些情况下，可能需要采集具有高度感染性危险的献血者的血液，例如采集自体血液或用于生产其他血液制品（如疫苗）的血浆。FDA 制定了这类高度危险献血者血液采集的指南[35,36]。宜查阅法规要求和指南推荐的最新变化，据此对操作程序实施变更。

八、应急预案

发生生物危害物泄漏时应采取的响应措施见表 2-3。机构宜制订血液泄漏（无论多少）清洁消毒处理预案，应包括以下要素：

表 2-3　血液泄漏的清理步骤

- 估计血液泄漏量
- 穿戴适当的防护服和手套。如果涉及锐器，须使用防穿刺的手套，还应使用扫帚或其他工具清洁打扫以免受伤
- 脱去受污染的衣物
- 发布警告使人员远离此区域
- 如果产生气溶胶，须撤离此区域 30min
- 如果可能，控制血液泄漏
- 如果在离心机中发生血液泄漏，立即关闭离心机电源，闭盖 30min。将离心物包装有助于防止产生气溶胶和控制血液泄漏
- 用吸水性材料擦去大多数液体
- 用去污剂清洁泄漏区域
- 按照说明书，用消毒剂覆盖泄漏区域，并保持足够的接触时间
- 如果需要，擦去残余消毒剂
- 按照生物危害处置指南安全处理所有物品。所有被血液污染的物品必须高压灭菌或焚烧

- 工作区域的设计应便于清洁。
- 配备泄漏处理包或推车,其中含有所需要的各类用品和装备及其使用说明书,应将其放置在可能发生泄漏区域的附近。
- 明确泄漏处理包或推车的维护、泄漏的处理、记录及其保存和泄漏事件评审的职责。
- 对工作人员实施清洁消毒程序和泄漏事件报告程序的培训。

九、生物危害废物

医疗废物的定义是在疾病诊断和治疗,以研究或生产为目的进行人或动物免疫以及生物学检测过程中产生的固体、半固体或液体废物。感染性废物包括一次性用具、物品、可能携带或传播病原体或其他毒素的物质。感染性废物在卫生填埋前,通常应进行焚烧或消毒处理。

如果所在州的法律准许,可将血液和血液成分、抽吸液、排泄物以及分泌物小心排入与医疗废水处理系统连接的排污管。一些感染性废物经碎化处理后也可排入医疗废水处理系统。应向所在州和地方卫生行政部门,咨询有关准许将生物危害废水直接排入医疗排污管的法律和法规的具体规定。

血站认定为生物危害物的有:①被液态或半液态血液污染的物品。②被固态血液污染但可能出现血液脱落的物品。③存在刺伤危险的污染锐器。使用过的手套、棉签、没有剩余液体的塑料吸液头和少量血液污染的纱布,如果这些污染物已经干燥且在后续处理过程中不会将污染物排放到环境中,则认为其没有生物危害。

1. **生物危害废物处置指南**　在从事生物危害废物(即使已打包)处理或处置工作之前,工作人员应接受相关培训。环境保护局(Environmental Protection Agency,EPA)《感染性废物管理指南》提出以下推荐意见[37]:

- 统一生物危害废物标识,推荐使用红色无缝塑料袋(至少2mm厚)或带有生物危害标识的容器。
- 将废物袋放入顶部可以关闭的保护性容器,以避免在储存或运输时发生破损和泄漏。
- 通过公共道路运送废物应遵守美国交通部(US Department of Transportation,DOT)相关规定。
- 将锐器(如针头、碎玻璃、玻片以及无菌接驳设备使用的刀片等)弃入硬质、防穿透、防渗漏的容器内。
- 只能将液体倒入防渗漏、不易碎的容器中。

- 切勿挤压废物。

应确保感染性材料暂存点的安全,降低发生意外的风险。不应将感染性废物放置在公共垃圾收集系统。多数机构将感染性或危险性废物消毒和处置工作外包给民营运输公司,在与公司签订的合同中应明确所有与废物有关的危险因素,运输公司应遵守联邦、州和当地法规有关生物危害(医疗)废物运输、处理及处置的规定。

2. **感染性或医疗废物的处置**　焚烧危险废物的机构必须遵守环境保护局(EPA)关于新的固定污染源处置标准以及现有污染源排放指南的要求[38]。该法规所称的医院/医疗/感染性废物焚烧炉是指任何数量医疗或感染性废物的焚烧装置。

高压灭菌法是消除生物危害废物污染的另一种常用方法,用于处理血液标本和血液成分。设定高压灭菌时间时应考虑以下因素:

- 待灭菌物品的装载量。
- 待灭菌物品的打包或包装方式。
- 待灭菌物品的密度。
- 每次灭菌允许装载待灭菌物品的件数。
- 待灭菌物品的摆放便于蒸汽穿透。

分别在不同大小和类型的待灭菌物品中央放置生物指示剂是评估最佳蒸汽穿透时间的有效方法。EPA《感染性废物管理指南》给出了生物指示剂选择和使用的详细信息[37],必要时请查阅。

如果是为了达到消毒目的,物品应高压至少1小时。如果是为了达到灭菌目的,应高压更长时间。消毒时间一般是每4.54kg废物高压1小时。一般可将消毒后的实验室废物作为无生物危害固体废物处置。工作人员宜向当地的固体废物管理部门核实,确保机构的固体废物处置符合当地的具体要求。含有玻璃碎片或其他锐器的废物的处置方法宜与其他锐器或潜在危险物品相同。

第六节　化学安全

机构宜尽可能选择和使用无危险化学品代替危险化学品,这是减少危险化学品接触的最有效预防措施。必须使用危险化学品时,宜少量购买以减少过量储存以及后续废弃处置的风险。

OSHA要求,使用危险化学品的机构应当制订并向机构的所有工作人员提供化学品安全使用和处置的书面计划(chemical hygiene plan,CHP)。CHP宜包括防止工作人员受到机构所使用的危险化学品伤害的程序、设备、个人防护装备和安全规范[15,20]，应当确保设备和防护装备正常工作，制订 CHP 所有规定执行和维护状况的评价标准，应当将工作场所的所有化学危险告知工作人员，应当对工作人员进行培训，使工作人员在涉及危险化学品的工作中能识别化学危险和保护自己，知晓如何查找特殊危险化学品的信息。安全审核和每年对 CHP 执行状况进行评审是重要的管控措施，有助于确保安全工作符合 CHP 的制度要求和 CHP 的及时更新。

有时可能会遇到难以明确界定是否属于危险化学品的问题。一般而言，如果工作人员接触化学品后将发生较严重的健康危险，或者化学品处理或储存不当时将出现重大物理危险（例如火灾或爆炸），就认定这类化学品属于危险化学品。健康危害物和物理危害物的分类见表 2-4 和表 2-5。《NIOSH 化学危害袖珍指南》（NIOSH Pocket Guide to Chemical Hazards）提供了很多常见化学品的信息，查阅很方便[39]。

表 2-4　健康危害物的分类

危害物	定义
致癌物	引起癌症的物质
刺激物	接触后引起皮肤或黏膜刺激（如水肿或灼烧）的物质
腐蚀性物质	引起接触部位的人体组织破坏的物质
有毒或剧毒物质	小量吸入、摄入或皮肤接触后，即可产生严重生物学效应的物质
生殖毒素	影响生殖能力，包括损伤染色体和影响胎儿发育的化学品
其他毒物	肝毒性物质、肾毒性物质、神经毒性物质、影响造血系统的物质、损伤肺、皮肤、眼睛或黏膜的物质

表 2-5　物理危害物的分类

危害物	定义
可燃或易燃化学品	可以燃烧的化学物质（包括可燃和易燃液体、固体、气溶胶和气体）
压缩气体	在容器内被压缩的气体或混合气体
爆炸物	在常温常压下，不稳定或产生剧烈化学反应的化学品
不稳定（易反应）化学品	在某些条件（冲击、压力或温度）下能发生自身反应的化学品
水反应性化学品	与水反应产生可燃或危害健康气体的化学品

机构宜指定一名具有资质的化学品安全负责人，由其负责危险材料使用和处置指南的制订[20]，安全事故的监测和记录以及在必要时启动过程和程序变更。

一、培训

在工作中可能接触危险化学品的工作人员，上岗前应接受培训。新进工作人员如果之前接受过培训，且经过机构的评估表明其已掌握的安全知识符合机构要求，可不接受安全知识的再次培训，但可能有必要接受一些具体细节的培训，例如每种相关化学品安全数据表（safety data sheet，SDS）的存放位置、化学品标签的详细内容、可供使用的个人防护装备以及具体工作场所的应急程序。

有新的物理或健康危险品进入工作场所时，应对工作人员实行培训。但这并不是说每种具有危险等级的化学品进入工作场所都需要进行培训[15]。例如，如果工作场所新进了一种溶剂，其危害与已培训过的在用化学品相似，此时机构只需要将新进溶剂的危险类别（如腐蚀性或刺激性）告知工作人员。但是，如果新进溶剂为可疑致癌物和具有致癌风险，且此前没有开展过这方面的培训，此时机构应对可能接触新进溶剂的工作人员实施新的培训。建议必要时经常开展再次培训，以确保工作人员掌握工作中所使用的材料的相关危害，特别是慢性或特定的靶器官健康危害。

二、危险识别与告知

1. **危险告知**　机构应制订涵盖所有区域的全部危险告知计划，将其作为 CHP 的补充，以符合联邦法规"确保对所有产生或引进的化学危险品的危害进行分类，且将分类信息传达到机构管理人员和工作人员"[15]。全部危险告知计划宜包括危险化学品的标识、警告标识的时机和方法、SDS 报告的管理以及工作人员的培训。应向工作人员提供本机构的以下安全材料：

- 书面 CHP。
- 危险告知书面计划。
- 放置危险化学品的工作区域。
- 危险化学品清单及其 SDS（机构有责任根据化学品使用量、物理特性、效力和毒性、使用方式、释放和人员接触的控制方法确定可能对工作人员有危害的化学品）。

2. **危险化学品标签和标识**　《危险告知标准》

（*Hazard Communication Standard*）要求，化学品和危险材料的生产方应通过产品标签和 SDS 向使用方提供危险材料的基本信息[15]。使用机构应向预期使用危险材料的工作人员提供以下信息：材料的危害、标签阅读、标签上的符号和标志表达意思的解释、SDS 阅读和使用。

SDS 一般包括以下内容：
- 品名
- 危险性类别及其标识
- 组分
- 现场急救措施
- 防火措施
- 意外泄漏应急处置措施
- 操作和存储条件和注意事项
- 接触控制和个人防护措施
- 危险性理化参数
- 稳定性和反应性
- 毒性
- 环境危害
- 废弃处置注意事项
- 运输
- 法规管理要求
- 其他信息

危险化学品容器标签至少应包括化学品名称、生产厂家名称和地址，危险警示语、符号和图案以及其他可提供视觉警觉的特殊危险提示方式。标签可引用 SDS 信息。容器上应保留生产方的标签。使用者可在标签上增加储存要求以及接收、启用和失效日期等相关信息。如果将化学品分装，分装容器应标识化学品名称和适宜的危险警示语。诸如防护措施、浓度（如果适用）、配制日期等信息有助于化学品的使用管理，但不属于强制要求。

对装有内容物（即使是水）的所有容器进行标识是一种安全规范。但是，对于用作临时存储和转移的容器，如果一直在转移操作人员的控制之下且其内容物被立即使用，可不必标识。具体详见 NFPA[40] 和国家油漆涂料产业协会（National Paint and Coatings Association）[41] 发布的危险告知标识标准。

使用危险性化学品的区域必须张贴符合 OSHA 要求的标志。应根据生产方对化学危险品的推荐、储存室或实验室内化学危险品的储量以及化学品的作用和毒性决定危险警示的张贴位置。

3. 安全数据表　SDS 描述危险化学品的物理和化学性质（例如闪点或蒸汽压）、物理和健康危害（例如起火、爆炸的可能性以及接触后的症状和体征）、安全处理和使用的防护措施。SDS 针对具体化学品作出具体说明，其效力和地位高于危险物质管理计划中的一般信息。

机构应保证在工作场所保存使用到的每种危险化学品的 SDS，每个班次的工作人员都能在工作区域查阅。在工作区域使用家庭用品时，如果与普通消费者使用方式（即使用时间、频率以及使用过程中的接触程度并不高于家庭使用）相同，OSHA 不要求向购买者提供 SDS。但是，这类家庭用品在工作场所使用过程中，如果工作人员的接触水平高于普通消费者，工作人员有权知晓这类危险化学品的性质。OSHA 没有要求也不鼓励机构持有无危险化学品的 SDS。

三、工程控制和个人防护装备

应制订实验室危险化学品使用或储存指南。物理设施，特别是通风设施的配备应与工作性质和工作量相适应。应根据化学不相容性（如腐蚀性、可燃性、氧化性）对化学品分类储存，以最小储量为宜。大宗化学品应在工作区域以外保存。NFPA 标准和其他相关标准提出了化学品正确储存（包括在储存柜内储存）的指导意见[4,40,42]，可供进一步参阅。

推荐在化学通风橱内操作有机溶剂、挥发性液体、有明显吸入危险的干粉化学品[4]。尽管采用安全玻璃构造，多数通风橱门窗并没有设计用作安全防护罩。化学通风橱应放置在人员走动最少的地方，以免干扰气流正常流动，给控制空间带来不利影响。

应根据所使用的危险化学品配备个人防护装备，例如耐化学品的手套和工作裙、防碎安全护目镜和空气呼吸器罩等。

苛性、腐蚀性、有毒、易燃或可燃化学品的操作区域应配备紧急喷淋装置[4,43]，其通道应保持畅通，使工作人员能在 10 秒内从危险性化学品操作地点到达安全喷淋装置。安全喷淋装置应定期冲洗和检查，能正常使用，地面排水地漏应充满水。

四、安全工作规范

不应采用开放性容器储存或运输危险材料。容器及其封盖或密封圈的设计，应达到在所有合理预期的情况不出现溢出或泄漏的要求。容器应能安全储存最大预期容量，容易清洁。容器表面应保持清洁和干燥。

工作人员使用化学通风橱时，所有材料的摆放位置与通风橱调节门内侧的距离应保持至少15.24cm;垂直拉门应放置在指定高度;下通风板、后通风口不能被阻挡。部分化学品安全使用的建议见附 2-5。

五、应急预案

应在发生化学品泄漏之前制订应急预案。工作人员全面培训计划宜向每位工作人员提供出现化学品泄漏时应当采取的应对方法。工作人员宜掌握应对措施,能判断化学品泄漏严重程度,知道或能快速查阅化学品的基本物理性质,以及知道如何找到应急电话号码。工作人员宜能评估、阻止和限制泄漏,能清理泄漏物或联系泄漏清理团队以及遵守泄漏事件报告流程。工作人员应知道需要求助、隔离泄漏发生区域的情形以及清理材料的存放地点。

工作场所的化学泄漏可分为以下几类[44]:

- 轻度泄漏的数量和毒性有限,对工作人员的安全或健康没有明显影响。熟悉泄漏化学品危害的工作人员能安全清理泄漏物。应将清理过的废物归为危险废物,以恰当的方式处置。轻度泄漏的正确应对措施见附 2-6。
- 可能属于轻度泄漏或者需要应急处置的泄漏依据事件发生的情况不同,此类泄漏可能给工作人员带来风险。综合考虑和分析危险品的性质、泄漏情况、减轻危险的各种因素,对于应对措施的决策至关重要。机构的应急预案宜提供泄漏类型判断的指导意见。
- 须应急处置的泄漏无论泄漏周围的环境如何,此类泄漏均对健康和安全构成威胁,可能需要将人员撤离到泄漏区外的邻近区域。一般是由经过培训的应急响应人员,从泄漏区外的邻近区域采取应急措施。这类泄漏包括立即对生命或健康产生危险、可能引起严重火灾或爆炸以及大量毒性物质的泄漏。

危险性化学品泄漏的主要管理措施见附 2-7。每个工作区域均宜根据实际情况配备针对性清理包或推车。清理包或推车应包含橡胶手套、围裙、鞋套、护目镜、合适的吸液器、通用吸附剂、中和剂、扫把、畚斗、废物袋或废物桶以及清理说明。化学吸附剂,如黏土吸附剂或吸液毯可用于清理许多种类化学品,方便工作人员在发生泄漏时使用。

发生危险化学品特别是致癌物泄漏时,应查阅SDS 和联系经过泄漏处理和危险废物处置培训的受权主管人员或其他人员[4]。机构的环保和安全人员也能提供援助。机构应评估工作人员接触程度。机构应向发生接触的工作人员提供医疗咨询的机会,以决定是否需要进一步做医学检查。

工作场所的另一种危险源是危害气体意外泄漏到环境。OSHA 制定了有毒和危险物质挥发危害气体的接触限值[45]。生产方应确定这类化学品的相关潜在危险,并将其列入 SDS。

六、化学废物处置

大多数实验室化学废物(附 2-4)属于危险废物,必须按照 EPA《资源保护回收法》(*Resource Conservation and Recovery Act*,42 USC §6901 et seq,1976)的规定处置。该法规定,危险废物只能由EPA 批准的机构处置。化学废水必须按照《清洁水法》(*Clean Water Act*,33 USC §1251 et seq,1977)的规定处置并排入医疗污水系统。美国大多数州的法规对水系中化学品处置有严格规定。机构制定和评审废物处置政策时应查阅联邦和适用的州法规。

第七节 辐 射 安 全

辐射是指以波或粒子的形式通过空间或介质材料发射和传播的能量。γ 射线属于电磁辐射,α 和 β 射线属于粒子辐射。血站使用的辐照设备,例如全自动血液辐照仪,需要相应的防护措施和培训[4,46]。

一、辐射测量单位

单位质量组织(unit mass of tissue)所吸收能量大小的测量单位是戈瑞(gray,Gy)或辐射吸收量(radiation absorbed dose,rad);$1Gy = 100rad$。

当量剂量测定比简单的能量测定更有用,因为前者考虑到不同类型辐射造成生物学效能。辐射造成损害的能力以质因数(Quality Factor,QF)表示。例如,受到一定剂量的 α 粒子(QF = 20)辐射引起的损害远高于受到等量 γ 射线(QF = 1)辐照。当量剂量测定的常用单位是伦琴或雷姆(rad equivalent man,rem)。雷姆是指任何类型辐射对人体造成相当于 1rad 的 X 射线、γ 射线或 β 射线所引起的生物危害所需的剂量。以 rad 的数值乘以QF(rad×QF = rem)便可得具体某种类型辐射的 rem值。γ 射线、X 射线以及大多数 β 粒子的 QF 为 1,因此其 rad 数值等于 rem 数值。

二、辐射的生物学影响

辐射对组织的危害从吸收辐射能开始,到随后引起的化学键断裂。吸收辐射能后分子和原子转变为电离态或激发态(或两者均有),直接引起辐解或产生自由基,从而改变细胞的分子结构和功能。

分子改变可能造成细胞或染色体的改变,具体取决于所吸收的辐射能量大小和类型。细胞改变可能表现为肉眼可见的躯体效应(如红斑),染色体水平的改变可能导致白血病或其他癌症,或可能造成生殖细胞缺陷并遗传给后代。

辐射接触的生物学损害程度受多种因素的影响,包括辐射类型、受到辐射的身体部位、总吸收剂量和剂量率。总吸收剂量是组织中累计吸收的辐射量,剂量越大,引起生物学损害的潜能越大。辐射接触可能是急性或慢性接触。血站可能发生低水平电离辐射,但应该不会造成危害[47-50]。

三、管理

NRC 通过建立许可制度控制放射性材料的使用。各州和市也可能有相应的检查和许可要求。使用放射性同位素或辐照设备需要办理的许可证类型取决于使用放射性材料的范围和量级。如果需要使用放射性材料,应在项目开展前尽快与 NRC 以及相关国家机构取得联系,了解办理许可证的要求和申请程序。

每个获得 NRC 许可的机构必须有 1 名具备相关资质的辐射安全负责人,具体负责制订工作人员防护要求以及确保放射性材料正确处置和处理。具体的辐射安全制度和程序应具体规定剂量限值、工作人员培训、警告标识和标签、运输和运送指南、辐射监控以及接触管理。应明确规定应急程序,应急程序应方便工作人员获取。

2005 年,NRC 强制实施高危险放射源的附加安全要求,其中包括血液辐照仪使用的放射源。增加安全控制措施的目的是为了降低未经授权使用放射性材料可能给公众健康和安全带来的危险。2005 年的附加安全要求包括实行控制进入,制订信任和可靠人员单独进入的批准制度,建立未授权进入的立即发现和处理的监测系统和保持受权人员和监测活动记录[51]。2007 年增加了关于指纹识别的要求[52]。

四、照射限值

NRC 制定了辐射危害防护标准,其中包括照射剂量限值[12]。照射限值亦称最大许可当量剂量,是一定时间内受到辐射的剂量测量值。职业照射的总有效当量剂量限值为 5rem/年,浅层(皮肤)剂量当量限值为 50rem/年,而眼睛的当量剂量限制为 15rem/年[12,47]。胚胎或胎儿的剂量限值为妊娠期不超过 0.5rem[12,47,53]。机构不仅应要将辐射接触控制在允许限值以下,还应将其控制在能够达到的尽可能低的水平。

五、辐射监测

监测是早期发现和预防辐射接触问题的基本措施之一。辐射监测用于机构的环境、工作实践和工作程序的评价,以表明其符合相关法规和 NRC 许可要求。常用的辐射监测方法有剂量计、生物分析、射线检测仪和擦拭试验[4]。

剂量计[例如片状的、环状的(或两者皆可)胶片或热释光剂量计]用于检测工作人员辐射剂量。是否需要使用剂量计取决于所使用的放射材料的数量和类型。机构的辐射安全负责人决定工作人员是否需要剂量计。胶片剂量计应至少每季度更换,某些情况应每月进行更换,应避免高温和潮湿,远离放射源存放。

生物测定(例如甲状腺、全身或尿液放射计数)用于判定体内是否存在辐射及其辐射量。如有必要,一般每季度以及在可能发生意外摄入事件之后做生物测定。

射线检测仪可检出低水平的 γ 或微粒辐射,用于对辐射危害进行定量检测。射线检测仪可用于检测储存放射性材料或废物的区域、试验工作期间或者完成后的试验工作区域以及放射性物质的包装或容器的辐射污染情况。射线检测仪应由 NRC 授权机构每年检定一次。宜与辐射安全负责人讨论选择合适的射线检测仪。

应定期检查处理放射性材料的区域,对可能受到污染的所有的工作台表面、设备、地面定期做擦拭试验,以湿润的吸水材料(湿巾)擦拭待检表面,检测其辐射量。

六、培训

处理放射性材料或操作血液辐照仪的工作人员,应在上岗前接受辐射安全培训。培训重点是工作区域内放射性材料的潜在危害、一般防护措施、应急措施以及所使用的辐射警告标志和标签,也推荐对以下事项作出说明和指导:

- NRC 法规要求以及许可推荐。
- 遵守许可条件和法规,以及报告违规行为和不必要接触的重要性。
- 将接触降至最低的预防措施。
- 监测的结果解释。
- 对妊娠工作人员的要求。
- 工作人员的权利。
- 记录及其记录保存的要求。

由 NRC 与各机构间的许可协议决定是否需要再培训。

七、工程控制和个人防护装备

虽然全自动血液辐照仪几乎不会对实验室工作人员产生辐射危险,日常工作无需佩戴胶片剂量计,但开展辐照业务的血液机构必须获得 NRC 许可[48]。

血液辐照仪的生产方一般会同意在购买合同中规定生产方对设备的运输、安装和验证过程中的辐射安全的责任。辐射安全负责人可协助对设备的安装和验证过程实施监督,确保在设备使用前已按照生产方的推荐完成人员培训,建立监测系统、操作程序和维护方案。发现疑似故障应立即报告,以便能及时采取适当的措施。

血液辐照仪应放置在安全区域,只有经过培训的人员才能入内。还必须考虑设备的防火,附近应有自动火灾探测和控制系统。辐照后的血液没有放射性,对工作人员或公众不构成威胁。

八、安全工作规范

各实验室应建立安全使用放射性材料的制度和程序,应包括符合实验室通用安全准则的要求、正确存储放射性溶剂和正确处置放射性废物。遵守以下程序能提高辐射安全:

- 尽可能提高工作效率,以减少接触时间。
- 尽可能远离放射源。
- 操作放射性材料时采用最安全防护措施(例如使用自防护辐照仪或穿戴铅防护板),通常在许可条件中包括这些要求。
- 规范做好卫生整洁,将放射性物质扩散到非控制区的可能性降至最低。

九、应急预案

辐射污染是指放射性材料扩散到非预期的区域,例如地板、工作区域、设备、工作人员衣物或皮肤。NRC 法规要求,控制区的 γ 和 β 射线污染应 $<2200dpm/100cm^2$,非控制区域如走廊应 $<220dpm/100cm^2$;两类区域的 α 射线污染应分别 $<220dpm/100cm^2$ 和 $22dpm/100cm^2$[54]。

如果发生泄漏,应多次清洗被污染的皮肤表面,立刻通知辐射安全负责人以获得进一步指导。在应急处理人员到达前,严禁其他人进入泄漏区域。

十、放射性废物管理

宜根据辐射安全负责人的意见制定放射性(液体或固体)废物处置政策。

可将液体放射性废物收集到有放射性废物标志、坚固的大瓶内,按照化学不相容性规则分类放置。废液瓶应小心储存以免发生泄漏或破损。可将干的或固体废物密封在有放射性废物标志的塑料袋中。废物袋应有同位素、其活性及其测定日期的标识。未经辐射安全负责人批准,严禁将放射性废物排入机构的排水系统。

第八节　危险材料运输

输血医学、细胞治疗和临床诊断服务机构需要运输的危险材料主要有感染性物质、生物学物质、液氮和干冰。

危险材料运输管理适用美国交通部(US Department of Transportation, US DOT)法规和国际航空运输协会(International Air Transport Association, IATA)每年发布的国际标准,两者的要求是协调一致的[55,56]。这些法规和标准规定了通过公共道路或航空运输的危险材料的识别、分类、包装、标识、标签和记录的要求。

危险材料中已知或可能含有感染性物质,发生接触时可致健康人或动物永久性残疾、危及生命或致死性疾病的,属于 A 类物质。A 类物质的运输名称是"感染性物质,感染人类"(UN2814)或"感染性物质,仅感染动物"(UN2900)。

含有感染性物质但没有达到上述危险级别的危险材料属于 B 类,其运输名称是"生物物质,B类"(UN3373)。含 HIV 或 HBV 的培养物属于 A类,但含有这类病毒的患者血液标本属于 B类。

含病原体可能性很小的患者标本,如果正确包装和标识,则可不列入危险材料管理。血液成分、细胞治疗产品以及用于输注或移植的组织均不受危险材料法规管制。上述材料安全运输的其他说明见方法 1-1。但是,有关危险物质的最新分类、包装、标识要求、同一包装的体积限制请查阅最新版的 IATA 标准或 US DOT 法规。

第九节 一般废弃物管理

机构的安全负责人应重视环境和工作人员保护,制订覆盖整个机构的计划,尽量减少固体废物,包括无危险废物,特别是危险废物(如生物危害、化学、放射性废物)的产生量。

从使用阶段就开始减少危险废物产生的计划可达成多个目标:①降低危险品职业接触风险;②减少废物从产生到处置全过程的麻烦和累赘;③提高与环保要求的符合性,减少实验室日常操作所产生的污染[37,57,58]。

实施"3R"[减排(reduce),再利用(reuse),回收(recycle)]管理可将环境污染降至最小。寻求合适的替代品替代产生危险废物的材料,将危险废物与无危险废物分开,可减少危险废物产生量及处置费用。

机构宜慎重考虑通过技术或材料改进减少感染性废物产生量或降低其危害性,宜鼓励工作人员识别更加安全的可能替代技术和材料。

在产生多重危险的废物之前,机构应向国家和地方卫生和环境行政部门核实,获得有关多重危险废物储存和处置的最新要求。不可避免产生多重危险性废物时,应尽可能减少其产生量。美国的一些州规定,污染血液的硫酸铜属于多重危险性废物。这种废物的处置——从使用地点运输到血站所在地进行最后处置——存在若干问题。因此,如果涉及这一废物,国家和地方卫生部门应参与审查其运输和处置工作。应制定符合 DOT、州和地方规定要求的管理和处置程序。

要点

1. 物理空间的设计与维护应支持在其中开展的工作,应综合考虑:
- 计划的工作流向
- 设立控制区
- 材料和废物的流向
- 设备放置
- 特殊空气处理要求
- 与运营相关的其他重要问题

以协助保证工作人员和来访人员的安全以及产品和服务的质量。

2. 安全规划宜包括:
- 致力于降低工作场所的危险。
- 确保工作人员接受培训,掌握已知危害和潜在危险处理的知识和技能。
- 确保识别和标识已知危险。
- 规定工作场所安全和应急处置政策和程序。

3. 安全规划宜重点防范可能出现的火、电、生物、化学和辐射危害。

4. 每类危害的防范应包括 5 个基本要素:
- 培训
- 危险识别与告知
- 工程控制和个人防护装备
- 安全工作规范(包括废物处置)
- 应急预案

5. 管理控制措施能确保安全规划得以实施和维护并取得成效,管理控制措施包括:
- 制订和告知书面计划
- 确保计划得以实施并为其提供适宜资源
- 为工作人员职业接触的预防和治疗提供医疗健康服务
- 监测安全计划的符合性和有效性
- 评估和改进安全计划

参考文献

1. Ooley PW, ed. Standards for blood banks and transfusion services. 30th ed. Bethesda, MD: AABB, 2016.

2. Haspel RL, ed. Standards for cellular therapy services. 8th ed. Bethesda, MD: AABB, 2017.

3. Laboratory Accreditation Program laboratory general checklist. Northfield, IL: College of American Pathologists, 2017.

4. Clinical laboratory safety: Approved guideline. 3rd ed. NCCLS Document GP17-A3. Wayne, PA: Clinical and Laboratory Standards Institute, 2012.

5. Hospital accreditation standards. Oakbrook Terrace, IL: The Joint Commission, 2017.

6. Laboratory accreditation standards. Oakbrook Terrace, IL: The Joint Commission, 2017.

7. NFPA 70—National electrical code. Quincy, MA: National Fire Protection Association, 2017.

8. ANSI/ASHRAE Standard 62.1-2016. Ventilation for acceptable indoor air quality. Atlanta, GA: American Society of Heating, Refrigerating, and Air-Conditioning Engineers, Inc., 2016.

9. Code of federal regulations. Title 21, CFR Part 1271.190. Washington, DC: US Government Publishing Office, 2017 (revised annually).

10. ISO-14644: Cleanrooms and associated controlled environments, Parts 1-9. ISO/TC 209. Geneva, Switzerland: International Organization for Standardization, 1999-2012.

11. ISO-14698: Cleanrooms and associated controlled environments—bio-contamination control, Part 1: General principles and methods. ISO/TC 209. Geneva, Switzerland: International Organization for Standardization, 2003.

12. Code of federal regulations. Title 10, CFR Part 20. Washington, DC: US Government Publishing Office, 2017 (revised annually).

13. Siegel JD, Rhinehart E, Jackson M, et al. 2007 Guideline for isolation precautions: Preventing transmission of infectious agents in healthcare settings. Atlanta, GA: Centers for Disease Control and Prevention (Healthcare Infection Control Practices Advisory Committee), 2007. [Available at http://www.cdc.gov/hicpac/pdf/isolation/Isolation2007.pdf (accessed January 15, 2017).]

14. Code of federal regulations. Title 29, CFR Part 1910.1030. Washington, DC: US Government Publishing Office, 2017 (revised annually).

15. Code of federal regulations. Title 29, CFR Part 1910.1200. Washington, DC: US Government Publishing Office, 2017 (revised annually).

16. US Department of Health and Human Services. Biosafety in microbiological and biomedical laboratories. 5th ed. Washington, DC: US Government Publishing Office, 2009.

17. Bernard B, ed. Musculoskeletal disorders and workplace factors: A critical review of epidemiologic evidence for work-related musculoskeletal disorders of the neck, upper extremity, and low back. NIOSH publication no. 97-141. Washington, DC: National Institute for Occupational Safety and Health, 1997.

18. Code of federal regulations. Title 29, CFR Part 1910.38. Washington, DC: US Government Publishing Office, 2017 (revised annually).

19. Wagner KD, ed. Environmental management in healthcare facilities. Philadelphia: WB Saunders, 1998.

20. Code of federal regulations. Title 29, CFR Part 1910.1450. Washington, DC: US Government Publishing Office, 2017 (revised annually).

21. Centers for Disease Control and Prevention. Public Health Service guidelines for the management of occupational exposures to HBV, HCV, and HIV and recommendations for postexposure prophylaxis. MMWR Morb Mortal Wkly Rep 2001;50:1-52.

22. Code of federal regulations. Title 29, CFR Part 1904.39. Washington, DC: US Government Publishing Office, 2017 (revised annually).

23. Code of federal regulations. Title 29, CFR Part 1904.1, Part 1904.7. Washington, DC: US Government Publishing Office, 2017 (revised annually).

24. Code of federal regulations. Title 29, CFR Part 1910.1020. Washington, DC: US Government Publishing Office, 2017 (revised annually).

25. NIOSH Alert: Preventing allergic reactions to natural rubber latex in the workplace. (June 1997) NIOSH Publication No. 97-135. Washington, DC: National Institute for Occupational Safety and Health, 1997. [Available at http://www.cdc.gov/niosh/docs/97-135/ (accessed January 15, 2017).]

26. NFPA 101: Life safety code. Quincy, MA: National Fire Protection Association, 2012.

27. Fowler TW, Miles KK. Electrical safety: Safety and health for electrical trades student manual. (January 2002) NIOSH Publication No. 2002-123. Washington, DC: National Institute for Occupational Safety and Health, 2002.

28. OSHA technical manual: TED 1-0.15A. Washington, DC: US Department of Labor, 1999.

29. Enforcement procedures for the occupational exposure to bloodborne pathogens. Directive CPL 02-02-069. Washington, DC: US Department of Labor, 2001.

30. US Department of Health and Human Services. Primary containment for biohazards:

Selection, installation, and use of biological safety cabinets. Washington, DC: US Government Publishing Office, 2009. [Available at http://www.cdc.gov/biosafety/publications (accessed January 15, 2017).]

31. Richmond JY. Safe practices and procedures for working with human specimens in biomedical research laboratories. J Clin Immunoassay 1988;11:115-19.

32. US Environmental Protection Agency. Pesticide registration: Selected EPA-registered disinfectants. Washington, DC: EPA, 2016. [Available at https://www.epa.gov/pesticide-registration/selected-epa-registered-disinfectants (accessed January 15, 2017).]

33. Rutala WA. APIC guideline for selection and use of disinfectants. Am J Infect Control 1996;24:313-42.

34. Evans MR, Henderson DK, Bennett JE. Potential for laboratory exposures to biohazardous agents found in blood. Am J Public Health 1990;80:423-7.

35. Food and Drug Administration. Memorandum: Guideline for collection of blood products from donors with positive tests for infectious disease markers ("high risk" donors). (October 26, 1989) Silver Spring, MD: CBER Office of Communication, Outreach, and Development, 1989.

36. Food and Drug Administration. Memorandum: Revision to 26 October 1989 guidelines for collection of blood or blood products from donors with positive tests for infectious disease markers ("high-risk" donors). Silver Spring, MD: CBER Office of Communication, Outreach, and Development, 1991. [Available at http://www.fda.gov/BiologicsBloodVaccines/GuidanceComplianceRegulatoryInformation/OtherRecommendationsforManufacturers/MemorandumtoBloodEstablishments/default.htm (accessed January 24, 2017).]

37. US Environmental Protection Agency. EPA guide for infectious waste management. EPA/530-SW-86-014. NTIS #PB86-199130. Washington, DC: National Technical Information Service, 1986.

38. Code of federal regulations. Title 40, CFR Part 264. Washington, DC: US Government Publishing Office, 2017 (revised annually).

39. NIOSH pocket guide to chemical hazards. Washington, DC: National Institute for Occupational Safety and Health, 2010. [Available at http://www.cdc.gov/niosh/npg (accessed January 15, 2017).]

40. NFPA 704—Standard for the identification of the hazards of materials for emergency response. Quincy, MA: National Fire Protection Association, 2012.

41. Hazardous Materials Identification System. HMIS implementation manual. 3rd ed. Neenah, WI: JJ Keller and Associates, Inc., 2001.

42. Lisella FS, Thomasston SW. Chemical safety in the microbiology laboratory. In: Fleming DO, Richardson JH, Tulis JJ, Vesley D, eds. Laboratory safety, principles, and practices. 2nd ed. Washington, DC: American Society for Microbiology Press, 1995:247-54.

43. American national standards for emergency eyewash and shower equipment. ANSI Z358.1-2009. New York: American National Standards Institute, 2009.

44. Inspection procedures for 29 CFR 1910.120 and 1926.65, paragraph (q): Emergency response to hazardous substance releases. OSHA Directive CPL 02-02-073. Washington, DC: Occupational Safety and Health Administration, 2007.

45. Code of federal regulations. Title 29, CFR Part 1910.1000. Washington, DC: US Government Publishing Office, 2017 (revised annually).

46. Cook SS. Selection and installation of self-contained irradiators. In: Butch S, Tiehen A, eds. Blood irradiation: A user's guide. Bethesda, MD: AABB Press, 1996:19-40.

47. Beir V. Health effects of exposure to low levels of ionizing radiation. Washington, DC: National Academy Press, 1990:1-8.

48. Regulatory guide 8.29: Instruction concerning risks from occupational radiation exposure. Washington, DC: Nuclear Regulatory Commission, 1996.

49. NCRP report no. 115: Risk estimates for radiation protection: Recommendations of the National Council on Radiation Protection and Measurements. Bethesda, MD: National Council on Radiation Protection and Measurements, 1993.

50. NCRP report no. 105: Radiation protection for medical and allied health personnel: Recommendations of the National Council on Radiation Protection and Measurements. Bethesda, MD: National Council on Radiation Protection and Measurements, 1989.

51. EA-05 090. Enforcement action: Order imposing increased controls (licensees authorized to possess radioactive material quantities of concern). (November 14, 2005) Rockville, MD: US Nuclear Regulatory Commission, 2005.

52. RIS 2007-14. Fingerprinting requirements for licensees implementing the increased control order. (June 5, 2007) Rockville, MD: US Nuclear Regulatory Commission, 2007.

53. US Nuclear Regulatory Commission regulatory guide 8.13: Instruction concerning prenatal radiation exposure. Washington, DC: NRC, 1999.

54. Nuclear Regulatory Commission regulatory guide 8.23: Radiation surveys at medical institutions. Washington, DC: NRC, 1981.

55. Code of federal regulations. Title 49, CFR Parts 171.22. Washington, DC: US Government Pub-

lishing Office, 2017 (revised annually).

56. Dangerous goods regulations manual. 54th ed. Montreal, PQ, Canada: International Air Transport Association, 2017 (revised annually).

57. United States Code. Pollution prevention act.

42 USC §§13101 and 13102 et seq.

58. Clinical laboratory waste management. Approved guideline. 3rd ed. GP05-A3. Wayne, PA: Clinical and Laboratory Standards Institute, 2011.

● 附 2-1 适用医疗卫生机构的安全法规和推荐

制定文件的政府部门或组织	文件编号	标题
联邦法规和推荐		
核安全管理委员会	10 CFR 20	辐射防护标准
	10 CFR 36	辐照器的许可证和辐射安全要求
	Guide 8.29	职业辐射接触危险说明
职业安全健康管理局	29 CFR 1910.1030	血源性病原体的职业接触
	29 CFR 1910.1020	获取工作人员职业接触和医疗记录
	29 CFR 1910.1096	电离辐射
	29 CFR 1910.1200	危险告知标准
	29 CFR 1910.1450	实验室危险化学品的职业接触
交通运输部	49 CFR 171-180	危险物质管理
环境保护局(EPA)		EPA 感染性废物管理指南
疾病控制预防中心		医院隔离预防指南
食品药品监督管理局	21 CFR 606.3-606.171	现行血液和血液成分质量管理规范
	21 CFR 630.6	血液、血液成分和血液衍生品的总体要求
	21 CFR 640.1-640.130	人类血液和血液制品的附加标准
	21 CFR 211.1-211.208	现行药品(成品药)生产质量管理规范
	21 CFR 1270	移植用人体组织
	21 CFR 1271	人类细胞、组织以及基于细胞和组织的制品
贸易和专业组织		
国家消防协会	NFPA 70	国家电力法
	NFPA 70E	工作场所电力安全要求
	NFPA 101	生命安全法
	NFPA 99	医疗卫生机构消防管理标准
	NFPA 704	需应急处置的危险物料标识标准
国家油漆涂料产业协会		危害物质标识系统实施手册
国际航空运输协会		危险货物管理规定

注:CFR. 美国联邦法规

● 附 2-2　安全工作规范、个人防护装备和工程控制通用指南

制服和实验服

接触血液、腐蚀性化学品或致癌物时,工作人员宜穿密闭的实验服或覆盖长袖制服的长围裙或长袍。起遮蔽作用的材料的性质应与接触危害物的类型和数量相适应。易发生血液和体液大量泄漏或溅出时,可在棉质工作服外面再穿上一次性塑料围裙。倾倒腐蚀性化学品时最好穿戴丁腈橡胶围裙。

工作人员离开工作区域前,宜脱去防护服,将其废弃或放置在远离热源和清洁衣物的地方。宜尽快脱去受污染的防护服,将其放进适宜的容器,按照潜在感染性衣物进行清洗或废弃。禁止将在生物安全 2 级实验室中穿戴的实验服送到家政清洗,因为运输和处理方法存在不可预测因素,可能造成污染播散,且家政洗涤技术可能无效[1]。

手套

操作可能接触危害物质时,宜穿戴手套或等效防护物。

手套种类

根据工作性质选择手套:

- 无菌手套:用于接触正常情况无菌的身体部位的操作。
- 检查手套:用于接触黏膜的操作和无需使用无菌手套(除非另有要求)的其他护理或诊断操作。
- 橡胶手套:用于可能接触血液的保洁、仪器设备清洁和消毒、浓酸和有机溶剂操作,橡胶手套消毒后可重复使用,老化(如剥落、裂缝或变色)或出现穿孔或裂缝的手套时宜予废弃。
- 隔热手套:用于处理热的或冷冻的材料。

宜使用手套的情形

以下情形宜使用手套[1]:

- 医务人员手的皮肤割伤、擦伤或破损时为献血者采血
- 采集患者自体血液(例如治疗性单采术或术中红细胞采集)
- 正在接受采血培训的人员
- 处理开放性血液容器或样本时
- 采集或处理已知感染血源性病原体的患者或献血者的血液或标本时
- 检查黏膜或开放性皮肤损害时
- 处理腐蚀性化学品和放射性材料时
- 清理泄漏物或处理废物时
- 因没有操作经验或没有遇到过情形,无法评估接触可能性时

为经过健康筛查的献血者采集血液时,OSHA 不要求常规使用手套;如果穿戴手套,只要手套未受污染,不要求为不同献血者采集血液前更换手套[1,2]。经验表明,采血过程的接触风险低,因为献血者的感染性疾病标志物的检出率低,而且在常规采血过程中很少接触血液,可采用其他屏障保护替代措施,例如在拔针时采用折叠纱布垫按压,可避免血液流出。

在制度和程序中没有要求常规使用手套的机构宜定期评估手套的潜在需求。机构应提供并鼓励工作人员使用手套。

手套使用注意事项

工作人员安全使用手套注意事项如下[3,4]:

- 戴手套前,将双手和双臂的开放性皮肤损伤部位牢固包扎或覆盖。
- 手套被撕裂、扎破或污染时,高危险样本处理完毕后,体检完成后(例如单采献血者体检),宜立即更换手套。
- 脱下手套时,宜将手套内面外翻,使手套外表面只和外表面接触。
- 只在需要时戴手套;避免手套接触干净表面,例如电话、门把手或计算机终端设备。
- 接触不同患者宜更换手套;接触不同献血者时,如果手套未受污染则无需更换。
- 脱去手套后,用肥皂或其他合适的清洁剂洗手。
- 禁止将手术或检查手套清洗或消毒后重复使用;用表面活性剂清洗手套可引起吸水作用(即促进液体通过未被发现的手套微孔渗透);消毒剂可造成手套老化。
- 使用手套时,如果需要使用护手霜,只能用水性产品,油性产品可使乳胶手套产生裂隙。

● 附 2-2　安全工作规范、个人防护装备和工程控制通用指南(续)

面罩、口罩和护目镜

存在血液或化学品溅出危险时,宜采取防护措施保护双眼以及口腔和鼻腔黏膜[5]。最好配备与设备或试验台固定在一起的防护屏障(例如热合机防护板或离心机柜)。防护屏障宜定期清洁和消毒

安全眼镜只能保护双眼不被溅到,但不足以防护生物危害或化学物质飞溅。无法使用固定的防护屏障时,推荐使用全脸面罩或口罩加上安全护目镜。市面上有多种款式的面部防护装备,让工作人员挑选穿戴舒适的产品,可提高工作人员穿戴这类防护装备的主动性

存在吸入危险时宜戴口罩。一次性简单防尘口罩适用于处理干燥的化学品。在有烟雾产生的区域(例如清理有毒物质泄漏),最好使用带有机蒸汽滤盒的呼吸器。呼吸器大小宜适合穿戴者,并每年检查一次

洗手

经常彻底洗手是感染控制的一线防御措施。血源性病原体一般不会侵入完整的皮肤。因此,手被污染后宜立即洗手,以降低黏膜或破损皮肤受污染甚至传给他人的可能性。彻底清洗手(或手臂)也可降低危害化学品和放射性物质的接触风险。

宜洗手的情形有:①离开控制工作区或使用生物安全柜前;②不同患者检查之间;③被血液或危害物质污染后;④脱去手套后;⑤使用洗手间后;⑥戴(或)脱隐形眼镜前或化妆前

OSHA 允许使用免冲洗手消毒剂作为临时洗手方法[2]。移动采血点或没有水洗手的工作地点可选用。如果使用此法,随后应尽快用肥皂和流水洗手。免冲洗手消毒剂与表面消毒剂类似,环保局没有要求登记或注册。用户宜向生产方索要支持广告宣称效果的数据。

洗眼器

有危险化学品的实验区域应配备洗眼站[3,6],保证在 10s 内从化学危险源可步行到达;洗眼器应无需手操作,以便使用者可用双手撑开眼睛。应张贴洗眼器的适用情形和使用方法;洗眼器的喷水功能应每周检查一次,以保障其正常运行以及排出死水;如果便携式洗眼器向眼睛喷水的速度达到 1.5L/min 并持续 15min,则可使用;便携式洗眼器应常规检查,以保证其内容物纯净

虽然重点在于预防——坚持恰当使用安全护目镜或面罩,但仍应对工作人员实施正确使用洗眼器的培训。如果眼睛被溅到,工作人员应保持眼睛睁开,按照程序使用洗眼器,或步行到最近的水槽,直接用微温水持续冲洗眼睛。使用水以外的其他洗涤溶液须遵医嘱

眼睛经过充分冲洗后(多数机构推荐冲洗 15min),宜寻求后续医疗措施,特别是当出现疼痛或发红时,虽然尚未证实眼睛冲洗能否有效预防感染,但发生眼睛意外接触潜在感染物时最好还是进行冲洗

1. Code of federal regulations. Title 29, CFR Part 1910. 1030.

2. Occupational Safety and Health Administration. Enforcement procedures for the occupational exposure to bloodborne pathogens. OSHA Instruction CPL 02-02-069. Washington, DC: US Government Printing Office, 2001. [Available at https://www. osha. gov/pls/oshaweb/owadisp. show_document? p_table = DIRECTIVES&p_id = 2570(accessed January 28, 2017).]

3. Clinical laboratory safety: Approved guideline. 3rd ed(GP17-A3). Wayne, PA: Clinical and Laboratory Standards Institute, 2012.

4. Medical glove powder report. (September 1997) Rockville, MD: Food and Drug Administration, 2009. [Available at http://www. fda. gov/MedicalDevices/DeviceRegulationand Guidance/GuidanceDocuments/ucm113316. htm(accessed January 6, 2013).]

5. Inspection checklist: General laboratory. Chicago: College of American Pathologists, 2012.

6. American national standards for emergency eyewash and shower equipment. ANSI Z358. 1-2009. New York: American National Standards Institute, 2009.

● 附 2-3　生物安全 2 级预防措施

适用血液机构情形的生物安全 2 级预防措施[1,2]

- 将低危险活动与高危险活动分隔开,明确界定其边界

- 实验室台面易清洁,采用经环保局批准的医用消毒剂每日消毒

- 实验室配备可关闭的门和水槽,最好(但没有强制要求)采用非再循环的空气系统

- 应使用生物安全柜或等效设施,或者穿戴手套、工作服、口罩和护目镜操作产生气溶胶的步骤(例如打开真空管、离心、混合或超声处理)(注意:开放性血液标本管不宜离心。整袋全血或者血浆离心时,推荐对其进行包装以防泄漏)

- 通用安全指南要求常规穿戴工作服和手套。存在溅出风险的操作宜使用面罩或等效防护装备

- 禁止用口吸液

- 工作区禁止饮食、化妆或戴(脱)隐形眼镜,禁止存放食品和饮料,不得使用实验室玻璃器皿装食品或饮料;宜向工作人员说明,在工作中避免手与面部、耳、口、眼或鼻以及其他物品如铅笔、电话的接触

- 针头和注射器应安全处置;将其废弃到防扎、防漏的容器之前,不得将针头毁形、剪断、插回护套或与注射器分离;应制订措施减少接触锐器

- 所有血液样本应放置在构造坚固、带安全盖的容器内,以防在运输中泄漏;运输血液的包装应符合监管部门对病原体或临床标本的运输要求

- 将感染性废物废弃到防漏容器前,应对其进行消毒,但不应对其挤压;正确的包装是用双层、无缝、抗撕、橙色或红色袋子密封后再放入保护纸箱内

- 废物袋和保护纸箱应有生物危害标识;只能由经过适宜培训的人员操作从废物运输至焚化炉和高压蒸汽灭菌器的整个过程;废物处置外包时,应在协议中规定工作人员和承包方的各自职责

- 需维修或维护保养的设备,如果存在血液污染的可能性,应先经过去污染处理后方可交给工程师维修或维护

- 发生疑似或明确的危害物意外接触事件后,应向实验室主任或分管负责人报告

1. Clinical laboratory safety: Approved guideline. 3rd ed(GP17-A3). Wayne, PA: Clinical and Laboratory Standards Institute, 2012.

2. Fleming DO. Laboratory biosafety practices. In: Fleming DO, Richardson JH, Tulis JJ, Vesley DD, eds. Laboratory safety, principles, and practices. 2nd ed. Washington, DC: American Society for Microbiology Press, 1995: 203-18.

● 附2-4 血站工作人员可能接触的危险化学品清单(示例)

化学药品	危害
氯化铵	刺激
菠萝蛋白酶	刺激、过敏
氯化钙	刺激
冰冻二氧化碳(干冰)	腐蚀
羰基铁粉	氧化
氯仿	有毒、疑似致癌物
氯喹	刺激、腐蚀
六水合氯化铬-111	有毒、刺激、过敏
柠檬酸	刺激
硫酸铜(硫酸铜)	有毒、刺激
二氯甲烷	有毒、刺激
洋地黄	有毒
二甲亚砜	刺激
溴化乙锭	致癌物、刺激
乙二胺四乙酸	刺激性
乙醚	高度易燃易爆、有毒、刺激
无花果蛋白酶(粉)	刺激、过敏
甲醛溶液(34.9%)	疑似致癌物,可燃,有毒
甘油	刺激
盐酸	剧毒、腐蚀
咪唑	刺激
异丙基酒精(擦拭)	易燃、刺激
液氮	腐蚀
Lyphogel	腐蚀
2-巯基乙醇	有毒、恶臭
水银	有毒
矿物油	刺激、致癌物、易燃
木瓜蛋白酶	刺激、过敏
凝聚胺	有毒
叠氮化钠	有毒、刺激、加热后易爆炸
乙基水杨酸钠(硫柳汞)	剧毒、刺激
连二硫酸钠	有毒、刺激
氢氧化钠	腐蚀、有毒
次氯酸钠(漂白)	腐蚀
磷酸钠	刺激、易潮
磺基水杨酸	有毒、腐蚀
三氯乙酸	腐蚀、有毒
胰蛋白酶	刺激、过敏
二甲苯	高度易燃、有毒、刺激

● 附 2-5 化学品分类与安全防护说明

化学品种类	危害	预防措施	特殊处置
酸、碱和腐蚀性化合物	刺激,严重烧伤,组织损伤	在运输过程中,将大型容器放置在塑料或橡胶桶内 在倾倒过程中,建议戴护目用具和化学防护手套和长袍 应往水里加酸,切勿往酸里加水 操作大瓶时,用一只手握住瓶颈,用另一只手托底部,勿靠近面部	将浓酸存放于安全柜内 将浓酸的体积限制在每罐1L 存有此类化学品的区域,粘贴警示 将外观变化报告化学品负责人(高氯酸变成黄色或棕色后可能爆炸)
丙烯酰胺	神经毒,致癌,经皮肤吸收	戴化学防护手套 接触后立即洗手	将化学品存储在柜子内
压缩气体	爆炸	内容物标识 使用前保持阀门安全盖打开 使用时缓慢打开安全阀 空罐标识	用手推车或小推车运输 把钢瓶放在架子上或固定起来,以防翻倒 储存在通风良好的独立房间 勿将氧气存放在可燃气体或溶剂旁 用肥皂水检查接头是否泄漏
易燃溶剂	根据闪点分类——见按照挥发性分类的材料安全数据表	处置时格外小心 工作区域贴上"禁止吸烟"标志 室内配备灭火器和溶剂清理工具 在适宜的通风橱中倾倒易挥发的溶剂 倾倒易燃溶剂时,使用护目用具和化学防护氯丁橡胶手套 倾倒易燃溶剂的区域附近,禁止明火或其他火源 标识为"易燃"	尽可能用危害较低的材料替代有危害的材料 将容量大于 3.79L 的容器储存在易燃溶剂储存室或消防安全柜中 放在地面的金属容器应与水管相连或接地。如果接收容器也是金属材质,应在倾倒时将其与运输容器进行电性连接
液氮	冻伤、皮肤或眼睛的严重烧伤	使用液氮时,应戴厚绝缘手套和护目镜	宜将运输液氮罐牢固固定以免倾倒 液氮的最终容器(冷冻装置)宜牢固固定,避免倾倒

● 附 2-6 轻度泄漏的应对措施

化学品	危害	个人防护装备	控制物
酸性物质 乙酸 盐酸 硝酸 高氯酸 硫酸 感光化学品(酸性)	吸入会产生严重刺激性 接触会烧伤皮肤和眼睛 泄漏物有腐蚀性 遇火或与金属接触可能产生刺激性或毒性气体 硝酸、高氯酸和硫酸是水反应性氧化剂	耐酸手套 围裙和工作服 护目镜和面罩 耐酸鞋套	酸中和剂或吸附材料 吸附索 防漏容器 吸附枕 地漏垫 铲子或类似工具
碱性和腐蚀性物质 氢氧化钾 氢氧化钠 感光化学品(碱性)	泄漏物有腐蚀性 遇火可能产生刺激性或有毒气体	手套、防水围裙或工作服 护目镜或面罩 防水鞋套	碱控制物或中和剂 吸附枕 吸附索 地漏垫 防漏容器 铲子或类似工具
氯化物 漂白剂 次氯酸钠	吸入会刺激呼吸道 液体接触眼睛或皮肤会产生刺激 碱性、可能产生氯气和氧化剂性质使其具有毒性	手套(双层手套:内层为 4H 防化学品手套;外层为丁基或丁腈手套);防水围裙或工作服 护目镜或面罩 防水鞋套(针对紧急情况的氯丁橡胶靴) 自给式呼吸器(紧急情况使用)	氯控制粉 吸附垫 吸附材料 吸附索 地漏垫 防潮层 防漏容器 铲子或类似工具
冰冻源气体 二氧化碳 一氧化二氮 液氮	接触液氮会产生冻伤 其释放会造成大气环境缺氧 一氧化二氮有麻醉作用	全面罩或护目镜、氯丁橡胶靴,隔热手套(以防冻伤)	手推车(需要可将液氮罐运到室外) 肥皂液(检查是否有泄漏) 胶泥(阻止小的管路泄漏)
易燃气体 乙炔 氧气 丁烷 丙烷	窒息(置换空气) 气体吸入可能产生麻醉作用 易燃气体会产生大火灾和爆炸危险 释放会造成大气环境缺氧	面罩和护目镜 氯丁橡胶靴 双层手套 连帽连脚的工作服	手推车(需要将气瓶运到室外时) 肥皂液(检查泄漏)
易燃液体 丙酮 二甲苯 甲醇 甲苯 乙醇 其他醇类	吸入蒸汽会产生损害(中枢神经系统抑制) 通过皮肤吸收产生损害 极易燃 液体挥发形成易燃气体	手套(双层手套,内层为 4H 手套,外层为丁基或丁腈);防水围裙或工作服;护目镜或面罩;防水鞋套	吸附材料 吸附索 吸附枕 铲子或类似工具(非金属,不产生火花) 地漏垫 防漏容器

● 附 2-6　轻度泄漏的应对措施（续）

化学品	危害	个人防护装备	控制物
甲醛和戊二醛 4%甲醛溶液 37%甲醛溶液 10%福尔马林 2%戊二醛	吸入蒸汽会产生损害（中枢神经系统抑制）；通过皮肤吸收产生损害 对皮肤、眼睛和呼吸道有刺激性 甲醛可能致癌 37%的甲醛应远离热源、火星和火焰	手套（双层 4H 手套和丁基或丁腈手套）；防水围裙或工作服；护目镜；防水的鞋	醛中和剂或吸附剂 吸附索 吸附枕 铲子或类似工具（不产生火星） 地漏垫 防漏容器
汞 Cantor 管 温度计 气压计 血压计 氯化汞	汞和汞蒸汽可通过呼吸道、胃肠道或皮肤快速吸收 短期接触可能腐蚀呼吸道或胃肠道，导致恶心、呕吐、血样便、休克、头痛、呼吸有金属味 高浓度吸入可引起肺炎、胸痛、呼吸困难、咳嗽、口腔炎、牙龈炎和唾液分泌 快速彻底清理汞微球，避免汞蒸发	手套（双层 4H 手套和丁基或丁腈手套）；防水围裙或工作服；护目镜；防水的鞋	汞真空泵或泄漏处理工具包 小勺 吸液器 危险废物容器 汞指示粉 吸附性材料 铲 一次性擦拭巾 汞合金海绵 汞蒸汽抑制剂

注：本表列出了部分对身体健康有害的化学品，但无意替代相应的安全数据表（safety data sheet，SDS）；如果发生危害物质泄漏或出现其他任何问题，应查阅具体化学品的 SDS，以获取更全面的信息。

● 附2-7 危险化学品泄漏的管理和处置

处置措施	危害液体、气体和汞的处置说明
切断火源	液体:对于37%甲醛,切断并清除危害物泄漏3.05m内的所有火源;对于易燃液体,清除所有火源
	气体:对于易燃气体,清除15.24m内的所有热源和火源
	对于一氧化二氮泄漏,清除所有热源和火源
隔离、撤离和保护泄漏区域	除负责清理泄漏的人员外,泄漏区周围(小量汞泄漏为3.05m范围,大量汞泄漏为6.10m范围)其他所有人员应撤离。泄漏区域应予隔离保护
适当的个人防护装备	见附2-2推荐的个人防护装备
阻止泄漏	液体或汞:如果可能,阻止泄漏源
	气体:现场评估,考虑泄漏的情况(数量、位置和通风);如果是应急排放,发布适当通知;如果确定是意外泄漏,联系供方获取支援
控制扩散	液体:用控制工具和材料将泄漏控制在初始泄漏区域;易燃液体泄漏时,堵住所有地漏
	气体:遵从供方建议或寻求外部支援
	汞:用适当材料控制泄漏(附2-6)。如果适用,用吸液器将汞转移至防漏容器内
中和泄漏物	液体:用合适的控制材料中和化学物质(附2-6)
	汞:如果需要,使用汞泄漏处理包
清理泄漏	液体:铲起固化物、吸附索、吸附枕和其他材料,将用过的材料放进防漏容器内,在容器上标识危害物的名称;擦除残余材料;泄漏区表面用清洁剂擦拭3次后,用净水清洗。收集使用过的装备(例如护目镜或废物铲),清除可见污染,将需要彻底清洗和消毒的装备放置在单独的容器中
	气体:遵从供方建议或寻求外部支援
	汞:用汞真空吸引器吸入汞泄漏物,或经中和处理用勺子将水银膏状物收集到指定的容器中。用海绵和清洁剂擦拭和清洁泄漏表面3次,以去除吸附剂;收集所有受污染的一次性装备,将其放入危害废物容器;收集使用过的装备,清除可见污染,将需要彻底清洗和消毒的装备放置在单独的容器中
最终处置	液体:遵从机构的处置程序,将已被中和为固体废物的材料废弃;对于易燃液体,与机构的安全负责人核实适宜的废物最终处置决定
	气体:如果适用,生产方或供方将指导机构如何处置
	汞:用恰当的危害废物标签和运输部规定的菱形标签标记
报告	遵从规定的泄漏记录和报告程序;调查泄漏原因;如果需要,做根源分析;针对安全改进机会采取行动

第3章 输血医学和细胞治疗领域的监管

在美国,输血医学和细胞治疗领域受法规严格监管。多年来,由不同的监管机构分别在州和联邦的层面对其实施监管。食品药品监督管理局(Food and Drug Administration,FDA)及医疗保险和医疗补助服务中心(Centers for Medicare and Medicaid Services,CMS)是在联邦层面实施监管的主要机构。另外,国家卫生行政部门和其他机构可能也有一定程度的监管要求。涉及输血医学和细胞治疗的个人和机构宜熟悉这些监管部门的不同要求。

法规和认证的区分非常重要。法规具有法律效力,而认证标准没有法律约束力。血站、输血服务机构和细胞治疗机构必须遵守监管机构的规定。而认证机构诸如 AABB 或联合委员会(The Joint Commission,JC)发布的一系列特定标准是对通过认证的要求。有的监管机构会将监管职责授权给经选择的认证机构。例如,根据《临床实验室改进修正案》(Clinical Laboratory Improvement Amendments,CLIA)规定,CMS 负责对医学检验实施监管,而 CMS 认可某些认证机构的检查结果,这意味着这些认证机构已获得 CMS 认可,其标准和检查流程达到或高于 CMS 要求。表3-1 汇总了负责血站、输血

表3-1 输血医学和细胞治疗的监管和认证机构

监管机构	认证机构
食品药品监督管理局(FDA)	AABB
医疗保险和医疗补助服务中心(CMS)	美国病理学会(CAP)
国土安全部	联合委员会
核安全管理委员会(NRC)	细胞治疗认证基金会(FACT)
环境保护局(EPA)	国家骨髓捐献计划(NMDP)
职业安全健康管理局(OSHA)	世界骨髓捐献者协会(WMDA)
地方卫生部门	美国实验室认证协会(A2LA)
美国交通部(US DOT)	
国家消防协会(NFPA)	

和细胞治疗机构的监管和认证的相关机构和组织,有关他们的监管和/或认证范围请见其各自网站。

第一节 食品药品监督管理局对血液机构的监管

美国国会颁布一部联邦法律时,将其编纂入《美国法典》(United States Code,USC)相应的主题(卷)之中[1]。联邦行政机构为执行法律规定而制定的法规按照与 USC 对应的主题编纂《联邦法规》(Code of Federal Regulations,CFR)。FDA 属联邦行政机构,负责执行与药品和生物制品,包括血液和血液成分及其相关医疗器械和生产设施相关的联邦法律规定。

《公众健康服务法》第 351 节(42 USC 262)和《食品药品化妆品法》第 21 篇的第 301~399d 部是关于血液和血液成分监管的两部法律规定。《公众健康服务法》规定,血液和血液成分属于生物制品。该部法律规定于 1944 年首次确立,是作为《生物制品监管法》(Biologics Control Act)的补充。该部法律除了要求生物制品生产机构必须确保生物制品的安全、纯度和疗效以外,还要求生产机构在产品进入美国各州贸易之前必须获得生物制品生产许可证[2]。另外,根据《公众健康服务法》第 361 节(42 USC 264)的授权,卫生和公众服务部(Department of Health and Human Services,DHHS)拥有预防传染病传播的广泛权力。

根据《食品药品化妆品法》授权,FDA 负责药品和医疗器械的监管。这部法律规定于 1938 年首次确立,1976 年对其进行了修订。按照该部法律规定,血液制品属于药品,其用途是治愈、缓解、治疗或预防人类疾病。药品和某些医疗器械的生产机构应当在产品能够上市前向 FDA 证实其安全性

和有效性。《食品药品化妆品法》规定,血液制品生产机构应当向 FDA 注册,获得生物制品生产许可证,遵从美国现行药品生产质量管理规范的要求,禁止混杂和标识错误,授权对生产机构进行检查以及对违法行为的民事和刑事处罚。该部法律还对尚处在研究阶段、未经批准的药品和医疗器械在公共卫生突发事件中的应用作了规定[3]。

生物制品评估研究中心(Center for Biologics Evaluation and Research,CBER)是 FDA 的内设机构,负责血液制品和大多数其他生物治疗产品的监管[4]。CBER 应用多重相互交叉重叠的保障措施确保接受血液成分或细胞治疗的患者得到保护。FDA 血液安全体系包括献血者筛查、献血者检测、建立屏蔽献血者名单、隔离和缺陷调查。医疗器械和辐射健康中心(Center for Devices and Radiological Health,CDRH)负责大多数医疗器械的监管,但是用于血液和细胞制品生产的医疗器械主要由 CBER 负责监管。FDA 法规事务办公室(Office of Regulatory Affairs,ORA)负责包括对血液和医疗器械生产机构的现场检查和调查的所有具体操作[5]。

按照《公众健康服务法》和《食品药品化妆品法》的授权,FDA 发布了适用于血液和血液成分及相关器械的法规。CFR 第 21 篇第 210~211 部和第 600~680 部是血液制品管理法规[6]。这些法规旨在确保献血者的安全以及血液和血液成分的安全、纯度和疗效。还有,血液机构必须向 FDA 报告与献血或输血有关的死亡病例。表 3-2 汇总了适用于血液机构的相关法规。2015 年 5 月 22 日,FDA 对以前的要求作了修订,发布了《用于输注或进一步加工的血液及血液成分的要求》,将其编纂成为 CFR 第 21 篇的第 600 部分[7]。新的法规要求包括献血者健康要求和献血者适宜性以及有助于保护献血者健康的规定。

血液和血液成分生产机构可向 FDA 递交关于使用法规规定以外的替代程序的书面申请[21 CFR640.120(a)]。FDA 网站定期公布已获批准的替代程序,但其批准情形可能不适用于其他机构[8]。

除了发布具有法律效力的法规以外,FDA 还以指引文件的形式提出推荐意见。FDA 的指引文件一般是表达 FDA 目前对某一问题的意见。指引文件澄清或解释生产机构如何做才能符合法规要求,或确定血液制品生产质量管理标准。除了指引文件引用的具体法规要求外,FDA 指引文件一般没有法律强制效力。如果符合适用法规要求,也可采用 FDA 指引文件的推荐方法以外的其他替代方法[9]。

FDA 设立的数个论坛属于其法规和指引制定过程的一个组成部分,用来收集公众和受监管机构的意见。FDA 同时公布法规或指引草案和征求意见书面邀请函,并将其归档在公开征求意见目录。法规在《联邦公报》发布时,其前言部分即对公众提出的关键问题和评论进行回应。FDA 也接受法规制修订的申请。FDA 征求多个专家咨询委员会,包括 FDA 的血液制品咨询委员会(Blood Products Advisory Committee,BPAC)和细胞、组织和基因治疗咨询委员会(Cellular,Tissue,and Gene Therapies Advisory Committee,CTGTAC)以及卫生和公众服务部(Department of Health and Human Services,DHHS)的血液安全可及咨询委员会(Advisory Committee on Blood and Tissue Safety and Availability,ACBTSA)对法规草案的意见。FDA 针对具体主题召开的公开会议是收集公众意见的另一途径。

一、血液机构和医疗器械生产机构的注册

FDA 的法规要求,血液机构(21 CFR 607)和医疗器械生产机构(21 CFR 807)应当将生产机构和产品向 FDA 注册。如果不属于 21 CFR 607.65 条款规定的免于注册情形,所有血液制品生产机构均必须向 FDA 注册。注册人必须提供其生产、制备或加工用于商业分销的每种血液成分清单。生产机构必须在开始运营 5 日内向 FDA 申请产品注册和列出清单,以后每年应当重新注册。血液机构指血液和血浆采集中心、血站、输血服务机构、其他血液制品生产机构以及从事献血者及其血液和血液成分检测的独立实验室[10]。

常规开展血液(包括自体血液)采集或血液辐照、洗涤、在实验室去除白细胞、冰冻、去甘油和复壮等工作的血液机构都必须向 FDA 注册。作为血液储存地点,将血液制品配送给其他医院的输血服务机构应当注册为血液配送中心。血站或输血服务机构以外的机构(如核医学部门)开展血液辐照的,应当注册。

没有开展血液和血液成分采集或加工的输血服务部门豁免 21 CFR 607 条款规定的注册要求,但前提是其必须是已通过 CLIA(1988;42USC 263a 和 42 CFR 493)或 CMS 认证的机构的组成部分[11]。输血服务部门可从事基本的血液生产活动

表 3-2　CFR 第 21 篇（食品与药品）中与输血医学和细胞治疗有关的法规

主题	章节	主题	章节
FDA 总则		献血者健康要求	630. 10,630. 15
强制性要求	1～19	献血适宜性	630. 30
研究与开发	50～58	献血者通知	630. 40
药品 cGMP	210～211	血液制品标准	640
生物制品	600～680	血液采集	640. 4
总则	600	血液检测	640. 5,610. 40
许可	601	红细胞	640. 10～. 17
血液成分 cGMP	606	血小板	640. 20～. 25,606. 145
人员、资源	606. 20～. 65	血浆	640. 30～. 34
标准操作规程	606. 100	冷沉淀	640. 50～. 56
标识	606. 120～. 122	例外或替代措施	640. 120
相容性检测	606. 151	医疗器械	800～898
记录	606. 160～. 165	医疗器械不良事件	803
不良反应	606. 170	血液学和病理学器械	864
产品偏差	606. 171	组织	
机构注册	607	人体细胞、组织,以及基于细胞和组织的产品	1271 *
通用标准	610	一般规定	1271. 1～. 20
献血者检测	610. 40	注册和列表程序	1271. 21～. 37
献血者屏蔽	610. 41	捐献者健康要求	1271. 45～. 90
事后调查	610. 46～. 47	cGTP	1271. 145～. 320
保存期	610. 53	附加要求、检查及实施	1271. 330～. 440

注：* 项下引用分别代表 A、B、C、D 和 E、F 部分；CFR. 联邦法规；FDA. 食品药品监督管理局；cGMP. 现行药品生产质量管理规范；AHF. 抗血友病因子；cGTP. 现行组织生产质量管理规范

包括相容性检测,从全血中制备红细胞,将未使用的血浆转化为回收血浆,在输注前汇集血液成分,使用床边滤器滤除血液成分中的白细胞,或仅在紧急状况下采集血液。根据 1980 年 FDA 与 CMS 之间的合作备忘录,由 CMS 负责对这类输血服务部门进行例行检查[12]。但是,FDA 仍拥有输血服务机构的管辖权,必要时可自行组织检查。

二、血液和血液成分生产机构的执业许可证

　　血液制品在国内各地分销的全血和血液成分生产机构必须注册并获得生产许可证。为了获得生产许可证,血液机构应当向 FDA 递交生物制品许可申请表（biologics license application, BLA）。FDA 对 BLA 的审查通常包括对支持性文件,例如标准操作规程、标签、质量控制资料和许可前检查

结果的审查。获得生产许可证后,生产机构应当在获准在国内分销的产品标签上标明许可证编码。此外,已经取得生产许可的机构,如果需要变更已获批准的生产过程,必须向 FDA 报告[13]。根据变更对产品安全、纯度和疗效的不利影响程度确定变更报告的类别。

　　FDA 于 2014 年 12 月发布了变更申请的专项指引——《已获批申请的变更:用于输注或进一步加工的人类全血和血液成分》,帮助血液机构确定合适的报告机制[14]。该指引按照 21 CFR 601. 12 条款的规定,将已获批申请的变更报告分为 3 类。

　　1. 重大变更　对产品的安全或疗效有重大的潜在不良影响的变更。实施重大变更前应当向 FDA 递交申请变更事先批准补充材料（prior approval supplement, PAS）,获得 FDA 批准后,产品才

能进入各州贸易[21 CFR601.12(b)]。

2. 中度变更 对产品的安全或疗效有中等程度的潜在不良影响的变更。生产机构应当在采用中等变更程序生产的产品进入各州贸易市场之前至少30日,向FDA递交30日内变更生效的补充材料(changes being effected in 30 days supplement, CBE30)。在某些情况下,FDA可能会在收到CBE30后即刻批准变更产品上市[21 CFR 601.12(c)(5)]。

3. 微小变更 对产品的安全或疗效仅有轻微的潜在不良影响的变更。微小变更不需要FDA的事先批准,但生产机构必须在年度报告中作出说明[21 CFR 601.12(d)]。

三、血液相关的医疗器械

CBER承担对输血、血液制品和造血干细胞(hematopoietic progenitor cells,HPC)采集和加工的相关医疗器械的主要监管责任。血液相关医疗器械包括血液成分单采机、用于相容性检测的医疗器械和试剂、血液机构计算机软件,血液和人体细胞、组织以及基于细胞和组织的产品的病原体感染筛查试验。

按照医疗器械对患者和使用者的风险程度或者保证医疗器械安全和有效使用所必需控制水平,将医疗器械分为3类[15]。

1. Ⅰ类医疗器械对患者或使用者的风险程度低,实行常规管理可以保证其安全、有效。常规管理适用所有类别医疗器械。用于血红蛋白筛查的硫酸铜溶液、血型检测观察盒和热合机均属于Ⅰ类器械。

2. Ⅱ类医疗器械对患者或使用者具有中度风险,实行常规管理不足以保证其安全、有效,需要严格控制管理。大多数血液相关医疗器械属于Ⅱ类医疗器械,应当经过FDA 510(k)实质等同认证。

3. Ⅲ类医疗器械对患者或使用者的风险程度最高,实行常规控制不足以保证其安全、有效,而且没有足够的信息可作为制订特别控制管理措施的依据。用于鉴定红细胞抗原表型的相关试验试剂属于Ⅲ类医疗器械。

按照《公众健康服务法》的规定,FDA负责审批的血液相关医疗器械部分包括采用血清学方法做免疫血液学检测的试剂和大多数献血者传染病筛查检测试剂(例如人类免疫缺陷病毒、乙型肝炎病毒和丙型肝炎病毒的检测试剂)。因此,这类医疗器械报批时需要向FDA递交BLA或相关补充材料。

FDA规定,医疗器械生产机构应当注册并列出其生产的产品(21 CFR 807)。FDA给每类医疗器械分配1个编码。因此,检索CDRH网页的注册企业和医疗器械数据库,可找到每个编码项下经过批准的企业和医疗器械目录[16]。

法规规定,医疗器械的生产和进口机构应当向FDA报告与医疗器械有关的死亡和严重伤害事件(21 CFR 803)[17]。医疗器械使用机构发现医疗器械曾经是或者可能已经是引起患者死亡或受到严重伤害的因素时,应当向FDA报告。严重伤害的定义是危及生命、造成永久性损害或损伤,或需要医疗或手术。医疗器械使用机构在严重伤害事件发生后10个工作日内填报FDA不良反应报表(medwatch 3 500A表),并将其送交医疗器械生产机构。发生死亡事件的同时应当向FDA报告。当年有提交3 500A报表的,应当在次年1月1日前向FDA递交年度总结表(3 419表)[18]。医疗器械使用机构可自愿向FDA报告医疗器械相关的其他不良事件(3 500表)。医疗器械使用机构应当对所有可能的不良事件(无论是否需要报告)展开调查,调查记录应当保存至少2年。

四、食品药品监督管理局检查

FDA对受监管机构进行检查以确定其是否符合法规规定[19]。FDA的检查可分为以下3种类型:

- 许可或审批前检查:在生产机构为了获得生物制品生产许可证、新的医疗器械或产品上市许可,向FDA递交申请材料之后开展的检查。

- 常规检查。

- 有因检查:针对引起FDA注意的特殊问题如投诉或死亡事件的调查。

FDA的ORA和CBER负责监管与输血服务和血站业务相关的检查活动。对血液机构进行检查的目的是为了确保生产机构符合旨在保护献血者和保证产品安全和有效的适用法规规定的标准要求。具体法规要求有CFR第21编的第600、601、606、607、610、630和640部对血液成分的规定,以及第211部对生产过程控制、设备管理和质量控制的要求(表3-2)。已取得许可证的生产机构还必须符合已批准的BLA中所包含的其他附加条件[20]。

一般由 CBER 和 ORA 组织检查小组对申请 BLA 的血液机构时进行检查。取得许可后，还应当接受 ORA 的常规检查，一般每 2 年 1 次。如果血液机构具有涉及法规符合性的不良记录，FDA 可能缩短检查周期。

ORA 发布供 FDA 调查人员使用的政策和指导文件。FDA 编制了《符合性计划指导手册》（Compliance Program Guidance Manual，CPGM），供持证和未持证血站的检查人员使用。FDA 药品生产质量规范的总体规定以及血液成分特殊要求是对血液机构进行检查的依据。FDA 规定的血液安全 5 个层面是所有检查的重点。检查员审查这 5 个层面的运行系统：质量保证、献血者健康要求的符合性、产品检测、隔离和库存管理以及生产和加工。检查员对每个系统进行审查，包括标准操作规程、人员和培训、设施、设备校准与维护和记录。对各系统和流程的具体检查要求分别见 CPGM 相应章节[20]。

FDA 将检查分为 2 个级别。Ⅰ级检查是对所有系统展开全面检查。顺利通过 2 次Ⅰ级检查后可将其运行的 4 或 5 个系统简化为 3 个系统的Ⅱ级检查（针对不需要开展全面检查的问题或死亡事件的重点检查）。许可和审批前的检查或因为投诉或死亡启动的有因检查不必拘泥于这些检查形式，因为其是针对特定问题的检查。

FDA 检查员如果观察到被检查机构存在可能导致药品或医疗器械混杂或危害健康的明显不规范、违规或其他行为，应做好书面记录（483 表）并向血液机构反馈。FDA 483 表仅用于报告生产机构存在不规范行为，但不是违规行为的最终判定。检查员应当获得并记录被检查机构管理者对采取纠正措施的打算。检查员在机构检查报告中记录观察和讨论情况。FDA 评审并综合考虑 483 表和机构检查报告中的所有信息以及生产机构的响应情况，然后决定是否需要采取进一步措施以保护公众健康。

针对被检查机构的违规行为，FDA 可采取 3 类强制执法措施[21]，包括警告、行政措施和法律措施。采取警告措施时，FDA 发布警告或无标题信函，通知可能影响献血者安全或导致不安全生物制品出售的违规生产机构。警告信向生产机构提供了自动服从的机会。行政措施包括产品召回、撤销产品批准、违规传讯，对于持证机构包括暂扣或吊销许可证。法律措施包括查封产品、法院强制令、民事赔偿和提起刑事起诉。

五、生物制品的偏差报告

血液机构在分销后发现血液制品存在违反规定、标准或技术规范的情形时，应当向 FDA 报告生物制品偏差（biological product deviation，BPD）[21 CFR 606.171，21 CFR 1271.350（b）]。BPD 事件是指已分销的血液制品的安全、纯度或疗效可能受到影响的事件，可能涉及与产品生产相关的任何步骤，包括采集、检测、加工、包装、标识、保存和分发。持证和未持证的生产机构、注册的血液机构和免于注册的输血服务机构均应当将已分发的血液制品的 BPD 事件向 FDA 报告。血液生产机构应当尽快报告 BPD 事件，报告时限为不超过应当报告事件发现后的 45 个日历日[22]。CBER 发布 BPD 报告的年度总结[23]。血液机构的大部分报告属于献血后发生的事件，在血液采集后才收到献血者提供的信息，而如果是在献血前收到这类信息就会导致屏蔽献血。血液机构宜建立 BPD 调查程序，确定是否宜将产品召回或撤回。

六、召回和撤回的管理

FDA 要求，药品问题监测和调查应当延续至产品放行后。

召回的定义是生产机构将违反法律规定的已上市销售产品撤回或检修（21 CFR 7.3 和 7.40）。生产机构可自行启动召回，或由 FDA 按照法规规定要求或责令召回。FDA 按照严重程度将召回分为 3 类，即Ⅰ~Ⅲ类[24]。大多数需要召回的血液制品不可能导致不良健康后果，属于为Ⅲ级召回。Ⅱ级召回是针对可能导致暂时不良影响或可能存在远期严重问题的产品。Ⅰ级召回是针对可能导致严重或致命不良影响的产品。FDA 会公布所有召回事件[25,26]。

市场撤回是指产品存在轻度违规，不适用 FDA 法定措施，由生产机构主动将问题产品收回或纠正违规行为[24]。血液采集机构遇到的问题（例如献血者献血后信息回告）常需要将血液撤回。撤回信息不予公布。

在关于传染病的血液指引中，FDA 提出了关于是否将问题血液输注告知受血者临床医生的推荐意见。对于近期可能暴露于传染病的献血者或受血者，宜根据病原体和检测试剂的血清阳转窗口期安排前瞻性检测或对检测结果作回顾性分析,例如对献血者暴露后再次检测的结果进行回顾性分析[27]。

有关献血后才发现献血者所献血液携带 HIV 或 HCV 时的事后调查工作详见第 7 章。

第二节 医学实验室监管的法律和法规

根据 CLIA[42 USC 263(a)和 42 CFR 493]和《公众健康服务法》第 353 条的规定,CMS 负责美国所有医学实验室的监管[28,29]。法律和法规规定,实验室应当通过 CLIA 认证要求和程序,这是对实验室的一般要求和作为医疗保险和医疗救助支付的先决条件。CLIA 认证要求设置了机构、设备和人员的最低标准,还要求实验室参加检测能力比对计划(proficiency testing,PT)。

实验室应当具有与所开展试验复杂性相适应的设施与设备、经过培训和富有经验的监管与技术人员、质量管理体系(见第 1 章)以及连续通过经 CMS 批准的 PT[30],方可通过认证。所有实验室应当向 CMS 注册,接受 CMS 或其指定机构的检查,且每 2 年应当通过再次认证。

FDA 根据试验的复杂性将 CMS 监管的所有试验分为免审、中度和高度复杂 3 类。免审试验简单,容易操作,技术培训要求很低。快检试验、尿液分析试纸条、血红蛋白硫酸铜比重测定法、血细胞比容微量测定法以及检测血红蛋白的一些简单设备属此类。仅开展免审试验的实验室应当向 CMS 注册,获得免审证书。疾病预防与控制中心为 CMS 提供有关实验室法规方面的技术和咨询支持,发布有关免审试验操作规范的推荐意见[31]。

根据对开展试验所需培训、准备、解释和判断以及其他因素的评分结果,将非免审试验分为中度和高度复杂两类(42 CFR 493.17)[28]。FDA 网站的医疗器械网页提供了关于具体试验的复杂程度的 CLIA 数据库,可供检索[32]。一般认为,采用人工操作试剂的血液相容性检测和传染病检测属于高度复杂的试验。

血站和输血服务机构有 3 种途径取得开展检测项目 CLIA 证书:①合格证书。通过州卫生行政部门按照 CMS 要求开展的检查。②认可证书。通过经 CMS 批准的认可机构的认可。③CMS 免审状态。通过经 CMS 认可的纽约和华盛顿州的非免审实验室的执业许可计划[33]。

CLIA 规定了实验室的一般要求、质量体系(包括质量保证与质量控制体系)和管理与技术人员资质。开展高度复杂试验的,其人员资质要求更严格。法规要求免疫血液学实验室针对下列事项制定标准:血液供应协议、相容性检测、血液保存与报警、标本保存、受血者身份的主动辨识、输血反应调查和文件记录(42 CFR 493.1103 和 493.1271)[28]。病毒和梅毒血清学试验属于免疫学试验。CMS 公布了关于开展实验室检查的指南[34]。

CMS 批准了符合 CMS 法规要求的 6 家实验室认可机构:AABB、美国整骨医学会(American Osteopathic Association,AOS)、美国组织相容性与免疫遗传学会(American Society for Histocompatibility and Immunogenetics,ASHI)、美国病理学会(the College of American Pathologists,CAP)、COLA[旧称诊所实验室认可委员会(the Commission on Office Laboratory Accreditation)]和 JC[35]。JC 与 ASHI、CAP 和 COLA 签订了合作协议,认可对方批准的实验室认可[36]。CMS 为了确认这些认可机构,可能自行开展跟踪审查。

CMS 法规要求,开展非免审试验的实验室申请认可时应当通过 PT。CMS 法规具体规定了实验室各专业检验中应当通过 PT 的试验和程序(受监管的分析物),实验室如果有开展这些检测项目,就应当通过经批准的 PT。CMS 网站上有经过批准的 PT 组织者列表可供查询[37],有关 PT 的其他内容请详见第 1 章。CMS 有权取消不符合其规定的实验室的检测资格并予以处罚。

第三节 当地法律、医院管理法规和认证

许多州都有适用血站和输血服务机构的法规要求,因此机构宜熟悉所有相关的州和当地的法律和法规,包括对医疗和实验室人员执业许可要求。在某些情况下,机构向其他州提供产品和服务时还应当遵守消费者所在地的法规。

只有通过当地州政府的行政审查或 JC、AOS 和 DNV 医疗认证计划的医院,CMS 方能批准其获得医疗保险支付资格。认证检查包括 CMS 在医院基本功能[12 CFR 482.23(c)]中对输血和输血反应评价要求[38]。JC 制定了下列事项的标

准:防止实验室标本和受血者身份识别错误(国家患者安全目标,NPSG.01.01.01,.01.03.01 条款),采用《通用方案》中的操作前验证过程("暂停")核查血液制品(UP.01.01.01)以及输血合理性评估(MS.05.01.01)[39]。JC 强调了医院认证要求中有关绩效改进(performance improvement,PI)部分的血液成分使用情况评估。JC 在该部分标准中指出,医院应采集所有报告和确诊的输血反应数据,并进行定期测量。JC 的监哨事件报告计划包括溶血性输血反应[40]。

AABB 和 CAP 都制定了输血服务相关标准。AABB 发布的《血站和输血服务机构标准》(Standards for Blood Banks and Transfusion Services)每 2 年更新 1 次[41]。CAP 定期更新输血医学检查表[42]。通过 AABB 和 CAP 认证的机构需要每 2 年接受 1 次现场调查,方可获得再认证。对于需要 2 种类型认证的机构,AABB 和 CAP 可相互协调,联合开展检查。

第四节　人体细胞、组织和相关产品的法规监管

人体细胞、组织和基于细胞、组织的产品(human cells,tissues,and cellular and tissue-based products,HCT/Ps)是指用于植入、移植、注射或转移至受者体内,含有或由人细胞或组织组成的产品[43]。HCT/Ps 可来自尸体或活体捐献者(表 3-3)。FDA 建立了 HCT/Ps 的全面监管框架,按照风险程度对其实施分类管理。这些法规分为 3 个部分公布(被称为《组织法》),收录在 21CFR1271,于 2005 年 5 月 25 日起施行,适用所有 HCT/Ps,包括施行日及以后采集的 HPCs[44,45]。

表 3-3　HCT/Ps 示例

尸体组织捐赠*	活体组织捐赠*
■ 皮肤	■ 外周血或脐带血来源的造血干细胞/前体细胞
■ 硬脑膜	
■ 心血管组织	■ 其他细胞治疗产品(如:胰岛、间充质干细胞/基质细胞、成纤维细胞)
■ 眼组织	
■ 肌肉骨骼组织	
	■ 生殖细胞和组织

注:*一般情况,但也有例外

根据 FDA 的监管框架,一些 HCT/Ps 仅受《公众健康服务法》(42 USC 264)第 361 条规定的监管(以下简称为"361 HCT/Ps"),该法律授权 FDA 制定和实施必要的法规,防止传染病的传入、传播或扩散[46]。仅受《公众健康服务法》第 361 条和 CFR 第 21 篇第 1271 部监管的 HCT/Ps 应当符合 21 CFR 1271.10(a)规定所有标准:

- 最低限度地处理 HCT/Ps(与加工程度有关)。
- HCT/Ps 仅限于相同功能使用(产品在供者和受者体内发挥基本相同的功能)。
- HCT/Ps 不与其他受监管制品合用(存在例外)。
- HCT/Ps 不具有全身作用,并且其主要功能不依赖于活细胞的代谢活性。供自体使用,供一级或二级亲属的异体使用,或者用于生殖用途的 HCT/Ps 除外。

"361 HCT/Ps"生产机构必须符合 21 CFR 1271 的要求,其中包括:①机构注册与产品清单;②捐赠者健康状况符合要求,包括传染病检测;③生产过程符合现行组织生产质量管理规范要求,不需受上市前审查和批准要求的管制。FDA 相关要求的指引文件详见其网站[45]。

如果 HCT/Ps 不符合 21 CFR 1271.10(a)规定的一项或多项标准,将按照《食品药品化妆品法》和/或《公众健康服务法》第 351 节以及包括 21 CFR 1271 在内的其他适用法规的规定,将其作为药物、设备和/或生物制品进行监管(简称为"351 HCT/Ps")。需要进行上市前审查方能获得 FDA 许可证。在研发阶段,在开始涉及人体实验之前,应当向 FDA 递交研究型新药或研究型医疗器械免审申请材料。这类 HCT/Ps 生产机构应当符合 21 CFR 1271 的规定以及适用于药品、器械或生物制品的所有规定(表 3-4)。

自体使用或用于一级或二级血缘亲属的外周血干细胞(PBSC)或脐带血,如果符合 21 CFR 1271.10(a)的所有其他要求,则按照"361 HCT/Ps"适用法规进行监管。非亲缘捐赠者来源的 PBSC 按照"351 HCT/Ps"适用法规进行监管。但是,有关 PBSC 的一些临床适应证的法规目前处于推迟实施阶段。慎重起见,建议直接联系监管机构,向其核实产品特定用途的适用监管规定。自 2011 年 10 月 20 日以后,使用最低限度处理的非亲缘关系的脐带血对造血系统疾病患者进行造血或免疫系统重建的,应当获得 FDA 许可或按 IND 流程使用。最低限度处理的骨髓,不与其他受监管的制品(有些例外)合用,且作为同功能使用的,不属于 HCT/Ps。

表 3-4 美国关于造血干细胞生产机构的监管法规

HPC 产品类型	管辖权分类	主要法条（CFR 21 章,附注的除外）	FDA 上市前许可、批准或认证
最低限度处理的骨髓,不与其他制品合用(有些例外)且供同功能使用	卫生资源与服务管理局	《美国法典》第 42 篇第 274(k)条	不适用
自体或同种异体亲缘供者(一级或二级血亲)来源 HPCs	PHS 第 361 条:HCT/Ps*	1271.10(a)△(应当符合所有标准);第 1271 部的第 A~F 分部	无
最低限度处理的非亲缘供者外周血 HPCs,不与其他制品合用(有些例外),且仅供同功能使用	PHS 第 361 条和 351 条:作为药品和/或生物制品管理的 HCT/Ps	第 1271 部的第 A~D 分部适用于生物制剂/药物的规定	延迟实施
最低限度处理的非亲缘供者脐带血细胞	PHS 第 361 条和 351 条:作为药品和/或生物制品管理的 HCT/Ps	第 1271 部的第 A~D 分部	是(2011 年 10 月 20 日之后)BLA 或 IND 申请表
不符合 21 CFR 1271.10(a)所有要求的 HPCs	PHS 第 361 条和 351 条:作为药品和/或生物制品管理的 HCT/Ps	第 1271 部的第 A~D 分部适用于生物制剂/药物的规定	是:IND 和 BLA

注:* 根据 2005 年组织法规的规定,[21 CFR 1271.3(d)];△21 CFR 1271.10(a)适用于第 361 节(详见法规全文),要求 HPC 为:①处理的最低限度(不改变生物学特性);②仅用于同功能用途;③不与其他物品结合(除了水、晶体、或者用于灭菌、保存或储存且不产生新的安全隐患的药剂);④用于自体输血或采用第一级或二次亲属捐献的血液进行异体输血(详见法规全文)。

HPC:造血干细胞;CFR:联邦法规;FDA:食品药品监督管理局;PHS:公共健康服务法;HCT/Ps:人体细胞、组织和基于细胞和组织的产品;BLA:生物制品许可申请表;IND:研究性新药。

DHHS 的内设机构——卫生资源服务管理局(Health Resources and Services Administration,HRSA)负责对 C. W. Bill Young 细胞移植计划和全国脐带血库(骨髓和脐带血捐献和移植程序)进行监管,国家骨髓捐献计划(the National Marrow Donor Program,NMDP)负责具体协调。

AABB 和参与细胞治疗的多个组织共同编写了《细胞治疗产品使用说明》,供最低限度处理、不需许可的细胞治疗产品的用户使用[47]。AABB 和细胞治疗认证基金会(Foundation for the Accreditation of Cellular Therapy,FACT)制定了涵盖细胞治疗产品收集、处理和输注的自愿采用标准[48,49]。AABB 和 FACT 标准的评审周期分别是 2 年和 3 年(表 3-5)。CAP 输血医学核查表涵盖对细胞治疗的要求[42]。世界骨髓捐赠者协会(World Marrow Donor Association,WMDA)鼓励国际合作,促进供临床移植的高质量造血干细胞在世界范围内互换,保护捐献者的权益和安全。WMDA 还对符合其全球标准的捐献者登记机构进行资格认证,其标准涵盖非亲缘关系来源的造血干细胞登记操作的各个方面。NMDP 标准阐述了 NMDP 合作项目的工作指南和要求,包括网络参与标准,对移植中心、招募中心和采集中心提出了具体要求。NMDP 标准旨在确保捐献者和患者获得符合管理标准、高质量的医疗照护(表 3-5)。

表 3-5 细胞治疗认证

机构	标准更新周期
AABB	2 年
细胞治疗认证基金会和国际细胞和基因治疗协会与欧洲血液和骨髓移植协会联合认证委员会(FACT-JACIE)	3 年
国家骨髓捐赠计划(NMDP)	2 年
世界骨髓捐献者协会(WMDA)	5 年
美国病理学会(CAP)	未规定(每年发布更新的检查表)

上述所有认证机构均加入全球血液和骨髓移植网络(Worldwide Network for Blood and Marrow Transplantation,WBMT)旗下的细胞治疗认证协调联盟(Alliance for Harmonisation of Cellular Therapy Accreditation,AHCTA)。AHCTA 致力于全过程(捐献者健康状况评估、造血干细胞移植和相关细胞治

疗临床结果）相关标准的协调。AHCTA 的文件有助于不同的加盟机构制定的标准之间的相互协调。此外,AHCTA 编制并在其网站发布了不同细胞治疗标准比较的文件,可供参阅[50]。

值得注意的是,FDA 法规(CFR 第 21 篇第 1271 部)要求 HCT/Ps 生产机构建立追溯和标识系统,使每件产品能从捐献者追溯到受者,或从受者追溯到捐献者。HCT/Ps 生产机构还应当将其所建立的追溯系统告知接受产品的机构。但是,FDA 关于 HCT/Ps 的规定,包括追溯要求,不适用于接收、保存和使用细胞或组织但没有开展任何生产步骤的机构。JC 制定了医疗机构在组织的接收、处理和追踪以及不良事件调查方面的标准(TS. 03. 01. 01 ~ TS. 03. 03. 01)[39](具体请详见第 28 章)。

要点

1. 输血医学和细胞治疗领域受多个监管和认证机构的严格监管。
2. FDA 通过制定法律法规对生物制品,包括血液和血液成分、HCT/Ps 和相关医疗器械实施监管。除了具有法律约束力的法规外,FDA 还可能定期以指引文件的形式提出推荐。FDA 网站提供了血液和 HCT/Ps 相关法规和相关指引的链接。
3. 血液机构和医疗器械生产机构必须向 FDA 注册,并列出所生产的所有产品。有些血液机构,例如不开展血液和血液成分采集或加工的输血服务机构免于注册,但应当通过 CLIA 认证。
4. FDA 对生产或参与生产血液和血液成分的机构进行检查,以确定其法规遵从性。检查员发现受检机构存在明显的不符合法规规定的行为时,应当将检查结果以书面形式向受检机构通报,受检机构应当采取纠正措施。FDA 决定是否需要进一步采取适用的强制措施。
5. FDA 规定,药品(和血液制品)生产机构在血液制品发出后发现不符合要求时(例如收到献血后回告信息时),应当启动召回或市场撤回程序。
6. 根据 CLIA 的规定,CMS 负责对美国所有医学实验室实施监管。CLIA 规定了认证要求,包括使用与检测复杂程度相匹配的设施和胜任的人员以及持续通过经 CMS 批准的认可机构组织的 PT。通过经 CMS 批准的认证机构或州卫生行政部门组织的检查,实验室方能获得 CMS 的批准。
7. 医疗卫生机构的医疗行为同样受 CMS 法规监管。JC 和其他认证机构开展医疗机构 CMS 遵从性的认证。CMS 和 JC 要求,医疗机构应开展输血过程监控、输血不良反应评价,以防止输血错误。
8. FDA 按照风险分类管理框架对 HCT/Ps 实施监管。FDA 网站提供了 HCT/Ps 相关法规和指引的链接。非亲缘关系供者的脐带血 HPCs 应当经过 FDA 批准。

参考文献

1. Office of the Law Revision Council. Search the United States Code. Washington, DC: US House of Representatives, 2017. [Available at http://uscode.house.gov/ (accessed January 18, 2017).]
2. Food and Drug Administration. Regulatory information: §262 Regulation of biological products. Silver Spring, MD: FDA, 2009. [Available at http://www.fda.gov/RegulatoryInformation/Legislation/ucm149278.htm (accessed January 18, 2017).]
3. Food and Drug Administration. Regulatory information: Federal Food, Drug, and Cosmetic Act (FD&C Act). Silver Spring, MD: FDA, 2015. [Available at http://www.fda.gov/Regulatory Information/Legislation/FederalFoodDrug andCosmeticActFDCAct/default.htm (accessed January 18, 2017).]
4. Food and Drug Administration. Blood and blood products. Silver Spring, MD: CBER Office of Communication, Outreach, and Development, 2016. [Available at http://www.fda.gov/BiologicsBloodVaccines/BloodBloodProducts/default.htm (accessed January 18, 2017).]
5. Food and Drug Administration. About the Office of Regulatory Affairs. Silver Spring, MD: FDA, 2016. [Available at http://www.fda.gov/aboutfda/centersoffices/officeofglobalregulatoryoperationsandpolicy/ora/default.htm (accessed January 18, 2017).]
6. Electronic code of federal regulations. Washington, DC: US Government Publishing Office, 2017. [Available at http://www.ecfr.gov/cgi-bin/ECFR (accessed January 18, 2017).]
7. Food and Drug Administration. Requirements

for blood and blood components intended for transfusion or for further manufacturing use; final rule. (May 22, 2015) Fed Regist 2015; 80:29841-906. [Available at https://www.federalregister.gov/articles/2015/05/22/2015-12228/requirements-for-blood-and-blood-components-intended-for-transfusion-or-for-further-manufacturing (accessed January 18, 2017).]

8. Food and Drug Administration. Exceptions and alternative procedures approved under 21 CFR 640.120. Silver Spring, MD: CBER Office of Communication, Outreach, and Development, 2016. [Available at http://www.fda.gov/BiologicsBloodVaccines/BloodBloodProducts/RegulationoftheBloodSupply/ExceptionsandAlternativeProcedures/default.htm (accessed January 18, 2017).]

9. Food and Drug Administration. Guidance, compliance and regulatory information (biologics). Silver Spring, MD: CBER Office of Communication, Outreach, and Development, 2015. [Available at http://www.fda.gov/BiologicsBloodVaccines/GuidanceComplianceRegulatoryInformation/default.htm (accessed January 18, 2017).]

10. Code of federal regulations. Title 21, CFR Part 607.3. Washington, DC: US Government Publishing Office, 2017 (revised annually).

11. Code of federal regulations. Title 21, CFR Part 607.65. Washington, DC: US Government Publishing Office, 2017 (revised annually).

12. MOU 225-80-4000. Memorandum of understanding between the Health Care Financing Administration and the Food and Drug Administration. (June 6, 1983) Silver Spring, MD: FDA, 1983. [Available at http://www.fda.gov/AboutFDA/PartnershipsCollaborations/MemorandaofUnderstandingMOUs/Domestic-MOUs/ucm116313.htm (accessed January 18, 2017).]

13. Code of federal regulations. Title 21, CFR Part 601.12. Changes to an approved application. Washington, DC: US Government Publishing Office, 2017 (revised annually). [Available at https://www.gpo.gov/fdsys/pkg/CFR-2011-title21-vol7/xml/CFR-2011-title21-vol7-sec601-12.xml (accessed January 18, 2017).]

14. Food and Drug Administration. Changes to an approved application: Biological products: Human blood and blood components intended for transfusion or for further manufacture; guidance for industry. (November 2014) Silver Spring, MD: CBER Office of Communication, Outreach, and Development, 2014. [Available at http://www.fda.gov/BiologicsBloodVaccines/GuidanceComplianceRegulatoryInformation/Guidances/Blood/ucm354559.htm#Recommendations (accessed January 18, 2017).]

15. Food and Drug Administration.Classify your medical device. Silver Spring, MD: CDRH, 2014. [Available at http://www.fda.gov/MedicalDevices/DeviceRegulationandGuidance/Overview/ClassifyYourDevice/ucm2005371.htm (accessed January 18, 2017).]

16. Food and Drug Administration. Medical devices: Search registration and listing. Silver Spring, MD: CDRH, 2014. [Available at http://www.fda.gov/MedicalDevices/DeviceRegulationandGuidance/HowtoMarketYourDevice/RegistrationandListing/ucm053199.htm (accessed January 18, 2017).]

17. Code of federal regulations. Title 21, CFR Part 803. Washington, DC: US Government Publishing Office, 2017 (revised annually). [Available at http://www.accessdata.fda.gov/scripts/cdrh/cfdocs/cfcfr/CFRSearch.cfm?CFRPart=803 (accessed January 18, 2017).]

18. Food and Drug Administration. Mandatory reporting requirements: Manufacturers, importers and device user facilities. Silver Spring, MD: CDRH, 2016. [Available at http://www.fda.gov/MedicalDevices/DeviceRegulationandGuidance/PostmarketRequirements/ReportingAdverseEvents/default.htm#1 (accessed January 18, 2017).]

19. Food and Drug Administration. What does FDA inspect? Silver Spring, MD: FDA, 2016. [Available at http://www.fda.gov/AboutFDA/Transparency/Basics/ucm194888.htm (accessed January 18, 2017).]

20. Food and Drug Administration. Blood and blood components. Inspection of licensed and unlicensed blood banks, brokers, reference laboratories, and contractors—7342.001. In: Compliance Program guidance manual. Silver Spring, MD: CBER Office of Compliance and Biologics Quality, 2016. [Available at http://www.fda.gov/downloads/BiologicsBloodVaccines/GuidanceComplianceRegulatoryInformation/ComplianceActivities/Enforcement/CompliancePrograms/UCM337001.pdf (accessed January 18, 2017).]

21. Food and Drug Administration. FDA compliance and enforcement information. Silver Spring, MD: FDA, 2014. [Available at http://www.fda.gov/AboutFDA/Transparency/TransparencyInitiative/ucm254426.htm (accessed January 18, 2017).]

22. Code of federal regulations. Title 21, CFR Part 606.171. Washington, DC: US Government Publishing Office, 2017 (revised annually). [Available at https://www.gpo.gov/fdsys/pkg/CFR-2001-title21-vol7/xml/CFR-2001-title21-vol7-sec606-171.xml (accessed January 18, 2017).]

23. Food and Drug Administration. Biological product deviation reports annual summaries. Silver Spring, MD: CBER Office of Communication, Outreach, and Development, 2016. [Available at http://www.fda.gov/BiologicsBloodVaccines/SafetyAvailability/Reporta

Problem/BiologicalProductDeviations/ucm129757.htm (accessed January 18, 2017).]

24. Food and Drug Administration. Safety. Silver Spring, MD: FDA, 2009. [Available at http://www.fda.gov/Safety/Recalls/ucm165546.htm (accessed January 18, 2017).]

25. Food and Drug Administration. Recalls (biologics). Silver Spring, MD: CBER Office of Communication, Outreach, and Development, 2016. [Available at http://www.fda.gov/BiologicsBloodVaccines/SafetyAvailability/Recalls/default.htm (accessed January 18, 2017).]

26. Food and Drug Administration. Enforcement reports. Silver Spring, MD: FDA, 2016. [Available at http://www.fda.gov/safety/recalls/enforcementreports/default.htm (accessed January 18, 2017).]

27. Food and Drug Administration. Blood guidances. Silver Spring, MD: CBER Office of Communication, Outreach, and Development, 2017. [Available at http://www.fda.gov/BiologicsBloodVaccines/GuidanceComplianceRegulatoryInformation/Guidances/Blood/default.htm (accessed January 18, 2017).]

28. Code of federal regulations. Laboratory requirements. Title 42, CFR Part 493. Washington, DC: US Government Publishing Office, 2017 (revised annually).

29. United States code. Certification of laboratories. Title 42, USC Part 263a.

30. Rauch CA, Nichols JH. Laboratory accreditation and inspection. Clin Lab Med 2007;27:845-58.

31. Howerton D, Anderson N, Bosse D, et al. Good laboratory practices for waived testing sites: Survey findings from testing sites holding a certificate of waiver under the Clinical Laboratory Improvement Amendments of 1988 and recommendations for promoting quality testing. MMWR Recomm Rep 2005;54(RR-13):1-25.

32. Food and Drug Administration. Medical device databases. Silver Spring, MD: CDRH, 2016 (revised monthly). [Available at http://www.fda.gov/medi caldevices/deviceregulation andguidance/da tabases/default.htm (accessed January 18, 2017).]

33. Clinical Laboratory Improvement Amendments (CLIA): How to obtain a CLIA certificate. (March 2006) Baltimore, MD: Centers for Medicare and Medicaid Services, 2006. [Available at https://www.cms.gov/Regulations-and-Guidance/Legislation/CLIA/downloads/howobtaincliacertificate.pdf (accessed January 18, 2017).]

34. Interpretive guidelines for laboratories. Appendix C. Survey procedures and interpretive guidelines for laboratories and laboratory services. Baltimore, MD: Centers for Medicare and Medicaid Services, 2016. [Available at https://www.cms.gov/Regulations-and-Guidance/Legislation/CLIA/Interpretive_Guide lines_for_Laboratories.html (accessed January 18, 2017).]

35. List of approved accreditation organizations under the Clinical Laboratory Improvement Amendments (CLIA). Baltimore, MD: Centers for Medicare and Medicaid Services, 2013. [Available at https://www.cms.gov/Regulations-and-Guidance/Legislation/CLIA/Downloads/AOList.pdf (accessed January 18, 2017).]

36. Laboratory services. Facts about the cooperative accreditation initiative. Oakbrook Terrace, IL: The Joint Commission, 2015. [Available at http://www.jointcommission.org/facts_about_the_cooperative_accreditation_initiative/ (accessed January 18, 2017).]

37. CLIA approved proficiency testing programs - 2017. Baltimore, MD: Centers for Medicare and Medicaid Services, 2017. [Available at https://www.cms.gov/Regulations-and-Guidance/Legislation/CLIA/downloads/ptlist.pdf. (accessed January 18, 2017).]

38. Code of federal regulations. Condition of participation: Nursing services. Title 42, CFR Part 482.23(c). Washington, DC: US Government Publishing Office, 2017 (revised annually).

39. 2016 Hospital accreditation standards. Oakbrook Terrace, IL: The Joint Commission Resources, 2016.

40. Sentinel event. Oakbrook Terrace, IL: The Joint Commission, 2017. [Available at http://www.jointcommission.org/topics/hai_sentinel_event.aspx (accessed January 18, 2017).]

41. Ooley P, ed. Standards for blood banks and transfusion services. 30th ed. Bethesda, MD: AABB, 2016.

42. College of American Pathologists, Commission on Laboratory Accreditation. Transfusion medicine checklist. July 28, 2015 ed. Northfield, IL: CAP, 2015.

43. Code of federal regulations. Title 21, CFR Part 1271.3(d). Washington, DC: US Government Publishing Office, 2017 (revised annually). [Available at http://www.accessdata.fda.gov/scripts/cdrh/cfdocs/cfcfr/cfrsearch.cfm?fr=1271.3 (accessed January 18, 2017).]

44. Code of federal regulations. Title 21, CFR Part 1271. Washington, DC: US Government Publishing Office, 2017 (revised annually). [Available at http://www.accessdata.fda.gov/scripts/cdrh/cfdocs/cfcfr/CFRSearch.cfm?CFRPart=1271 (accessed January 18, 2017).]

45. Food and Drug Administration. Tissue guidances. Silver Spring, MD: CBER Office of Communication, Outreach, and Development, 2016. [Available at http://www.fda.gov/BiologicsBloodVaccines/GuidanceComplianceRegulatoryInformation/Guidances/Tissue/ (accessed January 18, 2017).]

46. United States code. Regulations to control communicable diseases. Title 42, USC Part 264.

47. AABB, America's Blood Centers, American As-

sociation of Tissue Banks, American Red Cross, American Society for Apheresis, American Society for Blood and Marrow Transplantation, College of American Pathologists, Foundation for the Accreditation of Cellular Therapy, ICCBBA, International Society for Cellular Therapy, Joint Accreditation Committee of ISCT and EBMT, National Marrow Donor Program, Netcord. Circular of information for the use of cellular therapy products. Bethesda, MD: AABB, 2016. [Available at http://www.aabb.org/aabbcct/coi/Pages/default.aspx (accessed January 18, 2017).]

48. Haspel RL, ed. Standards for cellular therapy services. 8th ed. Bethesda, MD: AABB, 2017.

49. International standards for hematopoietic cellular therapy: Product collection, processing and administration. 6th ed. Omaha, NE: Foundation for Accreditation for Cellular Therapy, 2015.

50. Alliance for Harmonisation of Cellular Therapy Accreditation. Comparison of cellular therapy standards: Crosswalk documents. AHCTA, 2016. [Available at http://www.ahcta.org/documents.html (accessed January 18, 2017).]

第4章　美国血液安全监测现状

本章虽是本手册全新的一章,但 AABB 及其成员拥有献血者和受血者安全监测的理念已有多年[1-4]。血液安全监测是"对整条输血链实行监测的一整套程序,其目的是最大限度地减少献血者和受血者不良事件或不良反应,提高血液安全和有效利用水平"[5]。虽然在一个机构内共享和比较血液安全监测数据也能取得一定功效,但正如前面强调的"整条输血链"所指,血液安全监测从一开始(其时许多国家面临着输血并发症,主要是感染性并发症的难题)就是国家层面的行动。现如今,血液安全监测不仅是在城市、地区、国家甚至多个国家的层面从许多机构和地缘政治实体采集数据,还包括共享数据分析和最佳实践成果。这一进展令人鼓舞,因为献血者和受血者安全是全球共同关注的问题,从兄弟单位、美国乃至全世界范围汲取教训,将受益匪浅。

血液安全监测计划是基于 Deming 方式的过程改进管理,后者又是基于科学的方法。第二次世界大战期间,Deming 博士是 1 名统计工作者,他倡导通过持续改进提升整体质量并降低成本的管理哲学,创立了计划-实施-检查-行动(Plan-Do-Check-Act,PDCA)循环迭代管理法。20 世纪 40—70 年代,在日本的"即时生产"精益制造体系中,PDCA 循环备受推崇[6]。成熟的过程改进计划综合了商业战略规划、质量体系、数据采集、主动监测和分析数据、提出假说和主动改进过程等要素。血液安全监测又将这一过程向前推进了一步,采用标准化的定义和协议构建数据库并进行分析,使数据能够广泛地共享和比较,从而确定并影响最佳实践。血液安全监测是从实验室到临床的大协作,所有的利益相关方(研究人员、政策制定者、血液机构和医院)共享数据和想法,实施潜在的解决方案,然后根据真实世界的数据对实施效果进行评价,再根据评价结果重新修正假说。

本章展现美国开展血液安全监测 10 年的成果。美国鼓励政府和社会组织在改善献血者和受血者结局方面开展密切合作,从献血、血液成分加工到血液输注的整条输血链的关键环节统一采用标准化术语。本章无意对国际血液安全监测进行全面回顾,也不论述如何建立国家血液安全监测系统,其他专家已将这些方面的工作做得很好[5,7],本章重点阐述了为了改善献血者和受血者的结局许多国家正在做什么,有哪些措施能增加监测工作的透明度和加强不同组织之间乃至全国的大协作。

第一节　国际血液安全监测

一、早期工作

在国际舞台上开展血液安全监测已有 20 多年的历史了,许多血液安全监测计划的建立是出于对输血传播病毒感染[例如输血传播人类免疫缺陷病毒(human immunodeficiency virus,HIV)、乙型肝炎病毒(hepatitis B virus,HBV)和丙型肝炎病毒(hepatitis C virus,HCV)]及其后果的关切。这些血液安全监测计划的架构和监测范围差异很大,这反映了不同组织,包括血液机构、政府监管机构、全国性医学会和公共卫生部门具有不同的管理和控制需求[8]。血液安全监测工作已在一个又一个的国家逐步展开,早期开展的国家现已建成较为健全的血液安全监测系统并具有较丰富的经验。早在 1993 年 1 月,日本红十字会就开始在全国范围内收集输血不良反应和感染性疾病的相关信息[9]。1994 年,法国为了应对本国的输血传播 HIV 问题,建立了欧洲第一个全国性血液安全监测系统。其后,许多其他国家相继建立了血液安全监测系统,定期发布年度报告(表 4-1)。

表 4-1 世界各地血液安全监测报告(仅列出部分)

国家和地区	开始报告的年份	公开网址(如果有)
澳大利亚	2007	http://www. blood. gov. au/haemovigilance-reporting
奥地利	2003	http://www. basg. gv. at/en/medicines/blood/
巴西	2010	http://portal. anvisa. gov. br/contact-us?
加拿大	2007	http://www. phac-aspc. gc. ca/hcai-iamss/ttiss-ssit/index-eng. php
(魁北克省)	2000	http://msssa4. msss. gouv. qc. ca/santpub/sang_en. nsf/vdocdate? 0pen View
丹麦	1999	http://dski. dk/
法国	1994	http://ansm. sante. fr/Declarer-un-effet-indesirable/Hemovigilance/L-hemovigilance-et-son-organ-isation/(offset)/0(available only in French)
德国	1997	http://www. pei. de/EN/information/pharmacists-physicians/haemovigilance/haemovigilance-node. html(available only in German)
希腊	1995	http://www. keelpno. gr/en-us/structurefunction. aspx
中国香港特别行政区	2000	—
意大利	2012	http://nib. gov. in/haemovigilance. html
爱尔兰	1999	http://www. giveblood. ie/Clinical_Services/Haemovigilance/
日本	1993	http://www. jrc. or. jp/mr/english/
沙特阿拉伯王国	2007	—
纳米比亚	2010	—
荷兰	2003	http://www. tripnet. nl/pages/en/
新西兰	2005	http://www. nzblood. co. nz/clinical-information/haemovigilance-programme/
挪威	2004	http://www. hemovigilans. no/(available only in Norwegian)
韩国	2007	—
新加坡	2003	http://www. hsa. gov. sg/content/hsa/en/Blood_Services/Transfusion_Medicine/Blood_Safety. html
斯洛文尼亚	2002	https://www. jazmp. si/en/blood/haemovigilance
南非	2010	http://www. sanbs. org. za http://www. wpblood. org. za/? q=clinical/haemovigilance-reports
西班牙	2004	http://www. msc. es/profesionales/saludPublica/medicinaTransfusional/home. htm(available only in Spanish)
瑞士	2004	https://www. swissmedic. ch/marktueberwachung/00138/00186/index. html? lang=en
英国	1996	http://www. shotuk. org/
美国	2006	http://www. cdc. gov/nhsn/acute-care-hospital/bio-hemo/index. html

1998 年,已经开展血液安全监测的欧洲国家联合建立了欧洲血液安全监测网络(European Haemovigilance Network,EHN),专家们在年会上互相交换改善患者安全和改进血液安全监测报告的意见。最终,2002 年和 2005 年的欧洲血液指令(2002/98/EC,2005/61/EC)强制要求所有欧盟成员国(European Union,EU)建立血液安全监测系统[10,11],规定了各成员国的监测系统和向 EU 提交的报告中应当具有通用的献血者和受血者基本要素。2009 年,为了满足全球许多非欧盟成员国期

望建立健全血液安全监测系统和分享重要经验的需求,EHN 升级为国际血液安全监测网络(International Haemovigilance Network,IHN)。

二、国际资源

认识到各个国家监测数据汇总和共享的重要性之后,2008 年建立了国际输血相关不良反应和不良事件监测数据库(International Surveillance of Transfusion-Associated Reactions and Events,ISTARE),其宗旨是统一收集和共享献血者和受血者安全监测数据,协调世界各地血液安全监测的最佳实践。截至 2016 年,已经有涵盖欧洲、亚洲、大洋洲、非洲和美洲的 23 个国家和 2 个地区向 ISTARE 报告监测数据[12]。

世界卫生组织(World Health Organization,WHO)积极推动血液安全监测工作[13],提供了多种资源,包括不良事件报告和学习系统的指南草案等。最近提供的资源之一是血液安全监测工作进展文献库(Project Notify Library),这是一些国际专家合作和分享经过同行评审、具有教育启示作用、涵盖使用人体器官、血液、组织和细胞相关的不良结局的文献网站(www.notifylibrary.org)。

所有血液安全监测系统均依靠医院开展受血者输血相关不良反应和不良事件的监测,并将数据报告至中心数据库。虽然血液机构收集献血者的详细信息已有多年,但直到最近才开始在国家层面进行汇总[14,15]。所有新建立的血液安全监测系统都面临着共同的挑战:①从数据提交到年度报告发布的间隔时间过长;②缺少足够的粒数据,使许多观察结果难以理解;③不能适当抓取新的、快速发展或不寻常疾病的信息;④不可能抓取可能发生不良事件的所有机构及其所发生的所有不良事件的信息;⑤期望监测系统提供更多、更精细的结果,但又要求其降低运行成本而带来的财务压力。

例如,回顾英国输血严重危害(serious hazards of transfusion,SHOT)报告系统的年度报告时显示,在 SHOT 创建之初,报告数少,但随着输血链的关键利益相关人员的培训和参与以及对监测计划认识的改变,报告的观察数逐年增加,但输血相关死亡人数却逐年减少(图 4-1)。如今已公认,英国 SHOT 系统对全球血液安全监测和输血安全产生深远影响。最为著名的是,21 世纪初 SHOT 报告提出输血相关急性肺损伤(transfusion-related acute lung injury,TRA-LI)与输注女性献血者血浆和血小板有关[16],这一相关性的观察和报告引起了世界各地有关献血者血液采集和血液成分制备管理的深刻变化。

SHOT 关于安全输血实践操作疏忽或失误,包括标本采集和血液成分输注时患者身份核对不充分的数据也同样发挥了重要作用[17],引起了一场旨在通过患者积极参与自身的医疗照护,降低患者身份辨认和输血发生错误的风险的公众运动。2011 年,在演员 Hugh Laurie 和 Imelda Staunton 的帮助下,英国录制了题为"Penny Allision 离奇案例(The Strange Case of Penny Allision)"的 18min 视频,强调适当地核对程序对于确保血液安全非常重要。该视频是在国家层面开展输血安全协作的最佳范例。其他资源请详见英国输血和组织移植服务专业咨询委员会(Joint UK Blood Transfusion and

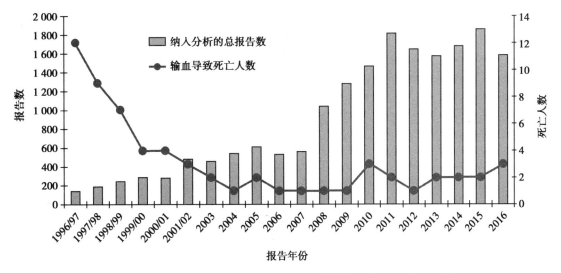

图 4-1 1996—2016 年间向 SHOT 提交的总病例数及输血相关死亡人数
(经 P. Bolton-Maggs 许可使用)

Tissue Transplantation Services Professional Advisory Committee)网站[18]。

随着血液安全监测系统的发展,最终越来越清楚地认识到,统一采用标准化的数据结构和简单客观定义的术语,监测数据才具有可比性(例如表示为每次输血或每1 000次献血的不良事件发生数等),才能交由相应专家进行深入分析和解释[19,20],只有这样,才能对血液安全监测事件进行适当的分析。

第二节 美国血液安全监测

2009年,美国的血液安全监测被描述为"一些报告过程的拼凑"[21],因为这些监测计划虽然很重要,但开展的监测项目很有限,在国家层面仅收集特定献血者和受血者信息,向食品药品监督管理局(Food and Drug Administration,FDA)报告输血相关死亡、献血相关死亡和血液产品偏差事件。然而,有些监测计划虽然不是全国性的,但却比较健全,能抓取比向FDA报告更多的数据,可开展回顾性评审和获取补充数据,数据也更容易验证。

《联邦法规》(Code of Federal Regulations,CFR)第21篇第606部第170条规定,医院和输血服务机构应当对所有输血相关不良反应开展调查,将可能与献血者或血液成分制备相关的并发症向血液采集机构报告。输血相关死亡病例应由输血机构直接向FDA汇报。FDA还规定,持有执照的生产机构、未持有执照的注册血液机构和输血服务机构应当报告产品偏差。即使最终建立了更规范的美国国家血液安全监测系统,FDA可能仍然保留这些要求,这是由于血液安全监测报告是回顾性的,而CFR规定应当在事件发生后很短时间内向FDA报告不良事件或产品偏差。

目前美国尚未在全国范围系统开展非致死性输血不良反应或献血相关不良反应监测,但是,一些有实力的研究机构领衔或主持协作的研究计划,包括美国红十字会(American Red Cross,ARC)、血液系统研究所(Blood Systems Research Institute)和美国国家心肺血液研究所(National Heart, Lung, and Blood Institute,NHLBI)联合开展的合作研究如献血者逆转录病毒流行病学研究(Retrovirus Epidemiology Donor Study,REDS)、REDS-Ⅱ、受血者流行病学和献血者评估研究(Recipient Epidemiology and Donor Evaluation Study-Ⅲ,REDS-Ⅲ),获得了包括新发传染病、非感染性输血并发症和献血者相关不良反应的综合数据。另一重要的数据来源是20世纪90年代中期由Harold Kaplan和James Battles医生发起的血液中心和医院输血医学医疗事件报告系统(medical event reporting system for transfusion medicine,MERS-TM)[22]。美国血液安全自愿监测报告系统的成功建立,需要所有的利益相关方和许多组织开展密切合作。需要特别感谢美国卫生与公众服务部(Department of Health and Human Services,DHHS),包括FDA和美国疾病控制预防中心(Centers for Disease Control and Prevention,CDC)作为战略合作伙伴,为血液安全监测系统的建立和运行提供资源、财力支持和技术指导。

一、生物制品安全监测工作组

2006年初,美国输血医学界一些知名人士认识到,迫切需要建立更有凝聚力、更协调的监测方法,同时将受血者和献血者、组织、器官和细胞治疗(cellular therapy,CT)纳入监测范围,并将这一监测方法称为生物制品安全监测(biovigilance)[8]。AABB成立了一个跨组织的生物制品安全监测工作组,邀请政府相关领导和社会组织的代表启动第一步工作,即建立国家血液安全监测系统。出于对附加政府机构监管的关切,包括政府监管可能采取的惩罚措施对患者救治工作产生不利影响,美国建立了以政府和社会合作为框架的血液安全监测系统[23]。通过工作组和代表已建立的血液安全监测系统的国际顾问工作组的努力,按照自愿报告的基本原则[保密、公正文化(非惩罚性数据分析)、聚焦促进患者和捐献者安全的高效数据报告]设计受血者和献血者安全监测计划[4]。

二、生物制品安全监测的要素

充分利用现有医院事件报告系统[CDC负责的国家医疗安全网络(National Healthcare Safety Network,NHSN)]就能实现受血者血液安全监测的有效报告(见本章第三节)。献血者安全监测则需要建立全新和有效的框架,以接受全美国血液机构的报告(见本章第四节)。美国全面开展生物制品安全监测的其他重要领域还包括组织和器官移植以及细胞治疗的安全监测。通过和国际注册机构[国际血液和骨髓移植研究中心(Center for International Blood and Marrow Transplant Registry,CIB-MTR)、国家骨髓捐献计划(National Marrow Donor Program,NMDP)和世界骨髓捐献者协会(World

Marrow Donor Association, WMDA）]合作开展全国性细胞治疗不良事件及其结局的监测工作。组织和器官移植安全的集中化监测系统于2008年开始试运行,目前仍在等待保持继续运行所需的资金。为了促进血液安全监测的持续开展,AABB《血库和输血服务机构标准》要求,通过认可的血库、输血服务机构和血液中心应采用献血和输血相关不良反应的标准术语[24]。

第三节　美国受血者安全监测

CDC负责的NHSN是一个安全、基于万维网的监测系统。最初建立NHSN的目的是收集医院感染（hospital-acquired infections, HAI）数据,现在美国有12 000多家医疗机构通过NHSN报告患者各种感染相关问题和其他安全问题[25]。NHSN中的血液安全监测模块专门供医院输血服务部门报告输血相关不良事件及血液成分年输注量和报废量。医院利用该模块监测本院的输血活动,还能自行决定是否与外部机构（政府和非政府）共享数据,开展强制或自愿的报告活动[25]。

NHSN模块是用于不良事件和不良反应监测的数据存储库,为了确保其有效性,应采用公用数据元报告所有数据。不同医院的报告阈值最好能尽量一致。为此,NHSN血液安全监测模块的组成部分以及所使用的术语和定义应由学科专家制定和全面审核。该模块的主要组成部分包括:①患者人口统计学基本信息和用血数据,用于数据汇总和分类比较分析;②按照病例定义标准报告输血相关不良事件（表4-2）;③意外事件报告（即输血相关差错或不良事件）。意外事件报告属于非强制性。截至2016年,已有277家输血机构注册了NHSN血液安全监测项目,目前仍有135家积极报告数据[25]。值得一提的是,从2014年6月起,马萨诸塞州所有血库和输血服务部门都应当参加NHSN血液安全监测,这是该州政府对输血活动和输血相关不良事件报告的监管要求[27]。其他州的卫生行政部门对马萨诸塞州的做法很感兴趣,但是否强制要求报告仍有待确定。

一、联网和上报数据

美国几乎每家医院都使用CDC NHSN报告医院感染事件,因为集中化报告医院感染事件是DHHS医疗保险和医疗补助服务中心（Centers for Medicare and Medicaid Services, CMS）支付医疗费用的1项条件。为了让医院能够开始使用血液安全监测模块,医院的NHSN管理员应激活生物制品安全监测组件,邀请输血科（血库）人员加入,对血液安全监测和报告模块进行设置。每个具有系统访问权的人员都应建立个人账户,取得CDC系统安全访问管理服务卡（secure access management services, SAMS）。取得访问权限并启动模块后,应填报年度医院调查表,然后才能开始提交数据。调查表包括医院许多基本统计信息的数据元。调查表填写完成后,可以开始使用网页表格提交月份报告计划,报告每月的分母数、不良反应和意外事件发生数。每月的分母数宜包括每个月的血液成分输注数量,宜在后一个月份填报（例如在3月份报告2月份的用血情况）。不良事件（不良反应和意外事件）宜在调查完成后立刻报告。

二、输血相关不良反应的报告

宜按照CDC的方案[25]开展不良反应调查,并将其归入相应类别（共有12类）,标明所报告的不良反应与监测定义（标准）的符合程度,确定其严重程度和与输血的相关性（表4-2）。归因是血液安全监测的一个重要概念,表示不良反应有多大可能性是由输血引起的。

三、输血意外事件报告

输血相关差错或意外事件的报告方式有两种:一是详细填报输血相关意外事件表单;二是编制意外事件总结月份报告。CDC仅要求采用填报表单的方式报告输血意外事件。但是如果定期对意外事件开展评估和编写更详细的报告,统一使用已整合到CDC系统、由MERS-TM研发的不良事件编码,便可与其他输血机构进行比较,这可能是一项有价值的活动[28]。

四、通过AABB患者安全组织使用受血者数据

在CDC建立美国血液安全监测系统纯属偶然,是美国在认识到差错对医疗质量的影响后而采取相应措施的结果[29]。2005年《患者安全和质量改进法》（Patient Safety and Quality Improvement Act, PSQIA）[30]和相关法规的实施,DHHS的医疗研究和质量局（Agency of Healthcare Research and Quality, AHRQ）建立了患者安全组织（Patient Safety

表 4-2 NHSN 血液安全监测模块不良反应及其严重程度和与输血相关性的分类[*][†]

病例诊断标准	严重程度	输血相关性
确诊病例 不良反应符合病例全部诊断标准 **疑似病例** 不良反应的临床症状、放射影像检查、实验室检查和/或提供的信息仅部分符合而不是全部符合诊断标准	**不严重** 需要进行医疗干预（如对症治疗），但受血者存在永久性损伤的风险很小 **严重** 输血不良反应导致患者住院或住院时间延长，或患者持续存在明显残疾或失能，或者必须进行医疗或手术干预以防止身体功能受到永久性损伤或损害 **危及生命** 输血不良反应出现后必须采取重大医疗措施（例如升压药、气管插管，转入重症监护室）以防止患者死亡 **死亡** 输血不良反应导致受血者死亡 **不确定** 不良反应严重程度未知或未说明	**肯定相关** 有确凿证据表明不良反应是输血所致 **很可能相关** 受血者症状还有其他可能原因的解释，但是输血是引起不良反应可能性最大的原因 **可能相关** 其他潜在原因导致不良反应的可能性最大，但是不能排除输血所致
可选项	**可选项**	**可选项**
可疑 报告病例的临床症状或体征、放射影像或实验室检查以及所提供的信息不符合确诊或疑似病例的诊断标准		**可能无关** 证据明显支持输血以外的原因，但仍不能排除输血所致 **肯定无关** 有确凿证据支持不良事件与非输血因素有关的，不存在合理的质疑 **不确定** 不良反应与输血之间的关系未知或者未说明

注：[*] 经 Chung 等同意使用[26]。

[†]NHSN 血液安全监测方案根据症状、体征、实验室和放射影像检查结果，制定了 12 种输血不良反应的诊断标准。病例报告应包括根据患者临床结局做出判定的不良反应严重程度以及不良反应事件与输血的相关性。

Organizations, PSOs）。该组织的宗旨是通过循证医学研究，促进医疗更安全、更优质、更便捷、更公平和更廉价。PSQIA 建立了一个自愿报告系统，其目的是为了获得可用于评价和解决患者安全和医疗质量问题的数据。PSQIA 为患者安全信息提供联邦特别保密权（将某些数据指定为患者安全工作产品），并建立了 PSOs。AHRQ 为事件报告制定了统一的通用格式，包括具体血液安全事件的报告表单[31]。

患者安全组织是一个实体，工作人员具有分析患者安全事件的专业知识，主要任务是通过减少差错来提高患者安全和医疗质量。该组织接受DHHS 民权处的管理[《健康保险可携性与责任法》（Health Insurance Portability and Accountability Act, HIPAA）隐私权规定]，如果存在违反患者安全保密规定的行为，将受到民事赔偿处罚。该组织每年应当向 AHRQ 报告，每 2 年更新一次 AHRQ 审核列表，接受 AHRQ 的审核。医疗卫生法尤其是 2010

年公布的《平价医疗法》（Affordable Care Act）（2017年 1 月 1 日起施行）的变化，巩固了患者安全组织的地位，要求在医疗保险市场出售的医疗保险计划应当约定，50 张床位以上的医院应当向患者安全组织或其他类似质量组织报告数据。患者安全组织的职责是参与患者安全的相关活动，包括提高患者安全和医疗质量，收集和分析患者安全数据，编制和传播患者安全相关信息（推荐、方案、最佳实践）。

为此，AABB 单独成立了患者安全中心（Center for Patient Safety，CPS），作为 AABB 患者安全组织的一个组成部分，并将其与认证和其他职能分离。这样做使 AABB 患者安全中心能够访问医院数据（例如血液安全监测报告），同时保证了报告的保密性以及符合 HIPAA 对患者信息的保护要求。AABB建立的患者安全中心便于与向 NHSN 报告的医院共享数据，同时保证数据的保密性和安全性。这些强有力的隐私保密和保护措施旨在鼓励更多医疗机构参与患者安全事件调查。医疗机构可参与不良事件原因的详细讨论,而不必担心需要承担这些讨论所产生的信息共享和/或分析的相关法律责任。

AABB 患者安全中心是唯一有关输血安全的患者安全组织。安全中心采用 CDC NHSN 的数据库框架,提供对共享的血液安全监测数据,以及直接向患者安全中心提交的其他数据的分析服务。加入患者安全中心后,医院获得全面数据保护和其他权益,包括获得血液安全监测比对季度报告和血液使用季度报告,参加安全桌(safe table)季度会议,与成员单位共同评审数据,处理编码和系统差异,获得反馈和共享,以及通过血液安全监测提高患者安全的其他服务。

第四节　美国献血者安全监测

献血者安全和健康监测属于保持血液安全和充足的一部分工作。献血者预料到在献血过程中可能会有些不适(例如穿刺、时间等),但不会预料到可能受到实实在在的伤害。献血者是健康的自愿者,既不是患者也不是研究对象,血液中心有义务和责任将血液采集相关风险减少到最低程度。意向献血者准备献血时,自己会作出风险与获益的分析和判断,如果风险大于获益,就不会献血。人们希望医院通过实施稳健的质量体系,汲取他人经验和采用循证医学的方法制定政策和治疗方案,实现整个医院(而不仅仅是临床实践)运行模式的转变,以持续改进医疗服务质量[32]。如果血液机构想要成为献血者期望的服务机构,那么在献血者安全方面需要做的工作绝不比医院少。"一直以来都是这么做的"这种理念不能成为献血者动员、血液成分采集、制备、发放和输注工作的主导思想,因此需要开展献血者安全监测。

血液机构每天收集到以献血者相关活动为中心的大量数据,尽力提高每种血液成分的采集效率和减少献血者的不良反应。以血液中心为基础的献血者安全监测系统和协作研究主要是获得不良反应发生率的相关数据,用于提高献血者安全和降低不良事件发生率的研究[33-37]。大型采供血系统内部的献血者安全监测计划已经证实,开展献血者安全监测已经在年轻献血者献血安全措施的制订和实施方面取得显著成效[33,34]。血液中心的数据还能用于分析和帮助确定献血的阻碍因素和促进因素,以提高献血者总体满意度[38,39]。有多种方法可提升献血者安全,包括避免高风险(例如估计血容量偏少)的个体献血,开展献血者和工作人员教育,强调献血者补充水分和盐分的重要性,提高对可能发生血管迷走神经反应并出现意识丧失(尤其是离开献血现场后)的献血者的预判能力,以及制订减少屏蔽献血率(例如补充铁剂)和增加献血者保留率的策略。血液机构通过成熟的献血者安全监测系统收集和利用数据,不仅能够提高献血者的安全和满意度,还能为业务和运营复杂事项的决策提供信息。

一、建立新的献血者安全监测计划

与受血者安全监测系统一样,美国的献血者安全监测系统也是采用政府和社会合作的方式,由 AABB 生物制品安全监测工作组发展而成。献血者安全监测工作组由血液机构,包括医院采血机构、美国军队血液供应机构、加拿大血液服务机构、血浆蛋白治疗协会(Plasma Protein Therapeutics Association,PPTA)的代表以及 DHHS 合作方[国际输血协会(International Society of Blood Transfusion,ISBT)和 INH]的联络人员组成。献血者安全监测工作组负责制订和实施献血者安全国家监测计划,其任务是制定基于现有模式的献血者安全监测通用定义集,为用于献血者数据采集并进行系统化、标准化计算和比较的软件开发提供专业指导。工作组为 DHHS 资助、知识库系统公司(KBSI,College Station,TX)研发的献血者安全监测分析和报告软件(Donor HART)提供专业指导,该软件包括一套便于使用的报告和绘图工具,使原始数据的报告和分析过程大为简化。

许多组织(ISBT、IHN、ARC、美国血液中心、血液系统公司等)长期以来一直对献血者血液安全监测活动感兴趣,使血液安全监测已有术语和概念很容易被采用。有了这些组织的支持,工作组可在需要的时候制订或修改采用基于客观证据的定义,以帮助采集可靠性高、重复性好的数据。该系统建成后,分别在 1 个小型、1 个中型和 1 个大型血液中心(采血量分别为每年约 30 000、150 000 和 1 000 000 单位红细胞)成功地进行了试运行和验证。有一家血液中心认识到献血不良反应发生率的差异,从而改变了采血实践,有可能降低 30 岁以下献血者的献血不良反应发生率[40,41]。

基于 5 家血液中心 2012 年度报告的数据,AABB 于 2013 年发表了第 1 份献血者安全监测报告[14]。该报告强调,其时血液机构使用的计算机信息系统（blood establishment computer systems, BECS）没有血液安全监测所需的一些数据元。然而还是比较幸运，有足够的电子数据元可用于一些计算，包括 5 家血液中心所有献血类型中最常见献血不良反应的发生率（以每 1 000 人次献血出现的不良反应发生数和 95% 置信区间表示）（表 4-3）[14]。还可采用单变量聚类数据（例如献血者年龄和性别）进行分析。例如，2016 年 AABB 血液安全监测报告（2014 年数据）中关于血管迷走神经反应和血肿或瘀斑发生率的比较图显示，虽然所有年龄组均存在这 2 种不良反应，但前一种在年轻献血者中更常见，而后一种在高龄献血者更常见（图 4-2）[15]。

表 4-3　献血不良反应发生率*

	发生率**	比值比	95%置信区间下限	95%置信区间上限
全部不良反应	13.41			
血管迷走神经反应	9.65			
头晕,无 LOC,无或仅有轻微并发症	7.33	1.00	1.00	1.00
LOC,任何持续时间,无并发症	1.87	0.25	0.24	0.27
LOC,任何持续时间,有并发症	0.40	0.05	0.05	0.06
损伤	0.06	0.01	0.01	0.01
与穿刺相关的局部损伤	2.48			
神经刺激症状	0.23	0.10	0.09	0.12
血肿/瘀斑	2.23	1.00	1.00	1.00
刺伤动脉	0.03	0.01	0.01	0.02
单采相关不良反应	0.83			
枸橼酸反应	0.05	0.06	0.05	0.08
溶血	0.00	0.01	0.00	0.01
空气栓塞	0.00	0.00	0.00	0.01
液体渗漏掉	0.77	1.00	1.00	1.00
过敏	0.22			
局部	0.18	1.00	1.00	1.00
全身	0.04	0.20	0.14	0.28
严重过敏反应	0.00	0.00		
其他	0.23			

注:* 数据来自 AABB 2012 年献血者安全监测报告[14]
** 每 1 000 人次献血的不良反应发生率
LOC:意识丧失

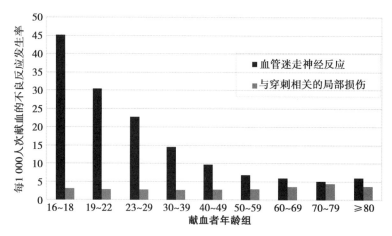

图 4-2　献血者年龄与两种献血不良反应反生率的关系
[2016 年 AABB 献血者安全监测报告（2014 年数据）[15],经 AABB 许可使用]

二、全球标准

2008 年 ISBT 发布的《献血相关并发症监测标准》是美国制定献血者安全监测定义的基础。ISBT 该项标准非常有用，但国际上认为该标准尚存在以下问题：①不够具体，因此不同监测计划无法开展标准化分类和比较；②缺乏必要的信息，因此无法适用所有国家。最终，ISBT 血液安全监测工作组、INH 和 AABB 献血者安全监测工作组的代表组成了标准修订小组，对该标准做了修订，以解决上述 2 个存在问题。标准修订小组对 AABB 和 ISBT 血液安全监测术语之间的差异进行了协调和统一，于 2014 年 12 月 11 日发布了第 1 项国际统一的 AABB-ISBT 献血并发症定义标准。血液经营者联盟（Alliance of Blood Operators）、欧洲血液联盟（European Blood Alliance）和 INH 对这些定义作了正式背书[42]。从 AABB 网站的献血者安全监测网页可获取该文件[43]。

第五节　结　　论

2009 年 DHHS 关于美国生物制品安全监测关键差距分析报告指出，有关血液、组织和器官移植安全的国家监测计划存在 16 项差距，其中涉及血液相关活动的有 8 项（表 4-4）[21]。美国血液安全监测系统的主要缺陷是缺乏：通用定义，多中心设计，积极利用数据记录改进实践，数据的广泛访问和共享，全国性范围，数据的实时可及性和长期稳定性。至今已经 8 年过去了，其中一些差距已经得到改善，但仍有许多差距依然存在。随着对受血者和献血者相关数据的定义更为精准和基础数据的确定，第 4 项和第 6 项差距（表 4-4）已经基本关闭。然而，系统碎片化问题（第 1 项差距）仍较严重，除了 FDA 要求的献血和/或输血相关死亡个例报告以外，只有一些中心自愿向 DonorHART 提供献血者严重伤害事件（第 5 项差距）的详细数据。上述的一些关键缺陷，包括积极利用数据记录改进实践、数据的广泛访问和共享以及数据的实时可及性和长期稳定性仍然是当前美国血液安全监测系统存在的主要问题。

虽然在技术上报告机构可随时访问自己的数据，但是医院信息系统和 BECS 十分复杂，数据难以查找和分析。幸运的是，随着美国国家数据库的建成，年度报告的发布和研究人员和分析人员（有

表 4-4　2009 年美国生物制品安全监测报告确定的存在差距

血液	差距 1	多个不良事件报告系统的拼凑和碎片化
	差距 2	可能漏报输血不良事件
	差距 3	不符合 FDA 的报告要求
	差距 4	需要准确的受血者基础数据、精确定义和培训
	差距 5	除了死亡事件外，没有开展献血者严重不良事件的全国监测
	差距 6	需要准确的献血者基础数据、精确定义和培训
	差距 7	需要准确追溯所有献血者传染病检测数据
	差距 8	需要对报告数据及时分析
组织	差距 9	有关 HCT/Ps 可能传播传染病的信息有限
	差距 10	报告的 HCT/Ps 受者感染与组织相关性的判定能力有限
	差距 11	法规没有要求所有医疗机构均应报告 HCT/Ps 不良反应
	差距 12	目前仅能追踪至 HCT/Ps 移植物受者
	差距 13	不良反应报告仅限于根据 PHS 法第 361 条规定的 HCT/Ps 传染病
	差距 14	可能无法获得接受涉事献血者 HCT/Ps 的其他受者的信息
器官	差距 15	没有全国统一的器官/组织捐献者网络系统，无法实现经捐献者传播的器官和组织移植受者疾病的实时报告、数据收集、沟通和分析，包括回溯器官和组织捐献者所需的捐献者通用标识
	差距 16	没有要求应保留捐献者和受者样本

注：HCT/Ps. 人体细胞、组织、基于细胞和组织的产品；PHS. 公共卫生服务

限)访问综合数据(为了解决上述数据积极利用和广泛访问的差距),从广义上说,这一问题已经开始解决。如果没有对目前在用的报告系统实施正式改造,增加报告要求,第2项、第3项和第5项差距将依然存在。数据实时可及性(第8项差距)也是一个难题,但是正在采取措施缩短报告发布的滞后时间。

由于输血共同体本身及其所面临的威胁不断发展和变化,风险评估所需工具和决策影响也在随之发展和变化。生物药品上市后的使用者风险实时评估一直备受关注,并且是国会的强制要求(2007年食品药品管理修正案),FDA于2011年建立了国家血液安全持续主动监测网络(Blood Safety Continuous Active Surveillance Network,BloodSCAN),作为FDA监管医疗产品安全性监测系统的一个组成部分(详见 www.sentinelinitiative.org)[44,45]。该系统是一个分布式数据库,有18个数据合作伙伴,覆盖人群超过1.93亿(约占60%的美国人口)。实施该项计划的目的是为了帮助FDA与公共、学术和民间组织合作,收集高质量数据,对安全问题做出快速(在数天至数周内)响应,向公共领域开放结果访问。该系统的试运行基本上解决了上述血液安全监测的关键缺陷,包括数据实时可及性。目前重点关注血小板、血浆或红细胞输注后TRALI发生状况的评估。虽然这类数据挖掘可加快新发事件的发现,但仍存在由于数据不精准和/或不完整而得出错误信息的潜在风险。

由于持续存在现有传染病(例如艾滋病毒、西尼罗病毒)和新发传染病(例如寨卡病毒)的威胁,对传染病监测和快速警报系统实施改进依然是每个国家血液安全监测计划的主要内容(第7项差距)。2015年初,FDA生物制品评估与研究中心和NHLBI宣布1项联合计划,建立输血传播感染监测系统(Transfusion-Transmissible Infections Monitoring System,TTIMS),充分利用已取得成功的现有计划(REDS-Ⅱ)建立输血传播感染,包括已知和新发病原体的监测框架。此类监测计划对于客观评估新的血液安全措施(例如FDA最近的政策变化,将男男性接触者终生屏蔽献血修改为最后1次男男性接触后屏蔽献血1年)具有很大的价值。FDA在作出其他政策调整前,例如废止经过病原体灭活技术处理的血液成分的梅毒或其他病原体的检测要求,必须有全国性的客观数据支持,因此非常需要诸如 Sentinel BloodSCAN和TTIMS等提供数据。

很遗憾,除了CDC的NHSN血液安全监测模块之外,美国血液安全监测系统的最后1项关键缺陷,即长期稳定性,基本上仍未改进。许多监测计划(例如 DonorHART、Sentinel BloodSCAN和TTIMS)没有长期的资金保障。要想取得成功,这些监测系统必须继续为利益相关方提供高质量的数据,通过推动新的血液安全假说和客观分析展示其运行成果。因此,血液安全监测未来的方向必须包括稳定、长期的财务支持模式,然后才能关注献血者和受血者安全的重点问题,例如病原体灭活技术和采取措施减轻献血相关铁缺乏症的影响。

要点

1. 血液安全监测是对整条输血链实施监测的一整套程序,其目的是最大限度地减少献血者和受血者不良事件或不良反应,提高血液安全和有效利用水平。

2. 从20多年前创建之初开始,血液安全监测一直是在国家层面开展,根植于戴明循环的过程改进管理行动。

3. 日本和法国出于对输血传播病毒感染(例如输血传播HIV、HBV和HCV)及其后果的关切,最早开展血液安全监测工作。

4. 现今对新发传染病病原体(例如寨卡病毒)和已知输血传播病原体开展全国性监测依然很重要。血液安全监测计划非常有价值,其中部分原因是血液安全监测为新的血液安全措施的价值评估提供机会,例如FDA最近对男男性接触者屏蔽献血政策改变,将终生屏蔽修改为自上次男男性接触后屏蔽1年。

5. 所有新开展的血液安全监测计划都面临共同的挑战:①从数据提交到年度报告发布的间隔时间过长;②缺少足够的精细数据,使许多观察结果难以理解;③不能适当抓取新的、快速发展或不寻常疾病的信息;④不可能抓取可能发生不良事件的所有机构及其所发生的所有不良事件的信息;⑤期望监测系统提供更多、更精细的结果但又要求其降低运行成本而带来的财务压力。

6. 生物制品安全监测是对所有生物制品,包括献血者和受血者以及细胞治疗、组织和器官捐献者和移植受者的安全监测工作。

7. 美国的全国性血液安全监测工作落后于其他国家。目前,美国的全国性血液安全监测由一些重要但有限的不良反应报告计划拼凑而成,在美国国家层面收集特定和严重的献血者和受血者不良反应和不良事件数据。还有一些监测计划虽然不是美国全国性的,但其抓取和验证数据的功能相当强大。

8. 美国受血者安全监测工作是由 CDC NHSN 完成的。NHSN 是一个安全、基于万维网的监测系统,其中的血液安全监测模块使医院输血服务能使用标准化分类和命名系统报告输血相关不良事件,能监测本机构的数据,并根据需要与政府和非政府组织共享数据。

9. 血液机构有责任将血液采集风险降至最低程度。在过去 10 年中,正式开展献血者安全监测工作的热情在 2014 年 12 月达到了高峰,其时发布了第 1 项国际统一的关于献血相关并发症的 AABB-ISBT 标准定义。

10. 血液安全监测是从实验室到临床的大协作,所有的利益相关方(研究人员、政策制定者、血液机构和医院)共享数据和想法,实施潜在的解决方案,然后根据现实数据评估结果,进一步完善假设。

致谢

　　图 4-1 的 SHOT 累积数据由 Paula Bolton-Maggs 女士(医学博士、英国皇家内科医师学会会员、英国皇家病理医师学会会员、SHOT 医学主任)惠赠,谨致谢忱。

参考文献

1. Busch MP, Lee LL, Satten GA, et al. Time course of detection of viral and serological markers preceding human immunodeficiency virus type 1 seroconversion: Implications for screening of blood and tissue donors. Transfusion 1995;35:91-7.

2. Jennings ER, Hindman WM, Zak B, et al. The thymol turbidity test in screening of blood donors. Am J Clin Pathol 1957;27:489-502.

3. Keating LJ, Gorman R, Moore R. Hemoglobin and hematocrit values of blood donors. Transfusion 1967;7:420-4.

4. AuBuchon JP, Whitaker BI. America finds hemovigilance! Transfusion 2007;47:1937-42.

5. De Vries RRP, Faver J-C, eds. Hemovigilance: An effective tool for improving transfusion safety. 1st ed. West Sussex, UK: Wiley-Blackwell, 2012.

6. Walton M. The Deming management method. New York: Berkley Publishing Group, 1986.

7. Strengers PFW. Haemovigilance—Why? [Available at http://www.ztm.si/uploads/publication/990/1009.pdf (accessed January 20, 2017).]

8. HHS Advisory Committee on Blood and Tissue Safety and Availability meeting minutes, April 30-May 1 and November 19-20, 2009 (transcripts). Silver Spring, MD: HHS, 2016. [Available at http://wayback.archive-it.org/3919/20160728222436/http://www.hhs.gov/ash/bloodsafety/advisorycommittee/pastmeet ings/pastmeetings.html, (accessed January 20, 2017).]

9. Japanese Red Cross Society. Haemovigilance annual report 2001 and 1993-2001. Tokyo: Japanese Red Cross Central Blood Center, 2003. [Available at http://www.jrc.or.jp/mr/english/ (accessed January 20, 2017).]

10. European Union. Directive 2002/98/EC of the European Parliament and of the Council of 27 January 2003 setting standards of quality and safety for the collection, testing, processing, storage and distribution of human blood and blood components and amending Directive 2001/83/EC. Official Journal of the European Union 2003;L33:30-40. [Available at http://eur-lex.europa.eu/legal-content/EN/TXT/?uri=CELEX%3A32002L0098 (accessed January 20, 2017).]

11. European Commission. Commission Directive 2005/61/EC of 30 September 2005 implementing Directive 2002/98/EC of the European Parliament and of the Council as regards traceability requirements and notification of serious adverse reactions and events (text with EEA relevance). Official Journal of the European Union 2005;L256:350-8. [Available at http://eur-lex.europa.eu/legal-content/EN/ALL/?uri=CELEX%3A32005L0061 (accessed January 20, 2017).]

12. Politis C, Wiersum JC, Richardson C, et al. The

International Haemovigilance Network Database for the Surveillance of Adverse Reactions and Events in Donors and Recipients of Blood Components: Technical issues and results. Vox Sang 2016;111:409-17.

13. World Health Organization. Haemovigilance. Geneva, Switzerland: WHO, 2017. [Available at http://www.who.int/bloodsafety/haemovigilance/en/ (accessed January 20, 2017).]

14. Land KJ, Whitaker BI, eds, for the AABB US Donor Hemovigilance Working Group. 2012 AABB donor hemovigilance report. Bethesda, MD: AABB, 2013. [Available at http://www.aabb.org/research/hemovigilance/Pages/donor-hemovigilance.aspx (accessed January 20, 2017).]

15. Rajbhandary S, Stubbs JR, Land KJ, Whitaker BI, for the AABB US Donor Hemovigilance Working Group. AABB donor hemovigilance report: 2012-2014. Bethesda, MD: AABB, 2016.

16. Serious Hazards of Transfusion. TRALI tables. Manchester, UK: SHOT, 2010. [Available at www.shotuk.org/shot-reports/trali-tables/ (accessed January 20, 2017).]

17. Bolton-Maggs P, Wood EM, Wiersum-Osselton JC. Wrong blood in tube - potential for serious outcomes: Can it be prevented? Br J Haematol 2015;168:3-13.

18. Joint United Kingdom (UK) Blood Transfusion and Tissue Transplantation Services Professional Advisory Committee. 2012/2013 Transfusion Awareness Campaign: "Do you know who I am?" [Available at http://www.transfusionguidelines.org/uk-transfusion-committees/national-blood-transfusion-committee/transfusion-awareness/do-you-know-who-i-am (accessed January 20, 2017).]

19. Zins C. Conceptual approaches for defining data, information, and knowledge. J Am Soc Inf Sci Technol 2007;58:479-93.

20. Strehlow RA. Content analysis of definitions. In: Wright SE, Strehlow RA, eds. Standardizing and harmonizing terminology: Theory and practice. ASTM STP 1223. Philadelphia: American Society for Testing and Materials, 1994:53-62.

21. Public Health Service Biovigilance Task Group. Biovigilance in the United States: Efforts to bridge a critical gap in patient safety and donor health. Washington, DC: HHS, 2009. [Available at https://wayback.archive-it.org/3922/20140403203201/http://www.hhs.gov/ash/bloodsafety/biovigilance/ash_to_acbsa_oct_2009.pdf (accessed January 20, 2017).]

22. Kaplan HS, Battles JB, Van der Schaaf TW, et al. Identification and classification of the causes of events in transfusion medicine. Transfusion 1998;38:1071-81.

23. Strong DM, AuBuchon J, Whitaker B, Kuehnert MJ. Biovigilance initiatives. ISBT Science Series 2008;3:77-84.

24. Ooley PW, ed. Standards for blood banks and transfusion services. 30th ed. Bethesda, MD: AABB, 2016.

25. Centers for Disease Control and Prevention. National Healthcare Safety Network (NHSN): Blood safety surveillance. Atlanta, GA: CDC, 2016. [Available at http://www.cdc.gov/nhsn/acute-care-hospital/bio-hemo/ (accessed January 20, 2017).]

26. Chung KW, Harvey A, Basavaraju SV, Kuehnert MJ. How is national recipient hemovigilance conducted in the United States? Transfusion 2015;55:703-7.

27. Cumming M, Osinski A, O'Hearn L, et al. Hemovigilance in Massachusetts and the adoption of statewide hospital blood bank reporting using the National Healthcare Safety Network. Transfusion 2017;57:478-83.

28. Callum JL, Kaplan HS, Merkley LL, et al. Reporting of near-miss events for transfusion medicine: Improving transfusion safety. Transfusion 2001;41:1204-11.

29. Institute of Medicine (US) Committee on Quality of Health Care in America; Kohn LT, Corrigan JM, Donaldson MS, eds. To err is human: Building a safer health system. Washington, DC: National Academy Press, 2000.

30. Patient Safety and Quality Improvement Act of 2005. Pub. L. No.109-41, §§ 921-26, 119 Stat. 424 (2005). Rockville, MD: Agency for Healthcare Research and Quality, 2005. [Available at http://www.gpo.gov/fdsys/pkg/PLAW-109publ41/pdf/PLAW-109publ41.pdf (accessed January 20, 2017).]

31. PSO Privacy Protection Center. Rockville, MD: Agency for Healthcare Research and Quality, 2017. [Available at https://www.psoppc.org/psoppc_web/publicpages/commonFormatsOverview, (accessed January 20, 2017).]

32. Roubinian NH, Escobar GJ, Liu V, et al. Trends in red blood cell transfusion and 30-day mortality among hospitalized patients. Transfusion 2014;54(10 Pt 2):2678-86.

33. Eder AF, Dy BA, Kennedy JM, et al. Improved safety for young whole blood donors with new selection criteria for total estimated blood volume. Transfusion 2011;51:1522-31.

34. Tomasulo P, Kamel H, Bravo M, et al. Interventions to reduce the vasovagal reaction rate in young whole blood donors. Transfusion 2011;51:1511-21.

35. Custer B, Bravo M, Bruhn R, et al. Predictors of hemoglobin recovery or deferral in blood donors with an initial successful donation. Transfusion 2014;54:2267-75.

36. Wieling W, France CR, van Dijk N, et al. Physiologic strategies to prevent fainting responses during or after whole blood donation. Transfusion 2011;51;2727-38.

37. Eder AF. Current efforts to reduce the risk of syncope among young blood donors. Curr Opin Hematol 2012;19:480-5.

38. Kamel HT, Bassett MB, Custer B, et al. Safety and donor acceptance of an abbreviated donor history questionnaire. Transfusion 2006; 46:1745-53.

39. Bednall TC, Bove LL. Donating blood: A meta-analytic review of self-reported motivators and deterrents. Transfus Med Rev 2011;25:317-34.

40. Townsend M, Land KJ, Whitaker B, et al. US donor hemovigilance system: Mechanism for nationwide reporting (abstract 3A-S1-02). Vox Sang 2001;101(Suppl 1):11-12.

41. Land KJ. Update on donor hemovigilance. HHS Advisory Committee on Blood and Tissue Safety and Availability meeting minutes, November 4-5, 2010 (transcripts). [Available at http://wayback.archive-it.org/3919/20160728222436/http://www.hhs.gov/ash/bloodsafety/advisorycommittee/pastmeetings/pastmeetings.html (accessed January 20, 2017).]

42. Goldman M, Land K, Wiersum-Osselton J. Development of standard definitions for surveillance of complications related to blood dona-

tion. Vox Sang 2016;110:185-8.

43. Working Group on Donor Vigilance of the International Society of Blood Transfusion Working Party on Haemovigilance; The International Haemovigilance Network; The AABB Donor Haemovigilance Working Group. Standard for surveillance of complications related to blood donation. December 11, 2014. [Available at http://www.aabb.org/research/hemovigilance/Documents/Donor-Standard-Definitions.pdf (accessed January 29, 2017).]

44. Menis M, Izurieta HS, Anderson SA, et al. Outpatient transfusions and occurrence of serious noninfectious transfusion-related complications among US elderly, 2007-2008: Utility of large administrative databases in blood safety research. Transfusion 2012;52:1968-76.

45. Menis M, Anderson SA, Forshee RA, et al. Transfusion-related acute lung injury and potential risk factors among the inpatient US elderly as recorded in Medicare claims data, during 2007 through 2011. Transfusion 2014; 54:2182-93.

第二部分　血液采集与检验技术

第5章　异体和自体血液献血者的健康检查

　　血液采集机构最重要的职责是保证安全和充足的血液供应。为了保护献血者在献血期间和献血后的健康,以及保证血液成分的安全性、质量、纯度、标识和疗效以保护受血者,对献血者进行适当的健康检查极其重要。献血者健康检查是血液安全整体保障的一个组成部分,其关键步骤包括献血者教育、健康征询、专项体检和感染性疾病检测(第7章);所有献血相关信息的管理(包括随后产生的献血后信息)与按照现行药品生产质量管理规范要求献血。

　　本章介绍了在血液采集和做血源性疾病检测之前,与献血者健康检查相关的联邦法规、认证要求和医学考虑[1-3]。

第一节　概　　述

　　血液采集机构应当根据联邦和所在州的法规,以及 AABB 的自愿认证标准来确定献血条件。FDA 以指引和行业备忘录等文件形式制定献血者健康检查具体标准。AABB 也制定了献血者健康检查的专业标准,经过 AABB 认证的血液采集机构应当遵从这一标准[1]。

　　血液采集机构向意向献血者,告知有关献血过程和可能发生的献血相关不良反应的信息,包括意向献血者如果意识到可能感染了经血液传播的病原体,就不要献血。健康检查过程包括专项体检和直接询问具体风险行为、用药情况、旅行和其他可能影响受血者或献血者安全的各种情形。这类询问聚焦相关输血传播感染(relevant transfusion transmitted infections,RTTIs)的风险,包括目前已开展(例如人类免疫缺陷病毒)、尚未普遍开展

的(例如巴贝西虫)以及还没有获批筛查试剂可以使用(例如,散发以及变异型的克雅二氏症和疟疾)的病原体感染。血液采集机构应在献血当日采集血液前确认献血者是否符合献血条件。如果献血者对献血前健康筛查问卷的回答不完整或不清楚,血液采集人员可在献血后 24 小时内向献血者澄清,这样做仍然符合"血液采集当日"的要求[CFR 21,630.10(c)条款]。

　　如果由于个人健康史、检测结果为有反应性、高危行为或医疗等原因而不可献血供他人使用的,血站可能会对意向献血者采取保密性屏蔽措施并告知本人,以阻止其以后再次献血。[21 CFR 606.160(e)(1)和(2);以及 630.10(d)(1)]。根据不同原因,屏蔽献血的时间间隔可能确定或不确定(仍有可能再次献血),也可能是永久性(今后不可能再次献血)[1]。此外,法规要求血站应当对献血者在献血后报告的信息进行适当管理,因为这类信息可能影响所捐献血液成分的安全性、质量或疗效,以及是否允许献血者以后再次献血。法规还要求血站应当保存受到屏蔽的献血者记录[2]。

　　自体献血者的选择标准较异体献血者宽松些,但其重点仍然是向自体输血患者提供尽可能安全的血液,以及对采血可能引发的健康风险进行评估[3]。

　　目前美国绝大多数的血液采集机构使用 AABB 献血者健康征询问卷(Donor History Questionnaire,DHQ)[4-7]。本章的参考资料来自 DHQ 2.0 版本(2016 年 2 月发布)。2016 年 5 月 FDA 指引正式认可该版本投入使用。

　　应用审慎原则时,在试图消除血液供应中已知或潜在 RTTIs 风险的同时也将导致大部分健康人

群不能献血。血液采集机构的医学主管负责制定法规或标准，未涵盖的献血者健康检查有关事项的具体处理办法[3,8-11]。因此，对于同一事项，不同血站甚至同一血站的不同医生可能做出不同的医学决定。确定符合献血者健康条件的具体做法在国家和国际层面均存在相当大的差异，这反映了风险评估方法本身存在不确定性[9]。血站工作人员宜有能力解释 AABB、FDA 和本血站献血者健康检查要求具体条款的本意。

有关联邦法规确定的献血者健康检查要求的最常见问题及其回答请详见 FDA 网站的"血液问答"[12]。有关 AABB《血库和输血服务标准》的解释或基本原理的问题宜提交给 AABB 标准部门（standards@ aabb. org）[13]，部分问题的回答和讨论请详见 AABB 网站。

第二节　异体献血者的健康检查

一、献血者登记和身份证明

在美国，用于异体输血的血液成分一般来自自愿无偿献血者。如果不是来自自愿无偿献血者，法规要求将血液成分标识为来自有偿献血者[21 CFR 606. 121（c）（8）（v）]。

意向献血者宜出示可被接受的身份证明。采血人员应当在每次采血之前正确辨认每位献血者的身份。可接受的身份证明包括政府颁发的证件如驾驶执照或护照，或由血液采集机构发放的由字母和数字组合构成唯一代码的献血卡。因为受到法规限制和涉及隐私，许多采血机构血站不再将社会保障号码作为献血者身份证明。

准确记录献血者身份的重要性在于：①确定任一献血者之前捐献的所有血液（包括曾以不同姓名捐献的血液），使血液信息系统能够将之前捐献的所有血液关联在一起。②确保必要时能在献血后数周内联系到献血者，告知其血液检测结果或有关该次献血的其他相关信息。如果血液检测结果导致献血者以后不能继续献血，血液采集机构应当在献血后 8 周内，尽到告知义务[2]。根据 FDA 在 CFR 中的相关规定，血站要求献血者提供地址和电话号码，以便血站在必要时能够在这一时限内联系献血者并给予辅导或随访。血站应当按照法规和标准要求的时限保存献血记录[21 CFR 606. 160；AABB 参考标准 6. 2A-6. 2E][1]。

每个血液采集机构或系统均应保存屏蔽献血者名单，值得注意的是，美国目前没有建立全国献血者屏蔽登记系统。因此，被某家血站屏蔽的献血者可能会被另一家血站获准献血。现有证据表明，这类献血者屏蔽登记系统既无助于血液安全，也无法阻止不适宜输注的血液成分的发放，因此没有必要建立[14]。还有，实行全国献血者屏蔽登记可能发生献血者个人信息泄露。

二、献血者教育资料与知情同意

美国血液采集机构在献血知情同意过程中向所有意向献血者提供有关献血的信息。DHQ 教育资料整合了联邦法规 AABB 标准要求的所有要素，血站增加了保护献血者和受血者的要素[1,2,4]。每次为意向献血者提供服务时，血站工作人员宜采用意向献血者能够理解的方式，向其介绍采血程序，记录其同意献血的表示，以表明献血者对所有献血教育资料已经有了充分理解，有机会提出问题，经过慎重考虑后作出献血决定[1]。用于实施献血者健康检查程序的环境宜具有私密性，方便与献血者讨论有关私密信息。宜告知献血者在采血过程中可能出现不良反应以及将对其血液进行 RTTIs 的检测。还宜告知献血者有关血液检测阳性结果的告知程序，以及血站将血液检测阳性结果向联邦或州卫生局报告，并可能会将其录入屏蔽献血登记系统，使献血者以后不再能献血等程序。如果其血液可能会给血液供应带来风险，则不应当献血，意向献血者应当对此要求表示同意。如果献血时采集的血液样本或信息可能被用于研究性检测或其他研究，也宜将其向献血者告知。最后，还宜向献血者解释的是，血站所开展的血液检测对于早期感染的检出能力有限，以及样本不适宜时可能不做检测。献血者教育资料告知献血者不应将获得感染性疾病免费检测作为献血目的。未成年人（即 16 岁或 17 岁）或无民事行为能力成年人献血，血液采集机构当按照适用各州法律的要求，获得其家长或者监护人的同意[1]。另，AABB 标准 5. 2. 2 条要求，当需要获得家长同意时，血液采集机构应当向意向献血者的父母或定代表人，提供有关献血过程的信息[1]。

血液采集机构宜制订相应措施以满足英语不流利或文盲、视力或听力受损或其他身体残疾人群的献血需求。许多血液采集机构试图顺应献血者特殊需求，但是也应当确保采血过程不会对献血者或工作人员造成不必要的风险;既能获得准确的健康史,又不会削弱知情同意程序。最终由血站负责指导献血者健康检查和采血医师决定这些个体能否献血[1]。

三、通过专项体检和血红蛋白或血细胞比容测定判定献血者符合健康条件

献血者是否符合健康条件的判定程序包括专项体检和血红蛋白或血细胞比容测定[1,2]。有关献血者健康检查的法规,不只是要求应做具体的体检,而且还要求对献血者健康检查过程实施适宜的医学监督和管理(21 CFR 630.5;21 CFR 630.10)。献血者健康检查的执行情况对所采集血液成分的疗效或安全性或献血者健康具有潜在影响。对于机采献血者还另有要求,其体重、血红蛋白或血细胞比容应当符合 FDA 在批准自动化采集设备的文件中提出的要求。对于单采血浆的献血者,采浆人员应称量其体重,而不应采用献浆者自报的体重。

应测量献血者血压,其收缩压应在 90 ~ 180mmHg,舒张压应在 50~100mmHg。如果血压测量值超出这一范围,应由医师对献血者进行检查,评估其能否安全献血。脉搏应为 50~100 次/min,脉率正常。医生可根据自己对献血者安全的判断批准脉搏超出前述范围或者脉率不正常的献血者献血。可采用当面或电话批准方式,但不得将这一批准权限授予非医师人员。

总的来说,FDA 和 AABB 均未规定血红蛋白检测方法、标本类型[毛细血管(指尖血)或静脉血标本]或可接受的血红蛋白/血细胞比容筛查试验的性能特点。但有一项专门规定,即不能采用耳垂穿刺采集的毛细血管血液标本作为异体或自体献血者血红蛋白/血细胞比容筛查试验的标本[1]。美国大多数血液采集机构采集指尖毛细血管血液标本做血红蛋白测定,其检测结果常略高于静脉血标本[15]。

血站一般选择操作简单的便携式设备测定血红蛋白或血细胞比容。硫酸铜密度检测法(方法 6-1)仍为美国血站所接受,但已逐渐被便携式设备血红蛋白分光光度检测法或血液分析仪测定法所取代。便携设备床旁检测法提供血红蛋白定量结果,其变异系数为 1.5%。血液成分自动分析仪测定静脉血标本血红蛋白水平方法的变异系数一般 ≤ 1.2%[16]。目前使用的大多数血红蛋白定量检测方法的灵敏度大约为 2~5g/L,绝大多数受屏蔽献

血者的血红蛋白和血细胞比容值接近临界值。毛细血管血液标本血红蛋白检测方法的分析前误差很可能源于采血技术,应当按照设备制造方提供的操作说明书进行血液标本检测。非侵入的血红蛋白测定方法,通过接触皮肤即可测定,不需血液标本,已被批准使用。

献血者血红蛋白筛查可能保证每单位红细胞需满足的最低血红蛋白含量。但目前 FDA 和 AABB 均未规定从全血制备的红细胞的有效成分含量标准。如果献血者血红蛋白为 125g/L,那么预计其所捐献的 500ml 全血制成的 1 单位红细胞将含有血红蛋白 62.5g,但实际上并没有对全血制成的红细胞的最终血红蛋白含量进行测定的要求。AABB标准要求所采用的单采红细胞方法能够保证每单位红细胞平均血红蛋白含量 ≥60g,抽样检查时有 95% 单采红细胞的血红蛋白含量>50g[1]。

FDA 法规规定,从 2016 年 5 月起,男性献血者的最低血红蛋白浓度为 130g/L 或相当于 Hct 值 39%[21 CFR 630.10(f)(3)]。女性献血者的最低血红蛋白浓度为 125g/L 或 Hct 值 38%。血红蛋白或血细胞比容筛查有助于防止采集已有明显贫血的献血者血液,但事实上,有许多献血者虽然符合规定的血红蛋白浓度要求,但其铁储备是不足的[17]。这可能会影响献血者的健康和所采集的血液成分的疗效。因此,如果血液采集机构希望能够采集血红蛋白浓度在 120 ~ 125g/L 或是 Hct 值在 36% ~ 38% 的女性献血者的血液,应按照 FDA 针对这种情况制定的程序[21 CFR 630.10(f)(3)(i)(A)]对献血者进行额外的健康检查,以保证献血不会影响到献血者的健康。然而,在本章截稿时,有关 FDA 接受血红蛋白浓度在 120 ~ 125g/L 的女性献血的程序仍未明确,其具体措施可能包括延长献血间隔时间、补充铁剂和/或在献血前采集血液标本测定铁蛋白。但目前还没有铁储存床边检测方法可供使用。

血红蛋白或 Hct 水平低于要求是绝大多数献血中心屏蔽献血者的最常见原因。低铁可能对健康具有不良影响,尤其在青少年、育龄期女性和男女重复献血者[18-22]。有研究提示,即使不存在贫血,仅储存铁含量降低便可能对人体和认知功能产生不利影响[23]。献血者尤其是经常献血者可能出现红细胞生成缺铁,或可进一步发展为储存铁明显缺乏[20]。如果未给予补充铁剂,有三分之二的献血者的储存铁水平在献血 168 天(24 周)后仍可能

无法恢复[24]。近来的研究显示,给予这些献血者补充铁剂能提高储存铁和血红蛋白水平。多种措施能减轻献血者铁缺乏。多维片和铁剂均属于非处方药,前者每日服用量的元素铁含量一般为19mg,后者可达38mg,这两种药品均可供献血者服用以有效补铁。另一种有效措施是铁蛋白检测。对于铁蛋白含量低的献血者,告知他们可选择补充铁剂或延长以后的献血间隔时间[20-25]。与提供补铁剂一样,单纯告知献血者处于缺铁状态也能起到效果[25]。鼓励献血者补铁的方式有多种,包括在献血现场发给铁剂,赠送铁剂优惠券和/或告知患者需要补铁。低铁蛋白状态可作为延长献血(含红细胞成分)屏蔽期的依据。如果没有提供铁蛋白或补铁的信息,单纯延长献血屏蔽期还是无法使献血者铁水平得到及时恢复。如果适宜,宜将铁蛋白含量过低或过高的献血者转给其签约医生做进一步评估。

最后,采血人员应当在采血前检查献血者前臂皮肤,确定没有皮肤损伤和静脉药瘾的迹象如多次针刺(例如密布的小瘢痕)或静脉硬化。应当注意的是,不要将经常献血所致前臂瘢痕或凹痕误认为是静脉药瘾的表现。对患有常见和轻度皮肤病(例如毒藤皮疹)者,如果不存在局部细菌感染或者采血前无法进行前臂皮肤消毒的情况,就无需屏蔽献血。

四、献血者健康征询问卷

AABB DHQ 包含了符合 AABB 标准和 FDA 要求的信息,已为美国大多数血站广泛使用。虽然 FDA 没有强制要求采用 DHQ[6,7],但根据 21 CFR 601.12(b)有关事前批准的补充规定,准备采用其他方式采集所要求的献血者信息时,应事先报送 FDA 批准。另外,FDA 认可在 DHQ 中包括 FDA 法规或推荐没有涉及的事项,如癌症、器官、组织或骨髓移植,骨或皮肤移植。AABB 推荐血液采集机构采用 FDA 批准的完整的 DHQ 资料:

- 献血者教育材料
- 完整版 DHQ
- 使用手册(包括专业术语目录和参考文献)
- 医学屏蔽列表

血液采集机构可选用 DHQ 流程图,也可采用其他类似方式评价对 DHQ 的反馈意见。经 FDA 认可的 DHQ 和附录资料(2.0 版本)详见 AABB 网站[6]。

DHQ(2.0 版本)是经 FDA 认可的最新版本,因此不宜随意对其问题的措辞、顺序和文本进行修改。DHQ 使用手册详细说明了使用 DHQ 及相关材料的目的和局限性。血液采集机构可对 DHQ 问题做少许改动,但只能使 DHQ 问题更加严格。血液采集机构可增加其他问题,但宜将这些问题接在 DHQ 之后。设计 DHQ 的本意是让献血者自行阅读和填写,当然血站也可选用口头直接提问和填写或两者结合的方法来填写 DHQ。

如果血站 DHQ 包括了 AABB 标准和 FDA 法规没有涉及的具体医学问题,血站应当制订标准操作规程(standard operating procedures,SOP),确定接受或屏蔽献血者的标准。合理的献血者健康评估方法力图找到一种平衡,既要通过采取适当的防范措施来保护血液供应的需求,又要避免制订与献血者和受血者安全无关、过度严格的限制措施使大量人群不能献血[3]。宜根据献血者的医学问题或个人史,给献血者和受血者带来风险的现有证据制定献血者健康要求。

如果某种情形对受血者或献血者具有潜在风险,尤其是还有其他保护献血者或者降低受血者潜在风险的输血安全措施时,宜对采用提问方式进行献血者筛查的这种方法的有效性及其附加价值进行评价。血站收到献血者在献血后报告的信息,且认为如果是在献血前收到这些信息,则献血者将被屏蔽时,宜根据其对受血者造成的潜在的危害和可能性的大小采取相应措施,如收回血液、撤出供应或者通知接收方。血站制定献血屏蔽标准时,宜考虑将来一旦获得证据,需要对这些标准进行修订时,应当在制定并遵从本机构的 SOP 的前提下,与献血者进一步探讨,允许血站做出医学判断的一些事项并指出 DHQ 的存在问题[3]。

五、应急措施

在某些情况下应当立即采取措施,以降低新发或再发 RTTI 的风险。当没有检测方法可用或者没有开展检测,或者可采用的病原体灭活措施对病原体没有灭活作用时,献血者健康检查可能起到特别重要的作用。向意向献血者提供相关信息并要求其自我屏蔽献血的措施可立即实施。例如,曾到 RTTI 常见或暴发地区旅行的个人不要献血。可在献血者筛查问卷中增加有关旅行风险或与疑似感染者的接触史。关于增加这类献血者筛查问题的措施在投入使用前所需的准备时间,随血液采集机构操作方法(包括与献血者健康检查相关的血液计算机管理系统的升级)的改变所需时间而异。在不能有效管理血液安全风险的地区,可能有必要全部停止血液采集。出现应急态势时,FDA、其他管理部门和/或 AABB 将发布应急指导意见,使血液采集机构保持警惕并作出适当调整,以应对紧急情况。增加献血者教育信息和献血者筛查问题的这些临时措施,是继续纳入以后的献血者筛查内容,还是在风险解除后停止使用,需视具体情况而定。

第三节　血站规定的献血者健康检查要求

与针对受血者潜在风险的问题不同,旨在保护献血者安全的献血者健康检查要求由血站医学主管决定。因此,不同的血站在这方面的做法可能存在差异[3,9]。AABB 标准要求献血者应当健康状态良好,无重要脏器疾病(如心脏、肝和肺部疾病)、癌症或异常出血倾向,但医学主管准许献血的除外[1]。采血人员需正确理解每种医学状况导致屏蔽献血的基本原理,因为即使是暂时屏蔽,也可能对献血者再次献血产生负面影响[26]。

一、癌症

美国血站血液采集机构每年收到数百份有关已经献血的个体后来发现癌症的报告。通过输血直接传播癌症,尽管在生物学上存在这种可能性,但在实践中虽然经常有人在献血后之后才被诊断患癌症,可至今尚无输血传播肿瘤的案例报告[27]。一项回顾性研究调查了丹麦和瑞典受血者的癌症发病率,这些患者输注了处于癌症亚临床期的献血者捐献的血液,在 354 094 名受血者中,有 12 012 (3%)曾输注癌前期献血者捐献的血液,但这些受血者的癌症风险并没有高于输注无癌症献血者捐献血液的受血者[28]。另一项类似研究显示,输注了后来被诊断为慢性淋巴细胞白血病的献血者的血液后,受血者的肿瘤风险并未增加[29]。这些数据表明,意外输入癌症献血者血液引起的癌症传播,即使存在,也极为罕见,因此未能被包括丹麦和瑞典两个国家过去数年内所有输血记录在内的大规模队列研究所发现。

应当谨慎考虑癌症患者以后的献血者健康要求,应当留有足够的时间,待经过化疗或其他治疗的癌症患者已经完全恢复后方可献血。美国目前

尚无关于曾患癌症的献血者健康检查的联邦法规或专业标准。因此,血站的医学主管在确定这类献血者的献血条件时有较大的自主决定权。

目前,美国几乎所有持有执业许可证的血液采集机构接受局部癌症治愈后的个体献血,并且没有屏蔽期限。这类局部癌症包括皮肤癌(例如基底细胞癌或鳞状细胞癌)和原位癌(如宫颈癌),肿瘤已被完全切除,且被认为已治愈。对于具有实质器官或非血液系统恶性肿瘤史的个体,大部分血液采集机构对其暂时屏蔽,等待治疗完成后一段时间,如果没有复发症状则可献血。对于非血液肿瘤,其屏蔽时间为治疗完成后 1~5 年不等[28]。具有血液系统恶性肿瘤史的个体一般会被永久屏蔽异体献血。但据报告美国有些血站接受儿童时期曾患白血病或淋巴瘤,已被成功治愈的成年人献血。目前认为对于具有肿瘤史的个体采取这些不同的屏蔽措施是合理的,但如果获得有关输血传播癌症可能性的新信息,则宜对其重新评估。

二、出血状态或血液疾病

出血状态和血液病可能影响献血者的安全和血液的疗效,血液采集机构应当制定对具有血液疾病的意向献血者进行评估的 SOP。一般而言,宜对意向献血者的出血状态或血液疾病进行 2 个方面的评估:①采血程序是否引发献血者出血或血栓形成;②献血者捐献血液的止血效果是否受到影响,因而不适合他人输注[3]。

血浆成分和冷沉淀宜含有适量、具有活性的凝血因子,且不宜含有过多的凝血抑制因子或促进因子。与此类似,血小板成分是补充患者血小板的唯一来源,其所含血小板宜具有适宜的功能,且没有受到由其所含抑制剂造成的不可逆损伤。

一般劝告具有明显出血史的个人应当避免献血。但是,出血史询问并不能防止其他方面健康的献血者出现罕见但严重的血栓性或出血性并发症。血友病、凝血因子缺陷或存在具有临床意义的凝血抑制因子的个体均具有不同程度的出血倾向。出于献血者安全和血液疗效的考虑,应当屏蔽这类个体献血。但Ⅻ因子缺乏是个例外,它与出血或血栓形成均无关。

凝血因子常染色体隐性突变或性染色体连锁隐性突变的携带者一般不存在出血风险,虽然其凝血因子水平较低,但大多数血液采集机构接受这类携带者献血。其理由是,虽然这类个体的凝血因子

活性差别较大(50%~150%),但与维持止血功能所需的凝血因子活性(5%~30%)比较,仍处于正常水平[3]。绝大多数血液采集机构一般不允许血管性血友病患者献血,但某些机构可能允许病情较轻、无出血史的个体捐献红细胞。有关抗血栓治疗个体献血的问题见本章后面部分。

三、心和肺疾病

心血管疾病在美国很常见,估计每3个成年人就有1名以上患者,共有8 600万患者[30]。作为献血者安全措施之一,意向献血者将被问及是否曾患心肺疾病,但是允许具有心肺疾病史个体献血的标准则由各血站自行确定。

已公开发表的关于择期心脏手术患者自体献血研究结果的汇总分析显示,该组患者的献血不良反应发生率并没有高于无心脏疾病史的献血者[31-35]。虽然成年人心血管疾病较为常见,但健康献血者捐献全血时出现血管迷走神经反应的概率仅为2%~5%,且更常见于健康年轻人,年龄大的人反而较少见[36,37]。

接受具有心脏病史个体献血的合理条件是:献血当天无症状,通过了健康检查,心脏疾病诊断或治疗后不存在功能障碍,日常活动不受限制。一些血站建议,出现心血管事件、做过心脏手术或者心脏病诊断后至少等待6个月后方可考虑献血。如果在此期间一直都没有症状,日常活动正常,可允许其献血。不允许献血的情形可能包括近期出现临床症状、不稳定型心绞痛、近期心肌梗死、左冠状动脉主干狭窄、进行性充血性心衰或主动脉瓣严重狭窄导致的活动受限或功能障碍[3]。

四、用药状况

DHQ和屏蔽献血药品列表包含了AABB和FDA规定需要屏蔽献血的具体治疗药品,共分为5大类:

- 对胎儿具有潜在强致畸危害的药品(尽管至今尚无与使用致畸药品的献血者血液输注相关的胎儿不良结局的案例)。
- 能通过输血进入受血者体内,用于治疗感染的抗生素或抗微生物药品(用于预防痤疮、红斑痤疮以及菌血症低风险的其他慢性疾病的抗生素除外)。
- 影响血液成分(仅针对血浆或血小板成分)疗效的抗凝药和抗血小板药。

- 英国生产的具有感染克雅氏症潜在风险的牛胰岛素(尽管至今尚无使用牛胰岛素的献血者引起输血传播的案例)。
- 人垂体来源的生长激素,理论上增加克雅氏症风险(尽管尚无使用这些生长激素的献血者引起输血传播的案例)。自1985年,美国已经禁止使用人垂体来源的生长激素。

虽然允许血液采集机构在FDA和AABB屏蔽献血药品列表中增列需要其他药品,但许多血站仅选用该列表,或者只增加少量药品。DHQ工作组鼓励血液采集机构充分考虑本地增列的屏蔽献血药品的具体原因,避免不必要的屏蔽献血[3]。近年来,抑制血小板功能或凝血的药物的品种剧增,例如X因子直接抑制剂越来越多地被用于替代华法林。使用这些药物常是献血屏蔽的原因[21 CFR 630.10(e);21 CFR 640.21(b)、(c)]。

FDA很久以前公布的妊娠用药风险分类旨在对妊娠用药进行效益和风险评估。这一分类常被血站用于献血者健康检查,但这并不合适。例如D类和X类风险药品中的一些常用药品(例如口服避孕药和抗胆固醇药)对孕妇可能是禁忌的,但是对其他受血者而言,即使可能造成风险,也是非常小,完全可以忽略。2016年,FDA废止了这一风险分类方法,引入了新方法,说明在开具对孕妇或哺乳期妇女存在风险的药物处方时的考虑。这一方法也可能被不恰当用于献血条件的判断,但问题较小些[38]。

各地在制定屏蔽献血药品列表时,通常考虑的是献血者服药的原因及其身体状况,而不是所采集血液成分中的残留药品本身对受血者具有多大的危害。献血者使用的大多数药品对受血者无害,但在对献血者用药的潜在风险进行评估时宜考虑许多影响因素(例如药品的半衰期、血浆浓度均值和峰值、在成分血中的残留浓度以及输入受血者体内后被稀释的程度)。

第四节　仅供经常重复献血的献血者使用的简化版献血者健康征询问卷

关于经常重复献血的献血者,尤其是血小板和血浆献血者,在每次献血时应当回答相同问题的这一要求和实践的弊端,血液采集机构已经认识多年。这些提问是针对很久以前发生的高危因素,且已不可能改变。要求献血者每次献血时重复回答这些问题，引起许多积极献血的献血者对献血经历感到不满。美国少数几家血站专门针对已分别有 2 次通过了 DHQ 完整版的健康征询，且在过去 6 个月中至少献血 1 次的献血者设计了 DHQ 简化版，已于 2003 年获得 FDA 批准并实施。AABB 2.0 版本的 DHQ 简化版也由其完整版工作组研制和验证，已被 FDA 官方指引认可，可供已经使用 DHQ 完整版的血液采集机构采用[7]。简化版设计了 2 个"捕获问题"，专门针对献血者在上次献血后所经历的新的诊断或治疗，用于代替完整版中关于很久以前的高危因素（例如输血、查加斯病和巴贝西虫病）的 17 个问题。DHQ 简化版能起到改善重复献血者的献血经历的作用。

第五节　为满足特殊医疗需求的指定（定向）献血

一、特殊医疗需求

输注特定献血者的血液成分可能对某些疾病的患者有益，例如：存在多种抗体或者高频抗原的抗体患者需要输注对应红细胞抗原阴性的血液；如果需要特定献血者经常献血，供具有特殊医疗需求的特定患者使用，血液采集机构应当制订具体程序，由患者经治医师提出用血申请，经过血站医生批准。应当由医师对献血者进行健康检查，并证实其符合异体献血者健康检查的全部要求，但献血间隔除外 [21CFR 630.15 (a) (1) (ii) (B)] 需要紧急输血时，如果按照 CFR 对血液单位进行标识和管理，可在获得 RTTI 检测结果之前发放血液，然后应当尽快完成血液检测，并在第一时间内向医院或输血服务机构报告血液检测结果[2]。

二、定向献血

定向献血是指患者要求使用指定献血者（通常是患者家属或朋友）的血液。定向献血在过去数年内已经减少，但这种需求仍然在继续。对定向献血的偏好似乎反映了公众仍然存在对使用通用库存血液存在 RTTI 风险这样一种不正确认知。大多数血液采集机构和医院为了迁就这一需求，克服定向献血所带来的血液采集、保存、跟踪、付费和运输服务方面的种种困难，提供定向献血服务。

定向献血者的病毒标志物检出率高于自愿献血者。这主要（但不完全）是因为定向献血者中首次献血者的占比更高[39]。没有证据表明定向献血者的血液比社区自愿献血者的更安全。相反，由于定向献血者感受到献血压力可能更大，因此可能给血液安全带来负面影响。可能难以对定向献血者的阳性检测结果保密。然而，还是有患者或其家属，特别是新生儿或其他儿科患者，有时会谋求定向献血。

定向献血者应当符合自愿献血者的献血条件，因此如果其血液没有被原先计划安排的患者所使用，则可供其他患者使用。血液采集机构宜向临床人员说明清楚定向献血程序，使医院、输血申请医师和患者知悉何时能够获得定向献血者捐献的血液。需要沟通的内容包括明确从采血到可供患者输注的时间间隔，献血者 ABO 血型可能与患者不相容，或者献血者可能由于其他原因不能献血，以及定向献血者的血液可供其他患者使用等。

三、自体献血

自从 20 世纪 90 年代以来，美国的自体献血已经显著减少。其原因可能是由于异体输血相关的病毒风险已明显降低，手术用血普遍减少，以及由此带来的自体献血医疗获益低，但成本却明显增加[40-42]。最适合开展自体献血的是存在同种异体免疫难以获得相容血液、择期手术可能需要输血以及在手术前有适当时间使血红蛋白水平得以恢复的患者。

一般来说，单纯术前自体献血对于减少异体输血需求是有限的，实际上反而可能增加术后低血细胞比容的风险。但术前自体献血可与其他血液保护技术（如急性等容性血液稀释、围术期血液回收和止血药品）联合应用（详见 20 章）。

宜由血站和患者的经治医师共同对拟自体献血的患者进行献血者健康检查。FDA、AABB 或双方制定的自体献血条件有：

- 患者医师的处方或医嘱。
- 患者血红蛋白≥110g/L，或血细胞比容≥33%。
- 在拟行手术或输血前≥72h 采血。
- 存在菌血症风险时不可自体献血。
- 如果标识为"仅用于自体输注"，则所采集的血液只能供献血的患者本人输注。

血站宜明确自体献血的禁忌证，可包括献血可能引发较大风险的医疗情形，例如：①不稳定型心绞痛；②近期心肌梗死或者脑血管意外；③具有明显的心肺疾病,症状持续,且未经经治医师检查确认能自体献血;④未经治疗的主动脉瓣狭窄[42]。输血申请医师和血站医师都需要仔细权衡自体献血的获益和风险。FDA 已发布的自体献血指引明确指出,针对异体献血的某些规则未必适用于自体献血[43]。

要点

1. AABB 工作组研制的 AABB DHQ 和相关文件,包括供重复献血者使用的简化版,已得到 FDA 认可,是确定意向自愿献血者是否符合异体献血条件的适宜方法。

2. DHQ 及其相关文件的最新版本(2.0 版)详见 AABB 网站。FDA 于 2016 年 5 月对所有 DHQ 文件进行认可的指引详见 FDA 网站[6,7]。

3. 告知意向献血者关于献血风险、HIV 感染相关的临床症状和体征、血源性病原体传播的高危行为,以及如果意识到携带 RTTI 时应当避免献血的重要性。

4. 低铁(即使不存在贫血)对年轻、育龄女性或者重复献血的献血者的身体健康可能具有负面影响。

5. 身体健康,献血当天状态良好,符合 AABB、FDA 和血液采集机构规定的所有献血要求,方能成为异体献血者。

6. 近年来,临床上没有明确需要定向献血的择期手术患者选用定向献血的情形一直在减少,但依然继续存在,尽管没有证据能够表明定向献血更为安全。

参考文献

1. Ooley P, ed. Standards for blood banks and transfusion services. 30th ed. Bethesda, MD: AABB, 2016.

2. Code of federal regulations. Title 21, CFR Parts 600 to 799. Washington, DC: US Government Publishing Office, 2017 (revised annually).

3. Eder A, Bianco C, eds. Screening blood donors: Science, reason, and the donor history questionnaire. Bethesda, MD: AABB Press, 2007.

4. Zou S, Eder AF, Musavi F, et al. ARCNET Study Group. Implementation of the uniform donor history questionnaire across the American Red Cross Blood Services: Increased deferral among repeat presenters but no measurable impact on blood safety. Transfusion 2007;47:1990-8.

5. Fridey JL, Townsend M, Kessler D, Gregory K. A question of clarity: Redesigning the AABB blood donor history questionnaire—a chronology and model for donor screening. Transfus Med Rev 2007;21:181-204.

6. Blood donor history questionnaires. Version 2.0. Bethesda, MD: AABB, 2016. [Available at http://www.aabb.org/tm/questionnaires/Pages/dhqaabb.aspx (accessed January 23, 2017).]

7. Food and Drug Administration. Guidance for industry: Implementation of acceptable full-length and abbreviated donor history questionnaires and accompanying materials for use in screening donors of blood and blood components. (May 2016) Rockville, MD: CBER Office of Communication, Outreach, and Development, 2016. [Available at http://www.

fda.gov/BiologicsBloodVaccines/GuidanceComplianceRegulatoryInformation/Guidances/Blood/default.htm (accessed January 23, 2017).]

8. Eder AF. Evidence-based selection criteria to protect the blood donor. J Clin Apher 2010;25:331-7.

9. Eder A, Goldman M, Rossmann S, et al. Selection criteria to protect the blood donor in North America and Europe: Past (dogma), present (evidence), and future (hemovigilance). Transfus Med Rev 2009;23:205-20.

10. Strauss RG. Rationale for medical director acceptance or rejection of allogeneic platelet-pheresis donors with underlying medical disorders. J Clin Apher 2002;17:111-17.

11. Reik RA, Burch JW, Vassallo RR, Trainor L. Unique donor suitability issues. Vox Sang 2006;90:255-64.

12. Food and Drug Administration. Questions about blood. Rockville, MD: CBER Office of Communication, Outreach, and Development, 2016. [Available at http://www.fda.gov/biologicsbloodvaccines/bloodbloodproducts/questionsaboutblood/default.htm (accessed January 23, 2017).]

13. Standards portal. Bethesda, MD: AABB, 2017. [Available at http://www.aabb.org/sa/Pages/Standards-Portal.aspx (accessed January 23, 2017).]

14. Cable R, Musavi F, Notari E, Zou S. ARCNET Research Group. Limited effectiveness of donor deferral registries for transfusion-

transmitted disease markers. Transfusion 2008;48:34-42.

15. Cable RG, Steele WR, Melmed RS, et al for the NHLBI Retrovirus Epidemiology Donor Study-II (REDS-II). The difference between finger-stick and venous hemoglobin and hematocrit varies by sex and iron stores. Transfusion 2012; 52:1031-40.

16. Cable RG. Hemoglobin determination in blood donors. Transfus Med Rev 1995;9:131-44.

17. Cable RG, Glynn SA, Kiss JE, et al for the NHL-BI Retrovirus Epidemiology Donor Study-II (REDS-II). Iron deficiency in blood donors: Analysis of enrollment data from the REDS-II Donor Iron Status Evaluation (RISE) study. Transfusion 2011;51:511-22.

18. Beutler E, Waalen J. The definition of anemia: What is the lower limit of normal of the blood hemoglobin concentration? Blood 2006;107: 1747-50.

19. Simon TL, Garry PJ, Hooper EM. Iron stores in blood donors. JAMA 1981;245:2038-43.

20. Cable RG, Glynn SA, Kiss JE, et al. Iron deficiency in blood donors: The REDS-II Donor Iron Status Evaluation (RISE) study. Transfusion 2012;52:702-11.

21. Updated strategies to limit or prevent iron deficiency in blood donors. Association bulletin #17-02. Bethesda, MD: AABB, 2017. [Available at http://www.aabb.org/programs/publications/bulletins/Pages/default.aspx (accessed May 18, 2017).]

22. Bialkowski W, Bryant BJ, Schlumpf KS, et al. The strategies to reduce iron deficiency in blood donors randomized trial: Design, enrollment and early retention. Vox Sang 2015;108: 178-85.

23. Eder AF, Kiss JE. Adverse reactions and iron deficiency after blood donation. In: Simon TL, McCullough J, Snyder EL, et al, eds. Rossi's principles of transfusion medicine. 5th ed. Chichester, UK: John Wiley and Sons, 2016:43-57.

24. Kiss JE, Brambilla D, Glynn SA, et al for the National Heart, Lung, and Blood Institute (NHL-BI) Recipient Epidemiology and Donor Evaluation Study–III (REDS-III). Oral iron supplementation after blood donation: A randomized clinical trial. JAMA 2015;313:575-83.

25. Mast AE, Bialkowski W, Bryant BJ, et al. A randomized, blinded, placebo-controlled trial of education and iron supplementation for mitigation of iron deficiency in regular blood donors. Transfusion 2016;56:1588-97.

26. Custer B, Schlumpf KS, Wright D, et al. NHLBI Retrovirus Epidemiology Donor Study-II. Donor return after temporary deferral. Transfusion 2011;51:1188-96.

27. Eder AF. Blood donors with a history of cancer. In: Eder AF, Bianco C, eds. Screening blood donors: Science, reason, and the donor history questionnaire. Bethesda, MD: AABB Press, 2007:77-92.

28. Edgren G, Hjalgrim H, Reilly M, et al. Risk of cancer after blood transfusion from donors with subclinical cancer: A retrospective cohort study. Lancet 2007;369:1724-30.

29. Hjalgrim H, Rostgaard K, Vasan SK, et al. No evidence of transmission of chronic lymphocytic leukemia through blood transfusion. Blood 2015;126:2059-61.

30. AHA Statistics Committee and Stroke Statistics Subcommittee. Heart disease and stroke statistics—2016 Update: A report from the American Heart Association. Circulation 2016;133: e38-360.

31. Kasper SM, Ellering J, Stachwitz P, et al. All adverse events in autologous blood donors with cardiac disease are not necessarily caused by blood donation. Transfusion 1998;38:669-73.

32. Mann M, Sacks HJ, Goldfinger D. Safety of autologous blood donation prior to elective surgery for a variety of potentially high risk patients. Transfusion 1983;23:229-32.

33. Klapper E, Pepkowitz SH, Czer L, et al. Confirmation of the safety of autologous blood donation by patients awaiting heart or lung transplantation: A controlled study using hemodynamic monitoring. J Thorac Cardiovasc Surg 1995;110:1594-9.

34. Dzik WH, Fleisher AG, Ciavarella D, et al. Safety and efficacy of autologous blood donation before elective aortic valve operation. Ann Thorac Surg 1992;54:1177-80.

35. Popovsky MA, Whitaker B, Arnold NL. Severe outcomes of allogeneic and autologous blood donation: Frequency and characterization. Transfusion 1995;35:734-7.

36. Eder AF, Dy BA, Kennedy J, et al. The American Red Cross donor hemovigilance program: Complications of blood donation reported in 2006. Transfusion 2008;48:1809-19.

37. Wiltbank TB, Giordano GF, Kamel H, et al. Faint and prefaint reactions in whole-blood donors: An analysis of predonation measurements and their predictive value. Transfusion 2008;48:1799-808.

38. Food and Drug Administration. Content and format of labeling for human prescription drug and biological products; requirements for pregnancy and lactation labeling; final rule. Title 21, CFR Part 201. (December 4, 2014) Fed Regist 2014;79:72063-103. [Available at https://www.federalregister.gov/documents/2014/12/04/2014-28241/content-and-format-of-labeling-for-human-prescription-drug-and-biological-products-requirements-for (accessed January 23, 2017).]

39. Dorsey KA, Moritz ED, Steele WR, et al. A comparison of human immunodeficiency virus, hepatitis C virus, hepatitis B virus and human T-lymphotropic virus marker rates for directed versus volunteer blood donations to the Amer-

ican Red Cross during 2005 to 2010. Transfusion 2013;53:1250-6.

40. Brecher ME, Goodnough LT. The rise and fall of preoperative autologous blood donation. Transfusion 2002;42:1618-22.

41. Schved JF. Preoperative autologous blood donation: A therapy that needs to be scientifically evaluated. Transfus Clin Biol 2005;12:365-9.

42. Goodnough LT. Autologous blood donation. Anesthesiol Clin North Am 2005;23:263-70.

43. Food and Drug Administration. Guidance for industry: Determining donor eligibility for autologous donors of blood and blood components intended solely for autologous use—compliance policy. (August 2016) Rockville, MD: CBER Office of Communication, Outreach, and Development, 2016. [Available at http://www.fda.gov/downloads/Biologics BloodVaccines/GuidanceComplianceRegula toryInformation/Guidances/Blood/UCM 514072.pdf (accessed January 23, 2017).

第 6 章　输注用全血和血液成分的采集

从献血者身上采集全血到随后将血液加工成为血液成分,整个过程都需要高度专注技术,使献血者和受血者都能得到最好的照顾。本章介绍全血采集、血液成分手工制备和全自动血液成分采集的方法。"Hemapheresis"(意为血液成分采集)以及所有表示自动化血液成分采集程序的各种术语均来自希腊语"aphairos",意为"从中取出"。具体而言在血液成分单采过程中,将全血分离成为血液成分,采集或处理所需血液成分,将不需要的其他血液成分回输到献血者或患者体内。19 世纪末和 20 世纪初,主要是研发基于离心和膜分离的单采技术,到了 20 世纪 70 年代,单采技术进展迅速。

第一节　献血者准备

一、献血者知情同意

血站应当在每次献血之前向意向献血者提供献血前需要了解的信息和献血过程的辅导,解答他们的疑问。《美国联邦法规》(Code of Federal Regulations, CFR)规定,血站应当取得献血者对以下事项的书面确认[21 CFR Part 630.10(g)(2)][1]:

- 献血者已经详细阅读与输血传播感染相关教育资料。
- 献血者同意,如果存在如教育资料所述的情况,所献血液可能导致受血者潜在风险,将不献血。
- 献血者的血液标本将接受特定输血传播感染的检测。
- 如果确定献血者不适合献血,或者按照法规要求应当屏蔽献血者献血,将在献血记录中将献血者标记为不适合献血,并告知献血者被屏蔽献血的原因和屏蔽期限。
- 献血者收到并已仔细阅读有关献血过程中可能发生的具体风险和危害。
- 献血者随时可以提问和退出献血过程。

另外,CFR 规定,血站的责任医师或适宜的受权人员应当取得献血者对血浆单采和血小板单采的知情同意。责任医师或受权人员宜向献血者解释清楚在单采过程中可能出现的风险,回答献血者的问题,给献血者退出单采的机会。关于履行单采血小板献血者知情同意过程的频率的具体要求是,第 1 次单采时及此后每年 1 次[21 CFR 640.21(g)和 630.5]。单采血浆的知情同意频率除了和单采小板相同的以外,还增加了一条要求,如果距前次血浆单采超过 6 个月,应当重新履行签署知情同意过程(21 CRF 630.15)。

二、献血者健康检查和身份确认

只有经过检查判定献血者符合健康要求,并采用唯一的献血编码标识献血记录单、血袋主袋和联袋以及标本管后,方可为献血者采集血液。保持血液成分标识和血液检测结果与献血者的关联对于确保受血者安全至关重要。只有做到这两点,才可能在必要时开展事后调查并收回问题血液。血液成分标识一律采用献血条形码和肉眼可读的编码,来自同一名献血者同一次献血的每份标本和每袋血液成分、献血者健康征询/献血记录单均使用同一献血编码,献血电子记录也使用相同编码。在血液采集前、采集中和采集后,应确认献血者、献血记录、血袋主袋和联袋及标本管的献血编码的一致性。在采血前对标识进行最后核查,有助于确保献血者的历史数据、实验室数据和其他制备数据与正确的血液成分关联。

三、静脉选择和穿刺部位消毒

采血者检查献血者双臂,在献血者肘窝找出隆

6

起、粗大、固定的静脉,选择没有瘢痕或损伤的皮肤作为穿刺部位。

应遵从消毒剂使用说明书的规定,对献血者的手臂及穿刺部位进行清洁和消毒(方法 6-2)。这些消毒方法可使穿刺部位达到外科清洁,但不可能达到绝对无菌。有研究发现,经聚乙烯吡酮碘或异丙醇和碘酒消毒后,采用平板接触法对献血者穿刺部位做细菌培养,结果约 50% 的培养无细菌生长,其余的有少量(1～100 个菌落)细菌生长,细菌数超过 100 个菌落的罕见(1%)[2]。寄居在皮肤深层的细菌接触不到消毒剂,可能导致污染。1 项猪皮穿刺研究显示,150 次穿刺中有 1 次在灌洗液中检出猪皮肤的表皮细胞[3]。AABB《血库和输血服务机构标准》(以下简称《AABB 标准》)[4]要求,采集血液时应将最先流出的数毫升血液导入留样袋,以减少血小板细菌污染[5]。

第二节　血液采集过程

方法 6-3 介绍了血液和血液标本的采集步骤。500ml 血液的采集时间平均不超过 10min。采集时间超过 15～20min 的血液可能不适合用作血小板

或血浆的制备(具体依照血站的规章制度)。血液采集期间应定时混匀采血袋,以确保抗凝剂均匀分布。已有自动混匀设备可供选用。

如果留样袋中的血液标本量不足,可在采血结束后立即进行第二次静脉穿刺,补充采集血液标本。

一、献血量

《AABB 标准》准许每次献血量最高可达 10.5ml/kg(包括血袋和所有标本的血量)[4]。在北美和欧洲,常规献血量为 450ml ± 10%(405～495ml)或 500ml±10%(450～550ml)。其他地区的献血量可能不同,有的可低至 200～250ml。可采用采集血液的净重(以 g 为单位)除以全血密度(1.053g/ml)计算全血容量。

应将血袋的采血量控制在血袋生产厂家的规定范围,以保证抗凝剂与全血的比例恰当。超量采集的血液应予报废,不足量血液应标识"不足量红细胞"(表 6-1)。有证据显示,采血量过多或过少(275～600g)时,所分离的红细胞(即使保存了 21～35 天)输入体内后其回收率并不受影响[6,7]。从不足量的全血中分离的血浆和血小板应予报废。经医师批准,可保留不足量自体血液。

表 6-1　常量、少量和超量采集的全血*

		450ml 采血袋		500ml 采血袋
少量	容量	300～404ml	容量	333～449ml
	重量	316～425g	重量	351～473g
常量	容量	405～495ml	容量	450～550ml
	重量	427～521g	重量	474～579g
超量	容量	>495ml	容量	>550ml
	重量	>521g	重量	>579g

注:* 用于换算的全血密度为 1.053g/ml;表中数值不包括抗凝剂和血袋的体积和重量;少量全血制备的红细胞应标示"少量红细胞"。

其他血液成分的容量也可以净重(g)除以密度(g/ml)计算。表 6-2 列出了常用血细胞或血液成分密度,有些数值是由适用法规文件规定的[8-11]。

二、献血者献血后护理

血液采集结束后应立即将针头收回到保护套内,以防意外受伤。献血结束后保持献血者手臂抬高,在静脉穿刺部位放置敷料,用手指局部按压,直至穿刺部位止血。可选用绷带或创可贴。对于服用抗凝药物或抗血小板药物的献血者,可能需要按压更长时间才能止血。

《AABB 标准》要求,血站应向献血者提供献血

后书面指导[4]。献血后护理包括观察献血者是否出现献血不良反应的体征或症状。如果献血者能耐受坐位,没有任何其他反应,便可前往休息区,要鼓励献血者食用饮料和点心,在休息区休息大约 15min 或者直到感觉正常后再离开。还有,应鼓励献血者在献血后数小时内多喝水,避免提重物、剧烈运动或可能给本人或他人带来危险的活动。应告知献血者如果发生再出血,应按压穿刺部位止血,如果按压无效应联系血站。血站应给献血者留下联系电话号码,以便在必要时(例如觉得所献血液不宜输注、出现献血不良反应或感染症状和体征等)向血站报告。

表 6-2 主要血细胞和血液成分的密度

血细胞或血液成分	比重*	数据来源
细胞		欧洲委员会[8]
血小板	1.058	
单核细胞	1.062	
淋巴细胞	1.070	
中性粒细胞	1.082	
红细胞	1.100	
血液成分		
全自动采集、含添加液的红细胞	1.06	FDA 指南[9]
全自动采集、不含添加液的红细胞	1.08	FDA 指南[9]
单采血小板	1.03	FDA 指南[10]
血浆†		按照血浆或血浆衍生物生产方的说明
Octapharma AG 血浆	1.026	
CSL 血浆	1.027	
Fenwal 血浆	1.027	
全血	1.053†	FDA 指南血库检查[11]

注：*比重是相对于水的密度；假设水密度为 1 000g/ml 时，比重和密度值相等。
†译者注：不同公司分离机所采集的血浆。
FDA：食品药品监督管理局。

第三节 献血不良反应

在献血时发生或献血后报告的不良反应发生率大约占献血人次的 3.5%。2014 年，美国红十字会[12]观察了约 500 万人次的全血献血，献血不良反应发生率为 4.91%，即 491/10 000 献血人次（表 6-3）。离开献血现场后出现需要治疗的献血不良反应发生率为 1/3 700。欧洲 1 项基于人群的研究显示，导致长期疾病或残疾的献血相关并发症的发生率分别为 5/10 000 和 2.3/100 000[13]。美国红十字会建立的献血者安全监测系统的数据显示，采集全血的并发症发生率要比单采血小板或单采 2 个单位红细胞低一些，主要是轻度头晕或者局部轻度血肿[14]，但较严重的献血不良反应在全血献血者中的发生率更高（7.4/10 000 人次），而在单采血小板（5.2/10 000 人次）和单采 2 个单位红细胞（3.3/10 000）献血者中的发生率较低[15]。与全血献血者相比，血液成分单采献血者较少发生严重不良反应。应当记录采血过程中发生的所有不良反应及其全面调查结果。

表 6-3 美国红十字会全血和单采献血不良反应发生率（2014 年）*

不良反应类别†		全血				自动化采集‡			
		全部		外部就医		所有反应		外部就医	
		n	发生率§	n	发生率§	n	发生率§	n	发生率§
全身性（晕厥）	晕厥前反应	134 710	285.96	123	2.23	11 401	147.72	17	0.22
	意识丧失（<1min）	7 300	15.50	51	0.52	542	7.02	3	0.04
				严重（含回告）					
	意识丧失（≥1min）	687	1.46	182	1.46	62	0.61	13	0.17
	恢复期延长◇	1 792	3.80	456	3.80	138	1.17	34	0.44
	意识丧失伴损伤	1 131	2.40	412	2.40	46	0.47	18	0.23

续表

不良反应类别[†]		全血				自动化采集[‡]			
		全部		外部就医		所有反应		外部就医	
		n	发生率[§]	n	发生率[§]	n	发生率[§]	n	发生率[§]
穿刺相关损伤	小血肿[¶]	80 432	170.74	68	1.88	35 560	460.73	10	0.13
				较严重(回告)					
	大血肿[¶]	2 287	0.64	350	4.85	1 003	8.03	106	1.37
	疑似神经损伤	2 252	1.09	430	5.35	269	0.69	55	0.71
	疑似动脉穿刺	828	0.89	70	1.76	28	0.21	1	0.01
枸橼酸盐反应	枸橼酸盐(轻度)	—	—	—	—	6 920	89.66	15	0.19
	枸橼酸盐(严重)(含回告)	—	—	—	—	143	1.81	24	0.31
过敏反应	局部(轻度)过敏反应	64	0.14	29	0.48	21	0.27	26	0.34
	全身性过敏反应(严重)(含回告)	12	0.01	9	0.03	7	0.03	4	0.05
总计		231 495	491.42	2 180	4.63	56 140	727.37	326	4.22

注:[*] 2014 年数据来源美国红十字协会血液安全监测计划(计划内容详见 Eder 等[12])。
[†] 轻度反应(例如晕厥前反应、小血肿)仅包括采血点所记录的,严重反应包括采血点记录和献血后报告的,需要对献血者进行随访,由血站的医生进行评估。
[‡] 自动化采集包括单采血小板、同时采集血小板和血浆或其他血液成分、2 单位红细胞和单采血浆。
[§] 发生率,每 10 000 人次献血。
[◇] 恢复期延长:晕厥前期反应发生后 30min 以上仍未恢复;小血肿:≤5.08cm×5.08cm;大血肿:>5.08cm×5.08cm。
[¶] 外部就医:在献血相关的不良事件发生后,由非血站工作人员给予治疗。

一、穿刺相关损伤

1. **血肿(瘀斑)** 献血者随访显示,约有 1/3 的献血者出现轻度反应,诸如穿刺部位小血肿(≤5.08cm²)等[16]。静脉穿刺后常发生小血肿(瘀斑),但通常不会影响献血者再次献血。

2. **局部神经损伤** 穿刺相关神经损伤较少见,但由于神经与血管紧密相连,且神经分布存在变异,因此,采用规范的穿刺技术仍无法完全避免神经损伤。有 40% 的神经损伤不影响采血[16]。献血者可能诉说穿刺部位以外的区域诸如前臂、手腕、手、上臂或肩膀的感觉异常。神经损伤一般为短暂性,基本上都能恢复正常,但有 7% 的神经损伤可能需要 3~9 个月才能恢复[16]。损伤严重的需要转诊神经内科接受治疗。

3. **刺入动脉** 提示刺入动脉的现象有:采集血液呈鲜红色,血袋异常快速充盈(<4min 完成采集)和针头随动脉搏动而跳动。发生动脉刺入时,血肿发生率较高。早发现刺入动脉时,应立即拔针,长时间按压穿刺部位。大多数献血者能快速和完全恢复,但仍有部分献血者的血肿可能表现为忽大忽小的膨胀性搏动,此时应通过动脉超声检测以判断是否形成假性动脉瘤。

二、全身性反应

血管迷走神经反应(也称"先兆晕厥")的表现包括头晕、出汗、恶心、呕吐、虚弱、忧虑、面色苍白、低血压和心动过缓等症状,严重者可出现晕厥(意识丧失)、抽搐和大小便失禁。献血后立位性血压变化也可能产生晕厥。血管迷走神经反应的特征是脉率减慢,而血容量减少出现的反应则是脉率加快。不过这一鉴别没有实用价值,因为这两种原因引起的不良反应的处理方法相似。部分严重献血不良反应或恢复缓慢的献血者可能需要送至急诊室短期观察和静脉输液。对发生严重献血不良反应的献血者进行电话随访有助于评估是否完全恢复。无法准确预测曾出现献血不良反应的全血献血者再次献血时出现晕厥的可能性,但是这类献血者以后再次献血的可能性减少[17]。

大多数全身性献血不良反应发生在餐饮区或休息区。即发和迟发型血管迷走性神经反应的主要预测因素是低龄、血容量少和初次献血[18,19]。

服用降压药不是发生献血不良反应的高危因素[20]。约有 15% 的血管迷走神经反应是发生在献血地点之外和在献血后 1h 内[17]。出现血管迷走神经反应的献血者可能发生头部、脸部或四肢受伤。工作人员应保持警惕，尽早发现不良反应并尽可能防止伤害的发生。对于血容量少（<3.5L）的低龄献血者实施屏蔽献血，以及对低龄献血采取能减少献血不良反应的生理措施，确保献血者安全[18]。已经明确，采取献血者教育、环境控制、要求献血者在献血前和献血后饮水、注意力分散和肌肉收缩放松活动等措施能有效降低低龄献血者的不良反应发生率[21]。

出现血管迷走神经性反应时应停止献血。一旦发现疑似出现血管迷走神经性反应时，应让献血者平卧，使用冷毛巾擦拭献血者的颈部和肩部，松开献血者衣服，以帮助缓解症状。

血管迷走神经反应和低血容量反应在单采献血者中虽少见，但仍可能发生。枸橼酸抗凝剂引起的感觉异常（麻刺感）和其他反应较为常见（与第 22 章所述的全血输注所致枸橼酸盐毒性反应类似）。

食品药品监督管理局（Food and Drug Administration, FDA）要求采供血机构报告献血相关死亡事件。2012—2014 财务年度，FDA 共收到 45 例自动和手动采血后死亡报告，其中有 11 例发生在捐献全血之后。经医疗鉴定，在这 11 例中，有 2 例排除了与献血的相关性，有 8 例没有证据表明献血与献血者死亡之间存在因果关系[22]，绝大多数献血后死亡并不是献血造成的，而是属于偶合事件。但是，有 1 起事件与献血有关，1 名献血者在献血后诉说头晕，经过饮水和休息保守处理后，献血者走了几步后摔倒，导致创伤性脑损伤，最终不治身亡[22]。

第四节 用于血液成分制备或输注的全血

全血大多数用于制备血液成分，很少直接用于输注。严重出血如创伤性大出血，没有血小板可用时，输注新鲜全血可能有益[23]。在保存期间，全血中的不稳定凝血因子活性逐渐降低，血小板发生活化和出现保存损伤。

使用含抗凝剂的无菌聚氯乙烯（polyvinyl chloride, PVC）袋采集全血。抗凝剂一般为枸橼酸盐-磷

酸盐-葡萄糖（citrate-phosphate-dextrose, CPD）、枸橼酸盐-磷酸盐-葡萄糖-葡萄糖（citrate-phosphate-dextrose-dextrose, CP2D）或枸橼酸盐-磷酸盐-葡萄糖-腺嘌呤（citrate-phosphate-dextrose-adenine, CPDA-1）（表 6-4、表 6-5）。采用 ACD（acid-citrate-dextrose）、CPD 或 CP2D 的全血在 1~6℃ 的保存期为 21 天，采用 CPDA-1 的全血保存期为 35 天。一袋全血含 450ml（±10%）或 500ml（±10%）的血液（因所用血袋而异）。异体献血者的最低血细胞比容为女性 36%~38%，男性 39%。成人自体献血者的最低血细胞比容可低至 33%。全血采集量为非常量时，应在标签上标明具体血量。应使用经过国家监管机

表 6-4 采集 450ml 全血的抗凝保养液[*]

参数	CPD	CP2D	CPDA-1
pH	5.0~6.0	5.3~5.9	5.0~6.0
比例（ml 溶液∶血液）	1.4∶10	1.4∶10	1.4∶10
FDA 规定的保存期	21	21	35
含量（mg/63ml）			
枸橼酸钠	1 660	1 660	1 660
枸橼酸	188	206	188
葡萄糖	1 610	3 220	2 010
磷酸二氢钠	140	140	140
腺嘌呤	0	0	17.3

注：* 数据由生产方提供和确认。
CPD：枸橼酸盐-磷酸盐-葡萄糖；CP2D：枸橼酸盐-磷酸盐-葡萄糖-葡萄糖；CPDA-1：枸橼酸盐-磷酸盐-葡萄糖-腺嘌呤；FDA：食品药品监督管理局。

表 6-5 采集 500ml 全血的抗凝保养液[*]

参数	CPD	CP2D	CPDA-1
pH	5.0~6.0	5.3~5.9	5.0~6.0
比例（溶液∶血液）	1.4∶10	1.4∶10	1.4∶10
FDA 规定的保存期	21	21	35
含量（mg/70ml）			
枸橼酸钠	1 840	1 840	1 840
枸橼酸	209	229	300
葡萄糖	1 780	3 570	2 230
磷酸二氢钠	155	155	155
腺嘌呤	0	0	19.3

注：* 数据由生产方提供和确认。
CPD：枸橼酸盐-磷酸盐-葡萄糖；CP2D：枸橼酸盐-磷酸盐-葡萄糖-葡萄糖；CPDA-1：枸橼酸盐-磷酸盐-葡萄糖-腺嘌呤；FDA：食品药品监督管理局。

构批准的血袋。采集和处理血液的耗材一般不含乳胶。血袋应无菌,无热原,应有批号。采血袋还应标明保存期和监管机构要求的其他数据。无菌采血袋可含有一体化的连接管路和转移袋,用于制备血液成分,还应有供输注或其他穿刺的接口。开放性穿刺使血液保存期缩短。全血采集的创新点包括具有监测采血量和自动将抗凝剂与血液混匀功能的采血秤,以及能按照固定比例向从静脉采集的血液加入抗凝剂的设备。

全血在采集后的临时保存、运输和处理过程中可接受的温度是由血液成分制备要求决定的。有的血液成分要求将流动采血车或固定采血点采集的血液尽快送至血液成分集中制备实验室。另一些血液成分的制备不必要求赶快运送。对血液的冷却要求和运送方式差异很大,应遵从设备生产方的技术要求。采血完成时,血液已冷却至约30℃[24]。这时,如果继续将血液放置在室温环境,其冷却速度很慢,大约需要 6 个多小时才能降到25℃[24]。通常将血液放置在特定环境保存,使其迅速冷却。一些血站使用具有控制冷却速率功能的冷却板,使血液温度降至20℃。这种冷却板采用1,4-丁二醇作为吸热剂,其熔点为20℃。使用冷却板后,血液从采集结束到冷却至20℃大约需要 2 小时[24]。

每袋血液都应进行 ABO 血型和 Rh 血型鉴定、不规则抗体筛查和可经输血传播的感染筛查。献血者重复献血(例如某些血液成分单采)供特定患者输注时可以例外。在这种情况下,可经输血传播的感染筛查间隔时间为 30 天[25]。

有些特殊疾病的治疗,例如新生儿溶血病换血,对血细胞比容有特定要求,这时需要将融化血浆加入红细胞悬液,重新制备成为全血(详见第 17章)。

第五节　主要血液成分

一、血液采集系统

各种血液成分详情请参见《人血液和血液成分使用说明》[the Circular of Information for the Use of Human Blood and Blood Components (Circular of Information)],以下简称《血液使用说明》[26]。可将血液采集系统设计为不同配置的手工法和机械法(例如离心、手工挤压和转移血液成分),还可使用全自动系统如现代化单采设备。采血袋、联袋和管路相互连接形成一个密闭的整体,使整个血液成分制备过程都在封闭系统中操作。在血液发放之前不应有进入血袋的操作,除非是采血或者将血液成分转移至其他血袋的需要。使用开放系统制备的血液成分,应从系统被开放时起算,缩短保存期,以降低细菌败血症风险。系统开放后的保存期从 4小时(室温放置的红细胞或血小板、融化的血浆或冷沉淀)至 24 小时(1～6℃ 保存的红细胞)不等。经批准的无菌接驳设备的功能等同于密闭系统,用于汇集或取样时的各种连接操作,血液成分仍然保留原有保存期。

血液成分单采技术应遵从的许多规则和指南与全血相同。虽然血液成分单采和制备过程与全血来源的成分制备过程不同,但是两者的保存和运输要求以及质量控制措施是相同的。

血液机构应按照《AABB 标准》的要求,制订每种血液成分采集操作的书面程序和方案,记录每项操作程序[4]。所有实验室数据和采血数据应由富有经验的医师定期审核,且应符合相应标准的要求。

二、红细胞

红细胞储血袋的材料是经过邻苯二甲酸二(2-乙基)己酯(di-(2-ethyl-hexyl) phthalate,DEHP)塑化的 PVC。DEHP 不仅赋予 PVC 柔韧性,而且还有保护红细胞,避免其在保存过程中发生溶血的作用。出于对 DEHP 可能具有毒性的关切,有些血袋已经采用其他塑化剂,例如丁酰柠檬酸三己酯(butyryl-trihexyl-citrate,BTHC)和环己烷-1,2-二羧酸二异壬酯(1,2-cyclohexane dicarboxylic acid diisononyl ester,DINCH)。要找到像 DEHP 一样具有红细胞保护作用的其他塑化剂相当困难,具体详情请见 Simmchen 最近的综述[27]。

红细胞成分的制备详见方法 6-4 和方法 6-5。源于全血的红细胞使用 CPD 或 CPD2 保养液在 1～6℃ 的保存期为 21 天,血细胞比容为 65%～85%。使用 CPDA-1 保养液的红细胞的保存期为 35 天,血细胞比容小于 80%。加入添加液(表 6-6)使血细胞比容降至约 55%～65%,同时还使红细胞保存期延长至 42 天,在其他一些行政管辖地区甚至为 56天。美国目前已批准 4 种添加液,其他国家批准了其他添加液(表 6-6)[28]。新生儿或儿科输血一般采用保存期短于 7～10 天的红细胞(详见 24 章),但关于血液新鲜度和对抗凝剂或添加液的偏好有所不同,可是没有什么证据表明哪种选择是最好的。批准用于单采的抗凝剂包括 ACD 配方 A(ACD-A)或配方 B(ACD-B),单采红细胞也使用添加液。美国要求,全血来源或单采红细胞在保存终末期溶血小于 1%,欧盟要求小于 0.8%。红细胞可用于多种二次加工,例如白细胞去除或为了防止受血者发生移植物抗宿主病而进行 γ 或 X 射线照射处理。

表 6-6　目前全世界常用的红细胞添加液*†

比较项目		SAGM	AS-1	AS-3	AS-5	AS-7	MAP	PAGGSM
化学成分/(mmol·L⁻¹)	NaCl	150	154	70	150	—	85	72
	$NaHCO_3$	—	—	—	—	26	—	—
	Na_2HPO_4	—	—	—	—	12	—	16
	NaH_2PO_4	—	—	23	—	—	6	8
	柠檬酸	—	—	2	—	—	1	—
	柠檬酸三钠	—	—	23	—	—	5	—
	腺嘌呤	1.25	2	2	2.2	2	1.5	1.4
	鸟嘌呤	—	—	—	—	—	—	1.4
	右旋糖(葡萄糖)	45	111	55	45	80	40	47
	甘露醇	30	41	—	45.5	55	80	55
pH		5.7	4.6~7.2	5.8	5.5	8.5	5.7	5.7
密度(g/ml)		1.02	1.012	1.005	‡	1.01	‡	1.02
渗透压(mOsm)		347~383	462	418	393	237	‡	270~310
抗凝剂		CPD	CPD	CP2D	CPD	CPD	ACD	CPD
FDA 批准		否	是	是	是	是	否	否
使用地区		欧洲澳大利亚加拿大新西兰	美国	美国加拿大	美国	美国欧洲	日本	德国

* 摘自 Sparrow[28]
† 数据由生产方提供和确认;仅列出每种添加液的商品名和主要来源,其具体配方请查阅其他资料
‡ 未报道
SAGM:生理盐水,腺嘌呤,葡萄糖和甘露醇;AS:添加液;MAP:甘露醇-腺嘌呤-磷酸盐;PAGGSM:磷酸盐-腺嘌呤-葡萄糖-鸟嘌呤-生理盐水-甘露醇

用热合机或者热合钳将与血袋相连的采血导管分隔热合(每段均有重复序列号),可产生大约 13~15 段血液标本,用于后续 ABO/Rh 血型鉴定、交叉配血、抗原分型、输血不良事件调查或其他实验室检测。目视检查发现的导管血样溶血与血袋中的血液溶血没有相关性。一项研究显示,大约 3/4 的目视检查确定的导管血样溶血结果与采用化学方法测定的血红蛋白结果不一致,表明溶血的目视评估法具有较高的假阳性率[29]。

目视检查红细胞单位能发现细菌污染、溶血和凝块等引起的颜色异常。例如,由于污染细菌消耗了氧气,使血袋中的血液颜色变深,而有些未受细菌污染的导管血样的颜色则较浅[30]。污染细菌的血液可变为紫色,可有或无溶血,可有大的凝块。怀疑存在细菌污染时,可将血袋离心后观察,如果发现上清液呈混浊、棕色或红色时,提示细菌污染[30]。但是,目视检查无法发现所有细菌污染血液。

红细胞血袋中存在血凝块一般都很小,目视检查难以发现,直到临床输注堵塞了输血器或在成分制备实验室进行白细胞滤除时才被发现。因此,目视检查不合格或发现有凝块的血液不宜放行供临床输注。

1. 从全血制备红细胞　宜将不用于制备血小

板的全血尽快冷却至冰箱温度,一般是将其放置在冰或其他合适的冷媒中冷却。目前源自全血的3种主要血液成分(红细胞、血小板和血浆)的分离和制备方法都需要至少一次离心。离心机宜经过适当确认、维护、校准或系统检查,以验证加工条件。不同离心方法影响全血中的血细胞成分回收率的主要变量是转子大小、离心速度、离心时间和加速/减速方案。公开发表的论文通常给出相对离心力(g),通过离心机转子半径和转数可计算出相对离心力。

经过离心分离后,应将血液成分小心转移到不同血袋中作进一步加工。许多实验室采用手工挤压法分离血浆,工作人员发现红细胞界面接近管路时,用止血钳夹紧管路,停止挤压。也可采用自动化血液成分分离设备。该设备具有自动监测红细胞界面和钳夹功能。将离心后的全血放置在设备的分离夹中,挤压板对血袋施压,将血液成分从血袋中顶部和/或底部(因设备而异)挤出。

虽然自动化分离设备能提高血液成分制备标准化程度,但在美国血站并未广泛运用。自动化分离设备具有多种功能,包括控制挤压速度,通过光学传感设备监测血液界面,钳夹和热合管路,监控血液成分重量,添加保养液以及有助于血液成分制备质量稳定的其他功能。有的自动化设备几乎囊括了包括离心在内的所有功能,无需人工操作。

由于献血者血红蛋白水平的个体差异和血液制备工艺的差别,每袋红细胞的血红蛋白含量有所不同。例如,白膜法比富血小板血浆法损失更多血红蛋白。红细胞全自动采集法能更为精准地控制每单位红细胞的血红蛋白含量。美国法规并未直接规定血红蛋白总量,但欧盟规定每单位红细胞中的血红蛋白含量至少为45g,每单位少白细胞红细胞的血红蛋白含量至少为40g[31]。有些专家主张将每单位红细胞的血红蛋白含量标准化为50g[32]。

采用(450±45)ml规格的血袋采集到300~404ml全血,或采用(500±50)ml规格的血袋采集到333~449ml全血时,所制备的红细胞标识为不足量之后,可用于临床输注。但是,不足量全血不宜用于制备诸如血小板、血浆和冷沉淀等其他血液成分。

2. 单采红细胞和多种血液成分 每单位单采红细胞的血红蛋白含量至少应为60g(或红细胞容量180ml)[4]。随着单采技术的不断发展,设备、管路和软件越来越精细,使多种组合的血液成分单采成为可能(表6-7)。《AABB标准》和FDA指引均关注自动化单采过程中的红细胞损失量问题[4,9]。美国FDA 2001年发布的指南对使用自动化单采设备的血液成分采集量的最终推荐意见如下[9]:

- 红细胞和血浆各1单位
- 红细胞和血小板各1单位
- 红细胞、血小板和血浆各1单位
- 红细胞2单位

表 6-7 单采设备与采集成分对照表

设备	GRAN	PLT	cRBC*	2-RBC	PLASMA	cPLASMA*
汾沃 ALYX			×	×		×
汾沃 Amicus		×	×			×
汾沃 Autopheresis C†					×	
费森尤斯 AS104	×					
泰尔茂比司特(COBE) Spectra	×	×				×
泰尔茂比司特 Spectra Opita		×				
泰尔茂比司特 Trima V-4		×	×	×		×
泰尔茂比司特 Trima Accel		×	×	×		×
唯美血液技术 Cymbal				×		
唯美血液技术 MCS+ LN9000	×	×				×
唯美血液技术 MCS+ LN8150			×	×		×
唯美血液技术 PCS-2†					×	

注: * 同时采集成分1种以上。
† 开放系统。
GRAN:粒细胞;PLT:单采血小板(单、双、三剂量);cRBC:同时采集1U红细胞;2-RBC:2单位红细胞;PLASMA:1单位血浆;cPLASMA:同时采集血浆;V-4:第4版软件。

指南文件含有 FDA 法规要求，即应当按照血液和血液成分采集和加工的设计方式操作单采设备。该指南有一节是专门针对献血者健康检查和监控，包括保证将献血者红细胞损失量控制在允许范围内以及质量控制事项和记录的要求，其中有些要求在前几版的 AABB 技术手册中已有介绍[33]。

3. 红细胞单采设备

（1）泰尔茂比司特 Trima 和 Trima Accel 血细胞分离系统（泰尔茂比司特，雷克伍德，科罗拉多州）：能在采集血小板的同时采集 1 单位红细胞[34-36]。根据献血者体型和红细胞比容，可采用该系统管路采集 2 单位红细胞，还可选择是否同时采集血浆。该系统采集 2 单位红细胞时，采用单针管路，并在采集过程中将生理盐水回输献血者体内。1 或 2 单位红细胞采集完成后，管路下机，手工加入保养液和过滤白细胞。

（2）汾沃 ALYX 血细胞分离系统（汾沃，苏黎世湖，伊利诺伊州）：根据献血者体型和红细胞比容，该系统可采集 2 单位红细胞或同时采集红细胞和血浆各 1 单位[34,36,37]。该系统利用刚性圆柱型离心仓分离血细胞和血浆。在回输过程中，血浆和生理盐水返回献血者体内。采集完成后，该系统能自动添加保养液，利用输送泵促使红细胞流经在线白细胞滤器，进入最终保存袋。该系统使用单针管路，其离体血容量大约为 110ml。

（3）汾沃 Amicus 血细胞分离机：只有单针管路，能同时采集血小板和 1 单位红细胞[34,38]。采集完成后，管路下机，手工加入保养液和过滤白细胞。

（4）唯美血液技术 Cymbal 血细胞分离系统（美国血液技术公司，布雷特里，马萨诸塞州）：采用可扩展、不同容量的离心杯采集血液成分。该系统的离体血容量较唯美血液技术 MCS+LN8150 管路的小，能采集 2 单位红细胞[39]。

（5）唯美血液技术 MCS+LN8150 血细胞分离系统：利用吹模技术制成的离心杯采集红细胞和血浆，采用单针管路，离体血容量随着献血者血细胞比容的不同而变化，从 391ml（献血者血细胞比容 54%）到 542ml（献血者血细胞比容 38%）。根据献血者体型和血细胞比容的不同，该系统可采集 1 或 2 单位红细胞，同时还可采集血浆[34,36,40]。采集完成后，管路下机，手工加入保养液和过滤白细胞[41]。

4. 冰冻红细胞

甘油是最常用的冰冻保存剂，一般在血液采集后 6 天内加入红细胞中。有高浓度或者低浓度 2 种方法。方法 6-6 和方法 6-7 介绍了 2 种常用的高浓度甘油保存方法。

冰冻红细胞应当在 -65℃ 以下保存，保存期为 10 年。在极少数情况下，根据患者需求和其他稀有相容红细胞的可用性作出医学评估和批准，过了保存期的冷冻红细胞仍可使用。在运输过程中，发生碰撞或操作粗暴时，冰冻红细胞血袋易发生破裂，因此应小心操作。

冰冻红细胞应在 37℃ 融化，一般需要约 10min 才能完全融化。应当使用具有添加和去除氯化钠溶液的设备完成去甘油。在大多数情况下，是在开放系统环境中添加和去除甘油，因此，解冻和去甘油红细胞在 1～6℃ 只能保存 24 小时。最终制备的红细胞以 0.9% 氯化钠和 0.2% 葡萄糖悬浮。有研究证实，葡萄糖可为红细胞提供营养，使保存 4 天的解冻去甘油红细胞输入人体内的存活能力仍令人满意[42]。推荐质量控制项目为去甘油化红细胞容量和末次洗涤液游离血红蛋白含量（方法 6-8）。

最近已有能在封闭系统中自动添加或去除甘油的解冻红细胞洗涤系统。使用该系统，可在全血采集后 6 天内添加甘油，还可在解冻去甘油的红细胞内加入添加液 3（additive solution formula 3，AS-3），制成的红细胞可在 4℃ 保存 14 天[41]。该系统制成红细胞的血细胞比容为 51%～53%，白细胞平均含量约为 $9.0×10^6/U$[43]。

三、血浆

根据血浆采集方法、保存温度、冰冻方法、二次加工、融化后的保存及时限等广泛组合，制订相应的监管要求，这些要求涵盖了血浆制备和/或使用所在国家的一系列标准、规范、指南。本部分信息的主要来源是美国 CFR、FDA 指引文件、《血液使用说明》[26]、《AABB 标准》和欧盟指令，但可能不全面。血浆制备机构应查阅所在国家对血浆的定义和要求。

一般将源于全血或单采的血浆冷冻保存，以保留凝血因子活性和延长保存期。冰冻血浆融化后可供临床使用，也可在 1～6℃ 保存一段时间。冰冻血浆也可用于制备冷沉淀和去冷沉淀血浆。已有数种血浆病毒灭活方法，应根据不同国家监管机构的审批情况加以选用。采用组分分离方法，血浆还可用于制备各种特定血浆蛋白成分。以下介绍基于《血液使用说明》。

1. 新鲜冰冻血浆

在美国，从单袋全血制成

或通过单采获得新鲜冰冻血浆（Fresh Frozen Plasma，FFP）。美国的常规全血采集量为 500ml，这是体型最小献血者的最大采集量（49.94kg 的献血者 10.5ml/kg）。1 单位从全血制备的血浆平均为 200~250ml，而 1 单位单采血浆为 400~600ml。从全血制备 FFP 的方法详见方法 6-9。FFP 含有正常量的所有凝血因子、抗凝血酶和血管性血友病因子裂解蛋白酶（ADAMTS13）。FFP 应在采集后 8 小时内制备完毕并冷冻保存，如果采用 ACD 保养液，应当在 6 小时内完成制备；或者按照血液采集、加工和保存系统生产方操作说明书要求操作。FFP 在 -18℃ 以下的保存期为 12 个月，经 FDA 批准，在 -65℃ 的保存期可超过 12 个月[4]。PVC 的玻璃化转变温度大约为 -30~-25℃，处于或低于此温度范围，血袋变得易碎，因此在操作或运输过程中，应像对待玻璃容器一样，小心操作，轻拿轻放。使用速冻仪、干冰或者干冰与乙醇或防冻剂的混合物可快速冷冻血浆。应使用 30~37℃ 水浴或经 FDA 批准的设备融化冰冻血浆。使用水浴时，血袋外面应有保护性塑料外包装。单采 FFP 容量较大，融化时间需更长。融化后，FFP 在 1~6℃ 的保存期为 24 小时。保存超过 24 小时后，应将标识修改为冰冻血浆，可在 1~6℃ 继续保存 4 天。

AABB[4] 要求血液机构采取措施，降低单采血小板、各种血浆和全血输注所致输血相关急性肺损伤的风险[44]。这些血液成分的献血者宜为男性、从未怀孕的女性或 HLA 抗体检测阴性的已生育女性，将患者接触可能导致输血相关急性肺损伤的 HLA 同种抗体的风险降至最低程度。

欧洲委员会对于 FFP 的定义是，从全血分离或通过单采血浆制成；血浆开始冰冻的时限要求是，在采血后 6 小时内，或如果全血在 1~6℃ 保存，在 18 小时内，或如果全血或单采血浆采集后快速降至 20~22℃，在 24 小时内。应在 1 小时内将血浆降至 -30℃ 以下。FFP 在 -25℃ 以下的保存期为 36 个月，在 -25℃ ~ -18℃ 的保存期为 3 个月[8]。对于融化方法或融化后的处理要求（包括保存期），欧洲委员会没有作出具体规定。

实行血浆隔离检疫机制可提高血浆的病毒安全性。欧洲委员会规定，献血者在隔离期满后返回血站再次做检测，乙型和丙型肝炎病毒、人免疫缺陷病毒 1 型（human immunodeficiency virus，HIV-1）和 HIV-2 型的重复检测结果应为阴性，被隔离的 FFP 方可放行。隔离期应长于病毒检测窗口期（一

般为 6 个月）。采用病毒核酸筛查以后，窗口期已缩短，FFP 的隔离期也可相应缩短[45]。

2. 采集后 24h 内制备的冰冻血浆　FDA 将采集（手工或自动方法）后 24 小时内制备的冰冻血浆定义为 PF24。融化后，PF24 可在 1~6℃ 保存 24 小时。融化后超过 24 小时的血浆应重新标识为冰冻血浆，冰冻血浆可在 1~6℃ 下继续保存 4 天。

3. 采血后在室温保存 24 小时内制备的冰冻血浆　FDA 将采集（手工或自动方法）后在室温保存 24 小时内完成制备，在 -18℃ 以下保存的冰冻血浆定义为 PF24RT24。融化后，PF24 和 PF24RT24 可在 1~6℃ 保存 24 小时。融化后超过 24 小时的血浆应重新标识为冰冻血浆，可在 1~6℃ 下继续保存 4 天。如果 FDA 批准全血在室温保存隔夜，从室温保存超过 8 小时（如隔夜保存）的全血制备的血浆与 PF24RT24 类似。

4. 去冷沉淀血浆　去冷沉淀血浆是冷沉淀制备过程的副产品。美国要求，去冷沉淀血浆应在 24 小时内重新冷冻至 -18℃ 以下。欧洲与美国去冷沉淀血浆的保存温度和保存期与 FFP 相同。去冷沉淀血浆含有正常水平的凝血因子 Ⅴ（85%）、Ⅱ、Ⅶ、Ⅹ 因子、抗纤溶酶、抗凝血酶、蛋白 C 和蛋白 S，纤维蛋白原含量仍约为 2g/L[46]，但Ⅷ因子、血管性血友病因子（von Willebrand factor，vWF）抗原、vWF 活性、纤维蛋白原和Ⅷ因子含量均降低[47]。

5. 融化血浆　融化血浆是指融化后在 1~6℃ 下保存超过 24 小时的 FFP、PF24 或 PF24RT24。FDA 没有批准融化血浆这一品种[26]。融化血浆在 1~6℃ 保存超过 24 小时后，还能继续保存 4 天。在融化血浆中，因子 Ⅱ 和纤维蛋白原含量稳定，但其他凝血因子含量减少。FFP 融化后在 1~6℃ 保存 5 天的融化血浆 Ⅴ 因子（>60%）和Ⅷ因子（>40%）含量降低，血管性血友病因子裂解蛋白酶含量较稳定。

6. 液体血浆　在美国，在全血保存期间可随时分离制备液体血浆，用于输注。液体血浆在全血到期后于 1~6℃ 可继续保存 5 天。

7. 回收血浆　血站常将多余血浆和液体血浆转化为一种没有许可的血液成分—回收血浆，将其运送到血浆蛋白分离中心加工成白蛋白或免疫球蛋白等血浆衍生物。采血机构应当与血浆蛋白制品生产方签订短期供应协议，才能运送原料血浆。因为回收血浆没有过期日期，因此应当永久保存回收血液的相关记录。回收血浆的保存条件由血浆

蛋白制品生产方规定。在欧洲,用于生产人类血浆蛋白制品的 FFP 应当符合欧洲药典指南的要求。

8. **单采血浆**　可采用单采设备采集供输注的血浆(例如 FFP)或用于制备血液制品的原料浆。最近,FDA 批准的单采血浆器械,单采血浆可在 1~6℃保存不超过 8 小时,且在采血后 24 小时内冰冻(定义为 PF24),或在室温放置不超过 24 小时,且在采血后 24 小时内冰冻(定义 PF24RT24)。

FDA 指南给出了单采血浆容量的推荐意见,分别对不经常和连续单采血浆作出了不同规定。不经常单采血浆是指采浆频率少于 1 次/4 周,连续单采血浆(或采集原料血浆)是指采浆频率大于 1 次/4 周。不经常单采血浆的献浆者的健康检查和监测要求与全血献血者相同。通过这些程序后采集的血浆可用于临床输注。

连续单采血浆(原料浆),不论是采用自动化设备或手工方法采集,应遵循以下原则[48]:

- 应取得献浆者知情同意,在操作过程中应密切观察,保证随时能实施医疗急救。
- 应监测采浆过程中引起的红细胞损失量(包括用于检测的标本),应小于 200ml/8 周;如果采浆过程中无法将红细胞回输,献浆者应屏蔽献全血或血液成分 8 周。
- 采用手工采浆的,应建立将自体红细胞安全回输给献浆者的机制。
- 采用手工采浆时,体重为 50~80kg 的献浆者的全血采集量,一次不得大于 500ml,在 1 个完整的采浆过程或在 48h 内不得大于 1 000ml;体重≥79.45kg 的献浆者的全血采集量一次不得大于 600ml,在 1 个完整的采浆过程或在 48h 内不得大于 1 200ml;FDA 已经对每类自动化设备的允许采血量作出规定。
- 2 次采浆至少间隔 48 小时,7 天内不得超过 2 次。
- 首次单采血浆和连续(大量)单采血浆 4 个月时,应测定献浆者血清或血浆总蛋白、血清蛋白电泳或免疫球蛋白,结果应处于正常参考范围。
- 应有具备资质并熟悉血细胞单采的临床医师负责采浆过程。

手工采浆目前在美国已很少用,其相关要求请详见 *CFR*[48],本技术手册的前几版也列出其相关要求的要点。

9. **单采血浆设备**　有 2 种单纯采集血浆的设备采用开放系统,其余单采设备采用密闭系统,可采集血浆、红细胞或血小板(表 6-7)。

(1) **汾沃自动单采血浆机(Fenwal Autopheresis C)**:利用旋转的圆柱型滤器从血液中分离血浆。旋转滤器效率高,体积小,离体血量约为 200ml。单针管路,可补充生理盐水。为开放性管路,可采集多单位血浆。根据 FDA 规定,开放管路采集的血浆在融化后仅可保存 4 小时。经过许可,允许将保存期确定为采集后 24 小时,但不得将这类血浆重新标识为融化血浆。

(2) **唯美血液技术 PCS-2 单采血浆机(Haemonetics PCS-2)**:是 Haemonetics MCS Plus 的简化版,专门设计用于采集血浆[49]。PCS-2 利用吹模(手榴弹状)离心机杯分离血浆。依据细胞去除程度不同的要求,PCS-2 离心杯有 3 种:标准、滤芯和高分离芯。标准离心杯利用离心力从顶部分离血浆。为了增加细胞去除量,滤芯和高分离芯杯允许血浆通过由滤膜包绕的滤芯[50-52]。PCS-2 的离体血量因献血者血细胞比容而定,从 385ml(血细胞比容 50%)到 491ml(血细胞比容 38%)。PCS-2 使用单针管路,可补充生理盐水。属于开放性管路,如同汾沃单采血浆机一样,经过许可,允许将保存期确定为采集后 24 小时,但不得将这类血浆重新标识为融化血浆。PCS-2 一次可采集多单位血浆。

四、冷沉淀

在欧洲,冷沉淀的抗血友病因子(简称冷沉淀)由 FFP 制备。FFP 在 1~6℃融化后,经过离心,获得冷不溶解蛋白沉淀物,将上清血浆转移到联袋,以剩余 15ml 左右的血浆重悬沉淀物,重新冻存(方法 6-10)。可采用的 FFP 的融化方法有放置于冰箱(1~6℃)过夜,在 1~6℃循环水浴以及微波加热。冷沉淀应在从低温离心机中取出后 1 小时内冰冻。在−18℃条件下,冷沉淀的保存期为自采血日期起 12 个月。欧洲要求 FFP 在 2~6℃融化,冷沉淀在−25℃以下可保存 36 个月,而−18~−25℃条件的保存期仅为 3 个月。

《AABB 标准》[4]规定,每单位冷沉淀应至少含因子Ⅷ 80IU 和纤维蛋白原 150mg,尽管平均纤维蛋白原含量通常为 250mg[53]。欧洲标准为每单位冷沉淀至少含因子Ⅷ 70IU、纤维蛋白原 140mg 和血管性血友病因子 100IU。目前制备的冷沉淀的纤维蛋白原含量都较高(中位数为 388mg/U)[54]。冷沉淀还含有血管性血友病因子(vWF)(约 170U/袋)、因子ⅩⅢ(约 60U/袋)和纤连蛋白。FFP 快速冷冻可增加冷沉淀因子Ⅷ的获得率[55]。冷沉淀的血管性血友病因子裂解蛋白酶含量正常[56]。冷沉淀含有抗-A和抗-B，但每单位冷沉淀血浆的抗-A和抗-B仅占总量的1.15%[57]。

冷沉淀融化后应尽快使用。单袋或者使用无菌接驳密闭系统汇集的冷沉淀融化后可在室温（20~24℃）保存6小时，采用开放系统汇集的冷沉淀融化后只能在室温保存4小时。汇集冷沉淀时可能使用稀释液（例如0.9%氯化钠），以提高单袋冷沉淀的回收率。

冷沉淀在室温保存2小时、4小时和6小时后，因子Ⅷ含量分别平均下降10%、20%和30%[58]。与O型冷沉淀比较，A型和B型冷沉淀的因子Ⅷ含量较高（80IU/袋 vs 120IU/袋）[59]。融化后的冷沉淀不能再次冰冻。

五、血小板

血小板在20~24℃保存和运输，血小板保存袋的透气性优于红细胞和血浆保存袋。在保存过程中应保持血小板处于振荡状态，以适当支持血小板代谢，保证适宜的体内血小板回收率[10,60]。振荡有助于保证血小板和悬浮介质之间具有良好的氧气、二氧化碳和乳酸等物质交换。目前，这种具有高透气性的血小板保存袋是由BTHC或2-乙基己基三聚体增塑的PVC构成，另一材料是乙酸乙烯酯、聚烯烃（聚乙烯或聚丙烯）或含氟聚合物。长时间静态保存破坏血小板的氧化代谢，增强糖酵解，导致乳酸增加，pH值下降[61]。如果血小板pH值≤6.2，其体内回收率将不符合要求[62]。血站向医院运送，远距离空运，血站之间调剂血液时，没有要求应保持血小板处于振荡状态。体外研究表明，在无振荡的条件下保存24小时，血小板不会受到损伤[61,63]，但长期无振荡保存可导致其pH值过低[63]。

在20~24℃保存过程中，污染细菌可能繁殖，导致输血相关败血症，严重时可危及生命。因此血小板的保存期限在美国为5天，日本为3天，德国为4天，大多数欧盟和其他国家可长达7天。监管机构主要是根据输血相关败血症风险的评估结果确定血小板保存期限。

为了减少细菌进入血袋的机会，用于制备血小板的全血或单采的采血系统，在采血针后续部分应连接留样袋[4]。将穿刺后最先流出的数毫升血液导入留样袋，已证明这一措施能截获皮肤来源的细菌，从而降低血袋中血液受细菌污染的风险[64]。

应在血液进入采血袋前热合或夹住留样袋导管。留样袋中的血液可用作献血者检测样本。细菌污染的其他预防和检测措施，例如手臂彻底清洁和细菌培养，已得到有效的实施。许多人期待病原体去除技术作为最好的全面保护措施。FDA网站公布了获得监管部门批准的相关技术的最新进展。

绝大多数血小板的目视检查没有发现肉眼可见的红细胞，这意味着血小板中的红细胞含量小于$0.4×10^9$个。一般来说，每单位血小板的红细胞数量不超过$1.0×10^9$，但偶有全血制备的血小板含有较多的红细胞[65]。如果血小板有肉眼可见的红细胞，宜测定血细胞比容。《AABB标准》规定，如果血小板中含有2ml以上的红细胞，应做交叉配型，献血者红细胞的ABO血型应与受血者血浆相容[4]。在这种情况下，血小板保存袋上应附有献血者血样，供相容性检测使用。

在制备当天，部分全血制备的血小板或单采血小板可能含有血小板聚集团块[65]。通过常规目视检查主观判断血小板的聚集程度，聚集严重的血小板不予贴签和放行。大多数肉眼可见的聚集团块，特别是轻度到中度聚集的团块，持续振荡保存后第1天即可消失[65]。全血来源血小板的制备温度可能影响聚集程度，与在24℃以下制备的血小板比较，在24℃制备的血小板的聚集程度要轻得多[66]。

有时由于不利的运输条件、临时设备故障或停电，血小板无法在20~24℃保存。有1项研究显示，在37℃下保存6小时后，再放置室温无振荡保存18小时，血小板体内回收率未受到影响[67]。然而，有2项研究证实，20℃以下保存对血小板体内回收率和存活具有不良影响[68,69]。因此，应采取适当措施，在血站保存和运输血小板期间保持其所需温度范围。

1. **全血制备的血小板** 准备制备血小板的全血不宜冷却至20℃以下。在美国，应在采血后8小时内从全血分离出富血小板血浆，制备血小板。从全血中制备血小板的方法主要有2种，一种是白膜法，另一种是富血小板血浆（方法6-12）。2种方法都需要离心，应根据所使用的血袋和血小板制备方法摸索适宜的离心条件。可采用简易序贯实验设计方法逐步优化离心速度和时间，最终确定制备富血小板血浆的最佳离心条件[70]。质量控制结果显示浓缩血小板的血小板计数不符合要求时，也可采用简易序贯实验设计方法优化浓缩血小板制备的最佳离心条件。方法8-6介绍了离心机功能校准过程,以使血小板得率最高。对自动化系统实施性能验证时,宜向设备生产方咨询,并取得推荐意见。

虽然有研究显示,在 35~40ml 血浆中保存的血小板具有良好的回收率和存活率,但是通常以 40~70ml 血浆悬浮从全血制备的 1 单位($5.5×10^{10}$个)血小板[71,72]。通常将 4~6 单位血小板汇集和标识,在经批准的血小板保存袋中保存;也可每袋单独保存,在输注前 4 小时内才将其汇集成为 1 个治疗剂量[73]。美国没有批准用于保存全血制备血小板的添加液。采用富血小板血浆法或白膜法制备的血小板可进一步按照方法 6-12 所述滤除白细胞。

富血小板血浆法制备血小板的过程为,先将全血轻离心,分离富血小板血浆,然后将富血小板血浆重离心,获得浓缩血小板。该法可手工操作,也可由最近研发的自动化系统完成。将上清血浆移出,作进一步加工,将血小板沉淀物静置 30~60min,然后以血浆重悬[74]。

白膜法在许多地区被广泛使用,但目前美国仍没有批准使用。应用白膜法时,首先将未去白细胞的全血重离心,分别将血浆、红细胞和白膜层分离出来作进一步加工。将 4 或 5 份白膜层与 1 单位血浆混合,轻离心,分离浓缩血小板,滤除白细胞。使用该法的血站,为了方便工作安排,常将用于制备血小板制备的全血和白膜层在 20~24℃ 放置 8~24 小时[75]。与富血小板血浆法比较,白膜法的特点是获得较多血浆,损失较多红细胞,过滤前的白细胞含量较少,且由于白细胞的作用,使活菌数量中幅减少。欧洲已上市一种应用白膜法从全血中制备浓缩血小板的全自动化设备,具有汇集、冲洗、离心、转移、过滤和热合等多种功能。

2. **单采血小板**　单采血小板主要来源于自愿献血者、患者家属或与患者 HLA 或血小板抗原表型相容的献血者。单采程序的设计目的是从个体中采集大量血小板,为患者提供疗效更好的血小板,减少患者接触的献血者人数。《AABB 标准》要求单采血小板含量应至少 $3×10^{11}$/U,抽检符合率应达到 90%[4]。

采用更新的技术和更有效的采集程序,可从献血者采集到更多血小板。可将原始单采血小板分装成多个单位(每单位应满足最低标准)。有些血小板单采设备装有计算机程序,能根据献血者血细胞比容、血小板计数、身高和体重等参数计算血小板采集量。FDA 指南要求定期评估献血者的记录,监测其血小板计数变化情况[10]。

对于来源于异体全血的血小板输注无效的同种免疫患者,输注经过血小板或 HLA 配型的单采血小板可能是唯一能有效提高输注后血小板计数增加值的办法。过去 25 年来,美国单采血小板的使用量稳步增加。据估计,美国使用的血小板有 93% 是单采血小板[76]。

在采集过程中可减少单采血小板容量。早期试验显示,容量约为 60ml 时,单采血小板的特性和功能依然良好;经过以血小板浓度对保存时间(1、2 或 5 天)进行校正后,其体内自体血小板回收率至少与标准浓度的对照血小板相当[77,78]。通过离心将血小板容量从 250ml 减少至 90ml 时,增加了血小板轻度活化,与二磷酸腺苷的聚合反应减弱,但与胶原蛋白的聚合反应不受影响。这些实验采用的血小板计数分别为浓缩前 $1.0×10^{12}$/L,浓缩后 $1.9×10^{12}$/L[79]。

单采技术的最新进展包括单采设备采集过程优化,使得能采集到更高浓度的血小板,从而不需要对血小板进行浓缩。有研究显示,已经可采集到浓度高达 $(3.0~4.0)×10^9$/L 的血小板[77,79]。另外,可采用一定比例的添加液和自体血浆(3:1~5:1)悬浮高度浓缩血小板,制成血浆含量更少的血小板[80]。最近,FDA 已经批准了用于减少血浆含量的单采血小板添加液。

3. **献血者健康检查和监测**　单采血小板献血者可比全血献血者更经常献血,但应符合所有全血献血者的健康检查要求。关于单采血小板频次的限制是:2 次单采血小板至少间隔 2 天,1 周内不得超过 2 次,或在连续 12 个月内不超过 24 次[4]。如果献血者捐献了全血 1 单位,或者在采集血小板过程中未能回输红细胞,至少 8 周后才能再次单采血小板,除非红细胞离体血量小于 100ml。如果特定患者有特别医疗需求,且血站责任医师确定采集血小板对献血者健康没有负面影响,献血者捐献血小板的频次可不受前述限制。服用抗血小板药物对血小板功能具有不可逆的抑制作用,由于单采血小板常是患者输注血小板的唯一来源,因此服用抗血小板药物的献血者应暂缓捐献血小板[4]。服用阿司匹林和/或含阿司匹林药物和吡罗昔康者停药后 48 小时后,服用氯吡格雷和噻氯匹定者停药后 14 天后,方可捐献血小板。

没有要求首次单采之前应做血小板计数。但是,一般不会给首次献血者采集 3 单位的单采血小板,除非在采血前采样检查确认献血者具有足够的血小板计数。《AABB标准》允许根据本次采血前或上次采血前后采集血样的血小板计数结果判断献血者是否符合要求[4]。经负责单采的医师基于书面的医疗需求和对献血者健康状况进行综合评估和书面核准,方可采集血小板计数不符合要求的献血者的血小板。

可同时采集血小板和血浆。FDA规定,每次采集的血浆总量不得超过500ml(体重大于79.45kg的献血者不超过600ml),或不超过自动血细胞分离机的规定量(可能多于或少于前述的500ml或600ml)。每袋单采血小板的采集记录应有血小板计数,但无需在标签上标识血小板计数,但血小板数低于 $3.0×10^{11}$ 的应予标注[10]。

4. 单采血小板设备

(1) 泰尔茂比斯特(COBE) Spectra[TerumoBCT(COBE) Spectra] 单采设备:该设备采用双阶段通道(管路的离心半径不同)采集减少白细胞血小板。采用5.0以下版本的软件,可使85%的血小板的白细胞含量减少至 $5×10^6$ 个[81]。5.0到7.0版本的软件带有白细胞减少系统,可使血小板的白细胞含量减少至 $1.0×10^6$,且效果更为稳定。LRS管路利用离心机内的圆锥体,利用反渗透和超滤法使体积较大的细胞与体积小的物质分离,使血小板通过二阶段通道,截留残余的白细胞[82-86]。Spectra有单针或双针模式,两种模式的离体血量分别为361ml和272ml。该设备已被更高效的Trima或Trima Accel代替[34]。

(2) 泰尔茂比斯特Trima和Trima Accel 单采设备(版本4)(TerumoBCT Trima和Trima Accel,version 4):利用更小体积,改良后双阶段通道及LRS圆锥体来连续采集去白血小板(白细胞量< $1.0×10^6$ 个)。为了提高血小板得率,Trima Accel(5.0、5.01和5.1版)利用单阶段、环形通道和大体积LRS圆锥体连续采集去白血小板[87]。该设备只有单针模式,离体血量为182~196ml,能采集1、2或3单位的血小板,可根据献血者体型、血小板计数和血细胞比容,同时采集血浆和红细胞[36,87,88]。

(3) 汾沃Amicus单采设备(Fenwal Amicus):可采集1、2或3单位的血小板,可根据献血者体型、血小板计数和血细胞比容,同时采集血浆和红细胞(单针管路)[82,83,88,89]。Amicus利用离心力和包绕在一个轴上的双包带分离血小板。血小板在集合室富集,采集结束后转移至终产品袋。

Amicus为单针或双针管路。单针和双针管路的离体血量为210ml。可调节全血袋的离体血量。无需外部过滤即可完成连续去除白细胞,这一过程已向FDA提交预先申请,并获得FDA批准。

(4) 唯美血液技术 MCS+LN9000 单采系统(Haemonetics MCS+LN9000):该系统利用Latham圆形杯、血浆控制血比容和血浆浪涌技术来富集血小板,通过血浆快速充注而使血小板从离心杯中分离出来。该术虽可减少血小板中的白细胞,管路中的在线滤器保证了白细胞去除效果的稳定性[41,82,90-92]。LN9000型管路使用单针模式,离体血量从480ml(血细胞比容38%)到359ml(血细胞比容52%)。LN9000管路可采集1、2或3单位的血小板,根据献血者体型和血小板计数,可同时采集血浆[41,82,90-92]。

六、粒细胞

有关粒细胞输注的争议已有数年。成人和儿童粒细胞输注的随机对照实验显示,没有足够的证据可确定,粒细胞输注是否对全因死亡率构成影响[93]。

1. 用于提高粒细胞采集量的药剂 《AABB标准》要求75%的粒细胞成分的粒细胞含量至少为 $1×10^{10}$ 个[4],但是成人粒细胞的最佳治疗剂量仍未知。对于婴儿和儿童,15ml/kg的输注量可提供适宜数量的粒细胞。为了能够采集到符合前述要求数量的粒细胞,一般需要给献血者使用药物或在单采过程中使用沉淀剂。沉淀剂通过促进红细胞沉降,使采集界面更加清晰,减少粒细胞成分中的红细胞数量,提高粒细胞采集量。应当取得献血者对于药物或沉淀剂使用的知情同意。

(1) **羟乙基淀粉**:是1种常用沉淀剂,使红细胞发生聚集,因此沉降更完全。输入后长达1年,献血者体内仍可检出羟乙基淀粉,因此《AABB标准》要求,粒细胞采集机构应建立沉淀剂体内最大累积量的控制程序[4]。羟乙基淀粉是1种胶体液,具有扩容作用,因此献血者输入羟乙基淀粉后,可出现头痛、外周水肿等副作用。FDA发布的黑框警告指出,羟乙基淀粉的使用可能增加某些患者的死亡率和严重肾损害。但是,对于粒细胞献血者,羟乙基淀粉引起不良反应的风险很低,但只有少数受血者出现由羟乙基淀粉引起的轻度不良反应[94,95]。

(2) **类固醇**:可动员位于边缘池的粒细胞进

入循环池,使后者的粒细胞数量加倍。最常用的方法是献血前单次或分次口服强的松 60mg,以能采集大量粒细胞,而全身性类固醇活性又最小。另 1 种方法是口服地塞米松 8mg。在献血者服用全身性类固醇前,工作人员应询问其相关病史。高血压、糖尿病、白内障或消化性溃疡是类固醇使用的相对或绝对禁忌证。

(3) 生长因子:尽管采用粒细胞集落刺激因子(G-CSF)提高粒细胞数量不是所批准的药物使用适应证,但确实有效。单独使用造血生长因子可将每次单采的粒细胞数量从 4×10^{10} 个提高到 8×10^{10} 个。G-CSF 的常规用法是在采集前 8 ~ 12h 给药,剂量为 (5 ~ 10) μg/kg。初步研究提示,使用该方法时,粒细胞体内回收率和存活状态均很好,且献血者对生长因子的耐受性也很好。

2. **实验室检测**　采血时应采集血样做 ABO 和 Rh 血型、红细胞抗体和传染病标记物检测。粒细胞成分不可避免含有红细胞,因此粒细胞成分中的红细胞 ABO 血型应与患者血浆相容。如果红细胞含量>2ml,还宜做 Rh 和 HLA 配型[4]。

3. **保存与输注**　在保存过程中粒细胞很快失去活性,因此制成后应尽快输注。《AABB 标准》规定的粒细胞保存条件为 20 ~ 24℃,保存期不超过 24 小时[4]。保存时不宜振荡。免疫缺陷患者使用的粒细胞应经过辐照,几乎所有需要输注粒细胞患者都有使用辐照血液的适应证,因为患者的原发性疾病可能引起免疫缺陷。不得使用微聚体或白细胞过滤器处理粒细胞成分,因为这些措施将去除所采集的粒细胞。

4. **粒细胞单采设备**

(1) **泰尔茂比司特 Spectra 型号单采系统** [TerumoBCT(COBE)Spectra]:该设备能采集粒细胞[34,96,97],利用离心机内的环形、单级通道分离粒细胞,连续将其收集到最后保存袋。该设备配有双针管路,离体血量为 285ml。

(2) **泰尔茂比司特 Spectra Optia 型号单采系统**(TerumoBCT Spectra Optia):该设备(请勿与上述 Spectra 型号混淆)主要用于治疗性单采,最近已被批准可用于粒细胞采集[98]。根据单个核细胞采集方案进行调整推算,离体血量为 191ml。

(3) **费森尤斯 AS 104 型号单采系统**(Fresenius AS 104):该设备能采集包括粒细胞在内的数种血液成分[34,99],利用离心机内的环形、单级通道分离粒细胞。粒细胞通过离心机富集,并被间歇性

收集到最后保存袋。该设备采用双针管路,离体血量为 175ml。

(4) **唯美血液技术 MCS+LN9000 型单采系统** (Haemonetics MCS+LN9000):能用于采集粒细胞,它利用 Latham 圆形离心杯分离细胞,然后将白膜层转移至 2 个血袋的其中 1 个,在回输给献血者之前,将红细胞沉降至血袋底部,回输红细胞红细胞时,设备切换到另 1 个袋。该设备可使用单针或双针管路采集粒细胞,离体血量因献血者血细胞比容的不同而异,从 359ml(血红细胞比容 52%)到 480ml(血细胞比容 38%)。

第六节　血液成分修饰

有许多种方法和设备可用于全血和血液成分的加工和修饰,包括白细胞减少、辐照以防止移植物抗宿主病和病原体灭活。

一、采用无菌接驳设备修饰血袋系统

使用监管机构批准的无菌接驳设备可对血袋进行修饰[100]。使用经批准的无菌接驳设备操作各种连接(如汇集或取样)时,其功能等同于密闭系统,因此血液成分的原有保存期维持不变。FDA 批准使用无菌接驳设备的情形见表 6-8,主要是用于单采血小板细菌检测标本的采集,白细胞滤器的连接以制备保存前滤除白细胞的红细胞或血小板,血小板和冷沉淀的汇集和采集 3 份的单采血小板的分装。最近批准的计算机软件可追溯批号(如刀片、血袋、滤器)、产品编码以及涉及扫描条形码的其他步骤。

二、保存前滤除白细胞

血液采集系统可能带有在线滤器,用于滤除全血、红细胞和/或血小板的白细胞。许多用于全血白细胞过滤的系统允许在采集后 24 小时内室温过滤,也有的采用冷藏温度过滤。去白细胞的红细胞的白细胞残留量,FDA 要求少于 5.0×10^6/U,欧洲委员会要求少于 1×10^6/U。美国要求白细胞滤除后红细胞回收率大于 85%,欧洲委员会的标准要求白细胞滤除后每袋红细胞的血红蛋白含量至少 40g[8]。

通常在全血采集后应尽快(采集后 5 天内)滤除白细胞。全血采集袋含有在线滤器,可用于制备去除白细胞的红细胞和 FFP。目前已有对血小板

表 6-8 使用无菌接驳设备修饰血袋的情况[100]

使用	说明
为血袋连接新的或小号针头	如果在操作过程连接针头,应使用经过批准可用于熔接充液管路的接驳设备
血液成分制备	例如连接第 4 个血袋以制备冷沉淀,添加红细胞保养液,连接白细胞滤器
汇集血液成分	使用无菌接驳设备汇集手工制备血小板,可降低穿刺过程和输注口的潜在污染风险
制备儿科用血或对整袋血液进行分装	如果这一操作涉及形成新品种,FDA 提供具体指引
在自动化单采血浆过程中连接需要补充的盐水或抗凝剂	尽管不需要事先经过 FDA 批准,但应有 SOPs
连接血液加工所需溶液	例如红细胞洗涤和冰冻
连接经 FDA 批准的白细胞滤器	目的是制备保存前去除白细胞的红细胞
从血液成分袋中取样检测	如果血液成分的细胞数量受影响,应修改标识

注:RBC. 红细胞;FDA. 食品药物管理局;SOPs. 标准操作规程

没有影响的全血滤器。如果全血采集袋没有在线白细胞滤器,可使用无菌接驳设备将经 FDA 批准的滤器与采血袋连接。去白细胞浓缩血小板中的血小板数量一般低于未去白细胞浓缩血小板。

红细胞存在镰形细胞性状是过滤失败的最常见原因。存在镰形细胞性状的红细胞大约有 50% 过滤失败,其余 50% 虽能通过滤器,但其白细胞残留量可能超过标准允许的上限[101]。

《AABB 标准》要求,在白细胞减少的血小板中,95% 的白细胞减少血小板的白细胞残留量应少于 $8.3×10^5$/U;至少 75% 的血小板的血小板计数应大于 $5.5×10^{10}$/U;至少 90% 的血小板在保存终末期的 pH 值应大于 6.2[4(p29)]。欧洲委员会的标准要求,由全血制备的血小板的白细胞残留量应少于 $0.2×10^6$/U[8]。

白细胞残留量的检查方法包括 Nageotte 板计数法和流式细胞计数。1 项多中心研究显示,检测新鲜样本(24 小时内)时,流式细胞术的检测结果优于 Nageotte 计数法。一般而言,Nageotte 计数法检测的白细胞数值低于流式细胞术[102]。最近已上市 1 种新的半自动化方法,降低了 Nageotte 板计数法和流式细胞术的技术要求[103]。

三、辐照

对细胞血液成分实施辐照可预防输血相关移植物抗宿主病。使用的放射源包括来自铯-137 或钴-60 的 γ 射线以及由放射治疗用直线加速器或独立单元产生的 X 射线,这两种放射源均能达到使 T 淋巴细胞失活的满意效果。市场上已有专用的血液辐照仪。美国核监管委员会要求增加安全措施,降低 γ 辐射仪放射物质非授权使用的风险[104]。持证人应当确保存在放射源的任何区域的安全,只有受权人员方可进入辐照现场。

在美国,血液照射区域中心的辐射剂量应至少 25 戈瑞(Gy)[2 500 厘戈瑞(cGy)]且不高于 50Gy(5 000cGy)[105]。此外,在满载的金属罐中,血液成分任何部位的最小照射剂量不得小于 15Gy[4]。欧洲标准要求的剂量略高,血液成分任何部位的辐射剂量不小于 25Gy 且不高于 50Gy[8]。美国和欧洲的标准都能有效预防输血相关移植物抗宿主病。

应当对辐照仪常规监测,以确保辐照时有足够的辐射剂量到达装载血液成分的金属罐。对辐照敏感的胶片或监测剂量的检测条带可用于辐照仪的质量控制[104]。FDA 法规要求,铯-137 放射源应每年确认 1 次,钴-60 放射源应每半年确认 1 次。X 射线辐照仪的放射剂量测定应遵循设备生产方的推荐。辐照仪大型维修或移位后,应实施确认。γ 辐照仪的操作转盘、定时器、放射源衰减引起的照射时间延长等情况也应定期监测。

另 1 项重要的质量保证措施是应证实经过辐照的血液成分接受到所需剂量的辐照。因此,使用辐射敏感标签可证实每批血液完成了照射。欧洲规定了该项要求[8]。

在美国,处于保存期内的红细胞均可辐照。血液成分辐照后的保存期为 28 天,或仍为原有保存期,以较短者为准。在欧洲,采血后 28 天内的红细胞可辐照,辐照红细胞的保存期为辐照后 14 天或采集后 28 天。血小板在保存期内均可以辐照,辐照后血小板的保存期与辐照前血小板相同。

辐照红细胞保存后确实导致输血后红细胞回收率降低。此外,与未辐照红细胞比较,辐照红细胞细胞内钾离子流出量增加,细胞胞外钾离子含量上升约 2 倍。对于大多数成人和儿童受血者,辐照红细胞中增加的钾含量并不会构成风险。然而,对于新生儿和快速输血的儿童,高钾可能引起心跳异常等并发症[106,107],因此在此种情况下推荐使用保存期短或辐照后经过洗涤的红细胞。50Gy 的辐照强度对血小板没有损伤作用[108]。

四、汇集

开放系统制备的汇集血小板的保存期为从系统开放时起算 4 小时。FDA 已经批准了用于血小板汇集的封闭系统。用封闭系统制备的汇集血小板的保存期为自全血采集之日起算 5 天。可采用无菌接驳技术将 4~6 袋 ABO 血型相同的去白细胞或未去白细胞的血小板进行汇集。如果将未去白细胞的血小板进行汇集,可在汇集后进行白细胞滤除,并将去白细胞作为汇集制备过程的一部分。所汇集的单袋血小板中保存期最短的日期即为汇集血小板的保存期。

在美国,由去白细胞血小板制备的汇集血小板的白细胞残留量应<5.0×10^6 个。经过批准的汇集血小板袋能提供采样以检测细菌污染。应记录所汇集的每份血小板的献血条码。汇集血小板应标识大约容量、ABO/Rh 血型以及汇集单位数。Rh 阴性和 Rh 阳性血小板汇集在一起时应标识为 Rh 阳性汇集血小板。

欧洲许多国家制备保存前汇集的白膜层血小板,在血小板添加液或所汇集的 1 份血浆中保存[109]。在欧洲使用的自动化汇集设备越来越多。有些欧洲国家已开始使用具有保存前汇集白膜层血小板和病原体灭活功能的自动化设备,但 FDA 尚未批准这类设备。

可在即将输注前采用开放系统汇集冷沉淀。汇集冷沉淀在 20~24℃ 的保存期为 4 小时。也可采用开放系统制备保存前汇集冷沉淀,在−18℃ 可保存 12 个月(方法 6-11)。冷沉淀融化后的保存期为 4 小时。使用经 FDA 批准的无菌连接设备制备的汇集冷沉淀在−18℃ 可保存 12 个月,融化后的保存期为 6 小时。汇集冷沉淀的单位数量可能有所

不同,可为 4、5、6、8 或 10 单位。保存前汇集的冷沉淀应在制备后 1 小时内开始冰冻。汇集冷沉淀有效成分的计算方式为,所汇集的每单位冷沉淀均含Ⅷ因子 80IU 和纤维蛋白原 150mg 乘以汇集的单位数。如果使用生理盐水冲洗血袋,应在标签上注明所含盐水量。

五、减少源于全血的血小板容量

为了防止心脏超负荷,减少 ABO 抗体输入或实施宫内输血,有些患者需要输注血浆含量较少的血小板。方法 6-13 介绍了通过离心减少容量的方法。可在即将输注前将血小板容量减少至 10~15ml/U。在血小板保存第 5 天时做减容操作,血小板形态、平均血小板体积、低渗休克反应、协同聚集和血小板因子 3 活性等体外质量指标和输注后血小板增加值均令人满意[110]。减容血小板的体外回收率约为 85%。由全血制备的血小板,经过离心(580g,20min)后,容量从约 60ml 减少至 35~40ml,血小板计数增高(>2.3×10^9/L)[111]。降低由全血制备的血小板的 pH 值可避免形成肉眼可见的血小板聚集物(微聚物)[112]。在离心前将 10% 的 ACD-A 保养液加入血小板,可降低 pH 值,有利于高浓度血小板的再悬浮,且可避免发生聚集。如果使用开放系统,减容血小板的最长保存时间为 4 小时。尚未确定采用封闭系统减容的血小板的最长保存时间。然而,有关减容血小板体内存活状况的综合数据仍然有限。

六、病原体灭活

1. 血浆　病原体灭活技术能使血浆中的微生物失去活性。FDA 已经批准了 2 种病原体灭活技术[溶剂/表面活性剂和补骨脂衍生物(amoto-salen)/短波紫外线(ultraviolet A,UVA)]。已有 4 种方法,分别是亚甲蓝、补骨脂素(补骨脂衍生物)、核黄素和溶剂/表面活性剂,具有欧洲 CE 标志。

将亚甲蓝(约 0.085mg/U 血浆)加入融化的 FFP,用白光照射激活,以滤器除去亚甲蓝(残余浓度:0.3μmol/L)后,血浆可重新冷冻。与未处理血浆比较,亚甲蓝处理血浆的因子Ⅷ和纤维蛋白原含量减少约 15%~20%。

将补骨脂衍生物加入源自全血或单采的血浆(终浓度 150μmol/L),用 3.0J/cm^2 的短波紫外线 UVA(320~400nm)照射,使用吸附装置去除血浆中

的补骨酯衍生物,再将血浆冷冻保存于-18℃。据报道,经该法处理的血浆中的凝血因子和抗血栓形成因子的平均活性与未处理血浆相当。

米拉索尔灭活系统(Mirasol)是将 35ml 核黄素(维生素 B_2)加入单采或源自单袋全血的血浆(容量范围为 170~360ml),然后照射 6~10min。照射后,血浆即可放行,或放置在-30℃以下可保存 2 年。红细胞残留量高达 $15×10^9/L$ 时,仍能取得很好的病原体和白细胞灭活效果。米拉索尔系统处理的血浆很好地保留了凝血因子和抗凝蛋白活性[113,114]。

表面活性剂处理的血浆(SD 血浆)的制备方法是,将微小病毒 B19 DNA 和 HEV RNA 检测阴性的许多(630~1 520 份)献血者血浆汇集,加入 1%的三正丁基磷酸盐和 1%的 Triton X-100,进行病原体灭活处理。这种处理方式对包膜病毒的灭活效果显著。SD 血浆是由能组织大规模生产的机构制备的,血站没有能力制备 SD 血浆。每单位 SD 血浆的容量为 200ml,在-18℃的保存期为 12 个月[115]。SD 血浆中的大多数凝血因子减少了 10%,但因子Ⅷ减少了 20%[116]。可将易受 SD 处理影响的蛋白 S 和 α2 抗纤溶酶的水平控制在正常人血浆浓度范围内(>0.4IU/ml)[117]。SD 血浆应标识 ABO 血型,融化后应在 24 小时内使用。SD 血浆已在欧洲上市,最近也已获美国批准[118]。

2. 血小板 有 2 种光化学和 1 种单纯光照的血小板病原体灭活方法取得 CE 标志,并在一些欧洲国家应用,它们分别是补骨酯衍生物和 UVA(长波紫外线)、核黄素和 UV(紫外线)和 UVC(短波紫外线)照射。FDA 最近也已批准补骨酯衍生物联合 UVA 照射用于灭活以添加液悬浮的单采血小板中的病原体。所有病原体灭活方法都是针对病毒、细菌和寄生虫的核酸,阻止其复制。由于血小板不含基因组核酸,且血小板的保存也不需要完整的线粒体 DNA,因此这些灭活技术主要针对病原体,但有研究显示,经过灭活处理后的血小板的体外特性和功能有轻度降低[119]。

第七节 隔 离

应将采集的所有血液放置在指定区域隔离,直至以下程序已全部完成为止:①献血者信息和献血记录的评估;②当前和历次献血信息的比较;③献血者既往被屏蔽献血信息的检查;④所有实验室检测[120]。由于血液采集后可用于血液成分分离的时间有限,可能在以上所有程序完成之前就已将全血分离成血液成分,因此,应将已经分离出来的所有血液成分放置在适宜温度下保存并继续隔离,直到所有规定程序步骤已经完成并复核。常同时采用物理和电子措施对血液实施隔离。

最近捐献血液传染病检测呈阳性的献血者之前所献血液成分也需要隔离和适当处置。献血后回告信息表明不适合输注的血液成分也需要同样处置。还有一些其他血液成分也需要隔离,等待质量控制采样和分析的结果决定进一步处置方式。例如,从某袋血液采样做细菌检测时,就需要将该袋血液隔离至预先规定的时间,此时如果细菌检测阴性,该袋血液方可放行。

需要对隔离程序有全面了解,方可防止不宜输注血液成分的错误放行。献血者的所有信息、历史献血记录和当前的检测结果都符合要求时,方能解除血液成分隔离,对其实施贴签和放行。

有的血液成分(如粒细胞)的保存时间很短,需要紧急放行。紧急放行应经医师批准,并在标签和附签上标明:该血液成分在放行时其检测尚未完成。

尽管血液加工过程的控制软件已经广泛使用,FDA 还是不断收到不适宜输注血液成分被错误放行事件的报告。例如,在 2014 财年,FDA 收到 49 699 件血液和血浆衍生物的偏差报告,其中 4 460 件(9.0%)涉及质控和发放错误[121]。

第八节 血 液 标 识

FDA 的数份文件中包括血液和血液成分的标识要求。FDA 于 1985 年发布了《血液和血液成分统一标识指南》[122],相继批准了国际输血协会(International Society of Blood Transfusion,ISBT)128 码,包括 2000 年发布的 V1.2.0 版本及 2006 年发布的 V2.0.0 版本[123]。CFR(第 21 篇第 606.120、606.121 和 606.122 条)详细规定了标识的具体要求。《AABB 标准》要求通过认证的机构按照最新版《关于血液和血液成分标识统一使用 ISBT128 码的美国行业共识标准》的要求标识血液和血液成分保存袋[4]。底签和其他直接粘贴在血袋上的附签应使用经批准的黏合剂。根据 1985 年 FDA 发布的指南,只有经 FDA 批准为"间接食品添加剂"的材料才可作为粘贴在底签上的标签的黏合剂和涂层[121]。FDA 对直接粘贴在塑料血袋上的标签还另有标准要求。标签空间不够使用时,可将部分信息,尤其是不要求直接粘贴在血袋上的信息标识在系带标签上,作为血袋标签的补充。选择标签和制订标识规则时,应确认符合国家监管要求。

FDA 关于所有血液成分应当使用条形码标识的规定于 2006 年 4 月 26 日起施行。该项规定要求标签至少包含以下条形码信息:①机构唯一标识码(例如注册编号);②与献血者相关的批号;③血液成分代码;④献血者 ABO 和 Rh 血型。这些信息应同时采用肉眼和机器可读的格式。该规范适用于采集和制备血液成分的血液机构,还包括开展血液成分制备操作,诸如制备汇集冷沉淀和/或制备供儿科使用的小剂量红细胞、血小板和血浆等血液成分的医院输血科。

《血液使用说明》中有一大部分是关于标识的说明[26],应可供每个参与血液成分输注工作的人员查阅。该说明提供了每种血液成分的重要信息,由 AABB、美国血液中心、美国红十字会和军队血液计划共同制订,经 FDA 批准实施。本章未尽事宜请查阅《血液使用说明》。

可将特殊信息标签粘贴在血袋上。这类信息可能有:①保留用于进一步制备;②仅供急诊使用;③仅供自体输注;④不可用于输注;⑤已辐照;⑥生物危害标志;⑦来源于治疗性采集;⑧特殊筛选(例如 HLA 分型或 CMV 抗体)。ISBT 128 码允许为血液成分附加特殊属性,诸如 CMV 抗体状态。

如上所述,可使用系带标签标识血袋补充信息。系带标签对于自体和指定献血特别有用。系带标签包括患者身份信息、患者即将接受手术的医院名称、手术日期以及可能对医院输血服务有帮助的其他信息。

每袋血液成分应有可追溯到献血者的唯一性献血条形码。将血液成分汇集时,应能通过汇集后的血液成分编码追溯到所汇集的每袋血液成分。

《AABB 标准》要求使用 ISBT 128 码。原国际血液自动化通用委员会(International Council for Commonality in Blood Banking Automation,ICCBBA)发布的信息很重要,其网站提供更新和修订的血液成分产品编码清单。将来,ISBT 128 码有望能通过无线射频标签或其他电子数据传输方式进行信息传输。

要点

1. 现代化血液容器由软质塑料组成,标有识别批号。血袋应不含热原,材质柔韧性强,耐折叠和刮擦。每种塑料血袋均存在玻璃化转变温度,在低于该温度冷冻保存时,血袋材质易脆,在运输过程中容易破裂。

2. 将最先流出的 35~45ml 血液收集到与采血管相连的留样袋内,可降低穿刺时产生的小皮塞进入采血袋导致细菌污染的风险。留样袋的血液可用于实验室检测。

3. 献血不良反应的平均发生率为 3.5%~5%,大多数为轻度反应,不需要采取进一步的医疗措施。献血不良反应可表现为全身性反应(例如晕厥)或局部反应(例如血肿)。每 3 700 名献血者中约有 1 名在离开献血场所后出现不良反应,且可能需要治疗。对血容量少(少于 3.5L)的献血者,特别同时又是低龄的献血者实施屏蔽献血有助于降低献血不良反应风险。

4. 在制备血液成分的离心过程中,影响血细胞分离和回收率的主要因素是转子大小、离心速度和离心时间。美国采用富血小板血浆法,加拿大和欧洲普遍采用白膜法制备浓缩血小板。

5. 可采用手工或仪器从全血分离或采用单采方式制备供输注的血浆,根据具体制备过程确定不同的血浆成分。

6. 与源自全血的血液成分一样,单采血液成分应符合基本法规要求(例如献血者知情同意、保存条件和运输要求),以及适用每种血液成分单采更为具体的要求。

7. 美国采集和输注的血小板绝大多数为单采血小板。

8. 已有数款单采设备采用不同技术采集血液成分。有的仅能采集单种血液成分,有的能采集多种血液成分。

9. 采用单采技术可采集多种组合的血液成分。有关这方面的法规要求包括献血者健康检查和监测、质量控制和记录。可同时采集红细胞和其他血液成分,也可 1 次采集 2 单位红细胞。

10. 与其他血液成分采集不同,粒细胞采集需采用特定技术和考虑特定因素,以提高粒细胞采集量。

11. 美国要求,每个输注剂量的少白细胞血液成分(红细胞或血小板)的白细胞残留量应少于 5.0×10^6 个,欧洲要求应少于 1.0×10^6 个。

12. 美国要求,血液辐照剂量应为 25~50Gy,血液成分任何部位所接受的辐照剂量应不低于 15Gy。红细胞在保存期内均可辐照,辐照后的保存期是辐照后 28 天或原有保存期,以较短者为准。欧洲标准要求,血液成分任何部位的辐照剂量为 25~50Gy,红细胞只能在保存 28 天前辐照,辐照后的保存期不超过 14 天或采血后 28 天,以最短者为准。辐照血小板的保存期不变。

13. 条形码和肉眼可读的血袋标签目前均使用 ISBT 128 码,该系统能识别全球血液机构,提供更多的产品代码,减少扫描错读,使读码更准确,有利于其他标识信息的传输。

参考文献

1. Food and Drug Administation. Requirements for blood and blood components intended for transfusion or for further manufacturing use; final rule. (May 22, 2015) Fed Regist 2015;80:29841-906. [Available at https://www.federalregister.gov/articles/2015/05/22/2015-12228/requirements-for-blood-and-blood-components-intended-for-transfusion-or-for-further-manufacturing (accessed January 30, 2017).]

2. Goldman M, Roy G, Fréchette N, et al. Evaluation of donor skin disinfection methods. Transfusion 1997;37:309-12.

3. Buchta C, Nedorost N, Regele H, et al. Skin plugs in phlebotomy puncture for blood donation. Wien Klin Wochenschr 2005;117:141-4.

4. Ooley PW, ed. Standards for blood banks and transfusion services. 30th ed. Bethesda, MD: AABB, 2016.

5. deKorte D, Curvers J, deKort WLAM, et al. Effects of skin disinfection method, deviation bag, and bacterial screening on clinical safety of platelet transfusions in the Netherlands. Transfusion 2006;46:476-85.

6. Button LN, Orlina AR, Kevy SV, Josephson AM. The quality of over- and undercollected blood for transfusion. Transfusion 1976;16:148-54.

7. Davey RJ, Lenes BL, Casper AJ, Demets DL. Adequate survival of red cells from units "undercollected" in citrate-phosphate-dextrose-adenine-one. Transfusion 1984;24:319-22.

8. European Directorate for the Quality of Medicines and HealthCare. Guide to the preparation, use and quality assurance of blood components. 17th ed. Strasbourg, France: Council of Europe Publishing, 2013.

9. Food and Drug Administration. Guidance for industry: Recommendations for collecting red blood cells by automated apheresis methods. (January 30, 2001) Silver Spring, MD: CBER Office of Communication, Outreach, and Development, 2001. [Available at http://www.fda.gov/downloads/BiologicsBloodVaccines/GuidanceComplianceRegulatoryInformation/Guidances/Blood/ucm080764.pdf (accessed January 30, 2017).]

10. Food and Drug Administration. Guidance for industry and FDA review staff: Collection of platelets by automated methods. (December 17, 2007) Silver Spring, MD: CBER Office of Communication, Outreach, and Development, 2007. [Available at http://www.fda.gov/BiologicsBloodVaccines/GuidanceComplianceRegulatoryInformation/Guidances/Blood/ucm073382.htm (accessed January 30, 2017).]

11. Food and Drug Administration. Blood and blood components. Inspection of licensed and unlicensed blood banks, brokers, reference laboratories, and contractors—7342.001. In: Compliance Program guidance manual. Silver Spring, MD: CBER Office of Compliance and Biologics Quality, 2016. [Available at http://www.fda.gov/downloads/biologicsbloodvaccines/guidancecomplianceregulatoryinformation/complianceactivities/enforcement/complianceprograms/ucm337001.pdf (accessed January 30, 2017).]

12. Eder AF, Ky BA, Kennedy JM, Benjamin RJ. The ARC Hemovigilance Program: Advancing the safety of blood donation and transfusion. Immunohematol 2009;25:179-85.

13. Sorensen BS, Johnsen SP, Jorgensen J. Complications related to blood donation: A population-based study. Vox Sang 2008;94:132-7.

14. Eder AF, Dy BA, Kennedy JM, et al. The American Red Cross donor hemovigilance program: Complications of blood donation reported in 2006. Transfusion 2008;48:1809-19.

15. Wiltbank TB, Giordano GE. The safety profile of automated collections: An analysis of more than 1 million collections. Transfusion 2007;47:1002-5.

16. Newman BH. Blood donor complications after

whole-blood donation. Curr Opin Hematol 2004;11:339-45.

17. Eder AF, Notari IV EP, Dodd RY. Do reactions after whole blood donation predict syncope on return donation? Transfusion 2012;52: 2570-6.

18. Rios JA, Fang J, Tu Y, et al, NHLBI Retrovirus Epidemiology Donor Study-II. The potential impact of selective donor deferrals based on estimated blood volume on vasovagal reactions and donor deferral rates. Transfusion 2010;50:1265-75.

19. Kamel H, Tomasulo P, Bravo M, et al. Delayed adverse reactions to blood donation. Transfusion 2010;50:556-65.

20. Pisciotto P, Sataro P, Blumberg N. Incidence of adverse reactions in blood donors taking antihypertensive medications. Transfusion 1982; 22:530-1.

21. Eder AF, Kiss JE. Adverse reactions and iron deficiency after blood donation. In: Simon TL, McCullough J, Snyder EL, et al, eds. Rossi's principles of transfusion medicine. 5th ed. Chichester, UK: John Wiley and Sons, 2016:43-57.

22. Food and Drug Administration. Fatalities reported to FDA following blood collection and transfusion: Annual summary for Fiscal Year 2014. Silver Spring, MD: CBER Office of Communication, Outreach, and Development, 2015. [Available at http://www.fda.gov/downloads/BiologicsBloodVaccines/SafetyAvailability/ReportaProblem/TransfusionDonationFatalities/UCM459461.pdf (accessed January 30, 2017).]

23. Nessen SC, Eastridge BJ, Cronk D, et al. Fresh whole blood use by forward surgical teams in Afghanistan is associated with improved survival compared to component therapy without platelets. Transfusion 2013;53(Suppl):107S-13S.

24. Högman CF, Knutson F, Lööf H. Storage of whole blood before separation: The effect of temperature on red cell 2,3-DPG and the accumulation of lactate. Transfusion 1999;39:492-7.

25. Code of federal regulations. Title 21, CFR Part 610.40. Washington, DC: US Government Publishing Office, 2017 (revised annually).

26. AABB, American Red Cross, America's Blood Centers, Armed Services Blood Program. Circular of information for the use of human blood and blood components. (September 2017) Bethesda, MD: AABB, 2017. [Available at https://www.aabb.org/tm/coi/Documents/coi0917.pdf.]

27. Simmchen J, Ventura R, Segura J. Progress in the removal of di-[2-ethylhexyl]-phthalate as plasticizer in blood bags. Transfus Med Rev 2012;26:27-37.

28. Sparrow RL. Time to revisit red blood cell additive solutions and storage conditions: A role for "omics" analyses. Blood Transfus 2012; 10(Suppl 2):s7-11.

29. Janatpour KA, Paglieroni TG, Crocker VL, et al. Visual assessment of hemolysis in red blood cell units and segments can be deceptive. Transfusion 2004;44:984-9.

30. Kim DM, Brecher ME, Bland LA, et al. Visual identification of bacterially contaminated red cells. Transfusion 1992;32:221-5.

31. European Union. Commission Directive 2004/33/EC of 22 March 2004 implementing Directive 2002/98/EC of the European Parliament and of the Council as regards certain technical requirements for blood and blood components. 30.3.2004. Official Journal of the European Union 2004;91:25-39. [Available at http://eur-lex.europa.eu/legal-content/EN/TXT/?qid=1485766671528&uri=CELEX:32004L0033 (accessed January 30, 2017).]

32. Högman CF, Meryman HT. Red blood cells intended for transfusion: Quality criteria revisited. Transfusion 2006;46:137-42.

33. Smith JW. Blood component collection by apheresis. In: Fung MK, Grossman BJ, Hillyer CD, Westhoff CM, eds. Technical manual. 18th ed. Bethesda, MD: AABB, 2014:167-78.

34. Burgstaler EA. Blood component collection by apheresis. J Clin Apher 2006;21:142-51.

35. Elfath MD, Whitley P, Jacobson MS, et al. Evaluation of an automated system for the collection of packed RBCs, platelets, and plasma. Transfusion 2000;40:1214-22.

36. Picker SM, Radojska SM, Gathof BS. Prospective evaluation of double RBC collection using three different apheresis systems. Transfus Apher Sci 2006;35:197-205.

37. Snyder EL, Elfath MD, Taylor H, et al. Collection of two units of leukoreduced RBCs from a single donation with a portable multiple-component collection system. Transfusion 2003;43:1695-705.

38. Moog R, Frank V, Müller N. Evaluation of a concurrent multicomponent collection system for the collection and storage of WBC-reduced RBC apheresis concentrates. Transfusion 2001;41:1159-64.

39. Nussbaumer W, Grabmer C, Maurer M, et al. Evaluation of a new mobile two unit red cell apheresis system (abstract). J Clin Apher 2006; 21:20.

40. Smith JW. Automated donations: Plasma, red cells, and multicomponent donor procedures. In: McLeod BC, Szczepiorkowski ZM, Weinstein R, Winters JL, eds. Apheresis: Principles and practice. 3rd ed. Bethesda, MD: AABB Press, 2010:125-40.

41. Rose C, Ragusa M, Andres M, et al. Evaluation of the MCS+ LN9000 in-line leukoreduction filter (abstract). Transfusion 1996;36(Suppl):85.

42. Valeri CR, Ragno G, Pivacek LE, et al. A multicenter study of in vitro and in vivo values in human RBCs frozen with 40-percent (wt/vol) glycerol and stored after deglycerolization for 15 days at 4℃ in AS-3: Assessment of RBC processing in the ACP 215. Transfusion 2001;41: 933-9.

43. Valeri CR, Pivacek LE, Cassidy GP, Ragno G. The survival, function, and hemolysis of human RBCs stored at 4℃ in additive solution (AS-1, AS-3, or AS-5) for 42 days and then biochemically modified, frozen, thawed, washed, and stored at 4℃ in sodium chloride and glucose solution for 24 hours. Transfusion 2000;40:1341-5.

44. TRALI risk mitigation for plasma and whole blood for transfusion. Association bulletin #14-02. Bethesda, MD: AABB, 2014.

45. Roth WK. Quarantine Plasma: Quo vadis? Transfus Med Hemother 2010;37:118-22.

46. Smak Gregoor PJH, Harvey MS, Briet E, Brand A. Coagulation parameters of CPD fresh-frozen plasma and CPD cryoprecipitate-poor plasma after storage at 4 C for 28 days. Transfusion 1993;33:735-8.

47. Yarraton H, Lawrie AS, Mackie IJ, et al. Coagulation factor levels in cryosupernatant prepared from plasma treated with amotosalen hydrochloride (S-59) and ultraviolet A light. Transfusion 2005;45:1453-8.

48. Code of federal regulations. Title 21, CFR Part 640, Subpart G. Washington, DC: US Government Publishing Office, 2017 (revised annually).

49. Hood M, Mynderup N, Doxon L. Evaluation of Haemonetics PCS-2 and Fenwal Auto-C plasmapheresis collection systems (abstract). J Clin Apher 1996;11:99.

50. Burkhardt T, Kappelsberger C, Karl M. Evaluation of a new combined centrifugation/filtration method for the collection of plasma via plasmapheresis (abstract). Transfusion 2001; 41(Suppl):50S.

51. Burnouf T, Kappelsberger C, Frank K, Burkhardt T. Protein composition and activation markers in plasma collected by three apheresis procedures. Transfusion 2003;43:1223-30.

52. Burnouf T, Kappelsberger C, Frank K, Burkhardt T. Residual cell content in plasma produced by three apheresis procedures. Transfusion 2003;43:1522-6.

53. Ness PM, Perkins HA. Fibrinogen in cryoprecipitate and its relationship to factor VIII (AHF) levels. Transfusion 1980;20:93-6.

54. Callum JL, Karkouti K, Yulia L. Cryoprecipitate: The current state of knowledge. Transfus Med Rev 2009;23:177-88.

55. Farrugia A, Prowse C. Studies on the procurement of blood coagulation factor VIII: Effects of plasma freezing rate and storage conditions on cryoprecipitate quality. J Clin Pathol 1985; 122:686-92.

56. Scott EA, Puca KE, Pietz BC, et al. Analysis of ADAMTS13 activity in plasma products using a modified FRETS-VWF73 assay (abstract). Blood 2005;106(Suppl):165a.

57. Smith JK, Bowell PJ, Bidwell E, Gunson HH. Anti-A haemagglutinins in factor VIII concentrates. J Clin Pathol 1980;33:954-7.

58. Pesquera-Lepatan LM, Hernandez FG, Lim RD, Chua MN. Thawed cryoprecipitate stored for 6 h at room temperature: A potential alternative to factor VIII concentrate for continuous infusion. Haemophilia 2004;10:684-8.

59. Variables involved in cryoprecipitate production and their effect on factor VIII activity. Report of a working party of the Regional Transfusion Directors Committee. Br J Haematol 1979;43:287-95.

60. Murphy S, Gardner FH. Platelet preservation. Effect of storage temperature on maintenance of platelet viability—Deleterious effect of refrigerated storage. N Engl J Med 1969;280: 1094-8.

61. Dumont LJ, Gulliksson H, van der Meer PF, et al. Interruption of agitation of platelet concentrates: A multicenter in vitro study by the BEST Collaborative on the effects of shipping platelets. Transfusion 2007;47:1666-73.

62. Dumont LJ, AuBuchon JP, Gulliksson H, et al. In vitro pH effects on in vivo recovery and survival of platelets: An analysis by the BEST Collaborative. Transfusion 2006;46:1300-5.

63. Wagner SJ, Vassallo R, Skripchenko A, et al. The influence of simulated shipping conditions (24- or 30-hr interruption of agitation) on the in vitro properties of apheresis platelets during 7-day storage. Transfusion 2008;48: 1072-80.

64. McDonald CP, Roy A, Mahajan P, et al. Relative values of the interventions of diversion and improved donor-arm disinfection to reduce the bacterial risk from blood transfusion. Vox Sang 2004;86:178-82.

65. Berseus O, Högman CF, Johansson A. Simple method of improving the quality of platelet concentrates and the importance of production control. Transfusion 1978;18:333-8.

66. Welch M, Champion AB. The effect of temperature and mode of agitation on the resuspension of platelets during preparation of platelet concentrates. Transfusion 1985;25:283-5.

67. Moroff G, George VM. The maintenance of platelet properties upon limited discontinuation of agitation during storage. Transfusion 1990;30: 427-30.

68. Gottschall JL, Rzad L, Aster RH. Studies of the minimum temperature at which human platelets can be stored with full maintenance of viability. Transfusion 1986;26:460-2.

69. Moroff G, Holme S, George VM, Heaton WA. Effect on platelet properties of exposure to

temperatures below 20 degrees C for short periods during storage at 20 to 24 degrees C. Transfusion 1994;34:317-21.

70. Reiss RF, Katz AJ. Optimizing recovery of platelets in platelet-rich plasma by the Simplex strategy. Transfusion 1976;16:370-4.

71. Holme S, Heaton WA, Moroff G. Evaluation of platelet concentrates stored for 5 days with reduced plasma volume. Transfusion 1994;34:39-43.

72. Ali AM, Warkentin TE, Bardossy L, et al. Platelet concentrates stored for 5 days in a reduced volume of plasma maintain hemostatic function and viability. Transfusion 1994;34:44-7.

73. Food and Drug Administration. Pall Acrodose PL System. (January 26, 2006) Silver Spring, MD: CBER Office of Communication, Outreach, and Development, 2015. [Available at http://www.fda.gov/BiologicsBloodVaccines/BloodBloodProducts/ApprovedProducts/SubstantiallyEquivalent510kDeviceInformation/ucm080918.htm (accessed January 30, 2017).]

74. Levin E, Culibrk B, Gyongyossy-Issa MI, et al. Implementation of buffy coat platelet component production: Comparison to platelet-rich plasma platelet production. Transfusion 2008;48:2331-7.

75. Pérez-Pujol S, Lozano M, Perea D, et al. Effect of holding buffy coats 4 or 18 hours before preparing pooled filtered PLT concentrates in plasma. Transfusion 2004;44:202-9.

76. Whitaker BI, Rajbhandary S, Harris A. The 2013 AABB blood collection, utilization, and patient blood management survey report. (December 18, 2015) Bethesda, MD: AABB, 2015. [Available at http://www.aabb.org/research/hemovigilance/bloodsurvey/Pages/default.aspx (accessed January 30, 2017).]

77. Dumont LJ, Krailadsiri P, Seghatchian J, et al. Preparation and storage characteristics of white-cell-reduced high-concentration platelet concentrates collected by an apheresis system for transfusion in utero. Transfusion 2000;40:91-100.

78. Dumont LJ, Beddard R, Whitley P, et al. Autologous transfusion recovery of WBC-reduced high-concentration platelet concentrates. Transfusion 2002;42:1333-9.

79. Schoenfeld H, Muhm M, Doepfmer UR, et al. The functional integrity of platelets in volume-reduced platelet concentrates. Anesth Analg 2005;100:78-81.

80. Ringwald J, Walz S, Zimmerman R, et al. Hyperconcentrated platelets stored in additive solution: Aspects of productivity and in vitro quality. Vox Sang 2005;89:11-18.

81. Valbonesi AM, Florio G, Venturino V, Bruni R. Plateletpheresis: What's new? Transfus Sci 1996;17:537-44.

82. Burgstaler EA. Current instrumentation for apheresis. In: McLeod BC, Szczepiorkowski ZM, Weinstein R, Winters JL, eds. Apheresis: Principles and practice. 3rd ed. Bethesda, MD: AABB Press, 2010:71-110.

83. Burgstaler EA, Pineda AA, Bryant SC. Prospective comparison of plateletapheresis using four apheresis systems on the same donors. J Clin Apher 1999;14:163-70.

84. Perseghin P, Mascaretti L, Riva M, et al. Comparison of plateletapheresis concentrates produced with Spectra LRS version 5.1 and LRS Turbo version 7.0 cell separators. Transfusion 2000;40:789-93.

85. Zingsem J, Glaser A, Weisbach V. Evaluation of a platelet apheresis technique for the preparation of leukocyte-reduced platelet concentrates. Vox Sang 1998;74:189-92.

86. Zingsem J, Zimmermann R, Weisbach V, et al. Comparison of COBE white cell-reduction and standard plateletpheresis protocols in the same donors. Transfusion 1997;37:1045-9.

87. McAteer M, Kagen L, Graminske S, et al. Trima Accel improved platelet collection efficiency with the merging of single stage separation technology with leukoreduction performance of the LRS chamber (abstract). Transfusion 2002;42(Suppl):37S.

88. Burgstaler EA, Winters JL, Pineda AA. Paired comparison of Gambro Trima Accel vs Baxter Amicus single-needle plateletapheresis. Transfusion 2004;44:1612-20.

89. Yockey C, Murphy S, Eggers L, et al. Evaluation of the Amicus separator in the collection of apheresis platelets. Transfusion 1999;38:848.

90. Valbonesi M, Florio G, Ruzzenenti MR, et al. Multicomponent collection (MCC) with the latest hemapheresis apparatuses. Int J Artif Organs 1999;22:511-15.

91. Paciorek L, Holme S, Andres M, et al. Evaluation of the continuous filtration method with double platelet products collected on the MCS+ (abstract). J Clin Apher 1998;13:87.

92. Ford K, Thompson C, McWhorter R, et al. Evaluation of the Haemonetics MCS+ LN9000 to produce leukoreduced platelet products (abstract). J Clin Apher 1996;11:104.

93. Estcourt LJ, Stanworth SJ, Hopewell S, et al. Granulocyte transfusions for treating infections in people with neutropenia or neutrophil dysfunction. Cochrane Database Syst Rev 2016;4:CD005339.

94. Food and Drug Administration. Safety communication: Boxed warning on increased mortality and severe renal injury, and additional warning on risk of bleeding, for use of hydroxyethyl starch solutions in some settings. (November 25, 2013) Silver Spring, MD: CBER Office of Communication, Outreach, and Development, 2013. [Available at http://www.fda.gov/BiologicsBloodVaccines/SafetyAvailability/ucm358271.htm (accessed January 30,

2017).]

95. Ambruso DR. Hydroxyethyl starch and granulocyte transfusions: Considerations of utility and toxicity profile for patients and donors. Transfusion 2015;55:911-18.

96. Worel N, Kurz M, Peters C, Höcker P. Serial granulocyte apheresis under daily administration of rHuG-CSF: Effects on peripheral blood counts, collection efficiency, and yield. Transfusion 2001;41:390-5.

97. Dale DC, Lises WC, Llewellyn C, et al. Neutrophil transfusions: Kinetics and functions of neutrophils mobilized with granulocyte colony-stimulating factor and dexamethasone. Transfusion 1998;38:713-21.

98. Food and Drug Administration. Substantially equivalent 510(k) device information: BK130065 summary. TerumoBCT Spectra Optia. Silver Spring, MD: CBER Office of Communication, Outreach, and Development, 2013. [Available at http://www.fda.gov/Biologics BloodVaccines/BloodBloodProducts/Ap provedProducts/SubstantiallyEquiva lent510kDeviceInformation/ucm390957.htm (accessed January 30, 2017).]

99. Kretschmer V, Biehl M, Coffe C, et al. New features of the Fresenius blood cell separator AS104. In: Agishi T, Kawamura A, Mineshima M, eds. Therapeutic plasmapheresis (XII): Proceedings of the 4th International Congress of Apheresis of the World Apheresis Association and the 12th Annual Symposium of the Japanese Society for Apheresis, 3-5 June 1992, Sapporo, Japan. Utrecht, the Netherlands: VSP BV, 1993:851-5.

100. Food and Drug Administration. Guidance for industry: Use of sterile connecting devices in blood bank practices. (November 22, 2000) Silver Spring, MD: CBER Office of Communication, Outreach, and Development, 2000. [Available at http://www.fda.gov/Biologics BloodVaccines/GuidanceComplianceRegula toryInformation/Guidances/Blood/ucm 076779.htm (accessed January 30, 2017).]

101. Schuetz AN, Hillyer KL, Roback JD, Hillyer CD. Leukoreduction filtration of blood with sickle cell trait. Transfus Med Rev 2004;18:168-76.

102. Dzik S, Moroff G, Dumont L. A multicenter study evaluating three methods for counting residual WBCs in WBC-reduced blood components: Nageotte hemocytometry, flow cytometry, and microfluorimetry. Transfusion 2000;40:513-20.

103. Whitley PH, Wellington M, Sawyer S, et al. A simple, new technology for counting low levels of white blood cells in blood components: Comparison to current methods. Transfusion 2012;52(Suppl):59A.

104. Nuclear Regulatory Commission. Memorandum to holders of material licenses authorized to possess radioactive material quantities of concern. Issuance of order for increased con-

trols for certain radioactive materials licensees. (November 14, 2005) Rockville, MD: NRC, 2005. [Available at https://www.nrc.gov/docs/ML0531/ml053130183.pdf (accessed February 5, 2017).]

105. Moroff G, Leitman SF, Luban NLC. Principles of blood irradiation, dose validation, and quality control. Transfusion 1997;37:1084-92.

106. Strauss RC. Red blood cell storage avoiding hyperkalemia from transfusions to neonates and infants. Transfusion 2010;50:1862-5.

107. Fung MKI, Roseff SD, Vermoch KL. Blood component preferences of transfusion services supporting infant transfusions: A University HealSystem Consortium benchmarking study. Transfusion 2010;50:1921-5.

108. Voak D, Chapman J, Finney RD, et al. Guidelines on gamma irradiation of blood components for the prevention of transfusion-associated graft-versus-host disease. Transfus Med 1996;6:261-71.

109. Van der Meer PF, de Korte D. The buffy-coat method. In: Blajchman M, Cid J, Lozano M, eds. Blood component preparation: From benchtop to bedside. Bethesda, MD: AABB Press, 2011:55-81.

110. Moroff G, Friedman A, Robkin-Kline L, et al. Reduction of the volume of stored platelet concentrates for use in neonatal patients. Transfusion 1984;24:144-6.

111. Pisciotto P, Snyder EL, Napychank PA, Hopper SM. In vitro characteristics of volume-reduced platelet concentrate stored in syringes. Transfusion 1991;31:404-8.

112. Aster RH. Effect of acidification in enhancing viability of platelet concentrates: Current status. Vox Sang 1969;17:23.

113. Larrea L, Calabuig M, Roldán V, et al. The influence of riboflavin photochemistry on plasma coagulation factors. Transfus Apher Sci 2009;41:199-204.

114. Rock G. A comparison of methods of pathogen inactivation of FFP. Vox Sang 2011;100:169-78.

115. Hellstern P, Haubelt H. Manufacture and composition of fresh frozen plasma and virus-inactivated therapeutic plasma preparations: Correlation between composition and therapeutic efficacy. Thromb Res 2002;107(Suppl 1):S3-8.

116. Sharma AD, Sreeram G, Erb T, Grocott HP. Solvent-detergent-treated fresh frozen plasma: A superior alternative to standard fresh frozen plasma? J Cardiothorac Vasc Anesth 2000;14:712-17.

117. Octoplas package Insert. Hoboken, NJ: Octapharma USA, Inc. [Available at http://www.fda.gov/downloads/BiologicsBloodVac cines/BloodBloodProducts/ApprovedProd ucts/LicensedProductsBLAs/UCM336161.pdf (accessed January 30, 2017).]

118. Food and Drug Administration. Octaplas. Silver Spring, MD: CBER Office of Communication,

Outreach, and Development, 2014. [Available at http://www.fda.gov/BiologicsBloodVaccines/BloodBloodProducts/ApprovedProducts/LicensedProductsBLAs/ucm336140.htm (accessed January 30, 2017).]

119. Marks DC, Faddy HM, Johnson L. Pathogen reduction technologies. ISBT Science Series 2014;9:44-50.

120. Code of federal regulations. Title 21, CFR Part 606. Washington, DC: US Government Publishing Office, 2017 (revised annually).

121. Food and Drug Administration. Biological product and HCT/P deviation reports: Annual summary for Fiscal Year 2014. Silver Spring, MD: CBER Office of Communication, Outreach, and Development, 2015. [Available at http://www.fda.gov/downloads/BiologicsBloodVaccines/SafetyAvailability/ReportaProblem/BiologicalProductDeviations/UCM440635.pdf

(accessed January 30, 2017).]

122. Food and Drug Administration. Guideline for the uniform labeling of blood and blood components. (August 1985) Silver Spring, MD: CBER Office of Communication, Outreach, and Development, 1985. [Available at http://www.fda.gov/downloads/BiologicsBloodVaccines/GuidanceComplianceRegulatoryInformation/Guidances/Blood/UCM080974.pdf (accessed January 30, 2017).]

123. Distler P, ed. United States industry consensus standard for the uniform labeling of blood and blood components using ISBT 128. Version 2.0.0, November 2005. San Bernardino, CA: IC-CBBA, 2013. [Available at http://www.fda.gov/downloads/BiologicsBloodVaccines/GuidanceComplianceRegulatoryInformation/Guidances/Blood/UCM079159.pdf (accessed January 30, 2017).]

第7章　感染性疾病筛查

在美国,血液成分和其他药品均由食品药品监督管理局(Food and Drug Administration, FDA)监管。FDA 要求,药品生产方应对产品生产原料的适宜性实施验证[1]。献血者是生物药品质量的关键要素,应对其适宜性进行彻底检查。

血站采用经过 FDA 批准的筛查试验对每位献血者的血液标本实施检测,以确定献血者及所献血液成分是否含有感染性病原体。血液筛查过程极为重要,因为大多数血液成分(例如红细胞、血小板、血浆和冷沉淀)无法经过消毒、灭菌或能灭活感染性病原体的其他措施处理而直接输注给受血者。因此,献血者献血时,存在其血液中的感染性病原体未被检出,直接传播给受血者的可能。

第一节　血液筛查历史回顾

在美国,献血者可经输血传播感染检测技术的进步很大(表 7-1)。早期仅对献血者实施梅毒筛查。20 世纪 60 年代的研究显示,有多次输血史的患者超过30%患有输血后肝炎(posttransfusion hepatitis, PTH)[2]。20 世纪 70 年代早期的研究发现,当时新发现的乙型肝炎病毒(hepatitis B virus, HBV)引起的肝炎仅占输血后肝炎的 25%[2]。与输注无偿献血者血液的受血者比较,输注有偿献血者血液的受血者发生乙型肝炎和非甲型非乙型肝炎的概率更高。20 世纪 70 年代中叶,随着乙肝表面抗原(hepatitis B surface antigen, HBsAg)敏感检测技术的应用和血液供应普遍来自无偿献血者,乙型肝炎及非甲非乙型输血后肝炎的发生率明显降低。但在多次输血患者中仍约有 6%~10%发生非甲非乙型输血后肝炎[2,3]。

在缺乏非甲非乙型输血后肝炎病原体特异性检测方法的情况下,研究者们寻求能用于发现与非甲非乙型肝炎相关献血的替代标志物,结果发现,献血者抗-HBc 和/或丙氨酸氨基转移酶(alanine amino transferase, ALT)升高与受血者非甲非乙型输血后肝炎的发病风险增加相关[4-7]。但由于这些方法不是特异性检测,故推迟其在血液筛查中的应用。

表 7-1　美国献血者可经输血传播感染检测技术的变化

实施年份	筛查试验	注释
20 世纪 40—50 年代	梅毒	FDA 在 20 世纪 50 年代强制要求实施梅毒检测
20 世纪 70 年代	HBsAg	1970 年第 1 代试剂,1973 年要求采用敏感性更高的试剂
1985	HIV 抗体(抗-HTLV-Ⅲ)	最初将导致艾滋病的 HIV 病毒命名为 HTLV-Ⅲ,因此最初 HIV 抗体检测称为抗-HTLV-Ⅲ检测
1986—1987	ALT 和抗-HBc	AABB 推荐将 ALT 和抗-HBc 检测作为非甲非乙型肝炎的替代筛查试验,但这些试验未经 FDA 批准用于献血者筛查。1995 年开展 HCV 抗体检测后,AABB 不再推荐献血者 ALT 检测。1991 年 FDA 批准并要求实施抗-HBc 检测
1988	抗-HTLV- Ⅰ	HTLV- Ⅰ感染者通常无症状,但有一小部分可能发生白血病、淋巴瘤或神经系统疾病
1990	HCV 抗体(1 代 HCV 抗体检测试剂)	一般认为 HCV 是非甲非乙型肝炎的病因

实施年份	筛查试验	注释
1991	抗-HBc	AABB 之前曾建议将抗-HBc 检测作为非甲非乙型肝炎的替代筛查试验,1991 年 FDA 要求将其作为 HBV 检测的补充试验
1992	抗-HCV 2.0 版	该版本试剂提高了对 HCV 感染的检出能力
1992	抗-HIV-1/2	新的 HIV 抗体试剂提高了对早期感染的检出能力,且扩大了检出范围,包括 HIV-1 和 HIV-2
1996	HIV-1 p24 抗原检测	可比抗体检测早 6 天检出 HIV-1 感染。FDA 允许采用 FDA 批准的 HIV-1 核酸检测后不再做 HIV-1 P24 抗原检测
1996	抗-HCV 3.0 版	抗-HCV3.0 版的检出能力高于抗-HCV 2.0 版
1997—1998	抗-HTLV-Ⅰ/Ⅱ	新的 HTLV 抗体试验,可检出 HTLV-Ⅰ和 HTLV-Ⅱ
1999	HIV-1 和 HCV 核酸检测	最初仅作为临床试验,2002 年获 FDA 批准,比抗体或抗原检测更早检出感染
2003	WNV 核酸检测	最初仅作为临床试验,2005—2007 年获 FDA 批准,AABB 和 FDA 分别在 2004 年和 2009 年推荐在 WNV 流行地区开展单人份献血者血样检测
2004	血小板细菌污染检测	AABB 2004 年推荐开展血小板细菌污染检测,FDA 批准了一些方法作为质控检测,2011 年以后,AABB 仅认可经 FDA 批准或具有相同敏感性的试验
2006—2007	锥虫病抗体	2006 年底 FDA 批准其用于血液筛查,2007 年广泛实施。美国居民罕见血清阳转,FDA 2010 年发布的指引推荐对献血者做一次筛查
2007—2008	HBV 核酸检测	开始是多种病毒(HIV、HCV 和 HBV)核酸检测系统的一个组分。FDA 2012 年 10 月发布的指引明确推荐开展 HBV DNA 筛查
2016	ZIKV 核酸检测	为应对 ZIKV 感染在美洲流行,FDA 2016 年 8 月年发布的指引推荐全面开展献血者单人份检测(波多黎各立即实施,高风险的南部的各州和纽约 4 周内实施,所有其他州 12 周内实施)

注:FDA. 食品药品监督管理局;HBsAg. 乙型肝炎表面抗原;HIV. 人类免疫缺陷病毒;AIDS. 获得性免疫缺陷综合征;HTLV. 人类嗜 T 细胞病毒;ALT. 丙氨酸氨基转移酶;HBc. 乙型肝炎核心抗原;NANB. 非甲非乙;HCV. 丙型肝炎病毒;HBV. 乙型肝炎病毒;RNA. 核糖核苷酸;WNV. 西尼罗病毒;DNA. 脱氧核糖核苷酸。

20 世纪 80 年代初期,在确定艾滋病病原体之前,由于担心输血导致艾滋病传播,又重新启用替代标记物检测的概念。为降低输血传播艾滋病潜在风险,部分血站开始实施献血者抗-HBc(因为艾滋病高危人群普遍存在此抗体)和/或 CD4/CD8 T 细胞比值倒置[在艾滋病患者及艾滋病前的潜伏期以后确定为人类免疫缺陷病毒(human immunodeficiency virus,HIV)感染人群中发现的免疫异常]筛查[8]。但大多数血站管理者认为,输血传播艾滋病风险很低,不需要采用替代标志物检测[9]。在分离到 HIV 并确定其为艾滋病病原体后,很快就建立了 HIV 抗体筛查技术并于 1985 年投入应用。

有了 HIV 抗体检测技术后,很快就发现了既往献血者和受血者存在 HIV 感染。另外,研究发现 HIV 感染者可长期处于无症状病毒携带状态,病毒可在血液成分中存在多年而不被发现。至此已经很清楚了,之前严重低估了 HIV 经输血传播

的风险[10],这一认识使血液筛查方法扩大到未知病原体。现行的献血者既往史评估包括筛查和排除具有血源或性传播疾病接触风险的献血者,其目的是降低血液成分携带尚未明确的其他可经输血传播病原体的可能性。

在实施献血者 HIV 筛查以后,仍然存在 HIV 经输血传播。这是由于献血者感染 HIV 后,需要数周或数月方能检出 HIV 抗体[11]。献血者在这段血清学阴性窗口期内的所献血液可能含有感染性 HIV,但血液筛查试验无法检出。

保护安全血液供应不受窗口期献血影响的最直接方法是排除 HIV 接触风险较高的潜在献血者。FDA 早在 1983 年就推荐血站向献血者提供 HIV 感染高危行为的信息资料,并要求具有高危行为的人群不要献血。旧金山的实践经验清楚地证明了这种方法是有效的[12]。1990 年,FDA 推荐向每位献血者直接询问是否存在每项 HIV 高危行

为。1992 年,FDA 发布了这一征询过程的全面指引。

自发现 HIV 以后,通过采取以下多种措施,经输血传播风险已经大幅降低:

- 采取献血者教育和征询问卷方式,排除有血源或性传播疾病高风险的献血者,减少窗口期献血,筛查目前尚无检测技术的感染。
- 缩短特定病原体窗口期,通过改进和/或增加试验检出更早期的感染。

- 施行《现行药品生产质量管理规范》(cGMP)法规,保证不采集或不发放不适合输注的血液成分。
- 对输血传播疾病实施监测,实施血液筛查新方法。

根据是否能发现特定危险因素和是否有筛查试验可以采用,选择适宜的筛查方法(表 7-2)。

表 7-2 血液筛查方法

筛查方法	适用情形	示例
仅征询问卷	已确定感染危险因素但无敏感和/或特异的检测方法的病原体	疟疾,朊粒
仅检测	有病原体感染检测方法可用,献血征询问卷无法发现存在感染危险的个体	西尼罗病毒
征询问卷和检测	具有确定的感染危险因素和有效检测方法	HIV、HBV 和 HCV
专供特定受血者使用的病原体检测阴性的血液成分	病原体在献血者中普遍存在,但特定受血者人群输注检测阴性血液成分能受益	巨细胞病毒(目前已普遍采用的经过滤除白细胞的细胞血液成分,因此除了特定患者外,不再使用巨细胞病毒血清学检测阴性的血液成分)
血液成分检测	在献血者血样中检测不到感染性病原体,需要检测血液成分(血小板)	细菌

第二节 血液筛查试验

FDA 在《联邦法规》(Code of Federal Regulations, CFR)第 21 篇第 610.40 条中规定了献血者可经输血传播感染的检测要求[1]。除了 CFR 以外,FDA 还通过发布指引文件给出推荐意见。FDA 指引虽然不是美国的法规文件,但确立了在美国的实践标准,因此许多血站管理者将其视为法规要求。AABB 通过协会公告或《血站和输血服务机构标准》(以下简称《AABB 标准》)向输血界提出了推荐和要求。除了美国加利福尼亚州已将《AABB 标准》中某些要求纳入州法律以外,AABB 的推荐和标准不具有法律效力。

美国输血界基本上将《AABB 标准》作为血站实践标准并广泛采用。自 1985 年以来,FDA 和 AABB 发布了有关筛查试验的一系列推荐、法规和/或标准,包括施行已久的梅毒和 HBsAg 筛查和其他病原体筛查试验。有关献血者感染检测的变化详见表 7-1。目前美国血站所开展的血液筛查试验见表 7-3。

表 7-3 美国目前开展的血液筛查试验

要素	标记物	试验方法	补充试验*
HBV	HBsAg	ChLIA 或 EIA	HBV DNA 检测(FDA)† 中和试验(FDA)
	抗-HBc IgM 和 IgG 抗体	ChLIA 或 EIA	
	HBV DNA‡	TMA 或 PCR	
HCV	针对 HCV 多肽和重组蛋白的 IgG 抗体	ChLIA 或 EIA	HCV RNA 检测(FDA)† 重组免疫印迹试验§、条带免疫印迹试验(未经 FDA 批准)
	HCV RNA‡	TMA 或 PCR	

要素	标记物	试验方法	补充试验*
HIV-1/2	HIV-1/2IgM 和 IgG 抗体	ChLIA 或 EIA	HIV RNA 检测（FDA）[†] HIV-1：IFA 或免疫印迹试验（FDA） HIV-2：EIA（FDA）
	HIV-1 RNA[‡]	TMA 或 PCR	
HTLV-Ⅰ/Ⅱ	HTLV-Ⅰ/Ⅱ IgG 抗体	ChLIA 或 EIA	免疫印迹试验（FDA）、带免疫印迹试验（非 FDA 批准）
梅毒	梅毒螺旋体抗原 IgG 或 IgG+IgM 抗体	微量血凝或 EIA	梅毒螺旋体抗原免疫荧光或凝集试验
	非梅毒螺旋体抗原血清学试验（快速血清反应抗体）	颗粒凝集	梅毒螺旋体抗原免疫荧光或凝集试验
克氏锥虫	克氏锥虫 IgG 抗体（检测 1 次）[◇]	ChLIA 或 EIA	ESA（FDA）
WNV 和 ZIKV	WNV 或 ZIKV RNA[¶]	TMA 或 PCR	重复 NAT 或其他 NAT 和抗体检测（IgM、IgG）

注：* 标注（FDA）的是 FDA 批准的补充试验，其他补充试验不是法规要求，但可能对献血者辅导可能有帮助。

[†] 经 FDA 批准的一些病毒核酸检测阳性，可为 HBsAg、抗-HIV、抗-HCV 检测为有反应性提供确证依据。如果病毒核酸检测结果为阴性，应做血清学补充试验。

[‡] 美国一般采用 6~16 份标本的汇集做病毒 DNA 或 RNA 检测。

[§] 2013 年以后，没有重组免疫印迹试验（recombinant immunoblot assay，RIBA）试剂可用，FDA 为此做了变更，准许使用经批准的第 2 种筛查方法作为其代替。

[◇] 每位献血者仅做 1 次克氏锥虫抗体检测。

[¶] 可采用研究试验检测 ZIKV RNA，单人份或多人份汇集 NAT 检测方法详见 WNA 正文部分。

HBV. 乙肝病毒；ChLIA. 化学发光免疫分析法；EIA. 酶免疫分析法；HBsAg. 乙肝表面抗原；HIV. 人类免疫缺陷病毒；HCV. 丙型肝炎病毒；FDA. 食品药品监督管理局；Ig. 免疫球蛋白；TMA. 转录介导扩增；PCR. 聚合酶链反应；RIBA. 重组免疫印迹；HIV-1/2. 人类免疫缺陷病毒 1 和 2 型；IFA. 免疫荧光试验；HTLV-Ⅰ/Ⅱ. 人类嗜 T 细胞病毒Ⅰ和Ⅱ型；WNV. 西尼罗病毒；ZIKV. 寨卡病毒；NAT. 核酸检测；ESA. 酶带分析法。

一、检测的后勤保障

以证实献血者符合健康要求为目的的所有感染性疾病检测的标本应在献血时采集，并由血液筛查实验室检测。此外，血小板成分细菌污染的检测常由血液成分制备机构完成。

开展 FDA 要求的血液筛查试验的实验室应按照生物制品生产方向 FDA 注册，因为这一原料确认（血液筛查）属于血液成分制备过程的一部分。献血者感染性疾病筛查试剂和设备应当经过 FDA 生物评价与研究中心批准（许可或批准）。FDA 网站上有经过批准的血液筛查方法[13]。应当严格按照生产方说明书规定进行检测。仅批准用于诊断的检测方法和检测平台可能不适用于血液筛查。

二、血清学检测过程

大多数血清学筛查试验（检测抗原或抗体的试验）属于酶免疫吸附试验或化学发光免疫试验。一般要求用规定的筛查试验对每份献血者标本做 1 次检测。如果筛查试验结果为无反应性，则认为检测结果为阴性（即无感染证据）。如果第 1 次检测结果为有反应性（初次检测有反应性），试验说明书通常要求对其进行 2 份重复检测。如果重复检测的 2 份结果均为无反应性，则最终结果为无反应性或阴性，与标本对应的血液可使用。如重复检测的 2 份结果有 1 份或 2 份为有反应性，则该标本为重复检测有反应性，与标本对应的血液不准许用于异体输注。但对于细胞治疗产品，重复检测有反应性的细胞产品有时可用于治疗（详见本章后面的"人体细胞、组织以及用于制备产品的人体细胞和组织的捐献者检测的注意事项"部分）。

经批准用于血液筛查的可经输血传播感染检测方法具有高敏感性的特点，以检出所有受感染的个体，尽可能减少出现假阴性结果。但是为达到高敏感性，这些试验检测未受感染个体的标本时可能出现有反应性结果（假阳性结果）。经过健康征询筛选之后，献血人群已属于感染性疾病低风险人群，因此大部分的重复检测有反应性结果不是代表真正存在感染。为了判断重复检测有反应性的筛查结果代表真实感染而不是假阳性结果，宜采用特异性更高的补充试验对献血者标本进行检测。

FDA 规定，如果有经 FDA 批准的补充试验，应采用这类试验对重复检测有反应性的献血者血液标本进一步做检测和评价[1]。FDA 已批准 HBsAg、抗-HIV-1、抗-HCV、抗-HTLV-Ⅰ/Ⅱ和克氏锥虫抗体的补充试验。HCV 抗体确证试剂（重组免疫印迹试剂）已停止供应，但血站可采用经 FDA 批准的 HCV 补充试验作为代替[14]。目前可以采用的补充试验见表 7-3。FDA 规定，如果没有已批准的补充试验可用，应当采用经 FDA 许可或批准的试验对献血者标本做重复检测，为献血者辅导提供附加信息；未经 FDA 批准的补充试验也能提供有用的信息，但不得用于确定献血者符合献血条件。

不准许将筛查试验结果为重复检测有反应性的血液成分用于异体输血，无论其进一步检测的结果如何。但梅毒病原体检测是唯一存在例外的情况，在某些情况下，补充试验结果为阴性时，筛查试验（仅限于非梅毒螺旋体试验）有反应性的血液可用于输注，具体详见本章的梅毒检测部分。

三、核酸检测

实施核酸检测（nucleic acid testing，NAT）的目的是为了缩短前述的血清学检测阴性窗口期。献血者标本病毒核酸（RNA 或 DNA）的检测过程与血清学筛查有所不同。NAT 首先需要提取献血者血浆中的核酸，然后采用核酸扩增试验扩增和检测病毒基因序列。

最早在 1999 年实施的献血者 HIV 和 HCV RNA 筛查检测系统仅为半自动系统，其通量小，无法开展单人份献血者标本检测。由于在 HIV 和 HCV 感染个体中病毒 RNA 含量通常较高，而且 NAT 的敏感性非常高，因此，采用阳转血清盘的 NAT 结果显示，采用小组合汇集的献血者血浆标本（minipools，MP）检测，其敏感性几乎不受影响。

于是，最初获批的 NAT 血液筛查系统是先将 16~24 份献血者标本汇集，然后对汇集标本进行检测。目前的核酸检测系统采用 6~16 份标本的汇集物做检测。如检测结果为阴性，则该汇集的所有标本均为 HIV 和 HCV RNA 阴性。如果小组合汇集 NAT 有反应性，则需进一步对更小汇集，最终对单份标本进行检测，以鉴别出检测结果为有反应性的具体标本。如果进一步鉴别检测的结果为无反应性，其对应血液可放行供临床输注。如果单份标本检测结果为有反应性，判断其对应血液为病毒核酸阳性，不能用于临床输注。

近年来，已研发出全自动 NAT 系统。经 FDA

批准用于血液筛查的自动化检测平台可采用多种病毒核酸检测技术，在 1 个反应室内可同时检测 HIV、HCV RNA 以及 HBV DNA。有些系统在初次检测时就能直接判断有反应的具体病毒，另一些系统需要进一步做鉴别试验才能明确具体病毒。批准这些系统可采用单份标本和 6~16 份献血者标本汇集标本做检测。全自动 NAT 平台的应用使常规开展单份标本筛查（individual donation screening，ID-NAT）成为可能，而不是只能开展小组合汇集标本检测（MP-NAT）。然而，目前根据 ID-NAT 和 MP-NAT 的比较，仅根据 ID-NAT 检出的有反应性献血的预测率，并不支持在美国实施 ID-NAT。因为据估计，ID-NAT 筛查仅能小幅提高受感染献血者的检出率，但检测相关费用明显高于 MP-NAT[15]。而且，尚不清楚采用现有平台，在美国全国实施 ID-NAT 血液筛查在物流方面是否可行。还有另一个令人担忧的问题是，ID-NAT 筛查的假阳性率比 MP-NAT 更高，将有更多的献血者被屏蔽。

与血清学检测策略不同，FDA 不准许对单份 NAT 有反应性标本做重复检测，以判断初次检测有反应性的结果是否为真阳性。FDA 要求，如果单份（非汇集的）标本 NAT 筛查 HIV、HCV 或 HBV 有反应性，应当将对应血液成分报废和将对应的献血者永久屏蔽。FDA 制定了献血者归队策略。在常规使用 ID-NAT 筛查献血者的国家，对初次检测有反应性标本做重复检测是 1 种常规实践。如果初次检测有反应性而重复检测无反应性，对于献血者的管理和血液成分的处置策略有所不同。在许多国家，因为这样的试验结果并不能排除血液含有低载量的病毒，因而将血液报废，而这种情况下的献血者管理有所不同，可能包括屏蔽和归队策略。

在西尼罗病毒（west nile virus，WNV）高流行地区，推荐采用 ID-NAT 而不是 MP-NAT 筛查。在 WNV 感染期间，感染者血液循环中的病毒 RNA 水平较低，将献血者标本汇集时，WNV 感染标本中的病毒 RNA 可能被稀释至检测阈值以下。据估计，采用 MP-NAT 筛查献血者 WNV RNA 的漏检率可高达 50% 以上[16-18]。因此，FDA 和 AABB 均推荐在 WNV 高流行地区采用 ID-NAT 进行 WNV RNA 筛查[18,19]。

四、筛查试验结果为有反应性时的处置

血液筛查试验为重复检测有反应性（或单份 NAT 有反应性）时，通常应强制报废对应的血液成

分。将实验室信息系统与血站计算机系统连接,能阻止检测有反应性的血液成分被贴签和/或放行。由于许多感染属于持续性感染,因此检测结果为有反应性时可能提示应禁止献血者日后再次献血。还有,由于无法确定献血者受感染的具体日期,可认为该献血者之前所献血液疑似具有感染性。

FDA 和 AABB 均发布了关于有反应性检测结果处置的推荐意见,包括对献血者后续献血的影响,之前所献血液成分的收回(应收回多久以前献的血液成分),这些血液成分的受血者告知。一般是根据献血者血液标本的补充或确证试验结果做出相应的推荐意见。有许多推荐意见随着时间的进展而发展和变化。

这些推荐意见相当复杂。因此,血站实验室通常建立核查表,列出针对每项有反应性检测结果需采取的每项措施。工作人员采用核查表记录所完成的每项措施。

与检测结果为有反应性的献血者管理、其他血液成分的收回和之前血液成分的受血者的通知有关的联邦法规、FDA 指导文件、AABB 标准和 AABB 推荐公告见表 7-4[1,18-43]。本文对这些法规和推荐做一概述。

表 7-4　献血者检测及其有反应性结果处置措施的相关法规和标准*

指标/试验	法规或标准文件	主题				
		献血者检测	献血者管理	产品回收	受血者通知	献血者再次献血
HIV-1/2	CFR 第 21 篇第 610.40 条[1]	√	—	—	—	—
	CFR 第 21 篇第 610.41 条[1]	—	√	—	—	—
	CFR 第 21 篇第 610.46[1]	—	—	√	√	—
	CFR 第 42 篇第 48.27 条[20]	—	—	—	√	√
	FDA 指引,2004 年 10 月[31]	√	—	—	—	—
	FDA 指引,2010 年 5 月[26]	√	√	√	√	√
	《AABB 标准》5.8.5、5.8.6 条[35]	√	—	—	—	—
HIV-1 O 亚型	FDA 指引,2009 年 8 月[28]	√	√	—	—	√
HBV	CFR 第 21 篇第 610.40 条[1]	√	—	—	—	—
	CFR 第 21 篇第 610.41 条[1]	—	√	—	—	—
	FDA 指引,2012 年 10 月[22]	√	√	—	—	√
	《AABB 标准》,5.8.5、5.8.6 条[35]	√	—	—	—	—
HBsAg	FDA 备忘录,1987 年 12 月[34]	√	√	—	—	√
HBsAg 和抗-HBc†	FDA 备忘录,1996 年 7 月[33]	—	—	√	—	—
抗-HBc	FDA 指引,2010 年 5 月[27]	—	—	—	—	√
HBV(疫苗)	FDA 指引,2011 年 11 月[23]	—	—	—	—	√
HCV	CFR 第 21 篇第 610.40 条[1]	√	—	—	—	—
	CFR 第 21 篇第 610.41 条[1]	—	√	—	—	—
	CFR 第 21 篇第 610.47 条[1]	—	—	—	√	—
	CFR 第 42 篇第 482.27 条[20]	—	—	√	√	—
	FDA 指引,2004 年 10 月[31]	√	—	—	—	—
	FDA 指引,2010 年 5 月[26]	√	√	√	√	√
	FDA 指引,2010 年 12 月[24]	—	—	√	√	—
	《AABB 标准》,5.8.5、5.8.6 条[35]	√	—	—	—	—

续表

指标/试验	法规或标准文件	主题				
		献血者检测	献血者管理	产品回收	受血者通知	献血者再次献血
HTLV-Ⅰ/Ⅱ	CFR 第 21 篇第 610. 40 条[1]	√	—	—	—	—
	CFR 第 21 篇第 610. 41 条[1]	—	√	—	—	—
	FDA 指引,1997 年 8 月[32]	√	√	√	—	—
	《AABB 标准》,5. 8. 5、5. 8. 6 条[35]	√	—	—	—	—
	AABB 协会公告(99-9 号)[39]	√	√	—	—	—
梅毒	CFR 第 21 篇第 610. 40 条[1]	√	—	—	—	—
	CFR 第 21 篇第 610. 41 条[1]	—	√	—	—	—
	FDA 指引,2014 年 9 月[21]	√	√	—	—	√
	《AABB 标准》,5. 8. 5、5. 8. 6 条[35]	√	—	—	—	—
克氏锥虫	FDA 指引,2010 年 12 月[25]	√	√	√	√	—
	FDA 指引草案,2016 年 11 月[40]	—	—	—	—	√
	《AABB 标准》,5. 8. 5、5. 8. 6 条[35]	√	—	—	—	—
WNV	FDA 指引,2005 年 6 月[30]	—	√	—	√	—
	FDA 指引,2009 年 11 月[19]	√	—	—	—	—
	《AABB 标准》5. 8. 5、5. 8. 6 条[35]	√	—	—	—	—
	AABB 协会公告(13-2 号)[18]	√	—	—	—	—
ZIKV	FDA 指引,2016 年 2 月,2016 年 8 月[41,42]	√	—	√	—	√
ZIKV(DENV 和基孔肯雅病毒)	AABB 协会公告(16-07 号)[43]	√	√	√	√	√
细菌	《AABB 标准》5. 1. 5. 1、5. 1. 5. 2、5. 1. 5. 3 条[35]	√	—	√‡	—	—
	AABB 协会公告(05-02 号)[37]	—	√	—	—	√
	AABB 协会公告(12-04 号)[36]	√	—	—	—	—
	AABB 协会公告(04-07 号)[38]	√	—	—	—	—
细小病毒 B19§	FDA 指引,2009 年 7 月[29]	—	—	—	—	—

注:* 推荐自 2017 年 2 月起生效。血液中心可能还会受其他要求,诸如回收血浆合同约定的规格等约束
† 备忘录还包括有关 HCV 和 HTLV 的推荐,但这些推荐已被后来的文件所代替
‡ 当次捐献的所有血液部分
§ 仅供进一步制备的血浆
HIV-1/2:人类免疫缺陷病毒 1 和 2 型;CFR:《联邦法规》;FDA:食品药品监督管理局;BB/TS Standards:血站和输血服务机构标准;HBV:乙型肝炎病毒;HBsAg:乙型肝炎表面抗原;anti-HBc:乙肝病毒核心抗体;HCV:丙型肝炎病毒;HTLV-Ⅰ/Ⅱ:人类嗜 T 细胞病毒 Ⅰ 和 Ⅱ型;WNV:西尼罗病毒;ZIKV:寨卡病毒;DENV:登革热病毒;CHIKV:基孔肯雅病毒

1. 献血条件 FDA*CFR* 第 21 篇第 610. 41 条是关于筛查试验有反应性结果的献血者管理的规定。FDA 指引和 AABB 协会公告提供了关于补充检测、献血条件和献血者辅导的具体推荐意见。应将对献血者的献血条件或健康构成影响的检测结果告知献血者。血站应建立机制,防止不符合献血条件的献血者继续献血,以及防止源自这类献血者的血液成分被意外放行。

对于因筛查试验结果有反应性而被屏蔽献血的献血者,*CFR* 第 21 篇第 610. 41 条规定,通过 FDA 制定献血者归队路径使献血者能够再次献血。FDA 发布了具体指引(表 7-4),提供了因 HIV、

HCV、HBsAg、抗-HBc、梅毒血清学试验以及 HIV、HCV 或 HBV NAT 检测有反应性而被屏蔽献血的献血者的归队程序。最常见的路径是要求献血者过了规定的等待期后做相关检测，结果应为阴性。希望开展献血者归队工作的血站应严格执行 FDA 的相关规定。

2. 之前捐献的血液成分收回和受血者告知（事后调查） FDA 和 AABB 提供了关于本次献血时可经输血传播感染筛查为重复检测有反应性（或单份 NAT 有反应性）的献血者之前所献血液成分处置的推荐意见。这些推荐的关注焦点是，献血者之前献血时，即使血液筛查试验结果为阴性，仍有可能处于早期感染的窗口期。

CFR 第 21 章第 610.46 条和第 610.47 条详细规定了献血者 HIV 和 HCV 检测结果为有反应性时，之前所献血液成分及其受血者的管理策略。医疗保险和医疗补助服务法规（第 42 篇第 482.27 条）重申了这些规定，保证医院的输血服务遵从受血者告知要求。FDA 指引和/或 AABB 协会公告提供了献血者其他病原体检测结果为有反应性之前所献血液成分处置的推荐意见（表 7-4）。

FDA 和 AABB 推荐，大多数情况下宜收回并隔离尚未输注的这类献血者之前所献血液成分。最重要的是，应在获得重复检测为有反应性的结果后立即启动尚未输注的血液成分收回工作，防止在做确证试验期间，这类血液成分被输注。FDA 要求，应在获得 HIV 或 HCV 检测有反应性结果的 3 个工作日内，HBsAg、抗-HBc 或抗-HTLV 检测有反应性结果的 1 周内启动相关血液成分收回工作。如果确证试验结果为阴性，FDA 准许在某些情况下放行之前所献的血液成分。一般情况下，之前所献血液成分已经部分或全部被输注。FDA 和 AABB 针对数种感染性病原体提供了推荐意见，应告知已经输注确证试验阳性血液的受血者存在接触感染性病原体的可能性。

AABB 和/或 FDA 一般会在新的检测方法实施之前发布关于之前所献血液成分受血者告知（事后调查）的推荐意见。相关感染的确证试验或医疗措施出现变化和发展时，推荐意见亦将随之更新。法律（*CFR* 第 21 章第 610.46 条和第 610.47 条）仅要求对 HIV 和 HCV 检测开展事后调查。开展 HIV 事后调查过程中可能会遇到相关受血者已经死亡的情形，此时应告知其近亲属。*CFR* 详细规定了血液成分收回和受血者告知的具体时限，包括最长调查时限的要求。FDA 指引和 AABB 协会公告针对其他病原体诸如 WNV、寨卡病毒（zika virus，ZIKV）和克氏锥虫等提供了血液成分收回和受血者告知的推荐意见。这些要求也可能包括使用未经批准的筛查试验（例如 ZIKV，田鼠巴贝虫）时的调查方案。表 7-4 列出了与血液成分收回或受血者告知有关的文件。

如果没有公开发布的指引可作为指导，血站可能不清楚是否应当或应当在何时告知之前所献血液的受血者存在接触感染的可能性。如果没有补充试验或进一步的检测方法可以采用，就不可能判断筛查试验重复检测为有反应性的结果是否代表献血者真正存在感染。另外，如果没有针对感染的有效治疗方法，告知受血者可能已经受到感染并不能取得医疗收益。但是，这类告知对于公共卫生是有益处的。具体而言，被告知可能受到感染的受血者可接受相关检测，如果检测结果为阳性，可采取预防措施以避免感染进一步传播。

五、供免疫功能低下受血者使用的血液成分巨细胞病毒检测

有些常见感染并不会引起免疫功能正常个体产生疾病，但却可能引起免疫功能低下个体产生严重疾病。巨细胞病毒（cytomegalovirus，CMV）感染即属此。

CMV 是具有脂质包膜的 DNA 病毒，属于疱疹病毒科。与其他疱疹病毒一样，CMV 引起终生感染，通常处于潜伏状态，但是随时有激活的可能。在免疫功能正常的个体，原发性 CMV 感染的表现轻微，从无症状到传染性单核细胞增多症。在免疫功能低下的患者，原发感染和激活感染均可导致严重甚至致命的疾病。CMV 可通过输血传播，主要是通过细胞血液成分中所含有的完整的白细胞进行传播，冰冻/解冻的血浆成分不会传播 CMV 感染。输血传播 CMV 感染的高危患者是免疫功能低下的患者，包括胎儿、CMV 阴性母亲分娩的低体重早产儿以及接受实体器官或异基因造血干细胞移植的 CMV 阴性受者等[44]。

大多数献血者都曾感染过 CMV，其体内存在 CMV 抗体。因此，如果 CMV 抗体阳性的血液成分全部不能使用，则无法保证适宜的血液供应。

但是，可采取适当措施降低上述高危患者经输血感染 CMV 的风险。这些高危患者宜使用经过处理的 CMV 低风险的细胞血液成分，包括 CMV 抗体

阴性或者经过有效减少白细胞的程序处理的血液成分。研究显示,这2种方法的效果相似,但还是有所差异。据估计,CMV血清学阴性血液成分的传播风险为1%~2%,少白细胞血液成分的传播风险为2%~3%[44-46]。最近数项研究显示,176例经严密监测的异基因造血干细胞移植受者接受未经CMV检测的少白细胞血液成分输注后均未出现CMV感染[47,48]。由于很多高危患者在输注少白细胞血液成分后,接受CMV感染的严密监测和/或早期进行抗CMV药物治疗,因此难以评估向这些高危患者提供CMV血清阴性血液成分的益处。未做抗-CMV检测的少白细胞血液成分的使用,使得这些患者的血液供应更加有保证。

六、自体献血

FDA规定,应对从一个机构转运到另一个机构的自体献血实施可经输血传播感染检测;如果接收机构不允许自体血纳入普通库存,则以30天为周期,检测每个周期内的第1份自体献血(CFR第21

篇第610.40条(d)款)。血液成分标签应与其检测状态一致。重复检测为有反应性的血液成分应有生物危害标识。由于存在将自体血液误输给其他患者的可能性,一些医院制定政策禁止接受某些试验结果为阳性的自体血液。AABB已发出警告,拒绝为检测结果阳性患者采集自体血液可能涉嫌违反《美国残疾人保障法》[49]。

七、人体细胞、组织以及用于制备产品的人体细胞和组织的捐献者检测注意事项

FDA对于人体细胞、组织以及用于制备产品的人体细胞和组织(HCT/Ps)的捐献者的征询问卷和检测试验与献血者的不同,而且是按照不同类型组织规定不同的筛查要求。CFR第21篇第1 271条和FDA 2007年8月发布的指引规定了这方面的要求(表7-5)[50,51]。FDA还另外发布了关于实施HCT/Ps梅毒[52]、WNV检测[53]的指引以及其他感染性病原体检测的指引草案。关于HCT/Ps指引的最新文件详见FDA网站的组织指引网页[54]。

表7-5 FDA对HCT/Ps的检测要求(自2017年3月起)

组织类型	病原体	检测方法
所有组织	HIV	抗HIV-1和HIV-2*
		HIV-1 RNA*
	HBV	HBsAg*
		抗-HBc*
	HCV	抗-HCV*
		HCV RNA*
	苍白密螺旋体	FDA许可和批准的筛查试验
所有活体捐献者	WNV	WNV RNA*
富含白细胞的HCT/Ps(如造血干细胞或精液)捐献者,除了上述病原体检测外,还应检测:	HTLV-Ⅰ/Ⅱ	抗-HTLV-Ⅰ/Ⅱ
	CMV	FDA批准用于抗-CMV(包括总IgG和IgM)筛查试验
生殖组织细胞捐献者,除了上述病原体检测外,还应检测:	沙眼衣原体	FDA许可或批准的诊断试验
	淋病奈瑟菌	FDA许可或批准的诊断试验

注:* 经FDA批准用于捐献者筛查。
FDA. 食品药品监督管理局;HCT/Ps. 人类细胞,组织,及以细胞和组织为基础的产品;HIV. 人类免疫缺陷病毒;HBV. 乙肝病毒;HCV. 丙肝病毒;WNV. 西尼罗病毒;HTLV. 人类嗜T细胞病毒;CMV. 巨细胞病毒;Ig. 免疫球蛋白。

CFR第21篇1 271部分和FDA 2007年8月发布的指引具体规定了HCT/Ps捐献者检测的时间框架[50,51]。在大多数情况下,应当在组织捐献前后7日内采集感染性疾病筛查标本,外周造血干细胞或骨髓捐献者可将检测时限提前至捐献前30

日内。延长检测和移植之间的间隔期可能与感染性病原体传播相关。自体组织和来自受者性伴侣的生殖细胞可免去部分检测要求。

开展HCT/Ps捐献者标本检测的血站实验室应当向FDA注册,如果有经FDA批准的适用检测

方法可以采用,就应当使用。有关 HCT/Ps 的检测要求和获批的试验方法详见 FDA 网站[55]。检测实验室应当仔细核对 HCT/Ps 检测说明书,因为说明书要求的 HCT/Ps 检测方法可能不同于献血者的检测方法。例如,对于大多数类型的 HCT/Ps 捐献者,应采用单份 NAT,不允许采用 MP-NAT。

在某些情况下,FDA 法规允许使用感染性疾病筛查结果为有反应性的 HCT/Ps,具体规定详见 *CFR* 第 21 篇第 1 271.65 条。FDA 发布了关于这些组织的具体标识、保存和告知要求。

自 2017 年 3 月起,FDA 不要求对 HCT/Ps 捐献者做 WNV RNA 以及克氏锥虫抗体的检测。

八、不同国家在捐献者检测方面的差异

尽管本章聚焦美国感染性疾病的筛查,但是其他国家的献血者筛查方法也与美国基本相似。根据感染性疾病地域性流行特点和可用的检测方法,不同的国家采用相应的献血者健康征询问卷以及检测方法。例如,没有 WNV 流行的大多数国家不开展此项检测,但会询问并屏蔽到过 WNV 流行国家的献血者。HBV 高流行的国家如果不允许抗-HBc 检测阳性的意向献血者献血,其血液供应保障将受到不利影响。在全国性实践和可采用的检测方法与美国不同的国家,如果有机构希望向 AABB申请认证,《AABB 标准》解释委员会将考虑给予差别对待。也有一些病原体,例如戊型肝炎病毒是有些国家实施筛查的,但美国并没有常规实施筛查,本章后续部分将对此进行讨论。

第三节　输血残余感染风险

尽管实施了血液筛查,但血液成分仍可经输血传播感染。输血残余风险的大小因献血人群中感染性疾病的发生率以及所实施的血液筛查流程的性质而异。

一、已实施血液筛查的病原体

输血传播 HIV、HCV 以及 HBV 现已罕见,以至于无法通过前瞻性临床研究计算其传播率,因此只能通过数学理论模型进行推算。

在理论上,已实施筛查血液的残余风险有数种来源。其一是,现行检测试剂盒无法检测出的病毒株。疾病控制预防中心和检测试剂生产方开展新病毒株监测。FDA 要求检测试剂生产方不断提高试剂的检测能力,覆盖新病毒株。

其二是,血液隔离失效(即血站对检测阳性血液单位的隔离失效)。在采用计算机系统控制血液成分贴签和发行的血站,血液隔离失效罕见,因为计算机系统设计时,就是为了防止未完成检测或检测结果有反应性的血液成分被错误发行。在依赖人工记录和隔离的血站,错误放行的发生率可能较高[56]。

其三是,处于感染早期、在检测结果为阳性之前的窗口期献血者血液,这是残余风险的主要来源。图 7-1 显示了不同类型血液筛查试验产生反应的顺序。能更早检出感染的血液筛查试验投入使用后,窗口期已明显缩短。但是,仍然没有任何 1 种试验能在个体感染后立即检出阳性结果,因此窗口期依然存在。MP-NAT 的窗口期,HIV 为 9.0~9.1 天,HCV 为 7.4 天[15,57],HBV 的窗口期更长(详见本节乙肝病毒部分)。

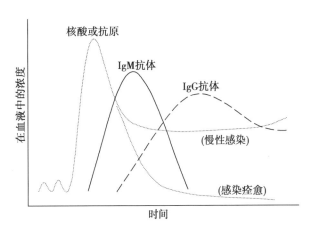

图 7-1　感染不同标志物的出现顺序

利用新发感染率-窗口期模型,可对血液处于窗口期的可能性作出数学估算[57]。血液成分处于窗口期的概率=窗口期时间长度×可经输血传播病原体在献血人群中的新发感染率。

根据在一段时间内,最初献血检测为阴性而后来检测为阳性(即血清阳转)的献血者观察数计算重复献血者的新发感染率。该方法只能计算重复献血者的新发感染率,无法计算初次献血者处于窗口期的可能性。该方法不包括 NAT 阳转献血者。

能够估算初次和重复献血者新发感染率的其他方法采用能够鉴别新发和已有感染的试验方法,包括核酸检测(献血者血液含有 HIV 或 HCV RNA但不含抗体,可能代表非常早期的感染)和“敏感或较不敏感”抗体检测[15,57-59]。采用这些试验方法

后,初次献血者 HIV 和 HCV 的新发感染率是重复献血者的 2~4 倍[57-59]。但是,初次和重复献血人群的感染率还是明显低于一般人群。关于仍然需要采用献血者征询问卷选择新发感染低风险的献

血者的重要性将在本节后续的艾滋病部分详细讨论。

目前根据窗口期和新发感染率计算的献血者 HIV、HCV 和 HBV 传播风险见表 7-6[57,60]。

表 7-6 根据窗口期和新发感染率估算美国可经输血传播感染风险①

研究期间	病原体	年新发感染率/10 万	感染性窗口期/d	每份血液的残余风险
2007—2008 年[57]①	HIV	3.1	9.1	1:1 467 000
2007—2008 年[57]①	HCV	5.1	7.4	1:1 149 000
2009—2011 年[60]②	HBV	1.6	26.5~18.5	(1:1 208 000)~(1:843 000)

注:①根据 16 人份汇集物的 HIV 和 HCV NAT 结果估算;②使用盖立福(Grifols)UltrioPlus 核酸检测试剂和 16 人份汇集物的检测结果估算 HBV 残余风险,其范围反映了 HBV 最低感染剂量存在不确定性(20ml 血浆含 1 个或 10 个拷贝)。
HIV. 人类免疫缺陷病毒;HCV. 丙肝病毒;HBV. 乙肝病毒。

二、尚无血液筛查方法的病原体

存在于健康人血循环中感染性病原体基本上都可通过输血传播。在未对献血者检测的情况下,不可能估算感染性病原体的输血传播风险。很可能被发现为输血传播感染的是那些具有特殊临床表现,且如果不是经输血传播,在美国将很少见的感染。如果感染一般与受血者不具备的临床或行为风险因素相关(例如,没有去过美国以外的地方旅行的受血者发生疟疾),则提高发现输血感染的可能性。

认识到危及生命的病原体对血液供应具有潜在威胁,但尚无相应血液筛查试验时,AABB 和 FDA 通常考虑是否能够采用献血征询问卷排除可能接触这些病原体的献血者。流行地区旅行和居住史的献血征询是目前保护美国血液供应不受疟疾和变异型克雅氏病(variant Creutzfeldt-Jakob disease,vCJD)影响的唯一办法。然而,大多数感染性病原体并没有如此明确的地域风险特征。一般而言,难以将献血征询问卷设计得既敏感(即发现大多数受感染个体)又特异(即只排除受感染的个体)。

保护血液供应不受感染性病原体影响的另一方法是病原体灭活。高温灭活、溶剂或去污剂处理、纳米过滤、层析、低温乙醇分离以及其他方法已成功用于血浆衍生物残余病原体的灭活或去除。在美国以外的一些国家使用血小板和临床输注血浆的病原体灭活系统已有数年。2015 年 12 月 FDA 批准了 1 家企业(INTERCEPT Blood System,CerusCorp,Concord,CA)的病原体灭活系统。美国

也有了有机溶剂/表面活性剂(solvent/detergent,SD)处理的血浆(SD 血浆)可供临床输注。Octaplas(Octapharma,Lachen,Switzerland)血浆采用 630~1 520 人份的混合血浆和病毒灭活处理。病原体灭活系统将在本章的病原体灭活部分详细讨论。

AABB 输血传播疾病委员会对可能威胁血液供应的感染性病原体做了全面综述,包括减少每种病原体经输血传播的策略以及经数据证实或理论上的病原体灭活功效[61]。AABB 网站对这类资料不断更新和补充[62],本章仅简述从科学或公众角度认为威胁最大的病原体,详情请见前述文献[61,62]。

第四节 特定病原体的筛查

一、人类免疫缺陷病毒

HIV-1 是含有脂质包膜的单链 RNA 球形逆转录病毒,含有 2 条线性正链 RNA,于 1984 年被确定为 AIDS 的病原体。美国 1985 年开始对血液筛查 HIV-1 抗体。HIV-2 与 HIV-1 很相似,最初在西非发现,在美国罕见。1992 年,美国将 HIV-2 抗体纳入血液筛查试验范围[63]。

HIV 可通过性传播、非肠道传播和母婴传播。在世界上一部分地区,HIV 以异性性传播和垂直传播为主。但是在美国,HIV 感染却一直集中在男男性接触者(MSM)和高危异性性接触者(即与 HIV 阳性或 HIV 高危个体如 MSM 或毒品注射者的性接触者)[64]。

目前献血者 HIV 筛查试验包括 IIIV-1 RNA NAT 和 HIV 抗体血清学检测。经批准的献血者抗体筛查试验包括检测 HIV-1 和 HIV-2 的 IgM 和 IgG。目前采用的试验还可检出 HIV-1 O 亚型的抗体。HIV-1 O 亚型是最初在中西非地区发现的 1 株 HIV-1 病毒。血站如果采用不包括 HIV-1 O 亚型的 HIV 抗体检测,应采用献血征询问卷排除在 HIV-1 O 亚型流行地区居住、接受治疗或性伴侣来自 HIV-1 O 亚型流行区域的献血者[28]。

目前根据 MP-NAT 结果估算,HIV-1 的窗口期平均为 9~9.1 天[15,57]。根据窗口期和新发感染率计算,输血传播 HIV 的风险约为 1/150 万(表 7-6)。

在美国,通过献血征询可排除很多 HIV 高危人群。NAT 已将窗口期缩短至仅数日,因此有专家质疑是否还有必要通过健康征询排除高危献血者。针对不同的 HIV 新发感染率计算窗口期风险,其结果就会突显低危献血人群的重要性。例如,高危人群如城市年轻男男性行为人群中所观察到的 HIV 新发感染率高达 1%~8%[65,66],假设 1 名献血者来自 HIV 新发感染率为 1% 的人群,将其和窗口期长度代入公式,可估算出该献血者血液成分传播 HIV 的可能性:

$$
\begin{aligned}
献血者处于窗口期的风险 &= 窗口期长度 \\
&\times 献血人群新发感染率 \\
&= 9.0\ 天/365(天/年) \\
&\times [1/100(人 \cdot 年)] \\
&= 1/4\ 100
\end{aligned}
$$

这就是来自高危人群的该献血者血液成分含有 HIV 但被目前实施的血液筛查漏检的可能性,其明显高于现有献血人群血液成分的 HIV 传播风险(1/150 万)。因此,尽管目前的检测方法缩短了窗口期,但如果 HIV 高危人群加入献血队伍,血液安全将受到严重影响。所以,采用献血征询问卷的方法,暂时排除高危献血者,最大限度减少处于窗口期的献血者,这对于保证血液安全仍然至关重要。

虽然人们非常希望能够制定更有针对性的 MSM 筛查策略,以仅屏蔽真正存在 HIV 高风险的个体献血。但 FDA 2015 年 12 月发布的指引指出,更具针对性的筛查策略的功效尚未确定[67]。该指引规定了美国目前因存在接触 HIV 潜在风险而应屏蔽献血的各种情况。目前规定,具有包括

MSM 在内的大多数高危行为的,应屏蔽献血 12 个月[67]。

二、乙肝病毒

乙肝病毒(HBV)是具有脂质包膜的嗜肝 DNA 病毒科的成员,其基因组为部分双链环状 DNA,阅读框相互重叠,这是 HBV 基因组的特殊之处。HBV 的传播途径与 HIV 类似,可通过非肠道、性行为和围产期母婴传播。在成人乙肝病例中仅 25%~40% 出现黄疸,在儿童病例中出现黄疸的比例更小。大部分围产期母婴传播可导致慢性感染,而成年期获得的 HBV 感染大多数被清除。HBV 感染在世界上一些地区例如东亚和非洲很常见,围产期母婴传播和由此产生的慢性感染增加了这些地区人群的感染率。在美国,HBV 常规免疫计划实施后,新发 HBV 急性感染率已经降低了至少 80%。围产期筛查和新生儿预防接种能有效降低围产期母婴传播。

HBV 感染期间,一般可在循环血液中检测到病毒 DNA 和包膜成分(HBsAg)。在 HBsAg 出现后,机体很快就产生抗-HBc,最初是 IgM 抗体,随后是 IgG 抗体。受感染个体产生抗-HBs 时,HBsAg 即被清除。

FDA 规定,血液筛查应当包括 HBsAg、HBVDNA 和全部抗-HBc(IgM 和 IgG)。由于一部分人体内 HBsAg 存在时间很短以及 HBsAg 检测存在假阳性,使得献血者 HBV 新发感染率的计算变得复杂[60]。由于不同 HBV 试验的敏感性存在差异以及血液成分输注引起 HBV 感染所需的病毒剂量存在不确定性,目前发表的 HBV 感染窗口期的估算值存在差异[68,69]。近期的研究提供了根据可能导致病毒感染的不同剂量(例如 10 拷贝/20ml 血浆 vs 1 拷贝/20ml 血浆)估算的窗口期。雅培公司的化学发光检测系统(PRISM,雅培,AbbottPark,IL)的窗口期约为 30~38 天[68]。HBV DNA MP(16 份)检测的窗口期缩短至 18.5~26.5 天[60]。根据这一 MP 检测方法估计,美国 HBV 输血传播风险约为 1/84.3 万和 1/120 万(表 7-6)[60]。

血液筛查 HBV DNA 对于 HBV 多个感染时间段均有价值。在 HBsAg 可检出前的窗口期,可检出 HBV DNA,但此时的 HBV DNA 水平可能很低,甚至低于 MP-NAT 的检测限[68,69]。在 HBV 感染后期,HBsAg 被清除后,HBV NAT 可检出持续感染(如隐匿型 HBV 感染)[68,69]。美国实施抗-HBc 筛

查,发现约有 1% 抗-HBc 重复检测有反应性的血液来源于隐匿型感染献血者(其体内存在 HBV DNA,但 HBsAg 阴性),避免了隐匿型 HBV 感染经输血传播[60]。隐匿型 HBV 感染的病毒载量很低,需敏感性很高的 NAT 才能检出。HBV NAT 还可检出曾接种过疫苗的急性 HBV 感染者[70,71],其体内从不存在 HBsAg,但可检出 HBV DNA。目前仍不清楚这类血液成分是否具有感染性,因为除了含有 HBV 外还有接种疫苗诱导产生的抗-HBs。美国对血液成分常规筛查 HBV DNA,至少可检出部分这类感染者。

三、丙肝病毒

丙肝病毒(HCV)是具有包膜的单链 RNA 病毒,属于黄病毒科的成员,病毒颗粒很小。以前称为非甲非乙型输血相关肝炎有 90% 是 HCV 所致[72]。大多数 HCV 感染者无症状,但转变为慢性感染的可能性很大,可进一步导致肝硬化、肝细胞癌和许多肝外综合征。

HCV 主要通过血液传播。在美国,约有 55% 的 HCV 感染与毒品注射或与 1992 年前接受过输血治疗有关,但其余感染者的危险因素尚不清楚[73]。性传播和垂直传播在 HCV 中并不常见,虽然 HCV 与 HIV 共感染时增加了通过这些途径传播的机会。

目前对于 HCV 的血液筛查包括 HCV RNA 的 NAT 和抗-HCV 检测。从接触病毒到 MP-NAT 可检出,HCV 检测的平均窗口期为 7.4 天[15]。血清学试验仅检测 IgG 类抗体,而 IgG 类抗体是感染相对后期的标志物。因此,从检出病毒 RNA 到检出病毒抗体间有一段明显的滞后期(1.5~2 个月)[74]。献血征询对于排除存在 HCV 感染的个体的作用很有限,因为大部分感染者无症状,且无明显危险因素或接触史。虽然存在这些限制情况,但目前美国 HCV 输血传播的估计风险还是很低,约为 1/110 万(表 7-6)[57]。

四、人类嗜 T 淋巴细胞病毒 I 型和 II 型

人类嗜 T 淋巴细胞病毒 I 型(human T-Cell Lymphotropic virus, types I, HTLV-I)是具有包膜的 RNA 病毒。1978 年从 1 名皮肤 T 细胞淋巴瘤患者体内首次分离到该病毒。HTLV-I 是最早发现的人类逆转录病毒。与 HTLV-I 密切相关的 HTLV-II 是后来从 1 名毛细胞白血病患者体内分离到的。这 2 种病毒与细胞紧密结合,主要感染淋巴细胞,引起终生感染,多数无症状,但 20~30 年以后,约有 2%~5% 的 HTLV-I 感染者发展为成人 T 细胞白血病或淋巴瘤。还有一小部分感染者出现神经性疾病,称为 HTLV 相关脊髓病或热带痉挛性麻痹。HTLV-II 与疾病的相关性尚不清楚。目前认为这 2 种病毒通过血液、性和母乳传播。

世界一些地区,包括日本、南美、加勒比海和非洲地区存在 HTLV-I 感染流行。在美国,HTLV-I 感染者主要是来自流行地区的移民、毒品注射者以及这些人群的性伴侣。美国献血者 HTLV 感染约有一半是 HTLV-II 所致[75,76]。

唯一经 FDA 批准用于血液筛查的 HTLV 试验是 HTLV-I 和 HTLV-II 的 IgG 抗体筛查试验。筛查试验有反应性的血液成分可能不被放行用于输注。直至不久前,FDA 仅批准 HTLV-I 和 HTLV-II 抗体筛查试验,但筛查试验不能鉴别 HTLV-I 和 HTLV-II 抗体。2014 年 12 月 FDA 批准了免疫印迹试验[MP 生物医学(Santa Ana, CA), 2.4 版],该方法除了使用 HTLV-I 病毒裂解物作为抗原以外,还采用重组多肽抗原,用于检测和鉴别 HTLV-I 和 HTLV-II 抗体。目前 HTLV 抗体检测的窗口期尚未确定,因此难以对输血传播 HTLV 的风险进行评估。估计 HTLV 输血传播残余风险小于几百万分之一,但无证据支持。由于 HTLV 与细胞紧密结合,因此白细胞去除可能降低其感染性。还有,延长红细胞冷藏保存时间也可能降低感染性。目前认为,HTLV 与 CMV 类似,仅通过含有白细胞的血液成分进行传播,而不会通过冰冻或解冻的血浆制品传播[75,76]。

五、戊肝病毒

HEV 是最近引起全球关注的可经输血传播病原体。HEV 是单链 RNA 病毒,为二十面体小球形颗粒,无包膜,属于肝炎病毒科。20 世纪 80 年代在阿富汗的不明原因肝炎的士兵中首次发现 HEV。HEV 仅有 1 个血清型,但至少有 4 个基因型,具有不同的地理分布和流行模式。基因型 1 和 2 一般与热带欠发达国家的水源性(粪口传播)大流行相关。基因型 3 和 4 似乎是动物病毒,常通过没有完全煮熟的猪肉产品传播,导致人兽共患感染。基因型 3 分布广泛,包括发达国家,基因型 4 似乎在一些亚洲国家更常见。

HEV 感染潜伏期为 3~8 周,通常为自限性,但

在免疫功能低下和患有慢性肝病的人群可能导致爆发性肝炎。孕妇及胎儿感染 HEV 基因型 1 和 2 可能引起死亡。日本、法国、英国、荷兰和西班牙已经发现 HEV 输血相关传播,以基因型 3 最为常见[77]。最近的调查显示,流行地区的血清阳性率为 20%~40%,差别较大,其原因可能部分与检测方法的特性和饮食习惯的差异有关。大多数研究显示队列效应,即随着年龄增加,感染率也随之升高。输血感染性与血浆中是否存在的病毒 RNA 有关。献血者 HEV RNA 的检出率为 1/10 000~1/10 00。英国 1 项大型研究显示,采用实验室自行建立的 HEV RNA 检测方法,225 000 献血者中有 79 例阳性(1/2 848);43 名受血者的追踪结果显示,有 18 名(42%)存在经输血传播感染的证据,其中 10 名感染时间延长,3 名免疫抑制患者需要接受清除病毒的治疗,有 1 名具有肝炎的临床表现[78]。美国 1 项小型盲法研究显示,献血者抗-HEV 阳性率为 7.7%,但 19 000 名献血者中仅有 2 名 HEV RNA 阳性(1/9 500)[79]。研究发现,严重免疫抑制患者(例如实体器官移植受者)发生慢性戊型肝炎,且有长期后遗症,尽管在美国仍没有证据显示其与输血的相关性,但这仍是目前普遍令人担忧的问题。

由于 HEV 没有包膜,因此 SD 处理或目前的病毒灭活技术对其无效。已有经过病毒灭活后仍导致输血传播 HEV 感染的案例报告。存在 HEV 流行的欧洲一些国家和日本部分地区已将 HEV NAT 列入常规血液筛查范围,其他一些国家正在对 HEV 检测方法进行评估。

六、梅毒

梅毒的病原体是苍白密螺旋体。梅毒血液筛查已有 60 余年的历史。最初是采用非梅毒螺旋体血清学方法,检测心磷脂抗体(例如梅毒血浆反应素快速试验)。近年来,大多数血站已经开始采用梅毒螺旋体特异抗体的自动化检测。

大多数献血者梅毒抗体检测有反应性结果并不代表存在梅毒活动性感染,而是由于生物学假阳性或者以前经过治疗个体中仍然存在的抗体所致(梅毒螺旋体特异性抗体检测前者为阴性,后者为阳性)。FDA 针对初次筛查采用的是非特异性(例如梅毒血浆反应素快速试验)还是特异性梅毒螺旋体试验分别提供了推荐意见。如果采用非特异性梅毒螺旋体筛查试验,宜采用特异性梅毒螺旋体抗体试验作为补充试验,以指导献血者和血液成分管理。非特异性梅毒螺旋体筛查试验为有反应性,但特异性梅毒螺旋体确证验为阴性的血液成分,如果同时标识这 2 种检测结果,FDA 准许其放行[1,21]。如果采用特异性梅毒螺旋体筛查试验,宜采用经 FDA 批准的另一种检测方法作为补充试验。如果特异性梅毒螺旋体筛查试验为有反应性,补充试验为阴性,血液成分不得放行,但献血者可归队。如果特异性梅毒螺旋体补充试验为阳性,应屏蔽献血者至少 12 个月。

对于目前开展梅毒血液筛查的价值存在争议[80-82]。尽管在二战前曾有很多输血感染梅毒案例报告,但是美国已经有 40 多年没有发现输血传播梅毒案例。输血传播梅毒的风险很低,这可能与献血者新发梅毒感染率下降以及在血液储存过程中梅毒螺旋体的存活能力有限有关。

另一种考虑是梅毒能否作为高危性行为的替代标记物,对其筛查能否提高血液安全。然而,已有研究表明,梅毒筛查对于其他血液和性传播感染诸如 HIV、HBV、HCV 或 HTLV 的检测没有提供附加价值[82]。

七、其他细菌

血液成分(主要是血小板)细菌污染仍然还在导致输血相关死亡[83,84]。根据 FDA 2016 年 3 月发布的指引草案,与其他血液成分比较,血小板引起脓毒症和输血相关死亡风险更高,是输血相关感染的首位原因,其发生率约为 1/100 000 份单采血小板输注[84,85]。通过常规质控培养,单采血小板细菌污染的检出率约为 1/6 000,但现有细菌筛查方法仍存在漏检,从而导致输血相关脓毒症的发生[84-86]。血小板细菌污染的最常见来源是献血者皮肤,但也有可能是献血者无症状菌血症所致。

刚采集后的血液成分,细菌含量一般很低,难以检出,一般也不会引起受血者出现症状。但是在血液成分储存过程中,尤其是在室温保存的血小板,细菌不断繁殖。在红细胞冷藏过程中细菌繁殖较慢,因此由红细胞引起的菌血症相当少见。偶尔,红细胞成分受到能够在低温条件繁殖的细菌的污染,可引起致命性脓毒症[83,86]。为了减少血小板相关的脓毒症的风险,AABB 在 2004 年提出要求,血液机构应对所有血小板实施细菌检测和控制细菌污染。AABB 在 2009 年认识到,一些国家开展的病原体灭活方法可用于代替血小板细菌检测[35]。

血液采集过程中有 2 个步骤对于控制血液成分受到献血者皮肤细菌的污染至关重要。一是在静脉穿刺前,应采用经证实有效的消毒剂对献血者皮肤进行彻底消毒。常用的消毒剂有碘伏、洗必泰或酒精[86]。二是将最初流出的 10~40ml 血液导流入留样袋,避免其进入原料血袋,因为最初流出的血液可能带有受细菌污染的皮肤及其附属物,这样做可进一步减少皮肤污染物进入血液成分的可能性[84-87]。《AABB 标准》要求,从 2008 年起,应使用带有留样袋的血袋采集所有血小板,包括用于制备血小板的全血[35]。

目前有多种技术可用于血小板细菌检测。《AABB 标准》要求,血液中心应使用经 FDA 批准或经过验证、敏感性与 FDA 批准的方法相当的细菌检测方法。但是,这些检测方法都不够敏感,无法在采血后立即检出细菌。因此,所有检测方法均要求在采样前应等待一段时间,使污染细菌在血液成分中繁殖后才采样检测。

美国最常用的单采血小板细菌污染检测方法是细菌培养,要求血小板采集后至少保存 24 小时后才采样,接种到 1 个或多个培养瓶中,将培养瓶放入培养系统中孵育。有的血站采用的策略是:仅在培养 12~24 小时后无细菌生长时才放行血小板。细菌培养时间最长至血小板有效期限。如果在血小板放行后才发现细菌培养阳性,血站应尽力收回血小板。如果血小板尚未输注,重新留样做细菌检测很有意义,因为最初阳性信号约有 2/3 是由于培养瓶污染(不是血液成分污染)或者培养系统产生假阳性信号[85,86]。培养阳性时应做细菌鉴定。如果细菌培养为真阳性,经细菌鉴定不是皮肤污染菌,而是无症状菌血症,应将细菌检测结果告知献血者,建议其进一步医疗咨询[37]。

美国批准用于在血小板储存早期做细菌质量控制检测的其他方法包括具有单时点读数和光学扫描系统的细菌培养系统。所有细菌检测方法均批准用于少白细胞单采血小板的细菌检测,有的方法批准用于全血分离的少白细胞血小板的细菌检测[88]。但是,这些方法一般不用于全血分离(未汇集的)的单份浓缩血小板的常规筛查。在血小板发放输注之前,采用低技术含量的筛查方法,诸如血袋目视检查观察漩涡外观,检测葡萄糖或 pH,但其敏感性和特异性均低,不能满足 AABB 的细菌检测标准[35,87]。然而,经 FDA 批准的的血小板发放输注前快速检测法可用于在发放前汇集的浓缩血小板的细菌检测。

自从实施单采血小板常规细菌筛查以后,向 FDA 报告的因输注细菌污染单采血小板引起死亡的发生率已下降[83]。然而,推测可能是由于采样时血小板中的细菌浓度仍然低于检测限,使得这种早期检测法仍存在一部分单采血小板细菌污染漏检,因此输血相关脓毒症甚至死亡仍在发生。AABB 提供了进一步减少血小板细菌污染风险的策略,FDA 已发布 1 项指引草案[84-87]。前述的血小板发放输注前的快速检测方法已获得 FDA 批准,作为已经过其他筛查方法检测的单采血小板的辅助检测(发放前检测)方法。1 项大规模临床试验结果显示,从 27 620 份保存早期细菌培养筛查试验阴性的单采血小板中仍检出 9 份存在细菌污染(1/3 069),并且发现有 142 份保存早期细菌培养筛查试为假阳性结果[89]。直到 2017 年 3 月,单采血小板发放输注前的快速再次检测仍未在美国广泛实施。

现有方法均不能保证检出所有细菌污染。病原体灭活技术对血液成分中的细菌繁殖具有抑制作用,因此在理论上可用于降低血液成分中细菌污染风险,不过目前尚无适用红细胞成分的病毒灭活技术。尽管美国以外的一些地区已经采用病原体灭活技术代替血小板细菌检测,但是美国尚未全面实施这一策略。FDA 2016 年 3 月发布的行业指引(草案)提出了一些干预措施的推荐意见,有些干预措施是《AABB 标准》没有涉及的[84]。FDA 指引引用的最新监测数据显示,有 95% 的输血相关脓毒症和 100% 的输注血小板相关死亡发生在已保存 4~5 天的血小板(保存第 4 天和第 5 天的血小板的发生率相似,临床输注的血小板大多数已经保存了 4~5 天)。因此,指引拟推荐,在发放输注前 24h 内,对已经过细菌培养的单采血小板或储存前汇集的血小板,采用经 FDA 批准的快速方法再次进行细菌检测,或者在血小板保存的第 4 天再次做细菌培养至少 12 小时。另 1 种办法是采用美国以外其他地区的策略,在采集后 24 小时内采用经 FDA 批准的病原体灭活技术处理血小板代替细菌检测。FDA 指引(草案)作出结论,病原体灭活或者经过细菌培养后再次检测均能适当控制血小板细菌污染风险,但是对血小板进行病原体减少处理不能满足这一目标。

八、昆虫媒介传播的感染

直到不久以前,美国还普遍认为疟疾是唯一能够通过输血进行二次传播的媒介感染性疾病。疟疾的媒介传播在美国罕见，通过献血者健康征询即可排除那些近期在疟疾流行区域旅行或居住的献血者，有效地保障血液安全。然而，在过去 10 年中已经认识到，其他媒介传播感染性疾病已经危及美国血液安全，是最新血液筛查试验的检测目的物。

1. 西尼罗病毒　WNV 是 RNA 病毒，具有包膜，属于黄病毒科。1937 年在乌干达的西尼罗河地区发现首例 WNV 感染病例。之后，中东、南非和欧洲曾出现 WNV 暴发流行。在美国，1999 年首次发现 WNV 感染病例，随后该病毒传播到整个北美，每年夏秋季出现流行。该病毒主要通过库蚊在禽间循环传播，偶而发生人类感染。人体内的病毒载量过低，不会将病毒再传播给蚊子。人类感染约 80% 没有明显症状，20% 表现为自限性发热，不到 1% 的感染者有严重的神经受损症状，诸如脑膜脑炎或急性弛缓性麻痹。

2002 年夏天发表的 1 篇报告揭示了献血者 WNV 感染构成血液安全风险的模式[90]，其发现接受了来自同一捐献者的 4 名器官移植受者发生了具有神经损害表现的 WNV 感染，经过追踪发现，器官捐献者的感染源是在其创伤死亡前输注的血液[91]。2002 年发现 23 名受血者感染了输血传播WNV，普通人群发现 2 946 例 WNV 脑膜脑炎[91]。经过开展多学科协作，在 2003 年夏天很快就开展了 WNV 研究性检测。引起急性 WNV 感染的最大风险源是 RNA 阳性而不是抗体阳性血液成分，因此为了保护血液安全供应，应开展 NAT 而不是血清学检测。献血者 WNV RNA 检测方法已经过 FDA 批准，目前 FDA 和 AABB 均要求采用这一方法[18,19,35]。WNV RNA 阳性献血者的回顾性队列研究显示，29%~61% 的献血者在献血前后存在症状，而未感染的对照组有 3%~20% 也存在相应症状，表明献血健康征询措施不具有敏感性和特异性，无法防止该病毒经输血传播[92]。

与 HCV、HBV 和 HIV NAT 类似，为了最大限度提高检测效率，可采用 MP-NAT 1 次检测 6~16 份献血标本。但是，如前所述，WNV 感染者体内血循环中的病毒 RNA 载量较低（目前发现的最大病毒载量为 720 000 拷贝/ml），病毒 RNA 载量低的献血者标本经过汇集稀释后，可能无法被检出[93]。因此，AABB 和 FDA 均推荐，在 WNV 高流行地区宜采用 ID-NAT，而不宜采用 MP-NAT[18,19]。通过相邻采血机构之间的沟通，病毒 RNA 阳性血液监测，WNV 临床病例的疫情报告以及对当地动物和蚊子的疫情监测，可确定该地区 WNV 的流行状态。

在 2003 年开展献血者 NAT 筛查之前，共有 23 例输血传播 WNV 报告，其后新增病例 14 例，大多数是由于其所输注的血液成分中含有低水平的病毒 RNA 所致[94]。除了 2002 年的 1 例外，其余所有相关的血液成分的病毒 IgM 均为阴性[93,94]。血站应保持警觉，快速将 MP-NAT 转变为 ID-NAT，以保证这一季节性和区域性筛查策略能够奏效。

2. 寨卡病毒　ZIKV 是 1 种热带虫媒病毒，属于黄病毒科，与登革热病毒的亲缘关系很近，其媒介是伊蚊。1947 年在非洲首次发现 ZIKV。近期该病毒开始环绕太平洋群岛传播。2007 年密克罗西尼亚的雅浦岛出现全球首次人群流行，2013 年传播到法属玻利尼西亚，2015 年 5 月传播到巴西，2015 年 12 月传播到波多黎各[95]。到 2016 年 2 月，已有 61 个国家或地区，包括美洲的 50 个国家或地区报告了该病毒流行。已证实 ZIKV 可导致孕妇流产、胎儿先天性 ZIKV 感染相关综合征（包括小头症）、成人格林巴利综合征和神经系统并发症[95-101]。尽管有症状患者的实际占比可能还要高些，但大多数（约 80%）ZIKV 感染者没有症状[102]。

从献血者血液中可检出 ZIKV RNA。2013—2014 年法属玻利尼西亚发生 ZIKV 流行期间，从献血者检出 ZIKV RNA，NAT 阳性率为 2.8%。随后，马提尼克和波多黎各献血者的检出率为 1.8%[102-105]。到 2017 年 3 月，已发现 4 例疑似输血传播感染病例，均发生在巴西[106,107]。这 4 名受血者的感染来源于 3 名献血者的血液，这 3 名献血者均在献血后报告中说明了出现类似登革热/ZIKV 感染症状，但是受血者输血后没有出现 ZIKV 感染相关症状。除了通过蚊虫和输血传播以外，ZIKV 还可通过性传播[95]。尽管大多数 ZIKV 性传播病例是由受感染的男性传播给其性伴侣（男性或女性），但也有受感染的女性传播给男性的报告[108]。

根据诊断试验结果，目前认为 ZIKV 的病毒血症持续约 1~2 周，这与其他虫媒病毒类似。95% 的感染者约需要 19 天（对已发表文献的汇总分析，其 95% 可信区间为 13~80 天）才能清除病毒[109]。ZIKV 在全血、精液、阴道分泌物和尿液中持续存在的时间比在血清和血浆更长。1 项研究报告显示，尽管血清标本病毒 RNA 已经转为阴性，但在症状出现后的 5~58 天，全血中仍持续存在病毒 RNA（与感染性病毒不同），在尿液中病毒 RNA 持续存在 5~26 天[110]。根据 1 项研究结果,出现症状 5 天后,有 82% 的 ZIKV 感染患者的尿液病毒 RNA 仍为阳性,而血清病毒 RNA 为阴性,美国目前推荐将尿液病毒 RNA 检测作为疑似患者的诊断试验。如果是在症状出现的 7 天内进行检测,应做血液和尿液病毒 RNA 检测[111,112]。在精液中,ZIKV 持续存在时间最长,有 1 例为 62 天,其他病例为 92~93 天,最长为 188 天,这些患者均有曾到 ZIKV 流行区或曾经流行区旅行的经历[113-115]。根据波多黎各 150 例 ZIKV PCR 阳性患者的分析结果,估计 ZIKV RNA 的持续存在时间(中位数和 95% 百分位数及其 95% 置信区间)分别是血清 14(11~17)和 54(43~64)天、尿液 8(6~10)和 39(31~47)天、精液 34(31~37)和 81(64~98)天[116]。

截至 2017 年 2 月,CDC 收到报告,美国共有 4 780 例旅行相关 ZIKV 感染,41 例性传播,1 例实验室感染[117]。还有 1 例是在美国以外的地区获得 ZIKV 感染,患者病情迅速发展,最终死亡,且在没有已知的引起 ZIKV 流行的危险因素情况下,导致了继发性局部传播[118]。美国已有 2 个州有虫媒传播 ZIKV 感染病例报告,佛罗里达州 214 例,德克萨斯州 6 例。而在美国属地,主要是波多黎各,已报告 ZIKV 局部传播 36 498 例。CDC 收到 ZIKV 感染相关格林巴利综合征报告,美国大陆 13 例,美国属地 51 例[117]。

该病毒与严重疾病关系密切,在美洲快速传播,从无症状献血者检出病毒 RNA,发现输血传播病例,这些因素使血站担忧该病毒危及血液安全,因此血站最初采用特殊征询问卷询问献血者是否曾到 ZIKV 流行区旅行或居住,并对这部分人群屏蔽献血 28 天。还有,与确诊 ZIKV 感染或有症状者及曾到 ZIKV 流行区旅行的个人有性接触史的献血者也应屏蔽献血 28 天。2016 年 2 月 16 日 FDA 发布的指引包括了这些推荐意见[41]。然而,由于越来越担忧该病毒在美国本土传播、旅行相关传播和性传播,FDA 在 2016 年 8 月 26 日对指引进行了修订,要求全部采用 ID-NAT 或经 FDA 批准的病原灭活技术,还规定了 3 条时限,分别适用于不同的州或属地 ZIKV 传播态势及其威胁程度[42,43]。仍然要求献血者根据 ZIKV 诊断进行自我屏蔽献血。NAT 有反应性和/或已明确诊断的献血者应屏蔽献血 120 天,其后准许献血。

有 2 种 NAT 申请新药应用研究,1 种是罗氏分子系统公司生产,另 1 种是盖立福公司生产。美国本土和波多黎各均使用这 2 种方法。献血者 NAT 筛查试验似乎比其他诊断试验更敏感[119]。从 ZIKV 流行地区返回后 71 天和 97 天的献血者的血浆中仍可检出病毒 RNA[120,121]。经 FDA 批准的血小板和血浆病原体灭活系统能有效降低相关虫媒病毒的滴度。已发表的数据显示,使用 FDA 批准的方法能使血浆 ZIKV 滴度下降 $>6\log_{10}$,红细胞、SD 血浆和其他血浆衍生产品的病毒感染性滴度的降低幅度与血浆相似[122-125]。

3. 其他虫媒病毒 还有很多其他虫媒传播感染可通过输血引起继发性传播感染。在 AABB 网站的新发感染性疾病网页上有关于这些病原体及其可能干预策略的综述[61,62]。其中有 2 种病原体——登革热病毒和基孔肯雅病毒近年来受到广泛关注,因为在美国本土以外的地区已发现血液成分含有这 2 种病毒核酸。

全球约有 40% 的人口居住在受登革热威胁的地区,其中有许多是美国人的旅行目的地。20 世纪 80 年代登革热在拉丁美洲和加勒比海地区快速传播。目前登革热在波多黎各、美属维京群岛和萨摩亚群岛流行。在过去 10 年中,夏威夷、德克萨斯和佛罗里达曾发生数次登革热暴发流行[126]。有 4 种密切相关的黄病毒可引起登革热,通过埃及伊蚊和白蚊伊蚊在人群中传播。大多数感染者没有症状。有症状感染者的疾病谱较宽,从不明原因发热、典型登革热到严重登革热(登革出血热和登革热休克综合征)。无论有症状还是无症状,感染者均存在约 7 天的病毒血症,这是登革热的 1 项特征。中国香港特别行政区、新加坡、巴西和波多黎各共发现 7 起输血传播登革热事件,血液均来自无症状献血者。虽然虫媒病毒感染率较高,但经输血传播感染的报告例数却很少。这反映了所存在的问题是,虽然面临着登革热广泛爆发流行的风险,但由于缺乏对输血传播登革热的系统监测,因而存在对其认识不足的问题[127]。在巴西、中美洲和波多黎各使用 NAT 和抗原检测技术发现了病毒 RNA 阳性的无症状献血者。波多黎各献血者病毒 RNA 阳性率与美国献血者在 WNV 流行高峰季节的阳性率相似[128,129]。巴西 1 项研究发现 RNA 阳性献血者通过输血传播病毒,但通过医学追踪发现,以没有输注病毒 RNA 阳性血液成分的患者作为对照,因输注了病毒 RNA 阳性血液成分而受到感染的患者并没有产生明显的临床疾病[130]。这进一步说明了在需要经常输血的重病患者体内,很难发现输血传播登革热。

在美国大陆没有持续发生地方性登革热流行，输血传播风险主要来自返回到美国的受感染的无症状或处于症状前期的旅行者。症状出现前有3~14天的潜伏期。对到过疟疾流行地区旅行的人群实施屏蔽献血（美国居民屏蔽献血1年）能提供某种程度的保护作用。但是美国外出旅行者到过的大部分登革热流行地区没有疟疾流行，到这些地区的献血者有可能将病毒传入社区和血液供应链。美国大部分地区存在登革热持续传播的条件——感染源（旅行者）、易感人群和传播媒介。

基孔肯雅病毒是由伊蚊传播的另1种热带虫媒病毒，属于披膜病毒科甲病毒属的1个成员，在非洲首次发现。印度洋群岛和加勒比海曾发生爆发流行，从2013年末到2015年上半年报告的临床病例数大于170万，也有病毒RNA阳性献血者的报告[131,132]。目前虽然还没有发现经输血传播的案例，但其与登革热早期感染十分相似，故引起很大的关注。最为突出的是，法国政府为了应对基孔肯雅病毒在印度洋群岛的爆发，暂停了当地的红细胞采集工作（改由法国大陆向群岛供应血液），并对当地采集的血小板实施有限的NAT和病原体灭活处理[132]，其他措施包括强化献血者献血后回告[感染者出现症状可能性较大（50%~80%），有助于献血后回告措施取得成效]、屏蔽流行地区居民献血。基孔肯雅病毒感染的症状与登革热相似，但对循环系统没有影响，关节痛是主要表现，且可能持续很长时间。目前还没有基孔肯雅病毒的常规检测方法。2014年在波多黎各疫情爆发时，在没有相互关系的献血者标本中，基孔肯雅病毒RNA检测阳性率高达2.1%，阳性标本病毒RNA载量为10^4~10^9拷贝/ml[133]。

4. 克氏锥虫　克氏锥虫（Trypanosoma cruzi，T. cruzi）属于寄生性原虫，可引起美洲锥虫病。墨西哥、美洲中部及南美洲部分地区均有该病流行。通常通过昆虫媒介（猎蝽虫）感染人类，但也可通过摄入污染食物或饮料、输血和母婴传播。该病流行国家的乡村地区有许多哺乳动物携带昆虫媒介，是克氏锥虫的储存宿主。媒介昆虫吸不到其他哺乳动物血液时，就转吸人类血液，从而导致人类感染，这是最常见的感染方式。急性感染时出现叮咬部位局部水肿和发热，通常为自限性，但免疫功能低下患者可产生严重症状。多数感染会转为慢性，但无症状。初次感染数十年后，仍有10%~40%感

染者出现晚期临床表现，包括肠道功能异常或心脏疾病，严重者可能死亡。虽然随着新鲜全血应用的减少和血清学检测的应用，经输血传播克氏锥虫已少见，但在流行地区仍有因输注慢性无症状感染者捐献的血液传播克氏锥虫病的报告。

2006年12月，美国FDA批准了用于血液筛查的克氏锥虫抗体酶联免疫试验（EIA），该试验采用虫体裂解物作为抗原。虽然最初FDA并没有要求，但美国血站在2007年普遍实施了该项检测。随后，获得FDA批准的第2种筛查方法是PRISM平台，采用化学发光检测法，以重组抗原代替EIA所采用的虫体裂解物抗原。最初FDA没有批准补充试验，但采用未经批准的放射免疫沉淀分析法作为检测有反应性标本的补充试验，对献血者辅导工作具有指导作用。根据放射免疫沉淀分析法的检测结果，约有25%的有反应性的美国献血者属于真正感染者[134,135]。FDA已经批准了条带酶免试验（enzyme strip assay，ESA）作为补充试验，该试验采用与PRISM试验相同的克氏锥虫重组抗原。

在美国，克氏锥虫筛查试验和补充试验阳性的大部分血液成分来自出生于克氏锥虫流行地区的献血者，其余的确证试验阳性献血者大多数为先天性感染（即献血者母亲来自克氏锥虫流行地区），仅有一小部分受到感染的献血者是因与虫媒接触而受到感染的（本土病例）。在美国开展血液筛查的最初2年，没有发现献血者血清阳转[135]。2010年12月，FDA发布的指引推荐，对每位美国献血者做1次克氏锥虫筛查即可[25]。FDA发布的指引修订草案仍然保留了献血者做1次筛查的推荐，删除了健康征询问卷中有关锥虫病筛查的问题，提供了献血者归队策略[40]。

在血液筛查实施前，美国和加拿大共发现7例经输血传播克氏锥虫病例，均与血小板输注有关，但都不是新近感染献血者捐献的血小板。至今，美国、加拿大和西班牙报告了20例经输血传播病例，同样都与输注血小板有关，这些血小板也是由曾在流行区居住过、很久以前受到感染的献血者捐献的[136]。自从血液筛查实施后，如果发现确证试验阳性的献血者，应告知该献血者之前所献血液成分的受血者进行检测。迄今为止，通过事后调查仅发现2名之前的受血者（输注了1名出生在锥虫病流行地区、既往感染克氏锥虫的献血者捐献的血小板）疑似输血感染[137]。因此，尽管历史上报告的流行地区受感染献血者的全血传播克氏锥虫感染

率高达 10%~20%,但迄今为止在美国还没有发现通过红细胞传播克氏锥虫的病例(比利时最近发现1例)[138]。红细胞的感染性比血小板和新鲜全血低得多,其原因可能与寄生虫在冷藏血液成分中的存活能力有限有关。

5. **巴贝虫** 巴贝虫是红细胞内寄生虫,是巴贝虫病的病原体。全世界已发现巴贝虫 100 余种。巴贝虫病是人兽共患疾病,人体一般是由于受到巴贝虫感染的蜱叮咬后获得感染。在美国东北部和中西部地区,最常见的是田鼠巴贝虫,其传播媒介是肩突硬蜱。这种蜱还可传播莱姆病。在美国西部地区,巴贝虫感染较少见,且以邓肯巴贝虫为主,而邓肯巴贝虫的传播媒介还不清楚。在美国,人感染巴贝虫病例的报告数越来越多,95%的巴贝虫病例集中在 7 个被认为存在该病流行的州,为了应对这一疫情,2011 年 CDC 将巴贝虫病列入全国报告疾病,但不要求所有州上报疫情。经输血传播巴贝虫病的病例数不断增加,但目前还没有经 FDA 批准的巴贝虫血液筛查试验[139]。FDA 要求,血站应询问献血者的巴贝虫病史,永久屏蔽有巴贝虫病史的献血者。这一措施的敏感性和特异性都不高,因此经输血传播巴贝虫病的现象仍在发生,1979—2009 年共报告 162 例[140]。有些地区引入了研究性检测方法,将其作为干预措施,病原体灭活技术能显著降低田鼠巴贝虫的感染性。

巴贝虫能在人体血循环中生存数月甚至数年,但感染者常无症状。然而有些感染者可能出现类似疟疾的疾病,严重的可能导致死亡,病死率为 6%~9%,免疫功能低下患者的死亡率可高达 21%[139,140]。免疫功能低下、老年人和无脾患者的病情常较重。但是,最近 1 篇关于已报告输血传播巴贝虫病例的综述显示,任何受血者都对巴贝虫感染及其临床疾病具有易感性[141]。抗生素治疗非常有效,常用治疗方法是口服阿托伐醌和阿奇霉素 7~10 天。重症患者常需要采用红细胞换血治疗。感染的早期发现和诊断至关重要。

巴贝虫感染的常用诊断方法是血涂片找红细胞内寄生虫。巴贝虫感染的特征是受感染红细胞内可见四联的裂殖子(又称马耳他十字),可据此与疟疾鉴别。如果疑似输血感染,应召回对应的献血者做巴贝虫抗体免疫荧光试验和 PCR。献血者存在巴贝虫 DNA 和高滴度抗体时提示近期感染。导致输血传播巴贝虫的献血者大多数为流行地区居民,偶尔也有非流行地区居民,但到过流行地区

旅行[139,140,142]。旅行者献血导致输血传播巴贝虫的风险约为 1/1 000 万次献血[143]。

已有处于研究阶段的血液筛查试验的研究结果报告,包括试验的产出效益、献血者阳性持续时间、试验阴性血液与输血感染的关系、试验阳性血液的感染性以及残余风险[143]。采用 2 种方法(自动免疫荧光法检测抗体和 PCRID-NAT 检测寄生虫DNA)检测了约 90 000 份知情同意献血者的血液。检测阳性标本做进一步确证试验。高流行地区的献血者感染率较高,阳性率为 1/3 000,有 1/10 000的标本处于窗口期(抗体阴性、PCR 阳性)。输注未经筛查的红细胞传播巴贝虫的风险,在流行地区为 1/10 万,在高流行地区为 1/1.8 万。在高流行区,输注未经筛查的红细胞感染巴贝虫的风险是输注经过筛查血液的 9 倍(尚未发现筛查过的血液与输血传播巴贝虫相关)。感染者 1 年后可清除巴贝虫 DNA,但抗体消失率<10%。2010 年 1 月到 2016年 8 月底共报告未经筛查血液传播巴贝虫病例 62例,加上之前的病例,共有 162 例[140,143]。由于大多数感染者没有症状,因此报告数要少于真实发生数。

6. **疟疾** 疟疾由红细胞内寄生疟原虫引起。人体被蚊虫叮咬而受到感染。大多数人疟疾是由5 种疟原虫所致:恶性疟原虫、间日疟原虫、三日疟原虫、卵形疟原虫和诺氏疟原虫。最常见的症状有间歇发热、寒战和溶血性贫血。

经历一段无症状期之后,疟原虫出现在外周循环系统,易经输血传播。与巴贝虫感染一样,疟原虫感染者的发现和诊断相当复杂,主要方法是血涂片查找红细胞内疟原虫,检测抗体或 PCR 检测寄生虫 DNA。输血传播在热带流行区常见。在其他地方,从疫区返回的旅行者或者仅有部分或不完全免疫力的流行区居民到非流行区的旅行者是高危感染源。美国还没有经 FDA 批准用于疟疾血液筛查的试验,目前仅采用献血征询问卷进行排查。去过疟疾流行地区旅行、居住在疟疾流行国家或疟疾恢复后的献血者暂时被屏蔽献血。在美国,献血征询问卷在预防疟疾输血传播中发挥了很大作用,1999—2016 年仅报告经输血传播疟疾 6 例,相关献血者均有非洲居住史(而非短期旅行),再次征询显示,6 名献血者中有 5 人符合献血条件,1 人不符合,其在献血前移民到美国未满 3 年[144,145]。

虽然输血安全已经达到了如此的高水平,但其相应代价是大量献血者流失。在美国,疟疾相关征

询问卷每年排除了本可献血的人群达数十万之多。为此,2013 年 FDA 发布的指引重新定义了疟疾流行区域,只有推荐开展疟疾药物预防的地区方属于疟疾流行地区[146]。根据新的定义,许多旅游热点不再被认为具有疟疾感染风险。例如在这之前,被屏蔽献血的人群中有许多是去墨西哥旅行的,但实际上在墨西哥旅行感染疟疾的风险是很低的[147]。然而,FDA 指引增加了 1 项复杂的评估规则,专门用于评估在疟疾流行国家居住 5 年以上的献血者的旅行史,这是由于担心这些献血者存在部分免疫力,对临床表现产生影响。

美国以外的一些国家对到过疟疾流行地区旅行的人群实施屏蔽献血,但是如果在旅行结束 4~6 个月后疟疾抗体检测为阴性,准许其献血。在没有经过批准的试验可以采用的情况下,FDA 不接受这种准入检测策略[148]。病原体灭活技术能够有效降低流行区输血传播风险[149]。非洲(加纳库马西)完成了 1 项双盲随机临床试验,采用病原体灭活技术阻断输血传播疟疾,参试患者 214 人,107 人输注病毒灭活全血,107 人输注未处理全血,总共有 65 名没有寄生虫血症的患者输注了含有寄生虫的血液,其中 28 人输注了经过处理的全血,仅 1 人(4%)受到感染,37 人输注了未处理的全血,有 8 人(22%)受到感染,表明病原体灭活技术显著降低输血传播疟疾发生率,与未处理组[37 个人有 8 名感染(22%)]相比,病原体灭活组(28 名患者中只有 1 人感染)输血传播疟疾的发生率显著降低,而且,与对照组比较,输注处理过的血液成分与不良事件无关[149]。

九、朊粒

朊粒是具有感染性的蛋白粒子,通过激发自然存在的细胞朊蛋白质发生构象改变而引起疾病。朊粒引起的致死性的神经系统疾病称为传染性海绵状脑病。

典型克-雅病(Creutzfeldt-Jakob disease,CJD)是 1 种传染性海绵状脑病,散发性和家族性 2 种类型的发病率约为 1/100 万。医源性克-雅病是由于注射或移植了受到感染的中枢神经系统组织所致。血液成分似乎不传播 CJD。尽管如此,仍不应准许该病高危人群献血[150]。

另 1 种传染性海绵状脑病称为变异型克-雅病(variant CJD,vCJD)。该病可通过输血传播。vCJD 的病原体是引起牛海绵状脑病(又称疯牛病)的朊粒。人在摄入感染动物组织后发生感染。与 CJD 不同,vCJD 患者更年轻,表现为精神症状,从诊断到死亡的时间更长。尸检发现脑内有罕见的红色斑块可作出死后诊断。临床病例主要出现在英国,但世界其他地区也因污染动物组织出口而导致发生感染。过去 5 年报告的病例数有所下降,截至 2014 年 12 月(最新数据是截至 2017 年 3 月),全球共报告 229 例,其中英国报告 178 例。英国报告了 4 例输血感染 vCJD,其中有 3 例发展成 vCJD,第 4 例死于其他疾病,但在其脾脏和 1 个淋巴结发现 vCJD 朊粒。此外,英国已发现 1 例死于其他原因的血友病患者存在 vCJD 潜伏感染,该患者曾使用从英国血浆制备的Ⅷ因子治疗,该制品的原料血浆来自后来发生 vCJD 的献血者,提示 vCJD 可通过输注凝血因子浓缩物传播[61,62]。在美国,vCJD 感染极其罕见,极少数报告病例很可能是在其他地方受到感染。至今美国没有发现输血传播病 vCJD 病例。

FDA 没有批准朊粒感染血液筛查试验。美国仅通过献血健康征询问卷进行排查,排除有 CJD 或 vCJD 高风险的献血者。根据疾病家族史、生长激素用药史或硬脑膜组织移植手术史排查 CJD。根据在牛海绵状脑病流行期间在英国或欧洲居住史,在英国或法国接受输血史或接受英国产牛胰岛素注射史排查 vCJD[150]。目前认为血浆衍生物生产过程能去除大部分传染性海绵状脑病的感染性[150]。

十、血浆衍生物的筛查

商品化的血浆衍生物以数千名献血者血浆的混合物为原料。在开展特定病原体灭活之前,这类混合血浆常受到病毒污染。如今,血浆衍生物生产过程采用了去除或灭活多数已知病原体的方法,如长时间热处理或溶剂/去污剂(SD)处理。SD 处理能灭活具有包膜的病原体,如 HIV、HCV 和 HBV 等。纳米过滤、层析法或冷乙醇分离法能降低病原体的感染性,但这些方法仅能用于特定产品的生产,而且这些方法也不能去除或灭活所有病原体。

细小病毒 B19 是 1 种能在血浆衍生产品中持续存在的病原体。这种细小、无包膜的 DNA 病毒对物理灭活有很强的抵抗力。B19 病毒急性感染的病情一般较轻,且呈自限性,临床表现有感染性红斑和多关节病。急性感染可出现一过性红细胞生成障碍,这在免疫缺陷和存在溶血的个体中具有重要临床意义。在免疫缺陷个体,红细胞生成障碍期可能延长。B19 病毒宫内感染可引起严重的胎儿贫血和胎儿水肿。

细小病毒 B19 感染很常见,绝大多数成人具有针对该病毒的抗体,表明之前曾感染该病毒。急性感染期的病毒 DNA 载量可超过 10^{12} IU/ml,随着抗体的产生,数周到数月后病毒 DNA 载量逐渐降低。

B19 病毒 DNA 的检出率,在捐献的血液中约为 1%,而在混合血浆制品几乎是 100%,但病毒 DNA 含量低。细小病毒 B19 输血传播仅与含有高浓度病毒 DNA 的血浆成分或血浆制品有关,至今,与病毒 DNA 含量低于 10^4 IU/ml 的血液制品有关的输血传播感染仅有 1 例[62]。

目前还没有经过 FDA 批准用于新鲜血液细小病毒 B19 筛查试验。但是,要求血浆衍生品生产方筛查原料血浆是否含有高滴度细小病毒 B19。通过采用敏感性经过调整的 MP-NAT 对汇集血浆标本进行检测,可达到仅检出具有高浓度病毒标本的要求。排除了含有高浓度病毒的原料血浆以后,能使最终混合血浆中的病毒浓度保持在 10^4 IU/ml 以下。

十一、其他病原体

AABB 网站有公开的电子资源,包括专家对已引起关注的可能危及美国或全球血液安全的新发病原体的分析[62],还有各种病原体的最新事实资料,每份资料均包括临床表现、流行病学、输血传播感染证据以及各种风险降低策略(例如献血征询问卷、血清学检测或 NAT、病原体灭活)的可能效果。鼓励读者利用这一丰富资源。

第五节　病原体灭活技术

血液筛查降低但无法消除输血感染风险。血液筛查检测的效果受到很多因素的制约,主要有[151]:

- 对已被认为可通过输血传播的每种感染实施血液筛查是不现实的。
- 每种试验都存在窗口期。
- 每种试验的敏感性都有一定限度。
- 研发 1 种血液筛查试验是一个漫长的过程,需要经历很多阶段,包括感染性病原体的确定、能有效检出感染性血液成分的试验类型(例如血清学试验或 NAT)的选择、适合血液筛查试验的

研发以及开展临床试验和监管部门的批准等,在如此漫长的研发过程中,输血传播感染可能一直在发生。

- 血液筛查无法阻断未知病原体或者尚未被认识或怀疑可通过输血传播的病原体经输血传播。

病原体灭活技术很有吸引力。人们希望其能成为献血征询和血液筛查的替代方法,以阻断输血传播感染。病原体灭活处理能降低血液成分残余病原体的感染性。采用该项技术能减少尚无血液筛查试验的感染性病原体经输血传播,也能进一步降低已知病原体的残余感染风险。病原体灭活技术一旦被批准和实施后,在理论上可淘汰一些目前所采用的检测技术,例如 CMV 检测、血小板细菌检测和 ID-NAT,有些病原体灭活技术还能代替辐照,因而能抵销一部分成本。

如上所述,病原体灭活方法是目前血浆衍生品生产过程中的基本环节。美国已批准 SD 处理混合血浆用于临床输注。用于处理血浆的这些方法(SD 处理、亚甲蓝/可见光处理)损伤细胞膜,因此不适用血小板和红细胞的病毒灭活。经过这些灭活技术处理的混合血浆传播无包膜病毒和对灭活有特别抵抗力的病毒的风险加大。因此,应预先对用作血浆衍生物生产的原料血浆实施筛查,以排除诸如细小病毒 B19、HEV、HAV(另一种无包膜的肝炎病毒,极少经输血传播)等病原体污染风险。在美国,对用于输注的 SD 处理的血浆实施这类预先筛查。

美国现在已批准 1 家公司用于单采血浆和血小板病原体灭活的技术(INTERCEPT),该技术使用补骨脂素和紫外线 A(UVA)照射。在美国以外的地方已使用其他病毒灭活技术,采用核黄素(维生素 B_2)、UVB、UVA 照射处理血浆和血小板(TerumoBCT,Lakewood,CO)。损伤病原体核酸的灭活技术对目前开展检测的所有病原体包括 HIV、HBV、HCV、HTLV、WNV、CMV、ZIKV、寄生虫、梅毒以及引起血小板污染的病原体都有明显灭活作用。但是,不同病原体灭活技术的性能差别很大。例如,INTERCEPT 还能灭活白细胞,避免输血相关移植物抗宿主病的发生,减少储存期间细胞因子的产生和释放,减少输血相关非溶血性发热反应,避免白细胞诱导的同种抗体(例如 HLA 抗体)形成,减轻同种免疫导致的血小板输注无效。美国和其他国家正在开展红细胞病原体减活的临床试验,应用阿莫西汀和谷胱甘肽处理

红细胞（INTERCEPT，Cerus Corp），用核黄素和紫外线处理全血（Terumo BCT）。关于已有或正在研发的病原体灭活技术的细节请详见最近发表的综述[152-154]，其要点见表 7-7。

表 7-7　用于输注的血液成分的病原体灭活技术

成分	技术	生产方
商业化生产混合血浆	溶剂/洗涤剂处理	Octapharma
单份血浆	补骨脂+紫外光法	Cerus
	核黄素（维生素 B$_2$）+紫外光法	Terumo BCT
	亚甲蓝+光照法	Macopharma
血小板	补骨脂+紫外光法	Cerus
	核黄素（维生素 B$_2$）+紫外光法	Terumo BCT
	紫外光法	Macopharma
红细胞	阿莫西汀和谷胱甘肽	Cerus
	核黄素（维生素 B$_2$）+紫外光法	Terumo BCT

注：FDA. 食品药品监督管理局；UV. 紫外线。

针对核酸的病原体灭活技术通常是通过使病原体核酸产生交联，从而阻止病原体核酸复制。经过病原体灭活技术处理的血小板输注 1h 后 CCI 略有降低[154]。临床试验结果显示，输注经病原体灭活技术处理血小板患者的轻中度出血发生率增加，但未见严重出血并发症，血小板输注的间隔时间和总量没有明显差异。临床试验和动物模型试验均报告存在与输血相关急性肺损伤（TRALI）相似的肺毒性。之前 1 项红细胞病原体灭活临床试验，因为出现针对红细胞新抗原的无症状免疫反应，且认为这一反应是灭活处理所致，故予以终止试验。目前已采用重新建立的灭活方法（阿莫西汀和谷胱甘肽）恢复临床试验。初步试验报告显示，核黄素和 UV 对储存接近 42 天的红细胞功能具有损伤作用。尽管对处理过的血液成分是否潜在不良反应还有许多争议，欧洲对病原体灭活的血小板和血浆的数据的深入分析并不支持其他关切问题。然而，FDA 要求，INTERCEPT 处理血小板在美国应开展四期上市后研究，这一要求也可能适用于以后的其他灭活方法。

在美国，从病原体灭活技术中获得的益处主要是减少了新发病原体经输血传播感染和血小板相关细菌脓毒症。目前在美国，输血感染量化风险已经很低，因此证明病原体灭活处理不会给患者带来新的危害至关重要。向美国监管部门申请批准病原体灭活技术时，应开展严格的临床前期和临床研究。毒理学的深入研究至关重要，因为这些病原体灭活剂大多与核酸相互作用，在理论上存在致癌和致突变可能性。应对灭活处理血液成分是否有新抗原形成以及灭活过程对终产品临床疗效的影响作出评估。有关北美对病原体灭活技术评估过程的审批要求请详见近期发表的综述[152-154]。

病原体灭活仍然是研究热点，其原因是：①无需采用降低血小板细菌污染风险的复杂检测程序即可取得减少血小板输注相关脓毒症的成效；②灭活寄生虫例如田鼠巴贝虫和恶性疟原虫；③减少已知新发病原体的相关风险如 DENV、基孔肯雅病毒和 ZIKV；④提前防御未知新发病原体的威胁。同时也要再次强调，不同方法的灭活能力差异很大，应针对每种方法的预期用途进行评估。

第六节　总　　结

目前血液成分的安全水平基于 2 类关键筛查方法：一是献血者教育和征询，这是某些病原体如疟原虫和朊粒的唯一筛查方法；二是血液检测。应遵从生产方说明书、FDA 法规和 AABB 标准开展细致的血液检测，血液机构应建立健全的对检测有反应性的血液成分实施隔离和对检测阳性献血者之前所献血液成分实施召回的机制。

目前在美国，可经输血传播感染的量化风险已经很低，HIV 约为 1/150 万，HCV 约为 1/110 万，HBV 约为 1/120 万～1/80 万[57,60]。然而仍然至关重要的是要保持警惕，一旦发现新发输血传播病原体时能尽快实施必要和可行的防范措施[41,42,155]。对于没有筛查方法或筛查试验可能被代替的感染性病原体,病原体灭活技术能够发挥其特有的功效。

要点

1. 献血者可经输血传播感染筛查包括①对意向献血者进行健康征询,排除高危人群献血;②对血液实施检测。

2. 从接触感染到血液筛查试验出现阳性结果存在一段滞后时间,处于窗口期的血液可能传播感染。

3. 根据 MP-NAT 检测估计,HIV 和 HCV 的窗口期<10 天,HBV 的窗口期<28 天。

4. 输血传播感染性疾病的残余风险是窗口期长度和献血者新发感染发生率的函数。新发感染率处于低水平的献血人群对于保证血液安全十分重要。

5. 根据窗口期长度和新发感染率计算,美国目前的输血传播感染风险,HIV 约为 1/150 万,HCV 约为 1/110 万,HBV 约为 1/120 万~1/80 万。

6. 目前尚无经 FDA 批准的疟疾或 vCJD 血液筛查试验,实施健康征询发现并排除可能接触者是避免这些病原体经输血传播的唯一方法。

7. AABB 要求血站建立程序,控制、发现或灭活血小板污染细菌。采用病原体灭活或细菌检测能满足这一要求。

8. 人类虫媒感染已成为输血传播感染的潜在来源,这类病原体包括 WNV、克氏锥虫、巴贝虫和登革热病毒,可能还有基孔肯雅病毒和最近发现的 ZIKV。

9. 病原体灭活技术可减少缺乏血液筛查试验的病原体传播,还可进一步减少已知病原体的残余传播风险。病原体减少的产品包括商品化生产的血浆衍生物、SD 处理的汇集血浆以及病原体减少的血小板和血浆成分。

10. 血站应建立保证检测阳性血液成分不被放行用于输注的程序,在一些情况下:①应将检测阳性献血者之前所献血液成分收回和隔离;②应通知检测阳性献血者之前所献血液成分的受血者可能受到感染。

参考文献

1. Code of federal regulations. Title 21, CFR Parts 211 and 610. Washington, DC: US Government Publishing Office, 2017 (revised annually).

2. Alter HJ, Klein HG. The hazards of blood transfusion in historical perspective. Blood 2008; 112:2617-26.

3. Seeff LB, Wright EC, Zimmerman HJ, McCollum RW. VA cooperative study of post-transfusion hepatitis, 1969-1974: Incidence and characteristics of hepatitis and responsible risk factors. Am J Med Sci 1975;270:355-62.

4. Alter HJ, Purcell RH, Holland PV, et al. Donor transaminase and recipient hepatitis. Impact on blood transfusion services. JAMA 1981; 246:630-4.

5. Aach RD, Szmuness W, Mosley JW, et al. Serum alanine aminotransferase of donors in relation to the risk of non-A, non-B hepatitis in recipients: The transfusion-transmitted viruses study. N Engl J Med 1981;304:989-94.

6. Alter HJ, Holland PV. Indirect tests to detect the non-A, non-B hepatitis carrier state. Ann Intern Med 1984;101:859-61.

7. Stevens CE, Aach RD, Hollinger FB, et al. Hepatitis B virus antibody in blood donors and the occurrence of non-A, non-B hepatitis in transfusion recipients. An analysis of the Transfusion-Transmitted Viruses Study. Ann Intern Med 1984;101:733-8.

8. Galel SA, Lifson JD, Engleman EG. Prevention of AIDS transmission through screening of the blood supply. Annu Rev Immunol 1995;13:201-27.

9. American Red Cross, AABB, Council of Community Blood Centers. Joint statement on directed donations and AIDS. (January 13,1983) Arlington, VA: AABB, 1983. (See Transfusion 1983;23:87.)

10. Busch MP, Young MJ, Samson SM, et al. Risk of human immunodeficiency virus (HIV) transmission by blood transfusions before the implementation of HIV-1 antibody screening.

The Transfusion Safety Study Group. Transfusion 1991;31:4-11.

11. Ward JW, Holmberg SD, Allen JR, et al. Transmission of human immunodeficiency virus (HIV) by blood transfusions screened as negative for HIV antibody. N Engl J Med 1988;318: 473-8.

12. Perkins HA, Samson S, Busch MP. How well has self-exclusion worked? Transfusion 1988; 28:601-2.

13. Food and Drug Administration. Infectious disease tests. Silver Spring, MD: CBER Office of Communication, Outreach, and Development, 2016. [Available at http://www.fda.gov/BiologicsBloodVaccines/BloodBloodProducts/ApprovedProducts/LicensedProductsBLAs/BloodDonorScreening/InfectiousDisease/default.htm (accessed March 4, 2017).]

14. Food and Drug Administration. Information for blood establishments: Unavailability of CHIRON® RIBA® HCV 3.0 SIA (RIBA). (December 18, 2012) Silver Spring, MD: CBER Office of Communication, Outreach, and Development, 2012.

15. Busch MP, Glynn SA, Stramer SL, et al. A new strategy for estimating risks of transfusion-transmitted viral infections based on rates of detection of recently infected donors. Transfusion 2005;45:254-64.

16. O'Brien SF, Scalia V, Zuber E, et al. West Nile virus in 2006 and 2007: The Canadian Blood Services' experience. Transfusion 2010;50: 1118-25.

17. Dodd RY, Foster GA, Stramer SL. Keeping blood transfusion safe from West Nile virus: American Red Cross experience, 2003 to 2012. Transfus Med Rev 2015;29:153-61.

18. West Nile virus nucleic acid testing—revised recommendations. Association bulletin #13-02. Bethesda, MD: AABB, 2013.

19. Food and Drug Administration. Guidance for industry: Use of nucleic acid tests to reduce the risk of transmission of West Nile virus from donors of whole blood and blood components intended for transfusion. (November 2009) Silver Spring, MD: CBER Office of Communication, Outreach, and Development, 2009. [Available at http://www.fda.gov/downloads/BiologicsBloodVaccines/GuidanceComplianceRegulatoryInformation/Guidances/Blood/UCM189464.pdf (accessed March 4, 2017).]

20. Code of federal regulations. Title 42, CFR Part 482.27. Washington, DC: US Government Publishing Office, 2017 (revised annually).

21. Food and Drug Administration. Guidance for industry: Recommendations for screening, testing, and management of blood donors and blood and blood components based on screening tests for syphilis. (September 2014) Silver Spring, MD: CBER Office of Communication, Outreach, and Development, 2014.

22. Food and Drug Administration. Guidance for industry: Use of nucleic acid tests on pooled and individual samples from donors of whole blood and blood components, including source plasma, to reduce the risk of transmission of hepatitis B virus. (October 2012) Silver Spring, MD: CBER Office of Communication, Outreach, and Development, 2012. [Available at http://www.fda.gov/BiologicsBloodVaccines/GuidanceComplianceRegulatoryInformation/Guidances/Blood/ucm327850.htm (accessed March 4, 2017).]

23. Food and Drug Administration. Guidance for industry: Requalification method for reentry of donors who test hepatitis B surface antigen (HBsAg) positive following a recent vaccination against hepatitis B virus infection. (November 2011) Silver Spring, MD: CBER Office of Communication, Outreach, and Development, 2011. [Available at http://www.fda.gov/downloads/BiologicsBloodVaccines/GuidanceComplianceRegulatoryInformation/Guidances/Blood/UCM280564.pdf (accessed March 4, 2017).]

24. Food and Drug Administration. Guidance for industry: "Lookback" for hepatitis C virus (HCV): Product quarantine, consignee notification, further testing, product disposition, and notification of transfusion recipients based on donor test results indicating infection with HCV. (December 2010) Silver Spring, MD: CBER Office of Communication, Outreach, and Development, 2010. [Available at http://www.fda.gov/downloads/BiologicsBloodVaccines/GuidanceComplianceRegulatoryInformation/Guidances/Blood/ucm238488.pdf (accessed March 4, 2017).]

25. Food and Drug Administration. Guidance for industry: Use of serological tests to reduce the risk of transmission of *Trypanosoma cruzi* infection in whole blood and blood components intended for transfusion. (December 2010) Silver Spring, MD: CBER Office of Communication, Outreach, and Development, 2010. [Available at http://www.fda.gov/downloads/BiologicsBloodVaccines/GuidanceComplianceRegulatoryInformation/Guidances/Blood/UCM235960.pdf (accessed March 4, 2017).]

26. Food and Drug Administration. Guidance for industry: Nucleic acid testing (NAT) for human immunodeficiency virus type 1 (HIV-1) and hepatitis C virus (HCV): Testing, product disposition, and donor deferral and reentry. (May 2010) Silver Spring, MD: CBER Office of Communication, Outreach, and Development, 2010. [Available at http://www.fda.gov/

downloads/BiologicsBloodVaccines/Guid anceComplianceRegulatoryInformation/ Guidances/Blood/UCM210270.pdf (accesssed March 4, 2017).]

27. Food and Drug Administration. Guidance for industry: Requalification method for reentry of blood donors deferred because of reactive test results for antibody to hepatitis B core antigen (Anti-HBc). (May 2010) Silver Spring, MD: CBER Office of Communication, Outreach, and Development, 2010. [Available at http://www.fda.gov/downloads/Biologics BloodVaccines/GuidanceComplianceRegula toryInformation/Guidances/Blood/UCM 210268.pdf (accessed March 4, 2017).]

28. Food and Drug Administration. Guidance for industry: Recommendations for management of donors at increased risk for human immu-nodeficiency virus type 1 (HIV-1) group O infection. (August 2009) Silver Spring, MD: CBER Office of Communication, Outreach, and Development, 2009. [Available at http:// www.fda.gov/BiologicsBloodVaccines/Guid anceComplianceRegulatoryInformation/ Guidances/Blood/ucm180817.htm (accessed March 4, 2017).]

29. Food and Drug Administration. Guidance for industry: Nucleic acid testing (NAT) to reduce the possible risk of parvovirus B19 transmis-sion by plasma-derived products. (July 2009) Silver Spring, MD: CBER Office of Communi-cation, Outreach, and Development, 2009. [Available at http://www.fda.gov/Biologics BloodVaccines/GuidanceComplianceRegula toryInformation/Guidances/Blood/ucm 071592.htm (accessed March 4, 2017).]

30. Food and Drug Administration. Guidance for industry: Assessing donor suitability and blood and blood product safety in cases of known or suspected West Nile virus infection. (June 2005) Silver Spring, MD: CBER Office of Communication, Outreach, and Develop-ment, 2005. [Available at http://www.fda.gov/ BiologicsBloodVaccines/GuidanceCompli anceRegulatoryInformation/Guidances/ Blood/ucm074111.htm (accessed March 4, 2017).]

31. Food and Drug Administration. Guidance for industry: Use of nucleic acid tests on pooled and individual samples from donors of whole blood and blood components (including Source Plasma and Source Leukocytes) to ade-quately and appropriately reduce the risk of transmission of HIV-1 and HCV. (October 2004) Silver Spring, MD: CBER Office of Com-munication, Outreach, and Development, 2004. [Available at http://www.fda.gov/Bio logicsBloodVaccines/GuidanceCompliance RegulatoryInformation/Guidances/Blood/ ucm074934.htm (accessed March 4, 2017).]

32. Food and Drug Administration. Guidance for industry: Donor screening for antibodies to HTLV-II. (August 1997) Silver Spring, MD: CBER Office of Communication, Outreach, and Development, 1997. [Available at http:// www.fda.gov/BiologicsBloodVaccines/Guid anceComplianceRegulatoryInformation/ Guidances/Blood/ucm170786.htm (accessed March 4, 2017).]

33. Food and Drug Administration. Memoran-dum to all registered blood and plasma estab-lishments: Recommendations for the quarantine and disposition of units from prior collections from donors with repeatedly reactive screening tests for hepatitis B Virus (HBV), hepatitis C Virus (HCV) and human T-lymphotropic virus type I (HTLV-I). (July 1996) Silver Spring, MD: CBER Office of Com-munication, Outreach, and Development, 1996. [Available at http://www.fda.gov/down loads/BiologicsBloodVaccines/Guidance ComplianceRegulatoryInformation/Other RecommendationsforManufacturers/Memo randumtoBloodEstablishments/UCM062600. pdf (accessed March 4, 2017).]

34. Food and Drug Administration. Memoran-dum to all registered blood establishments: Recommendations for the management of donors and units that are initially reactive for hepatitis B surface antigen (HBsAg). (Decem-ber 1987) Silver Spring, MD: CBER Office of Communication, Outreach, and Develop-ment, 1987. [Available at http://www.fda.gov/ downloads/BiologicsBloodVaccines/Guid anceComplianceRegulatoryInformation/Oth erRecommendationsforManufacturers/Mem orandumtoBloodEstablishments/UCM 063011.pdf (accessed March 4, 2017).]

35. Ooley PW, ed. Standards for blood banks and transfusion services. 30th ed. Bethesda, MD: AABB, 2016.

36. Recommendations to address residual risk of bacterial contamination of platelets. Associa-tion bulletin #12-04. Bethesda, MD: AABB, 2012.

37. Guidance on management of blood and plate-let donors with positive or abnormal results on bacterial contamination tests. Association bulletin #05-02. Bethesda, MD: AABB, 2005.

38. Actions following an initial positive test for possible bacterial contamination of a platelet unit. Association bulletin #04-07. Bethesda, MD: AABB, 2004.

39. Dual enzyme immuno assay (EIA) approach for deferral and notification of anti-HTLV-I/II EIA reactive donors. Association bulletin #99-9. Bethesda, MD: AABB, 1999.

40. Food and Drug Administration. Draft guid-

ance for industry: Amendment to "Guidance for industry: Use of serological tests to reduce the risk of transmission of *Trypanosoma cruzi* infection in whole blood and blood components intended for transfusion." (November 2016) Silver Spring, MD: CBER Office of Communication, Outreach, and Development, 2016. [Available at https://www.fda.gov/downloads/BiologicsBloodVac cines/GuidanceComplianceRegulatoryInformation/Guidances/Blood/UCM528600.pdf (accessed March 4, 2017).]

41. Food and Drug Administration. Guidance for industry: Recommendations for donor screening, deferral, and product management to reduce the risk of transfusion transmission of Zika virus. (February 2016) Silver Spring, MD: CBER Office of Communication, Outreach, and Development, 2016. [Available at http://www.fda.gov/downloads/BiologicsBloodVac cines/GuidanceComplianceRegulatoryInfor mation/Guidances/Blood/UCM486360.pdf (accessed March 4, 2017).]

42. Food and Drug Administration. Guidance for industry: Revised recommendations for reducing the risk of Zika virus transmission by blood and blood components. (August 2016) Silver Spring, MD: CBER Office of Communication, Outreach, and Development, 2016. [Available at http://www.fda.gov/downloads/BiologicsBloodVaccines/GuidanceCompli anceRegulatoryInformation/Guidances/Blood/UCM518213.pdf (accessed March 4, 2017).]

43. Updated recommendations for Zika, dengue and chikungunya viruses. Association bulletin #16-07. Bethesda, MD: AABB, 2016.

44. Blajchman MA, Goldman M, Freedman JJ, Sher GD. Proceedings of a consensus conference: Prevention of post-transfusion CMV in the era of universal leukoreduction. Transfus Med Rev 2001;15:1-20.

45. Vamvakas EC. Is white blood cell reduction equivalent to antibody screening in preventing transmission of cytomegalovirus by transfusion? A review of the literature and meta-analysis. Transfus Med Rev 2005;19:181-99.

46. Bowden RA, Slichter SJ, Sayers M, et al. A comparison of filtered leukocyte-reduced and cytomegalovirus (CMV) seronegative blood products for the prevention of transfusion-associated CMV infection after marrow transplant. Blood 1995;86:3598-603.

47. Nash T, Hoffmann S, Butch S, et al. Safety of leukoreduced, cytomegalovirus (CMV)-untested components in CMV-negative allogeneic human progenitor cell transplant recipients. Transfusion 2012;52:2270-2.

48. Hall S, Danby R, Osman H, et al. Transfusion in CMV seronegative T-depleted allogeneic stem cell transplant recipients with CMV-unselected blood components results in zero CMV transmissions in the era of universal leukocyte reduction: A UK dual centre experience. Transfus Med 2015;25:418-23.

49. The ADA, HIV, and autologous blood donation. Association bulletin #98-5. Bethesda, MD: AABB, 1998.

50. Code of federal regulations. Title 21, CFR Part 1271. Washington, DC: US Government Publishing Office, 2017 (revised annually). [Available at http://www.accessdata.fda.gov/scripts/cdrh/cfdocs/cfcfr/CFRSearch.cfm?CFRPart=1271 (accessed March 5, 2017).]

51. Food and Drug Administration. Guidance for industry: Eligibility determination for donors of human cells, tissues, and cellular and tissue-based products (HCT/Ps). (August 2007) Silver Spring, MD: CBER Office of Communication, Outreach, and Development, 2007. [Available at http://www.fda.gov/downloads/biologicsbloodvaccines/guidancecompliance regulatoryinformation/guidances/tissue/ucm091345.pdf (accessed March 4, 2017).]

52. Food and Drug Administration. Guidance for industry: Use of donor screening tests to test donors of human cells, tissues and cellular and tissue-based products for infection with *Treponema pallidum* (syphilis). (September 2015) Silver Spring, MD: CBER Office of Communication, Outreach, and Development, 2015.

53. Food and Drug Administration. Guidance for industry: Use of nucleic acid tests to reduce the risk of transmission of West Nile virus from living donors of human cells, tissues, and cellular and tissue-based products (HCT/Ps). (September 2016) Silver Spring, MD: CBER Office of Communication, Outreach, and Development, 2016. [Available at http://www.fda.gov/downloads/BiologicsBloodVac cines/GuidanceComplianceRegulatoryInfor mation/Guidances/Tissue/UCM372084.pdf (accessed March 4, 2017).]

54. Food and Drug Administration. Tissue guidances. Silver Spring, MD: CBER Office of Communication, Outreach, and Development, 2016. [Available at http://www.fda.gov/Bio logicsBloodVaccines/GuidanceCompliance RegulatoryInformation/Guidances/Tissue/default.htm (accessed March 4, 2017).]

55. Food and Drug Administration. Testing HCT/P donors: Specific requirements. Silver Spring, MD: CBER Office of Communication, Outreach, and Development, 2015. [Available at http://www.fda.gov/BiologicsBloodVaccines/SafetyAvailability/TissueSafety/ucm151757.htm (accessed March 4, 2017).]

56. Anderson SA, Yang H, Gallagher LM, et al. Quantitative estimate of the risks and benefits of possible alternative blood donor deferral strategies for men who have had sex with men. Transfusion 2009;49:1102-14.

57. Zou S, Dorsey KA, Notari EP, et al. Prevalence, incidence, and residual risk of human immunodeficiency virus and hepatitis C virus infections among United States blood donors since the introduction of nucleic acid testing. Transfusion 2010;50:1495-504.

58. Stramer SL, Glynn SA, Kleinman SH, et al. Detection of HIV-1 and HCV infections among antibody-negative blood donors by nucleic acid-amplification testing. N Engl J Med 2004; 351:760-8.

59. Dodd RY, Notari EP, Stramer SL. Current prevalence and incidence of infectious disease markers and estimated window-period risk in the American Red Cross blood donor population. Transfusion 2002;42:975-9.

60. Stramer SL, Notari EP, Krysztof DE, Dodd RY. Hepatitis B virus testing by minipool nucleic acid testing: Does it improve blood safety? Transfusion 2013;53(Suppl 3):2449-58.

61. Stramer SL, Hollinger FB, Katz LM, et al. Emerging infectious disease agents and their potential threat to transfusion safety. Transfusion 2009;49(Suppl 2):1S-235S.

62. Emerging infectious disease agents and their potential threat to transfusion safety. Bethesda, MD: AABB, 2017. [Available at http://www.aabb.org/tm/eid/Pages/default.aspx (accessed March 4, 2017).]

63. Stramer SL, Yu G, Herron R, et al. Two human immunodeficiency virus Type 2 cases in US blood donors including serologic, molecular, and genomic characterization of an epidemiologically unusual case. Transfusion 2016;56(6 Pt 2):1560-8.

64. Centers for Disease Control and Prevention. HIV surveillance report, 2014; vol. 26. Atlanta, GA: National Center for HIV/AIDS, Viral Hepatitis, STD, and TB Prevention, 2014. [Available at http://www.cdc.gov/hiv/pdf/library/reports/surveillance/cdc-hiv-surveillance-report-us.pdf (accessed March 4, 2017).]

65. HIV prevalence, unrecognized infection, and HIV testing among men who have sex with men—five U.S. cities, June 2004-April 2005. MMWR Morb Mortal Wkly Rep 2005;54:597-601.

66. Truong HM, Kellogg T, Klausner JD, et al. Increases in sexually transmitted infections and sexual risk behaviour without a concurrent increase in HIV incidence among men who have sex with men in San Francisco: A suggestion of HIV serosorting? Sex Transm Infect 2006;82:461-6.

67. Food and Drug Administraion. Guidance for industry: Revised recommendations for reducing the risk of human immunodeficiency virus transmission by blood and blood products. (December 2015) Silver Spring, MD: CBER Office of Communication, Outreach, and Development, 2015. [Available at http://www.fda.gov/downloads/BiologicsBloodVaccines/GuidanceComplianceRegulatoryInformation/Guidances/Blood/UCM446580.pdf (accessed March 4, 2017).]

68. Kleinman SH, Busch MP. Assessing the impact of HBV NAT on window period reduction and residual risk. J Clin Virol 2006;36(Suppl 1):S23-9.

69. Stramer SL. Pooled hepatitis B virus DNA testing by nucleic acid amplification: Implementation or not. Transfusion 2005;45:1242-6.

70. Linauts S, Saldanha J, Strong DM. PRISM hepatitis B surface antigen detection of hepatits B virus minipool nucleic acid testing yield samples. Transfusion 2008;48:1376-82.

71. Stramer SL, Wend U, Candotti D, et al. Nucleic acid testing to detect HBV infection in blood donors. N Engl J Med 2011;364:236-47.

72. Alter HJ. Descartes before the horse: I clone, therefore I am: The hepatitis C virus in current perspective. Ann Intern Med 1991;115:644-9.

73. Smith BD, Morgan RL, Beckett GA, et al. Centers for Disease Control and Prevention. Recommendations for the identification of chronic hepatitis C virus infection among persons born during 1945-1965. MMWR Recomm Rep 2012;61(No. RR-4):1-32.

74. Page-Shafer K, Pappalardo BL, Tobler LH, et al. Testing strategy to identify cases of acute hepatitis C virus (HCV) infection and to project HCV incidence rates. J Clin Microbiol 2008; 46:499-506.

75. Guidelines for counseling persons infected with human T-lymphotropic virus type I (HTLV-I) and type II (HTLV-II). Centers for Disease Control and Prevention and the U.S.P.H.S. Working Group. Ann Intern Med 1993;118:448-54.

76. Vrielink H, Zaaijer HL, Reesink HW. The clinical relevance of HTLV type I and II in transfusion medicine. Transfus Med Rev 1997;11:173-9.

77. Petrik J, Lozano M, Seed CR, et al. Hepatitis E. Vox Sang 2016;110:93-130.

78. Hewitt PE, Ijaz S, Brailsford SR, et al. Hepatitis E virus in blood components: A prevalence and transmission study in southeast England. Lancet 2014;384:1766-73.

79. Stramer SL, Moritz ED, Foster GA, et al. Hepatitis E virus: Seroprevalence and frequency of viral RNA detection among US blood donors. Transfusion 2016;56:481-8.

80. Orton S. Syphilis and blood donors: What we know, what we do not know, and what we need to know. Transfus Med Rev 2001;15:282-92.

81. Katz LM. A test that won't die: The serologic test for syphilis. Transfusion 2009;49:617-19.

82. Zou S, Notari EP, Fang CT, et al. Current value of serologic test for syphilis as a surrogate marker for blood-borne viral infections among blood donors in the United States. Transfusion 2009;49:655-61.

83. Food and Drug Administration. Fatalities reported to FDA following blood collection and transfusion: Annual summary for fiscal year 2015. Silver Spring, MD: CBER Office of Communication, Outreach, and Development, 2015 [Available at https://www.fda.gov/downloads/BiologicsBloodVaccines/SafetyAvailability/ReportaProblem/TransfusionDonationFatalities/UCM518148.pdf (accessed March 4, 2017).]

84. Food and Drug Administration. Draft guidance for industry: Bacterial risk control strategies for blood collection establishments and transfusion services to enhance the safety and availability of platelets for transfusion. (March 2016) Silver Spring, MD: CBER Office of Communication, Outreach, and Development, 2016. [Available at http://www.fda.gov/downloads/BiologicsBloodVaccines/GuidanceComplianceRegulatoryInformation/Guidances/Blood/UCM425952.pdf (accessed March 4, 2017).]

85. Eder AF, Kennedy JM, Dy BA, et al. Limiting and detecting bacterial contamination of apheresis platelets: Inlet-line diversion and increased culture volume improve component safety. Transfusion 2009;49:1554-63.

86. Ramirez-Arcos SM, Goldman M, Blajchman MA. Bacterial infection: Bacterial contamination, testing and post-transfusion complications. In: Hillyer CD, Silberstein LE, Ness PM, et al, eds. Blood banking and transfusion medicine: Basic principles and practice. 2nd ed. Philadelphia: Churchill Livingstone, 2007:639-51.

87. Suggested options for transfusion services and blood collectors to facilitate implementation of BB/TS Interim Standard 5.1.5.1.1. Association bulletin #10-05. Bethesda , MD: AABB; 2010.

88. Benjamin RJ, Klein L, Dy BA, et al. Bacterial contamination of whole-blood-derived platelets: The introduction of sample diversion and prestorage pooling with culture testing in the American Red Cross. Transfusion 2008;48:2348-55.

89. Jacobs MR, Smith D, Heaton WA, et al for the PGD Study Group. Detection of bacterial contamination in prestorage culture-negative apheresis platelets on day of issue with the Pan Genera Detection test. Transfusion 2011;51:2573-82.

90. Biggerstaff BJ, Petersen LR. Estimated risk of West Nile virus transmission through blood transfusion in the US. Transfusion 2003;43:1007-17.

91. Pealer LN, Marfin AA, Petersen LR, et al. Transmission of West Nile virus through blood transfusion in the United States in 2002. N Engl J Med 2003;349:1236-45.

92. Zou S, Foster GA, Dodd RY, et al. West Nile fever characteristics among viremic persons identified through blood donor screening. J Infect Dis 2010;202:1354.

93. Dodd RY, Foster GA, Stramer SL. Keeping blood transfusion safe from West Nile virus: American Red Cross experience, 2003-2012. Transfus Med Rev 2015;29:153-61.

94. Groves JA, Shafi H, Nomura JH, et al. A probable case of West Nile virus transfusion transmission. Transfusion 2017;57:850-6.

95. Petersen LR, Jamieson DJ, Powers AM, Honein MA. Zika virus. N Engl J Med 2016;374:1552-63.

96. Rasmussen SA, Jamieson DJ, Honein MA, Petersen LR. Zika virus and birth defects—Reviewing the evidence for causality. N Engl J Med 2016;374:1981-7.

97. Brasil P, Pereira JP, Gabaglia C, et al. Zika virus infection in pregnant women in Rio de Janeiro. N Engl J Med 2016;375:2321-34.

98. França GV, Schuler-Faccini L, Oliveira WK, et al. Congenital Zika virus syndrome in Brazil: A case series of the first 1501 livebirths with complete investigation. Lancet 2016;388:891-7.

99. Johansson MA, Mier YT-RL, Reefhuis J, et al. Zika and the risk of microcephaly. N Engl J Med 2016;375:1-4.

100. Garcez PP, Loiola EC, da Costa M, et al. Zika virus impairs growth in human neurospheres and brain organoids. Science 2016;352:816-18.

101. Cao-Lameau V, Blake A, Mons S, et al. Guillain-Barré syndrome outbreak associated with Zika virus infection in French Polynesia: A case-control study. Lancet 2016;387:1531-9.

102. Gallain P, Cabié A, Richard P, et al. Zika virus in asymptomatic blood donors in Martinique. Blood 2017;129:263-6.

103. Musso D, Nhan T, Robin E, et al. Potential for Zika virus transmission through blood transfusion demonstrated during an outbreak in French Polynesia, November 2013 to February 2014. Euro Surveill 2014;19:20761.

104. Kuehnert MJ, Basavaraju SV, Moseley RR, et al. Screening of blood donations for Zika virus infection—Puerto Rico, April 3–June 11, 2016. MMWR Morb Mortal Wkly Rep 2016;65:627-8.

105. Benjamin RJ. Zika virus in the blood supply. Blood 2017;129:144-5.

106. Barjas-Castro ML, Angerami RN, Cunha MS, et al. Probable transfusion-transmitted Zika virus in Brazil. Transfusion 2016;56:1684-8.

107. Motta IJF, Spencer BR, Cordeiro da Silva SG, et al. Evidence for transmission of Zika virus by platelet transfusion. N Engl J Med 2016;375:1101-3.

108. Davidson A, Slavinski S, Komoto K, et al. Suspected female-to-male sexual transmission of Zika virus—New York City, 2016. MMWR Morb Mortal Wkly Rep 2016;65:716-17.

109. Lessler JT, Ott C, Carcelen A, et al. Times to key events in Zika virus infection and implications for blood donation: A systematic review. Bull World Health Organ 2016;94:841-9.

110. Lustig Y, Mendelson E, Puran N, et al. Detection of Zika virus RNA in whole blood of imported Zika virus disease cases up to 2 months after symptom onset, Israel, December 2015 to April 2016. Euro Surveill 2016;21:7-11.

111. Bingham AM, Cone M, Mock V, et al. Comparison of test results for Zika virus RNA in urine, serum, and saliva specimens from persons with travel-associated Zika virus disease - Florida, 2016. MMWR Morb Mortal Wkly Rep 2016;65:475-8.

112. Centers for Disease Control and Prevention. Interim guidance for Zika virus testing of urine – United States, 2016. MMWR Morb Mortal Wkly Rep 2016;65:474.

113. Atkinson B, Hearn P, Afrough B, et al. Detection of Zika virus in semen. Emerg Infect Dis 2016;22:940.

114. Mansuy JM, Pasquier C, Daudin M, et al. Zika virus in semen of a patient returning from a non-epidemic area. Lancet Infect Dis 2016;16:894-5.

115. Gaskell KM, Houlihan C, Nastouli E, Checkley AM. Persistent Zika virus detection in semen in a traveler returning to the United Kingdom from Brazil, 2016. Emerg Infect Dis 2017;23:137-9.

116. Paz-Bailey G, Rosenberg ES, Doyle K, et al. Persistence of Zika virus in body fluids – preliminary report. N Engl J Med 2017 Feb 14; doi: 10.1056/NEJMoa1613108. (Epub ahead of print.)

117. Centers for Disease Control and Prevention. Zika virus: Case counts in the US. Atlanta, GA: CDC, 2017. [Available at http://www.cdc.gov/zika/geo/united-states.html (accessed February 2, 2017).]

118. Swaminathan S, Schlaberg R, Lewis J, et al. Fatal Zika virus infection with secondary nonsexual transmission. N Engl J Med 2016;375:19-21.

119. Stone M, Lanteri MC, Bakkour S, et al. Relative analytical sensitivity of donor nucleic acid am-

plification technology screening and diagnostic real-time polymerase chain reaction assays for detection of Zika virus RNA. Transfusion 2017;57:734-47.

120. Galel SA, Williamson PC, Busch MP, et al. First Zika-positive donations in the continental United States. Transfusion 2017;57:762-9.

121. Williamson PC, Linnen JM, Kessler DA, et al. First cases of Zika virus-infected US blood donors outside states with areas of active transmission. Transfusion 2017;57:770-8.

122. Aubry M, Richard V, Green J, et al. Inactivation of Zika virus in plasma with amotosalen and ultraviolet A illumination. Transfusion 2016;56:33-40.

123. Laughhunn A, Santa Maria F, Broult J, et al. Amustaline (S-303) treatment inactivates high levels of Zika virus in red blood cell components. Transfusion 2017;57:779-89.

124. Blümel J, Musso D, Teitz S, et al. Inactivation and removal of Zika virus during manufacture of plasma derived medicinal products. Transfusion 2017;57:790-6.

125. Kühnel D, Müller S, Pichotta A, et al. Inactivation of Zika virus by solvent/detergent treatment of human plasma and other plasma-derived products and pasteurization of human serum albumin. Transfusion 2017;57:802-10.

126. Anez G, Rios M. Dengue in the United States of America: A worsening scenario? Biomed Res Int 2013;2013:678645.

127. Tomashek KM, Margolis HS. Dengue: A potential transfusion-transmitted disease. Transfusion 2011;51:1654.

128. Stramer SL, Linnen JM, Carrick JM, et al. Dengue viremia in blood donors identified by RNA and detection of dengue transfusion transmission during the 2007 dengue outbreak in Puerto Rico. Transfusion 2012;52:1657-66.

129. Matos D, Tomashek KM, Perez-Padilla J, et al. Probable and possible transfusion-transmitted dengue associated with NS1-antigen negative but RNA-confirmed-positive red blood cells. Transfusion 2016;56:215-22.

130. Sabino E, Loureiro P, Lopes M, et al. Transfusion-transmission of dengue virus and associated clinical symptomatology during the 2012 epidemic in Brazil. J Infect Dis 2016;213:694-702.

131. Chiu C, Bres V, Yu G, et al. Genomic assays for identification of chikungunya virus in blood donors, Puerto Rico, 2014. Emerg Infect Dis 2015;21:1409-13.

132. Brouard C, Bernillon P, Quatresous I, et al. Estimated risk of chikungunya viremic blood donation during an epidemic on Reunion Island in the Indian Ocean, 2005-2007. Transfusion 2008;48:1333-41.

133. Simmons G, Bres V, Lu K, et al. High incidence of chikungunya virus and frequency of viremic

blood donations during epidemic, Puerto Rico, USA, 2014. Emerg Infect Dis 2016;22:1221-8.

134. Otani MM, Vinelli E, Kirchhoff LV, et al. WHO comparative evaluation of serologic assays for Chagas disease. Transfusion 2009;49:1076-82.

135. Food and Drug Administration. Blood Products Advisory Committee, 94th Meeting, Gaithersburg, MD, April 1, 2009. Silver Spring, MD: CBER Office of Communication, Outreach, and Development, 2009. [Available at http://www.fda.gov/downloads/Advisory Committees/CommitteesMeetingMaterials/ BloodVaccinesandOtherBiologics/BloodProd uctsAdvisoryCommittee/UCM155628.pdf (accessed March 4, 2017).]

136. Benjamin RJ, Stramer SL, Leiby DA, et al. *Trypanosoma cruzi* infection in North America and Spain: Evidence in support of transfusion transmission. Transfusion 2012;52:1913-21.

137. Kessler DA, Shi PA, Avecilla ST, Shaz BH. Results of lookback for Chagas disease since the inception of donor screening at New York Blood Center. Transfusion 2013;53:1083-7.

138. Blumental S, Lambermont M, Heijmans C, et al. First documented transmission of *Trypanosoma cruzi* infection through blood transfusion in a child with sickle-cell disease in Belgium. PLoS Negl Trop Dis 2015;9:e0003986.

139. Babesiosis. Association bulletin #14-05. Bethesda, MD: AABB, 2014.

140. Herwaldt BL, Linden JV, Bosserman E, et al. Transfusion-associated babesiosis in the United States: A description of cases. Ann Intern Med 2011;155:509-19.

141. Fang DC, McCullough J. Transfusion-transmitted *Babesia microti*. Transfus Med Rev 2016;30:132-8.

142. Tonnetti L, Eder AF, Dy B, et al. Transfusion-transmitted *Babesia microti* identified through hemovigilance. Transfusion 2009;49:2557-63.

143. Moritz ED, Winton CS, Tonnetti L, et al. Screening for *Babesia microti* in the U.S. blood supply. N Engl J Med 2016;375:2236-45.

144. Mali S, Steele S, Slutsker L, Arguin PM. Malaria surveillance—United States, 2007. MMWR Surveill Summ 2009;58(SS-2):1-16.

145. Mali S, Tan KR, Arguin PM. Malaria surveillance—United States, 2009. MMWR Morb Mortal Wkly Rep 2011;60:1-15.

146. Food and Drug Administration. Guidance for industry: Recommendations for donor questioning, deferral, reentry and product management to reduce the risk of transfusion-transmitted malaria. (August 2013) Silver Spring, MD: CBER Office of Communication, Outreach and Development, 2013. [Available

at http://www.fda.gov/downloads/Biologics BloodVaccines/GuidanceComplianceRegula toryInformation/Guidances/Blood/UCM 080784.pdf (accessed March 4, 2017).]

147. Spencer B, Steele W, Custer B, et al. Risk for malaria in United States donors deferred for travel to malaria-endemic areas. Transfusion 2009;49:2335-45.

148. O'Brien SF, Delage G, Seed CR, et al. The epidemiology of imported malaria and transfusion policy in nonendemic countries. Transfus Med Rev 2015;29:162-71.

149. Allain JP, Owusu-Ofori AK, Assennato SM. Effect of *Plasmodium* inactivation in whole blood on the incidence of blood transfusion-transmitted malaria in endemic regions: The African Investigation of the Mirasol System (AIMS) randomised controlled trial. Lancet 2016;387:1753-61.

150. Food and Drug Administration. Guidance for industry: Revised preventive measures to reduce the possible risk of transmission of Creutzfeldt-Jakob disease (CJD) and variant Creutzfeldt-Jakob disease (vCJD) by blood and blood products. (May 2010, updated January 2016) Silver Spring, MD: CBER Office of Communication, Outreach, and Development, 2016. [Available at http://www.fda.gov/ucm/ groups/fdagov-public/@fdagov-bio-gen/doc uments/document/ucm307137.pdf (accessed March 4, 2017).]

151. Snyder EL, Stramer SL, Benjamin RJ. The safety of the US blood supply – time to raise the bar. N Engl J Med 2015;372:1882-5.

152. Webert KE, Cserti CM, Hannon J, et al. Proceedings of a consensus conference: Pathogen inactivation—making decisions about new technologies. Transfus Med Rev 2008;22:1-34.

153. Klein HG, Anderson D, Bernardi MJ, et al. Pathogen inactivation: Making decisions about new technologies. Report of a consensus conference. Transfusion 2007;47:2338-47.

154. Seghatchian J, Hervig T, Putter JS. Effect of pathogen inactivation on the storage lesion in red cells and platelet concentrates. Transfus Apher Sci 2011;45:75.

155. Food and Drug Administration. Guidance for industry: Recommendations for assessment of blood donor eligibility, donor deferral and blood product management in response to Ebola virus. (January 2017) Silver Spring, MD: CBER Office of Communication, Outreach, and Development, 2017. [Available at https:// www.fda.gov/downloads/BiologicsBloodVac cines/GuidanceComplianceRegulatoryInfor mation/Guidances/Blood/UCM475072.pdf (accessed March 4, 2017).]

第三部分　血　型

第8章　输血医学中的分子生物学和免疫学

本章回顾用于分析核酸、蛋白质，尤其是抗体的基本原理和方法，并介绍体液免疫（抗体介导）的基本概念。

在输血医学的实践中，核酸和抗体的分析技术广泛地用于：①检测献血者血液成分中的感染性病原体；②检测红细胞、血小板和中性粒细胞表面抗原；③检测和鉴定红细胞和血小板抗体；④检测HLA类型；⑤检测亲缘关系。尽管最后1项在输血实践之外，但它是 AABB 标准和认证计划的一部分。

全篇阐述了分子生物学和免疫学在输血医学中的应用。本章重点介绍与输血直接相关的检测技术。在免疫学中，重点是体液免疫（由抗体介导），与细胞免疫相比，它与临床输血实践联系更密切。此外，本章只是阐明输血医学中所使用的分子生物学和免疫学检测方法的科学原理，具体的实验步骤在此不作赘述。

第一节　DNA 检测

在输血医学中，核酸检测主要运用于：①检测感染性病原体；②对献血者和受血者进行基因分型。人类基因组由 DNA 组成，构成染色体，并存在于细胞核中。人体内大部分细胞都是有核细胞，但血液循环中的红细胞和血小板是无核的，因此缺乏DNA。个体的基因型即他（她）的基因构成，编码信息位于 DNA 中；在输血医学应用中，"基因型"通常用于指存在于单个基因位点的特定等位基因。细菌、真菌、原生动物和许多病毒也利用 DNA 来编码它们的基因组。一些病毒性病原体使用RNA 来编码基因组。除朊病毒（缺乏核酸）外，与输血医学相关的生命体均以 DNA 或 RNA 作为遗传物质。

一、核酸的化学组成及结构

此处仅做简要概述，更多的细节请查阅资料。DNA 是由连接在一起的脱氧核苷酸链组成的核酸聚合物[1]。脱氧核苷酸由 3 部分组成：①脱氧核糖（具有 5 个碳原子的碳水化合物）；②C5 上的磷酸基团；③C1 上的碱基（图 8-1A）。DNA 中有4 种不同的核苷酸：腺嘌呤（A）、鸟嘌呤（G）、胞嘧啶（C）和胸腺嘧啶（T），它们在 C1 上的碱基化学结构各不相同。DNA 聚合物由糖和磷酸盐共价结合形成的重复序列组成，该重复序列构成了DNA 双螺旋外骨架。DNA 链具有 "5′-端" 和 "3′-端"，指的是 DNA 链的 1 端连接至 C5 的游离磷酸基团，另 1 端连接至 C3 的游离羟基（图8-1B）。

人类基因组由双链 DNA（double-stranded DNA, dsDNA）组成，双链中的碱基通过非共价氢键互补配对。一般 T 与 A 互补配对，形成 2 对氢键，G 与 C 互补配对，形成 3 对氢键。当 2 条单链中的碱基具有互补序列时，它们通过氢键杂交形成双链分子（图 8-1C）。由于 2 条杂交链的方向相反，它们可以进一步形成双螺旋结构，其中磷酸二酯键构成了双链的骨架，而互补配对的碱基则埋在双螺旋的内侧。核苷酸的差异在于碱基序列的不同，这决定了 DNA 分子间的差异。

当某一基因表达时，编码特定基因的 DNA 被用作模板来产生 RNA，然后 RNA 从细胞核被运输到细胞质中，并用作翻译蛋白质的模板，蛋白质是多数细胞活动的 "主力"。RNA 的结构与 DNA 相

8

似,但具有以下几个特点:①构成 RNA 的核糖核苷酸在戊糖的 C2 位上具有额外的羟基;②RNA 分子中尿嘧啶(U)替代胸腺嘧啶(T);③RNA 通常是单链的。

人类细胞中存在几种不同的 RNA,被用作蛋白质合成模板的 RNA 被称为"信使 RNA"(messager RNA,mRNA)。当基因被表达时,它被用作模板,以 mRNA 形式进行自身拷贝,称之为"转录"。

转录复合物解开 DNA 双螺旋,合成互补的 mRNA链,RNA 合成释放后单链 DNA 又恢复配对形成双链形式(图 8-1C)。因此,mRNA 指存在于 DNA 基因序列的拷贝。mRNA 总是以"5′至 3′方向合成",因此对于特定的基因,只有 2 条 DNA 链中的 1 条被转录成 mRNA。在细胞核中合成后,mRNA 被加工运输到细胞质,在这里核糖体以 mRNA 为模板合成新的蛋白质分子,这一过程称为"翻译"。

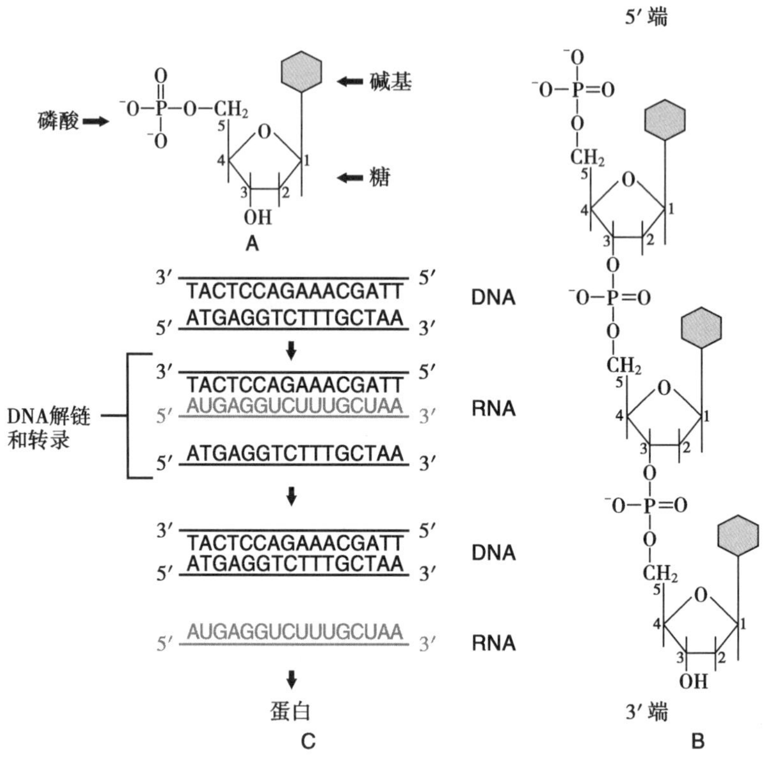

图 8-1　DNA 的化学结构

二、核酸的分离纯化

在检测 DNA 和 RNA 前,需先提取核酸。个体中不同类型的细胞均含有相同的基因组 DNA(genomic DNA,gDNA),因此,gDNA 可以从易获得的细胞如外周血白细胞和咽拭子等提取。相反,mRNA 在不同类型细胞中的表达是不同的,并且不同的表达模式是区分不同类型细胞的 1 个重要特征。这意味着对于 mRNA 分析来说,细胞来源的选择至关重要。多个厂商可提供简便快速的核酸提取试剂盒,用于简单和快速分离高质量的细胞 DNA、mRNA 或提取血浆中的病毒核酸。

三、聚合酶链反应

20 世纪 80 年代,聚合酶链反应(polymerase chain reaction,PCR)技术的发明使核酸检测和分析发生了革命性的改变。PCR 是一种针对核酸片段直接分析的扩增技术[2]。PCR 反应体系需要以下原料:①待分析的 DNA 样品(目的基因或"模板");②约 20 个核苷酸长度的目的基因特异性引物;③识别与目的基因相结合的引物,使 DNA 链延长的热稳定 DNA 聚合酶;④4 种核苷酸(A、T、C 和 G);⑤适当的离子和缓冲液。PCR 仪的热循环部件可以精确快速地改变温度,保证 PCR 反应程序包括加热/冷却(热循环仪)的重复循环,从而使 DNA 片段呈指数式的扩增。单个循环包括:①双链 DNA 的热变性;②冷却使引物与模板退火;③在引物链上延伸和合成 DNA。通常经过 20~40 个循环,使目的基因拷贝数扩增。循环数通常取决于模板的丰度和后续检测的灵敏度。

图 8-2 显示了 1 个例子,以单拷贝双链 DNA 模板开始,通过加热至 95℃ 使 DNA 变性,破坏互补碱基间的氢键,使 2 条 DNA 链分离;降低温度(退火反应)使特异性引物与模板结合。1 个引物结合到"上游"(称"5′端")互补区,而另 1 个引物结合到"下游"(称"3′端")。温度升高至 DNA 聚合酶最佳反应温度 72℃,使 DNA 聚合酶沿着引物的 3′末端掺入正确的核苷酸使扩增链延长,最后,在延伸反应结束时,即产生了 2 个拷贝的 DNA 分子。通过变性、退火和延伸 3 个步骤的不断重复循环,2 段引物之间的 DNA 分子拷贝数呈指数增加。被 2 个特定引物限定的 DNA 片段被定义为"扩增产物"。

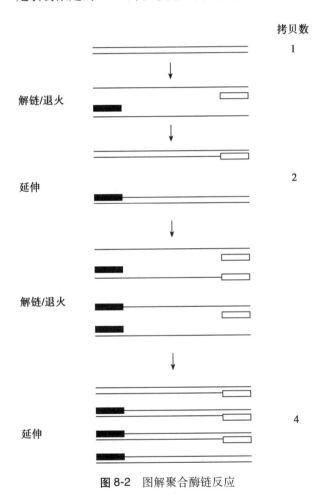

拷贝数
1

解链/退火

延伸　2

解链/退火

延伸　4

图 8-2　图解聚合酶链反应

四、聚合酶链反应注意事项

虽然 PCR 是检测核酸的一种强大的方法,但技术问题仍会对 PCR 及其他基于扩增的技术产生影响。

1. 样品处理和模板降解　DNA 通常比较稳定,基因组分析前储存温度和处理的变化对 DNA 影响较小。目的基因量少的情况除外,例如来自母体血浆的胎儿分型以及病毒核酸检测。RNA 远不如 DNA 稳定,因为 RNA 容易自身降解,或被许多生物样品中含量丰富的热稳定 RNA 酶介导催化降解。

2. 抑制剂　PCR 反应中核酸的扩增依赖于 DNA 聚合酶的活性,因此任何抑制 DNA 聚合酶活性的物质都会影响 PCR 的反应。如抗凝剂肝素、血红蛋白以及乳铁蛋白等都可抑制 PCR 反应[3]。大多数 PCR 反应体系会被优化,以使干扰物质的抑制影响最小化,但是应注意优化过程不要偏离已建立的实验方案,这种偏差可能引入新的抑制物质。一般可扩增一段普遍存在于所有样品中的序列(如保守的基因组 DNA/管家基因)或阳性对照以用于评估抑制剂是否存在。

3. 引物设计　由于越来越多商业检测的出现,可以不必考虑引物的反应效果。了解引物设计原则可帮助我们分析问题的原因,同时引物设计也是特异性扩增目的片段的 1 个重要环节。理想的引物仅可与目的片段的 1 个特异性位点结合,但由于 gDNA 的复杂性,很难避免引物与非目的片段的结合,导致同时发生扩增非目的片段和引物的持续消耗。除了错配,上下游引物之间还能彼此退火并形成短的扩增产物,被称为引物二聚体[4]。

4. 污染　PCR 最大的优点是能以极少量的遗传物质为模板进行扩增。理论上,PCR 反应的灵敏度可以达到检测单拷贝模板,但在实际中 10 个拷贝的 DNA 几乎是检测的下限,这也取决于检测方法的灵敏度。高灵敏度的检测容易引起假阳性结果,可能由其他样品污染导致,常见的是由上 1 个 PCR 反应扩增产物污染导致。从 10 个拷贝的 DNA 分子开始,经过 PCR 反应 30 轮扩增,将产生大于 1×10^{10} 个扩增子。即使 0.000 000 1% 的扩增产物引入到其他反应,或被实验台或 PCR 仪表面污染,也可能出现假阳性结果。

为了减少污染,降低假阳性率,PCR 模板的制备与后续检测应分开进行,即在 1 个房间中制备 PCR 反应体系,在第 2 个房间中扩增,最后在第 3 个房间中进行下游分析。每个房间都设有空气正压,防止空气逆流。在扩增或分析(PCR 后)室中使用的材料或仪器不应进入 PCR 准备室。移液器通常使用带有过滤棉芯的枪头,可防止移液过程中的携带污染,并能有效防止气溶胶的传播。

另一种减少污染的方法是向 PCR 反应体系中加入脱氧尿苷三磷酸(deoxyuridine triphosphate,

dUTP）。dUTP 将代替新生 DNA 双链中的脱氧胸苷三磷酸（de-oxythymidine triphosphate，dTTP），而尿嘧啶-DNA 糖基化酶（uracil-DNA glycosylase，UNG）可以特异性切割含有尿嘧啶的 DNA 分子[5]。因此，通过在起始 PCR 反应体系中添加 UNG，可破坏污染的扩增产物，且不影响样本中的天然 DNA。同时 UNG 在 PCR 热变性步骤中被热灭活。

最后，标准操作规程应加入阴性对照组，即采用纯水而不是 DNA 作为待测样品。阴性对照组（即无 DNA 的对照组）反应结果应不存在可检测信号。如果阴性对照组出现可检测信号，说明存在试剂和仪器的污染，检测结果视为无效。

5. **逆转录 PCR**　mRNA 不适合作为 PCR 的模板。当需要扩增并分析 mRNA 分子时，则需要使用逆转录酶以 RNA 为模板合成单链互补的 DNA 分子（complementary DNA，cDNA）。逆转录酶以 mRNA 为模板合成 cDNA 时（从 5′至 3′端方向），需要引物退火才能启动转录反应。cDNA 可以用作后续 PCR 扩增的模板。

五、转录介导的扩增技术和依赖核酸序列的扩增技术

目前，已衍生出很多基于扩增原理的核酸检测方法。其中最具代表性的是转录介导的扩增技术（transcription-mediated amplification，TMA）和依赖核酸序列的扩增技术（nucleic acid sequence-based amplification，NASBA），本章将进一步描述（图 8-3）[6,7]。

TMA 在人类免疫缺陷病毒（human immunode-ficiency virus，HIV）、丙型肝炎病毒（hepatitis C virus，HCV）和西尼罗河病毒的核酸检测（nucleic acid testing，NAT）中发挥重要作用，这其中病毒 RNA 是靶点。该反应包括 2 对引物，逆转录酶，DNA 聚合酶，反转录酶，以及 1 种称为 T7 聚合酶的序列特异性 RNA 聚合酶。它以 RNA 为模板，在反应开始时特异性下游引物（引物 1）与靶 RNA 的 3′末端杂交，经过逆转录过程合成 cDNA（图 8-3 步骤 1），引物 1 包括 3′末端与靶 RNA 杂交的 1 段序列，以及 5′末端、用作 T7 聚合酶启动子的特异性序列。随后 RNA 模板通过逆转录过程（TMA 试验）或反转录酶（NASBA 试验）被水解（图 8-3 步骤 2）。引物 2 与新合成的 cDNA 链配对（图 8-3 步骤 3），在 DNA 聚合酶作用下合成双链 DNA 分子（图 8-3 步骤 4）。由于引物 1 的 5′端预先添加有噬菌体 T7 启动子，因此在 T7 聚合酶的驱动下可以介导下游 RNA 的转录（图 8-3 步骤 5）。单个 DNA 模板可以生成许多 RNA 转录子，这些新生的 RNA 分子可以重新进入扩增循环，引物 2 启动逆转录，随后 RNA 被水解，引物 1 和 DNA 聚合酶合成 DNA。这将导致额外的扩增，持续转录及合成模板片段。与 PCR 相比，NASBA 的 1 个独特优点是不需要重复使核酸变性。因此，NASBA 不需要在 PCR 仪中就能实现 RNA 序列的扩增。

六、扩增产物的检测

最初，扩增产物必须通过凝胶电泳进行分离，并通过荧光染料（如溴化乙锭）显色，由于凝胶电

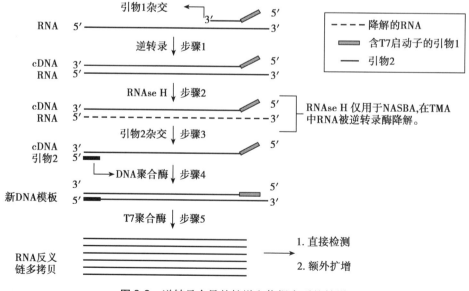

图 8-3　逆转录介导的扩增和依据序列的扩增
RNA. 核糖核酸；cDNA. 互补脱氧核糖核酸；mRNA. 信使 RNA；RNAse. 逆转录酶

泳分析非常耗时且不易自动化。用于检测扩增产物的更先进技术,已经成为临床实验室的常规工作。

1. 实时 PCR　实时 PCR 只有在表达正确的扩增产物时才使 1 个或多个"探针"发出荧光。探针是 DNA 形成的短寡聚体,它与扩增子内特定 cD-NA 序列杂交。其通过含有荧光的色谱分析,检测每次扩增循环中扩增产物的荧光变化。实时 PCR 具有高灵敏度和定量化的特性,而通过使用多种不同波长的荧光染料,可实现在同一反应中同时检测多个目的基因(例如多重核酸扩增反应)。同时,进行检测时无需打开带有扩增产物的试管,减少了扩增产物污染及后续检测假阳性的风险。

多种方法可用于来检测扩增产物的荧光结果。

第 1 种方法是在 TaqMan 系统中,探针的一端带有荧光化学标签(荧光染料),另一端带有荧光淬灭标签(图 8-4A)。2 个标签在探针上的位置非常接近,以至于淬灭剂能有效地阻断荧光信号。扩增产物合成过程中,DNA 聚合酶沿模板链移动,并与杂交探针接触。DNA 聚合酶具有核酸酶活性,可降解探针。当荧光染料从探针中释放出来,并且不再接近淬灭剂,产物开始发出荧光。因为荧光物质释放仅发生在:①探针与目的片段杂交;②DNA 聚合酶降解对应的探针,所以扩增产物产生时的荧光发生具有高度特异性。

第 2 种方法是使用分子信标,像 TaqMan 探针一样,同样也在 DNA 探针的一端带有荧光标签,另一端带有淬灭标签。特异性序列探针的 2 端加上互补序列,形成发卡结构,可将荧光基团和淬灭基团相连。当扩增产物生成时,探针与目标序列结合,发卡结构打开,荧光基团和淬灭基团分离,并发出荧光(图 8-4B)。

第 3 种方法使用 2 种探针,每个探针都有独特的标记,当 2 个分子足够靠近时发出荧光。如果存在扩增产物,探针 2 端的分子足够接近时便发出荧光(图 8-4C)。

第 4 种方法(未展示)使用 1 种名为 SYBR Green 染料,与双链 DNA 结合后可发出荧光。与上述方法不同的是,SYBR 并无序列特异性,可以检测所有扩增产物。因此这种方法相比序列特异性探针特异性更低,且更容易出现假阳性结果。幸运的是,"熔解曲线"分析可以将真正的扩增子与异常产物区分开,并根据扩增子的变性(熔解)分析其温度分布曲线。由于熔解曲线与产物大小及 GC

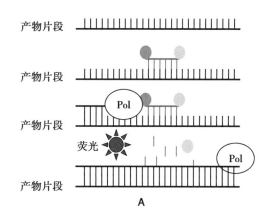

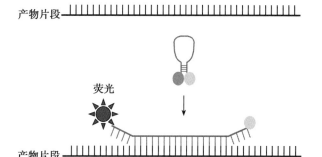

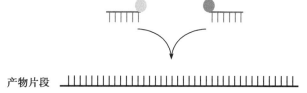

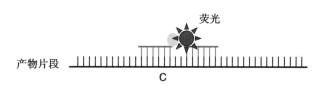

图 8-4　实时 PCR 中通过序列特异性探针的检测方法
注:Pol. 聚合酶

含量相关,而产物大小和正确序列是已知的,所以熔解曲线可用于确定扩增产物。

这些荧光探针技术不仅适用于实时 PCR 而且也适用于其他扩增技术,例如 TMA(上述)。

2. DNA 芯片　在 DNA 水平上对编码血型物质的基因差异进行评估,在输血医学的实践中应用日益普遍[8]。大多数血型抗原是由膜蛋白微小差异导致的,可能仅单个氨基酸残基的差异,在全基因组水平上常常具有单核苷酸多态性(single nucleotide polymorphisms,SNPs)。

多种方法可用于检测 SNPs,其中主要采用 PCR 扩增后的 DNA 芯片分析技术。在血型基因目的区域经 PCR 扩增后,通过设计的引物(探针)杂交来检测特定产物,杂交与信号输出与否仅取决于其中特定的等位基因。多重 PCR 和 DNA 芯片系统可检测每个样本的血型抗原基因型[9-11],具有高通量和自动化的优势。

红细胞抗原的基因定型可能比传统血清学定型更有效。例如,患者曾接受多次或多人份的红细胞输注,且无法区分出患者自身的红细胞时,为判断患者红细胞的表型,患者 DNA 的基因定型是唯一可信的方法。需要注意的是,基因分型同样适用于镰状细胞疾病和其他预期需频繁输血的病患,并且通过血型匹配来避免同种免疫反应[12]。

但是,有时基因型与表型并不一致。基因定型通常关注的是基因多态性,而非整个基因序列或调控区域。因此,某些情况下基因定型并不能预测表型,比如,新的(未知的)编码区多态性改变蛋白结构,或其他调控区域出现的多态性可阻止基因表达(比如基因启动子区),但不影响编码区本身。

第二节 蛋 白 分 析

许多输血医学的试验主要检测和鉴定患者血浆中的抗体。本节介绍常用抗体检测试验原理。一些检测技术虽然应用较少,但是理解它们对我们来说很重要,文中也将逐一介绍。

一、液相实验(基于凝集法)

同种抗体中每个免疫球蛋白分子(Igs)包括 2(IgG)至 10(IgM)个抗原结合位点。每个抗体可以结合多个靶分子,因此,可将抗体与多拷贝的抗原连接。这种用于检测抗原抗体反应的标准血清学方法,即凝集反应,在输血医学中广泛使用。

不同血型的抗原拷贝数和密度存在差异。凝集反应可用于交叉配血(献血者红细胞与患者血浆或血清反应),不规则抗体筛查(已知抗原的红细胞谱与患者血浆或血清反应)以及献血者和患者的血型抗原表型鉴定(待检红细胞和单抗或已知特异性的抗血清反应)。

多种方法可用于检测凝集反应。试管法检测时,离心后沉淀中红细胞相互黏附而形成肉眼可见的细胞扣的凝集。微孔板每个孔中分散分布的红细胞提示凝集反应为阳性。基于凝胶的试验被广泛使用:凝集反应发生后,反应混合物离心并试图通过葡聚糖丙烯酰胺组成的凝胶介质中。凝胶反应中未凝集的红细胞会通过凝胶介质,但凝集的复合物会停留在凝胶上层或凝胶中。由于凝胶试验使用自动化平台并且有机会消除一些洗涤步骤,与试管法相比,其优点在于可标准化的反应强度、灵敏度和高通量[13]。

凝集反应非常敏感且易于操作,凝集的形成依赖于合适的抗原抗体比例。一定范围内的抗原抗体比例可促使发生凝集,此范围为"等效区",每一个抗体分子的臂都与不同的颗粒结合,连接形成网状或晶格状,从而产生凝集(图 8-5A)。如果抗原抗体比例不在等效区内,太高或太低都会导致假阴性结果。在高浓度抗体存在时,抗体无法与 2 个不同的颗粒或红细胞结合,导致前带效应(图 8-5B)。前带效应在经典的红细胞血清学试验中较为罕见,但当红细胞抗体效价非常高时也有发生,以及导致 ABO 血型正反定型的不一致[14]。稀释待测血清,或使用含 EDTA 的稀释剂,可减少前带效应[15]。抗原过量导致的后带效应可出现假阴性凝集反应(图 8-5C),抗体分子结合至 1 个细胞表面的多个抗原表位,阻止了导致凝集的交叉连接的形成。

二、固相实验

在固相实验中,特异的抗原和抗体被固定在固相介质中(通常由塑料材料制成)。将含有待检的蛋白质溶液加入微孔中;聚苯乙烯(或其他的塑料)直接从溶液中吸收蛋白质,并使蛋白质与塑料不可逆结合。对微孔进行洗涤,加入待分析物,并与蛋白质包被的固相一起孵育,并检测其黏附性。前文对多种黏附和检测方法已做描述。

1. **固相实验检测红细胞表型** 已知血型抗原的特异性抗体包被于圆底微孔板中(图 8-6A)。待检细胞加入微孔板中,使其黏附于微孔板后离心。如果待检细胞与抗体没有结合,则全部聚集于微孔板底部形成"纽扣"状,为阴性反应。相反,如果特异性的抗体结合导致红细胞分散在微孔表面,为阳性反应,说明待检红细胞表面存在相应抗原。

2. **固相凝集检测红细胞抗原特异性抗体** 微孔板中包被有抗原颗粒,可以是红细胞或红细胞片段(图 8-6B)。而后将患者血清加到孔中,孵育并洗涤。如果患者血清中含有针对包被的红细胞抗原的抗体,抗体会结合到红细胞或者其片段上。再加入指示红细胞(含抗人 IgG 的红细胞),如果指示

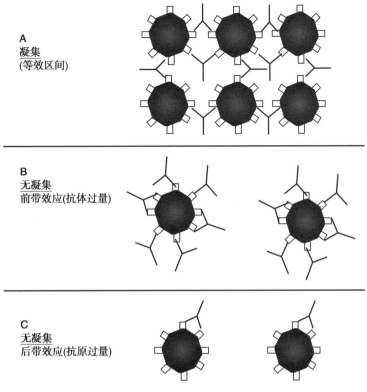

图 8-5　抗原和抗体相对浓度对凝集反应结果的影响

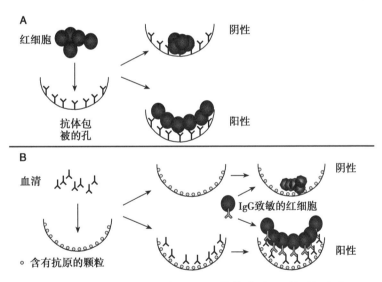

图 8-6　用于红细胞表型分析(A)和抗体检测(B)的固相试验

细胞分散在微孔表面,为阳性反应;反之,若指示细胞聚集成纽扣状,为阴性反应。

3. 固相实验检测血小板　上述的固相红细胞黏附技术(SPRCA)方法也适用于检测血小板表面抗原,例如 HPA-1a 及血小板抗体[16]。

4. 酶联免疫吸附试验(enzyme-linked immunosorbent assay,ELISA)　ELISA 可以检测抗原或抗体。酶联的二抗或抗原将底物转化成可检测的产物,将酶特异性底物转化为颜色(显色反应)

或光(化学发光反应),从而产生信号。二抗和酶信号使 ELISA 具有稳健的扩增信号;ELISA 灵敏度显著高于液相凝集或 SPRCAs 试验。

在大多数情况下,ELISA 使用纯化或合成的抗原或抗体,这主要取决于待检样本的类型。同时,完整的红细胞可用于筛查红细胞抗体,称为"酶联抗球蛋白试验"[17]。

(1)ELISA 检测抗体(间接 ELISA):抗原包被于微孔板中,用于检测已知抗原的抗体(图 8-

7A）。然后加入检测样本,孵育,洗涤。如果样本中存在针对包被抗原的抗体,可以通过酶联(如碱性磷酸酶或辣根过氧化物酶)抗-Ig(例如抗-IgG)进行孵育检测。再次洗涤后,加入酶的底物,如果有酶存在,底物会变成可检测的颜色。分光光度计用来测定酶/底物的特定波长的吸光度。颜色强度与抗原上结合的抗体数量成正比。定量方法可通过标准曲线。某些样本可能需要稀释,以确保吸光值在可检测的线性范围内。ELISA 很难检测多通道跨膜蛋白上的抗原,因为在吸附到固体表面(如微量滴定孔)时,抗原可能难以保留原有的构象。

(2) **夹心 ELISA 检测抗原**:夹心 ELISA 用于检测和定量测定某种可溶性抗原。此方法是使用 2 个针对同一目标抗原上的 2 个不同抗原表位的抗体[典型的单克隆抗体(monoclonal antibodies,MoAbs)],2 个抗体结合在抗原上互不影响,微孔板包被的抗体称为"捕获抗体"(图 8-7B)。而后加入样本孵育,溶解的抗原结合到捕获抗体上。微孔板在洗涤后与二抗孵育,二抗与酶相连。由于二抗特异性针对目标抗原,只有在抗原结合至捕获抗体上时才能与抗原结合。再次洗涤后,加入酶的底物,转化成可以检测的颜色。

(3) **竞争 ELISA 检测抗原**:竞争 ELISA 与间接 ELISA 类似,将目标抗原固定于微孔板中。检测样本与目标抗原的特异性抗体混合孵育,并将混合物加入孔中(图 8-7C)。如果样本中不含相应抗原,抗体试剂会结合到固相抗原中。如果样本中含有相应抗原,抗原可与试剂中的抗体结合并阻止抗体与固相抗原的结合。所以样本中的可溶性抗原数量越多,可自由结合到固相抗原上的抗体就越少。所以检测信号与样本中的可溶性抗原含量成负相关。

竞争 ELISA 也可用于检测抗体。检测样本与带标记的抗体混合,加入抗原包被的微孔中。患者抗体和带标记的抗体竞争性地与微孔中包被的抗原结合。如果样本中无抗体或抗体水平较低,则最终产生较高的信号。虽然竞争 ELISA 难以优化,但竞争 ELISA 相较于夹心 ELISA 的优点是不需要 2 种针对不同表位的抗体。

(4) **ELISA 的技术问题**:ELISA 简单且实用。尽管样品中的酶抑制剂可能导致低信号,酶激活剂可能导致假阳性信号,但设置合适的对照和洗涤,可以防止此类问题的发生。如果待检抗原数超过抗体数量也可能出现问题,此现象称为"钩状效

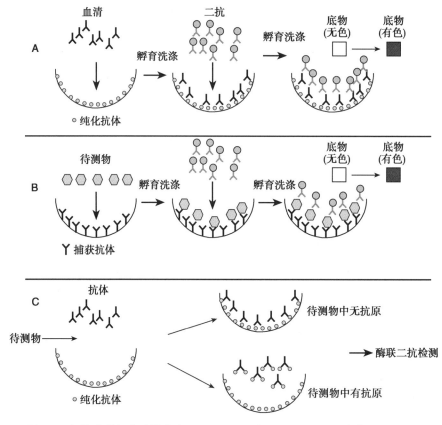

图 8-7 间接酶联免疫吸附试验(ELISA)(A)、夹心 ELISA(B)和竞争 ELISA(C)

应"，可使检测结果低于实际抗原浓度，与前带效应（见"液相试验"一节）类似，在夹心 ELISA 中，检测物和检测抗体同时加入时，过量的检测物可能导致信号减弱。将待检样品稀释可避免钩状效应的发生。最后，某些患者体内存在人抗小鼠抗体，可与夹心 ELISA 中的捕获抗体和检测抗体发生交叉反应，导致所有检测指标均出现高信号。

三、在输血医学中应用较少的蛋白分析技术

多种技术方法可用作蛋白分析，但出于多种原因，这些方法在血库和输血医学中没有被广泛采用，除非有特别的例外情况。

1. **蛋白芯片**　利用固相方法的芯片技术能极大增加同时检测目标物质的数量。在 1 个小芯片上设置许多不同的蛋白质位点，1 个样本可以同时检测多种（有时甚至上千）化学物质的结合活性。例如，通过制作 1 个带有不同血型抗原的芯片，与患者血清同时孵育，可以检测患者血清中的血型抗体。与 ELISA 相似，蛋白芯片技术要求维持抗体识别所需的结构构象。此技术在血库的血清学中的应用尚未实现。

2. **蛋白印迹**　ELISA 技术灵敏度较高，但是如果所使用的抗原不纯（例如组织培养生长的病毒裂解成分），可能会与抗原制备中的另一些成分形成交叉反应，导致假阳性结果。蛋白印迹（Western blot，WB）中，抗原混合物首先通过聚丙烯酰胺凝胶高分辨率蛋白电泳分离，然后转印至膜上，膜作为固相检测带有抗体的患者样本。在相邻泳道中使用分子量标记物，可得到抗体识别抗原的分子质量。基于其他物理特性的方法也可用于分离抗原，比如电荷。

由于作为待测物的交叉反应抗原存在相同物理特性的可能性非常小，使用蛋白印迹法比 ELISA 特异性更高。因此，蛋白印迹法可作为确认实验，确认感染源血清学筛查实验的结果，如 HIV 或 HCV。

3. **流式细胞术**　流式细胞术使细胞数量分析发生了革命性的变化。其基本原理是用荧光标记的抗体结合细胞表面分子。细胞与抗体一同孵育后被"染色"，最后通过流式细胞仪检测。单个细胞暴露于激发光下，激发特定波长的荧光产生并通过流式细胞仪内的传感器。荧光的数量由一个个的细胞决定，同时将复杂混合物中的小群体细胞进行可视化计数分析[18]。

4. **悬浮点阵技术**　悬浮点阵技术（suspension array technology，SAT）结合了固相抗体/抗原反应（ELISA）的特异性，以及流式细胞术光学检测的灵敏性和高通量[19]。在制备过程中，通过对荧光染料的选择，产生具有不同荧光性质的微球（微珠），用来作为特定受体（捕获抗原和抗体）初始结合的固相载体。通过将具有特定荧光性质的磁珠与特定受体配对，可以制备能同时检测多种待测物的微球芯片。

分析样本时，与受体共价连接的微珠悬液首先和待测溶液（例如血浆）共同孵育，以结合靶分析物（抗原或抗体）。接下来，将微珠-受体-靶分析物悬浮液与单克隆二抗一起温育。单克隆二抗（受体）被自身荧光物质标记，而不是酶（如 ELASA）。将微珠悬液放入流式细胞仪进行检测，流式细胞仪可以检测单个微珠（而不是单个细胞）。基于微珠的特定荧光信号，流式细胞仪中的软件能识别每个微珠中的特定捕获抗体，并根据单克隆二抗的荧光强度对待测物定量检测，多种待测物可同时检测。这个系统只需少量样本就可进行高通量检测。

悬浮点阵技术应用于输血医学的 1 个例子是 Luminex 系统的使用（路明克斯，奥斯汀，德克萨斯），该系统检测和鉴定 HLA 特异性同种抗体，用来筛选血小板供体和检测血小板耐受性[20]。它同时用于血型基因型的鉴定。

第三节　基础免疫学

免疫系统针对外来抗原产生抗体（并保持对自身抗原的耐受），这个过程复杂而精细，由多种细胞器参与和调节。由于篇幅限制，本节仅限于探讨抗体结构、功能和在输血并发症中的作用。

一、抗体结构

简单的说，抗体是由 2 条相同的重链和 2 条相同的轻链组成（图 8-8）。每条重链和轻链都具有 1 个可变区和 1 个恒定区，可变区决定抗体的特异性，负责识别及结合抗原。人类有 2 条轻链家族，分别是 kappa 和 lambda。任何获得性抗体均具有 2 条相同的 κ 或 λ 轻链。

使用木瓜蛋白酶可以将 Igs 分解成 2 个功能片段，即 Fab 片段和 Fc 片段。Fab 片段由重链和轻链的可变区域、轻链的恒定区域和 1 条重链的恒定结构域组成。Fab 片段可结合抗原但无激活效应机

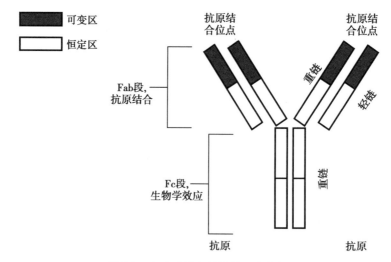

图 8-8 免疫球蛋白单体的基本结构

制,仅由重链恒定区域组成的 Fc 片段具有激活效应机制,能够破坏抗体靶点。Fc 恒定区域的差异是基于抗体类型和亚基的不同。

抗体类型共有 5 种(IgM、IgG、IgE、IgA 和 IgD),由重链的恒定区决定。抗体类型可根据每个分子的抗原结合数量和功能来区分(图 8-9A)。抗体对抗原的"亲和力"反映的是单个结合位点的结合能力,而"结合力"是指多个结合位点联合作用形成的总结合强度。因此,虽然 IgM 的单个位点亲和力较低,但由于其具备多达 10 个抗原结合位点,所以 IgM 具有高的抗原结合力。IgM 由 5 个 Ig 分子通过 1 个额外蛋白(J 链)和二硫键连接在一起。

使用二硫苏糖醇(dithiothreitol, DTT)处理可破坏 IgM 的结合能力,其原理是 DTT 破坏了 IgM 的二硫键。实验室可用 DTT 处理来区分 IgM 和 IgG 抗体。IgM 通过改变结合抗原之后的三维结构有效激活补体。一般情况下,IgM(部分 IgG)会导致溶血性输血反应和自身免疫性溶血性贫血。重要的是,与 IgG 不同,IgM 不能通过胎盘,因此不会导致胎儿或新生儿溶血病。

尽管 IgM 在抗原特异性免疫应答早期就表达,但 IgG 抗体在体液免疫中具有重要作用,分为 4 个亚型:IgG1、IgG2、IgG3 和 IgG4。每个亚型具有不同的恒定区域和功能,以激活补体和/或 Fc 受体的

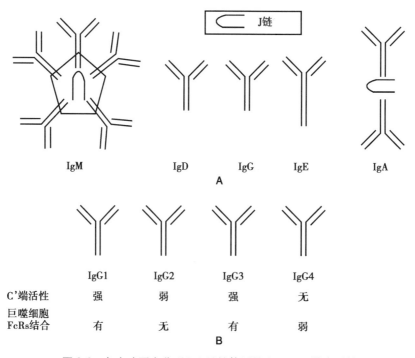

图 8-9 免疫球蛋白分型(A)及补体活性和 FcγRs 结合活性(B)

相互作用(图 8-9B)。IgG1 和 IgG3 激活补体的功能最强,而 IgG2 激活补体的功能较弱,IgG4 无激活能力。因此,具有 IgG4 亚型自身抗体的患者往往不会发生溶血反应。相反,IgG1、IgG2 和 IgG3 红细胞抗体会导致溶血反应。

IgA 是分泌于细胞膜表面的主要抗体。因此,它主要负责抑制胃肠道、泌尿生殖道和呼吸道中的病原体。在吞噬细胞中 IgA 常以单倍体或二聚体(图 8-9)的形式存在,但在血清中往往是单倍体形式。IgA 可进一步分为 IgA1 和 IgA2。IgA 二聚体是由 IgA 单体通过 J 链连接(与 IgM 连接方式相同)。IgA 红细胞抗体也会导致溶血,但较为罕见。抗球蛋白试剂(如 Coombs)不能用于检测 IgA;因此当患者发生溶血反应,而检测结果为阴性时,必须考虑是否存在 IgA 红细胞抗体。

在肥大细胞中,IgE 抗体与 Fc 受体结合,遇到抗原时可诱导释放组胺,同时 IgE 抗体是过敏和过敏性反应的主要原因(如 I 型过敏反应)。IgD 主要存在于 B 细胞膜表面,仅有极少量存在于血清,其功能尚不清楚。

二、Fc 受体在靶点破坏中的作用

Fc 受体的 γ 家族(gamma family of Fc receptors,FcγRs)可识别与抗原结合的 IgG 的 Fc 端。至今已发现至少 4 个 FcγRs,由于每个 FcγRs 组成不同,导致 FcγRs 可以有相反的作用。例如:FcγR2a 和 FcγR3 能够促进靶点的吞噬功能。由于受体的低亲和力,IgG 分子不能结合 FcγR2a 和 FcγR3,这些受体只有在 1 个靶抗原同时被多个 IgGs 结合时才能被激活。与此相反的是,FcγR2b 是 1 个抑制性受体,可防止吞噬的发生。FcγR1 具有很强的亲和力,能够结合 IgG 单体。FcγR1 的强亲和力使其无论是否结合有 IgG,都能够结合特定的靶点,此功能至今仍无法解释。

FcγR 生物学相当复杂,①任何获得性 IgG 结合细胞和颗粒可激活多个受体,也有可能是拮抗的受体。②4 个不同的 IgG 亚基(IgG1、IgG2、IgG3 和 IgG4)对不同的 FcγRs 具有不同的亲和力导致其生物学特点更加复杂(图 8-9B)。IgGs 混合物能够与带有外源性抗原的颗粒或细胞结合。吞噬作用的增强和抑制取决于不同 IgG 亚基的结合和不同 FcγRs 的相互作用。因此,直接与 FcγRs 的 Fc 结构域结合大多可促进红细胞的清除,但也有例外。

三、补体在靶向细胞的破坏和调节中的作用

IgG 的 Fc 端还可以激活补体。补体系统由一系列蛋白酶组成,一旦激活,初始信号被放大,导致大量效应分子的产生。补体激活途径有多种,本节主要讨论 Fc 端激活的"经典途径"。

IgM 具有较强的激活补体能力。但为了避免非特异的激活,IgM 在结合抗原后会发生构象改变,使重链恒定区的补体结合位点暴露。在理论上,这种相互作用是非常有效的,单一抗原结合的 IgM 足以裂解 1 个靶点。

相反,IgG 不需要改变构象去结合补体,但是补体的激活需要多个 IgG 分子结合到相同的靶点,以防止游离的 IgG 激活补体。

一旦被激活,补体系统会提供至少 2 种靶向破坏机制。第 1 种机制是补体成分的靶向调节作用。这个过程叫做"调理作用"。在补体激活的早期阶段,C3 通过硫酯键结合到抗原表面,提供多个 C3b 位点。这些 C3b 可被巨噬细胞上的补体受体识别。当巨噬细胞遇到 C3b 包被的分子时,可对其进行吞噬和破坏,C3b 迅速降解为 C3dg,C3bg 不被巨噬细胞识别,因此不参与吞噬作用。

第 2 种机制是下游 C3 激活,膜攻击复合物(membrane attack complex,MAC)发生级联效应。MAC 由补体蛋白 C5b ~ C9 组成,它们组成类似于中空管的结构插入到靶细胞的膜表面。这种连接靶细胞内部和外部环境之间的非选择性通道导致靶点的渗透裂解。

四、补体激活的结果

抗体结合诱导的效应机制对细菌、病毒和不同组织有不同的作用。一般来说,IgG 一旦结合到红细胞上,靶细胞可能会经历吞噬细胞的 FcγR 吞噬途径(图 8-10)。如果抗体启动补体级联作用,C3b 锚定于红细胞表面,将导致 C3b 受体 CR1 和 CRIg 介导的吞噬发生。最后,如果补体被完全激活,MAC 的插入导致红细胞裂解。

每条通路变化都受抗体类型、亚类和抗原性质的影响(如:抗原密度和与细胞骨架的连接)。本节下文将描述已知的红细胞破坏过程和溶血反应的临床表现。

五、血管外溶血

在网状内皮系统(reticuloendothelial system,

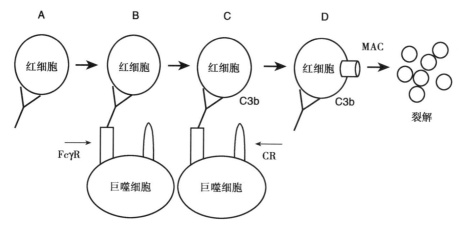

图 8-10　抗体结合破坏红细胞的机制

抗体与红细胞结合后（A），1 个抗人球蛋白（IgG）表达 1 个结合吞噬细胞上 Fcγ 受体（FcγRs）的配体（B）。如果红细胞逃避 FcγR 介导的吞噬细胞，通过沉降 C3b 激活补体，增强识别系统（C）；如果 FcγRs 和 C3b 的调理作用仍然不能够介导清除，补体级联导致膜攻击复合物（MAC）插入到红细胞表面，导致细胞裂解（D）这些过程可能同时发生，这代表了竞争通路的聚合效应；CR：补体受体

RES）中,吞噬细胞主要在脾和肝中吞噬抗体-红细胞和 C3b 结合的红细胞,红细胞在血管以外的地方被破坏,称为"血管外"溶血。由于这一过程往往在输血后数天才发生,也被称作"迟发性溶血性输血反应（delayed hemolytic transfusion reaction, DHTR）"。与之相反的是"血管内"溶血,该反应在输血过程或输血后很快发生,且与急性溶血性输血反应（acute hemolytic transfusion reaction, AHTR）有关。DHTR 的迟发的动力学原因是由于血管外溶血的临床表现较为温和以及相关抗体初始缺失或滴度较低,在红细胞破坏之前,需要合成相关抗体或增加抗体效价。

血管外溶血和血管内溶血截然不同,后者红细胞成分直接释放到血液循环当中。在本节中"溶血"一词容易被不熟悉血液专业术语的医疗机构所混淆,因其通常认为溶血是指在血液循环内红细胞的破坏。相比之下,血管外溶血是指红细胞被吞噬破坏的过程（通常在溶酶体中）。在红细胞的正常替换周期过程中,RES 系统中的吞噬细胞能够吞噬大量衰老的红细胞和自体红细胞。以此种方式消耗的红细胞能够分解和回收大量的红细胞组分（如：血红蛋白和铁）,从而避免组织损伤。

然而,血管外清除抗体包被的红细胞在生物学上并非等于正常清除衰老的红细胞。与此相反,DHTRs 会导致大概率溶血事件的发生（甚至死亡）。

在 MAC 中,有些红细胞优先促进调节和吞噬作用而非渗透性溶解,其原因目前尚不清楚。红细胞上抗体类型、拓扑结构和抗原数量是非常重要的。此外,在 MAC 诱导的裂解作用之前,补体可能被激活,可发生 C3b 和抗体对红细胞的调理吞噬作用。原因是血管外溶血一般由 IgG 红细胞抗体诱导,而血管内溶血一般由 IgM 红细胞抗体诱导,后者在修复补体和促进 MAC 形成中更有效。

六、血管内溶血

在进行不相容的输血时,C3b 和/或 IgG 诱导调理吞噬作用前,MAC 快速结合并溶解红细胞。因红细胞在血液循环中持续溶解,所以称为"血管内溶血"。此外,由于抗体介导的血管内溶血比血管外溶血更易发生（或因存在明显的体征和症状,可很快被发现）,这种溶血性输血反应称为"急性溶血性输血反应"。

如上所述,AHTR 通常由 IgM 抗体引起,IgM 抗体有效激活补体,导致 MAC 的快速形成。IgM 特异性 Fc 受体（即 FcγR）已经被详细描述,主要表达于非吞噬性淋巴细胞上[21]；因此,它不能促进 IgM 包被红细胞的吞噬作用。但 IgM 红细胞抗体的补体激活可以通过 C3b 产生调理作用,导致一些受体介导的吞噬作用发生。总之,IgM 主要是诱导血管内溶血。

血管内溶血不同于血管外溶血,血管外溶血其通常不会发生任何明显的变化。直接释放到循环中的红细胞内容物中存在游离血红蛋白,可能是剧毒。尽管结合珠蛋白清除了大量游离血红蛋白,但该系统很容易被击溃。AHTR 通常会导致茶色尿

（即血红蛋白尿）并可引起肾功能不全。此外，AHTR 的体征和症状非常明显，包括弥漫性血管内凝血、休克和死亡。此类反应通常是由于 ABO 不相容输血引起，目前临床输血实践中采用多重检测手段，以预防 ABO 不相容引起的 AHTRs。

七、非溶血性红细胞抗体

鉴于抗体致敏红细胞后破坏途径的多样性，交叉不相容的红细胞输注可产生溶血反应。但绝大多数红细胞抗体并不会引起溶血。某些血型抗原进行不相容输血后，从未出现溶血反应或非常罕见（例如 JMH、Chido 和 Rodgers 抗原）。实际上，约 1% 的健康献血者直接抗球蛋白试验结果阳性，表明 IgG 自身抗体与自身红细胞结合后并不会导致献血者发生溶血。一些已知参与抗体介导溶血反应的抗原（例如 Rh、Kell、Kidd、Duffy 和 Ss 系统的抗原），也不确定会发生溶血。实际上，患者误输入 ABO 不相容红细胞（RBC），即使确认存在溶血性抗原/抗体组合，临床上也有 50% 的病例无明显溶血。

不相容输血过程中发生溶血现象的解释如下：基本上不参与溶血的抗原、抗原的密度或表面形态可以防止溶血。参与溶血的抗原，针对获得性受体的特异性（即滴度、亲和力、同种型或 IgG 亚类）起到了重要的作用。具有相同抗原特异性的不同抗体可能具有不同的激活补体的能力。这就是为何在抗球蛋白（Coombs）试剂中添加 C3 成分的理由，它提供了抗体是否可以激活补体的信息。

IgG 类血型抗体是典型的多克隆效应，早期研究显示具有临床意义的红细胞 IgG 抗体反应主要的是 IgG1 和 IgG3 亚型，IgG2 和 IgG4 亚型出现频率较低[22-24]。事实上，在一些无临床意义的血型抗体（如抗-Chido）中的情况相反，多为 IgG4 亚型[22]。特别值得注意的是在日常输血前检测中应用的抗人球蛋白单抗无法检出特殊人群中的 IgG4 亚型和部分 IgG3 等位基因变异型[25]。关于有临床意义的抗体通常为 IgG1 和 IgG3 亚型，无临床意义的抗

体通常为 IgG2 和 IgG4 亚型的研究已经落后了。使用新的敏感特异的试剂可为每个血型抗原建立 IgG 亚型和临床意义的关系。

遗传多态性和/或缺陷也可以在患者的基础上调节溶血与红细胞的存活，包括补体、补体调节蛋白以及 FcγR 中的等位基因多态性。因此，溶血的调节可能与抗体的性质无关。

客观的说，我们只是初步阐明了免疫性红细胞破坏的发生和表现[26]。从实际的角度出发，对于"无临床意义的抗体"，尤其是抗原频率非常高，难以或不可能获得抗原阴性的血液，交叉配血不相容的 RBC 也可以输注。血库必须有处理与这些患者相关问题的能力。虽然有显著临床意义的抗体在不同的患者中可能具有不同的溶血作用，但对受血者是否会发生溶血反应的预测手段仍非常有限。因此，通常应考虑输注血液抗原与患者常规血型抗原相符的血液，除用于抢救患者的情况外，对于具有显著临床意义抗体的患者不应发出交叉配血不相容的 RBC。如果得不到相容的红细胞，患者严重贫血的危险性大于几天内可能发生的溶血反应（例如在 DHTR 的情况下）时，在血库与主管医师进行充分沟通的前提下，可考虑输注临床意义显著的血型抗原与患者相符的 RBC。

八、免疫效应的总结

总体而言，当抗体结合至红细胞上时，多个途径被激活，从而导致细胞破坏。补体激活通过 C3b 的调理促进吞噬作用，并通过 MAC 促进红细胞直接裂解。IgG 上存在 Fc 结构域，可通过吞噬细胞表面连接 FcγRs 促进红细胞的吞噬作用。不同途径的相关作用主要取决于靶抗原的性质和同源抗体的性质。此外，免疫激活和红细胞释放的毒性可能对免疫调节产生负调控。此时，输注红细胞的破坏效应远远大于输注红细胞的功效。实际上还可能产生严重毒性，导致发病甚至死亡。如果读者希望获得更多关于免疫生物学和免疫反应的详细机制，可参考额外资源[27]。

要点

1. 分子杂交技术可用于检测基因、基因产物和多态性。然而，杂交法比扩增法敏感性低。

2. 基于扩增的核酸检测方法（PCR、TMA 和 NASBA）具有高敏感性，但容易受到污染（如扩增产物），导致假阳性结果；或者受抑制剂干扰，出现假阴性结果。

3. 通过分析蛋白表达情况可检测最终的基因产物，而核酸检测可预测蛋白表达。

4. 蛋白分析技术由于没有进行扩增,敏感性低于核酸检测技术,但不易受污染物和抑制剂的影响。

5. 蛋白检测方法受到非扩增途径的影响(例如异嗜性抗体、前带效应和钩状效应),可能会导致错误的结果。

6. 不同方法检测抗原和抗体可能会存在较大的差异。

7. IgM 和 IgG 可以通过不同方式导致红细胞破坏,主要依赖于抗原识别和抗体结构。

8. IgG 抗体引起的红细胞溶血是通过促进吞噬细胞吞噬红细胞导致的血管外溶血(受 Fc 受体和/或补体调节),通常为迟发性溶血反应。

9. IgM 抗体(罕见 IgG)引起的红细胞溶血是通过补体激活膜攻击复合物诱导的血管内溶血,通常为急性溶血反应。

10. 不是所有抗红细胞抗体都会导致红细胞破坏。应尽可能避免输注不相容的血液,但当无法获得相容的红细胞,且患者具有的抗体不具有显著临床意义时,也可以输注不相容的红细胞。不相容红细胞输注时应具体案例具体分析,并与临床医生密切沟通。

参考文献

1. Alberts B, Johnson A, Lewis J, et al. Molecular biology of the cell. 6th ed. New York: Garland Science, 2014.

2. Mullis KB, Faloona FA. Specific synthesis of DNA in vitro via a polymerase-catalyzed chain reaction. Methods Enzymol 1987;155:335-50.

3. Al-Soud WA, Radstrom P. Purification and characterization of PCR-inhibitory components in blood cells. J Clin Microbiol 2001;39:485-93.

4. Rychlik W. Selection of primers for polymerase chain reaction. Mol Biotechnol 1995;3:129-34.

5. Pang J, Modlin J, Yolken R. Use of modified nucleotides and uracil-DNA glycosylase (UNG) for the control of contamination in the PCR-based amplification of RNA. Mol Cell Probes 1992;6:251-6.

6. Compton J. Nucleic acid sequence-based amplification. Nature 1991;350:91-2.

7. Kwoh DY, Davis GR, Whitfield KM, et al. Transcription-based amplification system and detection of amplified human immunodeficiency virus type 1 with a bead-based sandwich hybridization format. Proc Natl Acad Sci U S A 1989;86:1173-7.

8. Elkins MB, Davenport RD, O'Malley BA, Bluth MH. Molecular pathology in transfusion medicine. Clin Lab Med 2013;33:805-16.

9. Denomme GA, Van Oene M. High-throughput multiplex single-nucleotide polymorphism analysis for red cell and platelet Ag genotypes. Transfusion 2005;45:660-6.

10. Bugert P, McBride S, Smith G, et al. Microarray-based genotyping for blood groups: Comparison of gene array and 5´-nuclease assay techniques with human platelet Ag as a model. Transfusion 2005;45:654-9.

11. Hashmi G, Shariff T, Seul M, et al. A flexible array format for large-scale, rapid blood group DNA typing. Transfusion 2005;45:680-8.

12. Chou ST, Westhoff CM. The role of molecular immunohematology in sickle cell disease. Transfus Apher Sci 2011;44:73-9.

13. Harmening DM, Walker PS. Alternative technologies and automation in routine blood bank testing. In: Harmening DM, ed. Modern blood banking and transfusion practices. 5th ed. Philadelphia: FA Davis, 2005:293-302.

14. Judd WJ, Steiner EA, O'Donnell DB, Oberman HA. Discrepancies in reverse ABO typing due to prozone. How safe is the immediate-spin crossmatch? Transfusion 1988;28:334-8.

15. Salama A, Mueller-Eckhardt C. Elimination of the prozone effect in the antiglobulin reaction by a simple modification. Vox Sang 1982;42:157-9.

16. Procter JL, Vigue F, Alegre E, et al. Rapid screening of platelet donors for PIA1 (HPA-1a) alloAg using a solid-phase microplate immunoassay. Immunohematology 1998;14:141-5.

17. Leikola J, Perkins HA. Enzyme-linked antiglobulin test: An accurate and simple method to quantify red cell Abs. Transfusion 1980;20:138-44.

18. Arndt PA, Garratty G. A critical review of published methods for analysis of red cell antigen-antibody reactions by flow cytometry, and approaches for resolving problems with red cell agglutination. Transfus Med Rev 2010;24:172-94.

19. Nolan JP, Sklar LA. Suspension array technology: Evolution of the flat-array paradigm. Trends Biotechnol 2002;20:9-12.

20. Kopko PM, Warner P, Kresie L, Pancoska C. Methods for the selection of platelet products for alloimmune-refractory patients. Transfusion 2015;55:235-44.

21. Wang H, Coligan JE, Morse HC 3rd. Emerging functions of natural IgM and its Fc receptor FCMR in immune homeostasis. Front Immunol 2016;7:99.

22. Devey ME, Voak D. A critical study of the IgG subclasses of Rh anti-D antibodies formed in pregnancy and in immunized volunteers. Immunology 1974;27:1073-9.

23. Szymanski IO, Huff SR, Delsignore R. An autoanalyzer test to determine immunoglobulin class and IgG subclass of blood group antibodies. Transfusion 1982;22:90-5.

24. Michaelsen TE, Kornstad L. IgG subclass distribution of anti-Rh, anti-Kell, and anti-Duffy antibodies measured by sensitive haemagglutinition assays. Clin Exp Immunol 1987;67: 637-45.

25. Howie HL, Delaney M, Wang X, et al. Serological blind spots for variants of human IgG3 and IgG4 by a commonly used anti-immunoglobulin reagent. Transfusion 2016;56:2953-62.

26. Flegel WA. Pathogenesis and mechanisms of antibody-mediated hemolysis. Transfusion 2015;55(Suppl 2):S47-58.

27. Murphy K, Weaver C. Janeway's immunobiology. 9th ed. New York: Garland Science, 2016.

第9章　血型遗传学

遗传学是一门研究亲代特性如何遗传至子代的学科。本章描述了血型的遗传学。"血型"术语一词适用于血小板、白细胞、血清、红细胞酶以及血红蛋白变异等各种可检测的血液成分的特性。在本章中，"血型"主要是指红细胞膜表面上的抗原，这些抗原可通过特定的血清抗体确定。血小板和白细胞血型将在第15章进行讨论。

在 Landsteiner 发现 ABO 血型 10 年后，von Dungern 和 Hirszfeld 于 1910 年首次提出血型具有遗传特征。由于血型可使用特定抗体通过简单的凝集试验来鉴定，且血型的遗传可以很容易地在家系研究中追溯，因此，血型成为遗传学家的理想研究工具。红细胞抗原曾是（现在仍是）遗传学、人类学以及亲缘关系鉴定重要的标志物（具有识别基因存在的可检测特征）。

检测不同人群之间红细胞上遗传学差异是安全输血的基础。因此，了解人类遗传学原理（包括遗传模式及术语的使用），是免疫血液学和输血医学的 1 个重要方面。本章概括了血型抗原的遗传学基本原理及其与输血医学的相关性，这需使用许多遗传学术语，每个术语在初次出现时将使用**加粗字体**，并给出定义。

遗传学以及分子生物学的技术进展迎来了分子遗传学时代，基因可常规测序，对遗传及疾病的研究都达到核酸水平[1,2]。这些进步使控制血型表达的调控元件及基因被发现，因此血型的存在或缺失可通过 DNA 分析[3]来预测，使输血医学和患者护理的革新成为可能。经典的遗传学基本原理知识有助于从分子层面了解个体的血型。

第一节　遗传学基本原理

1865 年，格雷戈尔·孟德尔发表著名的豌豆试验时提出了基因分析的基本技术。孟德尔通过试验得到结论：存在 1 种遗传因子或单位（即现在所知的基因），根据两个简单的规则，即分离定律和自由组合定律（见"性状的遗传"部分）由一代传至下一代。

19 世纪末细胞学研究提示，每个活细胞核内都具有 1 组特有的染色体。直至 20 世纪早期才意识到这些染色体中携带基因。生物化学研究显示这些染色体主要由核酸和相关蛋白质组成[1,2]。

很多优秀的教材对经典遗传学提供了更深刻的见解[4]。本章中所概述的遗传学基本原理旨在综述血型抗原的遗传与表达。

一、基因（等位基因）和染色体

基因是指可编码特定蛋白质的脱氧核糖核酸（deoxyribonucleic acid, DNA）片段。基因是**性状**（由基因决定的特征或条件）的基本遗传单位，包括血型抗原，从父母传递到子代。基因在染色体上的排列方式是每个基因占据 1 个特定的位点，被称为**基因座位**。1 个位点可被几个不同形式的基因中的 1 个占据，称为**等位基因**。例如，编码 Jk^a 抗原蛋白的基因是编码 Jk^b 抗原基因的不同形式（即等位基因）。术语"基因"和"等位基因"可相互替换使用。基于国际通用的基因和等位基因术语，书写基因或等位基因名称时应使用斜体，例如，*RHD* 表示编码 RhD 蛋白的基因。当名称后有"基因"或"等位基因"字样时无需斜体，如"RHD 基因"或"RHD 等位基因"（此处仅代表原作者个人观点，根据人类基因命名规则，基因符号均应斜体）。国际输血协会（International Society of Blood Transfusion, ISBT）红细胞免疫遗传学与

9

血型术语工作组[5-6]建立了在输血医学中使用的等位基因术语。对于具有编码多态性常见抗原的等位基因,命名基于 ISBT 抗原名称,如 *FY* *01 或 *JK* *02 分别指编码 Fy^a 和 Jk^b 抗原的等位基因。或者,在惯用字母的地方也可使用 *FY* *A 或 *JK* *B 来表示。

染色体是携带基因的结构,细胞核分裂时,在细胞核可见,携带有维持细胞或有机体所必须的遗传物质(DNA)。人类体细胞中含有 46 条染色体,共 23 对,每对染色体中 1 条来自父方,1 条来自母方。男性和女性均有 22 对**同源染色体**(在男性和女性中携带相同基因的 1 对染色体),也称为**常染色体**(除性染色体外的其他所有染色体)。另外 1 对是非同源染色体,组成决定个体性别的**性染色体**。男性的性染色体为 X 和 Y,而女性为 2 条 X 染色体。**核型**指 1 个人的染色体组成,正常男性和女性可分别写为"46,XY"和"46,XX"。染色体所携带的遗传信息在体细胞分裂过程中从母细胞传递至子细胞,在生殖过程中通过配子从父母传递给后代(孩子)。

研究染色体的最佳时期是细胞分裂期(有丝分裂,见"有丝分裂"部分),此时它们在核内变为离散的结构,可通过多种显微技术可视化。所有的染色体都具有一些共同的形态特征,但在一些特征上具有差异,如大小、着丝粒的位置和染色性质等。每 1 条染色体均具有 2 个部分(臂),它们在中间收缩的部分相接,称为**着丝粒**(图 9-1、图 9-2)。染色体可根据长度和着丝粒的位置进行区分。这些特性作为 1~22 号常染色体编号的基础,其中 1 号染色体最大,22 号染色体最小。染色体臂长度存在差异,尽管 1 号染色体两条臂之间差距不明显(图 9-2)。"p"(或 petite)臂是较短的臂,位于染色体的上端。较长的臂称为"q"臂。因此,1 号染色体

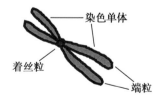

图 9-1　中期染色体
在细胞周期的中期阶段,染色体浓缩,通过光学显微镜可见;如图所示,中期染色体在细胞分裂的准备过程中进行了复制,每条染色体由两条姐妹染色单体组成,这些染色单体由着丝粒相连;端粒是染色体的末端或终末部分

短臂称为"1p",4 号染色体长臂称为"4q"。染色体的末端部分称为"ter";"pter"和"qter"分别代表短臂"p"和长臂"q"的末端。

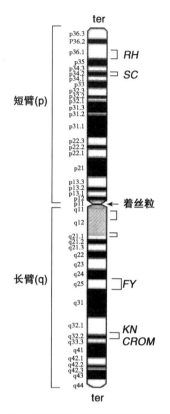

图 9-2　人类 1 号染色体吉姆萨染色后的形态和带型
图示控制 Rh(*RH*)、Scianna(*SC*)、Duffy(*FY*)、Knops(*KN*)和 Cromer(*CROM*)血型系统抗原表达的基因染色体定位

染色技术为区分单个染色体提供了 1 种更为精细的手段。选定的染料使染色体非均匀着色,根据所使用的染料可获得不同的带型,因此每 1 条人类染色体均有唯一的独特带型。如图 9-2 所示,吉姆萨染色显示出暗带(G 带)和明带(R 带)的特定模式。奎纳克林可用于荧光显微镜观察染色体的着色,出现荧光条带,等同于普通光学显微镜下观察到的 G 带。G 带代表异染色质(浓缩的 DNA),R 带代表常染色质,与 DNA 转录为 mRNA 有关。从着丝点向外依次给条带编号。以 1 号染色体为例,短臂或长臂上最靠近着丝粒的区域,分别编号为 1p1 和 1q1。使用更高的分辨率,可进一步分为亚带(如 1p11 和 1p12),甚至可进一步细分(如 1p11.1 和 1p12.1)。基因可被单独定位于 1 个特定的条带位置(图 9-2),表 9-1 展示了编码 36 个红细胞血型抗原系统[5-9]的基因在染色体中的位置。

表 9-1 血型系统

ISBT 系统命名 （编号）	ISBT 基因名称 （HGNC）*	染色体定位	基因产物和成分名称[CD 编号]	相关的血型抗原[无效表型]
ABO(001)	*ABO* (*ABO*)	9q34.2	糖基转移酶， 糖类	A；B；A，B；A1 [O 型]
MNS (002)	*MNS* (*GYPA* *GYPB* *GYPE*)	4q31.21	血型糖蛋白 A（Glycophorin A， GPA） [CD235a] 血型糖蛋白 B（Glycophorin B， GPB） [CD235b]	M，N，S，s，U，He，Mi^a，Vw 和其他 41 种 [En(a−)；U−；M^{k}M^k]
P1PK (003)	*P1* (*A4GALT*)	22q13.2	半乳糖基转移酶， 糖类	P1，P^k，NOR
Rh (004)	*RH* (*RHD* *RHCE*)	1p36.11	RhD[CD240D] RhCE[CD240CE]	D，G，Tar C，E，c，e，V，Rh17 和其他 45 种[Rh$_{null}$]
Lutheran(005)	*LU* (*LU*)	19q13.32	Lutheran 糖蛋白； B 细胞黏附分子 [CD239]	Lu^a，Lu^b，Lu3，Lu4，Au^a， Au^b 和其他 18 种 [隐性 Lu(a−b−)]
Kell (006)	*KEL* (*KEL*)	7q34	Kell 糖蛋白 [CD238]	K，k，Kp^a，Kp^b，Ku，Js^a， Js^b 和其他 29 种 [K$_0$ 或 K$_{null}$]
Lewis (007)	*LE* (*FUT3*)	19p13.3	岩藻糖转移酶， 糖类（从血浆中吸附）	Le^a，Le^b，Le^{ab}，Le^{bh}， ALe^b，BLe^b [Le(a−b−)]
Duffy (008)	*FY* (*ACKB1*，旧 称 为 *DARC*)	1q23.2	Duffy 糖蛋白 [CD234]	Fy^a，Fy^b，Fy3，Fy5，Fy6 [Fy(a−b−)]
Kidd (009)	*JK*(*SLC14A1*)	18q12.3	人尿素通道蛋白（HUT） Kidd 糖蛋白	Jk^a，Jk^b，Jk3 [Jk(a−b−)]
Diego (010)	*DI* (*SLC4A1*)	17q21.31	Band 3，阴离子交换蛋白 1 [CD233]	Di^a，Di^b，Wr^a，Wr^b，Wd^a， Rb^a 和其他 16 种
Yt (011)	*YT* (*ACHE*)	7q22.1	乙酰胆碱酯酶	Yt^a，Yt^b
Xg (012)	*XG* (*MIC2*)	Xp22.33 Yp11.2	Xg^a 糖蛋白 CD99（*MIC2* product）	Xg^a CD99
Scianna(013)	*SC* (*ERMAP*)	1p34.2	红细胞膜结合蛋白（ERMAP）	Sc1，Sc2，Sc3，Rd 和其他 3 种 [Sc:−1，−2，−3]
Dombrock(014)	*DO* (*ART4*)	12p12.3	Do 糖蛋白；ART 4 [CD297]	Do^a，Do^b，Gy^a，Hy，Jo^a 和其他 5 种[Gy(a−)]
Colton (015)	*CO* (*AQP1*)	7p14.3	水通道蛋白 1（AQP1）	Co^a，Co^b，Co3，Co4 [Co(a−b−)]
Landsteiner- Wiener (016)	*LW* (*ICAM4*)	19p13.2	LW 糖蛋白细胞黏附分子 4（ICAM4） [CD242]	LW^a，LW^{ab}，LW^b [LW(a−b−)]
Chido/Rodgers (017)	*CH/RG*(*C4A*， *C4B*)	6p21.32	补体成分：C4A；C4B	Ch1，Ch2，Rg1 和其他 6 种 [Ch−Rg−]

续表

ISBT 系统命名 （编号）	ISBT 基因名称 （HGNC）*	染色体定位	基因产物和成分名称[CD 编号]	相关的血型抗原[无效表型]
H （018）	H （FUT1）	19q13.33	墨角藻糖基转移酶， 糖类[CD173]	H [孟买型（O_h）]
Kx （019）	XK （XK）	Xp21.1	XK 糖蛋白	Kx [McLeod 表型]
Gerbich（020）	GE （GYPC）	2q14.3	糖蛋白 C（GPC） [CD236] 糖蛋白 D（GPD）	Ge2，Ge3，Ge4 和其他 8 种 [Leach 表型]
Cromer（021）	CROM （CD55）	1q32.2	DAF [CD55]	Cr^a，Tc^a，Tc^b，Tc^c，Dr^a， Es^a，IFC 和其他 12 种 [Inab 表型]
Knops （022）	KN （CR1）	1q32.2	CR1 [CD35]	Kn^a，Kn^b，McC^a，Sl^a，Yk^a 和其他 4 种
Indian （023）	IN （CD44）	11p13	Hermes 抗原[CD44]	In^a，In^b 和其他 3 种
Ok （024）	OK （BSG）	19p13.3	神经素，基础免疫球蛋白 [CD147]	Ok^a，OKGV，OKGM
Raph （025）	RAPH（CD151）	11p15.5	CD151	MER2 [Raph-]
JMH （026）	JMH （SEMA7A）	15q24.1	脑信号蛋白 7A [CD108]	JMH 和其他 5 种 [JMH-]
I （027）	GCNT2 （IGNT）	6p24.2	氨基半乳糖糖基转移酶， 糖类	I [I-或成人 i]
Globoside（028）	GLOB （B3GALNT1）	3q26.1	转移酶，糖类 （Gb_4，globoside）	P [P-]
Gill （029）	GIL （AQP3）	9p13.3	水通道蛋白 3（AQP3）	GIL [GIL-]
Rh-associated glycoprotein（030）	RHAG	6p21.3	Rh 相关糖蛋白 [CD241]	Duclos，Ol^a，DSLK**， RHAG4 [Rh_null（调节型）][5]
FORS[10] （031）	FORS （GBGT1）	9q34.2	Globoside 3-α-N-氨基半乳糖基 转移酶 1 Forssman 糖脂类	FORS1
JR[11,12] （032）	JR （ABCG2）	4q22.1	Jr 糖蛋白 ATP 结合盒蛋白家族 2（ABCG2） [CD338]	Jr^a [Jr（a-）]
Lan[13] （033）	LAN （ABCB6）	2q36	Lan 糖蛋白 ATP 结合盒蛋白家族 6（ABCB6）	Lan [Lan-]
Vel[14-16] （034）	VEL （SMIM1）	1p36	小整合膜蛋白 1 （Small integral membrane protein 1，SMIM1）	Vel [Vel-]
CD59[17] （035）	CD59	11p13.33	CD59	CD59.1 [CD59:-1]
Augustine[18] （036）	ENT1 （SLC29A1）	6P21.1	平衡型核苷载体 1（ENT1）	AUG1，At^a（AUG2）[AUG: -1，-2]

注：* 如果遗传信息是通过血型分型获得的，那么该基因的名称则用血型系统 ISBT 名称中的斜体字表示。例如，SLC14A1（HGNC 术语）将表示为 JK*A 和 JK*B 或 JK*01/02（ISBT 术语）；** 由于遗传证据有限，临时赋予 ISBT 编号。

ISBT. 国际输血协会；HGNC. 人类基因命名委员会；ATP. 三磷酸腺苷。

二、细胞分裂

细胞分裂时,染色体复制,每1个子细胞获得1份完整的遗传物质。在体细胞中通过有丝分裂完成,在生殖细胞中由类似的称为"减数分裂"的过程所替代。两种细胞分裂方式共同的特征是,在分裂开始前,染色体进行复制,形成两套子代**染色单体**,通过着丝粒相互连接(图9-1)。

1. **有丝分裂** 体细胞通过有丝分裂来生长和修复(图9-3)。通过这一过程,每个细胞可衍生为具有相同染色体的2个子细胞。子细胞同亲代细胞一样是双倍体(**2N**);也就是说它们由46条(23对)染色体组成,具有亲代细胞所有的遗传信息。

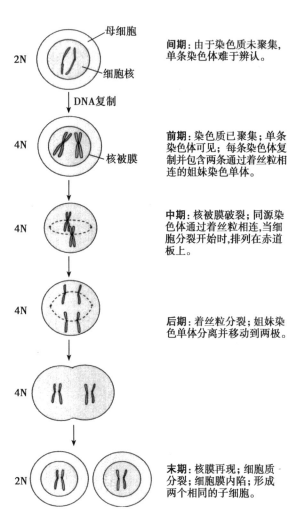

图 9-3 有丝分裂

2. **减数分裂** 减数分裂只在生殖细胞准备形成配子(精子或卵细胞)时发生。体细胞是双倍体(**2N**),而配子是**单倍体**(**1N**),其染色体数目只有体细胞的一半。**减数分裂**是细胞分裂和复制以形成单倍体配子的过程。减数分裂时,双倍体细胞进

行1次DNA复制,然后进行2次分裂,产生4个单倍体配子(图9-4)。由于精子和卵细胞在受精时融合,因此配子必须为单倍体。如果每1个配子为携带有46条染色体的双倍体,最后形成的受精卵将拥有92条染色体,这可能与生命规律不相容。

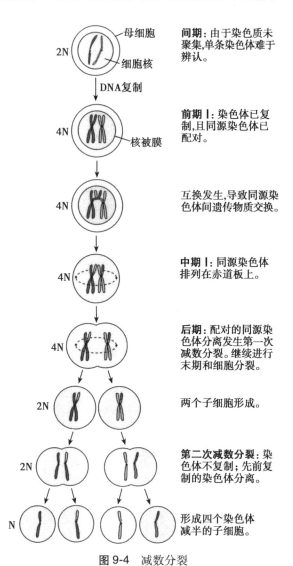

图 9-4 减数分裂

减数分裂通过2个机制保证了遗传的多样性:自由组合和交叉互换。通过自由组合,每个子细胞随机接受来自父方或母方的同源染色体。染色体交换指同源染色体之间的遗传物质交换。遗传物质的重组保证了遗传多样性,产生了独一无二的配子,而配子融合后又产生独一无二的受精卵。

三、X染色体失活(莱昂作用)

女性体细胞中X染色体基因具有2个拷贝,而男性仅有1个X染色体基因拷贝。由于大多数X染色体基因在Y染色体上没有同源基因,因此男性

和女性之间在 X 染色体基因的剂量上可能会存在不平衡。这种差异可通过 **X 染色体失活**（也可称为莱昂作用）来补偿，即在胚胎形成早期女性两条 X 染色体中的 1 条失活[19]。失活的 X 染色体来自父方还是母方是 1 个概率事件，但是一旦出现失活，该细胞所有后代细胞均出现同 1 条 X 染色体的失活。一些 X 染色体上的基因出现逃逸失活，第 1 个被发现的逃逸失活基因是 *XG*，该基因编码 Xg 血型系统抗原。同 *XG* 类似，大多逃逸失活的基因定位于 X 染色体短臂末端，但有几个集中在染色体的短臂其他位置或长臂上[20,21]。

XK 基因编码 Kx 血型系统，是另外 1 个已知的编码红细胞抗原的 X 基因。*XK* 改变或缺失可导致出现 McLeod 表型，即缺乏 Kx 抗原且 Kell 抗原表达减少[22,23]。与 *XG* 不同，*XK* 基因有 X 染色体失活倾向，McLeod 表型相关基因的女性携带者（携带 1 个隐性症状基因和 1 个正常基因的人）的红细胞可能出现 Kx−（McLeod 表型）和 Kx+（非 McLeod 表型）的双群。使用 Kell 抗体进行流式细胞术分析，可见 McLeod 表型红细胞上 Kell 抗原减弱，且女性携带者红细胞分为双群。这种混合细胞群的现象反映了单个体细胞系中父系或母系 X 染色体失活的随机性。

四、基因型和表型

基因型是指 1 个人从他（她）的父母遗传来的全部基因，该术语也经常用于表示单基因座位的所有等位基因。**表型**指遗传到的基因可观察到的表达情况，可反映基因的生物活性。因此，通过血清学方法检测红细胞上抗原的存在或缺失代表的是表型。通过基于 DNA 检测方法预测红细胞上抗原的有无代表的是基因型。有时基因型可通过表型预测，例如当红细胞与抗-Jk^a 和抗-Jk^b 均有反应，即表型为 Jk（a+b+），则可推测基因型为 *JK* A/ JK* B*。通常根据表型只能推测部分基因型，例如 B 型红细胞反映存在 B 基因，但基因型可能是 *ABO* B/B* 或 *ABO* B/O*。过去几十年来，基因型只能通过家系研究的方法确定，但是目前大多数抗原和表型可在 DNA 水平进行确定，通过家系研究确定基因型的方法已基本被 DNA 分析所取代（见"血型基因组学"部分）。

五、等位基因

染色体已知位置上的 1 个基因可能有多种存在形式，即等位基因。一个人的每种性状均有 2 条等位基因，1 条来自母方，1 条来自父方。为了解释这个概念，简单来说，*ABO* 基因座位可认为有 3 个等位基因，即 A、B、O（尽管基因分型揭示了该等位基因座位还有许多其他的变异型）。这 3 个等位基因可形成 6 种可能基因型：A/A、A/O、A/B、B/B、B/O 和 O/O。一个人可根据父母的遗传贡献获得任意 2 条等位基因的组合，从而在红细胞上表达相应的抗原。例如，A/A 和 A/O 遗传可产生 A 型红细胞，A/B 可产生 AB 型红细胞，B/B、B/O 可产生 B 型红细胞，O/O 可产生 O 型红细胞。

当 1 个给定基因座位上相同的等位基因同时表达在 2 条染色体上时，这个人称为该等位基因的"**纯合子**"。等位基因"**半合子**"是指 1 个等位基因仅仅只有 1 个拷贝，而不是通常的 2 个拷贝，如 D+ 表型中 1 条 *RHD* 缺失。当特定位点出现不同的等位基因时，称为"**杂合子**"。例如，K−k+红细胞表型的人在 *KEL* 位点上是编码 k 抗原的 *KEL* 02* 等位基因的纯合子。基因型为 *KEL* 01* 和 *KEL* 02* 杂合子（*KEL* 01/02* 基因型）的人，红细胞表型为 K+ k+。

一个相同基因座位上不同等位基因编码的抗原可称为"**对偶抗原**"（代表"对立的"抗原），因此 K 和 k 是 1 对对偶抗原。例如，将 K−k+ 或 Kp（a−b+）型红细胞称为 k 或 Kp^b 抗原的纯合子是不正确的，而应该说此红细胞具有该抗原的双倍剂量，或者说他们是该基因的纯合子。基因称为等位基因，而抗原称为对偶抗原。

抗原表达的数量（抗原密度）受到等位基因是否为纯合子或杂合子的影响，纯合子的抗原密度通常较高。在一些血型系统中，抗原密度差异可表现为抗体对具有双倍该抗原剂量的细胞反应较强。*JK* A/A* 基因型编码的 Jk（a+b−）表型的红细胞具有双倍 Jk^a 抗原剂量，因此与抗-Jk^a 的反应要强于只有 1 个该抗原的 Jk（a+b+）红细胞。同理，M+N− 红细胞与抗-M 的反应要明显强于 M+N+红细胞。反应较弱的抗体在使用表达单剂量相应抗原的红细胞进行检测时可能检测不到。这种基于等位基因纯合子或杂合子的可观察到的反应强度差异称为"**剂量效应**"。

六、多态性

在血型遗传学中，**多态性**是指以适当频率（>1%）在 1 个群体的基因组中发生 2 种或 2 种以上产生不同表型的等位基因变异的现象。某些血型系统(如 Rh 和 MNS)具有高度多态性,比其他血型系统(如 Duffy 和 Colton)在 1 个基因座位具有较多的等位基因[5]。等位基因在 1 个种群中具有多态性,并不代表其在所有种群中都具有这种多态性,例如,与红细胞 Fy^b 沉默相关的 *FY* 等位基因(*FY***02N.01*)在非洲人群中具有多态性,出现率大于 70%,但是这种等位基因在其他地区人群中几乎没有发现。1 种基因多态性可能代表 1 种人群的进化优势,1 个具有多态性的种群可能比具有遗传单一性的种群更能快速适应进化。红细胞抗原的广泛多态性表现为何种进化优势尚不清楚,但是许多研究表明某些特定血型与对某种特定疾病抵抗或敏感有关[24]。

2 个等位基因的差异是 DNA 永久改变的结果。产生了生物学双亲中不存在的改变了的基因、新的等位基因或多态性的事件,被称为"**突变**"。人类基因突变可导致新的表型产生的概率已被证实小于 10^{-5}(100 000 次中小于 1 次),且突变必须是发生在生殖细胞(配子)中才能遗传。

突变可自然发生,也可通过辐射(如紫外线或 X 射线)或化学药物等物质诱导产生。突变可以发生在基因内,也可发生在基因间区域。突变可能对编码的蛋白质没有影响,即"**沉默突变**",也可能会导致蛋白质的改变或可能对表型产生显著影响。当 1 个等位基因编码红细胞抗原时,在认定 1 个等位基因可编码产生 1 个新抗原前,任何基因诱导的改变必须通过特定的抗体识别。

目前存在许多产生红细胞抗原或表型的遗传事件。这些事件可发生在染色体水平(染色体部分缺失或易位)、基因水平(缺失、交换或重组)、外显子水平(缺失或复制)或核苷酸水平(缺失、替换或插入)。多数人类基因组的多样性是由单核苷酸多态性(single nucleotide polymorphism, SNP)引起,即 DNA 中的单个核苷酸改变[25-27]。因此,大多数人类血型抗原的多态性是 SNP 的结果[3,28,29]。DNA 分析预测红细胞表型将在"血型遗传学"部分进行详细讨论。

第二节 基因性状的遗传

基因性状是指 1 个或多个基因可观察到的表达情况。性状(或红细胞抗原)的遗传是由基因定位于常染色体还是 X 染色体(性连锁性状),以及该性状是显性还是隐性来决定的。

一、系谱

家系研究是跟踪 1 种基因特征(如编码 1 种红细胞抗原的等位基因)通过亲属间传递的遗传状况。将患者家族所有成员的关系及其基因表达情况按照一定格式排列绘制成的图谱,称为**系谱**。综合分析 1 个系谱可以发现 1 个性状或抗原的遗传模式和类型。第 1 个使整个家族被调查的人被称为**先证者**(proband:男;propositus:性别未知;proposita:女),propositi 为先证者复数形式,与性别无关。用于构建系谱的规定和符号详情如图 9-5 和图 9-6 所示。

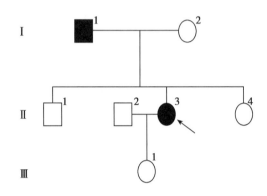

图 9-5 一个系谱示例
男性用方形表示,女性用圆圈表示,系谱中不同世代由罗马数字标识;每 1 代的人均用阿拉伯数字标识;编号从左到右依次排列,每个家庭年龄最大的孩子被放置在同代兄弟姐妹的左边;实心符号代表此特征影响的家庭成员,而空心符号则是未受影响的成员

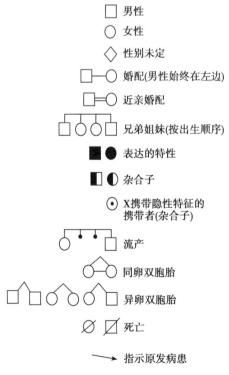

□	男性
○	女性
◇	性别未定
□─○	婚配(男性始终在左边)
□═○	近亲婚配
┌┬┬┐ □○○□	兄弟姐妹(按出生顺序)
■ ●	表达的特性
◧ ◑	杂合子
⊙	X携带隐性特征的携带者(杂合子)
‖‖‖	流产
∧	同卵双胞胎
∧	异卵双胞胎
⊘ ⊠	死亡
⟶	指示原发病患

图 9-6 系谱构建所用符号及其意义

二、常染色体显性遗传

通过常染色体显性方式遗传的抗原(或任何性状)只要在相关等位基因存在时即表达,与该等位基因是纯合子或杂合子无关。该抗原在每代中都会出现,且在男性和女性中出现的概率相等。通常,携带 1 种常染色体显性遗传性状的人可将该性状遗传至其一半的子女。图 9-7 的系谱演示了常染色体显性遗传,且表明了 B 等位基因相对于 O 是显性基因。

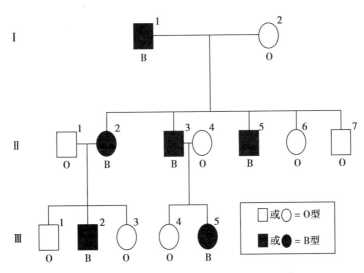

图 9-7　ABO 等位基因的常染色体显性遗传

根据子代的 ABO 血型,可推测 I-1 为 B/O 而不是 B/B 基因型(显示 B 等位基因相对于 O 是显性基因),因为他的两个孩子(II-6 和 II-7)是 O 型,必须从他们的父亲(I-1)遗传一条 O 等位基因,并从他们的母亲(I-2)遗传一条 O 等位基因;同样,根据子代的 ABO 血型,可知 II-2 和 II-3 是 B/O,B 对于 O 为显性

三、常染色体共显性遗传

等位基因编码的常染色体显性血型抗原可能通过**共显性**的方式遗传,即当存在 2 个不同的等位基因(杂合子)时 2 个等位基因均表达。因此,当红细胞表型为 S+s+,可推测同时存在编码 S 和编码 s 的等位基因[或基因型为 $S/s(GYPB^*S/s)$]。

四、常染色体隐性遗传

通过常染色体隐性遗传的性状只在该等位基因为纯合子的个体中表达,且是从父母亲双方遗传得到该等位基因。当遗传到隐性等位基因的 1 个拷贝和 1 个沉默基因或无效等位基因(即无功能的等位基因或编码 1 个无法检出产物的等位基因)的组合时,可表达该隐性性状,且该个体表现与纯合子很相似。很难或几乎不可能通过血清学方法从隐性纯合子中区分出这种组合,但可通过 DNA 检测区分。

2 个杂合子携带者婚配有 1/4 的子代可能是该性状的纯合子。隐性性状纯合子子代的双亲必然是该性状的携带者。如果该隐性基因的频率很低,则很少出现上述情况,且通常在该性状个体的兄弟姐妹中容易找到,而其他亲属中不易找到。除非近亲结婚,该情况在上一代或前几代中均很难找到。当该隐性基因很罕见时,受影响个体的父母很可能是近亲,因为 1 个罕见的等位基因在血缘亲属之间出现的概率要大大高于非亲属的随机人群。当该隐性基因较为常见时,近亲则不是出现纯合子的必要条件,如 ABO 系统中的 O 基因,尽管是隐性遗传,但并不罕见,O 基因纯合子的人在随机人群中很常见。

在血型遗传学中,隐性性状通常指红细胞不表达该抗原,如 Lu(a−b−)、Rh_{null} 或 O 型,这是由于**沉默基因**或**无效等位基因**的纯合子不编码任何产物或者仅编码 1 个有缺陷的产物。图 9-8 的家系展示了隐性沉默 LU 基因的遗传,纯合子状态下可表现为 Lu(a−b−)表型。先证者 II-3 是 1 个需要多次输血的患者,因其血浆中存在抗-Lu3(一种针对 Lutheran 高频抗原的抗体)而被鉴定出。由于其表型 Lu(a−b−)是隐性遗传的结果,因此可能从他的兄弟姐妹中能找到相合的献血者。I-1 和 I-2 的后代中可能有 1/4 为 Lu(a−b−)表型;本案例中只有先证者为 Lu(a−b−)红细胞。

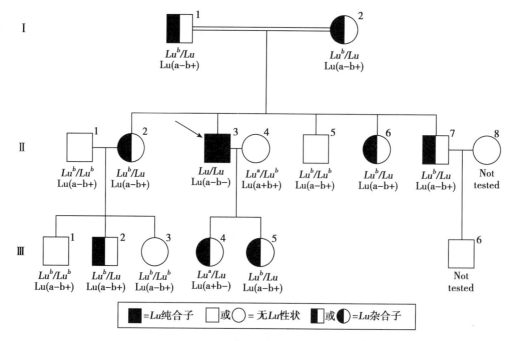

图 9-8　常染色体隐性遗传

先证者Ⅱ-3［Lu（a-b-）］和其妻子Ⅱ-4［Lu（a+b+）］的子代表型显示，与 Lu^a（Lu^*A）和 Lu^b（Lu^*B）相比，Lu 是隐性的（Lutheran 为无效等位基因，或 LU^*02N）；沉默的 Lutheran 等位基因在表型水平被 Lu^a（Lu^*A）和 Lu^b（Lu^*B）的产物所掩盖

五、性连锁遗传

性连锁性状是指由 X 或 Y 染色体上基因编码的性状。Y 染色体上携带的有功能的基因较少，因此探讨性连锁遗传时通常指 X 染色体携带基因的遗传。女性具有 2 条 X 染色体，X 染色体基因的遗传如常染色体基因的遗传一样可以是显性的也可以是隐性的。而在男性中有 1 条来自母亲的 X 染色体和 1 条来自父亲的 Y 染色体，X 和 Y 染色体上的基因由于只有 1 个拷贝，因而均属于半合子。大多数 X 基因在 Y 染色体上没有同源基因。因此，X 染色体显性性状的遗传在男性和女性中是相同的，但是在男性中，X 染色体隐性性状在所有携带该性状基因的男性中均会表达。X 连锁显性和隐性遗传最显著的共同特征是不会从男性遗传至男性，即该性状不会从父亲遗传给儿子。

1. 性连锁显性遗传　X 染色体基因编码的**性连锁显性**性状可在男性半合子以及女性纯合子和杂合子中表达。男性可将 X 染色体遗传给他所有的女儿，且他所有的女儿都会表达该性状。当 1 名女性是 X 染色体显性性状等位基因的杂合子时，她的每 1 名子女，无论男孩还是女孩，均有 50% 的概率遗传到该性状。当 1 名女性是 X 染色体显性性状等位基因的纯合子时，该性状可遗传至她所有子代。

Xg 血型系统的 Xg^a 抗原由 X 染色体上的基因编码，它以性连锁显性遗传的方式遗传。最先表明 Xg^a 抗原是由 X 染色体基因编码的迹象是 Xg（a-）和 Xg（a+）表型的频率在男性和女性中显著不同，Xg^a 抗原在女性中的频率为 89%，在男性中的频率仅为 66%[5]。

图 9-9 展示了 Xg^a 抗原在 1 个三代家系中的遗传。在第Ⅰ代中，Ⅰ-1 是 Xg（a+），且将 Xg^a 遗传给了他所有的女儿，而没有遗传给他的儿子。他大女儿Ⅱ-2 一定是 Xg^a/Xg 杂合子，她从 Xg（a+）的父亲遗传得到编码 Xg^a 抗原的等位基因，从其 Xg（a-）的母亲遗传得到 1 个沉默基因 Xg。Ⅱ-2 将 Xg^a 传递给了她一半的子女（不论男孩和女孩）。

2. 性连锁隐性遗传　**X 染色体隐性**等位基因编码的性状在杂合子女性中只为携带状态，而不表达。当母亲为携带者或该性状的纯合子（表达该性状的男性和女性携带者的后代）时，男性可从母亲遗传得到该性状。受到影响的男性可将该性状传递给其所有的女儿，后者将该性状遗传至她大约一半的儿子中。因此，X 染色体隐性性状在男性中出现的频率要显著高于女性。当女性携带者与没有该性状的男性生育婚配后，可将该性状传递给她一半的女儿（也将是杂合子）和一半的儿子（将受影响）。当受影响的男性与没有该性状的女性生育婚

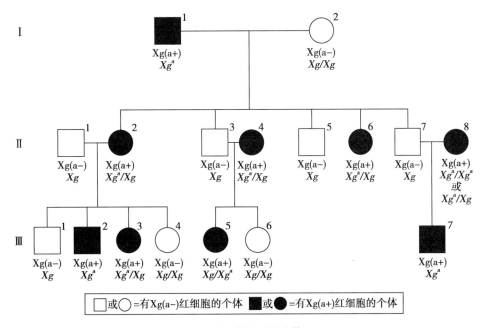

图 9-9　性连锁显性遗传

Xgᵃ 抗原由 X 染色体短臂顶端等位基因编码;这一家系显示 Xgᵃ 抗原是性连锁显性遗传

配后,所有儿子都不会有该性状,所有女儿都会是携带者。当 1 种 X 染色体隐性性状很罕见时,该性状几乎只在男性中可见。

XK 基因编码 Kx 蛋白,且属于 X 染色体隐性遗传。*XK* 突变可导致红细胞出现 McLeod 表型,这种红细胞缺乏 Kx 抗原,且 Kell 抗原减弱(McLeod 综合征)。McLeod 综合征与迟发型临床或亚临床

肌病、神经退行性病变、中枢神经系统症状、棘形细胞增多症和代偿性溶血性贫血有关。已发现 30 多种与 McLeod 表型相关的不同 *XK* 突变。不同的 *XK* 突变可有不同的临床表现,且可能与不同的临床预后相关[30]。通过测序判断 McLeod 表型患者 *XK* 基因突变的特定类型具有临床预后价值。如图 9-10 的家系所示,McLeod 综合征是 X 连锁隐性遗

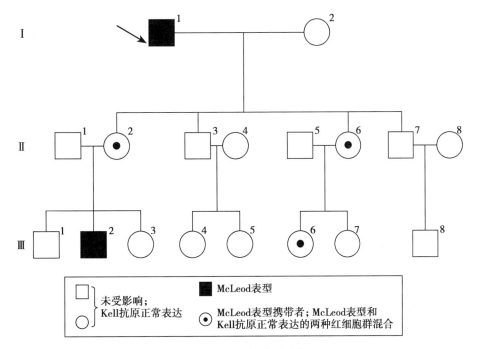

图 9-10　性连锁隐性遗传

这一家系显示女性隐性连锁性状将会在任何遗传该性状特征的男性中表达;只有该性状的纯合子才能在女性中表达;该性状隔代遗传,并通过女性携带

传,且只在男性中发现。

六、自由分离和自由组合定律

性状从一代传递至下一代遵循一定的模式或定律。**自由分离**定律是指同源染色体在减数分裂时分离,并随机分配到配子中。1 对等位基因中只有 1 个会传递至下一代,且配子接受亲代同源等位基因的机会均等。这些染色体在受精时随机组合,自由地分离,并从一代传递至下一代。图 9-11 中的家系展示了 9 号染色体上 *ABO* 等位基因的自由分离。

自由组合定律是指多种性状的等位基因之间是相互独立的遗传。也就是说,1 个等位基因(如 9 号染色体上编码 B 抗原的 *B* 等位基因)的遗传不会影响另 1 个等位基因的遗传(如 4 号染色体上编码 M 抗原的 *M* 等位基因)。图 9-11 的家系阐述了这一原则。

七、连锁和互换

连锁是指同 1 条染色体上的 2 个基因一起遗传的现象。如编码 Rh 系统抗原的 *RHD* 和 *RHCE*,均位于 1 号染色体,是不会独立分配的连锁基因座。

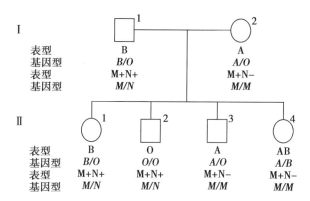

图 9-11 自由分离与自由组合通过 1 个家族的血型等位基因遗传显示

亲代 ABO 等位基因随机传递(自由分离),每个孩子遗传了不同的组合;这一家系还显示编码 ABO 和 MNS 血型抗原的等位基因是相互独立遗传的

互换是指同源染色体之间遗传物质的交换(图 9-4)。在这个过程中,1 条染色体单体上的片段与另 1 条染色单体上的相应片段交换位置;这些片段重新连接,一些基因变换了所在染色体。因此,互换是遗传物质洗牌的 1 种方式。由于互换可使染色体上产生新的基因组合,因此也被称为**重组**,被重新编排的染色体可称为**重组子**。图 9-12 以 1 号染色体为例解释了互换和重组。

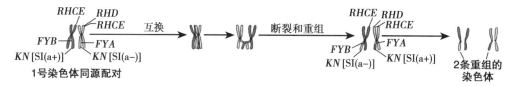

图 9-12 互换和重组

以 1 号染色体为例;紧密联系的 RH 基因,*RHD* 和 *RHCE*,位于 1 号染色体短臂的顶端;*FY* 和 *KN* 定位在染色体的长臂上,并不存在连锁;在减数分裂期间,在同源染色体配对和染色体断裂的部分之间发生交叉互换重新加入到伴侣的染色体上;1 号染色体的长臂交叉导致了 FY 和 KN 基因重组,这样一来,编码 Fy^b 抗原的基因就会携带 1 种编码 Knops 系统的 Sl(a−)表型的基因

同 1 条染色体上携带的不紧密相连的 2 个基因座可被称为**同线基因**。例如,*RH* 和 *FY* 基因座,均位于 1 号染色体,但它们之间距离较远,*RH* 位于短臂而 *FY* 位于长臂,因而可发生互换并自由组合。

同 1 条染色体上 2 个基因发生互换的频率是 2 个基因间距离(以厘摩 cM 为单位)的 1 种衡量手段;2 个位点的距离越远,发生互换和重组的可能性越大。相反,距离非常近(相连接)的基因倾向于不发生重组,同时传递至下一代。2 个基因间互换的程度可通过分析候选基因的系谱信息和重组的程度来计算。连锁分析的传统方法需要使用 lod(概率的对数)[31]。连锁分析的基本原理是已构建

的基因之间的相对位置和距离以及映射到哪位染色体上。Lutheran(*LU*)和 ABH 分泌基因(*SE* 或 *FUT2*)是第 1 个被发现的常染色体连锁遗传案例,如图 9-13 所示。

尽管互换很容易在距离较远的基因中发生,仍有少数在同 1 条染色体上距离较近或紧密相连的基因发生重组的案例。4 号染色体上编码 MN(*GYPA*)和 Ss(*GYPB*)抗原的基因就是 1 个这样的例子,已由 Daniels 作综述[20]。

八、连锁不平衡

紧密相临座位上的基因倾向于一起遗传,并形

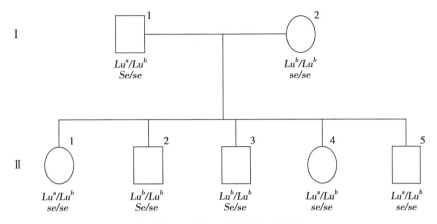

图 9-13　*LU* 和 *SE*（*FUT2*）的连锁

I-2 是 *Lu^b*（*LU*B*）和 *se* 的纯合子，并传递这些等位基因给她的后代；I-1 是双重杂合子[*Lu^a/Lu^b*（*LU*A/B*）和 *Se/se*]；他传递 *Lu^b*（*LU*B*）伴 *Se* 和 *Lu^a*（*LU*A*）伴 *se*，显示 *Lu* 和 *Se*（*FUT2*）的连锁；需要对几个这样的信息家系进行分析，以在统计学上确认连锁

成 1 个**单体型**（同 1 条染色体上 2 个或以上紧密相连座位上基因的组合）。编码 MNS 抗原的等位基因可通过 4 种单体型遗传：*MS*、*Ms*、*NS* 和 *Ns*（在 IS-BT 等位基因术语中，这些单体型可以分别写成 *GYPA*M-GYPB*S*，*GYPA*M-GYPB*s*，*GYPA*N-GYPB*S*，*GYPA*N-GYPB*s*）。由于连锁基因不会独立分配，每 1 种单体型编码的抗原在种群中出现的频率与随机分配的频率不同。如果 M 和 S 不是连锁遗传，那么 M+ 和 S+ 在人群中的频率应为 17%（从频率计算），但是实际观察到的 MS 单体型的频率为 24%（通过检测和家系分析得到的数据）[20]。这种 2 个或以上连锁基因座位形成的特定组合一起遗传且比预期出现概率更高的现象称为**连锁不平衡**。

九、基因相互作用和位置效应

等位基因都在同 1 条染色体上称为顺式位（*cis*），而等位基因位于 2 条同源染色体的相对位置称为反式位（*trans*）。顺式位等位基因常相连并一起遗传，而反式位等位基因则自由分离。

历史上常用 Rh 血型系统来解释顺式和反式的意义。例如，*DCe/DcE* 基因型用来描述 1 个 *DCe* 单体型在 *cis* 位置上有 C 和 e 基因，1 个 *DcE* 单体型在 *cis* 位置上有 c 和 E 基因，即 C 和 E 与 c 和 e 在不同的单体型上，即在 *trans* 位上。在这种排列下，C 和 e 通常一起遗传，而 C 和 E 则不会。前面关于 1 个基因负责编码 C 和 c 抗原以及另 1 个基因负责编码 E 和 e 抗原的解释，是基于 *RH* 位点 3 个基因的 Fisher-Race 理论。相反，基因组分析提示只

有 1 个基因（*RHCE*）编码 CcEe 抗原，该基因具有 4 个等位基因（*RHCE*Ce*、*RHCE*cE*、*RHCE*ce*、*RHCE*CE*）。因此，对于 Rh 系统而言，DCe 是 1 种单体型，且 *RHD* 等位基因与 *RHCE*Ce* 等位基因是 *cis* 排列。

红细胞抗原的表达可被基因或蛋白之间的相互作用修饰或影响，主要表现为抗原表达减弱。1 条染色体上单体型的表达影响另 1 条染色体上单体型的表达，称为"**位置效应**"，该现象可在 Rh 抗原表达时出现。当 Ce 单体型（*RHD* 缺失）在 *trans* 位上为编码 D 抗原的单体型时，通常表现为 D 抗原表达显著减弱导致 D 表型。当相同的 D 抗原编码单体型与 ce 或 cE 一起遗传时，D 抗原正常表达。这种抗原表达减弱的原因尚不清楚，但可能与基因表达水平不同及细胞膜蛋白组装改变有关。当存在 Kell 系统的 Kp^a 抗原时，相同等位基因编码的其他 Kell 系统抗原受到抑制（顺式效应），这种现象是由于 *trans* 位上有 1 个沉默的 K_0 基因（Kell_null 基因）。氨基酸改变导致 Kp^a 表达，不利于 Kell 糖蛋白转运至红细胞表面，因此由 Kp^a 运载至红细胞表面的 Kell 糖蛋白数量显著减少。

抑制基因或修饰基因可影响其他基因的表达。如 19p13.3-p13.12 位点上的 *KLF1*，编码红细胞 Krüppel 样因子，它是红细胞终末分化至关重要的转录因子。Singleton 等[32]首先发现 *KLF1* 杂合性核苷酸的改变与 Lu(a-b-) 表型有关[5]，即熟知的 *In*（*Lu*）表型。这种杂合性主要表现为 Lutheran 系统（Lu_mod）、P1、In^b 和 AnWj 抗原表达减弱。

X 染色体上 *GATA-1* 基因编码的 GATA-1 转录

因子对于红系和巨核系分化至关重要。该基因的改变与 X 连锁型的 Lu_{mod}［表现为 Lu（a-b-）表型］有关[33]。通过血清学方法来区分这种 Lu_{mod} 表型与真正的 Lu（a-b-）（Lu_{null}）表型有一定难度但却具有临床意义。目前该表型的遗传基础已经清楚，通过相关基因的测序可进行区分。

在过去，沉默基因或失活基因未被证实时，认为一些单独的、未鉴别的修饰或调节基因是一些缺失或变异表型的基础。例如，通过家系调查发现 Rh_{null} 调节型是 1 个不在 RH 位点的基因编码的结果。这种表型现在认为是 $RHAG$（该基因位于 6 号染色体，与 RH 相互独立）基因沉默的结果。$RHAG$ 编码 Rh 相关糖蛋白 RhAG。红细胞膜在表达 Rh 抗原时需要该蛋白。类似的情况还有，基因组研究提示，$RHAG$ 突变导致 Rh_{mod} 表型[5]。

一些红细胞抗原在表达时需要 2 个或以上独立基因产物的相互作用。Diego 血型系统的高频抗原 Wr^b 需要携带 MN 抗原的 GPA（或更确切地说是 GPA 的 75～99 位氨基酸）才能在红细胞膜中表达。Wr^a/Wr^b 多态性由带 3 上的 DI 基因编码，而 GYA 是由独立于 DI 基因的 $GYPA$ 基因编码。RhD 和 RhCE 缺失（Rh_{null}）可导致红细胞上缺乏 LW 抗原，且 U、S、s 抗原缺失或减弱，再一次证实了 2 个或以上血型基因产物在红细胞膜表面的相互作用。

红细胞上 ABO、H、Lewis 和 I 抗原的表达和分泌需要一系列不同位点的基因相互作用。这些抗原是糖蛋白或糖脂携带的糖类基团，它们的遗传比纯蛋白质类抗原的遗传要复杂得多。单糖通过逐步组装形成携带糖类抗原的寡糖链。ABO 基因和编码其他糖类抗原的基因不直接编码膜蛋白，而是编码 1 种酶，即催化免疫基团单糖转移的糖基转移酶。每种单糖结构由对应的糖基转移酶转移，因此，双糖需要 2 个基因，三糖需要 3 个基因，依此类推。1 个位点的失活可妨碍或修饰另 1 个基因产物的表达。H 基因编码的产物是 A、B 抗原合成的前体，如果 H 基因发生沉默，则不能形成 A、B 抗原。A、B 等位基因的突变可能导致糖基转移酶失活或抗原表达增强或减弱。ABO、H、Lewis 和 I 抗原的生物合成见第 10 章。

第三节　群体遗传学

群体遗传学是基因的分布模式和维持或改变基因（或等位基因）频率的影响因素的研究。群体遗传学对概率和简单代数计算应用的基本理解对于亲缘关系鉴定很重要。在输血医学中，其相关的知识可以应用于临床，例如预测对红细胞抗原产生抗体的患者找到相容血液的可能性。首先定义 3 个常用术语，这样有助于理解它们的准确用法。"**频率**"用于描述在遗传水平上的流行情况，即群体中等位基因（基因）的出现频率。"**流行率**"用于描述在表型水平上永久遗传特征的发生率，例如，任何给定群体中的血型。"**发病率**"用于描述在某个群体中随时间变化的疾病发生率，例如 1 种疾病的发生率。

一、表型流行率

血型抗原或表型的流行率通过在同一种族的随机大样本中利用特异性抗体来检测红细胞并计算阳性和阴性反应的百分比来确定。所测试的群体越大，结果越有统计学意义。表型流行率的百分比总和应该等于 100%。例如，在 Duffy 血型系统中，在非洲种族的 1 个随机群体中的 Fy（a+b-）、Fy（a-b+）、Fy（a+b+）和 Fy（a-b-）表型的流行率分别为 9%、22%、1% 和 68%；这些百分比的总和为 100%。如果 1 000 个欧裔献血者的红细胞用抗-c 检测，800 个标本是阳性的，200 个是阴性的，则 c+ 表型的流行率为 80%，c- 表型的流行率为 20%。因此，在该献血者群体中，大约 20% 的 ABO 相容的血液应该与产生抗-c 的患者血清相容。

二、抗原阴性表型的计算

当为具有针对 1 种或多种红细胞抗原的抗体的患者提供血液时，可以使用简单的计算来估计需要测试的献血者数，以找到所需抗原组合。因为抗原是彼此独立遗传的，为了计算组合的抗原阴性表型流行率，可将每种单一抗原的流行率相乘。当抗原由密切关联的等位基因编码并且作为单体型遗传（M、N、S、s）或属于相同载体蛋白（C、c、E、e）编码时，这样的估计可能不尽准确。例如，如果具有针对 K、S 和 Jk^a 抗原的抗体的患者需要 3 单位的血液，抗原阴性表型发生率和找到它们需要检测的单位数量，可以计算如下：

K-献血者的流行率=91%；S-献血者=48%；Jk（a-）献血者=23%

每个抗原阴性的献血者的百分比以十进制表示，并相乘：0.91（K-）×0.48（S-）×0.23［Jk（a-）］=0.10

0. 10 即为 10%，表示为发生率 = 10/100 = 1/10

因此，10 个 ABO 相容的红细胞中预期大约有 1 个是 K-S-Jk(a-)的红细胞。

所述患者需要 3 单位红细胞，因此平均来说，需要测试 30 单位的血液。

特定抗原（或表型）的流行率可以随种族不同而变化[5]，所以组合抗原阴性表型流行率的计算应当基于献血者群体中的主要种族来选择。

三、等位基因频率

等位基因频率是在某一时间内某一群体中，特定基因位点上，某一基因在所有等位基因数量中所占的比例。该频率可以从群体中每种表型的流行率来计算。在检测的群体标本中，任何给定基因座的等位基因频率的总和必须等于 100%（或在代数计算中为 1）。群体中的基因型频率是指某一基因型个体占取样群体基因型数的比例。

四、Hardy-Weinberg 平衡

如果没有选择、突变、迁移或非随机婚配这些因素影响（以上事件仅在不受控制地发生时才能产生影响），任何相对较大的群体中每一代的基因频率都趋向于保持恒定。根据英国数学家 Hardy 和德国医生 Weinberg 提出的原则，基因频率达到平衡。这种平衡可以用代数项表示为 Hardy-Weinberg 公式：

$$p^2 + 2pq + q^2 = 1$$

如果两个等位基因（通常称为 A 和 a）分别具有 p 和 q 的基因频率，则纯合子和杂合子以如下比例存在于群体中：

$$AA = p^2 \quad Aa = 2pq \quad aa = q^2$$

在这样的两等位基因系统中，如果 1 个等位基因的基因频率，即 p，是已知的，则 q 可以通过 p+q = 1 计算。

Hardy-Weinberg 方程可以用于从抽样群体中的表型流行率来估计基因型频率，反过来也可以从基因频率来确定基因型频率和表型流行率。该方程在血型遗传学中具有许多应用，其用途如下所示。例如在欧洲人群体中，编码 K（*KEL**01）或 k（*KEL**02）的两个等位基因的频率计算如下：

KEL*01 等位基因的频率 = p

KEL*02 等位基因的频率 = q

KEL*01/01 基因型的频率 = p^2

KEL*01/02 基因型的频率 = 2pq

KEL*02/02 基因型的频率 = q^2

K 抗原在 9% 的欧洲人的红细胞上表达；p^2 + 2pq = 携带 *KEL**01 并且是 K+人的频率。

因此，p^2 + 2pq = 0. 09

q^2 = 1 - (p^2 + 2pq) = 携带 *KEL**02/02 且 K-的人的频率，并且是 K-

q^2 = 1 - 0. 09

q^2 = 0. 91

q = $\sqrt{0.91}$ = 0. 95 = *KEL**02 的频率

因为两个等位基因的频率的总和必须等于 1.00：

p + q = 1

p = 1 - q

p = 1 - 0. 95

p = 0. 05 = *KEL**01 的频率

一旦已经计算了 *KEL**01 和 *KEL**02 的等位基因频率，就可以计算 k+（包括 K+k+ 和 K-k+ 两者）和 K+（包括 K+k- 和 K+k+ 两者）的百分比：

$$
\begin{aligned}
k+的流行率 &= 2pq + q^2 \\
&= 2 \times (0.05 \times 0.95) + (0.95)^2 \\
&= 0.997\ 5 \times 100\% \\
&= 计算所得流行率为 99.75\%（观 \\
&\quad 察所得\ k+\ 表型的流行率 \\
&\quad 为 99.8\%）
\end{aligned}
$$

$$
\begin{aligned}
K+的流行率 &= 2pq + p^2 \\
&= 2(0.05 \times 0.95) + (0.05)^2 \\
&= 0.097\ 5 \\
&= 0.097\ 5 \times 100 = K+的计算所得流 \\
&\quad 行率为 9.75\%（观察所得 K+ 表 \\
&\quad 型的流行率为 9\%）
\end{aligned}
$$

Hardy-Weinberg 方程也可以用于已知基因频率 K(p) = 0. 05 和 k(q) = 0. 95 计算 3 种可能的基因型 *KEL**01/01，*KEL**01/02 和 *KEL**02/02 的频率：

$$p^2 + 2pq + q^2 = 1$$

频率 *KEL**01/01 = p^2 = 0. 002 5

频率 *KEL**01/02 = 2pq = 0. 095

频率 *KEL**02/02 = q^2 = 0. 902 5

如果抗体可用于检测感兴趣的等位基因的产物（在该实例中为抗-K 和抗-k），则等位基因频率也可以通过表 9-2 所展示的方法直接计数获得。

通过直接检测获得的等位基因频率是对采样群体的**观察频率**,而通过基因频率计算(上述)获得的等位基因频率是**预期频率**。上面的各种计算,应用于两个等位基因情况时,是相对简单的;对于3个以上等位基因频率的计算则复杂得多,且超出了本章的范围。

表 9-2　用直接计算法(假设没有无效表型)计算 $K(KEL^*01)$ 和 $k(KEL^*02)$ 等位基因频率

表型	人数	Kk 等位基因数量	K (KEL^*01)	k (KEL^*01)
K+k−	2	4	4	
K+k+	88	176	88	88
K−k+	910	1 820	0	1 820
总数	1 000	2 000	92	1 908
等位基因频率			0.046	0.095 4

注:随机抽取 1 000 人检测 K 和 k 抗原,在 KEL 位点上总共有 2 000 个等位基因,因为每个人都有 2 个等位基因,来自各自父母;因此,有 2 个人有 K+k−的表型(每个人都有 2 个等位基因)总共有 4 个等位基因;从 K+k+组中加入 88K(KEL^*01)等位基因,总共 92K(KEL^*01)等位基因或等位基因频率为 0.046(92÷2 000);k(KEL^*02)等位基因的频率是 0.954(1 908÷2 000)。

对于某一特定群体,如果 1 个遗传性状例如红细胞抗原的流行率是已知的,则可以应用 Hardy-Weinberg 方程来计算等位基因和基因型频率。当群体足够大使偶然性不能改变等位基因频率并且婚配是随机的,则 Hardy-Weinberg 平衡原理是有效的。在应用 Hardy-Weinberg 平衡原理时,须假定不存在特定性状的选择优势或劣势和其他影响因素,例如突变或群体迁移。当满足所有这些条件时,基因库处于平衡状态,从一代到下一代等位基因频率不会发生改变。如果条件不满足,等位基因频率可以在几代都发生变化,并且可以解释群体之间等位基因频率的许多差异。

第四节　亲缘关系鉴定

多态性是区分人的遗传特征或遗传标记。血型系统拥有最多的等位基因(多态性也最多),因此对确定亲缘关系辨别力最高且最有用。血液是可被检测的遗传特征的丰富来源,包括红细胞、HLA 和血小板抗原。红细胞和 HLA 抗原容易鉴定,具有多态性,并遵循孟德尔遗传学定律。系统的多态性越大,找到两个完全相同的人的机会则越少。仅 HLA 系统的广泛多态性就可以在有争议的亲子鉴定案例中排除超过 90% 的疑父。

血清学确认身份的方法已被 Jeffreys 和其同事开创的基于 DNA 的检测[34](称为 DNA 指纹图谱,DNA 图谱或 DNA 分型)所超越和取代[35,36]。不同长度的 DNA 的串联重复序列主要出现在非编码基因组 DNA 中,并且根据重复区的大小将它们分成不同的组。这些串联重复序列在个体之间的变化相当广泛,所以相同数目的重复序列几乎不可能出现在两个人上,即使这些人是亲属关系。小卫星位点[也称为可变数量的串联重复(variable number of tandem repeats,VNTR)]具有 9~80 个碱基对的串联重复单元,而微卫星位点[也称为短串联重复(short tandem repeat,STR)]由 2~5 个碱基对串联重复组成[37]。微卫星和小卫星的内容见 Bennett 的综述[38]。

VNTR 和 STR 序列的测定用到根据 DNA 片段大小的电泳分离。DNA 图谱涉及选择性的信息量丰富的 VNTR 和 STR 基因座扩增。该扩增使用到基因座特异性寡核苷酸引物及随后 PCR 产物大小的测量。整个人类基因组中绘制了数百个 STR 基因座,许多已经应用于身份确认。不同 STR 基因座(通常至少 12 个)的分析可绘制某个人的 DNA 图谱,几乎可以保证对此人(或双胞胎)是唯一的。DNA 指纹图谱是 1 种强大的工具,不仅用于身份确认和群体遗传学,而且可用于监测骨髓移植后的嵌合现象[39,40]。STR 分析也被用于监测器官移植后的移植物抗宿主病,特别是肝脏移植[41]。

亲子鉴定案件中,如果疑父不能被亲子鉴定结果所排除,可以计算他作为父亲的概率。该计算比较了疑父传递父系专性基因的概率与任何其他随机选择的来自相同种族或族裔群体的人传递基因的概率。结果表示为似然比(亲子指数)或百分比。AABB 已经为进行亲缘测试的实验室制定了标准和指导文件[42]。

第五节　血型基因图谱

基因图谱是指基因座被分配到染色体某个位置的过程。通过检测许多家族的选定红细胞抗原来完成血型基因图谱的初始绘制。谱系分析用作目的基因之间重组的证据，以排除或建立血型与另一标记或已知染色体位置的连锁关系。

Duffy 血型系统抗原的基因是第 1 个通过 1 号染色体的遗传性畸形而被定位在该染色体上的基因。不久前，重组 DNA 方法用于建立基因的物理位置，而目前，利用人类基因组测序确定基因的位置涉及计算机数据库序列搜索。人类基因组计划（ http：//www. ornl. gov/sci/tech　resources/Human _ Genome/index. shtml ）已构建了物理基因图，指示了基因位点的位置，并且标识了以 DNA 碱基对表示的基因座之间的距离。

目前，ISBT 认可的血型系统有 36 种[6]。所有血型基因都已被克隆并有各自的染色体位点（表9-1）。详细的基因图谱制作程序信息超出了本章的范围，但相关综述可见参考文献 8。

第六节　嵌 合 现 象

在输血医学中，标本产生混合凝集的现象并不罕见。通常嵌合现象是由于输入献血者红细胞或干细胞移植人工诱导的结果。比较罕见的情况是，混合凝集现象来自于真正的**嵌合体**，即具有来自多个合子的双重细胞群体的人。事实上，第 1 个嵌合体的实例是 1 名女性献血者在抗原分型时出现双群而发现。大多数嵌合体可以分为双生嵌合体或四分体（分裂）嵌合体。嵌合现象不是遗传疾病[43]。

双生嵌合体通过胎盘血管吻合的形成而发生，由此导致两名胎儿之间的血液混合。这个血管桥允许造血干细胞迁移至双胎中另 1 名的骨髓。每对双胞胎可能有 2 个不同的细胞群（红细胞和白细胞），即它们真正的遗传细胞群和双胞胎中另 1 名的细胞群。每对双胞胎中 2 个细胞系的百分比往往不同；主细胞系不一定是自体细胞系，并且两种细胞系的比例在整个生命期内可能会改变。嵌合双胞胎具有免疫耐受性；它们自身的红细胞中缺少 A 或 B 抗原，但在被植入的双胞胎细胞上存在 A 或 B 抗原时，它们也不产生 A 或 B 抗原的抗体。这种耐受性现象可从红细胞扩展到阴性混合淋巴细胞培养物和皮肤移植物的相互耐受。

在双生嵌合体中，双细胞群严格限于血细胞。四分或分裂嵌合体在所有组织中呈现嵌合现象，并且多因不孕不育发现，而非红细胞双群。导致四分嵌合体发育的机制未知，但是可确定的是四分嵌合体由 2 个受精卵融合并发育成 1 个含有 2 个细胞谱系的人而产生。

更常见的嵌合体通过医疗干预而产生，并且由分裂活跃的细胞转移产生，例如造血干细胞移植[43]。然而，基于 DNA 分析预测红细胞表型时双重红细胞人群的发现，嵌合体可能比以前认为的更普遍，并已成为亲子鉴定中争议母的起因[44,45]。

第七节　血 型 术 语

抗原最初使用字母（如 A/B、C/c）符号命名，或者以红细胞携带该抗原的先证者或第 1 个制备该抗体的人（如 Duclos）命名。也使用过标有上标的字母的符号（如 Lu^a、Lu^b、Jk^a、Jk^b）和加了数字的术语（如 Fy3、Jk3、Rh32）。在血型系统中，使用不止 1 种方案（如 Kell 血型系统：K、k、Js^a、Js^b、K11、K17、TOU）命名抗原。

1980 年，ISBT 成立了红细胞表面抗原术语工作组。工作组负责开发 1 个统一的命名规则使"人工和机器均可读"并"符合血型的遗传基础"。**血型系统**是由单个或多个抗原组成的，这些抗原在由单基因座或 2 个或多个同源基因控制表达。因此，每个血型系统在遗传上独立于其他血型系统，并由 1 个基因或基因簇（ 2 个或 3 个同源基因组成）表达。抗体与特定无效表型的红细胞不反应不足以将相应的抗原分配到某个血型系统。一些无效表型是基因抑制或修饰的结果，其可以抑制多个血型系统的抗原表达。例如，Rh_{null} 表型不仅缺乏 Rh 抗原，而且缺乏 LW 系统抗原、Fy5 抗原（Duffy 系统），有时还缺乏 U 抗原（MNS 系统）。类似地，通过家族研究血型抗原必须显示可遗传性，或者必须证明抗原的表达与其编码基因的核苷酸序列变异相关，由 ISBT 术语工作组分配抗原名称。血型抗原必须由抗体血清学定义；仅通过 DNA 分析检测到的多态性，缺少相应抗体来检测也不能称之为血型抗原。

ISBT 术语工作组建立了 1 个由大写字母和阿拉伯数字组成的术语，用以表示血型系统和抗原[6,46]。

每个系统也可以通过 1 组数字来标识(例如,ABO 系统=001;Rh 系统=004)。类似地,系统中的每个抗原分配 1 个数字(例如,A 抗原=001;B 抗原=002;D 抗原=001)。因此,001001 即 A 抗原,004001 即 D 抗原。或者,可以省略左侧的 0,使 A 抗原变为 1.1,D 抗原变为 4.1。每个系统还有 1 个字母缩写[表 9-1 给出了与系统名对应的基因名(斜体字表示)],因此 KEL 是 Kell 系统的 ISBT 符号缩写,Rh 的 ISBT 系统符号缩写是 RH,D 抗原的另外 1 个名称是 RH1。这种字母数字术语,主要是为方便计算机录入而设计的,并不是理想的日常沟通方式。为了实现统一,编制了 1 个方便使用的替代名单[47]。

ISBT 术语工作组定期开会,为新发现的抗原分配名称和号码。ISBT 术语工作组近日改名称为红细胞免疫遗传学和血型术语工作组,负责开发、维护和监控血型基因及其等位基因的术语[6]。这些术语根据人类基因组组织(Human Genome Organization,HUGO)发布的人类基因命名法指南确定,HUGO 负责基于国际人类基因命名系统(International System for Human Gene Nomenclature)来命名基因[48]。对于抗原术语标准,表中列出了系统、抗原和表型;关于基因和等位基因术语当前状态的信息,可参见 ISBT 红细胞免疫遗传学和血型组术语网络资源[6]。适用于等位基因、基因型、表型和抗原 ISBT 术语的实例见表 9-3。

表 9-3 等位基因、基因型、表型和抗原术语的例子

Duffy 系统	传统的	ISBT
等位基因	无†	FY*01 或 FY*A,FY*02 或 FY*B,FY*01N 或 FY*02N
基因型/单体型	无†	FY*A/FY*B 或 FY*01/FY*02
表型	Fy(a+b+)	FY:1,2
抗原	Fyᵃ,Fyᵇ	FY1,FY2,或 008001,008002,或 8.1,8.2

注:† 历史术语中使用斜体表示抗原的等位基因、基因型和单体型(如 Fyᵃ,Fyᵇ);为了便于讨论,本章部分内容仍然使用历史术语;ISBT:国际输血协会;N:无效;在表示 FY*A 或 FY*B 的无效等位基因时使用了 FY01N 或 FY02N,而没有用 FY*AN 或 FY*BN。

第八节 血型基因组学

如本章前面部分所讨论的,在红细胞上表达的抗原是基因的产物,并且可以通过血凝试验直接检测(只要有相关的抗血清)。血型抗原检测是输血医学实践的 1 个重要方面,因为如果某一抗原被输入缺乏该抗原的个体的血循环中,可引起免疫应答。

产生免疫应答的抗体会带来临床实践上的问题,例如患者/献血者输血不相容,母体/胎儿不相容,也解释了为什么抗原阴性血液是保障此类患者输血安全的必须因素。血细胞凝集试验简单,快速,并且相对便宜。只要操作正确,它具有适于大多数检测的特异性和灵敏度。然而,血细胞凝集也有其局限性;例如,很难并且通常不可能获得近期有输血史的患者的准确表型或者被 IgG 包被的红细胞表型,并且一些分型试剂短缺或不可获取。因为编码 36 种已知血型系统的基因已被克隆和测序,并且大多数血型抗原和表型的遗传基础也已知,基于 DNA 的方法(基因分型)越来越多地被用作预测血型表型的 1 种间接方法。这种方法已经将血型基因组学,通常被称为"分子免疫血液学",引入输血医学实践。通过测试 DNA 进行血型抗原的预测对于大多数抗原是简单和可靠的,因为大多数抗原的 SNP 遵循孟德尔遗传定律。例如,对偶抗原 S 和 s 由 GYPB 等位基因调控,其仅相差 1 个核苷酸(S 的是 143T,s 是 143C),导致蛋白质序列相差 1 个氨基酸,S 的第 48 位残基是甲硫氨酸,而 s 的是苏氨酸(命名为 c. 143T>C p. Met48Thr)。因此,对大多数表型的预测,DNA 基因分型试验设计和解释相当明了。

然而,详细的血清学和遗传研究(包括全基因组测序)已经表明,对于一些系统,尤其是 ABO 和 Rh,具有比表型更多的等位基因。已经鉴定了超过 380 个不同的负责编码 4 种 ABO 血型的糖基转移酶的等位基因,并且 A 或 B 等位基因中的单个核苷酸变化可导致无活性的转移酶和 O 型表型(参见第 10 章)。常见的 Rh 抗原 D、C/c 和 E/e 的检测对于大多数群体并不复杂,但在一些种族中其抗原表达相当复杂。有超过 490 个 RHD 等位基因编码弱 D 或部分 D 表型,以及超过 150 个 RHCE 等位基因编码改变的或新的杂合 Rh 蛋白,其中一些导致弱抗原表达(参见第 11 章)。RH 基因分型,特别是在少数群体中,需要对基因的多个区域进行取样和比对。

DNA 测序的基础是靶基因序列的 PCR 扩增,随后手动、半自动或自动化下游分析(见第 8 章)。常用的方法是序列特异性 PCR(sequence specific primer PCR,SSP-PCR)和等位基因特异性 PCR(allele specific PCR,AS-PCR)。对于手动方法,使用凝胶电泳分离 PCR 产物以测定片段大小。作为替代,试验可能包括用限制性片段长度多态性(restriction fragment length polymorphism,RFLP)消化 PCR 产物,然后电泳和片段可视化。半自动方法包括使用荧光探针的定量和定性的实时 PCR 自动读出。手工方法劳动强度大,并且每个试验对应每个标本分别进行。自动 DNA 阵列可以在 PCR 反应中进行大样本的靶等位基因高通量试验,这使在单个试验中检测多种抗原成为可能。大多数应用平台基于荧光技术或质谱法。常规 ABO 和 RhD 检测目前在大多数自动化平台上不可用,因为这些抗原的表达相当复杂,需要进一步研发这样的平台。

有专门的参比实验室使用类似于 HLA 分型的高分辨率方法,即编码外显子的基因特异性扩增,随后进行测序,或基因特异性 cDNA 扩增和测序的方法。这些方法用于研究新的等位基因和解决血清学结果和基因型检测结果之间的差异。这些方法的应用已经由几个研究小组所综述[48-51]。

一、DNA 分析预测血型的临床应用

基于 DNA 分析的主要应用是预测胎儿或输血患者的红细胞表型,或被 IgG 包被的红细胞表型。其他应用包括解决 ABO 和 Rh 定型不符以及鉴定罕见血清学结果的分子基础。DNA 分析还具有区分同种抗体和自身抗体的能力。本节概述了目前在患者和献血者检测中使用的基于 DNA 分析的一些主要应用。表 9-4 总结了这些应用和其他临床应用。

表 9-4　基于 DNA 分析的患者和献血者检测的应用

预测患者的红细胞表型

- 近期输血后
  —— 帮助抗体鉴定和红细胞选择
  —— 选择吸收红细胞
- 当抗体分型试剂无法获得时(如,抗-Do^a、-Do^b、-Js^a、-V、-VS)
区分同种抗体与自身抗体(如,抗-e、-Kp^b)
- 当患者是抗原阳性和可能是变异表型(如,D 阳性患者抗-D,e 阳性患者抗-e)时,帮助鉴别同种抗体
- 当患者红细胞被覆免疫球蛋白时(DAT+)
  —— 当不能获得直接凝集抗体时
  —— 当抗原对 IgG 去除治疗敏感时(如,Kell 系统抗原被 EDTA-甘氨酸洗脱变性)
  —— 当检测需要直接抗球蛋白试验和 IgG 去除技术去除细胞结合免疫球蛋白无效时
  —— 当抗血清弱反应和反应难以判读时(如,抗-Do^a、-Do^b、-Fy^b)
- 异基因造血干细胞移植后
  —— 如果出现抗体问题,检测患者和献血者储存的 DNA 标本(或口腔拭子),以指导输血的选择
- 检测弱表达的抗原(如,伴 Fy^X 表型的 Fy^b)
- 确定异常血清学结果的分子基础,尤其是 Rh 变异型
- 解决不符,如 A、B 和 Rh
- 协助解决复杂血清学检测,尤其是那些包含高频抗原而试剂不能获得时
- 确定胎儿是否有胎儿新生儿溶血病风险
  —— 预测已产生抗-D 的孕妇的丈夫是 *RHD* 纯合子还是杂合子

预测献血者的红细胞表型

- 抗原阴性献血者的筛查
- 当抗体较弱或不能获得时(如抗-Do^a、-Do^b、-Js^a、-Js^b、-V/VS)
- 大量筛查以增加抗原阴性库存
- 发现红细胞缺乏高频抗原的献血者
- 解决 A、B 和 Rh 血型不符
- 检测编码弱抗原的基因
- 用于抗体筛选细胞和抗体鉴定谱细胞的试剂红细胞的献血者分型(如 Do^a、Do^b、Js^a、V、VS)
- 确定抗体检测/鉴定谱细胞上的献血者的纯合性,尤其是 D、S、Fy^a 和 Fy^b

注:DAT. 直接抗球蛋白试验

1. 基于 DNA 的检测预测红细胞表型：当红细胞包被有 IgG 时 在接受慢性或大量输血的患者中，献血者红细胞的存在常常使血细胞凝集试验分型结果不准确。DNA 分型可以避免耗时和繁琐的细胞分离方法，并且这些方法对网织红细胞分离和分型结果通常不理想。基于 PCR 的试验大多使用从外周血标本中分离的白细胞提取 DNA。通过靶向和扩增所有等位基因的共有区域来避免献血者来源 DNA 的干扰，因此不能检测到微量的献血者 DNA。该方法使利用输血后收集的血液标本制备的 DNA 能可靠地进行血型检测。从口腔黏膜涂片或尿沉渣分离的 DNA 也可用于检测。在产生同种抗体的输血依赖患者中，扩展抗原谱对于确定患者可能致敏的其他血型抗原有重要意义。

过去，当自身免疫性溶血性贫血患者输血时，在确定患者的红细胞表型次要抗原之前，需要费时费力地进行几种有差别的异体吸收试验以确定除自身抗体外是否存在同种抗体。通过基于 DNA 的试验，建立患者最可能的表型，从而将吸收红细胞的抗原谱与患者的抗原谱相匹配，从而减少吸收试验所需的细胞类型数量。这种方法还可以将献血者的抗原谱与患者的抗原谱（常见抗原如 Rh、Jk^a、Jk^b、S、s）匹配，具有重要的临床意义。这种匹配避免使用"最小不相容"的血液用于输血，并允许"具有临床意义的血型抗原相匹配"的血液进行输血，以防止迟发性输血反应和规避额外的同种异体免疫。

2. 基于 DNA 的分析预测红细胞表型 在自身免疫性溶血性贫血患者或其他患者中，当红细胞包被有 IgG 时，由于免疫球蛋白与红细胞结合，直接抗球蛋白试验（direct antiglobulin testing，DAT）结果阳性，血清学方法的抗原分型结果无效。可以使用某些方法，例如用氯喹二磷酸或 EDTA-甘氨酸（EDTA-glycine acid，EGA）处理红细胞以去除红细胞结合的 IgG。有时候这些方法并不见效，目的抗原也可能被破坏（例如，EGA 破坏 Kell 血型系统的抗原），或者可能难以获得直接凝集目标抗原的抗体。DNA 分析可以确定更多的抗原谱，以选择相应抗原阴性的红细胞用于输血。

3. 基于 DNA 的分析区分同种抗体和自身抗体 当在红细胞表达相应抗原的患者中发现特异性抗体时，必须知道该抗体是同种抗体还是自身抗体，而基于 DNA 的分析有助于输血管理。如果 DNA 分型预测红细胞是抗原阳性的，应该考虑通过高分辨率基因测序进行进一步研究，因为标本中

的血型抗原蛋白可能携带有新的氨基酸变化。这些新的氨基酸变化导致新的表位和常规抗原的表达改变（减弱或部分缺失）。

这种情况在需要长期输血支持治疗并且具有同种免疫风险的镰状细胞病（sickle cell disease，SCD）或地中海贫血的患者中尤其重要，其通常由于自身抗体的存在而复杂化。在具有非洲血统的 SCD 患者中，普遍存在常见 Rh 抗原（D、C、c 和 e）的部分表达。这些患者经常存在抗-D，抗-C 和抗-e 的组合，而其红细胞类型在血清学上为 D+，C+ 和 e+。尽管这些患者可以对这些抗原产生同种抗体，也普遍具有 Rh 相关特异性自身抗体，并且区分两者对于安全的输血实践以避免溶血性输血反应至关重要[52,53]。特别是迟发性溶血性输血反应，使 SCD 患者处于危及生命的贫血、疼痛危象、急性胸部综合征和/或急性肾功能衰竭的风险中。患者还可能经历过度溶血，即由于患者自身抗原阴性红细胞发生旁观者溶血，血红蛋白降至低于输血前水平。RH 基因分型已经揭示了这些患者中有许多 RHD 和/或 RHCE 等位基因变异型，其编码 Rh 蛋白氨基酸改变导致抗原改变或产生部分抗原。有关编码部分抗原的 RHD 和 RHCE 等位基因的详细信息，请参见第 11 章。

Jk^a 和 Jk^b 自身抗体的报道并不罕见。随着编码部分 Jk^a 和 Jk^b 抗原的变异 JK 等位基因的发现，一些先前鉴定的自身抗体可能是同种抗体（参见第 12 章）。JK 变异的 DNA 分析有助于阐明这些现象。和在其他血型系统中一样，Kidd 系统遗传多态性在非洲血统的人群中较高。

二、产前 DNA 检测

下面将讨论的是 DNA 检测对产前检查的影响。凝集试验，包括抗体效价，仅间接提示胎儿新生儿溶血病（hemolytic disease of the fetus and newborn，HDFN）的风险和严重性。通过 DNA 检测的抗原预测，可用于鉴别不具有 HDFN 风险的胎儿（即预测胎儿为抗原阴性），则母亲就不需要进行过度地监测。当母亲的血清含有与 HDFN 相关的 IgG 同种抗体，并且父亲所携带的相应抗原是杂合子或不确定，或者不能获取时，应考虑检测胎儿的 DNA。

1. 基于 DNA 分析识别胎儿的新生儿贫血风险 Bennett 等[54]首次报道了产前 DNA 检测用于预测血型表型，他们检测胎儿 DNA 中是否存在

RHD。鉴于抗-D 的临床意义，*RHD* 可能是最常见的检测靶基因，但是如果基因组基础已知，胎儿任何抗原都可以用 DNA 检测来预测。当母体血循环中涉及的 IgG 抗体不是抗-D 时，在可能的情况下，比较明智的选择是先检测胎儿 DNA 的 *RHD* 以确定宫内输注 D 阴性红细胞是否必要；特别是当涉及的抗体是抗-c 或抗-e 时，可以避免使用罕见的 r'r' 或 r″r″ 血液。

用于预测胎儿 D 表型的 PCR 分析是基于检测 *RHD* 特定部分是否存在。在欧洲人群中，D 阴性表型的分子基础通常与整个 *RHD* 的缺失相关，其他几种分子基础也已经阐述清楚。在亚洲人群中，15%~30% 的 D 阴性人具有完整但无活性的 *RHD*，而其 D_{el} 表型的人，其红细胞与抗-D 不反应。大约 1/4 的非洲 D 阴性个体具有 *RHD* 假基因（*RHDψ*），其不编码 D 抗原，并且许多个体具有 *RHD-CE-D* 杂合基因（例如 r'^{S} 表型）。通过 DNA 分析预测 D 分型需要检测多个核苷酸的变化。检测方法的选择取决于患者的种族和所需的辨别程度。建立胎儿 *KEL* 基因分型方法在确定胎儿是否具有严重贫血风险时也具有重要的临床价值，因为母亲抗-K 的强度通常与婴儿贫血的严重性无关，抗-Ge3 同样如此[55]。

从羊水中获得的羊水细胞是最常见的胎儿 DNA 来源。由于绒毛膜绒毛取样和脐带穿刺侵袭性强，对胎儿有风险，不推荐使用该方法取样。非侵袭性标本可来源于在妊娠早期（5 周）就出现的母体血浆无细胞胎儿 DNA；DNA 量随着胎龄而增加，从妊娠 15 周开始（或更早，取决于目的基因），DNA 检测结果就比较可靠[56,57]。由于大多数标本中的 D 阴性表型缺乏 *RHD* 基因，因此，这些检测方法对 D 分型特别成功。

检测基因的存在与否，没有检测单基因多态性或 SNP 的要求那么苛刻，例如 K/k 抗原状态。在欧洲，已用来自母体血浆的无细胞胎儿 DNA 对胎儿 *RHD* 基因进行常规检测，可以让约 40% 怀有 D 阴性胎儿的 D 阴性孕妇避免不必要的产前 RhIG 治疗。

2. 基于 DNA 的孕妇 D 检测 D 的血清分型难以区分弱 D 表型但不具有 D 免疫风险的女性和缺乏 D 的某些表位（部分 D）且具有 D 免疫风险的女性。一些直接和间接检测将部分 D 型的红细胞判为 D+，如果他们产下 D+ 胎儿，这些妇女可能受益于接受 RhIG 预防。*RHD* 基因分型可以区分弱 D 和部分 D，以指导 RhIG 预防和输血[58]。

3. 父亲标本的 DNA 检测 若母体血浆中有抗体，则应该检测父亲红细胞上的相应抗原。如果该抗原阴性，则胎儿没有风险。如果父亲抗原阳性，纯合性检测可以确定该抗原基因是纯合子还是杂合子，特别是当没有等位基因抗原或没有抗血清来检测等位基因产物时。

父亲标本的纯合性检测通常在抗-D 或抗-K 引起 HDFN 时进行。如果父亲红细胞是 K+ 并且母亲具有抗-K，则可以用血清学方法检测对立 k 抗原的表达。然而，许多实验室没有可用的授权试剂，所以遗传咨询师经常要求进行 DNA 检测。如果父亲红细胞是 K−，则母亲抗-K 很可能是输血免疫导致的结果。

对于母亲抗-D，*RHD* 纯合性 DNA 检测是唯一可确定父亲基因拷贝数的方法。多个不同遗传事件导致 D 抗原阴性表型，并且必须进行多种检测以准确地确定 *RHD* 纯合性，特别是非欧洲人群。如果父亲是 *RHD* 纯合子，他所有孩子都将是 D+，且其伴侣每次怀孕都要监测。如果父亲是杂合子，胎儿有风险的概率是 50%。确定胎儿的 D 类型可防止不必要的检测，而母亲也不需要过度监测或接受免疫调节剂。

三、抗原阴性献血者 DNA 检测

目前，采用基于 DNA 的分型预测抗原谱来寻找抗原阴性的献血者血液是血液中心的标准程序，特别是没有合适的抗体时。因为红细胞的 Dombrock 抗原分型非常困难，最常见的方法之一是分为 Do^a 和 Do^b。许多其他特异性抗体不能用于大规模献血者筛选。这些特异性抗体包括抗-Hy、抗-Jo^a、抗-Js^a、抗-Js^b、抗-CW、抗-V 和抗-VS。甚至一些常见的特异性抗体，例如抗-S 和抗-Fy^b，也并不总是容易获得。

DNA 芯片可在 1 次检测中筛选多种次要抗原，并且具有用于献血者大规模筛选的潜力。食品药品监督管理局（Food and Drug Administration，FDA）许可的平台现已上市。芯片结果可用于标记献血者红细胞以扩展抗原谱。该应用不仅通过扩展次要抗原和一些高频抗原的组合来增加抗原阴性库存，还使得为患者提供 DNA 匹配的血液成分成为可能。获批的可预测 ABO 和 RhD 的 DNA 检测方法不能用于标记献血者红细胞。

DNA 检测确认献血者 D 抗原类型：献血中心必须检测献血者的弱 D 表型，以避免将血液成分标记为 D 阴性，而导致红细胞输注的抗-D 反应。一些献血者具有非常弱的 D 表达（弱 D2 型，尤其是

D$_{el}$ 表型），目前的方法会标记为 D-，而不是 D+。血清学试剂未检测到的弱 D 红细胞的流行率约为 0.1%（但是可能会因为检测方法和群体而异）。尽管临床意义尚未确定，具有弱 D 表达的献血者红细胞与同种免疫相关。虽然 RHD 基因分型可通过确认 D-表型来改善献血者检测[59]，但是还没有高通量和成本效益好的平台可用。

四、血清学（表型）和 DNA（基因型）检测之间的差异

血清学和 DNA 测试结果之间确实存在差异，必须进行研究。通常，这些差异导致有趣的发现，例如存在新的等位基因或遗传变异，特别是检测不同种族的个体时。造成差异的原因包括近期输血、造血干细胞移植和自然嵌合。造血干细胞移植和先天嵌合体也可能导致体细胞 DNA 检测的结果不同于外周白细胞中提取的 DNA 检测结果。因此，当使用 DNA 检测时，获得准确的病史非常重要。许多遗传事件可导致红细胞凝集试验和 DNA 检测结果之间出现明显的差异，弱抗原表达不能通过红细胞凝集试验检测，并且基因型并不总能预测出表型[3,5,29]（表 9-5）。

表 9-5 基因分析与表型不一致的一些分子事件例子

分子事件	机制	观察的血型表型
选择性剪接	Nt 剪接位点的改变：部分或完全跳过外显子	S-s-；Gy(a-)
	nt(s)的缺失	Dr(a-)
终止密码子提前	nt(s)缺失→移码突变	Fy(a-b-)；D-；c-E-；Rh$_{null}$；Gy(a-)；GE:-2,-3,-4；K$_0$；McLeod
	nt(s)插入→移码突变	D-；Co(a-b-)
	Nt 改变	Fy(a-b-)；r'；Gy(a-)；K$_0$；McLeod
氨基酸改变	错义核苷酸改变	D-；Rh$_{null}$；K$_0$；McLeod
蛋白量减少	错义核苷酸改变	Fy^X；Co(a-b-)
杂合基因	互换	GP. Vw；GP. Hil；GP. TSEN
	基因转换	GP. Mur；GP. Hop；D--；R$_0$^{Har}
蛋白间相互作用	RhAG 缺乏	Rh$_{null}$
	Kx 缺乏	弱表达 Kell 抗原
	GPA 的 75~99aas 缺乏	Wr(b-)
	蛋白质 4.1 缺乏	弱表达 Ge 抗原
基因修饰	In(Jk)	Jk(a-b-)

注：Nt. 核苷酸；aas. 氨基酸

沉默或不表达的基因：DNA 检测可显示与抗原表达相关的单个 SNP 或几个 SNP，但不能对基因中的每个核苷酸进行取样。尽管可以通过 DNA 检测技术检测到血型基因，但其基因产物有时不在红细胞上表达，通过常规红细胞凝集试验检测不到，这是因为突变使该基因沉默或表达水平降低。这种变化导致了患者和献血者的分型差异。沉默基因的纯合性（或复合杂合性）导致无效表型，并且大多数无效表型具有多种分子机制[5]。

在献血者分型时，存在 1 个很正常的基因，但其产物不表达在红细胞的表面上，导致献血者被错误分型为抗原阳性。虽然这种情况意味着抗原阴性献血者的丢失，但它不危害输血的安全性。然而，如果患者检测到非常正常的基因但该基因没有表达，当患者输注抗原阳性血液时，仍然面临产生相应抗体的风险。

为了避免误解，常规检测必须包括合适的探测沉默基因表达变化的检测。如果该检测在群体中广泛使用，会发现沉默等位基因具有种族特异性，例如，在 Duffy 血型系统中，FY 启动子区（GATA 框）内的单核苷酸变化（-67T>C）阻止红细胞中 FY*A 和/或 FY*B 的转录，但不发生在其它组织。虽然 FY*A 沉默是罕见的，但是 FY*B 沉默在非洲人群中常见，其中 FY*B-67T>C 纯合性改变导致的

Fy(a-b-)表型,其流行率为 60% 以上。为了确保准确性,非裔人群 Duffy 分型时必须包括 GATA 盒的突变检测。

当该测定用于预测有无 D 抗原,特别是非裔人群时,必须包括对完整但无活性的 *RHD* 假基因(*RHDψ*)的检测,该假基因具有 37bp 的序列重复。如果测试 *GYPB*S*(S 抗原),应进行另外的检测以检测 *GYP*B* 外显子 5 中核苷酸 230 处的 C>T 变化或内含子 5(+5g>t)中的变化;当检测非裔人群时,这两种变化抑制 S 抗原的表达。

导致差异的其他常见原因包括标本中存在改变的 *FY*B* 等位基因,其编码 Fy^b 抗原表达大大降低的 Fy^X 表型。大多数血清学试剂将红细胞分型为 Fy(b-)。在欧裔人群中编码 Fy^X 表型的等位基因的流行率高达 2%,并且在非裔人群中也发现了该等位基因。与 Kidd 抗原表达缺失相关的沉默突变在亚洲裔人群中更常见,而核苷酸改变导致编码氨基酸变化从而弱化 Kidd 表达常发生在非裔人群。

通过 DNA 分析一些血型多态性的常规检测不实用,包括:①大量等位基因编码 1 种表型(例如,众多血型系统中的 ABO、Rh 和无效表型);②表型来自具有大片段缺失的等位基因(例如 GE:-2,3 和 GE:-2,-3,-4);③表型来自杂交等位基因(例如,Rh 和 MNS 系统)。此外,并不是所有种族群体中的所有等位基因都是已知的。

总结

血型基因组学已经成为输血医学实践的 1 个重要组成部分[60]。基因组学提供了对血型遗传变异很好的解释,包括 Rh 变异型的复杂性,例如编码 Hr-hr^S-和 hr^B-Hr^B-表型[61,62]和相关的部分 Rh 抗原,它们对于 SCD 患者日常管理都是具有挑战性的[52,53]。*RH* 基因分型扩展并延伸了这类患者人群的 Rh 匹配。高通量平台提供了检测相对大量献血者的手段,从而开创了改变向患者提供抗原阴性血液的方式,以防止免疫反应或消除已经产生免疫反应的患者的输血反应。

要点

1. 遗传学是关于遗传的研究,即 1 个特定特征(如血型),从父母传给子代的机制研究。

2. 基因是 DNA 的一部分,是遗传的基本单位;它占据染色体上的特定位置(基因座)。等位基因是在相同基因座的基因替代形式(例如,等位基因 *JK*A* 和 *JK*B* 分别编码 Jk^a 和 Jk^b 抗原)。

3. 人的体细胞是二倍体,含有 23 对、46 条染色体。22 对在男性和女性中是同源的(同源染色体),称为常染色体。剩下的 1 对是性染色体:男性为 X 和 Y,女性为 2 条 X 染色体。

4. 体细胞通过有丝分裂生长和修复。有丝分裂复制染色体并产生 2 个相同的核为细胞分裂做准备。新细胞是二倍体,就像亲本细胞一样,并具有亲本细胞的所有遗传信息。

5. 减数分裂是生殖细胞分裂成配子(精子和卵细胞)的过程;二倍体细胞经历 1 次 DNA 复制和 2 次分裂以形成 4 个配子,每个配子是单倍体并且具有亲本细胞的整套染色体的一半。

6. 传统上,术语"基因型"是指由每个人从他的父母遗传的一整套基因;该术语也用于指单个基因座的等位基因集。而 1 个人的基因型是他的遗传构成,表型是基因可观察到的表达,并反映基因的生物学活性。因此,通过血清学检测确定的红细胞抗原代表了表型。

7. 当既定基因座的相同等位基因存在于 2 条染色体上时,对于该特定等位基因而言,此个体是纯合子,而当不同的等位基因存在于特定位置时,此个体是杂合子。在相同基因座的等位基因编码的抗原是对立的。因此,基因是等位的而不是对立的,而抗原是对立的但不是等位的。

8. 红细胞上血型抗原的表达可以被基因相互作用修饰或影响。沉默基因的纯合性(或复合杂合性)导致无效表型,并且大多数无效表型具有多种分子机制。

9. 血型系统由在单个基因座(例如,*KEL* 编码 Kell 血型抗原)或 2 个或多个同源基因(例如,*RHD* 和 *RHCE* 编码 Rh 血型抗原)控制下的 1 种或多种抗原组成。因此,每个血型系统在遗传上是独立的。目前,已发现 36 个红细胞血型系统。

10. 编码 36 个红细胞血型系统的基因已测序,并且大多数抗原和表型的碱基序列是已知的,所以基于 DNA 的方法(基因分型)可以用于预测血型表型。

11. 基于 DNA 的分析(血型基因分型)主要应用于患者和献血者检测。它们可用于预测胎儿或输血患者的红细胞表型,或当红细胞被 IgG 包被时,他们可以用于解决不相符的 ABO 和 Rh 血型,并确定异常血清学结果的分子机制。DNA 分析有助于区分同种异体抗体和自身抗体,并且可应用于献血者的高通量筛选。

参考文献

1. Brown TA. Introduction to genetics: A molecular approach. London, UK: Garland Science, 2011.
2. Clark DP, Russell LD. Molecular biology: Made simple and fun. St. Louis, MO: Cache River Press, 2010.
3. Reid ME, Denomme GA. DNA-based methods in the immunohematology reference laboratory. Transfus Apher Sci 2011;44:65-72.
4. Nussbaum RL, McInnes RR, Willard HF. Thompson & Thompson genetics in medicine. 8th ed. Philadelphia: Elsevier/Saunders, 2016.
5. Reid ME, Lomas-Francis C, Olsson ML. The blood group antigen factsbook. 3rd ed. San Diego, CA: Academic Press, 2012.
6. International Society of Blood Transfusion. Red Cell Immunogenetics and Blood Group Terminology (working group). Blood group terminology. Amsterdam, the Netherlands: ISBT, 2017. [Available at http://www.isbt web.org/working-parties/red-cell-immunoge netics-and-blood-group-terminology/ (accessed March 20, 2017).]
7. An international system for human cytogenetic nomenclature (1978) ISCN (1978). Report of the Standing Committee on Human Cytogenetic Nomenclature. Cytogenet Cell Genet 1978;21:309-404.
8. Lewis M, Zelinski T. Linkage relationships and gene mapping of human blood group loci. In: Cartron J-P, Rouger P, eds. Molecular basis of major human blood group antigens. New York: Plenum Press, 1995:445-75.
9. Lögdberg L, Reid ME, Zelinski T. Human blood group genes 2010: Chromosomal locations and cloning strategies revisited. Transfus Med Rev 2011;25:36-46.
10. Svensson L, Hult AK, Stamps R, et al. Forssman expression on human erythrocytes: Biochemical and genetic evidence of a new histo-blood group system. Blood 2013;121:1459-68.
11. Zelinski T, Coghlan G, Liu XQ, et al. ABCG2 null alleles define the Jr(a–) blood group phenotype. Nat Genet 2012;44:131-2.
12. Saison C, Helias V, Ballif BA, et al. Null alleles of ABCG2 encoding the breast cancer resistance protein define the new blood group system Junior. Nat Genet 2012;44:174-7.
13. Helias V, Saison C, Ballif BA, et al. ABCB6 is dispensable for erythropoiesis and specifies the new blood group system Langereis. Nat Genet 2012;44:170-3.
14. Storry JR, Jöud M, Christophersen MK, et al. Homozygosity for a null allele of SMIM1 defines the Vel-negative blood group phenotype. Nat Genet 2013;45:537-41.
15. Cvejic A, Haer-Wigman L, Stephens JC, et al. SMIM1 underlies the Vel blood group and influences red cell traits. Nat Genet 2013;45:542-5.
16. Ballif BA, Helias V, Peyrard T, et al. Disruption of SMIM1 causes the Vel– blood type. EMBO Mol Med 2013;5:751-61.
17. Anliker, M, von Zabern I, Höchsmann B, et al. A new blood group antigen is defined by anti-CD59, detected in a CD59 deficient patient. Transfusion 2014;54:1817-22.
18. Daniels G, Ballif BA, Helias V, et al. Lack of the nucleoside transporter ENT1 results in the Augustine-null blood type and ectopic mineralization. Blood 2015;125:3651-4.
19. Lyon MF. X-chromosome inactivation. Curr Biol 1999;9:R235-R237.
20. Daniels G. Human blood groups. 3rd ed. Oxford, UK: Blackwell Science, 2013.
21. Clemson CM, Hall LL, Byron M, et al. The X chromosome is organized into a gene-rich outer rim and an internal core containing silenced nongenic sequences. Proc Natl Acad Sci U S A 2006;103:7688-93.
22. Redman CM, Reid ME. The McLeod syndrome: An example of the value of integrating clinical and molecular studies. Transfusion 2002;42:284-6.
23. Russo DCW, Lee S, Reid ME, Redman CM. Point mutations causing the McLeod phenotype. Transfusion 2002;42:287-93.
24. Garratty G. Blood groups and disease: A historical perspective. Transfus Med Rev 2000;14:291-301.
25. Thorisson GA, Stein LD. The SNP consortium website: Past, present and future. Nucleic Acids Res 2003;31:124-7.
26. Blumenfeld OO, Patnaik SK. Allelic genes of blood group antigens: A source of human mutations and cSNPs documented in the Blood Group Antigen Gene Mutation Database. Hum Mutat 2004;23:8-16.
27. US Department of Energy and National Institutes of Health. Human Genome Project.

Washington, DC: US Department of Energy Genome Programs, Office of Biological and Environmental Research, 2010. [Available at http://web.ornl.gov/sci/techresources/Human_Genome/index.shtml (accessed March 20, 2017).]

28. Reid ME. Molecular basis for blood groups and function of carrier proteins. In: Silberstein LE, ed. Molecular and functional aspects of blood group antigens. Arlington, VA: AABB, 1995:75-125.

29. Storry JR, Olsson ML. Genetic basis of blood group diversity. Br J Haematol 2004;126:759-71.

30. Danek A, Bader B. Neuroakanthozytose-Syndrome. München, Germany: Ludwig-Maximilians Universitat München, 2013. [Available at http://www.klinikum.uni-muenchen.de/Klinik-und-Poliklinik-fuer-Neurologie/de/Klinik/Neurologische_Poliklinik/Kogni tive_Neurologie/Forschung/Akanthozyten/index.html (accessed March 20, 2017).]

31. Race RR, Sanger R. Blood groups in man. 6th ed. Oxford, UK: Blackwell, 1975.

32. Singleton BK, Burton NM, Green C, et al. Mutations in EKLF/KLF1 form the molecular basis of the rare blood group In(Lu) phenotype. Blood 2008;112:2081-8.

33. Singleton BK, Roxby D, Stirling J, et al. A novel GATA-1 mutation (Ter414Arg) in a family with the rare X-linked blood group Lu(a–b–) phenotype (abstract). Blood 2009;114:783.

34. Pena SDJ, Chakraborty R. Paternity testing in the DNA era. Trends Genet 1994;10:204-9.

35. Jeffreys AJ, Wilson V, Thein SL. Hypervariable 'minisatellite' regions in human DNA. Nature 1985;314:67-73.

36. Jeffreys AJ, Wilson V, Thein SL. Individual-specific 'fingerprints' of human DNA. Nature 1985;316:76-9.

37. Butler JM, Reeder DJ. Short tandem repeat DNA internet database. NIST standard reference database SRD 130. Gaithersburg, MD: National Institute of Standards and Technology, 2017. [Available at http://www.cstl.nist.gov/div831/strbase/index.htm (accessed March 20, 2017).]

38. Bennett P. Demystified . . . microsatellites. Mol Pathol 2000;53:177-83.

39. Khan F, Agarwal A, Agrawal S. Significance of chimerism in hematopoietic stem cell transplantation: New variations on an old theme. Bone Marrow Transplant 2004;34:1-12.

40. Thiede C, Bornhauser M, Ehninger G. Evaluation of STR informativity for chimerism testing—comparative analysis of 27 STR systems in 203 matched related donor recipient pairs. Leukemia 2004;18:248-54.

41. Domiati-Saad R, Klintmalm GB, Netto G, et al. Acute graft versus host disease after liver transplantation: Patterns of lymphocyte chimerism. Am J Transplant 2005;5:2968-73.

42. Maha GC, ed. Standards for relationship testing laboratories. 13th ed. Bethesda, MD: AABB, 2018.

43. Bluth MH, Reid ME, Manny N. Chimerism in the immunohematology laboratory in the molecular biology era. Transfus Med Rev 2007; 21:134-46.

44. Wagner FF, Frohmajer A, Flegel WA. RHD positive haplotypes in D negative Europeans. BMC Genet 2001;2:10.

45. Cho D, Lee JS, Yazer MH, et al. Chimerism and mosaicism are important causes of ABO phenotype and genotype discrepancies. Immunohematology 2006;22:183-7.

46. Daniels GL, Anstee DJ, Cartron J-P, et al. Blood group terminology 1995. ISBT Working Party on Terminology for Red Cell Surface Antigens. Vox Sang 1995;69:265-79.

47. Garratty G, Dzik WH, Issitt PD, et al. Terminology for blood group antigens and genes: Historical origins and guidelines in the new millennium. Transfusion 2000;40:477-89.

48. HGNC searches. Cambridge, UK: HUGO Gene Nomenclature Committee, 2016. [Available at http://www.genenames.org/ (accessed June 21, 2016).]

49. Avent ND. Large scale blood group genotyping. Transfus Clin Biol 2007;14:10-15.

50. Monteiro F, Tavares G, Ferreira M, et al. Technologies involved in molecular blood group genotyping. ISBT Science Series 2011;6:1-6.

51. Gassner C, Meyer S, Frey BM, et al. Matrix-assisted laser desorption/ionization, time of flight mass spectrometry-based blood group genotyping – the alternative approach. Transfus Med Rev 2013;27:2-9.

52. Chou ST, Westhoff CM. The role of molecular immunohematology in sickle cell disease. Transfus Apher Sci 2011;44:73-9.

53. Noizatt-Pirenne F, Tournamille C. Relevance of RH variants in transfusion of sickle cell patients. Transfus Clin Biol 2011;18:527-35.

54. Bennett PR, Le Van Kim C, Colin Y, et al. Prenatal determination of fetal RhD type by DNA amplification. N Engl J Med 1993;329:607-10.

55. Pate LL, Myers J, Palma J, et al. Anti-Ge3 causes late-onset hemolytic disease of the newborn: The fourth case in three Hispanic families. Transfusion 2013;53:2152-7.

56. Daniels G, Finning K, Martin P, Soothill P. Fetal blood group genotyping from DNA from maternal plasma; an important advance in the management and prevention of haemolytic disease of the fetus and newborn. Vox Sang 2004;87:225-32.

57. Clausen FB, Christiansen M, Steffensen R, et al. Report of the first nationally implemented clinical routine screening for fetal RHD in D– pregnant women to ascertain the requirement

for antenatal RhD prophylaxis. Transfusion 2012;52:752-8.

58. Sandler S, Flegel W, Westhoff CM, et al. It's time to phase in RHD genotyping for patients with a serologic weak D phenotype. Transfusion 2015:55:680-9.

59. Wagner FF. RHD PCR of D-negative blood donors. Transfus Med Hemother 2013;40:172-81.

60. Hillyer C, Shaz B, Winkler A, Reid ME. Integrating molecular technologies for red blood cell typing and compatibility testing into blood centers and transfusion services. Transfus Med Rev 2008;22:117-32.

61. Pham B-N, Peyrard T, Tourret S, et al. Anti-HrB and anti-hrB revisited. Transfusion 2009;49: 2400-5.

62. Reid ME, Hipsky CH, Velliquette RW, et al. Molecular background of RH in Bastiaan, the RH: -31,-34 index case, and two novel RHD alleles. Immunohematology 2012;28:97-103.

第 10 章　ABO 和其他糖类血型系统

ABO、P1PK、Lewis、H、I、Globoside 和 FORS 血型系统中的 18 个血型抗原的特异性是由位于糖蛋白和糖脂上的免疫显性糖类表位所决定的。这些抗原的合成需要一系列"糖基转移酶"的参与（图 10-1）。糖基转移酶主要位于高尔基体，它们将特定的糖类按照特定的顺序、空间构型或端基异构（α-或 β-连接）依序连接，使糖脂和/或糖蛋白的寡糖链得以延伸[1,2]。血型抗原通常位于链的末端，但也并非全部如此。因其广泛的组织分布，这种糖类系统常被称为组织血型[3]。

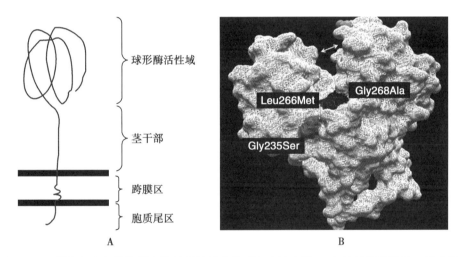

图 10-1　锚定在高尔基体膜上的糖基转移酶模型（A）及人类 ABO 糖基转移酶的三维表面模型（B）
顶部箭头示催化裂隙,黑色标签凸显的深色表面对应的是决定 A 与 B 特异性的氨基酸的位置

过去认为糖基转移酶有特异性的供体和受体分子,但许多更广泛的案例表明,包括与糖类有关的血型在内,受体底物具有"混杂性"。由于糖基转移酶的转录调控,以及其对核苷酸单糖供体[如尿苷二磷酸(uridine diphosphate,UDP)-半乳糖]和糖受体(如 1 型链和 2 型链)的专一性,使许多血型抗原呈组织特异性分布[4,5]。尽管仍有许多确切机制尚不清楚,但是一些研究显示,血型抗原在发育、细胞黏附、恶性肿瘤和感染性疾病中发挥了作用[4,6,7]。

第一节　ABO 血型系统

ABO 血型系统最初由 Karl Landsteiner 于 1900 年提出,至今仍然是输血医学中最重要的血型系统[7]。血液中,ABO 抗原大量表达于红细胞、血小板,对于分泌型个体,抗原也存在于体液中。ABO 抗原也表达于其他组织,包括内皮、肾脏、心脏、肠、胰腺和肺组织[5]。正是这些组织表达的抗原构成了 ABO 不相容器官移植的障碍[8]。

输注 ABO 不相容血液可能导致急性血管内溶血、肾衰竭甚至可能致命[9,10]。同样,如果患者未经预处理以去除血浆中的天然抗-A 和/或抗-B,移植 ABO 不相容器官可能导致超急性体液性排斥反应。鉴于 ABO 不相容可能导致严重的临床后果,ABO 血型定型和 ABO 相容性试验仍然是输血前检查的基础和移植前检查的重要部分。

10

ABO 血型系统包含 4 种主要的 ABO 表型:A 型、B 型、O 型和 AB 型,由红细胞表面是否存在 A 抗原和/或 B 抗原所决定(表 10-1)。ABO 血型系统的另一特征为当红细胞表面不表达 A 抗原或 B 抗原时,血清中天然存在针对其的抗体,称作同种血凝素。如表 10-1 所示,红细胞表面 A 和/或 B 抗原与血清中抗-A 和/或抗-B 是一种互反关系,这一现象称为 Landsteiner 定律。例如,O 型红细胞表面缺乏 A、B 抗原,但血清中含有抗-A、抗-B。目前认为,此类血清天然抗体是机体对肠道和环境中细菌产生免疫应答的结果,例如在肠杆菌科细菌表面脂多糖上就发现了 ABO 样结构[11,12]。

表 10-1　常见 ABO 血型

红细胞与抗血清反应 (红细胞分型)		血清与试剂红细胞反应 (血清分型)			表型	美国人群频率/%	
抗-A	抗-B	A₁ 细胞	B 细胞	O 细胞	ABO 血型	欧洲裔	非洲裔
0	0	+	+	0	O	45	49
+	0	0	+	0	A	40	27
0	+	+	0	0	B	11	20
+	+	0	0	0	AB	4	4
0	0	+	+	+	孟买型*	罕见	罕见

注: * H 阴性表型(见 H 抗原部分)。
+. 凝集反应;0. 无凝集反应。

一、生物化学

A、B 抗原由糖蛋白或糖脂上三糖末端表位决定[7]。如图 10-2 所示,H 抗原是 A、B 抗原生物合成必需的前体物质,特征为含有一个 α1,2 岩藻糖末端。这种连接了岩藻糖的寡糖链才能成为 A、B 糖基转移酶的受体底物。对于 A 型个体,N-乙酰半乳糖胺通过 α1,3 连接与 H 抗原末端的半乳糖结合,从而形成 A 抗原。而对于 B 型个体,α1,3 半乳糖连接到 H 抗原末端半乳糖的相同位置形成 B 抗原;如同时合成 A、B 抗原则为 AB 型;O 型个体因 ABO 基因的改变无 A 和 B 抗原合成,因此,仅表达 H 抗原[7,13]。由于缺乏 H 抗原,罕见的孟买表型的个体也不能合成 A、B 抗原(参见"H 血型系统")。

A 和 B 抗原可作为终端抗原表位出现在不同大小、组成、连接方式以及不同组织分布的寡聚糖支架上。红细胞上的 ABH 连接位点主要位于 N-型糖苷键连接的糖蛋白,也有小部分位于 O-型糖苷键连接的糖蛋白以及鞘糖脂(图 10-3)。根据紧连决定 ABH"抗原决定糖"的糖链序列 ABH 抗原可分为不同亚类。人类 ABH 主要表达在 4 种不同的寡聚糖外周核心结构(表 10-2),红细胞内源性合

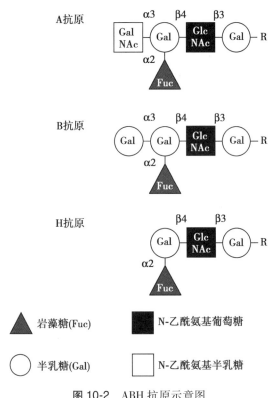

图 10-2　ABH 抗原示意图
使用多糖注释的标准符号;图示红细胞上最常见的 2 型 ABH 抗原(表 10-2);R:上游糖类序列

岩藻糖(Fuc)　　N-乙酰氨基葡萄糖
半乳糖(Gal)　　N-乙酰氨基半乳糖

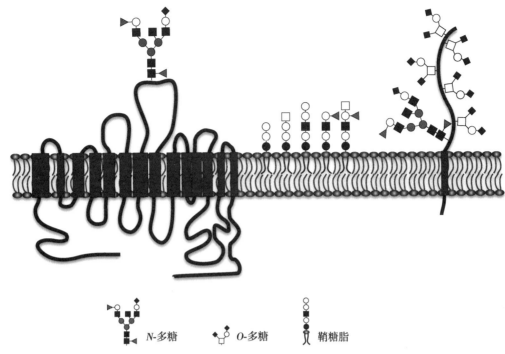

图 10-3　红细胞膜结构示意图
特定的携带碳水化合物的血型分子代表不同种类的聚糖

表 10-2　人类 A 抗原最重要的外周核心链变异型

抗原	寡糖序列*
A epitope	GalNAcα1-3(Fucα1-2)Galβ1-R
Type 1 A	GalNAcα1-3(Fucα1-2)Galβ1-3GlcNAcβ1-3-R
Type 2 A†	GalNAcα1-3(Fucα1-2)Galβ1-4GlcNAcβ1-3-R
Type 3 A (repetitive A)	GalNAcα1-3(Fucα1-2)Galβ1-3GalNAcα1-3(Fucα1-2)Galβ1-4GlcNAcβ1-3-R
Type 4 A (globo-A)	GalNAcα1-3(Fucα1-2)Galβ1-3GalNAcβ1-3Galα1-4Galβ1-4Glc-Cer

*下划线序列指 1、2 和 4 型链的关键不同点，A 抗原半乳糖的链接及异构体（α 或 β 连接）用粗体标出，括号内的序列指 3 型 A 抗原的重复部分；注意：还有另一种类型 3 链，为 O 连接黏蛋白类型，特点是 Galβ1-3GalNAc 结合，而不是重复 A 序列
†目前是人类红细胞的主要类型
Cer：神经酰胺；Fuc：岩藻糖；Gal：半乳糖；GalNAc：N-乙酰氨基半乳糖；Glc：葡萄糖；GlcNAc：N-乙酰氨基葡萄糖；R：上游寡糖

成的 ABH 抗原主要表现为 2 型结构。此外具有 ABH 活性的 1 型结构可以吸附在红细胞表面，特别是分泌型个体[14]。

遗传因素决定了机体合成和应用糖链能力的不同。除了上面提到的 4 种主要的 ABO 血型之外，基于 A 或 B 抗原表达的量以及 A 或 B 抗原糖链的类型可将 A 或 B 表型分为不同的亚型（参见"ABO 亚型"部分）。例如，A 表型可以细分为多个亚型，其中 A₁ 和 A₂ 是最常见的和次常见的 A 亚型。由于 A₁ 表型的 A 转移酶活性比 A₂ 强，A₁ 表型红细胞表面 A 抗原数量约为 A₂ 表型的 5 倍[13]。两者之间也存在抗原性差异。例如，与 A₂ 转移酶

相比 A₁ 转移酶更倾向于催化生成 3 型（重复 A）和 4 型（globo-A）A 抗原[15,16]。例如，1 型底物上的 ABH 抗原既可以被针对 ABH 的抗体识别，也可以被抗-Le^b 识别[13,17]（参见"Lewis 系统"）。

二、ABO 血型在生长和发育中的变化

妊娠 5~6 周即可在胚胎红细胞表面检测出 ABO 抗原[17]。由于 2 型前体物质不成熟，脐带血红细胞 ABO 抗原数量比成人低[18]（参见以下"I 血型系统"部分）。随着年龄增长，前体链分支增多，更多的 A 抗原或 B 抗原得以表达[19]，2~4 岁时表达水平与成人相同[17,18]。

出生时血清中无抗-A 和抗-B,如果存在,则来源于母亲。3～6 月婴儿可以自己产生抗-A、抗-B,但绝大多数在 1 周岁时血清中出现相应抗体[17,20]。在儿童早期,抗-A 和抗-B 效价继续升高,5～10 年内达到成人水平。

健康成人的 ABO 抗体效价可以在 4～2 048 之间变化,甚至更高[17,20,21]。高效价抗体可见于 O 型多产妇和服用益生菌类营养补充剂的患者中[7,12,17]。以往报道指出,老年人抗体效价减低,但随后的研究对此提出了质疑[20]。有研究认为,在工业化国家,随着人们对加工类食品食用的增加,抗体效价减弱[21]。

三、基因学

ABO 基因定位于染色体 9q34 上,由 7 个编码外显子组成,长度超过 19kb[7],开放阅读框最大的部分位于 6、7 号外显子。ABO 基因表达的转录调节有以下几种机制,包括启动子甲基化、反义 RNA、组织特异性转录因子结合基序、外显子 1 上游 4kb 的小卫星增强区[7]。此外,最近研究显示,内含子 1 上红系特异性 GATA 结合基序的重要性[22],micro-RNA 可能与 3′ 端序列结合有关[23]。ABO 抗原表达也受 FUT(1)H 基因调节,该基因负责 A、B 抗原前体物质 H 抗原的合成。FUT(1)H 基因受转录因子和启动子介导的组织特异性机制调节。H 抗原完全缺乏时,无论哪种 ABO 基因型均不表达 A 或 B 抗原。这是孟买型或 O_h 表型产生的原因[7,13]。

通过从肺组织中纯化 A 糖基转移酶[24]以及随后克隆了 ABO 基因[25]等一系列研究,确定了 A、B、O、cis-AB 和弱 ABO 亚型的分子基础[7,13,26]。虽然已经发现了数百个 ABO 等位基因及其特征,但绝大多数个体拥有产生 A_1、A_2、B 或 O 表型的等位基因。A^1 和 B 等位基因[在国际输血协会(International Society of Blood Transfusion,ISBT)规定的血型等位基因术语中写成 ABO * A1.01 和 ABO * B.01]是共显性表达的,它们的编码区域仅相差 7 个核苷酸,其中 4 个氨基酸在糖基转移酶中发生改变[7,25,26]。3 个氨基酸替换(A→B:p. Gly235Ser、p. Leu266Met 和 p. Gly268Ala)决定了糖基转移酶是将 UDP-N-乙酰基-D 半乳糖还是 UDP-D-半乳糖作为糖供体合成 A 或 B 抗原(图 10-1B)[7,13]。罕见的 cisAB 表型是由于在上述位点或接近上述位点的氨基酸位点上有 A 特异性和 B 特异性氨基酸

混合存在的一种嵌合酶所导致[26]。目前,已经报道了大量与弱 A 和弱 B 亚型相关的突变,例如,A_2 亚型(仅次于 A_1 的第二常见的 A 亚型)通常是核苷酸缺失和移码突变使糖基转移酶的 C 端插入 21 个氨基酸所导致[7,26]。下文和表 10-3 中描述的大多数弱 A 或 B 亚群依赖于与 A 或 B 共识基因相比的单个非同义突变,从而导致一些对酶的活性、特异性或定位至关重要的保守氨基酸的替代。

O 等位基因编码非功能性酶或完全不编码蛋白质。O 型表型为常染色体隐性性状,是 2 个非功能性 ABO 基因的遗传表现。目前已鉴定出近 100 个 O 等位基因[7,26],2 种最常见的 O 等位基因 ABO * O.01.01(以前称为 O^1 或 OO1)和 ABO * O.01.02(以前称为 $O^{1variant}$ 或 OO2),它们含有一个相同的缺失突变 261delG,这导致了缺乏酶活性区域的蛋白质的移码突变和提前截断。一个有差异但不常见的 O 等位基因 ABO * O.02(最初被称为 O^2,但后来也被称为 OO3),为一组非缺失等位基因,含有非同义多态性改变(c.802G>A),使其编码的第 268 位氨基酸发生替换(p. Gly268Arg),此位点是与供体结合的关键残基。这些等位基因被认为与怀疑为 A 亚型的案例相关[27,28]。随后的一项研究发现,尽管这种 O 型等位基因在欧洲人中的频率为 1%～2%[29],在健康献血者中,由反定型异常引起的所有血清学 ABO 正反定型不一致中,有 25% 是由含有这种改变的等位基因引起的。由此推测,弱抗-A 可能反映残存微弱的糖基转移酶活性,然而,之后的一项研究没能证明 ABO * O.02 等位基因个体中有 A 抗原或者酶活性,但证实了其抗-A 效价似乎较低[30]。如果有的话,临床意义还不清楚,仍被定为 O 型。

四、ABO 亚型

ABO 亚型是指红细胞或分泌液("分泌型"个体中)所含 A 或 B 抗原量不同的表型。临床上最常遇到的两种亚型是 A_1 和 A_2。多数 A 型献血者为 A_1 亚型(在欧洲人中约 80%),其特征为每个红细胞上 A 抗原表位数量约为 A_2 型的 5 倍,A_2 是第 2 常见的亚型(20%)。很难估计每个红细胞抗原位点的绝对数量。一些研究人员认为 A_1 大约有 100 万,A_2 大约有 22 万[31],但另一些人认为是这个数量的 2～3 倍[32]。A_1 和 A_2 都可以在常规直接检测中与抗-A 试剂产生强凝集。A_1、A_2 可以通过双花扁豆凝集素鉴别,其与 A_1 红细胞凝集但稀释

到一定程度不与 A_2 红细胞凝集。由于 A_2 表型 H 到 A 的抗原转化不充分，A_2 红细胞与抗-H 荆豆凝集素的反应性增加。酶学研究表明 A_1 的糖基转移酶活性是 A_2 的 $5 \sim 10$ 倍，从而导致了 A_1、A_2 亚型 A 抗原表达数量和性质不同[7,13]，A 抗原性质差异表现在 3 型、4 型结构的 A 抗原在 A_1 红细胞表达，而在 A_2 或更弱 A 抗原的亚型中不表达或表达程度很低[13,15,16]。

　　除 A_2 外，目前发现了其他几种弱 A 亚型（如，A_3、A_x、A_m 和 A_{el}）。同样的情况存在于 B 亚型中（如，B_3、B_x、B_m 和 B_{el}）。弱 A 和弱 B 亚型很少见，但可通过红细胞（正定型）和血清或血浆（反定型）定型结果不符发现。大部分弱 A 和弱 B 亚型在单克隆定型试剂出现之前被发现，所报道的凝集反应格局是基于与人源多克隆抗-A、抗-B 和抗-A,B 试剂的反应。弱 A 亚型通常不与人源多克隆抗-A 反

应（表 10-3），且与人源多克隆抗-A1、抗-A,B 和鼠源单克隆抗体发生免疫反应的程度具有可变性和不确定性[13,15,26]。与商品化鼠单克隆试剂反应的凝集强度取决于试剂的单克隆程度，不同克隆来源的抗体混合在一起可作为抗-A,B 使用，使 A_x 红细胞凝集。这是欧洲体外诊断指导（in-vitro diagnostic directive，IVDD）的要求，在美国不作要求。由于 H 抗原与 A、B 抗原的合成呈互反关系，大多数弱 A 和弱 B 亚型的 H 抗原表达水平都接近 O 细胞[7]。在临床实践中，很少需要鉴定出患者具体的 A 或 B 亚型，除非碰到要确定 A_2 型供者的肾脏是否可以移植给 O 型受者的情况。然而，为了避免不必要的使用 O 型红细胞，在长期输血患者中仔细鉴定 ABO 血型是值得的。应该高度关注并清楚献血者 ABO 正反定型不符的根本原因。例如，嵌合体与 A_3 亚型都可能表现出混合凝集，但两者必须进行区分。

表 10-3　A 和 B 亚型的血清学反应

红细胞表型	红细胞与抗血清或凝集素的反应				血清与试剂红细胞的反应			唾液（分泌型）
	抗-A*	抗-B	抗-A,B	抗-H	A_1 细胞	B 细胞	O 细胞	
A_1	4+	0	4+	0	0	4+	0	A,H
A_2	4+	0	4+	2+	$0/2+^†$	4+	0	A,H
A_3	$3+^{mf‡}$	0	$3+^{mf‡}$	3+	$0/2+^†$	4+	0	A,H
A_x	$0/\pm$	0	$1 \sim 2+$	4+	$0/2+^†$	4+	0	H
A_{el}	0	0	0	4+	$0/2+^†$	4+	0	H
A_m	$0/\pm$	0	$0/\pm$	4+	0	4+	0	A,H
B	0	4+	4+	0	4+	0	0	B,H
B_3	0	$3+^{mf‡}$	$3+^{mf‡}$	4+	4+	0	0	B,H
B_{weak}	0	$\pm/2+$	$\pm/2+$	4+	4+	0	0	H
B_{el}	0	0	0	4+	4+	0	0	H
B_m	0	$0/\pm$	$0/\pm$	4+	4+	0	0	B,H

注：* 用抗-A 的吸收放散试验阳性。
† 在这些表型中抗-A1 是否出现具有有不确定性。
‡ 反应可判读为 2+ 或 3+ 混合凝集，但通常看起来像大量游离细胞中的一个或几个大的凝集块。
$1+ \sim 4+$：逐渐增强的凝集反应；$\pm$：弱凝集；^{mf}：混合凝集；0：无凝集。

　　鉴定时，弱 A 亚型血清学的分类通常基于：
* 红细胞与单克隆（也可能是多克隆）抗-A 和抗-A1（对于后者，也可以使用双花扁豆凝集素）的凝集强度。
* 红细胞与人源多克隆及部分单克隆抗-A,B 的凝集强度。
* H 抗原的表达程度（与单克隆抗-H 凝集素、荆

豆凝集素反应的凝集强度可反映表达程度）。
* 血清中是否存在抗-A1（方法 2-9）。
* 唾液中是否存在 A 或 H 物质（现在很少进行分析）。
* 用多克隆抗-A 进行吸收放散试验。
* 家族（谱系）调查。

　　在疑似弱 B 亚型的情况下，检测与上述类似，

用抗-B 取代抗-A（和抗-A1）。可以检测唾液中是否存在 B 和 H。

目前，许多参考实验室也使用 ABO 基因的基因分型作为补充，以确定 ABO 正反定型不符的潜在原因[33]。可以使用 ABO 基因的 sanger 测序或下一代测序。另外，用特定的的单克隆 ABO 试剂通过流式细胞术进行血型检测，一些 ABO 亚型显示出有特征的模式[34]。这种方法对于区分低水平嵌合体与弱亚型或输血后混合视野与可遗传的 A_3 亚型非常有用。

五、B（A）、A（B）和 cisAB 表型

B（A）表型是常染色体显性表型，其特征为 B 型红细胞上表达弱 A 抗原[17,35]。血清学方面，B（A）表型红细胞可以与抗-B 发生强反应，与单克隆抗-A 发生弱反应（<2+），血清中可能含有可与 A_1 和 A_2 红细胞均反应的强的抗-A。B（A）红细胞与不同单克隆抗-A 试剂发生反应的程度不同，利用一系列的多克隆和单克隆抗-A 可以解决 B（A）亚型正反定型不符的问题，然而，基因测试是最准确的。B 等位基因中 B-特征的多态性位点 c.703G>A（p.Gly235Ser）缺失将使 B 等位基因成为 B（A）等位基因，但 B 等位基因的其他基因改变也将导致这种表型[26]。在这些个体中，这种基因型的基础是 B-样糖基转移酶将 UDP-N-乙酰半乳糖胺连接到 UDP-半乳糖上的活性增强，从而出现了可检测到的 A 抗原。

A（B）亚型可以与单克隆抗-B 发生凝集反应，该表型的产生与 H 抗原和血浆 H-转移酶活性增加有关[17]，有一种假说认为，可能由于 H 前体物质增加使 A 糖基转移酶合成了一些 B 抗原物质。

当个体通过遗传所获得的 ABO 基因，其编码的 ABO 糖基转移酶利用 A 和 B 特异性核苷酸糖的方式比 B（A）或 A（B）表型更均衡时，可以表现为 cisAB 表型[36]。如果 cisAB 等位基因与 O 等位基因一起反式遗传，则观察到具有 A 和 B 弱表达的特殊表型（例如 A_2B_3）。血清中通常存在抗-B。cisAB 有不同的变异体，但最常见的变异型（ABO * cisAB.01）在东亚的一些地区相对普遍，所以常见于祖先来自这些地区的个体。在该变异体中，A^1 等位基因表现出存在 B 特征的多态性 c.803G>C（p.Gly268Ala），其改变了酶对供体底物的特异性。

六、获得性 B

获得性 B 是 A 型血个体中出现的一种暂时的

血清学正反定型不一致的现象[37]。当患者或献血者过去被鉴定为 A 型而现在表现出弱 B 时应怀疑是否为获得性 B。血清学方面，获得性 B 红细胞与抗-A 产生强凝集，与某些单克隆抗-B 和多数多克隆抗-B 产生弱凝集（2+或更低），且血清中含有强抗-B。尽管患者红细胞可与抗-B 发生反应，但是患者血清不会与自身红细胞发生反应。

获得性 B 是 A 抗原的 N-乙酰半乳糖胺脱乙酰产生 B 样半乳糖胺的结果[38,39]。获得性 B 现象常发生于胃肠道细菌感染的患者，许多肠道细菌含有能将 A 抗原转化为 B 样类似物的脱乙酰酶[39]。获得性 B 的鉴别可能受到试剂 pH 值和特异性单克隆抗-B 定型试剂的影响[37]，曾经出现含有 ES-4 克隆的抗-B 试剂导致获得性 B 检出率增加的情况。

为确定红细胞分型并确认是否存在获得性 B，应该使用不同的单克隆抗-B 或酸化的人源抗-B（pH 6.0）重新检测红细胞，酸化的人源抗-B 不与获得性 B 抗原反应，也可以进行 ABO 基因分型，识别获得性 B 的单克隆抗-B 试剂不应用于临床实践。

七、ABO 抗体

1. **抗-A 和抗-B** A 型和 B 型个体的主要同种抗体是 IgM 型，也可以检测到少量 IgG 型抗体。O 型血清的抗-A 和抗-B 主要为可以通过胎盘的 IgG 型抗体（IgM 不能通过），因此相比其他血型，ABO 胎儿新生儿溶血病（ABO hemolytic disease of the fetus and newborn，ABO HDFN）常见于 O 型血母亲的后代。然而，ABO HDFN 的临床问题没有 RHD 相关的 HDFN 严重。

IgM 型和 IgG 型抗-A 和抗-B 均在 20~24℃或更低温度时凝集红细胞的能力较强，且两者都可以在 37℃有效激活补体。如果血清学实验包括了 37℃孵育的过程，则发生补体介导的溶血反应会更明显。当上层血浆为粉红色到红色，或细胞扣变小甚至消失时应该怀疑是否为 ABO 抗体介导的溶血。溶血必须判为阳性结果。用于检测的血浆或试剂红细胞应悬浮于含有 EDTA 抗凝剂的溶液中以防止补体激活和溶血。

2. **抗-A,B** O 型血清中含有一种可以同时和 A、B 细胞反应的"抗-A,B"，其抗-A 和抗-B 的反应性不能通过吸附分离，说明此抗体识别 A、B 抗原的共同表位。这也是 ISBT 认可 A,B 为 ABO 系统第三抗原的原因[7,40]。唾液中含有的分泌性 A 或

B 物质可以抑制抗-A，B 与 A、B 红细胞反应的活性。

3. **抗-A1**　1%~8% 的 A_2 和 22%~35% 的 A_2B 个体血清中含有抗-A1 同种异体抗体，也可以在其他弱 A 亚型血清中发现抗-A1。O 型血清中含有抗-A 和抗-A1[39]。由于抗体的存在，ISBT 已经确认 A_1 抗原为 ABO 系统的第四个抗原。在常规血型检测中，抗-A1 可以导致血型鉴定正反定型不符，并导致与 A_1 和 A_1B 型红细胞交叉配血不相容。抗-A1 常为 IgM 型，最适反应温度为室温或更低，通常认为无临床意义。但是，如果抗-A1 在 37℃ 有反应性则认为具有临床意义[39]，此种情况下，A_2 患者只能输注 O 型或 A_2 型红细胞；A_2B 型患者应输注 A_2、A_2B、B 或 O 型红细胞。

八、ABO 常规定型试验

献血者献血时以及医院输血科接收红细胞时均需要进行 ABO 血型定型（血型复核），后者在美国以外的国家并不常实行，受血者标本则在输血前定型。ABO 定型包括红细胞 A、B 抗原的定型（红细胞定型或正定型），并筛查血清或血浆中是否存在抗-A 和抗-B（血清/血浆定型或反定型）。献血者和患者都需要进行红细胞和血浆/血清定型，因为正反定型彼此互为对照。以下 2 种情况不需要进行反定型或血清定型：①对已定型的献血者红细胞进行确认试验；②4 个月以下的婴儿。如前所述，出生时血清中无同种抗体存在，3~6 月后逐渐产生。

用于红细胞定型的抗-A 和抗-B 商品试剂效果好，即使不离心也可以与大部分含相应抗原的红细胞直接发生凝集反应。大多数单克隆定型试剂已经可以用于发现许多抗原弱的 ABO 亚型（参见说明书中具体试剂特性）。抗-A1、抗-A，B，以及鉴定 ABO 亚型的特殊技术不是常规定型试验所必需，但有助于解决 ABO 正反定型不符的问题。

与 ABO 商品化定型试剂相比，患者和献血者血清中的抗-A 和抗-B 相对较弱，实验过程中需要孵育和离心。因此，血清定型试验应该使用能充分检测出人抗-A 和抗-B 的方法，可用于 ABO 定型的方法包括片法、试管法、微孔板法、微柱凝胶法。

九、ABO 正反定型不符

ABO 红细胞定型和血清定型试验结果及注释见表 10-1。当红细胞定型与血清定型不相符时即为 ABO 正反定型不符，通常是由于定型过程中出现了意外的阴性或阳性结果（表 10-3），可能是由于红细胞或血清的自身原因，或试验过程的技术原因导致（见表 10-4 和解决 ABO 不符章节）。

表 10-4　ABO 正反定型不符的可能原因

分类	原因
弱/无红细胞反应	ABO 亚型
	白血病/恶性肿瘤
	输血
	妊娠
	胎儿宫内输血
	移植
	可溶性血型物质过多
额外的红细胞反应	自身凝集素/红细胞包被过多的蛋白
	未洗涤红细胞：血浆蛋白
	未洗涤红细胞：患者血清中含有与试剂成分反应的抗体
	移植
	获得性 B 抗原或多凝集
	cisAB 或 B(A) 现象
	非同型输血
混合红细胞反应	ABO 亚型
	近期输过血
	移植
	胎母输血
	双胞胎或双精子（嵌合体）嵌合现象
弱/无血清反应	年龄相关（<4~6 月龄，老年人）
	ABO 亚型
	低丙种球蛋白血症
	移植
	过量的抗-A 或抗-B（前带效应）
	血液稀释，如过量输液
额外的血清反应	冷自身抗体
	冷同种抗体
	针对试剂成分的血清抗体
	血清蛋白过多
	血浆成分输注
	移植
	静脉内免疫球蛋白输注

必须记录 ABO 正反定型不符的相关实验结果，并在查找清楚原因后解释 ABO 血型定型结果。

如果是献血者,其血液不能用于临床输注;如果是受血者,在调查期可以输注 O 型红细胞。此时,为了保证完成其他需要的鉴定试验,输血前获得足量的血液标本尤为重要。

1. 红细胞定型(正定型)异常 红细胞 ABO 定型出现意外结果的原因包括:

- 遗传因素导致弱 ABO 亚型后代出现 ABO 弱表达。白血病和其他恶性肿瘤患者也可表现为 ABO 弱表达[13,41]。
- 非同型红细胞输注或造血干细胞(hematopoietic progenitor cell, HPC)移植(如:O 型移植给 A 型)后,2 种或 2 种以上 ABO 血型的红细胞共存导致的混合凝集视野。混合凝集也出现于一些 ABO 亚型(如 A_3 亚型)、异卵双胞胎血型嵌合体和罕见的双精子受精血型嵌合现象。
- 抗-A 和抗-B 定型试剂与血浆或血清中悬浮红细胞反应时,被血清或血清中高浓度的 A 或 B 血型物质中和,从而出现假阴性结果。
- 自身凝集素大量包被红细胞导致的血清或血浆悬浮红细胞自发凝集或自身凝集。
- 异常血清蛋白浓度或输注高分子药物导致的血清或血浆悬浮红细胞非特异性凝集。
- 由 pH 依赖性自身抗体、试剂依赖性抗体(如:EDTA 或对羟基苯甲酸酯)或缗钱状凝集导致的假阳性反应。
- 由获得性 B、B(A)、*cis*AB 或 A(B)表型导致的异常红细胞定型结果。
- 遗传性或获得性红细胞膜异常伴随"隐蔽抗原"暴露导致的多凝集(如:T 抗原激活)[39]。由于人类血清中含抗"隐蔽抗原"的天然抗体,这些异常红细胞可与 ABO 相容的人血清发生凝集。单克隆抗-A 和抗-B 不能检测多凝集反应。

2. 血清或血浆定型(反定型)异常 血清或血浆定型可能出现的问题包括:

- 血浆或不完全凝固的血清中的小纤维凝块误判为红细胞凝集。
- 小于 4~6 个月的婴儿无血型抗体。出生后 3~6 个月产生同种凝集素,出生时存在的 ABO 抗体从母体被动获得。
- 由弱 A 或弱 B 亚型导致的 ABO 抗体异常缺失(表 10-3)。
- 长期肠外或肠内营养导致的儿童无菌性抗-B 异常缺失[42]。
- 注射马源免疫球蛋白的患者抗-A 异常缺失[43]。

- ABO 不相容性 HPC 移植伴免疫耐受诱导。例如,A 型患者接受 O 型骨髓移植后,外周循环中有 O 细胞,但血清中仅有抗-B[44](参见 27 章 ABO 不相容性移植)。
- 继发于先天性免疫缺陷或疾病治疗产生的严重低丙种球蛋白血症。低丙种球蛋白血症患者血型抗体稀释也发生于进行多次血浆置换以及白蛋白替代治疗后。
- 冷同种抗体(如抗-M)或自身抗体(如抗-I),与相应的抗原阳性反定型细胞发生反应。
- 针对 A_1 和 B 红细胞保存液试剂成分的抗体[39]。
- 非特异性凝集,高分子量血浆扩容剂、缗钱状、高浓度血清蛋白或血清蛋白比例改变导致的凝集。
- 近期输注非同型血浆成分(如,A 型患者输注 O 型血小板,导致患者血清中被动获得抗-A)。
- 近期静脉注射免疫球蛋白,免疫球蛋白中可能含有 ABO 同种凝集素。

3. 技术性错误 标本或检测技术问题导致 ABO 定型不符,主要包括:

- 标本错误。
- 配制红细胞悬液浓度不当。
- 试剂错误,如错加试剂或漏加试剂。
- 未发现溶血结果。
- 未按试剂说明书操作。
- 过度离心或离心不足。
- 结果判读或记录错误。

十、ABO 正反定型不符解决方案

首先对同一标本复检,排除检测过程中出现技术性错误。其他有助于解决不符结果的方法包括:重新采集标本避免标本错误;洗涤红细胞;检测红细胞不规则同种抗体;了解可能导致检测结果矛盾的情况,回顾患者病史、用药史、近期输血史(方法 2-4)。ABO 抗原和/或抗体减弱或缺失标本可以使用能增强抗原-抗体结合的方法:包括 4℃ 孵育(方法 2-5)、酶处理红细胞(方法 2-6)和吸收放散试验(方法 2-7),有条件时进行分子检测。某些情况下,有必要检测唾液中 ABH 抗原的分泌情况(方法 2-8)。疑似 B(A)、获得性 B 或 A(B)表型的患者需用不同的单克隆及人源多克隆试剂复检。

由意外血清反应导致的 ABO 不相符并不少见。常见原因包括冷自身抗体、缗钱状、冷反应性同种抗体(如抗-M)、含抗-A1 的弱 A 亚型。此外，如上所述，某些非缺失 O 等位基因(ABO * O.02)的存在是 O 型个体抗-A 效价较低的常见原因[29,45]。为了解决在 A 型个体中由抗-A1 引起的 ABO 血型异常，可用双花扁豆凝集素检测红细胞，与 A_1 型红细胞发生凝集而不能与 A_2 或其他弱 A 亚型发生凝集，抗-A1 的存在需用 A_1、A_2、O 型红细胞进行检测(方法 2-9)。由冷型同种抗体(方法 2-10)或自身抗体导致的反定型问题可以在常温下通过抗体检测和在室温下的自身对照进行鉴别。在有冷自身抗体存在的情况下，ABO 抗体检测包括不离心的 37℃检测试验(方法 2-11)和冷自身吸收试验(方法 4-5)。血清或血浆可以引起缗钱状凝集，类似于与 A_1 和 B 型红细胞的凝集。盐水替代法或盐水稀释法(方法 3-7)可以用于区分真凝集和缗钱状凝集并鉴定 ABO 抗体。

　　冷自身抗体可以导致红细胞自身凝集，在红细胞定型时出现意外反应。大量包被自身抗体的红细胞可以自发凝集并与抗-A 和抗-B 试剂发生假阳性反应。通常自身抗体介导的假阳性反应可以通过温盐水洗涤红细胞消除(方法 2-17)。二硫苏糖醇或 2-氨基乙基异硫脲溴化物孵育红细胞的方法能抑制、分散 IgM 介导的自身凝集(方法 3-16)。这些试剂破坏了 IgM 分子上的二硫键，降低其多价性和直接凝集红细胞的能力。

第二节　H 血型系统

　　除了罕见的孟买型以外，H 抗原在所有红细胞中普遍存在。H 抗原作为 A、B 抗原的前体物质，在红细胞上的数量取决于 ABO 血型分型。由于 O 型个体缺乏功能性 ABO 基因，所以 O 型红细胞上 H 抗原高度表达。但在 A 型和 B 型个体中，H 抗原分别转化为 A 和 B 抗原，因此 H 抗原数量很少。基于与抗-H 荆豆凝集素的凝集能力，红细胞上 H 抗原的数量为：$O>A_2>B>A_2B>A_1>A_1B$。H 抗原存在于 HPCs、红细胞、巨核细胞和其他组织中[5,46,47]，与细胞黏附、造血分化和某些恶性肿瘤密切相关[6,7,48]。

一、生物化学与基因学

　　H 抗原分子末端为二糖岩藻糖(α1,2)半乳糖。2 种不同的岩藻糖基转移酶(Fuc-T)合成 H 抗原：α2Fuc-T1(FUT1 编码，也被称为 H 基因)和 α2Fuc-T2(FUT2 编码，分泌型基因)。FUT1 编码的酶优先对红细胞糖蛋白和糖脂上的 2 型寡聚糖进行岩藻糖化，从而形成 2 型 H 抗原，FUT2 编码的酶优先识别 1 型前体形成分泌型 1 型 H 和 Le^b 抗原(图 10-4)[13]，唾液和其他体液中分泌型 1 型 ABH 抗原的合成需要功能性 FUT2(分泌型)基因，FUT2 在红细胞上不表达，但在唾液腺、胃肠道组织和生殖泌尿组织中表达[4,13]。红细胞上的 1 型 ABH 抗原是从血浆中循环的糖脂抗原被动吸附而来(见"Lewis 系统"章节)[39]。FUT1 和 FUT2 基因都有失活和减弱的突变[26]。一些突变与地理和种族分布有关。例如，约 20%欧洲血统的个体为非分泌型，是 FUT2 * 01N.02 基因(c.428G>A)为纯合子的结果，导致终止密码子提前(p.Trp143Stop)并形成无功能的酶。

二、Null 表型

1. 孟买表型(O_h)　O_h 或孟买表型最初发现于印度孟买，是一种罕见的常染色体隐性遗传表型，其特征为红细胞和分泌物中缺乏 H、A 和 B 抗原。基因学上，O_h 个体含非功能性 FUT1 和 FUT2 的纯合子(或复合杂合子)基因，导致 O_h 完全不存在 1 型和 2 型 H，因此 A 和 B 抗原的缺失与 ABO 基因型无关。最初的孟买表型实际上是 FUT1 的一个错义突变(c.725T>G,p.Leu242Arg)以及 FUT2 整个基因被删除的结果。O_h 红细胞 H 抗原阴性，不与抗-H 荆豆凝集素、单克隆抗-H 和来自其他 O_h 个体的人源多克隆抗-H 反应。由于缺乏 Le^b 合成所必需的功能性 FUT2(分泌型)基因，O_h 个体也为 Le(b-)型(见"Lewis 系统"章节)。基因分型发现 O_h 个体 FUT1 和 FUT2 含有大量的失活突变[13,26]。O_h 表型也存在于因 GDP-岩藻糖转运基因突变所致的 2 型白细胞黏附缺陷症(leukocyte adhesion deficiency type 2 disease, LAD2)[49]。

　　由于缺乏 ABH 抗原，O_h 个体存在针对 A、B 和 H 的天然抗体(表 10-1)，在常规的 ABO 定型试验中，通常最初被鉴定为 O 型。利用富含 H 抗原的 O 型红细胞进行血清抗体检测，可以检出 O_h 表型。O_h 表型的抗-H 与 O 型红细胞发生强凝集反应，也可表现为体外溶血。红细胞缺乏 H 抗原并且血清含有可与 O 型红细胞反应而不与其他的 O_h 红细胞反应的强抗-H，则可以鉴定为 O_h 表型。

2. 类孟买型　类孟买表型为红细胞明显缺乏 H 抗原的分泌型[7,13]，基因学方面是非功能性

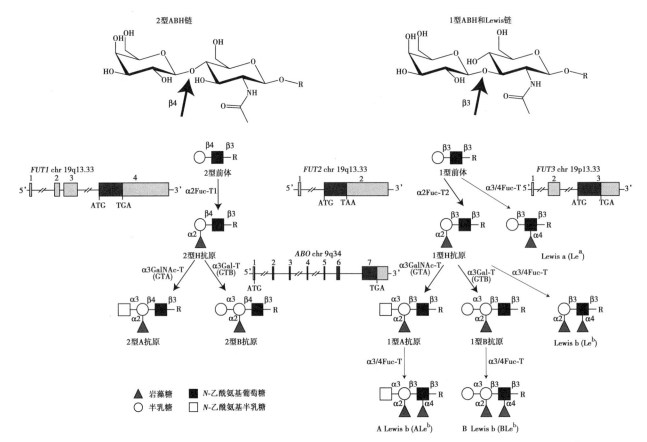

图 10-4 顶端的两幅图显示了 1 型和 2 型前体链,差别(β3 与 β4 链接)用箭突出显示;图的下部分显示了前体转变为 1 型 ABH 和 Lewis 抗原以及 2 型 ABH 抗原所涉及的基因和酶及抗原的多糖结构。Fuc-T. 岩藻糖转移酶;Gal-T. 半乳糖基转移酶;GalNAc-T. N-乙酰半乳糖胺转移酶;R. 上游糖基序列

FUT1 基因纯合子,但至少含一个功能性 FUT2(分泌型)基因。不同于经典孟买型,类孟买型在分泌物和血浆中表达 1 型 ABH 抗原(方法 2-8),所以,虽然 H 缺乏分泌型的红细胞上无血清学方法可检测的 H 抗原,但可携带少量 A 和/或 B 抗原[39]。类孟买型血浆中的 1 型 A 和/或 B 抗原可被动吸附于红细胞,导致出现弱 A 或弱 B 抗原。类孟买型红细胞分为"A$_h$""B$_h$"和"AB$_h$"。类孟买型也可出现在 O 型个体中,通过红细胞或分泌物中检测出 1 型 H 抗原可以鉴定。

在实验室检测中,类孟买型红细胞可能与抗-A 和抗-B 试剂发生弱反应(也可能不发生),一些情况下,A 和 B 抗原仅在吸收和放散后才能被检测出。A$_h$ 和 B$_h$ 类孟买型红细胞与抗-H 凝集素、单克隆抗-H 和 O$_h$ 个体的抗-H 不发生反应,血清中含有抗-H、抗-HI 或两者皆有,同时根据其 ABO 分型含有抗-A 或抗-B[17,39]。类孟买与孟买型相比,抗-H 较弱且很少具有临床意义。

类孟买表型也可以在非分泌型中出现(例如没有功能性的 FUT2 基因)。在这些罕见的病例中,

两个 FUT1 等位基因携带的突变会降低但不会消除酶活性。因此,这些个体在红细胞上表达少量的 2 型 H 抗原,但在分泌物(及红细胞上)缺乏 1 型 H 抗原。如果 ABO 基因座处有 A 基因或 B 基因,则表型可分别描述为 A$_h$ 和 B$_h$。

三、抗-H

1. 同种抗-H(孟买型和类孟买型) 孟买型(O$_h$)个体中的抗-H 具有显著临床意义,与急性溶血性输血反应相关。抗-H 主要为 IgM 型,在较大温度范围内(4~37℃)可与除了 O$_h$ 红细胞外所有红细胞反应。与抗-A 和抗-B 相同,同种异体抗-H 能够激活补体并且导致血管内溶血。在类孟买个体中的抗-H 可能效价较低,并且在体外不太容易引起直接溶血,但仍然是具有临床意义的。

2. 自身抗-H 和自身抗-HI 健康人可有针对 H 和 HI 抗原的自身抗体,最常见于红细胞上只有低水平 H 抗原的 A$_1$ 型个体中。自身抗-H 和自身抗-HI 常为 IgM 型抗体,在室温下具有反应性。

四、临床输血

同种抗-H 是具有临床意义的抗体,能够激活补体引起溶血性输血反应。所以,孟买型产生了同种抗-H 的患者必须输注 H 阴性(O_h)红细胞。类孟买型也一样,但在紧急情况下,评估其临床意义是有价值的。

相比之下,自身抗-H 和抗-HI 通常无显著临床意义,在大多数患者中,输注的特定血型或 O 型红细胞可以在体内正常存活,偶见自身抗-HI 导致红细胞存活减少,输注 O 型红细胞后产生溶血性输血反应的情况[17,39]。溶血反应可能发生在 O 型红细胞输给含有 37℃反应性的高效价抗-HI 的 A_1 型、B 型或 A_1B 型患者[39]。建议此类患者输注相应血型(A_1、B 或 AB)的红细胞。

第三节　Lewis 血型系统

Lewis 血型系统由 2 个主要抗原组成,即 Le^a(LE1)和 Le^b(LE2),有 3 种常见的表型,包括 Le(a+b-)、Le(a-b+)和 Le(a-b-)。另有 4 种 Lewis 抗原代表 Le^a、Le^b 和 ABH 抗原的复合反应性:Le^{ab}(LE3)、Le^{bH}(LE4)、ALe^b(LE5)和 BLe^b(LE6)[26,49]。Lewis 抗原不仅存在于红细胞,还广泛表达于血小板、内皮细胞、肾脏组织以及泌尿生殖系统和胃肠上皮细胞。

Lewis 抗原不是由红细胞合成,而是血浆中可溶性 Lewis 糖脂被动吸附到红细胞膜上形成[49]。胃肠道富含 Lewis 活性糖脂和糖蛋白,是血浆中 Lewis 糖脂的主要来源。由于 Lewis 抗原被动吸附到红细胞膜,其抗原量可能发生变化,一方面,它们可以从输入体内的红细胞上洗脱,使循环中 Lewis 抗原增加;另一方面,由于血浆蛋白和脂蛋白吸附 Lewis 糖脂,增加血浆量或循环脂蛋白可将红细胞 Lewis 抗原洗脱下来,使红细胞上 Lewis 抗原减少。例如,怀孕期间红细胞 Lewis 抗原常减少,甚至暂时表现为 Le(a-b-)。原因就是循环血浆体积和脂蛋白增加(脂蛋白增加 4 倍)[39]。Lewis 抗原水平在储存红细胞上也会降低,因此应尽早进行 Lewis 表型分析,以避免假阴性结果。Le^b 的表达和免疫反应性也受 ABH 血型影响,这是由于 Lewis 抗原和 ABH 抗原的交叉性合成过程所导致(图 10-4)[5,13,47]。

一、生化和合成

Lewis 抗原合成取决于 2 种不同基因编码的岩藻糖基转移酶的作用(图 10-4):FUT3(Lewis 基因)和 FUT2(分泌型基因)[49,50]。与 FUT1 编码的酶特异性识别 2 型链底物不同,FUT2 和 FUT3 编码的酶主要对 1 型链底物进行岩藻糖基化。FUT2 基因可以在末端添加 α1,2 岩藻糖至 1 型前体链,形成 1 型 H 抗原链。FUT3,Lewis 基因编码 α1,3/4 岩藻糖基转移酶,将岩藻糖连接(α1,4)至 1 型链前体(也被称为"Lewis c")的倒数第 2 个 N-乙酰葡萄糖胺,形成 Le^a 抗原。Lewis 酶可以添加第 2 个岩藻糖到 1 型 H 抗原形成有 2 个岩藻糖的 Le^b 抗原。由于 Le^a 合成过程中添加的一个近末端岩藻糖,可以在空间上抑制分泌酶的结合[4],因此 Le^b 不能由 Le^a 合成。

在同时含有 Lewis 和分泌型酶的个体中,1 型 H 链合成优先于 Le^a 合成,导致大部分 Lewis 抗原合成的是 Le^b[Le(a-b+)表型]。在 A_1 和 B 型个体中,Le^b 和 1 型 H 链可以通过 ABO 糖基转移酶进一步修饰形成 LE5、LE6、1 型 A 和 1 型 B 抗原[5,50]。在 A_1 个体中,血浆中的大多数 Lewis 抗原是 ALe^b[51]。

二、遗传学和 Lewis 表型

常见的 3 种 Lewis 表型可以存在或不存在 Lewis 和分泌型酶(表 10-5)。Le(a+b-)表型至少遗传 1 个有功能的 FUT3 基因(也称为 Le),其无功能的 FUT2 等位基因为纯合子(称为 se/se)。因此,Le(a+b-)表型合成和分泌 Le^a 抗原,但缺乏 Le^b 和 1 型 ABH 抗原链以及 LE5 和 LE6。Le(a-b+)为 FUT3(Le)和 FUT2(Se)等位基因的表现型,Le 和 Se 等位基因合成 Le^a、Le^b 和 1 型 ABH 链,但由于多数 1 型链前体转化为 Le^b,所以表现为 Le(a-)。婴儿可短暂表现为 Le(a+b+),但随着年龄增加分泌型酶活性逐渐增强,婴儿表型发生变化。由于分泌型酶基因型为弱分泌型(FUT2*01W.02,过去称为 Se^w),Le(a+b+)可出现在部分亚洲人中(例如,16%的日本人)[26]。缺乏功能性 FUT3 基因(lele)导致无法合成 Le^a 和 Le^b,从而出现 Le(a-b-)或 Lewis null 表型。但如果有一个功能性 FUT2 基因,1 型 ABH 抗原链都可以合成和分泌(方法 2-8)。Le(a-b-)是稀有表型,非洲人中相对常见,也可存在于岩藻糖转运缺陷的 LAD2 患者[49]。

表 10-5　Lewis 系统的成人表型及分布频率

红细胞反应		表型	频率/%		基因型*		唾液†
抗-Le^a	抗-Le^b		白种人	黑种人	Lewis	分泌型	
+	0	Le(a+b−)	22	23	*Le*	*se/se*	Le^a
0	+	Le(a−b+)	72	55	*Le*	*Se*	Le^a, Le^b, ABH
0	0	Le(a−b−)	6	22	*le/le*	*se/se*	1 型前体
					le/le	*Se*	1 型 ABH
+	+	Le(a+b+)‡	罕见	罕见	*Le*	*Se^W*	Le^a, Le^b, ABH

注：* *Lewis*(*FUT3*)和分泌型(*FUT2*)位点的可能基因型。
† 唾液和其他分泌物中存在的 1 型抗原链。
‡ 16% 日本人 Lewis 表型为 Le(a+b+)；婴儿可暂时表现为 Le(a+b+)。
Le：至少一个编码功能性 Lewis 酶的 *FUT3* 基因（代表 *Le/Le* 或 *Le/le* 基因型）；*le/le*：编码非活性酶的纯合子 *FUT3* 基因；*Se*：至少 1 个编码活性分泌酶的 *FUT2* 基因（代表 *Se/Se* 或 *Se/Se* 基因型）；*se/se*：编码非活性酶的 *FUT2* 纯合子基因；*Se^W*：编码弱分泌酶的 *FUT2* 基因。

已经鉴定出 *FUT3*(*Lewis*)和 *FUT2*(分泌型)基因存在多种失活突变[26]，其分布具有地域和种族特征。同时，许多人群表现为几种优势等位基因。

三、Lewis 在儿童中的表达

成人 Lewis 分布情况见表 10-5。与成人相比，新生儿大多数表型为 Le(a−b−)，但约 50% 的新生儿在无花果蛋白酶或木瓜蛋白酶处理样本后表现为 Le(a+)。由于在分泌型酶(*FUT2*)活性方面发育迟缓，Le^b 抗原在新生儿的检出概率较成人低。但儿童期的分泌型酶活性与成人接近，可短暂表现为 Le(a+b+)。Lewis 血型在 5~6 岁时才开始发育[17]。

四、Lewis 抗体

抗-Lewis 为 IgM 天然抗体。临床上最常检出于 Le(a−b−) 表型血清，该血清中可能同时含有抗-Le^a、抗-Le^b 和抗-Le^ab，其中，抗-Le^ab 能识别 Le(a+) 或 Le(b+) 红细胞。Le(a−b+) 表型能够合成少量的 Le^a，所以该表型不产生抗-Le^a。Le(a+b−) 表型中较少存在抗-Le^b。怀孕期间可出现 Lewis 抗体且短暂表现为 Le(a−b−) 表型。另外，抗-Le^b 可以表现出 ABO 特异性（抗-Le^bH、抗-ALe^b 和抗-BLe^b），并优先与相应 ABO 血型的 Le(b+) 红细胞反应[39,47]。其中以抗-Le^bH 最常见，与 O 和 A_2 型 Le(b+) 红细胞反应性强于 A_1 和 B 型，后者 H 抗原水平低。抗-Le^bL 与各 ABO 血型的 Le(b+) 红细胞具有强反应性。

大多数 Lewis 抗体是在室温盐水中具有反应性的凝集素。与 ABO 抗体不同，其凝集相对较弱且易散开，需离心后轻柔重悬观察。37℃ 孵育后也可以观察到凝集，但通常比室温弱。抗人球蛋白(anti-human globulin, AHG)介质中也能检测到 Lewis 抗体，此时反应体系中可能存在 IgG 或结合补体（使用多特异性 AHG 试剂）。体外实验中，Lewis 抗体有时导致溶血，特别是使用新鲜血清和经酶处理的红细胞时。

五、临床输血

一般来说，不需考虑 Lewis 抗体的临床意义。在 37℃ 配血相容的红细胞，无论哪种 Lewis 表型，输注后体内生存时间可达到预期。对于大多数患者，没有必要输注 Lewis 抗原阴性的 RBCs。原因是，与 ABO 抗原不同，Lewis 抗原是外源性的糖脂抗原，输注体内红细胞的 Lewis 抗原数天内易被洗脱和脱落[49]；输注血浆中的 Lewis 抗原可以中和受血者体内 Lewis 抗体。因此，输注 Le(a+) 或 Le(b+) 红细胞后溶血罕见[52]。

Lewis 抗体不引起 HDFN[17]。Lewis 抗体主要是 IgM 型，不通过胎盘；并且 Lewis 抗原在新生儿红细胞上表达较弱，甚至许多新生儿为 Le(a−b−) 型。

第四节　I 血型系统和 Ii 血型集合

I 和 i 抗原普遍存在于所有细胞膜，两者抗原结构上密切相关。I 和 i 抗原共同的最小表位是一个末端重复的乳糖胺结构(Galβ1-4GlcNAc)或 2 型链前体。最小单位的 i 抗原决定簇是线性、非分支结构，含有至少 2 个连续乳糖胺结构[18]。I 抗原是由 i 抗原衍生的多价的分支多糖结构（图 10-5）。I 和 i 是合成 ABH，Lewis X[Gal β1-4(Fucα1-3)Glc-

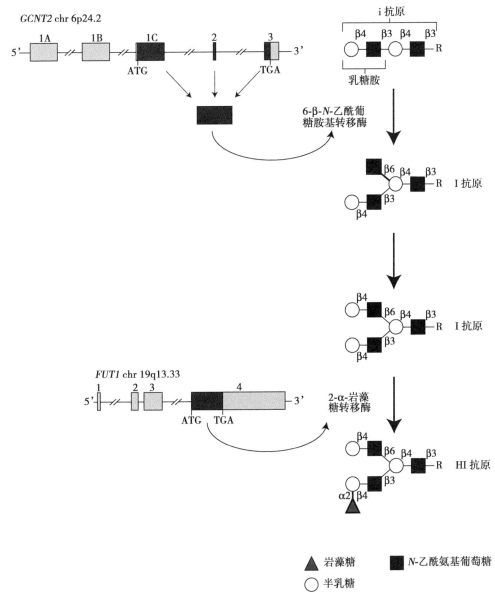

图 10-5　GCNT2 及其转录子，GCNT2 及其红系转录子促使那些将红细胞上的 i 抗原转化成 I 抗原的酶的合成；通过 FUT1 编码的岩藻糖转移酶的进一步延长产生 HI 抗原。每种酶产生的连接用黑体标出；ATG 和 TGA 分别代表基因密码子的起始和终止；R：上游糖基序列

NAc]和其他 2 型链抗原的底物和支架[4,5,18]。在红细胞上，i 和 I 抗原存在于 N-连接糖蛋白和鞘糖脂上。I 抗原属于 I 系统，而 i 抗原代表了 Ii 集合的独立成员。

一、抗原表型

　　根据是否存在 I 抗原可分为 I 和 i(I-)两种表型。i 表型是新生儿红细胞的特征，而 I+是成人常见的表型。随着年龄的增长，I 抗原逐渐增加同时随着糖链的分支 i 抗原减少；大多数儿童在 2 岁时表现为成人的 I+表型[18]。i 抗原增加可见于慢性溶血性疾病，也是应激性红细胞生成的表现之一[53]。

　　2 种遗传性疾病与 i 抗原的增加相关[18]。①i_adult 表型(I-i+)是 GCNT2(以前称为 I 或 IGnT 基因)突变引起的常染色体隐性表型，亚裔人群 i_adult 表型与先天性白内障相关。②II 型先天性红细胞生成异常性贫血(酸化血清溶血试验阳性的遗传性红细胞多核症)可表现出 i 抗原水平增加。

二、遗传学

　　GCNT2 基因编码 β1-6N-乙酰葡糖胺转移酶，将线性 i 抗原转化为分支的 I 抗原[18,26]。该基因定位于染色体 6p24，含有 5 个外显子，其中包括 3

个组织特异性外显子(外显子 1A、1B 和 1C),根据不同的组织特异性外显子,可以合成 3 种差异的 mRNA 转录本。

非白内障 i_{adult} 表型中,外显子 1C(合成红细胞 I 抗原的特异性序列)突变,导致红细胞 I 抗原合成障碍,但依靠外显子 1A 或 1B,I 抗原在其他组织中仍可以合成。在白内障 i_{adult} 表型中,由于基因缺失或外显子 2 和 3 的突变,所有组织均无 I 抗原合成。

三、抗体

1. 抗-I　抗-I 常见于健康人血清,通常是 IgM 型抗体,在 4℃具有强反应性(效价<64),更高效价抗体在室温即可检出。可以通过与成人红细胞具有强反应性,但与脐血红细胞反应弱或无凝集作为对照从而鉴定抗-I(表 10-6)。4℃孵育、加入白蛋白或酶处理红细胞等方法可以增强抗-I 的抗体反应性。同种抗-I 可见于 i_{adult} 表型。

表 10-6　I/i 血型抗体与盐水介质红细胞悬液的血清学反应

反应温度/℃	I/i 抗原细胞（细胞类型）	与抗-I 反应	与抗-i 反应
4	I（成人）	4+	0~1+
	i（脐带血）	0~2+	3+
	i（成人）	0~1+	4+
22	I（成人）	2+	0
	i（脐带血）	0	2~3+
	i（成人）	0	3+

抗-I 的反应具有复杂性。具体表现为:与特定的 ABO、P1 或 Lewis 表型红细胞反应更强;许多抗-I 可以识别经进一步修饰从而表达额外血型抗原的分支寡糖;抗-HI 通常存在于 A1 血型血清,由于 O 型和 A2 型红细胞 H 抗原比 A1 红细胞更丰富,抗-HI 与前二者反应更强;如 A 型血清可直接凝集 O 型红细胞,但与大多数 A 型红细胞相容,可考虑抗-HI 存在;抗-IA,抗-IP1,抗-IBH 和抗-ILe^{bH} 具有各自反应特性[39]。

2. 抗-i　自身抗-i 是健康人相对少见的冷凝集素,与抗-I 类似,主要是 IgM 型抗体,在 4~10℃反应性弱。抗-i 与脐血和 i_{adult} 红细胞反应最强,与 I+成人红细胞反应较弱(表 10-6)。传染性单核细胞增多症常具有短暂但高效价抗-i。与抗-I 类似,抗-i 可出现复杂的抗体反应性(如抗-iH)。

3. 冷凝集素综合征　自身抗-I 和自身抗-i 在冷凝集素综合征(cold agglutinin syndrome,CAS)和混合抗体型自身免疫性溶血性贫血中具有病理学意义,主要作为具有高效价和较宽反应温区特性的补体结合性抗体发挥作用。淋巴组织增殖性疾病,例如 Waldenström 巨球蛋白血症、淋巴瘤和慢性淋巴细胞白血病可发生原发性 CAS。感染可产生较强的自身抗-I,肺炎支原体感染是自身抗-I 出现的常见原因,可伴有一过性溶血,特别是血管内溶血[CAS(又名冷凝集素病或 CAD)的其他信息参见第 14 章]。

在未稀释的标本中,CAS 自身抗体的特异性并不明显,可能难以确定。为了鉴定特异性自身抗体及临床意义,需要分析抗体效价和反应温度。表 10-6 显示了抗-I 和抗-i 在 4℃和 22℃的血清学反应特征(效价和反应温度分析见第 14 章和方法 4-7)。

四、临床输血

自身抗-I 可以干扰 ABO 定型、抗体筛查和相容性检测。该抗体在 AHG 介质检测中可具有反应性,特别是试验中应用多特异性 AHG。这种反应性不能说明抗体在 37℃具有活性,而是抗体在低温条件下结合并结合补体所致。一般情况下,可以采用不在室温下反应和使用抗-IgG 特异性 AHG 的方法避免冷自身抗体的干扰,对于强反应性抗体,可通过冷自身吸收技术去除(参见方法 4-5)。冷自身吸收后血清也可用于 ABO 定型。

第五节　P1PK 和 Globoside 血型系统及 GLOB 集合

1927 年 Landsteiner 和 Levine 在实验中发现了 P 血型系统的第一个抗原(以前被认为是),同时发现 M 和 N 抗原。这实际上是现在所说的 P1 抗原[并且 P 抗原属于另一个血型系统——Globoside(符号为 GLOB)],在 2010 年决定将该系统的名称改为 P1PK。P 血型系统几种相关的鞘糖脂抗原属于 P1PK(P1、P^k、NOR)、GLOB 血型系统(P、PX2)或 GLOB 集合(LKE)[26,54]。P^k、P、PX2 和 LKE 是高频抗原,表达于 null 表型外的几乎所有个体的红细胞,null 表型无 P、PX2 和 LEK 抗原(P^k 表型)或同时缺乏 P、P^k 和 LKE 抗原(p 表型)(表 10-7)。另一方面,PX2 在 p 表型的红细胞上特别强烈地表达[55]。红细胞 P 抗原(也被称为红细胞糖苷脂)丰富,占总红细胞脂质近 6%。P^k 和 P 抗原也广泛表

表 10-7 P1PK 和 GLOB 血型系统的表型和频率

红细胞与抗血清反应				血清抗体	表型	分布频率/%		
抗-P1	抗-P	抗-P^k	抗-PP1P^K			欧洲人	非洲人	亚洲人
+	+	0/+	+	无	P₁	79	94	20
0	+	0/±	+	抗-P1*	P₂	21	6	80
0	0†	0	0	抗-PP1P^k‡	p	罕见	罕见	罕见
+	0	+	+	抗-P,-PX2	P₁^K	罕见	罕见	罕见
0	0	+	+	抗-P,-P1,-PX2	P₂^K	罕见	罕见	罕见

注:* 大约 25% P₂ 表型检测到抗-P1

† 通常为阴性,但抗-P 与红细胞 PX2 交叉反应可能导致某些标本弱阳性

‡ 以前称为抗-Tj^a

达于血浆和非红系细胞或组织,包括淋巴细胞、血小板、肾脏、肺脏、心脏、内皮、胎盘和滑膜细胞[56],而 P1 抗原似乎主要在红细胞表达[56]。

一、表型

表 10-7 表明超过 99.9%的献血者是 P₁(P1+)或 P₂(P1−)表型,两种表型均表达 P^k 和 P 抗原,不同点在于 P1 抗原的表达。该系统已经鉴定出三种罕见的常染色体隐性表型(p,P₁^k,P₂^k)和一些少见的弱变异型[57,58]。类似于 ABO 系统,稀有的 p 和 P^k 表型与血清中含有针对缺失抗原的天然抗体(抗-P1,抗-P,抗-P^k)有关。

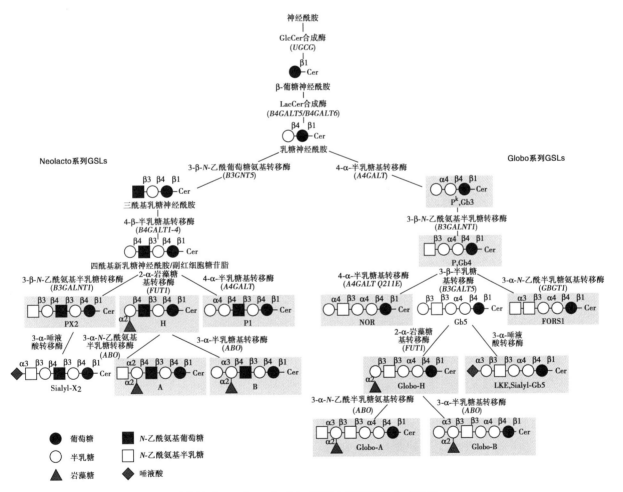

图 10-6 neolacto 和 globo 系列中鞘糖脂的合成途径

血型抗原公认的结构用灰色框突出;包括了已知的合成所有描述的鞘糖脂的糖基转移酶,潜在的基因(斜体加括号)也包括在内;ABH 抗原存在于 neolacto 系列的 2 型链和 globo 系列的 4 型链上;GlcCer:葡糖神经酰胺;GSLs:鞘糖脂;Lac-Cer:乳糖神经酰胺

二、生物化学

P^k、P 和 P1 抗原的合成是在乳糖苷神经酰胺[即神经酰胺二己糖（ceramide dihexose，CDH）]上逐步添加糖的过程（图 10-6、表 10-8）。首先合成 Globo 鞘糖脂的前体物质 P^k 抗原，由 α1,4-半乳糖基转移酶（由 A4GALT 编码）通过 α1,4 键添加一个半乳糖到 CDH 末端。接着，β1,3N-乙酰半乳糖胺转移酶（由 B3GALNT1 编码）以 P^k 抗原为底物，添加一个 β1,3 N-乙酰半乳糖胺至 P^k（Gb_3）末端半乳糖，从而形成 P 抗原（Gb_4）。包括红细胞在内的一些细胞中，P 抗原进一步延伸形成 Globo 家族抗原，例如 Luke（LKE）、4 型 ABH 抗原链（globo-H、globo-A 和 globo-B）和 NOR。NOR 是罕见的多凝集红细胞表型，其特征在于 P 抗原和相关长链 globo 糖脂末端添加了 α1,4 半乳糖（表 10-8）[59]。

表 10-8 P1PK、GLOB 以及 FORS 血型系统携带分子和相关鞘糖脂的结构

家族*	名称	低聚糖结构
Globo（Gb）	CDH	Galβ1-4Glcβ1-1Cer
	Gb_3,P^k	Galα1-4Galβ1-4Glcβ1-1Cer
	Gb_4,P	GalNAcβ1-3Galα1-4Galβ1-4Glcβ1-1Cer
	Gb_5	Galβ1-3GalNAcβ1-3Galα1-4Galβ1-4Glcβ1-1Cer
	NOR1	Galα1-4GalNAcβ1-3Galα1-4Galβ1-4Glcβ1-1Cer
	FORS1	GalNAcα1-3GalNAcβ1-3Galα1-4Galβ1-4Glcβ1-1Cer
	Globo-H	Fucα1-2Galβ1-3GalNAcβ1-3Galα1-4Galβ1-4Glcβ1-1Cer
	LKE	NeuAcα2-3Galβ1-3GalNAcβ1-3Galα1-4Galβ1-4Glcβ1-1Cer
	NOR2	Galα1-4GalNAcβ1-3Galα1-4GalNAcβ1-3Galα1-4Galβ1-4Glcβ1-1Cer
Neolacto（nLc）	Lc_3	GlcNAcβ1-3Galβ1-4Glcβ1-1Cer
	nLc_4,PG	Galβ1-4GlcNAcβ1-3Galβ1-4Glcβ1-1Cer
	P1	Galα1-4Galβ1-4GlcNAcβ1-3Galβ1-4Glcβ1-1Cer
	SPG	NeuAcα2-3Galβ1-4GlcNAcβ1-3Galβ1-4Glcβ1-1Cer
	PX2（x_2）	GalNAcβ1-3Galβ1-4GlcNAcβ1-3Galβ1-4Glcβ1-1Cer
	Sialyl-x_2	NeuAcα2-3GalNAcβ1-3Galβ1-4GlcNAcβ1-3Galβ1-4Glcβ1-1Cer

注：* 鞘糖脂家族；注意：Neolacto 是 2 型鞘糖脂链
CDH. 神经酰胺二己糖或乳糖苷酰胺；Cer. 神经酰胺；Gal. 半乳糖；GalNAc. N-乙酰氨基半乳糖；Glc. 葡萄糖；GlcNAc. N-乙酰氨基葡萄糖；NeuAc. N-乙酰神经胺酸（唾液酸）；PG. 类红细胞糖苷脂；SPG. 唾液酸类红细胞糖苷脂

不同于 P^k 和 P 抗原，P1 抗原不属于 Globo 糖鞘脂，而是 Neolacto 家族成员（2 型鞘糖脂），由 A4GALT 在类红细胞糖苷脂末端添加了一个 α1-4 半乳糖。同时，P1 抗原不在红细胞糖蛋白上表达[60]。p 红细胞上含弱 P 样活性认为是 x_2（2010 年被重新命名为 PX2），与 2 型链糖脂相关。最近研究表明 B3GALNT1 能够合成 PX2，这在 P^k 表型红细胞是缺乏的[55]。

三、遗传学

目前，已鉴定了 A4GALT 和 B3GALNT1 两种转移酶的几种失活突变[26,61]。p 表型的形成是 A4GALT 突变的结果，但也可能是非编码的上游外显子缺失的结果[62]。A4GALT 编码失活突变使得所有 Globo 家族抗原和 P1 抗原丢失。同时类红细胞糖苷脂、唾液酸类红细胞糖苷脂和 PX2 合成增加，表明 p 表型的 2 型糖脂合成补偿性增加[55]。B3GALNT1 突变导致 P^k 表型的产生，该表型特征是 P、LKE 和 PX2 抗原的丢失以及 P^k 表达的增加。P_1 和 P_2 表型的机制仍在研究中，但是在 A4GALT 的一个新外显子以及周围的内含子序列中已经发现了多态性[57,63]。另一有趣的现象是，表达弱 P1

的个体是 P^1P^2 等位基因杂合子[57]。

四、P1PK 和 GLOB 血型系统抗体

1. **抗-P1**　P_2 献血者中,有 1/4~2/3 的人存在抗-P1[39]。抗-P1 是天然产生的 IgM 同种抗体,室温下可检测到弱凝集。在极少数病例,抗-P1 在 37℃反应或发生体外溶血;由于抗-P1 为 IgM 抗体,不能透过胎盘,目前无抗-P1 引起 HDFN 的报道;极少报道抗-P1 引起体内溶血。包虫囊肿或肝片吸虫病(肝吸虫)患者以及鸟类饲养员中抗-P1 效价常升高。鸟类粪便中的 P1 样物质可刺激机体抗-P1 水平增高。有些抗-P1 个体有 I 血型特异性(抗-IP1)[39]。

根据基因型,P1 在个体间的表达强度有差异[57],也有报告显示体外储存期间 P1 表达下降[39],因此,试验中抗-P1 可能并不与所有 P1+红细胞反应。可以通过低温孵育(如 4℃)或酶处理红细胞的方法增强抗-P1 反应性。抗-P1 反应活性可被含有包虫包囊液或鸽子蛋 P1 物质抑制。抑制 P1 活性有助于检测血清中多重抗体。

2. **同种抗-PP1P^k 和同种抗-P**　抗-PP1P^k(旧称为抗-Tj^a)是 p 血型个体中一种可分离的抗-P、抗-P1 和抗-P^k 混合型抗体。同种抗-P 为 P_1^k 和 P_2^k 个体的血清中的天然抗体(表 10-7),主要是 IgM 型或 IgM、IgG 混合型。两种抗体均为较强的溶血素并与溶血性输血反应相关,也可导致 HDFN。抗-PP1P^k(p 表型)或抗-P(P_1^k/P_2^k 表型)与早期复发性自然流产相关,富含 P^k 和 P 抗原的胎盘是母体细胞毒性 IgG 抗体的靶向目标[64]。

3. **自身抗-P(Donath-Landsteiner)**　抗-P 特异性自身抗体见于阵发性冷性血红蛋白尿(paroxysmal cold hemoglobinuria,PCH),一种最易发生于病毒感染后儿童的临床综合征。PCH 的自身抗-P 是一种 IgG 型双相溶血素,能够在低温结合红细胞,又在体温发生血管内溶血。这个特点可以在体外通过 Donath-Landsteiner 实验证明(详见第 14 章和方法 4-11)。

五、临床输血

同种抗-PP1P^k 和同种抗-P 是具有临床意义的抗体,与急性溶血性输血反应和自然流产相关。极少 p 和 P^k 表型的个体需输注抗原阴性、交叉配血

相容的红细胞。由于 P^k 个体的血清中同时含有抗-P 和抗-PX2,即使 p 阴性,也应避免使用 p 表型的红细胞。p 表型是所有表型中 PX2 表达最高的[55]。

一般来说,抗-P1 是没有显著临床意义的室温凝集素。抗-P1 仅在室温或室温以下发生反应,如 P_1+红细胞输注给含抗-P1 患者,红细胞可正常生存,没有必要为抗-P1 患者提供抗原阴性的红细胞。抗-P1 极少导致红细胞生存减低和溶血性输血反应。

若抗-P1 能够在 37℃结合补体,在 AHG 试验中具有强反应性,那么认为其具有潜在的临床意义。在这种罕见的情况下,应选用 37℃、多特异性 AHG 或抗-C3 间接抗球蛋白试验均不反应的血液成分[39]。

第六节　FORS 血型系统

2012 年,FORS 系统被 ISBT 认可,是最后加入的糖类血型系统。该系统有一个低频抗原 FORS1,通过 N-乙酰半乳糖胺在 α1,3 连接 P 抗原合成鞘糖脂(图 10-6)。该抗原与 A 抗原有相似之处,在同一个 α1,3 连接糖类残基终止。一些单克隆抗-A 试剂与 O 型 FORS1 阳性细胞反应。因此,FORS1 阳性表型在 1987 年被作为新的 ABO 亚型 A_pae 首次报道,这一表型是在 3 个英国家庭中发现的[65]。这些红细胞与抗-A 试剂反应较弱,但与勃艮第蜗牛(*Helix pomatia*)凝集素反应强阳性,与双花扁豆(*Dolichos biflorus*)凝集素不反应。当 *ABO* 基因型是 *O* 纯合子时,其反应的抗原不是 A 而是 FORS1[66]。相关基因是 *GBGT1*,编码 Forssman 合酶,在许多哺乳动物中这种糖基转移酶可以建立特异性的连接。该基因此前被认为是假基因,但其能够被 FORS1 阳性个体的 c.887G>A 再活化[66]。有趣的是,很多人血浆中有天然的抗-FORS1。这些抗体可能会引起体外溶血,但其临床意义仍未知。最近发表了一篇关于这一新血型系统的更多内容的综述[67]。

致谢

现作者感谢此章节的原作者的贡献,特别是 Dr. Laura Cooling。

要点

1. ABO、H、Lewis、I、P1PK、GLOB 和 FORS 血型系统抗原是根据糖蛋白及鞘糖脂上的糖类表位定义的。它们是由一组称为糖基转移酶的定位于高尔基体上的酶合成的,由于这些抗原的广泛组织分布也被称为组织-血型抗原。

2. ABO 系统包含四个主要的 ABO 表型:A、B、O 和 AB。这四种表型是遗传获得的 *ABO* 基因组合的结果,通过红细胞上是否存在 A 和 B 糖基转移酶分别合成的 A 和 B 抗原来确定血型。红细胞的 A、B 抗原与血清中抗-A、抗-B(或两者均有)是一对对立的关系。

3. ABO 分型需要对红细胞 A 和 B 抗原分型(红细胞分型或正定型)以及检测血清或血浆中是否存在抗-A 和抗-B 同种凝集素(血清分型或反定型)。当正定型和反定型结果不一致时即为正反定型不符,此时可以通过额外的检测来解决,这些检测方法可以增强缺失的反应性或消除假阳性,在可能的情况下,还可以使用 *ABO* 和 *FUT1/FUT2* 基因测序。

4. H 抗原在所有红细胞上普遍表达,除了罕见的孟买表型(O_h),孟买表型 *FUT1* 和 *FUT2* 基因编码合成 H 抗原的岩藻糖转移酶。

5. H 抗原是 A 和 B 抗原的前体;因此,红细胞上的 H 抗原的量取决于 ABO 血型。O 型缺乏功能性 *ABO* 基因,H 抗原在 O 型红细胞高表达;A_1 型和 B 型的 H 抗原分别转化为 A 和 B 抗原,所以 H 抗原非常少。

6. Lewis 抗原不是由红细胞合成的,而是血浆中可溶性 Lewis 糖脂被动吸附到红细胞膜上的。

7. 3 种常见的 Lewis 表型提示了由 *FUT3*(*Lewis*)和 *FUT2*(分泌型)基因编码的功能性糖基转移酶的存在或缺失。

8. 随着年龄增加,I 抗原逐渐增多,同时伴随 i 抗原减少。大多数儿童在 2 岁表现为成人 I+表型。

9. 自身抗-I 和自身抗-i 在冷凝集素综合征和混合型自身免疫性溶血性贫血中具有病理学意义。

10. 超过 99.9%的献血者是 P_1(P1+)或 P_2(P1-)表型。这两种表型均合成 P^k 和 P 抗原,不同之处主要在于 P1 抗原的表达。其他罕见表型(P_1^k、P_2^k、p)也存在,其中自然产生的 P^k、P 抗体可引起溶血性输血反应和反复自然流产。

11. FORS 是一个新发现的血型系统。在所有被检测人群中 FORS1 抗原的频率很低,但多数人血浆中存在天然的抗-FORS1。

参考文献

1. Paulson JC, Colley KJ. Glycosyltransferases: Structure, localization, and control of cell type-specific glycosylation. J Biol Chem 1989; 264:17615-18.

2. Hansen SF, Bettler E, Rinnan A, et al. Exploring genomes for glycosyltransferases. Mol Biosyst 2010;6:1773-81.

3. Clausen H, Hakomori S. ABH and related histo-blood group antigens; immunochemical differences in carrier isotypes and their distribution. Vox Sang 1989;56:1-20.

4. Lowe JB, Marth JD. A genetic approach to mammalian glycan function. Ann Rev Biochem 2003;72:643-91.

5. Marionneau S, Cailleau-Thomas A, Rocher J, et al. ABH and Lewis histo-blood group antigens, a model for the meaning of oligosaccharide diversity in the face of a changing world. Biochimie 2001;83:565-73.

6. Anstee DJ. The relationship between blood groups and disease. Blood 2010;115:4635-43.

7. Storry JR, Olsson ML. The ABO blood group system revisited: A review and update. Immunohematology 2009;25:48-59.

8. Rydberg L. ABO-incompatibility in solid organ transplantation. Transfus Med 2001;11:325-42.

9. Sazama K. Reports of 355 transfusion-associated deaths: 1976 through 1985. Transfusion 1990;30:583-90.

10. Linden JV, Wagner K, Voytovich AE, Sheehan J. Transfusion errors in New York state: An analysis of 10 years' experience. Transfusion 2000; 40:1207-13.

11. Springer GF. Blood-group and Forssman anti-

genic determinants shared between microbes and mammalian cells. Prog Allergy 1971;15:9-77.

12. Daniel-Johnson J, Leitman S, Klein H, et al. Probiotic-associated high-titer anti-B in a group A platelet donor as a cause of severe hemolytic transfusion reactions. Transfusion 2009;49:1845-9.

13. Daniels G. Human blood groups. 3rd ed. Oxford: Wiley-Blackwell, 2013.

14. Henry S, Oriol R, Samuelsson B. Lewis histo-blood group system and associated secretory phenotypes. Vox Sang 1995;69:166-82.

15. Clausen H, Levery SB, Nudelman E, et al. Repetitive A epitope (type 3 chain A) defined by blood group A1-specific monoclonal antibody TH-1: Chemical basis of qualitative A1 and A2 distinction. Proc Natl Acad Sci U S A 1985;82:1199-203.

16. Svensson L, Rydberg L, de Mattos LC, Henry SM. Blood group A(1) and A(2) revisited: An immunochemical analysis. Vox Sang 2009;96:56-61.

17. Klein HG, Anstee DJ. ABO, H, LE, P1PK, GLOB, I and FORS blood group systems. In: Mollison's blood transfusion in clinical medicine. 12th ed. Oxford: Wiley-Blackwell, 2014:118-66.

18. Cooling L. Polylactosamines, there's more than meets the "Ii": A review of the I system. Immunohematology 2010;26:133-55.

19. Twu YC, Hsieh CY, Lin M, et al. Phosphorylation status of transcription factor C/EBP alpha determines cell-surface poly-LacNAc branching (I antigen) formation in erythropoiesis and granulopoiesis. Blood 2010;115:2491-9.

20. Auf der Maur C, Hodel M, Nydegger UE, Rieben R. Age dependency of ABO histo-blood group antibodies: Reexamination of an old dogma. Transfusion 1993;33:915-18.

21. Mazda T, Yabe R, NaThalang O, et al. Differences in ABO antibody levels among blood donors: A comparison between past and present Japanese, Laotian, and Thai populations. Immunohematology 2007;23:38-41.

22. Sano R, Nakajima T, Takahashi K, et al. Expression of ABO blood-group genes is dependent upon an erythroid cell-specific regulatory element that is deleted in persons with the B(m) phenotype. Blood 2012;119:5301-10.

23. Kronstein-Wiedemann R, Nowakowska P, Milanov P, et al. miRNA regulation of blood group AB0 genes (abstract). Blood 2015;126:158.

24. Clausen H, White T, Takio K, et al. Isolation to homogeneity and partial characterization of a histo-blood group A defined Fuc-alpha1-2Gal alpha1-3-N-acetylgalactosaminyltransferase from human lung tissue. J Biol Chem 1990;265:1139-45.

25. Yamamoto F, Clausen H, White T, et al. Molecular genetic basis of the histo-blood group ABO system. Nature 1990;345:229-33.

26. Reid ME, Lomas-Francis C, Olsson ML. The blood group antigen factsbook. 3rd ed. London: Academic Press, 2012.

27. Hosseini-Maaf B, Irshaid NM, Hellberg Å, et al. New and unusual O alleles at the ABO locus are implicated in unexpected blood group phenotypes. Transfusion 2005;45:70-81.

28. Seltsam A, Das Gupta C, Wagner FF, Blasczyk R. Nondeletional ABO*O alleles express weak blood group A phenotypes. Transfusion 2005;45:359-65.

29. Wagner FF, Blasczyk R, Seltsam A. Nondeletional ABO*O alleles frequently cause blood donor typing problems. Transfusion 2005;45:1331-4.

30. Yazer MH, Hult AK, Hellberg Å, et al. Investigation into A antigen expression on O2 heterozygous group O-labeled red blood cell units. Transfusion 2008;48:1650-7.

31. Cartron JP. [Quantitative and thermodynamic study of weak A erythrocyte phenotypes]. Rev Fr Transfus Immunohematol 1976;19:35-54.

32. Berneman ZN, Van Bockstaele DR, Uyttenbroeck WM, et al. Flow-cytometric analysis of erythrocytic blood group A antigen density profile. Vox Sang 1991;61:265-74.

33. Hosseini-Maaf B, Hellberg Å, Chester MA, Olsson ML. An extensive PCR-ASP strategy for clinical ABO blood group genotyping that avoids potential errors caused by null, subgroup and hybrid alleles. Transfusion 2007;47:2110-25.

34. Hult AK, Olsson ML. Many genetically defined ABO subgroups exhibit characteristic flow cytometric patterns. Transfusion 2010;50:308-23.

35. Beck ML, Yates AD, Hardman J, Kowalski MA. Identification of a subset of group B donors reactive with monoclonal anti-A reagent. Am J Clin Pathol 1989;92:625-9.

36. Yazer MH, Olsson ML, Palcic MM. The cis-AB blood group phenotype: Fundamental lessons in glycobiology. Transfus Med Rev 2006;20:207-17.

37. Garratty G, Arndt P, Co A, et al. Fatal hemolytic transfusion reaction resulting from ABO mistyping of a patient with acquired B antigen detectable only by some monoclonal anti-B reagents. Transfusion 1996;36:351-7.

38. Okubo Y, Seno T, Tanaka M, et al. Conversion of group A red cells by deacetylation to ones that react with monoclonal antibodies specific for the acquired B phenotype. Transfusion 1994;34:456-7.

39. Issitt PD, Anstee DJ. Applied blood group serology. 3rd ed. Miami, FL: Montgomery Scientific Publications, 1998.

40. Obukhova P, Korchagina E, Henry S, Bovin N. Natural anti-A and anti-B of the ABO system: Allo- and autoantibodies have different epitope specificity. Transfusion 2012;52:860-9.

41. Olsson ML, Irshaid NM, Hosseini-Maaf B, et al. Genomic analysis of clinical samples with serologic ABO blood grouping discrepancies: Identification of 15 novel A and B subgroup alleles. Blood 2001;98:1585-93.

42. Cooling LW, Sitwala K, Dake LR, et al. ABO typing discrepancies in children requiring long-term nutritional support: It is the gut after all! (abstract) Transfusion 2007;47(Suppl 1):10A.

43. Shastry S, Bhat SS, Singh K. A rare case of missing antibody due to anti-snake venom. Transfusion 2009;49:2777-8.

44. Hult AK, Dykes JH, Storry JR, Olsson ML. A and B antigen levels acquired by group O donor-derived erythrocytes following ABO-non-identical transfusion or minor ABO-incompatible haematopoietic stem cell transplantation. Transfus Med 2017;27:181-91.

45. Yazer MH, Hosseini-Maaf B, Olsson ML. Blood grouping discrepancies between ABO genotype and phenotype caused by O alleles. Curr Opin Hematol 2008;15:618-24.

46. Molne J, Bjorquist P, Andersson K, et al. Blood group ABO antigen expression in human embryonic stem cells and in differentiated hepatocyte- and cardiomyocyte-like cells. Transplantation 2008;86:1407-13.

47. Larson G, Svensson L, Hynsjö L, et al. Typing for the human Lewis blood group system by quantitative fluorescence-activated flow cytometry: Large differences in antigen presentation on erythrocytes between A(1), A(2), B, O phenotypes. Vox Sang 1999;77:227-36.

48. Hosoi E, Hirose M, Hamano S. Expression levels of H-type alpha(1,2)-fucosyltransferase gene and histo-blood group ABO gene corresponding to hematopoietic cell differentiation. Transfusion 2003;43:65-71.

49. Combs MR. Lewis blood group system review. Immunohematology 2009;25:112-18.

50. Cooling L. Carbohydrate blood group antigens and collections. In: Petrides M, Stack G, Cooling L, Maes L, eds. Practical guide to transfusion medicine. 2nd ed. Bethesda, MD: AABB Press, 2007:59-91.

51. Lindstrom K, Breimer ME, Jovall PA, et al. Non-acid glycosphingolipid expression in plasma of an A1 Le(a-b+) secretor human individual: Identification of an ALeb heptaglycosylceramide as major blood group component. J Biochem 1992;111:337-45.

52. Höglund P, Rosengren-Lindquist R, Wikman AT. A severe haemolytic transfusion reaction caused by anti-Le(a) active at 37 degrees C. Blood Transfus 2013;11:456-9.

53. Navenot JM, Muller JY, Blanchard D. Expression of blood group i antigen and fetal hemoglobin in paroxysmal nocturnal hemoglobinuria. Transfusion 1997;37:291-7.

54. Storry JR, Castilho L, Chen Q, et al. International Society of Blood Transfusion Working Party on Red Cell Immunogenetics and Terminology: Report of the Seoul and London meetings. ISBT Sci Ser 2016;11:118-22.

55. Westman JS, Benktander J, Storry JR, et al. Identification of the molecular and genetic basis of PX2, a glycosphingolipid blood group antigen lacking on globoside-deficient erythrocytes. J Biol Chem 2015;290:18505-18.

56. Cooling L, Downs T. Immunohematology. In: McPherson RA, Pincus MR, eds. Henry's clinical diagnosis and management by laboratory methods. 22nd ed. Philadelphia: Saunders, 2007:618-68.

57. Thuresson B, Westman JS, Olsson ML. Identification of a novel *A4GALT* exon reveals the genetic basis of the P1/P2 histo-blood groups. Blood 2011;117:678-87.

58. Cooling L, Dake LR, Haverty D, et al. A hemolytic anti-LKE associated with a rare LKE-negative, "weak P" red blood cell phenotype: Alloanti-LKE and alloanti-P recognize galactosylgloboside and monosialo-galactosylgloboside (LKE) antigens. Transfusion 2015;55:115-28.

59. Duk M, Singh S, Reinhold VN, et al. Structures of unique globoside elongation products present in erythrocytes with a rare NOR phenotype. Glycobiology 2007;17:304-12.

60. Yang Z, Bergström J, Karlsson KA. Glycoproteins with Gal alpha 4Gal are absent from human erythrocyte membranes, indicating that glycolipids are the sole carriers of blood group P activities. J Biol Chem 1994;269:14620-4.

61. Hellberg Å, Ringressi A, Yahalom V, et al. Genetic heterogeneity at the glycosyltransferase loci underlying the GLOB blood group system and collection. Br J Haematol 2004;125:528-36.

62. Westman JS, Hellberg Å, Peyrard T, et al. Large deletions involving the regulatory upstream regions of *A4GALT* give rise to principally novel P1PK-null alleles. Transfusion 2014;54:1831-5.

63. Lai YJ, Wu WY, Yang CM, et al. A systematic study of single-nucleotide polymorphisms in the *A4GALT* gene suggests a molecular genetic basis for the P1/P2 blood groups. Transfusion 2014;54:3222-31.

64. Lindström K, von dem Borne AE, Breimer ME, et al. Glycosphingolipid expression in spontaneously aborted fetuses and placenta from blood group p women. Evidence for placenta being the primary target for anti-Tja-antibodies. Glycoconj J 1992;9:325-9.

65. Stamps R, Sokol RJ, Leach M, et al. A new variant of blood group A. Apae. Transfusion 1987;27:315-18.

66. Svensson L, Hult AK, Stamps R, et al. Forssman expression on human erythrocytes: Biochemical and genetic evidence of a new histo-blood group system. Blood 2013;121:1459-68.

67. Hult AK, Olsson ML. The FORS awakens: A review of a blood group system reborne. Immunohematology 2017;33:64-72.

第 11 章　Rh 血型系统

Rh 系统有 2 个基因,每个基因编码 1 条多肽,总共表达 54 个抗原(表 11-1)。Rh 抗原表达背后的基因改变使该系统成为人类 36 个血型系统中最复杂的系统之一。对 Rh 系统相关的红细胞同种免疫的关注源于 D 抗原,该抗原在所有次要血型抗原中免疫原性最强。Mollison 编写的教材中写到[2]:"当 D 阴性患者输注大量 D 阳性红细胞(200ml 以上),85% 的患者在 2~5 个月内可在其血浆中检测到抗-D。"尽管在输血患者中发生抗-D 同种免疫的频率差异很大[3],但其同种免疫对有生育能力的 Rh 阴性女性的影响及对 Rh 阳性胎儿的明显危害,使得 D 抗原配型成为输血医学中的常规做法。

Rh 免疫球蛋白(Rh Immune Globulin,RhIG)预防性治疗是 20 世纪 60 年代中期输血治疗真正取得成功的例子,其发展的部分原因是由于母体和胎儿之间的 ABO 血型不相容具有针对 D 抗原免疫的部分保护作用[4]。给予人源的 IgG 抗-D 能有效预防胎儿新生儿溶血病(hemolytic disease of the fetus and newborn,HDFN)[5]。随着 RhIG 的使用,针对 D 抗原的同种免疫在孕妇中的发生率下降到活产数的 1/4 000[6]。

表 11-1　Rh 抗原的常用名、ISBT 命名和分布频率

| 抗原 | ISBT 命名 | | 分布频率 | 备注 |
	编号	符号		
D	004.001	RH1	常见	85%/92%白人/黑人
C	004.002	RH2	常见	68%/27%白人/黑人
E	004.003	RH3	常见	29%/22%白人/黑人
c	004.004	RH4	高	80%/96%白人/黑人
e	004.005	RH5	98%	
ce 或 f	004.006	RH6	常见	65%/92%白人/黑人
Ce 或 rh$_i$	004.007	RH7	常见	68%/27%白人/黑人
C^W	004.008	RH8	2%	白人
C^X	004.009	RH9	~2%	芬兰人
V	004.010	RH10	30%	黑人
E^W	004.011	RH11	低	
G	004.012	RH12*	常见	84%/92%白人/黑人
…	…	RH13-RH16	…	废弃
Hr$_0$	004.017	RH17†	高	
Hr	004.018	RH18‡	高	
hr^s	004.019	RH19§	高	98%黑人
VS	004.020	RH20	常见	32%黑人
C^G	004.021	RH21	常见	68%白人

续表

抗原	ISBT 命名		分布频率	备注
	编号	符号		
CE	004.022	RH22	低	<1%
D^W	004.023	RH23$^◇$	低	位于 DVa 上
…	…	RH24/RH25	…	废弃
类 c	004.026	RH26	高	
cE	004.027	RH27	常见	28%/22%白人/黑人
hr^H	004.028	RH28	低	
total Rh	004.029	RH29¶	高	100%除 Rh$_{null}$ 之外
Go^a	004.030	RH30$^◇$	低	
hr^B	004.031	RH31§	高	
Rh32	004.032	RH32$^#$	低	1%黑人位于 DBT 上
R$_0^{Har}$,DHAR	004.033	RH33	低	<1%德国人
Hr^B	004.034	RH34**	高	
Rh35	004.035	RH35	低	
Be^a	004.036	RH36	低	
Evans	004.037	RH37	低	位于 D/CE 杂交体上
…	…	RH38	…	废弃
类 C	004.039	RH39	高	
Tar	004.040	RH40	低	位于 DVII 上
类 Ce	004.041	RH41	高	70%白人
Ce^S	004.042	RH42	低	2%黑人
Crawford	004.043	RH43	低	0.1%黑人
Nou	004.044	RH44	高	
Riv	004.045	RH45	低	
Sec	004.046	RH46	高	
Dav	004.047	RH47	高	
JAL	004.048	RH48	低	
STEM	004.049	RH49††	低	6%黑人
FPTT	004.050	RH50	低	位于 DFR、R$_0^{Har}$ 上
MAR	004.051	RH51	高	
BARC	004.052	RH52$^◇$	低	位于 DVI 上
JAHK	004.053	RH53	低	
DAK	004.054	RH54$^◇$	低	DIII^a,DOL,R^N
LORC	004.055	RH55	低	
CENR	004.056	RH56	低	
CEST	004.057	RH57	高	JAL 的对偶抗原
CELO	004.058	RH58	高	RH43 的对偶抗原
CEAG	004.059	RH59	高	
PARG	004.060	RH60	低	
CEVF	004.061	RH61	低	

注:* 出现在表达 C 或 D 抗原的红细胞上
† 由缺失表型 D--,Dc-和 DC^W-产生的抗体
‡ 在非洲人中流行的变异 e 和/或 D 表型的个体所产生的抗体
§ 该抗原不存在于非洲人中的 DcE/DcE(R2R2)表型或 e 变异型红细胞
$^◇$ 与部分 D 相关的低频抗原
¶ 由具有 Rh$_{null}$ 红细胞的个体产生的抗体
$^#$ 低频抗原,由具有 R^N 或部分 DBT 抗原的红细胞表达[1]
** 由非洲人中流行的 C、E 和/或 D 表型的个体所产生的抗体
†† 与 65%的 hr^s-Hr-和 30%的 hr^B-Hr^B-红细胞有关

第一节　历 史 背 景

D 抗原的临床意义可追溯到 1939 年, Levine 和 Stetson 发现 1 名孕妇的血清能凝集 80% 的 ABO 相容的样本, 他们认为"胎儿代谢产物"和输注其丈夫血液后发生的输血不良反应和其血清中出现的抗体相关[7]。最初, D 抗原与 LW 相混淆, 是因为 1 种针对恒河猴红细胞的抗血清的产生。Rosenfeld[8] 曾描述了 D 抗原和 LW 系统之间的关系。

"Rh 阳性""Rh 阴性"是指红细胞上 D 抗原的状态。D 和 ABO 抗原是输血时主要需匹配的抗原。与 D 抗原一样, 4 个 Rh 抗原(对偶抗原 C/c 及 E/e, 由 Fisher 依照字母表顺序, 使用未在血型系统命名中采用过的字母进行命名)是大部分具有临床意义的 Rh 抗体产生的原因。

Rh 蛋白与大多数膜蛋白不同, 既无糖基化, 也无磷酸化[9,10]。通过免疫沉淀反应和十二烷基硫酸钠-聚丙烯酰胺凝胶电泳发现 Rh 蛋白的分子量为 30~32kDa[11,12]。在 20 世纪 80 年代后期完成了对 Rh 蛋白 N 端氨基酸的测序[13]。这些发现导致了 1990 年克隆出 RHCE 基因[14] 及 1992 年克隆出 RHD 基因[15,16]。4 种不同的 RHCE 等位基因的遗传基础于 1994 年被确定[17]。

第二节　命　名

早期 Rh 命名法反映了关于编码 DCE 抗原基因数目的不同意见。Fisher-Race 命名法的前提是 3 个紧密连锁基因 C/c、E/e 和 D 负责编码抗原;然而, Wiener nomenclature(Rh-Hr)认为是单一基因编码几个血型抗原。Tippett 却提出 Rh 系统是由 2 个基因组成[18]。

Fisher-Race CDE 命名法更常用于书面交流, 但是改良 Wiener 命名法仅使用 1 个术语, 即单倍型, 就能够对存在于一条染色体上的 Rh 抗原进行明确命名(表 11-2)。在改良的 Wiener 命名法中, "R"表示 D 存在, 数字或字母表示 C/c 和 E/e 抗原:R1 表示 Ce, R2 表示 cE, R0 表示 ce, Rz 表示 CE。小写字母"r"表示缺乏 D 的单倍型, C/c 和 E/e 抗原用符号表示:r'表示 Ce, r"表示 cE, r^y 表示 CE(表 11-2)。

表 11-2　主要 Rh 单倍型的频率

Fisher-Race 单倍型	改良 Wiener 单倍型	频率/%		
		白人	黑人	亚洲人
Rh 阳性				
DCe	R1	42	17	70
DcE	R2	14	11	21
Dce	R0	4	44	3
DCE	Rz	<0.01	<0.01	1
Rh 阴性				
ce	r	37	26	3
Ce	r'	2	2	2
cE	r"	1	<0.01	<0.01
CE	r^y	<0.01	<0.01	<0.01

国际输血协会(The International Society of Blood Transfusion, ISBT)红细胞免疫遗传和血型命名工作小组采用 6 位数来表示红细胞抗原。前 3 位数表示血型系统, 后 3 位数表示抗原特异性;Rh 系统的编号为 004。Rh 系统已记录的抗原有 61 个, 有 7 个已被弃用。2008 年, ISBT 委员会认可 Rh 相关糖蛋白(Rh-associated glycoprotein, RHAG)抗原作为第 30 个血型系统。

第三节　RH 基因座

一、染色体结构

负责表达 Rh 抗原的 2 个基因, RHD 和 RHCE, 在 1p36.11 染色体近 3' 末端处紧密相连。RHD 和 RHCE 以尾对尾方式排列:端粒 - 5'-RHD-3' - 3'-

RHCE-5′-着丝粒,与血型不相关的基因 *TMEM50A* 与 *RHCE* 的 3′ 末端重叠,另 1 个基因 *RSRP1* 与 *RHD* 完全重叠,但方向相反(图 11-1A)。*RHD* 可能源于 *RHCE* 的复制[19]。每个基因有 10 个外显子,2 个基因在编码区总共有 97% 的同源性。

核苷酸变化在 2 个基因中都常见,并且通过它们方向相反可促成核苷酸变化[20]。方向相反可促成发夹环的形成及随后通过模板转换进行的基因交换,1 个基因在复制过程中充当供体模板,但在整个复制过程中保持不变。供体模板可以是 1 个核苷酸或几个碱基对、单个外显子或多个外显子。

二、基因产物(Rh 蛋白)

RHD 编码 D 抗原,*RHCE* 编码 4 种组合的 CcEe 抗原(ce、cE、Ce 或 CE)。2 个基因都编码 417 个氨基酸。*RHD* 和 *RHCE* 编码的多肽相差 32~35 个氨基酸,这取决于是将 RhD 与 RhC 还是 Rhc 相比较。*RH* 基因座遗传多样性的研究在过去 10 年取得了显著发展,通过 DNA 检测鉴定的抗原已经远超过血清学鉴定的抗原数量。已经记录超过 500 个 *RHD* 和 150 个 *RHCE* 等位基因;Rhesus 数据库中保存了 *RHD* 等位基因的目录[21];国家生物技术信息中心人类血型突变网站和 ISBT 网站上列出了 *RHD* 和 *RHCE* 等位基因[22];ISBT 红细胞免疫遗传学和血型命名工作小组对新的等位基因进行维护、命名和分类[23]。

大多数 D 阴性(Rh 阴性)表型是由于 *RHD* 基因完全缺失所导致,可能是通过非姐妹染色单体交换造成的,其涉及的区域包括 *RHD* 侧翼被称为 "Rhesus 盒子"的区域(图 11-1B)[20]。*RHD* 缺失或 *RHD* 失活单倍型的存在是 D 阴性个体输注 D 阳性血液易产生抗-D 的免疫学基础。1 种蛋白的免疫

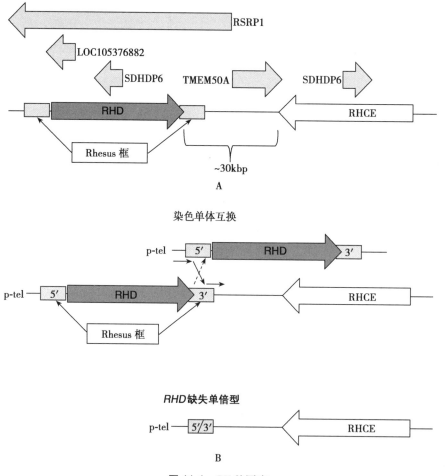

图 11-1 *RH* 基因座

A. 染色体 1p36.11 短臂(p)的 *RHD* 和 *RHCE* 的排列;这 2 个基因每个约 55 000 个碱基对(bp)且被大约 30 000bp(~30kpb)分隔开;*RHD* 两侧是 2 个约 9 000bp 的长同源区域(Rhesus 盒子);*RH* 基因座的方向是: p-telomere(p-tel)-*RHD*-*RHCE*;其他基因在这一区域但与 *RH* 的表达无关;B. *RHD* 缺失单倍型的起源;在有丝分裂过程中,1 条染色单体的 Rhesus 框(5′)和另 1 条染色单体的下游 Rhesus 盒子(3′)发生染色单体互换错位(上图);染色单体交换(实线箭头)导致的 *RHD* 缺失单倍型(下图),伴杂合 Rhesus 盒子(5′/3′)的形成;未发现交替的单倍型,2 个 *RHD* 串联(填充箭头)

原性与该蛋白在宿主体内的异源性程度相关。RhD 和 RhCE 之间大量氨基酸的差异可以解释为什么抗原暴露可以导致强烈的免疫反应。

除了罕见的 D--个体(英文破折号表示抗原缺失),RHCE 基因在所有个体中都存在,该基因在 1 种蛋白质上同时编码 C/c 和 E/e 抗原。C 和 c 抗原相差 4 个氨基酸(p. Trp16Cys、p. Leu60Ile、p. Asn68Ser、p. Ser103Pro),但只有 103 号位点上丝氨酸转变为脯氨酸预测是发生在细胞外。E 和 e 抗原相差 1 个氨基酸,位于蛋白质第 4 个细胞外环的 226 号氨基酸由脯氨酸转变为丙氨酸(p. Pro226Ala)。

虽然 Rh 系统整体而言十分复杂,但 5 个主要抗原是大部分 Rh 不相容的原因(表 11-1)。新抗原可能源于单核苷酸多态性(single nucleotide polymorphisms,SNPs)或主要基因的重排。例如,RHD 和 RHCE 之间的基因互换会产生重组蛋白,这种蛋白表现为 1 种含有部分 RHCE 的 RHD 蛋白,反之亦然。

三、RHD 基因型

Rh 5 个主要抗原的遗传研究被用于确定 Rh 单倍型(表 11-3)和预测 RHD 的纯合性。然而,由红细胞上存在的抗原推断出的一些单倍型在某些种族中同样常见。因此,某些单倍型的组合使得预测 RHD 合子变得不确定(例如,RORO 和 ROr 在非

洲人中的频率几乎完全一样)。此外,在多民族社会运用推断所得单倍型会使得预测 RHD 合子变得不确定。通过血清学检测判断 D 抗原的表达强度也不能确定红细胞是纯合子(RHD/RHD)还是杂合子(RHD/-)个体,因为单剂量 D 抗原或双剂量 D 抗原红细胞与抗-D 的凝集强度几乎不存在差异。此外,Rh 单倍型会影响 D 抗原的表达水平。C 抗原表达时,D 抗原的表达会减弱,这种现象叫做"Ceppellini 效应"[24]。DCe/Ce(R1r')个体的红细胞表达的 D 抗原明显少于 DCe/ce(R1r)个体的红细胞。因此,在产前检测抗-D 效价时需选择具有相同 Rh 表型的红细胞,否则可能出现显著不同的效价结果。RHD 杂合性可以通过 DNA 检测来确定,其依赖于 RHD 缺失作为半合子的机制。然而,已被报道发现了许多不同的非功能性 RHD[25]。

第四节　Rh 抗原

有生产许可的试剂可用于检测 Rh 主要抗原——D、C、c、E 和 e 的表达(表 11-3)。献血者和患者 Rh 血型鉴定通常检测 D 抗原,CcEe 抗原检测主要用于抗体鉴定,或为需要长期接受输血的患者[例如镰状细胞疾病(sickle cell disease,SCD)患者和地中海贫血患者]提供抗原匹配的血液,使发生同种免疫的风险降到最低。

表 11-3　用 5 种主要 Rh 抗血清检测的表型结果及预测的 RH 基因型

抗血清					表型	预测的基因型*	可能的基因型
抗-D	抗-C	抗-E	抗-c	抗-e			
Rh 阳性†							
+	+	0	+	+	D,C,c,e	R1r DCe/ce	R1R0 DCe/Dce R0r' Dce/Ce
+	+	0	0	+	D,C,e	R1R1 DCe/DCe	R1r' DCe/Ce
+	+	+	+	+	D,C,c,E,e	R1R2 DCe/DcE	R1r'' DCe/cE R2r' DcE/Ce Rzr DCE/ce R0Rz Dce/DCE

续表

抗血清					表型	预测的基因型*	可能的基因型
抗-D	抗-C	抗-E	抗-c	抗-e			
+	0	0	+	+	D,c,e	*R0 r* *Dce/ce*	*R0R0* *Dce/Dce*
+	0	+	+	+	D,c,E,e	*R2 r* *DcE/ce*	*R2R0* *DcE/Dce* *R0r″* *Dce/cE*
+	0	+	+	0	D,c,E	*R2 R2* *DcE/DcE*	*R2r″* *DcE/cE*
+	+	+	0	+	D,C,E,e	*R1 Rz* *DCe/DCE*	*Rz r′* *DCE/Ce*
+	+	+	+	0	D,C,c,E	*R2 Rz* *DcE/DCE*	*Rzr″* *DCE/cE*
+	+	+	0	0	D,C,E	*Rz Rz* *DCE/DCE*	*Rz r^y* *DCE/CE*
					Rh 阴性‡		
0	0	0	+	+	c,e	*rr* *ce/ce*	
0	+	0	+	+	C,c,e	*r′r* *Ce/ce*	
0	0	+	+	+	c,E,e	*r″r* *cE/ce*	
0	+	+	+	+	C,c,E,e	*r′r″* *Ce/cE*	

注:* 表中每个基因型用 Wiener 和 Fisher-Race 命名法表示

† 罕见基因型(*R0r^y*,*R1r^y*,和 *R2r^y*)未列出(频率<0.01%)

‡ 罕见基因型(*rr^y*,*r′r^y*,*r″r^y*,和 *r^yr^y*)未列出(频率<0.01%)

一、D 抗原

D 抗原由许多抗原表位组成(被称为"epD"),这些抗原表位最初由 D 阳性者产生的抗-D 来确定。随后的单克隆抗体研究确定了 30 种或更多的抗原表位,并被命名为"epD1"~"epD9"[26]。每个抗原表位又进一步分类(例如,epD6.1)。D 抗原表位具有高度构象性,不只是由简单的线性氨基酸残基组成。使用单克隆抗体将 D 变异体分类到特定的某种类型可能不可靠[27]。

1. D 阳性(Rh 阳性)表型 大多数 D 阳性个体红细胞表型表达常见的 RhD 蛋白。然而,已有报道超过 500 种 *RHD* 等位基因编码的蛋白质存在氨基酸的改变。这些等位基因可以造成许多 D 抗原表达的变异,在临床输血中可能遇到不同形式的 D 抗原变异的红细胞。欧洲人群中大约有 1%的人携带可编码变异型 D 抗原的 *RHD* 等位基因,该频率在非洲人中更高。D 变异型常被分成 4 种:弱 D、部分 D(包括 category D)、D_{el} 和非功能性 *RHD*[28-31]。

(1)**弱 D 型**:传统上,弱 D 表型(以前被称为"D^u")定义为红细胞上 D 抗原量减少,需要用间接抗球蛋白试验(indirect antiglobulin test, IAT)才能检测出红细胞上的 D 抗原。然而,鉴定为"弱 D"的标本的多少取决于所用试剂的种类和方法,近年来检测试剂和方法都在不断改进。Wagner 和 Flegel 提出了 1 个对变异 D 进行分类的系统,该系统以核苷酸替换为分类基础(Flegel 和 Denomme 的综述中提及[32])。弱 D 型由 SNP 造成,SNP 编码的氨基酸变化位于 RhD 蛋白的细胞内或跨膜区域,

而不是在细胞外区域(图 11-2)。通常,细胞内氨基酸的变化会影响多肽嵌入到细胞膜中,因此,氨

基酸的变化导致红细胞上 D 抗原位点数目的减少。定义中没有指出弱 D 个体能否产生同种抗-D。

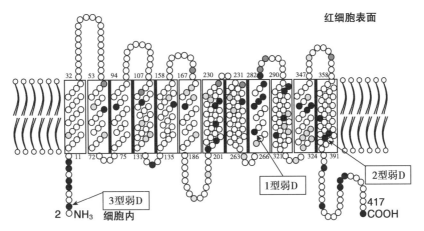

图 11-2　弱 D 和部分 D 的结构模型

氨基酸变化的位置在细胞膜或内部的显示为实心圆;1 型、2 型和 3 型弱 D(箭)约占欧洲人弱 D 表型 90%;部分 D 的单氨基酸变化通常位于细胞外(红细胞表面);改编自 Flegel[33]

特定的 SNPs 产生了弱 D1-135 型[21]。最常见的是弱 D1 型,该型在 270 号位点存在缬氨酸-甘氨酸的替换(p. Val270Gly)。欧洲人中的弱 D 型约 90% 为弱 D1、D2 和 D3 型[29]。当 C 抗原位于弱 D 型反式位(*trans*),弱 D 抗原性进一步减弱,例如 r′位于弱 D2 型(R2r′)反式位。

(2) 部分 D 型:以往"category D"是用单克隆抗体来评估 D 表位的表达来进行分类。category D 的个体可以作为 D 阳性,但当它暴露于常见的 D 抗原时可以产生抗-D。"category D"这个说法已经不再使用,因为这些表型已被归类为部分 D 型。大多数部分 D 表型是由于部分 *RHD* 被相应的 *RHCE* 序列取代后形成的杂合基因所导致。RhD 和 RhCE 结合区域产生的新的杂合蛋白序列可导致 D 抗原表位的缺失及产生新的抗原,例如,DVI 红细胞携带了 BARC 抗原。也有一些"部分 D"由多核苷酸改变所致。一些部分 D 型可直接检测出来,其他仅通过 IAT 才能检测出来。与弱 D 相反,部分 D 的改变可能位于细胞膜外[34],或者可以位于内部,但改变了细胞外的抗原表位。

(3) D_{el} 型:红细胞表达的 D 抗原水平极低,且不能通过常规血清学方法(包括 IAT)检测出来,这种红细胞被命名为"D 放散型"或 D_{el} 型。D_{el} 红细胞上的 D 抗原仅可通过吸收和放散检出。亚洲 D 阴性人群有 10%~30% 为 D_{el}。D_{el} 是由数个不同的 *RHD* 突变导致的。欧洲人群的个体中 D_{el} 更少见(0.027%),和亚洲人携带的核苷酸替换

不同[30,31]。

(4) 非功能性 *RHD*:不能编码 1 条完整长度多肽的 *RHD* 基因,被认为是非功能性的,ISBT 给予其等位基因的名称为 *RHD*01N ("N"表示"null"),以表明这些基因不表达蛋白[23]。

(5) Rhce 上的 D 抗原表位:在没有 *RHD* 的情况下,*RHCE* 基因编码的蛋白产物表达 D 抗原表位,这使得血清学检测 D 抗原变得更复杂。一些 Rhce 蛋白具有 D 特异性氨基酸和表位,可与一些单克隆抗-D 发生反应。这些情况更多见于特殊人群,包括 DHAR(Rhce'Har')和 Crawford(ceCF),分别见于欧洲人及非洲人。这 2 种人群值得关注,因为其红细胞与一些单克隆试剂反应较强,而与其他一些试剂不反应,所以可造成 D 分型结果不符(表 11-4)。Rhce 蛋白模拟了 1 个由 "*ceRT*"和 "*ceSL*"等位基因编码的 D 抗原表位结构[35,36],很少发生显著变化。这种红细胞与某些单克隆抗-D 反应较弱,但并不全是这样。最重要的是,DHAR 和 Crawford 个体缺乏 RhD 且可被 D 抗原致敏[37,38]。

(6) Elevated D:一些被命名为 "D--"、"Dc-"和 "DC^w-"的罕见的缺失表型会增加 D 抗原的表达,C/c 和 E/e 抗原可能不表达、表达较弱或发生改变[39]。这些变异体与部分 D 相反,是部分 *RHCE* 被 *RHD* 取代的结果。在正常 D 表达的同时,重组到 *RHCE* 中的 *RHD* 序列也进行表达,这可以解释为什么 D 抗原表达增加,但 C/c 和 E/e 抗原减弱或消失。

2. D 阴性(Rh 阴性)表型　D 阴性表型在欧洲人群中最常见(15%~17%)，在非洲人中较少见(非裔美国人大约为 8%)，在亚洲人中较罕见(<0.1%)[40]。在各个种族中均已证明 D 阴性表型是由于多种非功能性等位基因的存在导致了 D 抗原缺乏。

在大多数欧洲人中，D 阴性表型是整个 *RHD* 基因缺失的结果[41]。然而，也存在一些例外，罕见的单倍型红细胞[r′(Ce) 或 r″(cE)]很有可能携带 1 个弱 D 或非功能性 *RHD*。在其他种族人群中，D 阴性表型主要由 *RHD* 失活改变引起。在 D 阴性的非洲人群中，非功能性等位基因是普遍存在的，其含有 1 个 37bp 的嵌入引起终止密码子提前出现，导致该基因无功能，被命名为 *RHDΨ*[25]。亚洲人中的 D 阴性表型是 *RHD* 发生突变的结果，该突变与 Ce(r′)单倍型最为相关，尽管 10%~30% 的 D 阴性亚洲人实际上是 D_{el}[30]。

二、D 检测

20 世纪 80 年代引入的单克隆抗体技术使生产抗-D 试剂不再依赖于人源性材料。单克隆抗体对单个 D 抗原表位具有特异性，并不能检测出所有 D 阳性的红细胞。到了 20 世纪 90 年代，很显然单克隆抗体可以以"混合"的方式使用，以避免表达 DVI 变异型的孕妇或输血患者被认为是 D 阳性。众所周知，DVI 型可以产生抗-D 并造成明显的 HD-FN[31]。D 表型分型试剂的选择可避免这个问题。IgM 单克隆抗-D 立即离心(immediate spin,IS)无法与部分 DVI 红细胞发生反应。这种抗体与单克隆或多克隆 IgG 抗体混合通过抗球蛋白试验(anti-globulin test,IAT)可以检测 D 抗原。用这种方法，仅进行 IS 检测可以避免在妊娠和输血中将部分 DVI 作为 D 阳性。IS 和 IAT 检测脐带血可把所有的 D 变异型定为 D 阳性。

随着抗体的不断发展，各个制造商生产的"混合"抗-D 试剂使用的单克隆抗-D 也不尽相同。大多数食品药品监督管理局(Food and Drug Administration,FDA)批准的抗-D 试剂含有单克隆 IgM 和单克隆或多克隆 IgG，单克隆 IgM 导致红细胞在室温就可以发生直接凝集，而单克隆或多克隆 IgG 通过 IAT 反应可以检测弱 D。用于微柱凝胶法的抗-D 试剂仅含有一种单克隆 IgM。FDA 批准的试剂包含独特的 IgM 克隆，对具有弱 D、部分 D 或类 D 抗原表位(包括 DHAR 和 Crawford)的红细胞其反应性会存在不同(表 11-4)。

1. 献血者的 D 分型　献血者 D 分型的目的是防止受血者产生抗-D 免疫，需对弱 D 或部分 D 进行鉴定。因此，《AABB 血库和输血服务机构标准》要求使用能检测出 D 弱表达的方法检测献血者血液，没有要求用 IAT 进行 D 分型或通过自动化系统使用酶来增强弱 D 的检测。如果检测结果阳性，该血液标记为"Rh 阳性"[42]。大多数弱 D 或部分 D 抗原的血液可被检测出，偶尔一些 D 表达非常弱的红细胞或不常见的部分 D 型无法检出，D_{el} 红细胞不与抗-D 发生反应。弱 D 抗原红细胞比正常 D 阳性红细胞的免疫原性低，但即便是 D_{el} 献血者的血液也可以刺激一些 D 阴性受血者产生抗-D[43-47]。一旦血液运送到相关机构，被标记为 Rh 阴性的血液在输注前必须对(血辫)血液进行 Rh 血型复核。不要求用 IAT 方法检测。标记为 Rh 阳性的血液不要求做 Rh 血型复核[42]。

2. 患者的 D 分型　当患者的 D 分型已经确定时，没有必要检测弱 D，除非是评估新生儿红细胞以确定母亲的 D 免疫风险。目前，单克隆 IgM 试剂可通过立即离心将许多标本定型为 D 阳性，这些 D 阳性结果在以前仅能够通过 IAT 检出。

在欧洲人中最常见的部分 D 类型是 DVI，"部分 DVI"的女性产生的抗-D 会导致致命的溶血性疾病[48]。目前 FDA 批准的单克隆 IgM 试剂在直接检测时能选择性的不与"部分 DVI"红细胞发生反应(表 11-4)。因此，对女童及有生育要求的女性的红细胞只进行直接检测，在输血或使用 RhIG 预防性治疗时将 DVI 定为 D 阴性，从而降低致敏风险。然而，在胎母输血综合征的检测中，必须仔细评估玫瑰花环试验的阳性结果；母亲弱 D 型仅在 IAT 检测时才发生反应，其玫瑰花环试验可能出现假阳性结果。

3. D 定型不符　D 定型出现不符时应进行调查并解决问题(请参阅"解决 D 定型不符")。对需要立即输血的女性患者，输注 D 阴性血是 1 种合适的选择，但应该进行完整的记录和血清学检测。也可用 *RHD* 基因分型来解决 D 定型困难[49](见"临床注意事项")。

由于血液中心检测弱 D，而一般医院不检测，可以将 D 抗原弱表达的献血者定型为 D 阳性，但该献血者作为受血者时应当作 Rh 阴性处理。这种差异并不是问题，而是要与患者及医务人员沟通并记录到患者的医疗记录中。

表 11-4　FDA 批准的抗-D 试剂与某些 D 变异型红细胞的反应

试剂	IgM 单克隆	IgG	DVI IS/AHG*	DBT IS/AHG*	DHAR（白人）IS/AHG*	Crawford（黑人）IS/AHG*	ceRT	ceSL
Gammaclone	GAMA401	F8D8 单克隆	阴性/阳性	阳性	阳性	阳性/阴性†		
Immucor 系列 4	MS201	MS26 单克隆	阴性/阳性	阳性	阳性	阴性/阴性	弱阳性	阴性
Immucor 系列 5	Th28	MS26 单克隆	阴性/阳性	阳性	阳性	阴性/阴性	弱阳性	弱阳性
Ortho BioClone	MAD2	多克隆	阴性/阳性	阴性/阳性	阴性/阴性	阴性/阴性		
Ortho Gel（ID-MTS）	MS201		阴性	阳性	阳性	阴性	弱阳性	阴性
Biotest RH1	BS226		阴性		阳性	阴性		
Biotest RH1 Blend	BS221	BS232 H4111B7	阴性/阳性		阳性†	阴性		
Alba Bioscience alpha	LDM1		阴性		阳性	阴性		
Alba Bioscience beta	LDM3		阴性		阳性	阴性		
Alba Bioscience delta	LDM1 ESD1-M		阴性		阳性	阴性		
ALBAclone blend	LDM3	ESD1	阴性/阳性		阳性	阳性/阴性†		
Polyclonal			阴性/阳性	阴性/阳性	阴性/阴性	阴性/阴性	弱阳性‡	阴性

注：* 斜线后面的结果表示由 IAT 检测抗-D 的结果
† 直接凝集结果为阳性，在 IAT 结果将为阴性
‡ 酶处理细胞
FDA. 食品药品监督管理局；IgM. 免疫球蛋白 M；IS. 立即离心；AHG. 抗人球蛋白

4. 临床注意事项　长期以来，弱 D 受血者都是输注 D 阳性红细胞，表明一些弱 D 表型不太可能产生抗-D。在 2015 年，1 个工作组评估了红细胞弱 D 表型个体产生抗-D 同种免疫的科学文献，并得出结论：弱 D1、2 和 3 型在妊娠期可安全地作为 D 阳性对待[50]。这些建议已被 AABB、美国病理学会（College of American Pathologists）、美国妇产科医师学会（American College of Obstetricians and Gynecologists）和军事血液计划项目（Armed Services Blood Program）采纳。RHD 基因分型可以进行合理的成本回收，这与不必要的 RhIG 注射相关的成本一致[51]。因此，实施委员会的建议可以帮助孕妇避免不必要地使用 RhIG。其他弱 D 型如弱 D11 和 15 型已被报道可以产生抗-D[1]，其他弱 D 型产生同种抗-D 风险的信息则尚未可知。

遗憾的是，获批的抗-D 试剂不能区分部分 D 和正常表达 D 抗原的个体。许多部分 D 红细胞，例如 DⅢa 或 DAR 这 2 种非洲人群中最常见的 2 种部分 D 型，在 IS 检测时被当作是 D 强阳性，不进行 RHD 基因分型时，这 2 种部分 D 型仅在患者产生抗-D 后才被发现。

关于 D 分型及选择血液成分的策略应当基于患者人群、D 免疫的风险及 D 阴性血的供应综合考虑。这些策略应涉及到遇到意外的 D 表型时的解决方案。预防具有生育可能的女性产生抗-D 免疫对避免产生 HDFN 至关重要。至于其他患者，抗-D 的并发症没有那么严重，决定输 D 阳性或 D 阴性血应考虑 D 阴性血的供应[52]。

如前所述，不是所有的 D 阴性患者暴露于 D 阳性红细胞时都会产生抗-D。D 阴性住院患者输注 D 阳性血液成分的概率是变化的，但约为 30%[3,53]。《AABB 标准》要求输血科有解决 D 阳性红细胞输给 D 阴性患者及使用 RhIG 的策略，RhIG 也是一种血液制品，不是完全没有风险[42]。

三、G 抗原

G 抗原存在于携带有 C 或 D 的红细胞上，映射

到 RhD、RhCe 和 RhCE 共有的 2 号外显子和 103Ser 残基。G 抗体表现为抗-D 加抗-C 且两者无法分离，然而，这种抗体可以被 D-(C+)或 D+C-的红细胞吸收。抗-G 的存在可以解释为什么 D 阴性的人输注 D-(C+)血液或 D 阴性女性分娩 1 个 D-(C+)婴儿后会产生抗-D。通过吸收放散试验可以区分抗-D、抗-C 和抗-G[54]，这种分析在输血前检测中无需常规进行，但是对于仅已产生抗-G 并且存在产生抗-D 风险的孕妇提供 RhIG 的预防治疗是非常重要的。

四、C/c 和 E/e 抗原

RHCE 等位基因编码主要的 C 或 c 和 E 或 e 抗原。然而，已知的 RHCE 等位基因超过 150 种，许多等位基因与主要抗原的改变或弱表达相关，在有些情况下，与高频抗原的缺失相关[23]。部分 C 及许多部分 e 抗原也已被发现，多数发现于非洲人。

1. C 和 e 抗原的改变或变异 RHCE 核苷酸改变会引起 C/c 或 E/e 抗原的表达发生质变和量变；变异型的 C 和 e 或部分 C 和 e 常见。在欧洲人中，变异型的 C 与 RhCe 第 1 个细胞外环上氨基酸的变化和 C^W(Gln41Arg)或 C^X(Ala36Thr)抗原的表达相关。在非洲人中，变异型的 C 或部分 C 也与引起新型抗原 JAHK（Ser122Leu）和 JAL（Arg114Trp）表达的因素相关。部分 C 表达改变最常源于 RHD*DIIIa-CE(4-7)-D 杂交的遗传，源于 RHD-CE(4-7)-D 杂交的遗传较少[39]。这 2 种杂合子位于 RHD 基因上，不编码 D 抗原，但在杂交背景下能编码与正常背景下不同的 C 抗原（图 11-3）。该基因在非洲人中的发生率为 20%，它遗传自命名为"RHCE*ce^S"的 RHCE 等位基因，该等位基因编码部分 e 抗原和 V-VS+表型[55]。RHCE*ce^S 连锁 RHD*DIIIa-CE(4-7)-D 杂交后基因的表达产物被称为"(C)ce^S"或"r'^{S}"单倍型。具有 r'^{S} 单倍型红细胞与单克隆试剂反应时 C 强阳性，并未检测到部

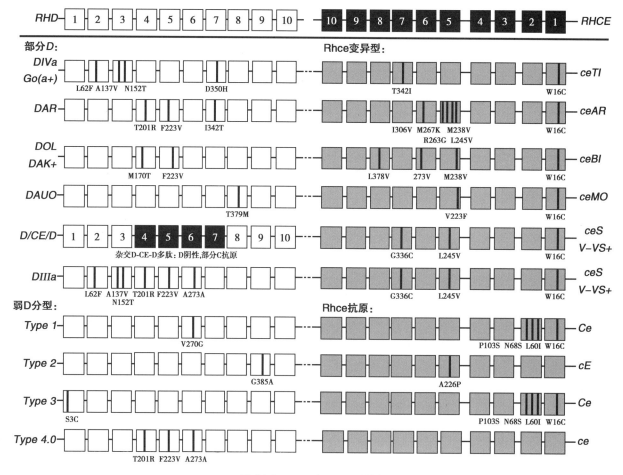

图 11-3 RHD 和 RHCE 基因

RHD 和 RHCE 的 10 个外显子分别为白色和灰色框；同时也显示了 RHD 编码部分 D 和弱 D 的例子及常出现在具有 RHD 等位基因的 cis 位上的具有核苷酸多态性的 RHCE 等位基因的例子；具有核苷酸多态性的 RHCE 等位基因的表达导致对传统 Rh 蛋白的同种免疫，这使得镰状细胞病患者输血复杂化

分 C。非洲人在输注 C+ 的血液后产生抗-C 并不少见。

表达部分 e 抗原的受血者产生的抗体通常具有类 e 特异性。该红细胞可能缺乏高频 hr^B 或 hr^S 抗原[56-58]。部分 e 的表达与几个 RHCE*ce 等位基因相关[58]。这些等位基因主要存在于非洲人中，如图 11-3 所示。血清学检测为 hr^B- 或 hr^S- 的红细胞也许与一些具有明显相同部分抗原患者产生的抗-hr^B 或抗-hr^S 不相容[59,60]。

另 1 个难题是改变的 RHCE*ce 基因通常与部分 RHD（例如 DⅢ、DAU 或 DAR）一同遗传[61]，部分 D 型红细胞患者有产生抗-D 的风险。

2. CE、Ce、cE 和 ce 复合抗原　复合抗原的定义为依赖于与 C/c 和 E/e 相关氨基酸的构象变化而存在的抗原表位。这种抗原以前被称为"cis 产物"以提示抗原表达自相同的单倍型。换言之，就是在单一的 Rhce 多肽蛋白上。在表 11-5 中列出了这些抗原，包括 ce（f）、Ce（rh$_i$）、CE（Rh22）和 cE（Rh27）。

表 11-5　Rh 蛋白上的复合 Rh 抗原

复合抗原名称	Rh 蛋白	红细胞单倍型
ce 或 f	Rhce	Dce（R0）或 ce（r）
Ce 或 rh$_i$，Rh7	RhCe	DCe（R1）或 Ce（r'）
cE 或 Rh27	RhcE	DcE（R2）或 cE（r''）
CE 或 Rh22	RhCE	DCE（Rz）或 CE（r^y）

3. 临床注意事项　长期以来，人们认识到同种异体免疫在 SCD 患者中是 1 个重要问题，因为在缺乏最小相容的血液时，25%～30% 或更多的需要长期输血的患者会产生红细胞抗体[62]。为了解决这个问题，有许多处理程序用来确定 SCD 患者输血前红细胞表型及输注与 C、E 和 K 抗原匹配的红细胞（例如，如果患者缺乏抗原则输注相应抗原阴性的血液），因为这些抗原被认为最具免疫原性。此外，一些项目尝试尽可能的提供非洲献血者的红细胞。虽然对所有 SCD 患者进行红细胞表型配型的必要性并没有达成共识，但抗原匹配能明显降低其同种免疫[63,64]。

即使 D、C/c 和 E/e 匹配，由于一些患者表达 Rh 变异体，所以仍会被致敏[65]。无法预测谁会产生同种免疫，且这些抗原阴性的血液非常少，因此给这些患者预防性输注抗原匹配的血液是不可行的。

第五节　RH 基因分型

对输血患者血清学分型、RHD 杂合性检测、胎儿 RHD 分型、D 抗原状态（质和量）检测和 SCD 患者抗原匹配血液的鉴定来说，RH 基因分型是 1 个强有力的辅助工具。

一、多次输血患者的分型

长期输血和大量输血后，患者外周循环中存在的献血者红细胞会使血清学分型错误。而基因分型无此局限性，其分型结果来自于血液标本的 DNA，即使是输血后标本也不会干扰检测结果[66]。

二、RHD 杂合性检测

有 2 种方法可以确定 RHD 的杂合性：评估 RHD 的量或确定是否存在杂交 Rhesus 盒子[20,67]。在产前检测中，当母亲具有抗-D 时，父亲的 RHD 杂合性检测对于预测胎儿 D 抗原状态很重要。HDFN 的管理在很大程度上取决于其父亲是纯合子还是半合子 RHD 阳性。无论使用何种方法，解读检测结果应谨慎。对于 RHD 剂量，必须检测至少 2 个目标外显子才能准确判断其杂合性，杂交的 Rh 盒子中的核苷酸多态性可以混淆结果的分析，特别是在少数民族中[67,68]。非功能性的 RHDΨ 假基因的存在应作为常规实践纳入杂合性分析中，因为它在非洲人中普遍存在[25]。

三、胎儿 RHD 分型

为了确定胎儿 D 抗原的状态，可以从羊膜穿刺术和绒毛取样获得的细胞中提取胎儿 DNA。另 1 种可供选择的无创方法是检测母亲的血浆，妊娠 5 周以上其血浆中含有游离的来源于胎儿的 DNA[69,70]。在将来，使用这种无创方法检测胎儿的 RHD 状态可能在临床实践中成为常规检测，以避免怀有 D 阴性胎儿的妇女在产前不必要地使用 RhIG[70]。

四、D 抗原状态的确定

RHD 基因分型对于从弱 D 中区分部分 D 或解决血清学 D 分型不符非常有用。虽然 D 状态不确定的患者可以被视为 D 阴性进行输血并使用 RhIG，但这种方法对于具有生育潜力的女性可能并不合适，需进行不必要的 RhIG 注射，并且增加 Rh 阴性血液供应的压力。RHD 基因分型可以对产前是否注射 RhIG 做出更有利的决定。（见"D 检测"中的"D 定型不符"和"临床注意事项"。）

必须解决献血者的 D 定型不符，错误的 D 定型应向 FDA 报告并召回血液成分。在一些血液中心，D 阴性献血者首次献血时，需检测 RHD 来判断红细胞上是否存在非常弱的 D 抗原[71,72]。

五、SCD 患者的 RH 基因分型

目前，广泛地进行 RH 基因分型相当耗时，主要应用于那些具有复杂 Rh 抗体反应性的患者和应用于美国稀有献血者计划（American Rare Donor Program，ARDP），为含有针对高频 Rh 抗原抗体的患者寻找相容的献血者[57]。未来高通量 RH 基因分型平台使通过基因分型识别献血者成为可能。然而，即使找到与罕见 Rh 变异型 SCD 患者匹配的 RH 基因型，也不可能进行长期预防性输血[73]，这些不能通过交叉配型相容输血支持的 SCD 患者，可能是干细胞移植合适人选[74]。

第六节 Rh~null~ 综合征和 RHAG 血型系统

红细胞表达第 3 种 Rh 蛋白 RhAG。RhAG 和 RhD/RhCE 有 38% 的同源性，在细胞膜部分具有相同的拓扑结构，由 6 号染色体上单个基因编码。RhAG 与 Rh 血型蛋白在膜中形成 Rh-核心复合物相关。单个氨基酸替换形成的 4 种红细胞抗原组成 RHAG 血型系统：Duclos 表示为 RHAG1，Ol^a 为 RHAG2，DSLK 为 RHAG3 和 RHAG4[75]。

缺少所有 Rh 抗原的红细胞被称为"Rh~null~"。有 1 种称为"调节器"型 Rh~null~，该表型不常见，最常由 RHAG 的核苷酸改变引起。这表明 RhAG 蛋白在运输 RhCE 和 RhD 至细胞膜中起关键作用。还有 1 种 Rh~null~ 更为少见，具有 RHCE 核苷酸改变并伴有 RHD 缺失，这种个体被称为"amorph"（RH 无效基因个体）。

Rh~null~ 红细胞是口形红细胞，与轻度贫血相关，这表明 Rh 蛋白在维持红细胞膜结构中具有重要作用。Rh 复合物通过和 CD47-蛋白 4.2、带 3 锚蛋白、Duffy 和糖蛋白 B 和 C 相互作用与膜骨架相连接[76,77]。

第七节 Rh 抗体

大多数 Rh 抗体是 IgG，但可能也有 IgM。虽然

有少数案例报告，但通常 Rh 抗体不激活补体。因此，在涉及 Rh 抗体的输血反应中，溶血主要是发生在血管外而不是血管内。

Rh 抗体能引起 HDFN。抗-c 可能导致严重的 HDFN。抗-C、抗-E 和抗-e 通常不会导致 HDFN，即使引起 HDFN，通常为轻度。对于抗体鉴定，酶处理红细胞可增强 Rh 抗体的反应，大多数 Rh 抗体的最适反应温度为 37℃。

一、复合 Rh 抗体

一些 Rh 抗体通常是共存的。例如，1 个有抗-E 的 DCe/DCe（R1R1）患者其 c 抗原也一定已经暴露。除抗-E 外，抗-c 也可能存在，但抗-c 可能较弱且在检测时无法检测到。当输注了 E 抗原相容的血液（E 阴性血液）时，该血液很有可能是 c 阳性且可能引起急性或迟发性输血反应。因此，在这种情况，一些专家主张避免输注 c 阳性血液。相反，在含有抗-c 的血清中检测抗-E 是不必要的，因为患者可能已经暴露于 c 而没有暴露 E。此外，绝大多数的 c 阴性献血者的血液 E 也为阴性（表 11-3）。

二、高频 Rh 抗原抗体

高频 Rh 抗原的同种抗体包括由缺乏 Rh 抗原的 Rh~null~ 个体产生的抗-Rh29 及常见于长期输血 SCD 患者中的抗体（抗-hr^S，抗-hr^B，抗-Hr^B 和抗-Hr）。

第八节 Rh 分型的技术因素

一、高蛋白试剂及质控

一些用于玻片法、试管法或微孔板检测的 Rh 试剂含有高浓度的蛋白质（20%~24%）和其他大分子添加剂。这些试剂从人类血清中制备且结果可靠；然而，高蛋白水平和大分子添加剂可能引起假阳性反应（参见下节"Rh 定型假阳性和假阴性结果的原因"），所以，试剂必须按照制造商的说明书使用及进行质量控制。假阳性结果可能导致 D 阴性患者接受 D 阳性血液并产生免疫。如果在质控检测中红细胞存在凝集，该批检测结果视为无效。

二、低蛋白试剂及质控

大多数常规使用的 Rh 试剂是低蛋白质试剂，

主要是 IgM 单克隆抗体。尽管自发凝集造成的假阳性结果比高蛋白试剂少,但也可能发生。采用相同试剂并同时试验获得的阴性结果可以当作质控。例如,对于 ABO 和 Rh 分型,通过抗-A 或抗-B 检测无凝集可作为自身凝集的阴性对照。与所有试剂都凝集的红细胞(例如,AB 型或 D+型),应该按照试剂生产商的说明书进行质控(献血者血型检测例外)。

在大多数情况下,使用患者红细胞和自体血清或 6%~10% 白蛋白组成的混合悬液作为质控符合质量控制要求。间接抗球蛋白试验对直接抗球蛋白试验(direct antiglobulin test,DAT)结果阳性的红细胞无效,除非已去除了 IgG 抗体。应该进行阳性和阴性质控,并且阳性质控细胞应该有单剂量的抗原或能检出弱反应性。

三、HDFN 中 Rh 检测的注意事项

发生 HDFN 婴儿的红细胞上包被着免疫球蛋白,通常需要用低蛋白试剂来检测这些细胞。有时,DAT 强阳性红细胞由于包被免疫球蛋白过多,以至于红细胞不与具有良好特异性的检测试剂发生凝集反应。这种“遮断”现象可能是由“空间位阻”或单克隆抗血清靶向的抗原表位被母亲的抗-D 占据所引起,导致假阴性结果。在 45℃ 下进行抗体的热放散后可进行红细胞分型,但放散时必须有适当的质控对照以避免抗原变性。检测放散液中的抗体可证实红细胞上存在抗原,且 RHD 基因分型可以用于确认 D 的类型。

四、Rh 定型假阳性和假阴性结果的原因

1. 造成假阳性的原因

- 温或冷的自身凝集素导致细胞上包被免疫球蛋白。可将红细胞洗涤几次,并用低蛋白试剂进行直接凝集反应。如果需要进行 IAT 检测,红细胞上包被的 IgG 可以通过甘氨酸/EDTA(方法 2-21)或氯喹(方法 2-20)处理细胞的方法除去,然后重新进行检测。
- 血清因素导致缗钱状凝集可通过彻底洗涤红细胞来消除,然后重新进行检测。
- 使用错误的试剂。
- 试剂的交叉污染。

- 由试剂的某些成分而非抗体造成红细胞发生非特异性凝集(例如,防腐剂、抗生素或染料)。
- 多凝集红细胞与含有人源血清的试剂发生凝集。

2. 造成假阴性的原因

- 漏加试剂。最好在加红细胞之前先在试管或孔中加定型试剂。
- 使用错误的试剂。
- 试管法检测时红细胞悬液浓度过高,玻片法检测时红细胞悬液浓度过低。
- 直接法检测(立即离心)未能检测出弱 D 反应。
- 弱抗原或部分抗原与试剂不反应。
- 过度重悬细胞扣导致凝集消失。
- 试剂污染、储存不当或过期。
- DAT 强阳性,由于结合抗体过多导致抗原位点封闭的红细胞(最常见于抗-D 导致的严重 HDFN)。

五、解决 D 定型不符

为调查 D 定型不符的原因,可以重抽并复检标本来排除标本错误和记录错误。除记录错误外,多种因素可造成 D 定型不符,包括:试验方法不同(例如采用玻片法、试管法、微孔板法、凝胶法和酶处理红细胞后采用自动分析仪检测法)、检测方法不同(采用直接法或 IAT)、试剂生产厂家采用的 IgM 克隆不同、大量 RHD 基因突变影响 D 抗原的表达水平和 D 抗原表位。

了解所使用的 D 定型试剂的特性,并在试验中严格按照生产厂家说明书操作,这一点很重要。FDA 已经起草了要求生产商详细说明试剂与部分 DIV、DV 和 DVI 红细胞反应性的建议[78]。

目前 FDA 批准的所有用于试管法的 IgM 抗-D,可以与 DIV 和 DV 红细胞发生直接反应(首次离心),但与部分 DVI 红细胞不发生直接反应。抗-D 试剂与其他部分 D 和弱 D 红细胞反应特点的研究较少,但这些研究表明,抗-D 试剂不能可靠地预测 D 变异型是弱 D 或部分 D 抗原[79,80]。表 11-4 所示为具有可预测模式的重要 D 变异型红细胞在不同抗-D 试剂中的反应性。一般来说,具有生育可能的部分 D 女性作为献血者时应当看做 D 阳性,而作为受血者时应当看做 D 阴性。

要点

1. Rh 系统具有高度免疫原性、复杂性及多态性。已发现的 Rh 抗原超过 50 种,然而 5 个主要的抗原 (D、C、c、E 和 e)是具有临床意义的抗体产生的主要原因。

2. "Rh 阳性""Rh 阴性"分别指 D 抗原的存在或缺失。

3. 现代的 Rh 命名可区分抗原(例如 D 和 C)、基因(例如 *RHD* 和 *RHCE*)、等位基因(例如 *RHCE*ce* 和 *RHCE*Ce*)和蛋白(RhD 和 Rhce)。

4. 大多数 D 阴性(Rh 阴性)表型是 *RHD* 基因完全缺失的结果。D 阴性个体暴露于 RhD 可以导致抗-D 产生。

5. *RHCE* 编码单个蛋白上的 C/c 和 E/e 抗原。C 和 c 有 4 个氨基酸的不同,E 和 e 有 1 个氨基酸的不同。

6. 献血者和患者常规 Rh 定型只检测 D。其他常见 Rh 抗原的检测用于抗体鉴定、制定 SCD 患者输血策略或对其他长期输血患者进行 D、C 或 E 抗原血液配型。

7. 弱 D 表型定义为存在 D 抗原的大量减少但 IAT 可检测。弱 D 是由氨基酸改变所致,氨基酸的改变使嵌入细胞膜的抗原减少。许多不同的突变会造成 D 的弱表达。

8. *RHD* 基因分型可以发现怀孕女性和受血者的血清学弱 D 表型,这些患者按 D 阳性处理。

9. 大多数 FDA 批准的抗-D 试剂含有单克隆 IgM(可在室温反应)和单克隆或多克隆的 IgG(通过 IAT 检测弱 D)。例外的是,微柱凝胶法中的抗-D 只含有 IgM。这些试剂与弱 D、部分 D 或类 D 抗原表位的红细胞存在不同的反应性。

10. 当确定患者的 D 定型时,IAT 检测 D 的弱表达不是必需的,除非是检测对母亲具有 D 免疫风险的婴儿红细胞。Rh 阴性献血者必须采用能检出弱 D 的方法进行检测。

11. 大多数 Rh 抗体是 IgG,然而也可能含有 IgM 的成分。Rh 不激活补体,且很少有例外,因此,主要造成血管外溶血而不是血管内溶血。抗体通常是通过怀孕或输血导致红细胞免疫所产生的。

参考文献

1. Flegel WA. Homing in on D antigen immunogenicity. Transfusion 2005;45:466-8.

2. Klein HG, Anstee DJ. The Rh blood group system (including LW and RHAG). In: Mollison's blood transfusion in clinical medicine. 12th ed. Hoboken, NJ: Wiley-Blackwell, 2014:167-213.

3. Selleng K, Jenichen G, Denker K, et al. Emergency transfusion of patients with unknown blood type with blood group O Rhesus D positive red blood cell concentrates: A prospective, single-centre, observational study. Lancet Haematol 2017;4:e218-24.

4. Mollison PL, Hughes-Jones NC, Lindsay M, Wessely J. Suppression of primary RH immunization by passively-administered antibody: Experiments in volunteers. Vox Sang 1969;16:421-39.

5. Freda V, Gorman J, Pollack W. Rh factor: Prevention of isoimmunization and clinical trials in mothers. Science 1966;151:828-30.

6. Zwingerman R, Jain V, Hannon J, et al. Alloimmune red blood cell antibodies: Prevalence and pathogenicity in a Canadian prenatal population. J Obstet Gynaecol Can 2015;37:784-90.

7. Levine P, Stetson RE. An unusual case of intragroup agglutination. JAMA 1939;113:126-7.

8. Rosenfield R. Who discovered Rh? A personal glimpse of the Levine-Wiener argument. Transfusion 1989;29:355-7.

9. Green FA. Phospholipid requirement for Rh antigenic activity. J Biol Chem 1968;243:5519.

10. Gahmberg CG. Molecular characterization of the human red cell Rho(D) antigen. EMBO J 1983;2:223-7.

11. Bloy C, Blanchard D, Lambin P, et al. Human monoclonal antibody against Rh(D) antigen: Partial characterization of the Rh(D) polypeptide from human erythrocytes. Blood 1987;69:1491-7.

12. Moore S, Woodrow CF, McClelland DB. Isolation of membrane components associated with human red cell antigens Rh(D), (c), (E) and Fy. Nature 1982;295:529-31.

13. Saboori AM, Smith BL, Agre P. Polymorphism in the Mr 32,000 Rh protein purified from

Rh(D)-positive and -negative erythrocytes. Proc Natl Acad Sci U S A 1988;85:4042-5.

14. Cherif-Zahar B, Bloy C, Le Van Kim C, et al. Molecular cloning and protein structure of a human blood group Rh polypeptide. Proc Natl Acad Sci U S A 1990;87: 6243-7.

15. Le Van Kim C, Mouro I, Cherif-Zahar B, et al. Molecular cloning and primary structure of the human blood group RhD polypeptide. Proc Natl Acad Sci U S A 1992;89:10925-9.

16. Arce MA, Thompson ES, Wagner S, et al. Molecular cloning of RhD cDNA derived from a gene present in RhD-positive, but not RhD-negative individuals. Blood 1993;82:651-5.

17. Simsek S, de Jong CAM, Cuijpers HTM, et al. Sequence analysis of cDNA derived from reticulocyte mRNAs coding for Rh polypeptides and demonstration of E/e and C/c polymorphism. Vox Sang 1994;67:203-9.

18. Tippett P. A speculative model for the Rh blood groups. Ann Hum Genet 1986;50(Pt 3):241-7.

19. Wagner FF, Flegel WA. RHCE represents the ancestral RH position, while RHD is the duplicated gene. Blood 2002;99:2272-3.

20. Wagner FF, Flegel WA. RHD gene deletion occurred in the Rhesus box. Blood 2000;95:3662-8.

21. Wagner FF, Flegel WA. The human Rhesus-Base. Version 2.0. [Available at http://www.rhesusbase.info (accessed March 26, 2017).]

22. Blumenfeld OO, Patnaik SK. Allelic genes of blood group antigens: A source of human mutations and cSNPs documented in the Blood Group Antigen Gene Mutation Database. Hum Mutat 2004;23:8-16. [See also https://www.ncbi.nlm.nih.gov/gv/mhc/xslcgi.cgi?cmd=bgmut/home (accessed March 26, 2017).]

23. International Society of Blood Transfusion Working Group on Red Cell Immunogenetics and Blood Group Terminology. Blood group terminology: Blood group allele tables. Amsterdam: ISBT, 2017. [Available at http://www.isbtweb.org/working-parties/red-cell-immunogenetics-and-blood-group-terminology/ (accessed March 26, 2017).]

24. Ceppellini R, Dunn LC, Turri M. An interaction between alleles at the RH locus in man which weakens the reactivity of the Rh(0) Factor (D). Proc Natl Acad Sci U S A 1955;41:283-8.

25. Singleton BK, Green CA, Avent ND, et al. The presence of an RHD pseudogene containing a 37 base pair duplication and a nonsense mutation in Africans with the Rh D-negative blood group phenotype. Blood 2000;95:12-18.

26. Scott ML, Voak D, Liu W, et al. Epitopes on Rh proteins. Vox Sang 2000;78(Suppl 2):117-20.

27. Denomme GA, Dake LR, Vilensky D, et al. Rh discrepancies caused by variable reactivity of partial and weak D types with different serologic techniques. Transfusion 2008;48:473-8.

28. Ye L, Wang P, Gao H, et al. Partial D phenotypes and genotypes in the Chinese population. Transfusion 2012;52:241-6.

29. Wagner FF, Gassner C, Muller TH, et al. Molecular basis of weak D phenotypes. Blood 1999;93:385-93.

30. Shao CP, Maas JH, Su YQ, et al. Molecular background of Rh D-positive, D-negative, D(el) and weak D phenotypes in Chinese. Vox Sang 2002;83:156-61.

31. Lacey PA, Caskey CR, Werner DJ, Moulds JJ. Fatal hemolytic disease of a newborn due to anti-D in an Rh-positive Du variant mother. Transfusion 1983;23:91-4.

32. Flegel WA, Denomme GA. Allo- and autoanti-D in weak D types and in partial D. Transfusion 2012;52:2067-9.

33. Flegel WA. Molecular genetics of RH and its clinical application. Transfus Clin Biol 2006; 13:4-12.

34. Wagner FF, Frohmajer A, Ladewig B, et al. Weak D alleles express distinct phenotypes. Blood 2000;95:2699-708.

35. Wagner FF, Ladewig B, Flegel WA. The RHCE allele ceRT: D epitope 6 expression does not require D-specific amino acids. Transfusion 2003;43:1248-54.

36. Chen Q, Hustinx H, Flegel WA. The RHCE allele ceSL: The second example for D antigen expression without D-specific amino acids. Transfusion 2006;46:766-72.

37. Beckers EA, Porcelijn L, Ligthart P, et al. The Ro[HAR] antigenic complex is associated with a limited number of D epitopes and alloanti-D production: A study of three unrelated persons and their families. Transfusion 1996;36:104-8.

38. Westhoff CM. Review: The Rh blood group D antigen: Dominant, diverse, and difficult. Immunohematol 2005;21:155-63.

39. Daniels G. Human blood groups. 2nd ed. Cambridge, MA: Blackwell Science, 2002.

40. Race RR, Sanger R. Blood groups in man. 6th ed. Oxford: Blackwell, 1975.

41. Colin Y, Cherif-Zahar B, Le Van Kim C, et al. Genetic basis of the RhD-positive and RhD-negative blood group polymorphism as determined by Southern analysis. Blood 1991;78: 2747-52.

42. Ooley PW, ed. Standards for blood banks and transfusion services. 30th ed. Bethesda, MD: AABB, 2016.

43. Schmidt PJ, Morrison EC, Shohl J. The antigenicity of the Rh$_o$ (D^u) blood factor. Blood 1962;20:196-202.

44. Wagner T, Kormoczi GF, Buchta C, et al. Anti-D immunization by D$_{EL}$ red blood cells. Transfusion 2005;45:520-6.

45. Yasuda H, Ohto H, Sakuma S, Ishikawa Y. Secondary anti-D immunization by D$_{el}$ red blood cells. Transfusion 2005;45:1581-4.

46. Flegel WA, Khull SR, Wagner FF. Primary anti-

D immunization by weak D type 2 RBCs. Transfusion 2000;40:428-34.

47. Mota M, Fonseca NL, Rodrigues A, et al. Anti-D alloimmunization by weak D type 1 red blood cells with a very low antigen density. Vox Sang 2005;88:130-5.

48. Lacey PA, Caskey CR, Werner DJ, Moulds JJ. Fatal hemolytic disease of a newborn due to anti-D in an Rh-positive D^u variant mother. Transfusion 1983;23:91-4.

49. Flegel WA, Denomme GA, Yazer MH. On the complexity of D antigen typing: A handy decision tree in the age of molecular blood group diagnostics. J Obstet Gynaecol Can 2007;29:746-52.

50. Sandler SG, Flegel WA, Westhoff CM, et al. It's time to phase in RHD genotyping for patients with a serologic weak D phenotype. College of American Pathologists Transfusion Medicine Resource Committee Work Group. Transfusion 2015;55:680-9.

51. Kacker S, Vassallo R, Keller MA, et al. Financial implications of RHD genotyping of pregnant women with a serologic weak D phenotype. Transfusion 2015;55:2095-103.

52. Schonewille H, van de Watering LM, Brand A. Additional red blood cell alloantibodies after blood transfusions in a nonhematologic alloimmunized patient cohort: Is it time to take precautionary measures? Transfusion 2006;46:630-5.

53. Frohn C, Dumbgen L, Brand J-M, et al. Probability of anti-D development in D– patients receiving D+ RBCs. Transfusion 2003;43:893-8.

54. Issitt PD, Anstee DJ. Applied blood group serology. 4th ed. Durham, NC: Montgomery Scientific Publications, 1998.

55. Daniels GL, Faas BH, Green CA, et al. The VS and V blood group polymorphisms in Africans: A serologic and molecular analysis. Transfusion 1998;38:951-8.

56. Reid ME, Storry JR, Issitt PD, et al. Rh haplotypes that make e but not hr^B usually make VS. Vox Sang 1997;72:41-4.

57. Vege S, Westhoff CM. Molecular characterization of GYPB and RH in donors in the American Rare Donor Program. Immunohematol 2006;22:143-7.

58. Noizat-Pirenne F, Lee K, Pennec PY, et al. Rare RHCE phenotypes in black individuals of Afro-Caribbean origin: Identification and transfusion safety. Blood 2002;100:4223-31.

59. Pham BN, Peyrard T, Tourret S, et al. Anti-HrB and anti-hrb revisited. Transfusion 2009;49:2400-5.

60. Pham BN, Peyrard T, Juszczak G, et al. Analysis of RhCE variants among 806 individuals in France: Considerations for transfusion safety, with emphasis on patients with sickle cell disease. Transfusion. 2011;51:1249-60.

61. Westhoff CM, Vege S, Halter-Hipsky C, et al. DIIIa and DIII Type 5 are encoded by the same allele and are associated with altered RHCE*ce alleles: Clinical implications. Transfusion 2010;50:1303-11.

62. Vichinsky EP, Earles A, Johnson RA, et al. Alloimmunization in sickle cell anemia and transfusion of racially unmatched blood. N Engl J Med 1990;322:1617-21.

63. Ness PM. To match or not to match: The question for chronically transfused patients with sickle cell anemia. Transfusion 1994;34:558-60.

64. Vichinsky EP, Luban NL, Wright E, et al. Prospective RBC phenotype matching in a stroke prevention trial in sickle cell anemia: A multicenter transfusion trial. Transfusion 2001;41:1086-92.

65. Chou ST, Jackson T, Vege S, et al. High prevalence of red blood cell alloimmunization in sickle cell disease despite transfusion from Rh-matched minority donors. Blood 2013;122:1062-71.

66. Reid ME, Rios M, Powell VI, et al. DNA from blood samples can be used to genotype patients who have recently received a transfusion. Transfusion 2000;40:48-53.

67. Pirelli KJ, Pietz BC, Johnson ST, et al. Molecular determination of RHD zygosity: Predicting risk of hemolytic disease of the fetus and newborn related to anti-D. Prenat Diagn 2010;12-13:1207-12.

68. Matheson KA, Denomme GA. Novel 3′ rhesus box sequences confound RHD zygosity assignment. Transfusion 2002;42:645-50.

69. Lo YM, Corbetta N, Chamberlain PF, et al. Presence of fetal DNA in maternal plasma and serum. Lancet 1997;350:485-7.

70. Van der Schoot CE, Soussan AA, Koelewijn J, et al. Non-invasive antenatal RHD typing. Transfus Clin Biol 2006;13:53-7.

71. Gassner C, Doescher A, Drnovsek TD, et al. Presence of RHD in serologically D–, C/E+ individuals: A European multicenter study. Transfusion 2005;45:527-38.

72. Polin H, Danzer M, Hofer K, et al. Effective molecular RHD typing strategy for blood donations. Transfusion 2007;47:1350-5.

73. Chou St, Westhoff CM. The role of molecular immunohematology in sickle cell disease. Transfus Apher Sci 2011;44:73-9.

74. Fasano RM, Monaco A, Meier ER, et al. RH genotyping in a sickle cell disease patient contributing to hematopoietic stem cell transplantation donor selection and management. Blood 2010;116:2836-8.

75. Tilley L, Green C, Poole J, et al. A new blood group system, RHAG: Three antigens resulting from amino acid substitutions in the Rh-associated glycoprotein. Vox Sang 2010;98:151-9.

76. Dahl KN, Parthasarathy R, Westhoff CM, et al. Protein 4.2 is critical to CD47-membrane skeleton attachment in human red cells. Blood

2004;103:1131-6.

77. Nicolas V, Le Van Kim C, Gane P, et al. RhRhAG/ankyrin-R, a new interaction site between the membrane bilayer and the red cell skeleton, is impaired by Rh(null)-associated mutation. J Biol Chem 2003;278:25526-33.

78. Food and Drug Administration. Draft guidance: Recommended methods for blood grouping reagents evaluation. (March 1992) Silver Spring, MD: CBER Office of Communication, Outreach, and Development, 1992. [Available at https://www.fda.gov/downloads/ BiologicsBloodVaccines/GuidanceComplian ceRegulatoryInformation/Guidances/Blood/ UCM080926.pdf (accessed March 30, 2017).]

79. Judd WJ, Moulds M, Schlanser G. Reactivity of FDA-approved anti-D reagents with partial D red blood cells. Immunohematol 2005;21:146-8.

80. Denomme GA, Dake LR, Vilensky D, et al. Rh discrepancies caused by variable reactivity of partial and weak D types with different serologic techniques. Transfusion 2008;48:473-8.

第 12 章　其他血型系统和抗原

国际输血协会（International Society of Blood Transfusion，ISBT）目前定义了 352 个特异性抗原，其中有 314 个归属于 36 个血型系统中[1,2]，每个血型系统有单个基因或 2 个、3 个紧密连锁的同源基因。ABO 和 Rh 系统是最为人所知、最具临床意义的血型系统，已在第 10 章和第 11 章中详细描述。H、Lewis、I、P1PK 和 Globoside 系统抗原是糖类结构，在生物化学上与 ABO 抗原密切相关，已在第 10 章中讨论。其余血型系统将在本章描述；其中在输血医学中有重要意义的血型系统将着重描述，其他的则简单介绍。这些血型系统按 ISBT 顺序列出，如表 12-1 所示。

除了 36 个血型系统，一些在血清学、生物化学或遗传学上相关但不能归属于某一系统的抗原被归类为"集合"（200 系列）。不能归属于系统，也不能归类于集合的其他抗原在绝大多数人群中呈现低频或高频分布，分别构成 700 系列和 901 系列[1]。"集合"和"系列"将在本章末进行阐述。

完整的 ISBT 分类可以在 ISBT 网站（http://www.isbweb.org/working-parties/red-cell-immunogenetics-and-blood-group-terminology）上查到，其附录 6 罗列了各血型系统的所有抗原，更多关于血型系统和抗原的信息可以查阅各类教科书和文献[3-5]。

输血医学中关于血型抗原研究最重要的方面是探究其相应的抗体能否引起溶血性输血反应（hemolytic transfusion reactions，HTRs）和胎儿新生儿溶血病（hemolytic disease of the fetus and newborn，HDFN）。具有临床意义的血型抗体见表 12-1。

表 12-1　血型抗原相关抗体的临床意义

ISBT 编码	系统名称	抗原数量	与溶血性输血反应（HTR）、急性（AHTR）或迟发性（DHTR）溶血性输血反应的关系	与胎儿新生儿溶血病（HDFN）的关系
001	ABO	4	见第 10 和 22 章	见第 10 和 23 章
002	MNS	49	在 37℃ 有活性并导致 AHTRs 和 DHTRs 的抗-M 和抗-N 案例罕见；抗-S、抗-s、抗-U 和其他抗体可能会导致 AHTRs 和 DHTRs	抗-S、抗-s、抗-U 和其他一些抗体引起严重 HDFN；抗-M 很少导致严重的 HDFN
003	P1PK	3	在 37℃ 引起 AHTRs 和 DHTRs 的案例非常少见	无
004	Rh	54	Rh 抗体可引起严重 AHTRs 和 DHTRs（见第 11 和 22 章）	抗-D 可以导致严重 HDFN（见第 23 章）
005	Lutheran	24	抗-Lu^a 和-Lu^b 引起轻度 DHTRs；抗-Lu8 引起 AHTRs	无
006	Kell	36	Kell 抗体能引起严重的 AHTRs 和 DHTRs	抗-K 可以导致严重的 HDFN
007	Lewis	6	抗-Le^a 和抗-Le^b 通常不具有临床意义	无
008	Duffy	5	抗-Fy^a、抗-Fy^b 和抗-Fy3 导致 AHTRs 和 DHTRs；抗-Fy5 引起 DHTRs	抗-Fy^a 和抗-Fy^b 导致 HDFN
009	Kidd	3	抗-Jk^a 是 DHTRs 的常见原因；抗-Jk^a 和-Jk3 引起 AHTRs	无。抗-Jk^a 通常不会导致 HDFN

续表

ISBT 编码	系统名称	抗原数量	与溶血性输血反应（HTR）、急性（AHTR）或迟发性（DHTR）溶血性输血反应的关系	与胎儿新生儿溶血病（HDFN）的关系
010	Diego	22	抗-Di^a 引起 DHTR 曾报道 1 例，但是证据弱；抗-Di^b 很少引起轻度 DHTRs，抗-Wr^a 引起 HTRs	抗-Di^a、抗-Di^b、抗-Wr^a 等引起严重 HDFN
011	Yt	2	抗-Yt^a 很少引起 HTR	无
012	Xg	2	无	无
013	Scianna	7	无	无
014	Dombrock	10	抗-Do^a 和抗-Do^b 导致 AHTRs 和 DHTRs	无
015	Colton	4	抗-Co^a 导致 AHTRs 和 DHTRs；抗-Co^b 和抗-Co3 引起轻度 HTRs	抗-Co^a 引起严重的 HDFN，抗-Co3 引起轻度 HDFN
016	LW	3	无	无
017	Ch/Rg	9	无	无
018	H	1	孟买表型的抗-H 可引起严重的血管内 HTRs；类孟买表型的抗-HI 通常不具有临床意义（见第 10 章）	孟买表型的抗-H 有可能引起严重 HDFN
019	Kx	1	McLeod 综合征的抗-Kx 和-Km 引起严重的 HTRs	仅在男性中发现抗体
020	Gerbich	11	抗-Ge3 引起轻、中度 HTRs	3 例抗-Ge3 引起 HDFN 的报道
021	Cromer	19	无	无
022	Knops	9	无	无
023	Indian	5	1 例抗-In^b 导致 HTR 的报道；抗-AnWj 引起严重的 HTRs	无
024	Ok	3	抗-Ok^a 非常少见，无引起 HTR 的报道	无
025	Raph	1	无	无
026	JMH	6	1 例抗-JMH 引起 AHTR 的报道	无
027	I	1	成人 i 表型中抗-I 可导致 I+红细胞破坏增多	无
028	Globoside	1	Globoside 引起血管内 HTRs	无，但抗-PP1P^k 与高自发性流产率有关
029	Gill	1	无	无
030	RHAG	4	无	有 1 例 RHAG4 引起 HDFN 的报道
031	FORS	1	无	无
032	JR	1	抗-Jr^a 引起轻度 DHTRs；1 例引起 AHTR 的报道	2 例抗-Jr^a 引起严重 HDFN 的报道
033	LAN	1	有抗-Lan 引起轻度到严重 HTR 的报道	已有抗-Lan 引起 HDFN 的报道，但抗-Lan 通常不是发生 HDFN 的原因
034	Vel	1	有关于抗-Vel 引起严重 AHTR 和轻度到严重 DHTR 的报道	已有抗-Vel 引起严重 HDFN 的报道，但通常不是发生 HDFN 的原因
035	CD59	1	有 1 例抗-CD59 引起 HTR 的报道，但与红细胞存活率降低无关	无相关报道
036	AUG	2	有导致轻度至重度 DHTR 的报道	不导致或导致轻度 HDFN

注：ISBT. 国际输血协会

第一节　MNS 血型系统

MNS 是由 49 种抗原组成的高度复杂的血型系统。与 Rh 系统一样，其复杂性主要源于紧密连锁同源基因间的基因重组。

一、MNS 糖蛋白及血型糖蛋白 A 基因家族

MNS 系统抗原位于下列 1 种或 2 种血型糖蛋白上，血型糖蛋白 A（glycophorin A，GPA；CD235A）和血型糖蛋白 B（glycophorin B，GPB；CD235B）。2 种蛋白均跨膜 1 次，具有胞外 N 端结构域和胞内 C 末端结构域，其胞外结构域均含有富唾液酸的 O-多聚糖。两者不同点包括：GPA 在天冬酰胺-45（成熟蛋白质第 26 位）被 N-糖基化，而 GPB 无 N-糖基化；GPA 的胞内长尾结构与细胞骨架相互作用；GPA 表达丰富，每个红细胞约有 10^6 个拷贝，而 GPB 只有约 200 000 个拷贝；GPA 与红细胞膜上带 3（Diego 血型系统）连接，GPA 和 GPB 也可能均是带 3/Rh 锚蛋白复合物的组成部分（图 12-1）[6]。

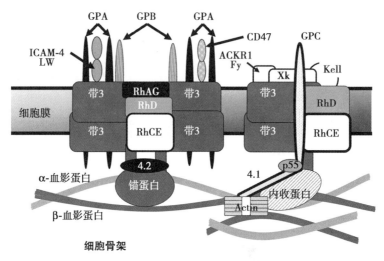

图 12-1　含有带 3 和 Rh 蛋白的膜复合物模型

模型 1，膜复合物由带 3 四聚物和 RhD、RhCE、RhAG 构成的异三聚体组成，通过带 3、蛋白 4.2 和锚蛋白与细胞骨架的膜收缩蛋白基质相连；模型 2，膜复合物包含带 3、RhD、RhCE，通过血型糖蛋白 C（glycophorin C，GPC）、p55 和蛋白 4.1、带 3 和内收蛋白与膜收缩蛋白/肌动蛋白交界相连

GYPA 和 *GYPB* 基因位于染色体 4q31.21，分别编码 GPA 和 GPB，包含 7 个和 5 个外显子。*GYPB* 内含子 3 的部分区域与 *GYPA* 外显子 3 同源，但是由于剪接位点缺陷而不表达（图 12-2）[7]。两基因的外显子 1 都编码一个 19 个氨基酸的信号肽，但并不存在于成熟蛋白中。此外，*GPA* 家族的第 3 个基因 *GYPE*，可能产生第 3 种糖蛋白，即血型糖蛋白 E，但在 MNS 抗原中很少表达或无明显功能，并且常规方法检测不出该蛋白。

GPA 只在红系血细胞上表达，通常作为红系的标志。GPA 和 GPB 为恶性疟原虫结合红细胞的受体，可能在疟原虫侵入过程中发挥重要作用[8]。GPA 样分子也曾在肾脏内皮中被检测到。

二、M（MNS1）、N（MNS2）、S（MNS3）和 s（MNS4）

在所有测试人群中，M 和 N（大多由抗-N 试剂

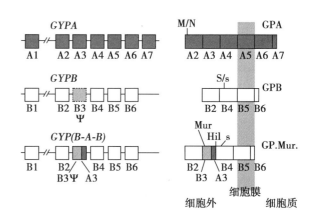

图 12-2　*GYPA*，*GYPB* 和编码 GP. Mur 的 *GYPB-A-B* 杂合基因，以及其编码蛋白的示意图，同时表明了各外显子的编码区域。ψ：假外显子，在 mRNA 或编码蛋白中无表达

检测到）是对偶抗原并具有多态性（表 12-2）。M 和 N 位于 GPA 的 N 末端，具有 M 活性的 GPA 在成熟蛋白质的第 1 位和第 5 位氨基酸（位置 20 和

25）分别为丝氨酸和甘氨酸；具有 N 活性的 GPA 在上述位置分别为亮氨酸和谷氨酸。GPB 氨基末端的 26 个氨基酸与 GPA 中形成 N 抗原的序列相同，因此，在几乎所有欧洲裔和大多数其他族裔中，GPB 均表达为"N"。然而，由于 GPB 比 GPA 表达少得多，所以大多数抗-N 试剂检测不到 GPB 上的"N"抗原。

表 12-2　MNS 表型的频率

表型	频率/%	
	白人	美国黑人
M+N−	30	25
M+N+	49	49
M−N+	21	26
S+s−	10	6
S+s+	42	24
S−s+	48	68
S−s−	0	2

S 和 s 是 MNS 系统另 1 对具有多态性的对偶抗原。家系研究显示 M/N 和 S/s 之间具有紧密联系。

完整红细胞上 GPA 的 N 末端区域可被胰蛋白酶切，而 GPB 的 N 末端区域不能被胰蛋白酶切。所以，GPA 上的 M 和 N 抗原对胰蛋白酶敏感，而 GPB 上的 S、s 和"N"抗原抵抗胰蛋白酶。相比之下，用 α-糜蛋白酶处理红细胞，M 和 N 活性仅部分降低，而 S、s 和"N"被完全破坏。用木瓜蛋白酶、无花果蛋白酶、菠萝蛋白酶或链霉蛋白酶处理红细胞，M、N、S、s 和"N"都被破坏，但对 S 和 s 的效应具有可变性。

三、S-s-U-表型

约 2% 非洲裔美国人、超过 2% 非洲人的红细胞表现为 S-s-表型并缺乏高频抗原 U（MNS5）。S-s-U-表型通常由 GYPB 编码区纯合性缺失导致，但其他涉及杂合基因的更复杂的分子现象也可产生具有变异 U 抗原的 S-s-表型。U 抗原通常耐受木瓜蛋白酶、无花果蛋白酶、胰蛋白酶和 α-糜蛋白酶等蛋白酶，但在极少数情况下抗-U 与木瓜蛋白酶处理的红细胞不反应。

四、M、N、S、s 和 U 抗体及其临床意义

抗-M 是相对常见的抗体，而抗-N 非常稀少。大多数抗-M 和抗-N 在 37℃ 下没有活性，临床意义不大，在临床输血中通常不考虑这两种抗体的影响。如果相容性检测和抗体筛查试验中不进行室温温育，则检测不到这些抗体。针对 M 或 N 抗体在 37℃ 有活性的受血者，应输注抗原阴性或间接抗球蛋白试验（indirect antiglobulin test，IAT）相容的红细胞。抗-M 和抗-N 极少引起急性和迟发性 HTRs，抗-M 引起严重的 HDFN 也非常罕见[9]。有报道发现了由自身抗-N 引起的温抗体型自身免疫性溶血性贫血（autoimmune hemolytic anemia，AIHA），其中 1 例死亡，但自身抗-M 导致温抗体型 AIHA 尚无报道。

抗-S 和抗-s 通常是在 37℃ 下有活性的 IgG 抗体。它们参与 HTRs 过程并且引起严重致命的 HDFN。自身抗-S 也可引起 AIHA。具有 S-s-U-红细胞的个体免疫后可产生抗-U。抗-U 可以引起严重致命的 HTRs 和 HDFN。自身抗-U 也与 AIHA 有关。

五、其他 MNS 抗原和抗体

其他 MNS 抗原在多数人群中呈高频或低频表达。减数分裂过程中，GYPA 和 GYPB 某些区域间的相似序列可能发生碱基配对，这些配对可能通过交叉互换或基因转换的方式形成 1 个同时含有 GYPA 和 GYPB 基因部分序列的杂合基因。杂合基因少见，但多种多样，并产生低频抗原；在纯合子时形成无高频抗原的表型[7]。能够与具有杂合基因表型的红细胞发生反应的抗体称为"抗-Mi^a"。多年来，Mi^a 抗原认为是存在于多种杂合基因表型红细胞上的交叉反应性抗原表位，但该抗原也是 1 种不连续抗原。杂合基因产生 Mi(a+) 表型的实例之一为 GP. Mur 表型（旧称为 Mi. Ⅲ）。该表型杂合基因主要由 GYPB 构成，但其中 1 个由假外显子 3′端及相邻内含子 5′端组成的小的区域被 GYPA 的相应区域替换，使得 GYPB 中的缺陷剪接位点替换为 GYPA 的功能剪接位点，形成新的复合外显子[10]，成功表达后生成一种具有免疫原性的不常见的氨基酸序列，即 Mur 抗原（和 Mi^a 抗原）。外显子 B3 和 A3 接合后表达的氨基酸序列产生 Hil 和 MINY（图 12-2）。

Mur 抗原在欧洲人和非洲人中罕见，但约 7% 中国人、10% 泰国人表达 Mur 抗原。抗-Mur 可以导致严重 HTRs 和 HDFN。在中国香港和中国台湾，抗-Mur 是除抗-A 和抗-B 之外最常见的血型抗体；

在东南亚,用于抗体检测的试剂红细胞应包含 Mur +红细胞,对于检测抗-Mur 非常重要[11]。

极少数 GPA 全部或部分缺失的个体会产生针对 GPA 区域的抗体,通常称为抗-En^a,并导致严重的 HTRs 和 HDFN。

第二节　Lutheran 血型系统

Lutheran 系统非常复杂,由 24 种抗原组成,在目前检测过的人群中,大多数抗原均有表达,包含 4 对对偶抗原: Lu^a/Lu^b、Lu6/Lu9、Lu8/Lu14 和 Au^a/Au^b;其中 Lu^a、Lu9 和 Lu14 为低频抗原[12]。Au^a 和 Au^b 在欧洲人中分别有约 80% 和 50% 的表达率。与输血医学关系最密切的 Lu^a(LU1)在约 8%欧洲或非洲人表达,其他地区罕见,其对偶抗原 Lu^b(LU2)则广泛表达。

红细胞上 Lutheran 抗原可以被胰蛋白酶或 α-糜蛋白酶破坏,而不能被木瓜蛋白酶和无花果蛋白酶破坏。由于巯基试剂减少免疫球蛋白超家族(immunoglobulin superfamily,IgSF)结构域的二硫键(方法 3-18),大多数 Lutheran 抗体不与巯基试剂处理的红细胞反应,如溴化 2-氨基乙基异硫脲(2-aminoethylisothiouronium bromide,AET)或二硫苏糖醇(dithiothreitol,DTT)。

Lutheran 抗原位于 1 对单次跨膜的糖蛋白上。这对糖蛋白由位于染色体 19q3.2 上的 BCAM 编码,由于选择性 RNA 剪接作用,两个糖蛋白的胞内结构域长度不同。糖蛋白单次跨膜,并具有 5 个胞外 IgSF 结构域。具有较长的胞内结构域的亚型与细胞膜骨架上的血影蛋白相互作用。图 12-3 显示了 Lutheran 抗原在 IgSF 结构域上的位置。Lutheran 糖蛋白是 1 种黏附分子可以结合含有 α-5 链的层粘连蛋白。层粘连蛋白是 1 种细胞外基质糖蛋白,在红细胞生成的最后阶段,Lutheran 与层粘连蛋白的相互作用可能在成熟红细胞从骨髓迁移至外周血时发挥了一定作用。Lutheran 糖蛋白在镰状细胞贫血患者的红细胞中表达上调,造成红细胞与血管内皮黏附,及由此导致的血管闭塞[13]。

极其罕见的 Lu_null 为无活性 LU 基因的纯合子表型[14],其红细胞不表达 Lutheran 抗原,但机体可产生抗-Lu3,能与除 Lu(a−b−)外的所有红细胞反应。In(Lu),是 1 种 Lutheran 抗原表达极低的 Lu_mod 表型,由红细胞转录因子 KLF1 杂合失活突变而产生,仅可通过吸收放散试验检测 Lutheran 抗原

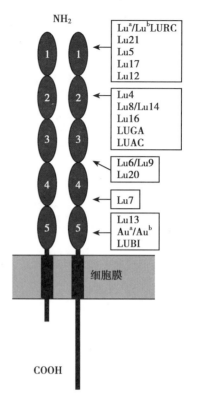

图 12-3　两种 Lutheran 糖蛋白亚型示意图
5 个细胞外免疫球蛋白超家族结构域、Lutheran 抗原在这些结构域上的分布、单次跨膜结构域以及胞质区结构域

的表达。KLF1 突变也影响其他血型基因并引起 P1、In^b 和 AnWj 抗原表达减弱[15]。In(Lu)表型的频率约为 0.03%。在 1 个家族中,编码主要红细胞转录因子 GATA-1 的 X 连锁基因突变形成的半合子状态产生了具有 X 连锁遗传性的 Lu(a−b−)表型[16]。

Lutheran 抗体最常见的是 IgG 抗体,推荐使用 IAT 检测活性,但是 Lutheran 抗体通常仅与轻度的迟发性 HTRs 相关,也不会引起严重的 HDFN。抗-Lu^a 是天然抗体或免疫产生,常为 IgM,也可以是 IgG 和 IgA。抗-Lu^a 通常与 Lu(a+)红细胞发生直接凝集反应,而在 IAT 中常呈混合凝集,这种混合凝集是 Lutheran 抗原与抗体反应的 1 个特征。

第三节　Kell 和 Kx 血型系统

通常被称为"Kell"的这种抗原正确命名应为"K"或"KEL1",是 Kell 系统的原始抗原,是 1946 年发现抗球蛋白试验后被鉴定的第 1 个血型抗原,3 年后发现其对偶抗原 k 或 KEL2。目前,Kell 系统由从编号 KEL1 到 KEL39 的 36 个抗原组成,

其中 3 个抗原已剔除[17]。Kell 系统包括 7 对对偶抗原（K/k、Jsᵃ/Jsᵇ、K11/K17、K14/K24、VLAN/VONG、KYO/KYOR 和 KHUL/KEAL）和 1 个 Kell 对偶抗原三联体（Kpᵃ/Kpᵇ/Kpᶜ）。最初，大多数抗原是在家系调查时发现其遗传相关性而加入 Kell 系统的，目前已经通过 KEL 基因的 DNA 测序得到证实。

一、Kell 糖蛋白和 KEL 基因

Kell 抗原位于红细胞膜糖蛋白 CD238，该糖蛋白具有 4（KEL1 亚型）或 5（KEL2 亚型）个 N-聚糖但无 O-糖基化。Kell 是 Ⅱ 型膜糖蛋白，单次跨膜，在胞内有 1 个短的 N-末端结构域，胞外有 1 个长的 C-末端结构域（图 12-4）[18]。目前已知，胞外结构域含有 15 个半胱氨酸残基并通过二硫键高度折叠，但仍需进一步确定其分子的三维结构。Kell 系统抗原取决于糖蛋白的构象，其对二硫键还原剂如 DTT 和 AET 敏感。

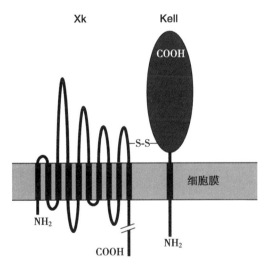

图 12-4 通过单个二硫键连接的 Kell 和 Xk 蛋白示意图
Xk 蛋白具有胞内 N 端和 C 端结构域以及 10 段跨膜区；Kell 糖蛋白具有大的、折叠的胞外 C 端结构域和一个胞内 N 端结构域

Kell 糖蛋白通过单二硫键连接到 Xk 蛋白（图 12-4），Xk 蛋白是表达 Kx 血型抗原（XK1）的整合膜蛋白，红细胞 Xk 蛋白的缺失导致 Kell 糖蛋白的表达降低和 Kell 抗原弱化（McLeod 表型，参见相应章节）。

KEL 基因位于染色体 7q33，包括 19 个外显子：外显子 1 可能编码翻译起始甲硫氨酸；外显子 2 编码胞内结构域；外显子 3 编码跨膜结构域；外显子

4~19 编码长的胞外结构域。

二、Kell 抗原

欧洲人 K 抗原的表达频率约 9%，非洲人约 2%，东亚人群很少见（表 12-3）。k 抗原在所有人群中普遍表达。K 和 k 抗原由外显子 6 的单核苷酸多态性（single nucleotide polymorphism，SNP）所产生，K 抗原 193 位为 Met，而 k 为 Thr。

表 12-3 部分 Kell 表型的分布频率

表型	频率/%	
	白人	美国黑人
K-k+	91.0	98
K+k+	8.8	2
K+k-	0.2	罕见
Kp(a-b+)	97.7	100
Kp(a+b+)	2.3	罕见
Kp(a+b-)	罕见	0
Js(a-b+)	100.0	80
Js(a+b+)	罕见	19
Js(a+b-)	0	1

注：K、Kpᵃ 和 Jsᵃ 在亚裔人种中非常罕见

Kpᵃ（KEL3）在约 2% 欧洲人中表达，非洲人和日本人无此抗原（表 12-3）；Kpᵇ（KEL4）在所有人群中高表达。低频抗原 Kpᶜ（KEL21）是与 Kpᵃ 和 Kpᵇ 同位点的另一种等位基因的产物。编码 3 种 Kp 抗原的 KEL 等位基因在密码子 281 存在单碱基替换，与 Kpᵃ 表达相关的突变可能减少 Kell 糖蛋白在红细胞膜的表达量，导致 Kpᵃ/Kpᵃ 纯合子中 Kell 抗原的表达轻微减少，但 Kpᵃ 和无效等位基因 K⁰ 的杂合子的 Kell 抗原表达却明显减少。

Jsᵃ（KEL6）仅限于非洲裔人种，约 20% 非洲裔美国人表达 Jsᵃ（表 12-3）。Jsᵇ（KEL7）在所有人群中高度表达。目前尚未发现非洲裔以外的人种表现为 Js(a+b-)。

Kell 糖蛋白的单氨基酸替换导致了以下抗原的产生：5 对对偶抗原（K11/K17、K14/K24、VLAN/VONG、KYO/KYOR、KHUL/KEAL）；低频抗原 Ulᵃ 和 K23；高频抗原 K12、K13、K18、K19、K22、TOU、RAZ、KALT、KTIM、KUCI、KANT、KASH、KELP、KETI。

Kell 抗原对木瓜蛋白酶、无花果蛋白酶、胰蛋白酶和 α-糜蛋白酶不敏感，但可被胰蛋白酶和 α-

糜蛋白酶混合物破坏,也能被 DTT、AET 以及 ED-TA 甘氨酸破坏。

三、Kell 血型抗原及其抗体的临床意义

Kell 抗体常为 IgG 抗体,主要是 IgG1。Kell 抗体具有临床意义,可以引起严重的 HDFN 和 HTRs,Kell 抗体阳性的患者应尽可能输入相应抗原阴性血液。

抗-K 是 ABO 和 Rh 系统外最常见的红细胞免疫抗体,非 Rh 红细胞免疫抗体中有 1/3 是抗-K。虽然个别抗-K 阳性标本能直接凝集红细胞,但仍常采用抗球蛋白试验检测抗-K。大多数抗-K 似乎是通过输血产生。由于抗-K 可以引起严重的 HD-FN,在一些国家,通常仅给未婚女性及有生育需求的妇女输注 K-红细胞。抗-K、抗-k、抗-Kp^a、抗-Kp^b、抗-Js^a、抗-Js^b、抗-Ku、抗-Ul^a、抗-K11、抗-K19 和抗-K22 和 KEAL 均有引起严重 HDFN 的报道,并且其中许多会引起急性或迟发性 HTRs。

抗-K 导致 HDFN 的发病机制与抗-D 不同,与程度类似的抗-D HDFN 相比,抗-K HDFN 的羊水胆红素浓度更低。抗-K 导致的出生后贫血患儿的高胆红素血症不显著,发生网织红细胞增多症和骨髓成红血细胞增多症的概率也较抗-D 更低。这些现象表明抗-K HDFN 与较低程度的溶血相关,并且抗-K HDFN 中的胎儿贫血主要是红细胞生成抑制所致[19]。与 Rh 抗原相比,Kell 糖蛋白出现于红细胞生成更早阶段的红系祖细胞。因此在红细胞产生血红蛋白之前,抗-K 可能促进了胎儿肝脏巨噬细胞吞噬发育早期的 K+红系祖细胞。

模拟 Kell 特异性抗体(类 Kell 抗体)可引起严重的 AIHA。自身抗体的出现通常与所有 Kell 抗原的表达明显减少有关。大多数抗-K 由怀孕或输血刺激产生,但也有非红细胞免疫导致抗-K 的报道,例如,抗-K 发现于一些无输血史的健康男性献血者中,另有报道认为是微生物感染所致。

四、Null(K$_0$)和 Mod 表型

与大多数血型系统一样,Kell 血型系统也有 null 表型(K$_0$),该表型无 Kell 抗原表达,细胞膜上检测不到 Kell 糖蛋白。K$_0$ 个体免疫后可以产生抗-Ku(抗-KEL5),抗-Ku 可以与除 K$_0$ 表型之外的所有细胞进行反应。各种无义、错义突变和剪接位点纯合突变与 K$_0$ 表型相关[20]。

K$_{mod}$ 红细胞上 Kell 抗原表达非常弱,该表型是由于纯合性(或双杂合性)错义突变导致 Kell 糖蛋白的单氨基酸替代。一些 K$_{mod}$ 个体产生类似于抗-Ku 的抗体,但与 K$_{mod}$ 红细胞不反应。Kell 抗原表达大量降低的其他表型源自 Kp^a/K$_0$ 杂合,Xk 蛋白缺失以及 Gerbich 抗原 Ge2 和 Ge3 缺失[位于血型糖蛋白 C(glycophorins C,GPC)和 D(glycophorins C,GPD)]。尽管生物化学方面的证据表明,Kell 糖蛋白、Xk 和血型糖蛋白 C 和 D 同时位于 4.1R 膜蛋白复合物内(图 12-1),但 Kell 和 Gerbich 表型间存在一定关联的原因未知[21,22]。

五、Kell 的生物学功能

Kell 蛋白与锌依赖性内肽酶家族具有结构和序列同源性,内肽酶主要加工、处理多种肽类激素。尽管其具体的生理功能未知,但已知 Kell 糖蛋白具有酶活性,可以酶切无生物活性的大内皮素-3 以产生具有生物活性的血管收缩内皮素-3。因此,推测 Kell 可能在调节血管紧张性方面发挥作用,但尚未发现直接证据[23]。目前 K$_0$ 表型的发生机制尚未阐明。

除了红细胞,Kell 抗原可以表达于骨髓祖细胞;睾丸、淋巴组织中可检测到 Kell 糖蛋白,骨骼肌中可检测到 Xk 蛋白。

六、Kx 抗原(XK1)、McLeod 综合征和 McLeod 表型

Kx 是 Kx 血型系统中的唯一抗原,位于 1 个跨红细胞膜 10 次的多形蛋白上,并通过单二硫键与 Kell 糖蛋白连接(图 12-4)。Xk 蛋白由染色体 Xp21.1 上的 XK 基因编码。

McLeod 综合征是 1 种非常罕见的 X 连锁疾病,仅男性发病,与棘形红细胞增多症和各种迟发性肌肉、神经和精神症状相关。该病是由于 XK 基因失活突变和基因缺失的半合子状态所致[24]。McLeod 综合征与 McLeod 表型有关,表现为 Kell 抗原弱表达,Km(KEL20)以及 Kx 不表达。临床输血方面,不伴有慢性肉芽肿病(chronic granulomatous disease,CGD)的 McLeod 表型患者仅产生抗-Km,其与 McLeod 和 K$_0$ 表型的红细胞均相容。Xk-Kell 复合物的功能未知,但是 Xk 具有与神经递质转运蛋白家族相似的结构。

含 XK 基因在内的部分 X 染色体的缺失也可能包括 CYBB,CYBB 缺失导致 X 连锁 CGD。临床输血方面,伴有 McLeod 综合征的 CGD 患者通常产

生抗-Kx 和抗-Km,几乎难以找到相容血液,因此建议避免为同时患有 CGD 和 McLeod 综合征的男性进行输血治疗。

第四节　Duffy 血型系统

Duffy 系统由 5 个抗原组成[译者注:Fy^a、Fy^b、Fy3、Fy5 和 Fy6],位于糖蛋白非典型趋化因子受体 1(atypical chemokine receptor 1,ACKR1),旧称为 DARC。*ACKR1* 基因,由 2 个外显子组成,外显子 1 仅编码 Duffy 糖蛋白的前 7 个氨基酸[25]。*ACKR1* 位于染色体 1q21~q22 上。

一、Fy^a(FY1)和 Fy^b(FY2)

Fy^a 和 Fy^b 仅 1 个氨基酸不同,即 Duffy 糖蛋白 N 端 42 位分别为 Gly 和 Asp(图 12-5)。在欧洲人中,Duffy 多态性产生 3 种表型:Fy(a+b-)、Fy(a+b+)和 Fy(a-b+)(表 12-4)。亚洲人中,Fy^a 是高频抗原,Fy(a-b+)表型少见。非洲裔人群中,Fy(a-b-)表型最常见,是由 *FY*B* 等位基因(*FY*02N.01*)沉默产生的纯合性所导致。Fy^a 和 Fy^b 对大多数蛋白酶非常敏感,包括菠萝蛋白酶、α-糜蛋白酶、无花果蛋白酶、木瓜蛋白酶和链霉蛋白酶,但不被胰蛋白酶破坏。

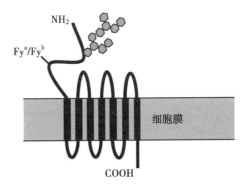

图 12-5　Duffy 糖蛋白示意图

包括胞外糖基化 N 端结构域、7 个跨膜结构域和胞内 C 端结构域,并标明了产生 Fy^a/Fy^b 多态性位置

表 12-4　Duffy 表型和基因型在人群的分布

表型	基因型		频率/%		
	白人或亚洲人	美国黑人	白人	美国黑人	日本人
Fy(a+b-)	*Fy^a/Fy^a*	*Fy^a/Fy^a* or *Fy^a/Fy*	20	10	81
Fy(a+b+)	*Fy^a/Fy^b*	*Fy^a/Fy^b*	48	3	15
Fy(a-b+)	*Fy^b/Fy^b*	*Fy^b/Fy^b* or *Fy^b/Fy*	32	20	4
Fy(a-b-)	*Fy/Fy*	*Fy/Fy*	0	67	0

在非洲裔人群,编码 Fy^b 抗原的 *FY*02N.01* 等位基因,由于启动子区突变(-67T>C)导致该基因沉默[26]。该突变破坏了红细胞特异性 GATA-1 转录因子的结合位点,并阻止该基因在红细胞中表达。Duffy 糖蛋白表达于全身多种细胞,因此,Fy(a-b-)表型的非洲人只是红细胞上缺乏 Duffy 糖蛋白,这解释了为什么该人群不产生抗-Fy^b,也很少产生抗-Fy3 或抗-Fy5。非洲人的 GATA-1 结合位点突变仅在编码 Fy^b 的 Duffy 基因中发现,但在巴布亚新几内亚和巴西人中已检测到 *Fy*A* 等位基因中的突变。

Fy^x 是 Fy^b 的弱表达形式,等位基因 *FY*02W.01* 编码了糖蛋白胞内结构域中的氨基酸替代(Arg89Cys)。可以通过吸收/放散技术检测 Fy^b 抗原,但是在有些含有抗-Fy^b 的标本中可能检测不到。

二、Fy3、Fy4、Fy5 和 Fy6

除非洲人以外,红细胞表型为 Fy(a-b-)的人群中,*ACKR1* 基因的失活突变为纯合突变者罕见。该人群无 Duffy 糖蛋白,因血清中出现抗-Fy3 从而被检出,该抗体可以与 Fy(a-b-)外的所有红细胞发生反应。同 Fy^a 和 Fy^b,Fy6 也对蛋白酶敏感,而 Fy3 和 Fy5 具有抵抗性。Fy(a-b-)和 Rh_{null} 表型细胞中均无 Fy5。Duffy 糖蛋白可能属于连接性膜蛋白复合物,Rh 蛋白也属其一(图 12-1)[27]。抗-Fy5 仅发现于多次输血的非洲人中。抗-Fy6 仅为 1 种单克隆抗体,能与除 Fy(a-b-)细胞外的所有红细胞反应,结合 Fy^a/Fy^b 表型的 Duffy 糖蛋白 N 端表位。抗-Fy4 已被废除。

三、Duffy 抗体及其临床意义

抗-Fy^{a}是相对常见的抗体,抗-Fy^{b}则为抗-Fy^{a}的 1/20 左右。多数抗体为 IgG1,天然抗体罕见。抗-Fy^{a}和抗-Fy^{b}可能引发急性或迟发性 HTRs,虽然一般症状较轻,但有严重威胁生命的报道。同时还导致轻至重度 HDFN。抗-Fy3 导致 AHTR 和 DHTR,抗-Fy5 导致 DHTR。

四、Duffy 糖蛋白的功能

Duffy 糖蛋白是多种趋化因子(如白细胞介素-8、单核细胞趋化蛋白-1 和黑素瘤生长刺激活性因子)的红细胞受体[28]。它跨膜 7 次,包括含有 2 个潜在 N-糖基化位点的由 63 个氨基酸组成的胞外 N 末端结构域和胞内 C 末端结构域(图 12-5)。这种结构排列是包括趋化因子受体在内 G 蛋白偶联超家族受体的共同特征。

红细胞上 ACKR1 的功能未知,可能作为炎症介质的清除受体,并且红细胞具有沉降或清除体内多余趋化因子的功能。但该功能的重要性有限,因为大多数非洲裔个体的红细胞上不存在 Duffy。现已表明红细胞上的 ACKR1 减少血管生成,并通过从肿瘤微环境清除血管生成趋化因子来减缓前列腺癌进展。红细胞 ACKR1 的这种潜在效应可以提供 1 种解释,即为何非洲男性前列腺癌发病率高于欧洲男性[29]。

ACKR1 存在于许多器官中,表达于毛细血管后微静脉的内皮细胞上。血管内皮上的 Duffy 糖蛋白可参与抑制癌细胞转移和诱导细胞衰老[30]。ACKR1 还可促进趋化因子穿过内皮。

五、Duffy 糖蛋白和疟疾

Duffy 糖蛋白是间日疟原虫裂殖子的受体,间日疟是广泛分布在非洲和亚洲的 1 种疟疾,但不如恶性疟原虫感染引起的疟疾严重。具有 Fy(a-b-)表型的红细胞对间日疟原虫裂殖子的侵袭具有抵抗力。因此,FY*02N.01 等位基因使得间日疟表现为地方性疾病;这一优势也弥补了因红细胞缺少趋化因子受体而致的潜在缺陷。

第五节 Kidd 血型系统

Kidd 系统由 3 种抗原组成,位于 1 个具有 10 个跨膜结构域的糖蛋白上,糖蛋白的 N 端和 C 端位于细胞内,并含有 1 个细胞外 N-糖基化位点(图 12-6)[22,31]。Kidd 基因(SLC14A1)位于染色体 18q11~q12 上,由 11 个外显子组成,其中外显子 4 至 11 编码成熟的蛋白质。

一、Jk^a(JK1)和 Jk^b(JK2)

Jk^{a}和 Jk^{b}是对偶等位基因的产物,在 Kidd 糖蛋白第 4 外环中分别为 Asp280 和 Asn280(图 12-6)。Jk^{a}和 Jk^{b}在欧洲和亚洲人的分布频率相似,但 Jk^{a}在非洲人中的分布频率更高(表 12-5)。Kidd 抗原能够耐受蛋白水解酶,例如木瓜蛋白酶和无花果蛋白酶。

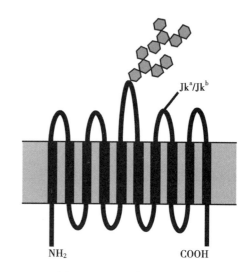

图 12-6　Kidd 糖蛋白示意图

图示 1 个尿素转运体、胞内 N 和 C 端结构域、10 个跨膜结构域、1 个位于第 3 外环的 N-聚糖,Jk^a/Jk^{b}多态性的位置显示于第 4 外环上

表 12-5　3 种人群的 Kidd 表型

表型	频率/%		
	白人	美国黑人	亚洲人
Jk(a+b-)	26	52	23
Jk(a+b+)	50	40	50
Jk(a-b+)	24	8	27

二、Jk(a-b-)和 Jk3

无效表型 Jk(a-b-)Jk:-3 通常是由 JK 基因座上纯合的沉默基因所导致。无效表型在大部分人群中非常罕见,但在波利尼西亚种族中相对常见,分布频率约为 1/400,而在纽埃人中高达 1.4%。波利尼西亚人的无效等位基因(JK*

02N.01)包含了 1 个在内含子 5 上的剪切位点突变,导致了膜蛋白质的缺失。芬兰人的 Jk(a-b-)表型比其他欧洲人更为罕见,含有编码 Ser291Pro 替换的等位基因(*JK * 02N.06*)。Jk(a-b-)表型的个体免疫后可产生抗-Jk3。在日本人中发现的极其罕见的 Jk(a-b-)表型由显性抑制基因的杂合子引起,与 Lutheran 和其他抗原的显性抑制基因命名为 *In*(*Lu*)类似,该基因命名为 *In*(*Jk*)。通过吸收/放散试验可以检测 In(Jk)红细胞上非常微弱的 Jk^a 和/或 Jk^b 的表达。

三、Kidd 抗体及其临床意义

抗-Jk^a 和抗-Jk^b 多数为 IgG1 和 IgG3,但也有部分是 IgG2、IgG4 或 IgM。约 50% 的抗-Jk^a 和抗-Jk^b 结合补体,通常与多种抗体同时存在。

Kidd 抗体很难检出。部分 Kidd 抗体能够直接凝集 Kidd 抗原阳性的细胞,但是反应常很弱。一般情况下,需要抗球蛋白试验检出,更弱的抗体可能需要使用酶处理细胞。

Kidd 抗体可造成严重的 AHTRs,也是导致 DHTRs 的常见原因,可能是由于血浆 Kidd 抗体含量很低或低于检测下限,以致输血前检查中常漏检该抗体。抗-Jk3 也能导致 AHTRs 或 DHTRs。尽管 Kidd 抗体可致溶血,但 Kidd 抗体很少引起严重的 HDFN。Kidd 抗体与急性肾移植排斥反应有关,提示 Kidd 抗原可以作为组织相容性抗原[31]。

四、尿素转运中的 Kidd 糖蛋白

Kidd 抗原位于红细胞尿素转运蛋白 SLC14A1(又名 HUT11 或 UT-B1)上。当红细胞到达含有高浓度尿素的肾髓质时,尿素转运蛋白使红细胞快速吸收尿素,防止红细胞在高渗环境中皱缩;当红细胞离开肾髓质,尿素很快被排出细胞外,防止细胞膨胀并且从肾脏带走尿素。SLC14A1 分布在直小血管(肾髓质的血管供应)的内皮细胞上,但不存在于肾小管中。

正常红细胞在 2mol/L 尿素中快速溶解,机制为尿素转运入红细胞使其处于高渗状态,水大量涌入使红细胞涨裂。由于不存在尿素转运蛋白,Jk(a-b-)细胞不被 2mol/L 尿素溶血,这可以用于筛选 Jk(a-b-)献血者[32]。

Jk(a-b-)表型与临床缺陷性疾病无关,尽管报道了 2 例不相关的 Jk(a-b-)个体具有轻度的尿浓缩缺陷[33]。

第六节　Diego 血型系统

一、带 3 蛋白——红细胞阴离子交换蛋白

Diego 系统的 22 个抗原位于带 3 蛋白上,带 3 蛋白是红细胞阴离子交换蛋白或溶质载体家族 4A1(*SLC4A1*)的通用名。带 3 是主要的红细胞膜糖蛋白,每个红细胞具有约 10^6 个拷贝。带 3 具有跨膜 14 次的结构域,在第 4 细胞外环上具有 N-聚糖。带 3 还具有长的细胞质 N 末端结构域,其与膜骨架蛋白锚蛋白 4.1R 和 4.2 蛋白相互作用,发挥血红蛋白结合位点的作用(图 12-1、图 12-7)。短的胞质 C 末端结构域结合碳酸酐酶 II 。

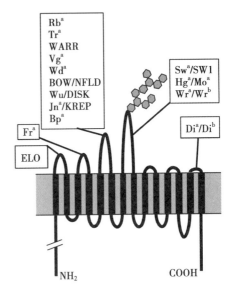

图 12-7　带 3、Diego 糖蛋白和阴离子交换蛋白示意图
图示胞质 N 和 C 端结构域、14 个跨膜结构以及第 4 细胞外环的 1 个 N-聚糖(虽然精准的分子构象仍有争议),同时显示了 Diego 系统 22 种抗原在细胞外环中的位置

红细胞上的带 3 蛋白至少有 2 个主要功能:促进 HCO_3^- 和 Cl^- 离子的快速交换(在 CO_2 的转运中非常重要)和黏附红细胞膜到细胞骨架[27]。带 3 的四聚体是红细胞膜蛋白带 3/Rh 锚蛋白大复合物的核心,是 O_2 和 CO_2 的气体通道。带 3 也是"连接复合物"的组分,该复合物通过血型糖蛋白 C 和蛋白 4.1 将红细胞膜与膜骨架相连(图 12-1)。*SLC4A1* 基因编码带 3 蛋白,位于 17 号染色体 q21.31 上,由 20 个外显子组成。

二、Di^a(DI1)和 Di^b(DI2)、抗-Di^a 和抗-Di^b

Di^a 是 Diego 系统的原始抗原,在欧洲或非洲

人中非常罕见,但在中国或日本人中的分布频率为5%,在北美和南美的土著人中分布频率更高,在巴西的 Kainganges 印第安人中达到了 54%。Di^b 是几乎所有人群中的高频抗原。Di^a 和 Di^b 的区别表现在带 3 蛋白第 7 细胞外环中的氨基酸替换,分别为 Leu854 和 Pro854。

抗-Di^a 和抗-Di^b 通常为 IgG1 和 IgG3,虽然一些标本可直接凝集红细胞,但仍需抗球蛋白试验检测抗-Di^a 和抗-Di^b。抗-Di^a 偶尔结合补体并且能溶解未经处理的红细胞。抗-Di^a 可导致严重的 HD-FN,巴西 3.6% 的多次输血患者中可检出抗-Di^a。抗-Di^b 很少会引起严重的 HDFN。一般来说,抗-Di^a 和抗-Di^b 均不会造成 HTRs。有 1 例抗-Di^a 导致迟发性 HTR 的报道,抗-Di^b 很少造成轻度的迟发性 HTRs[17]。

三、Wr^a(Dl3)和 Wr^b(Dl4);抗-Wr^a 和抗-Wr^b

低频抗原 Wr^a 及其高频对偶抗原 Wr^b 在带 3 蛋白第 4 环上发生 1 个氨基酸替换—658 位氨基酸分别是 Lys 和 Glu。然而,Wr^b 的表达也取决于 GPA 的存在。尽管带 3 的 658 位为 Glu,但 Wr^b 不在与 GPA 缺失有关的罕见表型中表达,包括与 MN 糖蛋白 GPA 的完全缺失或靠近红细胞膜上抗原插入点的 GPA 部分缺失。这为红细胞膜内的带 3 蛋白和 GPA 之间的相互作用提供了有力的证据。

抗-Wr^a 是相对常见的抗体,通常可通过抗球蛋白试验检出,但有时也可通过红细胞直接凝集试验检出。Wr^a 抗体主要是 IgG1,也可以为 IgM 或 IgM、IgG 同时存在。抗-Wr^a 与严重的 HDFN 和 HTRs 有关。同种抗-Wr^b 很罕见,对其临床意义了解甚少,但自身抗-Wr^b 是 1 种相对常见的自身抗体,可能与 AIHA 有关。

四、其他 Diego 抗原

多年以来,已发现许多低频抗原中被证明含有带 3 蛋白的氨基酸替换,并加入了 Diego 系统:Wd^a、Rb^a、WARR、ELO、Wu、Bp^a、Mo^a、Hg^a、Vg^a、Sw^a、BOW、NFLD、Jn^a、KREP、Tr^a、Fr^a 和 SW1。抗-DISK 能够检出与 Wu 相对的高频抗原且能导致严重的 HDFN。抗-ELO 和抗-BOW 能导致严重的 HDFN。

Diego 系统的抗原不会被蛋白水解酶例如木瓜蛋白酶、无花果蛋白酶或胰蛋白酶破坏;然而,携带

在第 3 个细胞外环上的抗原(Rb^a、Tr^a、WARR、Vg^a、Wd^a、BOW、NFLD、Wu、DISK、Jn^a、KREP 和 Bp^a)对 α-糜蛋白酶敏感。

第七节　Yt 血型系统

Yt^a(YT1;His353)和 Yt^b(YT2;Asn353)是乙酰胆碱酯酶上的对偶抗原,乙酰胆碱酯酶在神经传递中有重要作用但在红细胞上的功能未知。Yt^b 在欧洲人中表达率约 8%,在地中海东部人群中的表达更常见;Yt^a 在所有人群中表达相对较高。Yt^a 不受胰蛋白酶的影响,但能被 α-糜蛋白酶破坏;木瓜蛋白酶和无花果蛋白酶也可以破坏 Yt^a 抗原,但能否成功似乎取决于所使用的抗-Yt^a。Yt^a 和 Yt^b 对二硫键还原剂 AET 和 DTT 敏感。

Yt 抗体常为 IgG 抗体,需要 IAT 才能检出。尽管抗-Yt^a 可能加速破坏输注的 Yt(a+)红细胞,并且与急性和迟发性的 HTR 有关,但通常认为它们不具有临床意义[34]。

第八节　Xg 血型系统

Xg 血型系统的 2 个抗原,Xg^a(XG1)和 CD99(XG2)由同源基因编码。XG 基因部分位于 X 染色体假常染色体区(Xp22.32),该区域存在于与 Y 染色体配对的 X 染色体短臂末端。XG 是少数不被莱昂化灭活的基因之一[35]。CD99 基因与 XG 同源,在 X 和 Y 染色体上均有分布,在减数分裂时期发生配对。Xg^a 具有多态性,在男性中的分布频率约为 66%,在女性中约为 89%。CD99 和 Xg^a 的表达似乎由共同的调节基因 XGR 控制。虽然 Xg^a 抗体偶尔能与红细胞发生直接凝集,但它们常为 IgG 抗体,需要通过 IAT 进行检测。Xg^a 抗体不与经蛋白水解酶处理的红细胞反应。抗-Xg^a 没有临床意义。常用的 CD99 抗体主要是鼠源性单克隆抗体;但也有少量的人类同种抗-CD99,但关于该抗体的特点知之甚少。

第九节　Scianna 血型系统

Scianna 系统由红细胞膜相关蛋白(erythrocyte membrane-associated protein,ERMAP)上的 7 个抗原组成,红细胞膜相关蛋白是 IgSF 成员,含有 1 个 IgSF 结构域[36]。Sc1(Gly57)和 Sc2(Arg57)分别是高频和低频的 1 对对偶抗原。Rd(SC4)分布频率很低;

Sc3、STAR、SCER 和 SCAN 的分布频率很高。抗-Sc3 由非常罕见的 Scianna 无效表型的个体产生。

目前认为 Scianna 抗体与 HTR 或轻度至严重 HDFN 无关。但该抗体稀缺,可收集到的临床证据有限。虽然有些 SC1 抗体能够与红细胞发生直接凝集,但 Scianna 抗体通常通过 IAT 检测。经蛋白水解酶处理的红细胞对 Scianna 抗体的反应几乎没有影响,但二硫键还原剂(AET 和 DTT)能够显著降低其反应性。

第十节 Dombrock 血型系统

Dombrock 系统由 10 个抗原组成:多态性对偶抗原 Do^a(DO1;Asn265)和 Do^b(DO2;Asp265)以及高频抗原 Gy^a、Hy、Jo^a、DOYA、DOMR、DOLG、DOLC 和 DODE[37]。Do^a 和 Do^b 在欧洲人中的分布频率分别为 66% 和 82%(表 12-6),Do^a 的分布频率在非洲人中稍低,在东亚人中显著降低。抗-Gy^a 是免疫 Dombrock-null[Gy(a-)]表型个体产生的特征性抗体,该表型由多种失活突变导致。非洲种族的个体中存在 2 种不常见的表型:Hy-Jo(a-)(Gly108Val)和 Hy+^{w}Jo(a-)(Thr117Ile),分别与 Do^b 和 Do^a 的弱表达相关(表 12-6)。Dombrock 糖蛋白(ART4;CD297)具有 1 个腺苷二磷酸核糖基转移酶的特征性结构,由染色体 12p13-p12 上的 ART4 编码,然而其在红细胞上的功能未知。

表 12-6 Dombrock 系统的表型及分布频率(近似值)

表型	Do^a	Do^b	Gy^a	Hy	Jo^a	频率/% 白人	频率/% 美国黑人
Do(a+b-)	+	-	+	+	+	18	11
Do(a+b+)	+	+	+	+	+	49	44
Do(a-b+)	-	+	+	+	+	33	45
Gy(a-)	-	-	-	-	-	罕见	0
Hy-	-	+^{w}	+^{w}	-	-	0	罕见
Jo(a-)	+^{w}	-/+^{w}	+	+^{w}	-	0	罕见
DOYA-	-	-	+^{w}	+^{w}	+^{w}	罕见	罕见
DOMR-	-	+	-	+^{w}	+^{w}	罕见	罕见
DOLG-	+	-	+^{w}	+	+	罕见	罕见

注:+^{w}. 抗原弱表达

Dombrock 抗原对木瓜蛋白酶和无花果蛋白酶有耐受性,但对胰蛋白酶、α-糜蛋白酶和链霉蛋白酶敏感。Dombrock 抗原还对二硫键还原剂 AET 和 DTT 敏感。

Dombrock 抗体通常为 IgG 抗体,可通过 IAT 检测到。但 Dombrock 抗体供应不足,通常质量差,反应性非常弱。因此,最好用分子遗传学方法来筛选 Dombrock 相容性献血者。

抗-Do^a 和抗-Do^b 与急性和迟发性 HTRs 有关。关于其他 Dombrock 抗体临床意义的资料很少。Dombrock 抗体不会导致 HDFN。

第十一节 Colton 血型系统

Co^a(CO1;Ala45)是高频抗原;其对偶抗原 Co^b(CO 2;Val45)在欧洲人的分布频率约为 8%,在其他种族中较少见[38]。因多种失活突变导致的 Co(a-b-)表型极其稀少,抗-Co3 与除此之外的所有红细胞反应。Co4(Gln47)是高频抗原,其出现需要 Co^a 的表达,原因是两者多态性相近[39]。Colton 抗原位于红细胞的水通道蛋白-1,该蛋白由染色体 7p14 上的 AQP1 基因编码(图 12-8)。虽然发现了能直接产生凝集反应的 IgM 型抗-Co^a,Colton 抗体通常是 IgG 型,采用 IAT 检测。Colton 抗体与严重的 HDFN 和 HTRs 有关。Colton 抗原能耐受蛋白水解酶。

第十二节 Landsteiner-Wiener 血型系统

LW^a(LW5)和 LW^b(LW7;Gln100Arg)分别是高频和低频的 1 对对偶抗原[40]。除了极其罕见的 LW-null 表型和同为 LW(a-b-)的 Rh_{null} 红细胞,抗-LW^{ab} 与所有红细胞反应。LW 抗原在 D+红细胞上比 D-红细胞上表达更强,在脐带血红细胞上

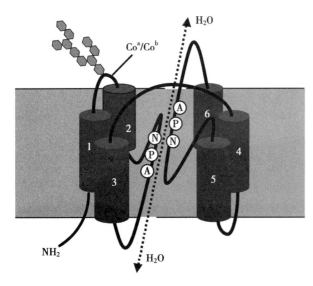

图 12-8 水通道蛋白-1 的三维模型
圆柱体为 6 个跨膜结构域,第 1 个胞外环被糖基化,包含 Coᵃ/Coᵇ 的多态性;第 3 个细胞外环和第 1 个细胞内环包含丙氨酸(A)-脯氨酸(P)-天冬酰胺(N)的基序,形成 1 个水分子通过的跨膜通道

比在成人红细胞上表达更强。红细胞上的 LW 抗原不受木瓜蛋白酶、无花果蛋白酶、胰蛋白酶或 α-糜蛋白酶的影响,但能被链霉蛋白酶破坏。二硫键还原剂(AET 和 DTT)能破坏或大大减少红细胞上的 LWᵃ 或 LWᵃᵇ(LW6)。

LW 糖蛋白是细胞间黏附分子-4(intercellular adhesion molecule-4,ICAM-4),1 种 IgSF 黏附分子,由染色体 19p13.2 上的 ICAM-4 编码。ICAM-4 能结合巨噬细胞和成熟红细胞上的整合素,并且可能在红细胞生成的后期阶段参与骨髓中红细胞岛的稳定[39]。ICAM-4 也是红细胞表面抗原带 3/Rh 锚蛋白复合物的一部分(图 12-1),并维持红细胞表面和血管内皮细胞之间的紧密连接。镰状细胞病患者红细胞 ICAM-4 水平的上升可以导致红细胞黏附于血管内皮,从而引发血管闭塞的危险[41]。

绝大多数 LW 抗体能通过 IAT 检测,通常认为无临床意义,与 HTR 或 HDFN 无关。获得性和一过性 LW 阴性表型有时会产生抗-LWᵃ 或抗-LWᵃᵇ,这通常与妊娠或血液恶性肿瘤有关。这些暂时性抗体容易被误认为同种抗体,但严格地说,应为自身抗体。

第十三节 Chido/Rodgers 血型系统

Chido/Rodgers 系统的 9 个血型抗原虽是血型抗原,却均不由红系细胞产生;抗原位于 C4d 上,C4d 来自血浆结合在红细胞上。Ch1 至 Ch6、Rg1 和 Rg2 的分布频率大于 90%,WH 的分布频率约 15%。上述 9 个决定簇与 C4A 和 C4B(编码 C4a 链)SNPs 之间存在复杂的关系。红细胞上 Chido/Rodgers 可被蛋白水解酶(例如木瓜蛋白酶或无花果蛋白酶)破坏。

目前没有发现 Chido/Rodgers 抗体会导致 HTR 或 HDFN,临床输血无需选用 Chido/Rodgers 抗原阴性红细胞,并且,Chido/Rodgers 抗体引起过敏性反应的报道极少。Chido/Rodgers 抗体主要为 IgG 抗体。如采用天然红细胞检测 Chido/Rodgers 抗体,通常需通过 IAT,但如采用人工包被 C4d 的红细胞,一般可发生直接凝集。Chido/Rodgers 抗体和红细胞的结合易被 Ch/Rg+ 个体的血浆抑制;这是鉴别这些抗体的 1 个有效方法(方法 3-17)。

第十四节 Gerbich 血型系统

Gerbich 系统由 6 个高频抗原—Ge2、Ge3、Ge4、GEPL、GEAT、GETI 和 5 个低频抗原——Wb、Lsᵃ、Anᵃ、Dhᵃ、GEIS 组成。这些抗原位于唾液酸糖蛋白 GPC、GPD 或两者兼而有之。这两种糖蛋白由位于染色体 2q14~q21 上的同一基因 GYPC 通过启动 mRNA 上的两个不同位点翻译产生。GPD 缺乏 GPC N 端的 21 个氨基酸。GPC 和 GPD 是膜蛋白连接复合物的一部分[42],其 C 端的胞内结构域通过 4.1R、p55 和内收蛋白与膜骨架相互作用,成为膜和膜骨架之间的重要连接。

GPC 还是一些恶性疟原虫的受体。有 3 种"Gerbich 阴性"的表型(表 12-7)。Ge:-2,-3,-4 是真正的无效表型,其红细胞中缺乏 GPC 和 GPD,并且细胞是椭圆形的。在其他表型 Ge:-2,3,4 和 Ge:-2,-3,4 中,GPD 缺乏但存在异常 GPC。红细胞上的 Ge2、Ge3 和 Ge4 能被胰蛋白酶破坏,Ge2 和 Ge4 对木瓜蛋白酶敏感,Ge3 对木瓜蛋白酶有耐受性。因此,在 Ge:-2,3,4 表型红细胞极其罕见的情况下,木瓜蛋白酶处理的红细胞可以用于区分抗-Ge2 与抗-Ge3。

表 12-7 缺乏 Gerbich 高频抗原的表型及可能产生的抗体

表型	抗体
Ge:-2,3,4(Yus 型)	抗-Ge2
Ge:-2,-3,4(Ge 型)	抗-Ge2 或-Ge3
Ge:-2,-3,-4(Leach 型)	抗-Ge2,-Ge3,或-Ge4

Gerbich 抗体可为 IgM 并发生直接凝集反应，但大多数是 IgG，需要通过 IAT 来检测。一般认为，抗-Ge2 没有临床意义，但抗-Ge3 能引起轻度或中度 HTRs。抗-Ge3 可以引起 HDFN，通常在出生后 2~4 周出现症状，同时伴有与红细胞生成抑制有关的严重贫血。一些具有类似抗-Ge2 或抗-Ge3 特异性的自身抗体能引起 AIHA。

第十五节　Cromer 血型系统

19 个 Cromer 抗原位于补体调节糖蛋白上，补体调节糖蛋白是 1 种衰变加速因子（DAF 或 CD55）[43]。它们包括对偶抗原 Tc^a、Tc^b、Tc^c、WES^a 和 WES^b。Tc^a 和 WES^b 分布频率高，Tc^b、Tc^c 和 WES^a 分布频率低，Tc^b 和 WES^a 存在于约 0.5% 的非洲人中，WES^a 存在于 0.6% 的芬兰人中。其他抗原如 Cr^a、Dr^a、Es、IFC、UMC、GUTI、SERF、ZENA、CROV、CRAM、CROZ、CRUE、CRAG 和 CROK，具有高分布频率。

非常罕见的 Cromer 无效表型（Inab 表型）个体内可产生抗-IFC，除 Inab 表型红细胞外，抗-IFC 能与所有红细胞反应。红细胞上的 Cromer 抗原容易被 α-糜蛋白酶破坏，而不能被木瓜蛋白酶、无花果蛋白酶或胰蛋白酶处理破坏。二硫键还原剂 AET 和 DTT 仅轻微降低 Cromer 抗原的表达。

CD55 通过抑制 C3 转化酶活化来保护红细胞免于由自身补体引起的溶解。然而，由于另 1 种补体调节糖蛋白 CD59 的活性，Inab 表型红细胞不会过度溶血。CD55 和 CD59 都通过糖基磷脂酰肌醇（glycosylphosphatidylinositol，GPI）锚连接到红细胞膜上。在阵发性睡眠性血红蛋白尿中，病理水平的溶血与 GPI 生物合成中的克隆缺陷有关，并且受累的红细胞中 CD55 和 CD59 缺乏。近来，CD55 还被鉴定为恶性疟原虫的受体[44]。

Cromer 抗体通常被认为没有临床意义，因无确凿证据表明其曾引起 HTR，并且来自功能性细胞分析的证据仍不明确。Cromer 抗体与 HDFN 无关，并且它们可能被胎盘中高水平的 CD55 螯合。Cromer 抗体通常是 IgG，需要通过 IAT 检出，可被来自抗原阳性个体的血清或浓缩尿抑制。

第十六节　Knops 血型系统

Knops 系统的 9 种抗原均位于补体受体 1（complement receptor 1，CR1 或 CD35）上，CR1 是补体调节糖蛋白超家族的一员[45]。9 种抗原均具有多态性，其中 Kn^a、McC^a、Sl1、Sl3 和 Yk^a 抗原为相对高频抗原（表 12-8）。

表 12-8　两种人群 Knop 抗原分布频率（近似值）

抗原		频率/%	
		白人	美国黑人
Kn^a	KN1	99	100
Kn^b	KN2	6	0
McC^a	KN3	98	94
Sl1（Sl^a）	KN4	98	60
Yk^a	KN5	92	98
McC^b	KN6	0	45
Sl2	KN7	0	80
Sl3	KN8	100	100
KCAM	KN9	98	20

Helgeson 表型是一种典型的无效表型，其红细胞表面 CR1 表达很低，Knops 抗原表达很弱。虽然 Knops 抗原对木瓜蛋白酶和无花果蛋白酶的耐受一定程度上取决于试验中使用的抗体，但总的来说 Knops 抗原对上述酶具有耐受性，可被胰蛋白酶和 α-糜蛋白酶破坏。经 AET 和 DTT 处理后也可破坏或者减弱其抗原性。

CR1 是恶性疟原虫受体，似乎与严重恶性疟疾引起的玫瑰花环红细胞形成试验阳性有关。McC^b 和 Sl2 的等位基因几乎仅在非洲人表达，在一定程度上保护其免受寄生虫感染。这也许可以解释在欧洲和非洲种族之间某些抗原表达频率的明显差异，尤其是 Sl1、McC^b、Sl2 和 KCAM（表 12-8）。

Knops 抗体无临床意义，输血选择时可以不考虑。其反应性低，通常很难区分抗原阴性的细胞和弱表达的细胞。作为一种抑制剂，重组 CR1 有助于检测 Knops 抗体。Knops 抗体主要为 IgG 且仅在 IAT 检测中呈阳性结果。

第十七节　Indian 血型系统

低表达的 In^a 抗原、其对偶抗原 In^b 和其他 3 种高频抗原（INFI、INJA 和 INRA）位于 CD44 上，CD44 是一种细胞外基质的成分，为细胞表面主要的葡糖胺聚糖透明质酸受体[46]。AnWj(901009)是一种高频抗原,可能也位于CD44上或者与之相关,但是证据并不充分。In(Lu)表型的INDIAN抗原在红细胞表面表达减弱,In(Lu)细胞上几乎检测不到AnWj。In^{a}和In^{b}对蛋白水解酶如木瓜蛋白酶、无花果蛋白酶、胰蛋白酶、α-糜蛋白酶处理的红细胞敏感,也能被二硫键还原剂AET和DTT破坏。但是AnWj对这些酶均耐受,对还原剂呈不同的反应结果。

抗-In^{a}和抗-In^{b}通常直接和红细胞凝集,IAT可增强其反应。尽管曾有1例抗-In^{b}引起溶血性输血反应的报道,但是一般认为Indian抗体不具有临床意义。但是抗-AnWj能引起严重的溶血性输血反应,输血时应当选择In(Lu)红细胞。

第十八节 Ok血型系统

Ok^a、OKGV和OKVM抗原频率非常高,位于IgSF分子CD147或者基础免疫球蛋白(basigin)上,具有两个IgSF结构域。Ok^{a}抗原耐受蛋白水解酶和二硫键还原剂。目前已知的同种抗-Ok^{a}非常少,已知抗-OKGV和抗-OKVM各1例,它们均在IAT中有反应性[47]。1例抗-Ok^{a}的体内存活试验和细胞学功能试验均表明其可能存在临床意义,但是缺少相关临床资料。基础免疫球蛋白是恶性疟原虫入侵红细胞的另1个重要受体[48]。

第十九节 Raph血型系统

位于4次穿膜蛋白CD151上的MER2(RAPH1)最初由1种用于多态性定量检测的小鼠单克隆抗体识别,大约8%的人成熟红细胞上的MER2低于检测水平。在3名来自印度的以色列犹太人身上发现MER2的同种抗体,由于单碱基缺失导致密码子的提前终止,使其表达为RAPH-null表型。三者均为CD151缺失,且患有终末期肾衰竭、感音神经性耳聋和胫前大疱性表皮松解症,表明CD151对肾脏、内耳和皮肤基底膜的形成是必不可少的[49,50]。然而,MER2抗原阴性且含有抗-MER2但仅有CD151单氨基酸替代的个体并无上述症状。

MER2抗原耐受木瓜蛋白酶,但是能被胰蛋白酶、α-糜蛋白酶、链酶蛋白酶、AET和DTT破坏。MER2抗体通过IAT检测,目前还没有证实抗-MER2是否具有临床意义。

第二十节 John Milton Hagen 血型系统

该系统包含6种高频抗原—JMH、JMHK、JM-HL、JMHG、JMHM和JMHQ,均位于轴突导向因子糖蛋白CD108(Sema 7A)上。抗-JMH由CD108获得性缺失个体产生,常发生于老年患者,与直接抗球蛋白试验(direct antiglobulin test,DAT)的弱阳性结果有关。SEMA7A上不同的错义突变导致其他JMH抗原的缺失[51]。JMH抗原可被蛋白水解酶和二硫键还原剂破坏。脐血红细胞上检测不到JMH抗原。Sema7A同样也是恶性疟原虫的受体[8]。

JMH抗体在IAT中呈阳性结果。尽管曾有1例AHTR与抗-JMH有关的报道,但并不认为其具有临床意义。

第二十一节 Gill血型系统

利用GIL抗体检测到1种高频抗原GIL,位于水通道蛋白3(aquaporin 3,AQP3),AQP3为水通道蛋白超家族的成员之一,是水和甘油通道(类似于Colton血型系统)[52],可以通过甘油和水的转运增强红细胞膜的渗透性。

GIL抗原耐受蛋白水解酶和二硫键还原剂。GIL抗体在IAT中有反应性。尽管单核细胞单层试验表明抗-GIL有可能导致GIL抗原阳性红细胞的进行性破坏,但是目前还没有报道其与HTRs或者HDFN有关。

第二十二节 RHAG血型系统

RHAG系统的4种抗原位于Rh相关糖蛋白(Rh-associated glycoprotein,RhAG)上,第11章有更详细的说明[53]。是作为带3/Rh/锚蛋白复合物的组成部分,RHAG与膜上Rh蛋白密切相关(图12-1)。Ol^{a}抗原非常罕见,编码Ol^{a}的等位基因纯合子与Rh$_{mod}$表型有关。Duclos和DSLK抗原频率较高,这些抗原的缺失与变异的U(MNS5)抗原有关。

RHAG4 抗原是 1 种低频抗原,其抗体与 1 例严重的 HDFN 有关。

第二十三节　FORS 血型系统

FORS 是 1 种新的血型系统,由单一抗原 Forssman 鞘磷脂抗原(Forssman glycosphingolipid antigen, FORS1)组成。人类红细胞上很少出现 FORS1,其由人 Forssman 合成酶基因 GBGT1 错义突变所产生的酶活化氨基酸替换所致。曾发现 2 名来自不同家族但同为 A_{pae} 表型的献血者红细胞上均有 FORS1 的生化特性(见第 10 章)[54]。曾认为 A_{pae} 是 ABO 血型系统中 A 型的 1 个亚型,但是目前认为是基于红细胞上存在 FORS1 抗原。Forssman 合成酶在其红细胞糖苷受体末端加入 1 种 3-α-乙酰半乳糖胺。FORS1 不常见于灵长类动物的红细胞,但是在狗和羊等低级哺乳动物的红细胞和尿路上皮细胞中高表达。与其他糖类血型抗原一样,除极少 FORS1 阳性个体外,都可以产生 FORS1 天然抗体,并可能导致交叉配型阳性结果。

第二十四节　JR 血型系统

Jrª 高频抗原是 JR 血型系统中的唯一抗原,2 个研究小组的独立研究结果均显示 Jr(a-)表型的形成是由于 ABCG2 的核苷酸失活所致[55,56]。该基因编码 ABCG2,是多次跨膜 ATP 结合盒转运蛋白家族的成员,广泛分布于全身各组织细胞。Jrª 常与肿瘤药物耐受和机体对异源性物质抵抗有关,且可能在维持卟啉的体内平衡中有着重要作用[57]。

Jr(a-)表型主要存在于日本人。Jrª 抗原耐受蛋白水解酶和二硫键还原剂。抗-Jrª 通过 IAT 检测,能导致 HTRs。尽管曾有 2 例报道,但是其很少与新生儿溶血性疾病相关。

第二十五节　Lan 血型系统

Lan 系统是由高频抗原 Lan 组成的新的血型系统,其载体为 ABCB6 蛋白。ABCB6 是红细胞膜上另 1 种 ATP 结合盒转运分子[58]。与 Jrª 不同的是,Lan 的分布无地域和种族相关性,这一结论

在 1 项 Lan 阴性个体突变等位基因多样性的研究中被证实。ABCB6 与卟啉运输有关,且在血红素合成中发挥重要作用,但是 ABCB6 缺失个体的存在表明 ABCB6 缺失时,有其他转运子在起代偿作用。

Lan 抗原在不同个体的红细胞上表达不尽相同,Lan 抗原耐受蛋白水解酶和二硫键还原剂。抗-Lan 通过 IAT 可以检出,且与 HTRs 有关,但在 HDFN 中少见。

第二十六节　Vel 血型系统

Vel 是 1 种高频血型抗原,抗原的存在依赖于小整合蛋白(small integral protein 1, SMIM1),1 种红细胞表面新发现的功能未知的蛋白质[59-61]。不论种族差异,大部分个体 Vel 抗原的缺失源于 SMIM1 上 17bp 缺失,从而导致细胞膜上的蛋白缺失。

脐血红细胞上 Vel 抗原表达一般较弱,且个体之间差别较大。这种表达模式是因 17bp 的缺失和内含子 2 转录调节区的多态性共同导致的。尽管 Vel 抗原对还原剂例如浓度为 0.2mol/L DTT 的敏感性差别较大,但是不受蛋白水解酶处理的影响。抗-Vel 通常为 IgG 和 IgM 抗体共存,易激活补体,与轻度到重度 HTRs 相关,但是极少引起 HDFN。

第二十七节　CD59 血型系统

1 名 CD59 缺陷儿童在接受输血治疗后,其血浆中检测到 1 种针对高频抗原的抗体,该抗体被证明具有 CD59 特异性[62]。该抗体易被可溶性蛋白抑制。家系标本的序列分析表明父母(一级亲属)为杂合子,CD59 缺陷患儿在 CD59 沉默突变位点为纯合子。CD59 特异性抗体为 IgG 型,尽管输血后该患儿红细胞 DAT 检测呈弱阳性,但仍能耐受不相容血液。因此,CD59 被命名为单独的血型系统,抗原编号为 CD59.1[2]。

第二十八节　Augustine 血型系统

平衡型核苷转运蛋白 1(equilibrium nucleoside

transporter 1，ENT1）是 1 种红细胞蛋白质，已鉴定为 At^a 抗原的载体。Daniels 及同事发现，非洲人的 At（a-）表型是由 ENT1 蛋白的氨基酸多态性所决定；在罕见的骨畸形家系中，At（a-）表型由于 ENT1 基因的失活突变导致了 ENT1 蛋白缺乏[63]。基于这些结果，建立了 Augustine 血型系统（AUG），其中，与阴性表型产生的抗体相对应的抗原被命名为 AUG1，由氨基酸 Glu391（At^a）定义的抗原命名为 AUG2。

抗-At^a 可以在 IAT 试验中发生反应，也可导致抗原阳性红细胞存活率降低，但仅有 1 例轻度 HDFN 病例报道。

第二十九节 不属于血型系统的抗原

一、血型集合

已有许多血型抗原被归类于 36 种血型系统中，但仍然有部分抗原未鉴定、未分类。大部分为高频或者低频抗原。这其中有一部分被归于血型集合之中，其含有 2 个或 2 个以上血清学、生物化学和基因学相关，但是不符合血型系统纳入标准的抗原[1]。

Cost 集合包含 Cs^a 和 Cs^b，这 2 个对偶抗原分别为相对高频和低频抗原。这些抗原与 Knops 系统中的抗原呈血清学相关，但是似乎不位于 CR1 上。Cost 抗体没有临床意义。

Er^a 和 Er^b 为对偶抗原且分别为高频和低频抗原。抗-ER3 由 Er（a-b-）红细胞表型的个体产生。目前没有证据证明 ER 抗体有临床意义。

Ii 和 GLOB 集合的糖类抗原于第 10 章中描述。

与 MNS 相关但不由 GYPA 和 GYPB 编码的糖类抗原，归类到集合 MNS CHO 中。经证实这些抗原是由于改变了 GPA 和 GPB 上 O-连接糖的糖基化而形成。

二、高频抗原（901 系列）

ISBT 分类的 901 系列包含 6 种抗原（表 12-9）：5 种抗原频率超过 99%，而 Sd^a 抗原频率约为 91%。这 6 种抗原均有遗传性，但均不符合纳入到某一系统的标准。6 种抗原均耐受木瓜蛋白酶、胰蛋白酶、α-糜蛋白酶和 AET 处理，除了 AnWj 和 Sd^a，所有抗原均在脐血细胞上强表达。

表 12-9 ISBT 901 系列抗原（高频）

抗原	编码	临床意义
Emm	901008	无证据表明具有临床意义
AnWj	901009	严重 AHTRs
Sd^a	901011	无证据表明具有临床意义
PEL	901014	无证据表明具有临床意义
ABTI	901015	无证据表明具有临床意义
MAM	901016	严重 HDFN

注：ISBT. 国际输血协会；AHTR. 急性溶血性输血反应；HDFN. 胎儿新生儿溶血病

Anwj 是 1 种高频抗原，在红细胞上作为嗜血杆菌的受体。目前没有同种抗-AnWj 造成 HDFN 的报道，但在少数病例中导致了严重 HTR。AnWj 自身抗体更为常见，与暂时性 AnWj-表型有关。Anwj 抗原可能位于 CD44。脐带血红细胞上缺乏 AnWj 抗原，In（Lu）表型红细胞的 Anwj 抗原表达受到严重抑制。

关于 Emm 抗原知之甚少。目前为止有 7 例关于抗-Emm 的报道，其中 6 例为天然抗体，均存在于无输血史男性。该抗原的临床意义仍然未知。

Sd^a 为红细胞上的糖类抗原，由 α-（1,4）N-乙酰氨基半乳糖转移酶合成。Sd^a 在红细胞上的表达强度差异很大，在脐血红细胞上检测不到。Sd（a+）红细胞凝集反应表现为凝集红细胞和游离红细胞混合视野的特征；显微镜下观察时凝集物具有折光性。抗-Sd^a 可被 Sd（a+）个体尿液（方法 3-19）和豚鼠尿液抑制。

仅发现 2 个家系表现为 PEL-表型，也仅报道了 2 例与抗-PEL 有关的病例。抗-MTP（1 种与 PEL 相关的抗体）与 PEL-红细胞无反应性，但抗-PEL 可以与产生抗-MTP 个体的红细胞发生弱反应。

高频抗原 ABTI 与 Vel 在血清学上有一定的相关性。但是根据测序分析其不属于 SMIM1，因此仍归为 901 系列。像 Vel 一样，ABTI 的表达差异很大且仅在脐血红细胞上弱表达。ABTI 可以耐受蛋白水解酶或者二硫键还原剂处理。抗-ABTI 不引起 HDFN，目前临床数据有限。

MAM 是该系列的第 6 个抗原，有大量证据证明该抗体具有重要临床意义。据报道,在 1 例病例中,抗-MAM 同时导致了严重的 HDFN 和新生儿血小板减少症。

三、低频抗原(700 系列)

按照 ISBT 分类,检测人群中存在的 17 种低频抗原组成 700 系列:By、Chr^a、Bi、Bx^a、To^a、Pt^a、Re^a、Je^a、Li^a、Milne、RASM、JFV、Kg、JONES、HJK、HOFM 和 REIT。它们均有遗传性且不符合加入某一血型系统或者成立新系统的标准。

低频抗原的抗体不会引起输血相关问题,因为极容易获得相容性血液。如果不采用血清学交叉配血很难检测到这些抗体。抗-JFV、抗-Kg、抗-JONES、抗-HJK 和抗-REIT 均曾引起过 HDFN。

四、红细胞上的人类白细胞抗原

成熟红细胞上的 HLA I 类抗原被命名为"Bg"。Bg^a 表示为 HLA-B7;Bg^b 为 HLA-B17(B57 或 B58);Bg^c 为 HLA-A28(A68 或 A69,其与 HLA-A2 发生交叉反应)。尽管在淋巴细胞上有对应的 HLA,但是很多个体的红细胞上都不表达 Bg 抗原。

有 Bg 抗体引起 HTRs 的报道[64]。这些抗体有时作为试剂中的污染物存在。红细胞表面的 HLA 不能被木瓜蛋白酶、无花果酶、胰蛋白酶、α-糜蛋白酶、链酶蛋白酶和 AET 或者 DTT 破坏。经氯喹(方法 2-20)或者甘氨酸/EDTA(方法 2-21)处理后可将抗体从红细胞上放散下来。

第三十节　转录因子基因突变形成的红细胞表型

编码红细胞转录因子的基因突变可以作为血型抗原表达的重要调节因素。在"Lutheran 系统"中讲述过,曾在 In(Lu)表型个体中发现 KLF1 上不同杂合突变。这些个体中,CD44(In^a/In^b)携带的抗原和 AnWj、P1 抗原都是弱表达[15]。但是 KLF1 突变也能影响其他基因,尤其是 β-球蛋白基因,能引起遗传性胎儿血红蛋白持续存在综合征[65]。受累个体的 HbF 水平升高,部分 ≥30%,表现为 In(Lu)表型。此外,单独 KLF1 突变似乎产生不同的表型。例如,Glu325Lys 的改变不会形成 In(Lu)表型,但是与先天性红细胞生成障碍性贫血相关。这些红细胞 Colton(AQP1)、Cromer(DAF)和 LW(ICAM-4)血型系统抗原表达减弱[66]。

"Lutheran 系统"前文虽有描述,但仍需强调,GATA-1 的 1 个突变可以导致家系内 X 连锁的 Lu(a-b-)表型的形成[16]。这些或其他红系特异性转录因子的突变有可能是红细胞抗原表达改变的原因。

要点

1. 在已识别的 352 种血型抗原中,有 314 种归属于 36 个血型系统中,其由单个基因或 2 个或 3 个紧密连锁的同源基因编码。一些不能纳入上述系统的抗原则归入集合。未能归入系统或者集合的低频抗原或者高频抗原分别组成了 700 系列和 901 系列。

2. M 和 N 为对偶的多态性抗原。M、N、S、s 和"N"均能被木瓜蛋白酶、无花果蛋白酶、菠萝蛋白酶和链酶蛋白酶破坏,但是该效应对 S 和 s 是可变的。M 和 N(不包括 S、s 和"N")可被胰蛋白酶破坏。

3. 抗-M 相对常见,抗-N 相当罕见。大部分抗-M 和抗-N 并没有临床意义。当遇到 M 或 N 抗体在 37℃ 有活性时,应输注抗原阴性或相合的红细胞。抗-S、抗-s 和抗-U 抗体通常为在 37℃ 有活性的 IgG 抗体,与 HTRS 和严重致命的 HDFN 有关。

4. 我们通常说的"Kell"并非抗原名称,而是血型系统名称。Kell 血型系统最主要的抗原是"K"或"KEL1",其对偶抗原 k 或者 KEL2。

5. 由于 Kell 抗体可以引起严重的 HDFN 和 HTRS,体内存在 Kell 抗体的患者应尽可能输注抗原阴性血液。抗-K 是除 ABO 和 Rh 系统以外最常见的红细胞免疫抗体。

6. Duffy 多态性包含两种抗原(Fy^a 和 Fy^b)和 3 种表型 Fy(a+b-)、Fy(a+b+)和 Fy(a-b+)。Fy^a 和 Fy^b 对大部分蛋白水解酶都非常敏感。非洲人中,常见沉默等位基因 FY*02N.01,导致红细胞不表达 Fy^b,但由于组织中 Fy^b 正常表达,血清中并不产生抗-Fy^b。FY*02N.01 纯合子个体的红细胞表型可以为 Fy(a-b-)。

7. 抗-Fy^a（常见）和抗-Fy^b（少见）通常可由 IAT 检出，可能会导致 AHTR 或者 DHTR，通常是轻微的，但也曾发生致死情况。

8. Kidd 系统中的抗原 Jk^a 和 Jk^b（1 种抗原多态性）耐受蛋白水解酶，例如木瓜蛋白酶和无花果蛋白酶。

9. 抗-Jk^a 和抗-Jk^b 并不常见，通常出现在混合抗体之中，且很难检测到。通常需要 IAT，使用酶处理后的红细胞来检测较弱的抗体可能是必要的。Kidd 抗体可能导致严重的 HTRS，是 DHTR 的 1 个常见原因。

10. Diego 系统的 22 种抗原位于带 3 蛋白（一种红细胞阴离子的交换蛋白）。抗-Di^a 和抗-Wr^a 能导致严重的 HDFN，抗-Wr^a 也能导致 HTRs。

参考文献

1. Daniels GL, Fletcher A, Garratty G, et al. Blood group terminology 2004: From the International Society of Blood Transfusion committee on terminology for red cell surface antigens. Vox Sang 2004;87:304-16.

2. Storry JR, Castilho L, Chen Q, et al. International Society of Blood Transfusion Working Party on Red Cell Immunogenetics and Terminology: Report of the Seoul and London meetings. ISBT Sci Ser 2016;11:118-22.

3. Poole J, Daniels G. Blood group antibodies and their significance in transfusion medicine. Transfus Med Rev 2007;21:58-71.

4. Reid ME, Lomas-Francis C, Olsson ML. The blood group antigen factsbook. 3rd ed. London: Academic Press, 2012.

5. Daniels G. Human blood groups. 3rd ed. Oxford: Wiley-Blackwell, 2013.

6. Lux SE 4th. Anatomy of the red cell membrane skeleton: Unanswered questions. Blood 2016; 127:187-99.

7. Blumenfeld OO, Huang CH. Molecular genetics of the glycophorin gene family, the antigens for MNSs blood groups: Multiple gene rearrangements and modulation of splice site usage result in extensive diversification. Hum Mutat 1995;6:199-209.

8. Satchwell TJ. Erythrocyte invasion receptors for *Plasmodium falciparum*: New and old. Transfus Med 2016;26:77-88.

9. Wikman A, Edner A, Gryfelt G, et al. Fetal hemolytic anemia and intrauterine death caused by anti-M immunization. Transfusion 2007; 47:911-17.

10. Huang CH, Blumenfeld OO. Molecular genetics of human erythrocyte MiIII and MiVI glycophorins: Use of a pseudoexon in construction of two delta-alpha-delta hybrid genes resulting in antigenic diversification. J Biol Chem 1991;266:7248-55.

11. Heathcote DJ, Carroll TE, Flower RL. Sixty years of antibodies to MNS system hybrid glycophorins: What have we learned? Transfus Med Rev 2011;25:111-24.

12. Crew VK, Green C, Daniels G. Molecular bases of the antigens of the Lutheran blood group system. Transfusion 2003;43:1729-37.

13. Eyler CE, Telen MJ. The Lutheran glycoprotein: A multifunctional adhesion receptor. Transfusion 2006;46:668-77.

14. Karamatic Crew V, Mallinson G, Green C, et al. Different inactivating mutations in the LU genes of three individuals with the Lutheran-null phenotype. Transfusion 2007;47:492-8.

15. Singleton BK, Burton NM, Green C, et al. Mutations in EKLF/KLF1 form the molecular basis of the rare blood group In(Lu) phenotype. Blood 2008;112:2081-8.

16. Singleton BK, Roxby DJ, Stirling JW, et al. A novel GATA1 mutation (Stop414Arg) in a family with the rare X-linked blood group Lu(a-b-) phenotype and mild macrothrombocytic thrombocytopenia. Br J Haematol 2013;161: 139-42.

17. Westhoff CM, Reid ME. Review: The Kell, Duffy, and Kidd blood group systems. Immunohematology 2004;20:37-49.

18. Lee S, Zambas ED, Marsh WL, Redman CM. Molecular cloning and primary structure of Kell blood group protein. Proc Natl Acad Sci U S A 1991;88:6353-7.

19. Daniels G, Hadley A, Green CA. Causes of fetal anemia in hemolytic disease due to anti-K. Transfusion 2003;43:115-16.

20. Denomme GA. Kell and Kx blood group systems. Immunohematology 2015;31:14-19.

21. Salomao M, Zhang X, Yang Y, et al. Protein 4.1R-dependent multiprotein complex: New insights into the structural organization of the red blood cell membrane. Proc Natl Acad Sci U S A 2008;105:8026-31.

22. Azouzi S, Collec E, Mohandas N, et al. The human Kell blood group binds the erythroid 4.1R protein: New insights into the 4.1R-dependent red cell membrane complex. Br J Haematol 2015;171:862-71.

23. Lee S, Debnath AK, Redman CM. Active amino acids of the Kell blood group protein and mod-

el of the ectodomain based on the structure of neutral endopeptidase 24.11. Blood 2003;102: 3028-34.

24. Danek A, Rubio JP, Rampoldi L, et al. McLeod neuroacanthocytosis: Genotype and phenotype. Ann Neurol 2001;50:755-64.

25. Meny GM. The Duffy blood group system: A review. Immunohematology 2010;26:51-6.

26. Tournamille C, Colin Y, Cartron JP, Le Van Kim C. Disruption of a GATA motif in the Duffy gene promoter abolishes erythroid gene expression in Duffy-negative individuals. Nat Genet 1995;10:224-8.

27. Mohandas N, Gallagher PG. Red cell membrane: Past, present, and future. Blood 2008; 112:3939-48.

28. Horuk R, Chitnis CE, Darbonne WC, et al. A receptor for the malarial parasite *Plasmodium vivax*: The erythrocyte chemokine receptor. Science 1993;261:1182-4.

29. Shen H, Schuster R, Stringer KF, et al. The Duffy antigen/receptor for chemokines (DARC) regulates prostate tumor growth. FASEB J 2006;20:59-64.

30. Xu L, Ashkenazi A, Chaudhuri A. Duffy antigen/receptor for chemokines (DARC) attenuates angiogenesis by causing senescence in endothelial cells. Angiogenesis 2007;10:307-18.

31. Holt S, Donaldson H, Hazlehurst G, et al. Acute transplant rejection induced by blood transfusion reaction to the Kidd blood group system. Nephrol Dial Transplant 2004;19:2403-6.

32. Heaton DC, McLoughlin K. Jk(a-b-) red blood cells resist urea lysis. Transfusion 1982;22:70-1.

33. Sands JM, Gargus JJ, Frohlich O, et al. Urinary concentrating ability in patients with Jk(a-b-) blood type who lack carrier-mediated urea transport. J Am Soc Nephrol 1992;2:1689-96.

34. Byrne KM, Byrne PC. Review: Other blood group systems—Diego,Yt, Xg, Scianna, Dombrock, Colton, Landsteiner-Wiener, and Indian. Immunohematology 2004;20:50-8.

35. Johnson NC. XG: The forgotten blood group system. Immunohematology 2011;27:68-71.

36. Velliquette RW. Review: The Scianna blood group system. Immunohematology 2005;21: 70-6.

37. Reid ME. Complexities of the Dombrock blood group system revealed. Transfusion 2005;45: 92S-9S.

38. Halverson GR, Peyrard T. A review of the Colton blood group system. Immunohematology 2010;26:22-6.

39. Daniels G. Functions of red cell surface proteins. Vox Sang 2007;93:331-40.

40. Grandstaff Moulds MK. The LW blood group system: A review. Immunohematology 2011; 27:136-42.

41. Zennadi R, Moeller BJ, Whalen EJ, et al. Epinephrine-induced activation of LW-mediated sickle cell adhesion and vaso-occlusion in vivo. Blood 2007;110:2708-17.

42. Walker PS, Reid ME. The Gerbich blood group system: A review. Immunohematology 2010; 26:60-5.

43. Storry JR, Reid ME, Yazer MH. The Cromer blood group system: A review. Immunohematology 2010;26:109-18.

44. Egan ES, Jiang RH, Moechtar MA, et al. Malaria. A forward genetic screen identifies erythrocyte CD55 as essential for *Plasmodium falciparum* invasion. Science 2015;348:711-14.

45. Moulds JM. The Knops blood-group system: A review. Immunohematology 2010;26:2-7.

46. Xu Q. The Indian blood group system. Immunohematology 2011;27:89-93.

47. Smart EA, Storry JR. The OK blood group system: A review. Immunohematology 2010;26: 124-6.

48. Crosnier C, Bustamante LY, Bartholdson SJ, et al. Basigin is a receptor essential for erythrocyte invasion by *Plasmodium falciparum*. Nature 2011;480:534-7.

49. Karamatic Crew V, Burton N, Kagan A, et al. CD151, the first member of the tetraspanin (TM4) superfamily detected on erythrocytes, is essential for the correct assembly of human basement membranes in kidney and skin. Blood 2004;104:2217-23.

50. Hayes M. Raph blood group system. Immunohematology 2014;30:6-10.

51. Seltsam A, Strigens S, Levene C, et al. The molecular diversity of Sema7A, the semaphorin that carries the JMH blood group antigens. Transfusion 2007;47:133-46.

52. Roudier N, Ripoche P, Gane P, et al. AQP3 deficiency in humans and the molecular basis of a novel blood group system, GIL. J Biol Chem 2002;277:45854-9.

53. Chou ST, Westhoff CM. The Rh and RhAG blood group systems. Immunohematology 2010;26:178-86.

54. Svensson L, Hult AK, Stamps R, et al. Forssman expression on human erythrocytes: Biochemical and genetic evidence of a new histo-blood group system. Blood 2013;121:1459-68.

55. Saison C, Helias V, Ballif BA, et al. Null alleles of ABCG2 encoding the breast cancer resistance protein define the new blood group system Junior. Nat Genet 2012;44:174-7.

56. Zelinski T, Coghlan G, Liu XQ, Reid ME. ABCG2 null alleles define the Jr(a-) blood group phenotype. Nat Genet 2012;44:131-2.

57. Robey RW, To KK, Polgar O, et al. ABCG2: A perspective. Adv Drug Deliv Rev 2009;61:3-13.

58. Helias V, Saison C, Ballif BA, et al. ABCB6 is dispensable for erythropoiesis and specifies the new blood group system Langereis. Nat Genet 2012;44:170-3.

59. Storry JR, Joud M, Christophersen MK, et al. Homozygosity for a null allele of SMIM1 defines the Vel-negative blood group phenotype. Nat Genet 2013;45:537-41.

60. Ballif BA, Helias V, Peyrard T, et al. Disruption of SMIM1 causes the Vel- blood type. EMBO Mol Med 2013;5:751-61.

61. Cvejic A, Haer-Wigman L, Stephens JC, et al. SMIM1 underlies the Vel blood group and influences red blood cell traits. Nat Genet 2013; 45:542-5.

62. Anliker M, von Zabern I, Hochsmann B, et al. A new blood group antigen is defined by anti-CD59, detected in a CD59-deficient patient. Transfusion 2014;54:1817-22.

63. Daniels G, Ballif BA, Helias V, et al. Lack of the nucleoside transporter ENT1 results in the Augustine-null blood type and ectopic mineralization. Blood 2015;125:3651-4.

64. Nance ST. Do HLA antibodies cause hemolytic transfusion reactions or decreased RBC survival? Transfusion 2003;43:687-90.

65. Borg J, Papadopoulos P, Georgitsi M, et al. Haploinsufficiency for the erythroid transcription factor KLF1 causes hereditary persistence of fetal hemoglobin. Nat Genet 2010;42:801-5.

66. Arnaud L, Saison C, Helias V, et al. A dominant mutation in the gene encoding the erythroid transcription factor KLF1 causes a congenital dyserythropoietic anemia. Am J Hum Genet 2010;87:721-7.

第 13 章　红细胞血型抗体鉴定

天然产生的抗-A 和抗-B 是人血清或血浆中唯一规则存在的红细胞抗体,其他所有抗体均称为"红细胞意外抗体"。本章讨论当输血前检查发现红细胞意外抗体时(见第 17 章),鉴定意外抗体的方法。

意外抗体包含 2 种类型:同种抗体和自身抗体。当针对自身缺少的抗原产生相应抗体时,该抗体被称为"同种抗体"。当针对自身拥有的抗原产生的抗体时,该抗体被称为"自身抗体"。因此,根据定义,同种抗体仅与表达其相对应的抗原的红细胞反应,而不与抗体产生者的红细胞反应;相反,自身抗体与抗体产生者的红细胞反应。事实上,自身抗体通常能与大多数试剂红细胞及自身红细胞反应。

妊娠、输血、移植、共用针具或注射免疫原性物质均可引起针对红细胞抗原的免疫。根据研究,不同人群同种免疫的发生频率差异很大。据报道,长期输血的镰状细胞贫血或地中海贫血的患者中,同种免疫高达 14%~50%[1-3]。

在某些情况下,无法鉴定出天然抗体来源于何种特异性免疫,可能由类似于血型抗原的细菌或病毒抗原所致。同时,在血清学试验中检测到的抗体,也可能来源于被动注射的免疫球蛋白、输注的献血者血浆、移植器官中的过客淋巴细胞或造血干细胞(hematopoietic progenitor cells,HPCs)的免疫。

在检测到抗体后,应鉴定其类型(自身和/或同种)特异性,并评估其临床意义。具有临床意义的红细胞抗体是指能引起胎儿新生儿溶血病(hemolytic disease of the fetus and newborn,HDFN)、溶血性输血反应和显著降低输入红细胞存活率的抗体。抗体特异性鉴定通常被用于预测其临床意义,但是,即使特异性相同的抗体,也可能临床意义不同。

有些抗体在几小时甚至几分钟内就会引起红细胞的破坏,有些抗体几天才会降低红细胞存活率,另外一些抗体甚至不能明显地缩短红细胞存活时间。有些抗体已知能引起 HDFN,另一些抗体仅能引起胎儿直接抗球蛋白试验(direct antiglobulin test,DAT)阳性却不发生 HDFN。

第一节　红细胞抗原表达的基本概念

抗体鉴定基于血浆或血清与已知抗原红细胞反应。理解抗原表达机制,对解释抗体鉴定反应结果至关重要。

一、合子型和剂量效应

有些抗体因剂量效应呈现不同的反应强度,剂量效应是指抗体会与表达"双倍剂量"抗原红细胞反应更强(或只与其反应)。当个体是纯合子基因编码抗原时,就会出现双倍剂量的抗原表达。杂合基因个体红细胞表达较少的抗原,因此与弱抗体反应可表现为弱阳性或阴性。不同类型的同种抗体,抗原抗体反应剂量效应不同。很多 Rh、Duffy、MNS 和 Kidd 系统的抗体会呈现剂量效应。

二、成人和新生儿的不同

Pl、Le^a 和 Sd^a 等一些抗原在成人个体间表达强度不同,抗原性不同表现在血清学,与杂合子无关。在同一个体中,部分抗原表达在脐带血或新生儿中与成人不同。在脐带血或新生儿中,红细胞抗原的表达相比较于成人有可能缺失、更弱或者更强。(表 13-1)

表 13-1 脐带血中的抗原表达 *

抗原表达	抗原
阴性	Le^a、Le^b、Sd^a、Ch、Rg 和 AnWj
弱	I、H、P1、Lu^b、Yt^a、Vel、Bg、KN 和 DO 抗原、Yk^a、Cs 和 Fy3
强	i、LW^a 和 LW^b

注:* 经 Reid 等人修改[28]。

三、血液储存的影响

血型抗体与储存红细胞的反应可能比新鲜红细胞更弱。一些抗原(如 Fy^a、Fy^b、M、P1、Kna、McCa 和 Bg)在保存时抗原性减弱速度快,不同个体的红细胞在保存期间抗原性减弱速度也是不同的[4]。因为献血者的红细胞要比商品化的试剂红细胞更新鲜,有些血型抗体与献血者红细胞的反应要强于试剂红细胞。同样的,冷冻保存红细胞也能造成抗原减弱,这会造成错误的抗体鉴定结果。

保存液的 pH 值或其他特性也会影响抗原减弱的速度[5]。例如,在低 pH、低离子强度保存液中的 Fy^a 和 Fy^b 抗原更弱。如果保存液不同的话,某些抗体与不同厂家的试剂红细胞呈不同的反应。

检测红细胞血型时,必须考虑标本的新鲜度和类型。来源于已凝固标本的红细胞抗原比来源于枸橼酸抗凝剂如 ACD 或 CPD 的红细胞抗原减弱要更快。保存在抗凝剂中的献血者红细胞,通常在成分血的保存期内会保留抗原性。EDTA 标本可保存长达 14 天后仍保留抗原性[6]。然而,当使用商品化定型试剂时,应参考厂家的使用说明。

第二节 抗体鉴定的注意事项

一、标本要求

在抗体检测的试验中,血浆和血清均可用于抗体检测,除非需要补体。血清可以提供补体,但需要补体的情况少见。在本章中,若无特殊说明,试验中的血清等同于血浆。使用血清或者血浆由检测方法决定。

不同标本的用量根据试验方法的不同存在差异,一般 5~10ml 全血可满足鉴定简单抗体的相关实验;更复杂的抗体鉴定则需要更多的全血。检测自身红细胞时,为避免体外补体致敏红细胞,应使用 EDTA 抗凝血样而非凝固血样。

二、试剂和检测方法

1. **抗体筛选细胞** 用于输血前抗体筛选的 O 型红细胞已商品化,通常由 2 个或 3 个单供者红细胞组成。美国 FDA 批准的商品化抗体筛选试剂红细胞要求必须表达以下抗原:D、C、E、c、e、M、N、S、s、P1、Le^a、Le^b、K、k、Fy^a、Fy^b、Jk^a 和 Jk^b。抗体筛选红细胞中的 3 个细胞通常要有以下抗原的纯合基因:D、C、E、c、e、M、N、S、s、Fy^a、Fy^b、Jk^a 和 Jk^b。Rh、MNS、Duffy 和 Kidd 系统抗体是最常表现为"剂量效应"的抗体。每个实验室应决定是否使用 2 个或 3 个供者的试剂红细胞进行抗体筛选试验。当抗体筛选使用自动化仪器检测时,仪器平台指定配套试剂红细胞。在美国,仅在检测献血者标本时,采用 2 个不同献血者红细胞混合试剂进行抗筛试验。试剂红细胞不使用时应冷藏保存,过期后不能用于抗体检测。

2. **抗体鉴定谱细胞** 可以用含有已知主要血型抗原的红细胞谱(通常为 8~14 个试剂红细胞)检测血清或血浆,从而鉴定血清中的红细胞抗体。通常,抗体鉴定红细胞可用商品化试剂,也可自行配制。除特殊情况外,抗体鉴定细胞是 O 型,可以鉴定任何 ABO 血型的血清。

抗体鉴定细胞中的每瓶试剂红细胞来自不同的供者。选择的抗体鉴定细胞应覆盖能检测的相关抗体,通过抗体与鉴定细胞抗原发生的阳性和阴性反应,从而检测相关抗体。为确保试验有效,抗体鉴定必须能准确地鉴定那些最常见的有临床意义的同种抗体,例如抗-D、抗-E、抗-K 和抗-Fy^a。试剂细胞的表型应该是分散式的,以便常见单一同种抗体能清晰的鉴定而大部分其他抗体被排除。理想情况下,单一同种抗体与试剂红细胞的大多数反应格局不与其他抗体的检测结果重叠(例如,所有的 K+标本的反应格局不能与 E+反应格局相同)。谱细胞中应包括双倍抗原表达的试剂红细胞,用于检测具有剂量效应的常见抗体。商品化抗体鉴定细胞都会列出各个红细胞的表型。抗体鉴定细胞所含的红细胞表型随批次而变化,因此当解释抗体鉴定结果时,应正确参照细胞表型说明书。商品化的试剂红细胞为防腐剂稀释的 2% 至 5% 的悬液,可直接用于试管法。除怀疑防腐剂干扰抗体鉴定外,不必在使用前洗涤红细胞。

过期的谱细胞不应作为抗体鉴定的单一来源。

大多数实验室使用有效期内的谱细胞作为首次抗体鉴定,如有必要,再使用过期的试剂细胞排除或确认罕见抗体特异性。实验室应制定使用过期试剂红细胞的试验策略,并验证与此试验相关的操作流程[7]。

3. 检测方法　现在普遍使用的抗体鉴定方法均遵循血凝反应原理(试管法或微柱凝胶法)或红细胞黏附(固相凝集法)。AABB 标准要求血库和输血服务机构使用"能检出有临床意义的抗体的方法"和"37℃孵育后的抗球蛋白试验"[8]。所有的方法遵循此标准,但每一种方法都有其各自的优点。试管法在不同的检测阶段中较为灵活,可使用多种增强介质(从而获得不同程度的灵敏度),需要的设备也比较少。微柱凝胶法和固相凝集法能够提供稳定结果,减少主观判断,使工作流程标准化,以及可以整合入半自动或自动化系统之中,为大多数血型抗体鉴定提供灵敏的检测平台。微柱凝胶法、固相凝集法及敏感度高的试管法也可以增强血清学反应(如温自身抗体检测),这在临床输血中红细胞成分的选择上可能意义不大。不同的方法其敏感性、灵敏度、自动化能力及成本不同,为实验室进行抗体检测和鉴定提供了多种选择,从而与不同需求的患者群体、规模不等的实验室以及专业水平和经验参差不齐的检验员相适应。

已有研究对检测红细胞同种抗体的方法及对使用红细胞膜与完整红细胞的潜在影响进行了比较[9-13]。当使用这些技术进行常规试验和用于初步解决问题时,实验室必须熟悉所选方法的反应特性。通常,我们会增加 1 个或多个附加试验,并采用不同方法学进行验证,用于调查分析初次试验结果不明了的问题。

4. 增强介质　尽管抗体鉴定或筛选反应体系可以仅由血清(或血浆)和红细胞(商品化试剂红细胞或生理盐水配制的红细胞悬液)组成(方法 3-2),但大多数检测者常使用某种类型的增强介质,以减少孵育时间及提高反应灵敏度。常用的几种增强介质包括:低离子强度盐溶液(low-ionic-strength sa-line,LISS)、聚乙二醇(polyethylene gly-col,PEG)和 22%牛白蛋白。另有增强反应技术可用于复杂的研究。一些增强反应所用技术将在本章后面更详细地讨论。22%牛血清白蛋白、LISS、PEG 的作用机制详见使用说明书(方法 3-3 ~ 方法 3-5)。我们规定在试管法和非试管法中,增强介质

的用法是一致的。

5. 抗球蛋白试剂　大多数抗体检测和鉴定试验应用间接抗球蛋白试验(indirect antiglobulin test,IAT)。抗人球蛋白(antihuman globulin,AHG)可以特异性对人免疫球蛋白 G(IgG)起反应,试验中也可使用含有抗 IgG 和抗补体的多特异性试剂。多特异性试剂可以更容易地检测结合补体的抗体。为了检测补体结合抗体,必须使用血清而不是血浆,因为抗凝剂结合钙,使其不能用于激活补体。尽管补体结合在某些情况下可能对试验有利,例如检测某些 JK 系统抗体,但是许多检验者更常规使用 IgG 特异性 AHG 试剂,以避免体外由冷抗体与补体结合产生的意外反应[14]。

抗球蛋白试剂可分为单克隆和多克隆试剂。天然的多克隆试剂含许多种 B 细胞克隆的抗体,共同与靶抗原的许多抗原表位反应。单克隆试剂只对特定的表位具有反应性。不同克隆来源的试剂反应特点有细微的差别:将一些单克隆来源的试剂混合用以覆盖更大范围的特异性抗原表位检测。在美国,获批的抗补体试剂为单克隆试剂。而抗-IgG 则既可以是多克隆试剂也可以是单克隆试剂。在美国获批的单克隆抗-IgG 不能用于检测 IgG4 亚型。此亚型临床意义不大,因为单纯 IgG4 亚型非常罕见,不会促进红细胞破坏,因为单核细胞没有 IgG4 分子 Fc 段的受体。最近有报道指出,有些同种的 IgG3(IgG 亚类的遗传变异型)与单克隆抗-IgG 也不反应[15]。如果此同种抗体未被检测出来,可导致有临床意义的 IgG3 抗体被漏检。实验室检测同一标本时,可利用 IgG 抗体的反应性不同进行检测。

第三节　常规抗体鉴定

一、患者病史

抗体鉴定前,应考虑患者的病史。病史中很多因素可影响抗体鉴定方法的选择及结果分析。

1. 红细胞免疫史　输血或妊娠是红细胞免疫的常见原因。虽然可能有"天然抗体"的存在,但是无输血史或无妊娠史的患者极少产生具有临床意义的同种抗体。女性比男性更容易产生同种抗体,因为妊娠期间被外来红细胞免疫(胎儿)。通常 6 个月以下的婴儿不产生同种抗体,但是新生儿可被动获得来源于母体的抗体。

如果患者有输血史,了解最近 1 次输血时间至关重要。如果患者在过去 3 个月内有输血史,可能存在对红细胞抗原的初次免疫的风险,循环供者红细胞的存在会影响检测。抗原分型试验中由供者红细胞引起的混合视野结果会干扰对自体表型的解释。自体吸附技术将不会被使用,因为同种抗体可以吸附到输入的献血者红细胞上。

2. 诊断与疾病 某些疾病与红细胞抗体有关;根据使用的方法,这些抗体可能在抗体筛选和鉴定中被检测到。例如冷凝集素综合征、雷诺现象和肺炎支原体感染,通常与抗-I 相关;传染性单核细胞增多症有时与抗-i 相关;患有阵发性冷性血红蛋白尿的患者被证明具有抗-P 特异性的自身抗体,与成人梅毒和儿童病毒感染有关;温自身抗体阳性患者通常有诸如温自身免疫性溶血性贫血、系统性红斑狼疮、多发性骨髓瘤、慢性淋巴细胞性白血病或淋巴瘤的诊断;而接受实体器官或 HPC 移植物的患者可能有源自供者过客淋巴细胞的被动抗体。

3. 药物和生物治疗 已知某些药物会干扰抗体鉴定。关于与血清学问题相关的药物及其相关机制的讨论,见第 14 章。静脉注射免疫球蛋白(intravenous immune globulin,IVIG)和 Rh 免疫球蛋白(Rh Immune Globulin,RhIG)可能会干扰抗体筛选试验。据报道,某些批次的 IVIG 含有意外抗体,包括抗-A 和抗-B。静脉注射 RhIG 有时用于治疗血小板减少症,这样就解释了为什么在 Rh 阳性患者中会有抗-D 的存在。

单克隆抗体作为免疫制剂时也可干扰血清学试验结果。抗-CD38 治疗多发性骨髓瘤和其他 B 细胞恶性肿瘤时,IgG 抗-CD38 与正常红细胞上的少量 CD38 结合,导致抗球蛋白试验阳性[16,17]。尽管少见,抗-CD38 可导致 DAT 弱阳性,其他新型免疫疗法也可引起类似的血清学干扰,这与其目标抗原有关。与医疗小组沟通并确认患者单克隆免疫治疗情况,能够精简输血前的检测流程。

二、初步抗体鉴定的要点

1. 自身对照和 DAT 自身对照是指在血清和试剂红细胞反应的相同条件下,血清和自身红细胞进行反应;自身对照是抗体鉴定的重要组成部分。自身对照不等同于 DAT(方法 3-14)。孵育和加入增强介质可使自身对照呈阳性反应,但仅仅在体外出现阳性反应(不代表体内情况)。所以,如果自身对照在抗球蛋白试验中呈阳性,必须加做 DAT 试验。若 DAT 试验呈阴性,应该考虑血清中可能存在针对增强介质试剂的抗体从而导致抗球蛋白试验阳性,或者该自身抗体仅在增强介质中反应。使用不同的增强介质后,温抗体和冷抗体(如抗-I、抗-IH、抗-Pr)可用 IAT 法检出。因此,应使用不同的介质进行重复试验。DAT 阳性需注意有无输血史,自身抗体或药物也可致 DAT 阳性;但是,如果患者有同种抗体且最近输过含相应抗原的血液,循环中的献血者红细胞可被同种抗体致敏,引起 DAT 阳性并与迟发性输血反应有关。DAT 阳性的详述参见第 14 章。

2. 通过谱细胞的初步分析 初步的抗体鉴定通常应用与抗体筛选试验或交叉配血试验相同的方法和介质。采用微柱凝胶法和固相分析技术进行 IAT 试验,只涉及 1 次结果判读。试管法在不同的试验阶段(如立即离心、室温、37℃和 IAT)具有更大的判读灵活性,但许多试验人员使用单一的 IAT 法判读结果,因为该方法能检出绝大部分有临床意义的抗体。

试管法可以立即离心后判读结果或室温孵育后、增强介质加入前判读结果,检测者可选择其一或两者都选。此类方法可以有助于某些抗体(例如,抗-M、抗-N、抗-P1、抗-I、抗-Le^a 或抗-Le^b)的检测,并且可以帮助解释在其他介质中检测到的反应。因为大多数抗体仅在低温下有反应性,但无临床意义,所以在抗体的初步鉴定中经常省略以上步骤。

试管法 37℃孵育后的结果判读常受所用增强介质的影响。由于 PEG 增强剂可引起红细胞非特异性聚集,使用该试剂的试验不能直接离心后判读结果。而使用 LISS、白蛋白和盐水(没有增强)的试验方法没有这种限制。37℃孵育可以检测可能引起红细胞直接凝集的一些抗体(例如,强的抗-D、抗-E 或抗-K)。如果使用血清,其他抗体(抗-Le^a 或抗-Jk^a)可能会通过 37℃孵育后对应抗原红细胞的溶血偶尔被检出。37℃孵育后不离心直接观察结果可以减少由无临床意义的冷自身抗体和同种抗体引起的的阳性反应。在某些特定情况下,具有临床意义的抗体仅能在 37℃孵育后才能检出。有研究报道,在 87 480 个标本中鉴定出了 103 例抗体阳性(63 例抗-E,27 例抗-K,5 例抗-Jka,4 例抗-D,3 例抗-cE 和 1 例抗-C)[18]。如果某些抗体检测需要 37℃孵育后观察结果,可以设计平行试验从而避免冷抗体的干扰,即 1 个试验为 37℃孵育后读取结果,另 1 试验为在 IAT 介质中反应后判读结果。

3. 缩小谱细胞范围 选择鉴定试剂细胞时应考虑患者已经鉴定过的抗体。例如,如果已知患者存在抗-e,则再用常规鉴定试剂细胞检测患者的血清并无意义,因为常规鉴定细胞试剂的 10 个细胞中有 9 个是 e 阳性。选择 e 抗原阴性鉴定细胞是检测新形成抗体的更好方法。没有必要再与 e 抗原阳性红细胞进行反应以确认先前鉴定的抗-e,因为无论反应结果怎样都应该选择 e 抗原阴性红细胞进行输注。

如果患者的红细胞表型是已知的,则可以根据表型选择红细胞,用于鉴定患者可能产生的同种抗体。例如,如果患者的 Rh 表型是 $C^-E^+c^+e^-$,鉴于无需考虑患者存在针对 E 和 c 抗原的同种抗体,没有必要选择相应红细胞用于排除抗-E 和抗-c 的存在或者仅限于用单一细胞排除上述抗体。当然也存在例外,这包括具有 Rh 抗原弱表达或变异(部分)患者,通常见于非裔人群和 Rh 表型由 DNA 检测而非血清学预测的患者,以及可能携带沉默或突变的等位基因的患者。此类患者 Rh 表型不能由血清学试验确认,需进行 DNA 检测。这种根据表型选择用于抗体鉴定红细胞的方法可最大限度减少检测量。

4. 自身红细胞表型 通过血清学或基因分型来确定个体红细胞的表型是抗体鉴定的重要组成部分,因为产生抗体的患者预期其红细胞上应没有抗体对应的抗原,这有助于抗体鉴定。

自身红细胞表型的鉴定并非易事。患者如果近期输过血或其红细胞被免疫球蛋白致敏,表型会比较难判断。除非使用某些技术规避这些干扰因素,否则会得到错误的表型结果[19]。许多特殊的表型检测技术,如分离自身红细胞或去除结合的免疫球蛋白,在本章的"方法选择"中进行阐述。红细胞基因分型现在常用来鉴定表型。这种方法避免了来自献血者红细胞或免疫球蛋白致敏的患者红细胞的干扰。

分子检测是从白细胞中提取 DNA,由于普遍使用去白成分、体内白细胞的寿命较短,更重要的是,在试验设计中,即使存在来自献血者的输入白细胞,也不会影响患者红细胞基因型。还有一些特殊情况,例如基因突变使表达失活或特异性方法无法鉴定新的罕见的等位基因,此时个体的基因型并不能预测其红细胞表型。从移植患者的白细胞和造血干细胞分离 DNA 测得的基因型可能与该患者其他组织的基因型不同[20]。

三、结果解释

根据是否具有反应性(即凝集或溶血),抗体检测结果分别解释为阳性或阴性。抗体鉴定结果的解释将技术操作、理论水平和检测经验相结合,这是 1 个复杂的过程。在不同的反应介质中,抗体鉴定可能既有阳性结果,又有阴性结果,每 1 个阳性结果应根据最终结论进行解释。同时,最终解释应该考虑到患者的表型和被检测抗体的特异性。

1. 阳性和阴性反应的一般评估 阳性和阴性反应结果在抗体鉴定中都是重要的。发生阳性反应的介质和阳性反应的强度可以表现出某些抗体的特异性(参见方法 1-9,用于凝集强度分级)。将阳性反应结果与谱细胞的抗原分布进行比较可以帮助确定抗体特异性。阴性对照结果侧面证实阳性反应检测出的特异性抗体。标本中只存在单一同种抗体时,分别与抗原阳性和阴性的谱细胞反应,通常能产生清晰的反应格局。例如,如果血清标本仅与表 13-2 中所示的抗体鉴定试剂的第 3 号和第 5 号细胞反应,则非常可能存在抗-E。这 2 种红细胞试剂都表达 E 抗原,并且所有阴性反应的细胞都缺乏 E 抗原。这只是试验分析的第 1 步。即使这一步反应结果表现出明显的特异性,也必须完成下文所述的操作规程。抗体的排除是试验分析过程中的重要步骤,必须进行抗体排除,以确保正确鉴定可能存在的所有抗体。

表 13-2 抗体鉴定谱细胞示例

细胞	Rh								MNS				Kell				P1	Lewis		Duffy		Kidd		其他	细胞结果
	D	C	E	c	e	f	Cw	v	M	N	S	s	K	k	Kpᵃ	Jsᵃ	P1	Leᵃ	Leᵇ	Fyᵃ	Fyᵇ	Jkᵃ	JKᵇ		37℃AHG
1	+	+	0	0	0	+	0	0	0	0	+	0	0	+	0	0	+	0	+	+	+	+	0	Bg(a+)	1
2	+	+	0	0	0	+	0	+	0	+	+	0	0	+	0	0	+	0	+	0	0	0	+	0	2
3	+	0	+	+	0	0	0	0	0	0	0	+	0	+	0	0	+	+	0	+	0	+	+		3

续表

细胞	Rh								MNS				Kell				P1	Lewis		Duffy		Kidd		其他	细胞结果
	D	C	E	c	e	f	Cw	v	M	N	S	s	K	k	Kpa	Jsa	P1	Lea	Leb	Fya	Fyb	Jka	JKb		37℃AHG
4	0	+	0	+	+	+	0	0	+	0	+	+	0	+	0	0	+	0	+	+	0	+	0		4
5	0	0	+	+	+	+	0	0	0	+	+	+	0	+	0	0	+	0	+	0	+	0	+		5
6	0	0	0	+	+	+	0	0	+	0	+	0	+	+	0	0	+	0	+	+	0	0	+		6
7	0	0	0	+	+	+	0	0	+	+	+	+	0	+	0	0	+	0	+	+	0	+	0		7
8	+	0	0	+	+	+	0	0	0	+	0	+	0	+	0	0	+	0	+	0	0	0	+		8
9	0	0	0	+	+	+	0	0	+	+	+	0	0	+	0	0	+	+	0	+	0	+	0		9
10	0	0	0	+	+	+	0	0	+	0	0	+	0	+	0	0	+	0	+	0	0	+	+	Yt(b+)	10
11	+	+	0	0	+	0	0	0	+	0	0	+	0	+	0	0	+	0	+	+	0	+	0		11
自身对照																									自身对照

注:+有抗原存在,0 没有抗原存在,AC 自身对照,AHG 抗人球蛋白。

2. 抗体排除和特异性的初步鉴定 解释谱细胞结果最常用的方法是排除抗体特异性,即将患者血清中与谱细胞不反应的抗体排除。这种方法称为"删除法"或"排除法"。先将结果记录于工作表上,筛选反应结果为阴性的细胞谱,如果谱细胞上存在某种抗原,但待检血清与其不反应,相应的抗体可被初步排除。许多技术员将这些抗原从列表中排除,以加速抗体鉴定的流程。使用排除法排除列表中谱细胞上所有抗原后,再使用同样的方法处理下 1 个无反应的谱细胞;很多时候最后只剩下 1 组抗体未被排除。

需要排除的有临床意义的同种抗体应至少包括以下抗原:D、C、E、c、e、K、Fy^a、Fy^b、Jk^a、Jk^b、S 和 s。Le^a、Le^b、M、N、P1 和其他特异性抗原也应列入其中。实验室应建立抗体排除法的方案。此方案应遵循实验室所应用的方法、现有的资源以及确定使用排除法时是用单倍剂量或双倍剂量抗原。理想状态,抗体排除应基于无反应性的双倍剂量抗原。由于抗体检测越来越复杂,仅靠双倍剂量抗原排除抗体变得越来越困难,因此实验室操作规程中应包含排除标准外的其他情况。

谱细胞供者所属人种会影响抗体排除。谱细胞的表型一般为双倍剂量。然而对于具有常见沉默等位基因的血型系统,谱细胞可能表现为单倍剂量,携带 1 个对偶抗原。最常见的例子是非洲人血统中红细胞 Fy(a+b−)表型,该种群含有高频 *FY* * 02N. 01 基因,并伴有红细胞上 Fy^b 沉默表达。因此,这些 Fy(a+b−)细胞通常只表达单倍剂量 Fy^a 抗原。如果此 Fy(a+b−)标本表型为 D+C−E−,V+ 或 Js(a+),则很可能为非洲血统。用这种谱细胞排除抗-Fy^a 可能是基于单倍剂量来排除。

下一步,评估与血清反应的红细胞。将未排除抗体的反应格局与待检血清的反应格局进行比较,如果某个红细胞抗原反应格局与待检血清反应格局完全匹配,这个红细胞抗原就很可能鉴定出血清中相应的特异性抗体。如果仍存在一些特异性抗体未被排除,则需要追加试验进行排除,确认是否存在该抗体。此过程需要将血清与另外的选择红细胞反应。如果初步抗体鉴定能确定特异性抗体,且能排除其他特异性抗体,则无需追加其他试验,认为抗体鉴定结果是准确的(详见下一章节)。

3. 选择红细胞进行排除和确认 选择红细胞,根据它们携带或缺乏的特定抗原来选择,用来确认或排除抗体的存在。例如,如果抗体反应格局完全符合抗-Jk^a,但不能排除抗-K 和抗-S,则需要用选择红细胞检测血清。理想情况下,应选择 3 组具有以下表型的红细胞:Jk(a−),K+,S−;Jk(a−),K−,S+和 Jk(a+),K−,S−。反应结果应可确定存在抗-Jk^a,合并或排除抗-K 和抗-S。应尽量选择抗原强表达的红细胞(例如选择纯合子或红细胞上有双倍剂量抗原表达的供者)。这样,利于确保"无反应"是由于血清中无相应抗体所致,而不是因为血清中抗体太弱,不与弱抗原红细胞反应。需要记住的是,只能通过基因型证明存在相应的纯合子基因才能确认有双剂量抗原表达。如上所述,种族影响 *FY* * *A* 等位基因共显性表达。当验证试验未获得预期的阳性或阴性结果时,这一阶段进行的检测也可以发现推定鉴定结果中的错误。

4. 准确鉴定的概率 抗体特异性的准确鉴定在很大程度上取决于抗体是否具有足够的效价(即

循环抗体的数量)以提供可靠的阳性反应。其次，检测细胞的抗原强度必须足以提供一致的靶抗原。因此 1 个好的试验中应增加检测方法，以增强有临床意义抗体的反应，并尽可能避免抗原减弱。基于 Fisher 确切概率法的标准规程中规定每次特异性鉴定需要 3 组抗原阳性细胞反应结果为阳性，3 组抗原阴性细胞反应结果为阴性[21]。如果上述方法不可行，也可使用更宽松的方法(源于 Harris 和 Hochman 的计算法则[22])，其允许的最低要求是 p 值≤0.05，与红细胞标本 2 个反应 3 个不反应或 1 个反应 7 个不反应(或任 1 种相反)。在一些病例中，2 组细胞结果阳性，2 组细胞结果阴性也作为可接受的抗体鉴定结果[7,23]。概率计算方法在本章最后的推荐阅读列表中详细阐述。

5. 抗体与自身红细胞表型的一致性　患者自身红细胞表型可用于验证抗体鉴定结果，即红细胞上应缺乏被检出抗体相对的抗原。通过血清学或基因分型方法的红细胞表型鉴定结果可提示是否需要进一步试验分析。例如，1 个未输过血的个体含抗-Fy^a，但是自身红细胞 DAT 阴性且表型为 Fy(a+)，则此结果存在问题，需进行进一步试验。血清学上的抗原阳性分型应在可能的情况下通过使用多种来源的抗体进行检测来重新确认。如果基因分型显示红细胞抗原阳性而血清学结果阴性，提示患者存在基因突变使其"沉默"、不被识别，红细胞未表达相应抗原。也有可能是，基因多态性导致抗原表达发生变化或仅表达部分抗原。重点需要注意的是，标本中的抗体实际上可能是同种抗体。

第四节　复杂抗体鉴定

抗体鉴定并非都很简单，排除法也并非一定有明确的结果，这就需要追加其他试验或咨询免疫血液学参比实验室(immunohematology reference laboratory,IRL)。解决复杂的抗体问题时，第 1 步是做自身对照，如果所使用的检测方法不做自身对照，也可通过 DAT 的结果来决定进一步的检测手段。图 13-1 显示了自身对照阴性时抗体鉴定的程序，图 13-2 显示了自身对照阳性时抗体鉴定的程序。本节将进一步阐述图 13-1 和图 13-2 提到的常见抗体种类以及其他类型抗体的检测。

一、多重抗体

当 1 个标本含有 2 种或更多的同种抗体时，可

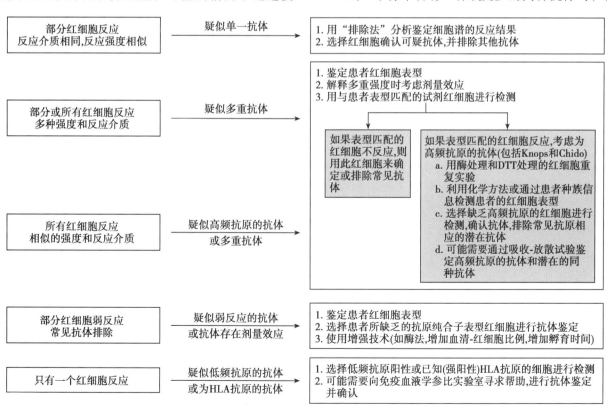

图 13-1　自身对照阴性的抗体鉴定

DTT：二硫苏糖醇

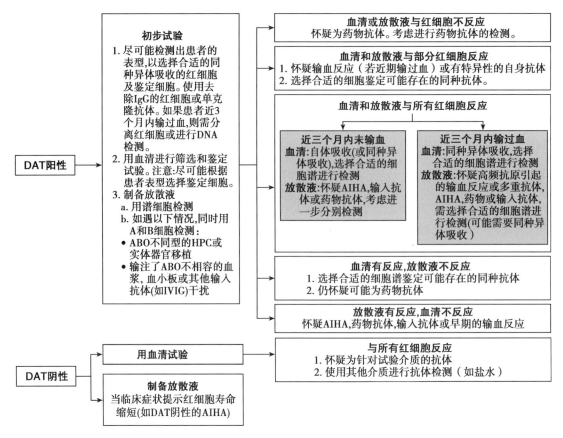

图 13-2 自身对照阳性的抗体鉴定
HPCs：造血干细胞；IVIG：静脉注射免疫球蛋白；DAT：直接抗球蛋白试验；AIHA：自身免疫性溶血性贫血

能很难对 1 个红细胞抗原谱所做的结果进行解释，很多试验结果提示存在多重抗体：

（1）**反应和非反应格局不符合单一抗体特异性**：当排除法不能确定 1 个特异性的反应格局时，应查看反应格局是否符合 2 个特异性抗体的存在。例如，如果表 13-2 中谱细胞 3、5、6、9 和 10 反应阳性，排除法后没有完全符合反应格局的特异性；但是，如果考虑同时存在 E 和 K，可鉴定出"2 种抗体共存"的反应格局，即抗-E 致 3 和 5 号细胞反应，抗-K 致 6、9 和 10 号细胞反应。如果反应格局仍不符合"2 种抗体共存"的反应格局，那么需要考虑血清中存在多重抗体。血浆中抗体越多，抗体的鉴定和排除越复杂，但其基本过程一致。

（2）**反应发生在不同的反应相**：使用试管法时，应分别分析各个反应相的反应性，室温下的反应格局与 IAT 反应格局不同也可鉴定特异性，每个反应相反应强度的不同也有助于特异性的鉴定。表 13-3 提供了许多抗体的反应特征。

（3）**确定某一单一特异性抗体试验中出现意外反应格局**：如果疑似含有抗-e 的血清能够与 e 抗原阴性细胞发生反应，那么有可能存在另外 1 种抗

体或者疑似抗体并不是抗-e。选择多份 e 抗原阴性的红细胞进行检测，有助于检测其他特异性抗体。

（4）**表型相似的红细胞反应结果为阴性**：当几乎所有的谱细胞均反应阳性，识别多重抗体最简单的方法是检测表型相似的红细胞。表型相似的红细胞是指与患者红细胞缺乏相同抗原的红细胞。与表型相似的红细胞不发生反应，说明同种抗体仅与共同缺乏的抗原发生反应。因此，选择红细胞可用于鉴定或者排除与患者所缺少的红细胞抗原相对应的抗体（详见本章前面关于选择红细胞的论述部分）。

二、无明显特异性的反应格局

合子型（如拷贝数）、抗原表达的差异性或其他因素可能导致某些抗体鉴定结果难以解释。如果血清的反应性非常弱，和/或反应格局和排除法排除了所有可能的特异性，则应使用其他方法。以下是一些有用的技术和注意事项：

1. **替代检测方法** 在前期方法学的基础上，通过增强抗体反应（例如，PEG、酶、增加孵育时间、

增加血清/红细胞比例；参见方法 3-5 和方法 3-8）或者降低敏感度以避免出现意外反应或者临床意义不大的反应结果。必要时可使试剂红细胞上的特定抗原失活，如酶处理使红细胞上 Fy^a 和 Fy^b 等抗原呈阴性（表 13-3）。观察处理过的试剂红细胞与未知血清的反应可以为证实某些可能的抗体特异性提供一些线索。分离抗体的吸收和放散方法（方法 3-20、方法 4-1 和方法 4-2)也是有用的，因为选择性吸收可以分离未知抗体，而从吸收的红细胞上放散未知抗体也可以浓缩抗体。

2. 优化抗体反应时间和温度条件　如果 IAT 结果为弱阳性或疑似阳性，采用试管法可能有帮助，在立即离心、室温和 37℃ 孵育后判读结果（如果这些阶段没有包含在最初的测试中）。这可能使抗体在 37℃ 或更低的温度下作为直接凝集素的最佳反应更加清晰可见。

表 13-3　常见血型抗体的血清反应性

抗体	免疫球蛋白类型	反应性				木瓜蛋白酶/无花果蛋白酶	DTT (200mM)	相关疾病	
		4℃	22℃	37℃	AHG			HDFN	HTR
抗-M	IgG>IgM	多数	多数		罕见	敏感	抵抗	罕见	罕见
抗-N	IgM>IgG	多数	多数		罕见	敏感	抵抗	无	罕见
抗-S	IgG>IgM		多数		多数	可变	抵抗	有	有
抗-s	IgG>IgM				多数	可变	抵抗	有	有
抗-U	IgG				多数	抵抗	抵抗	有	有
抗-P1	IgM	多数	多数			抵抗	抵抗	无	罕见
抗-D	IgG>IgM		一些	一些	多数	抵抗	抵抗	有	有
抗-C	IgG>IgM		一些	一些	多数	抵抗	抵抗	有	有
抗-E	IgG>IgM		一些	一些	多数	抵抗	抵抗	有	有
抗-c	IgG>IgM		一些	一些	多数	抵抗	抵抗	有	有
抗-e	IgG>IgM		一些	一些	多数	抵抗	抵抗	有	有
抗-Lu^a	IgM>IgG		多数		多数	抵抗或减弱	可变	无	轻度
抗-Lu^b	IgG>IgM		一些		多数	抵抗或减弱	可变	无	轻度
抗-K	IgG>IgM		一些		多数	抵抗	敏感	有	有
抗-k	IgG>IgM				多数	抵抗	敏感	有	有
抗-Kp^a	IgG				多数	抵抗	敏感	有	有
抗-Kp^b	IgG>IgM				多数	抵抗	敏感	有	有
抗-Js^a	IgG>IgM				多数	抵抗	敏感	有	有
抗-Js^b	IgG				多数	抵抗	敏感	有	有
抗-Le^a	IgM>IgG	多数	多数	多数	多数	抵抗	抵抗	无	罕见
抗-Le^b	IgM>IgG	多数	多数	多数	多数	抵抗	抵抗	无	无
抗-Fy^a	IgG>IgM				多数	敏感	抵抗	有	有
抗-Fy^b	IgG>IgM				多数	敏感	抵抗	有	有
抗-Jk^a	IgG>IgM				多数	抵抗	抵抗	罕见	有
抗-Jk^b	IgG>IgM				多数	抵抗	抵抗	有	有
抗-Di^a	IgG				多数	抵抗	抵抗	有	罕见
抗-Di^b	IgG				多数	抵抗	抵抗	有	罕见

续表

抗体	免疫球蛋白类型	反应性				木瓜蛋白酶/无花果蛋白酶	DTT(200mM)	相关疾病	
		4℃	22℃	37℃	AHG			HDFN	HTR
抗-Yt^a	IgG				多数	可变	敏感或减弱	无	有
抗-Yt^b	IgG				多数	可变	敏感或减弱	无	无
抗-Xg^a	IgG>IgM		一些		多数	敏感	抵抗	无	无
抗-Sc1	IgG				多数	抵抗	可变	无	无
抗-Sc2	IgG				多数	抵抗	可变	无	无
抗-Do^a	IgG				多数	抵抗	可变	无	有
抗-Do^b	IgG				多数	抵抗	可变	无	有
抗-Co^a	IgG>IgM				多数	抵抗	抵抗	有	有
抗-Co^b	IgG				多数	抵抗	抵抗	有	有

注:AHG.抗人球蛋白试剂;DTT.二硫苏糖醇;HDFN.新生儿溶血症;HTR.溶血性输血反应;Ig.免疫球蛋白。
表格空白处代表该抗体在该条件下的反应性不一定。

3. 排除潜在表型　当血清学特异性反应不明显时,可以考虑通过血清学或基因分型的方法来对患者的红细胞进行分型,并在前期试验时排除血清中与患者自身红细胞抗原相对应的特异性抗体。该方法与其他试验手段相结合,使试验集中分析更可能存在的特异性抗体。近期输过血或 DAT 阳性的患者,无法进行表型分析。

4. 存在共同抗原　不用排除法,密切观察可能会发现阳性反应红细胞有共同的抗原。例如:如果所有在室温有反应的红细胞均 P1+,但抗-P1 格局并不完全符合,抗体应该是抗-P1,该抗体不与抗原弱表达红细胞反应而已。(该红细胞在抗原谱上偶尔被标记为"+w")。这个情况下,可以使用增强抗-P1 反应性的方法,例如:低温的条件下进行试验。

如果所有阳性反应的红细胞都是 Jk(b+),但不是所有的 Jk(b+)红细胞都反应阳性,那么阳性反应红细胞可能是具有双倍剂量抗原表达的 Jk(a−b+)。在这种情况下,酶或 PEG 等增强技术可能有助于使所有 Jk(b+)红细胞均反应阳性。对患者的红细胞进行分型,以确定它们是否缺乏相应的抗原,也很有帮助。

若反应结果为强阳性,则使用反应阴性的细胞谱对初次试验中检出的特异性抗体进行排除。对出现强阳性的试剂红细胞进行检测,看是否存在共同抗原。

最后,一些共同抗原的存在可能抑制其他抗原的表达,从而导致弱抗体不被检出;当血清中可疑抗体不与对应抗原阳性的所有试剂红细胞发生反应时,这种抗原表达抑制将造成抗体漏检或假阴性反应。例如 In(Lu)能抑制 Lutheran 抗原、P1、In^{b}和 AnWj 的表达。类似地,Kp^{a}能够减弱 Kell 抗原的表达(更多详细讨论见第 12 章)。

5. 遗传的变异性　某些抗体的反应格局较为模糊,看不出特异性,如:抗-Bg^a、抗-Kn^a、抗-McC^a、抗-Sl^a、抗-Yk^a、抗-Cs^{a}和抗-JMH。这些抗体对应的抗原在不同个体的红细胞上表达显著不同。例如,由于红细胞 CR1 拷贝数的变化,Knops 血型抗原的表达在个体间表现出明显的差异[24]。

6. 未列入抗原谱的抗原　标本可能与试剂制造商提供的抗原谱上没有常规列出的抗原发生反应,例如 Do^a、Do^{b}和 Yt^b。即使血清检测出现明显的阴性和阳性结果,仍无法识别这些抗体。在这些情况下,阅读细胞谱提供的额外表型或咨询制造商会有帮助。如果只有 1 个细胞意外地发生反应,这种反应很可能是由低频抗原抗体引起的。本章后面将更详细地讨论这些抗体。

7. 受检红细胞的 ABO 血型　标本可能与大多数或全部 O 型试剂红细胞反应,但不会与自身 ABO 血型红细胞反应。这种反应格局最常见于抗-H、抗-IH 或抗-Le^{b}H。O 型和 A$_2$型红细胞比 A$_1$和 A$_1$B 型红细胞具有更多的 H 抗原,A$_1$和 A$_1$B 红细胞只表达少量 H 基因(有关更多信息,请参见第 10 章)。因此,包含抗-H 或抗-IH 的血清与 O 型试剂红细胞会有更强的反应,而如果用 A$_1$或 A$_1$B 型红细胞或献血者红细胞交叉配血可能会发生弱反应或无反应。抗-Le^{b}H 能与 O 型、Le(b+)红细胞强反应,但与来自 A$_1$或 A$_1$B 型个体的 Le(b+)红细胞弱反应或无反应。

8. 意外的试剂红细胞问题　如果试剂红细胞定型结果错误或 DAT 阳性,将无法解释该红细胞的反应结果,此属罕见情况。如果红细胞来源于商业产品,应该立即告知供应商。

三、温自身抗体

由于抗体能与几乎所有的测试红细胞反应,因此检验有温自身抗体的患者血清具有一定难度。大多数的温自身抗体是 IgG,少部分为 IgM。IgM 的温自身抗体较为罕见,但往往能引起严重的甚至是致死的自身免疫性溶血性贫血[25]。如果有温自身抗体的患者需要输血,非常有必要检测是否存在潜在的有临床意义的同种抗体。固相凝集法和微柱凝胶法通常会增强温自身抗体的反应。一些方法如 PEG、酶、LISS 也能增强多数温自身抗体的反应。如果血清中含温自身抗体时,试验时可尝试不加增强介质。如果不反应,可排除常见的特异性同种抗体,可使用相同的方法进行相容性检测,而无需吸收试验。若反应阳性,那么需要通过吸收试验排除潜在的同种抗体。更多信息详见第 14 章,方法 3-20、方法 4-8、方法 4-10。

四、冷自身抗体

冷自身抗体在临床上可能是良性的也可能是病理性的。不论哪 1 种情况,这种能在室温或室温以下和所有红细胞,包括患者红细胞反应的冷自身抗体,都有可能引起特殊问题,特别是在高于室温的条件下用 IAT 法进行抗体鉴定时,冷自身抗体也呈阳性反应。这使得一些潜在的有临床意义的同种抗体被冷自身抗体反应所掩盖,从而难以被识别和鉴定。冷自身抗体的检测依赖其检测方法。微柱凝胶试验在只有 1 种细胞的情况下仍可呈现混合视野。固相试验目的是减少检测工作量。有不同的方法检测存在强冷凝集素的血清。一旦确定存在冷自身抗体,大多数情况下的目标是消除干扰的冷自身凝集素反应活性,以检测潜在的有临床意义的抗体。方法如下:

- 省略室温孵育和/或立即离心试验。
- 在 IAT 抗体鉴定试验中用抗-IgG,而非多特异性 AHG 试剂。
- 患者血清或血浆做冷自体或异体吸收以去除自身抗体而保留同种抗体(方法 4-5 和 3-20)。
- 预温技术,将试剂红细胞和患者血清或血浆分别在 37℃ 预温后再混合(方法 3-6)。
- 用兔红细胞或红细胞基质吸收[26,27]

上列最后 2 种避开冷自身抗体的方法是有争议的。以上方法的注释和局限性都可以在它们各自的操作步骤和参考文献中找到。在某些情况下,检测的目的不是避开冷自身抗体,而是确定其血清学特征(如特异性、温态、效价)。如果患者的临床情况提示为病理性冷自身凝集素,这可能是需要和有用的。详见第 14 章。

五、迟发性血清学/溶血性输血反应

迟发性输血反应的定义是,患者在输血后体内产生 1 种新的同种抗体,导致有实验室证据(血清学)或实验室和临床证据(溶血性)显示不相容的红细胞被破坏,而这些红细胞在输血时是相容的。患者在最近 3 个月内输过血,在 IAT 试验中自身对照阳性,则患者血液循环中可能存在抗体致敏的献血者红细胞,导致 DAT 呈现混合凝集外观。在血浆或血清检测不确定的情况下,应进行放散试验。例如,1 个近期输过血的患者自身对照是阳性的,与大部分 Fy(a+)红细胞反应呈弱阳性。那么就特别需要检测红细胞放散液中是否有抗-Fy^a,因为更多的抗体结合在献血者红细胞上,重要的是,制备红细胞放散液的过程可使抗体浓缩。输入的红细胞很少在 IAT 以外的阶段出现自身对照阳性,但对于新产生的或冷反应的同种抗体,也可能呈阳性。若 DAT 结果呈混合视野,血清或血浆与所有的测试细胞都呈阳性反应,则应该考虑是高频抗原的同种抗体引起的输血反应(图 13-2)。

六、高频抗原抗体

如果与所有试剂红细胞在相同的反应相均呈阳性反应,且反应强度相同,自身对照阴性,应考虑是高频抗原抗体。高频抗原对应的抗体可以通过以下方法鉴定:与选定的罕见表型红细胞进行反应;用抗高频抗原血清对患者红细胞进行定型。了解抗体产生者的种族或血统有助于筛选正确的检测方法(表 13-4)[28]。经化学处理和/或酶处理的红细胞(如 DTT-处理或无花果蛋白酶处理的红细胞)可以表现出典型的反应结果,有助于缩小特异性抗体的范围(表 13-5)。检测血型系统中缺乏所有抗原的罕见红细胞[如 K_0,Rh_{null},或 Lu(a-b-)细胞],如果没有反应,可以定位到该血型系统。

如果试验中难以获得某种高频抗原阴性的红

细胞,其低频对偶抗原阳性红细胞可能有助于试验。例如,如果血清中含有能与高频抗原反应的抗-Co^a,由于"剂量效应",该抗体与 Co(a+b+)红细胞的反应弱于与 Co(a+b−)红细胞的反应。

高频抗原抗体可能伴随常见抗原的抗体,这使识别常见抗体更加困难。在这种情况下,需要确定患者的常见抗原表型,选择 1 个表型相似的红细胞(即缺乏与患者红细胞相同的常见抗原的细胞),此细胞与患者血清是不相合的。用此红细胞吸收高频抗原抗体。吸收后的血浆或血清中留下常见抗原的抗体,这些抗体可以通过常规的谱细胞进行鉴定。因为鉴定高频抗原的抗体很复杂,有必要将标本交予参比实验室。

1. **抗体产生者的种族** 含有抗-U、抗-McC^a、抗-Sl^a、抗-Js^b、抗-Hy、抗-Jo^a、抗-Tc^a、抗-Cr^a 和抗-At^a 的人群应该考虑是否属于非洲裔,因为这些抗原阴性的表型几乎都是非洲人。具有抗-Kp^b 的个体常常是欧洲人。抗-Di^b 一般在亚洲、南美、印度和美洲原住民族的个体中发现(表 13-4)。

2. **血清学线索** 了解高频抗原的特定抗体的血清学特征可能有助于鉴定。

(1) **室温反应性抗体**:抗-H、抗-I、抗-IH、抗-P、抗-PP1P^k(−Tj^a)、抗-En^a、抗-LW(部分)、抗-Ge(部分)、抗-Sd^a 或抗-Vel。

(2) **用新鲜血清检测能引起试剂红细胞溶血**:抗-Vel、抗-P、抗-PP1P^k(−Tj^a)、抗-JK3 和一些抗-H 和抗-I。必须用血清代替血浆才能观察到红细胞溶血。

(3) **与酶处理试剂细胞反应性降低或消失**:抗-Ch、抗-Rg、抗-En^a、抗-In^b、抗-JMH、抗-Ge2 和一些抗-Yt^a。

(4) **在 IAT 试验中出现弱的模糊格局**:抗-kn^a、抗-McC^a、抗-Yk^a 和抗-Cs^a 有关。Knops 系统抗原在保存过程中不稳定:抗体可能与献血者红细胞和更新鲜的试剂红细胞反应更强。

(5) **补体结合的自身抗体**,如:抗-I 和抗-IH,或同种抗体,如:抗-PP1P^k 和抗-Vel,使用多特异性的 AHG 试剂可能反应结果更强。

3. **高频抗原抗体 vs 温自身抗体** 当患者由于输血产生高频抗原的相应抗体时,患者输血后红细胞有可能是 DAT 阳性,血清/血浆和放散液有可能与所有试剂红细胞发生反应。因为该反应模式与很多温反应自身抗体(可能也是输血后产生)相

表 13-4 特定人群中的高频抗原

表型	人群
AnWj−	任何人群的瞬态>以色列 阿拉伯土著
At(a−)	黑人
Cr(a−)	黑人
Di(b−)	南美洲>美国>日本
Fy(a−b−)	黑人>阿拉伯/犹太人>地中海>白人
Ge:−2,−3	巴布亚新几内亚>马来西亚>白人
Ge:−2,3	墨西哥>以色列>地中海
Ge:−2,−3,−4	任何人
Gy(a−)	东欧>日本
hr^B−	黑人
hr^s−	黑人
Hy−	黑人
In(b−)	印度>伊朗>阿拉伯
Jk(a−b−)	波利尼西亚>芬兰>日本
Jo(a−)	黑人
Jr(a−)	日本>亚洲>欧洲>贝多因阿拉伯
Js(b−)	黑人
k−	白人>其他
Kn(a−)	白人>黑人>其他
Kp(b−)	白人>日本人
Lan−	白人>日本人>黑人>其他
Lu(a−b−)	其他
LW(a−b−)	任何人的瞬态>加拿大土著
LW(a−)	波罗的海居民
O$_h$(Bombay)	印度>日本>其他
Ok(a−)	日本
P−	日本>芬兰>以色列>其他
PP1P^k−	瑞典>孟诺教派>以色列>日本>其他
Sl(a−)	黑人>白人>其他
Tc(a−b+c−)	黑人
U−and S−s−U+	黑人
Vel−	瑞典>其他
WES(b−)	芬兰>黑人>其他
Yk(a−)	白人>黑人>其他
Yt(a−)	阿拉伯>犹太>其他

表 13-5 各种试剂引起的抗原变化*

试剂	被变性或改变的抗原†
蛋白水解酶‡	M,N,S,Fyᵃ,Fyᵇ,Ytᵃ,Ch,Rg,Pr,Tn,Mg,Mlᵃ/Vw,Clᵃ,Jeᵃ,Nyᵃ,JMH,Xgᵃ,一些 Ge 及 Inᵇ
DTT 或 2-AET	Ytᵃ⁻,JMH,Knᵃ⁻,McCᵃ⁻,Ykᵃ⁻,LWᵃ⁻,所有 Kell,Lutheran,Dombrock,Cromer 及 Indian 血型系统抗原

注:*需使用恰当的红细胞对照
　　†表中一些抗原可能是被弱化了而非变性
　　‡不同水解酶对同一种抗原会产生不同的影响

同,这 2 种情况很难区分。若输血后 DAT 试验的反应强度明显弱于血清或血浆试验,则更可能是高频抗原的同种抗体,而不是温抗体,因为只有输入的红细胞包被有同种抗体。输血后产生的高频抗原抗体会出现 DAT 混合凝集外观(即部分红细胞凝集,部分不凝集),原因是只有输注的红细胞才包被有抗体。在实践中,弱凝集与混合凝集很难区分。如果不能获取输血前标本,如前章所述,使用红细胞分离法分离自身红细胞用于检测或确定 DNA 基因型是很有帮助的。对自身红细胞进行 DAT 检测、用 DAT 阴性自身红细胞检测输血后的血清都有助于区分同种抗体和自身抗体。如果自身红细胞的 DAT 结果是阴性,抗体为同种抗体。如果输血后血浆与 DAT 阴性自身红细胞发生反应,抗体为自身抗体(见第 14 章和图 13-2)。

七、低频抗原抗体

如果血浆标本只与 1 个献血者或试剂红细胞标本反应,且已排除同种抗体,那么应该考虑低频抗原抗体。鉴别该抗体方法可以是用表达低频抗原的谱细胞与该血清反应,也可以是用已知的低频抗原抗体去检测能与该血清标本发生反应的红细胞。不幸的是,单一血清经常含有多种特异性的低频抗原抗体。从定义上看,低频抗原是罕见的,但识别低频抗原的抗体并不少见。许多低频抗原对应的抗体仅在低于 37℃ 时发生反应,因此还不能确定其临床意义。低频抗原抗体的鉴定需在参比实验室进行。一些 IRLs 并不要求对其进行鉴定,因为这些抗体许多都没有显著的临床意义,且较容易找到相合的血液。

如果怀疑是低频抗原抗体,且所有同种抗体均已排除,进行鉴定试验后不应延迟输血。由于可用于检测献血者红细胞低频抗原的抗血清较少,往往

通过交叉配血来避免输注抗原阳性红细胞。当血清只能与 1 个献血者红细胞或试剂红细胞反应,最有可能的原因是存在 1 种针对低频抗原的抗体;其他的解释可能是红细胞 ABO 不相容、DAT 阳性或多凝集红细胞。

八、孕期低频抗原抗体

当母体抗体筛查阴性,但是其 ABO 血型相合的新生儿出现 DAT 试验阳性或无法解释的红细胞计数持续下降时,也需考虑存在低频抗原抗体。如果怀疑孕妇含有能够与低频抗原反应的抗体,尽管抗体的特异性未知,采用母体血浆检测父亲红细胞(血浆是 ABO 相容)的方法可以预测胎儿红细胞携带父亲抗原以及与母亲抗体不相容的可能性。只有母亲血浆与父亲红细胞是 ABO 相容或婴儿红细胞放散液不含有能够与父亲红细胞发生反应的抗-A 和抗-B,或 ABO 抗体通过吸收试验从血清中去除或放散下来,才能进行上述试验。

九、药物依赖性抗体

某些药物会使患者体内产生抗体。这些抗体会导致 IAT 试验阳性和/或 DAT 试验阳性。药物引起的免疫性溶血性贫血比较罕见,其概率大约是 1/1 000 000[29]。综合分析临床表现、用药史以及血清学结果,能够为及时识别药物引起的溶血性贫血、向临床医生提供挽救生命的重要信息创造机会。当通过常规的血清学方法检测出针对药物或药物/红细胞膜复合物的抗体时,可能还需要进行后续的复杂的检测来排除同种抗体的存在,并排除患者出现输血反应的可能性(迟发性的或是血清的)。检测药物依赖性抗体的方法和药物引起的免疫性溶血性贫血的相关知识参见第 14 章。

十、试剂抗体

药物抗体或添加剂抗体可以导致抗体检测和鉴定试验出现假阳性结果。这些导致抗体检测阳性的成分可以在试剂红细胞上清中或检测系统中添加的抗体增强介质中找到。除了引起实验室干扰导致输血延迟,大多数异常反应是体外现象,在输血治疗中意义不大。将标本与不同制造商的细胞或增强介质、洗涤过的红细胞和原稀释液中的红细胞、厂家生产的红细胞和献血者的红细胞进行系统性比较,可以发现产生抗体的成分。请参见本章末 Garratty 的阅读建议以及参考文献[30-32]。

十一、缗钱状红细胞

缗钱状红细胞是异常血清反应最常见的表现之一,它是红细胞的聚集体,肉眼观察时可被误认为凝集。这种现象可在任何包含患者血清和试剂红细胞的试验中观察到。显微镜观察时,缗钱状看起来类似于硬币堆叠在一起,缗钱状形成是异常的体外现象,是由异常的血清蛋白浓度引起。在包含产生缗钱状凝集的蛋白时,难以通过直接凝集试验检测到抗体。但 IAT 试验中血清被洗涤弃去,缗钱状并不影响 IAT 结果。IAT 试验的 Coomb's 对照细胞结果,可用于分辨洗涤不完全引起的假阴性结果。出现缗钱状凝集时,盐水替代法可以用于检测直接凝集抗体,若在试验中红细胞分散开,则可确定为缗钱状红细胞(方法 3-7)。

十二、其他异常的血清反应

也有一些仅与盐水新鲜洗涤的红细胞、老化的(体内或体外)红细胞及在一些塑料容器中储存过的红细胞发生反应的抗体。出现这些反应的概率较小,但也为一些难以解释的反应提供思路。详见 Garratty 的阅读建议。

第五节 可 选 方 法

虽然日常工作中通常应用同一方法检测常见的抗体,但鉴定复杂抗体时需要应用其他的方法和技术。本章节中提到的方法是许多实验室日常工作中常规开展的方法;其他方法可有选择地应用或只在特定条件下使用,但没有 1 种方法适用于检出所有的抗体。当常规方法不能确定特异性,或怀疑抗体的存在但不能得到证实时,使用其他增强技术或程序可能会有所帮助。包括酶处理红细胞、低温检测或各种增强介质检测技术,需要设立自身对照以保证结果解释的合理性。

一、检测自身红细胞表型

如果患者在近 3 个月内输过血,表型会比较难判断。如果有输血前的标本,需用此标本检测其真正的表型。如果没有输血前的标本,可将患者新生成的红细胞从输血后红细胞中分离(方法 2-22),再进行定型。分离方法为离心法,是基于新生红细胞与成熟红细胞密度不同的原理。离心法最好使用最近 1 次输血 3 天后的标本,给新的红细胞生成

提供时间。取样后应尽早分离,如果标本放置太久(>24h)或患者不产生新鲜红细胞或患者存在镰状细胞性贫血,则此法不适用。

镰状细胞密度很高,因此镰状细胞性贫血的患者不适用于离心法分离自身红细胞与输入的献血者红细胞。但可用低渗盐水洗涤法(方法 2-23)进行镰状细胞的分离。含血红蛋白 SS 的镰状细胞在低渗盐水中不溶血,而含血红蛋白 AA 的献血者红细胞溶血。

由于患者红细胞表面包被免疫球蛋白,冷抗体和温抗体也会干扰定型。如果红细胞上包被有自身抗体,可用 37℃温盐水洗涤去除自身抗体(方法 2-17)。如果冷自身抗体非常强,可用 0.01mol/L 二硫苏糖醇(dithiothreitol,DTT)破坏引起自身凝集的 IgM 分子(方法 2-18)。如果红细胞上包被有 IgG 的自身抗体,在去除此 IgG 抗体之前,无法使用间接抗球蛋白试验(IAT)去鉴定表型(如 Fy^a, Fy^b)。但是工作中经常会使用直接凝集的抗血清,如 IgM 单克隆试剂来检测被抗体致敏的红细胞。除少数情况外,许多 DAT 阳性的红细胞使用直接凝集的单克隆试剂检测,测得的表型结果通常是有效的[33]。去除 IgG 抗体的常见方法有:热放散(方法 2-19),二磷酸氯喹放散(方法 2-20)和甘氨酸/EDTA 放散(方法 2-21)。

二、低离子强度盐溶液和聚乙二醇技术

LISS 和 PEG 技术可增强反应性,减少孵育时间。LISS 通常可用于试管法配制红细胞悬液或应用于微柱凝胶法或作为试管/固相法试验中的介质。商品化的 LISS 和 PEG 可能含额外的增强介质。试验时应严格按试剂说明书要求加入血清和 LISS 液,确保合适的比例。LISS 和 PEG 的一般流程、技术原理和特殊注意事项参见方法 3-4 和方法 3-5。LISS 和 PEG 也可增强自身抗体,因此,当同种抗体合并有自身抗体时,情况更为复杂[34,35]。

三、降低温度

某些抗体(如抗-M、抗-N、抗-P1、抗-Le^a、抗-Le^b 和抗-A1)在室温和更低的温度时反应较强,其特异性可能只在 22℃以下才被检测到。低温反应的自身对照尤为重要,因为许多血清中含抗-I 或其他冷反应性自身抗体。

四、提高血清/红细胞比例

增加血清量后再与标准体积的红细胞反应可

增强低浓度抗体的反应性。方法之一是,4 体积(滴)血清加 1 体积(滴)2%~5% 的红细胞悬液,37℃孵育 60min,期间应定时振摇混匀,促进抗原抗体反应。在 IAT 之前去除血浆是有益处的,因为如果使用血清加量法,标准的 3~4 次洗涤并不能充分地去除未结合的免疫球蛋白。但并不提倡增加洗涤次数,因为洗涤太多次,已结合的抗体可能会被分离下来。提高血清/红细胞比例并不适用于使用 LISS 或商品化 PEG(可能含 LISS)的方法,因为使用低离子强度介质的方法需要合适的血清和添加剂的比例。

五、增加孵育时间

对于一些抗体来说,常规的孵育时间(增强介质是 10~15min,无增强介质需 30min)可能不足以使抗体充分反应,特别是在盐水或白蛋白介质中反应时,反应呈阴性或弱反应。增加反应时间至 30~60min,结果会更清晰。使用 LISS 和 PEG 时禁止延长孵育时间,因为超过其推荐时间会使反应减弱或消失。因此,一定要按照厂商说明书正确使用试剂。

六、调节 pH

改变反应体系的 pH 值能改变某些抗体反应性,一些被增强,而另一些被减低。

反应体系的 pH 值降低至 6.5 时,抗-M 反应增强[36]。抗体鉴定时如果只有 M+N-细胞反应,疑似存在抗-M,此时血清被酸化后可看到明确的反应格局(例如与 M+N+细胞也反应)。1 体积 0.1N HCl 加至 9 体积的血清中,可使 pH 值降低至 6.5 左右。酸化血清法需用已知 M 抗原阴性的细胞进行质量控制以排除非特异性凝集。

低 pH 会明显降低其它抗体的反应性[37]。如果将 pH<6.0 的盐水用于制备红细胞悬液或 IAT 法的洗涤步骤,Rh、Duffy、Kidd 和 MNS 血型系统的抗体的反应结果将呈阴性。磷酸盐缓冲液(方法 1-8)可用于控制 pH,增强低 pH 时弱反应抗体的反应强度[38]。

七、红细胞血型抗原的酶修饰/破坏

复杂抗体鉴定时,应用最多的是无花果蛋白酶和木瓜蛋白酶。酶可破坏或减弱某些抗原,如 MN、S、Fyᵃ、Fyᵇ、JMH、Ch、Rg 和 Xgᵃ(表 13-5),使抗原相应的抗体不与酶处理后的细胞反应。相反,无花果蛋白酶处理和木瓜蛋白酶处理的红细胞与其他抗体反应增强(如 Rh、P1PK、I、Kidd 和 Lewis 系统的抗体)。因此,酶处理技术可用于分离混合抗体。例如,标本含抗-Fyᵃ 和抗-Jkᵃ,试验时会与许多谱细胞起反应。但若使用酶处理谱细胞,可增强抗-Jkᵃ 的反应,破坏抗-Fyᵃ 的反应。蛋白水解酶的应用和处理程序见方法 3-8~方法 3-13。

一些高级的 IRL 还会应用胰蛋白酶、胰凝乳蛋白酶和链霉蛋白酶等。根据所使用的酶和方法,其他抗原也可能被改变或破坏。被其中 1 种蛋白水解酶灭活的抗原可能不会被其他酶灭活。胰蛋白酶用于去除红细胞上的 CD38,从而避免了抗-CD38 免疫治疗的干扰[39]。利用酶和不同的方法,某些抗原被改变或破坏。某些抗原能被某种蛋白水解酶灭活,但不能被其他蛋白水解酶灭活。只与酶处理细胞反应的抗体是否具有临床意义仍值得商榷,这些“唯酶”抗体可能并不具有临床意义[40]。

八、红细胞血型抗原的化学修饰/破坏

细胞上的某些血型抗原经过化学处理后,会被破坏或减弱(表 13-5)。“修饰红细胞”即处理过的红细胞可用于检测是否存在可疑抗体以及鉴定意外抗体。如果标本中含有针对高频率抗原的抗体,那么修饰红细胞就特别有用,因为抗原阴性的红细胞非常稀少。巯基试剂如 2-氨基乙硫溴铵(2-aminoethylisothiouronium bromide, AET),2-巯基乙醇(2-mercapto-ethanol, 2-ME)或 DTT 裂解维持某些血型抗原构象的二硫键可以用来减弱或破坏 Kell 血型系统的抗原和其他抗原[41-42](方法 3-18),DTT 也能破坏红细胞上的 CD38,通常用于减少抗-CD38 免疫治疗对血清学试验的干扰[16-17]。ZZAP 试剂,包含蛋白水解酶和 DTT,可以使对 DTT 敏感的抗原蛋白变性(比如所有 Kell 血型系统抗原),同样也可以使对水解酶敏感的抗原变性(方法 4-8)[43]。经 Glycine-HCl/EDTA 处理的红细胞,Bg、Kell 血型系统和 Erᵃ 抗原被破坏(方法 2-21 和方法 4-2)[44]。磷酸氯喹可以减弱 HLA-I 类抗原(Bg 抗原)的表达[45],也可以减弱其他抗原,包括 Rh 抗原的表达(方法 2-20)。

九、抑制法

某些血型抗原以可溶性的形式存在于体液中,如唾液、尿液和血浆中。这些物质也存在于自然界其他来源中。可溶性物质可用于抑制相应抗体的

反应性,这些抗体可掩盖非中和的抗体的存在。如果疑似存在某种抗体,应用可溶性物质抑制抗体的反应性能帮助鉴定抗体。例如,怀疑存在抗-P1,但凝集反应不明确,在加入可溶性 P1 物质后反应消失,可证明抗-P1 的特异性。抑制试验需做盐水的平行对照,如果抑制试验为阴性且加等量体积的盐水和可溶性物质的稀释对照为阳性时,可证明结果真实可靠。

最常见的抑制物如下:

- Lewis 物质。每个有 Lewis 基因(*FUT3*)的个体,其唾液中存在 Le^a 物质或 Le^b 物质或两者均有。表型为 Le(a+b-)的个体唾液中含 Le^a 物质,表型为 Le(a-b+)的个体唾液中含 Le^a 物质和 Le^b 物质(方法 2-8)。也有商品化的 Lewis 物质可供使用。

- P1 物质。包虫囊液和鸽子蛋卵清蛋白中存在可溶性 P1 物质。也有商品化的 P1 物质可供使用。

- Sd^a 物质。许多体液中都存在可溶性的 Sd^a 物质,但尿液中浓度最高[46]。为确定血清标本中是否存在抗-Sd^a,可用已知 Sd(a+)个体的尿液来抑制抗体的反应性(方法 3-19)。

- Chido 和 Rodgers 物质。Ch 和 Rg 抗原是存在于人类补体(C4)第 4 组分上的表位[47,48]。大多数正常红细胞表面有微量 C4。抗-Ch 和抗-Rg 在 IAT 法中会与 C4 反应。如果红细胞在体外包被有大量 C4,抗体与红细胞可产生直接凝集。鉴定抗-Ch 和抗-Rg 有效的方法是用 Ch+,Rg+ 阳性的血浆抑制这些抗体的反应(方法 3-17)。虽然不是抑制技术,但在体外,血浆中可溶性的 Ch 和 Rg 物质可以通过过量 C4d 包被红细胞。这些被包被的红细胞与抗-Ch 和抗-Rg 直接凝集,从而被快速识别[49]。

十、免疫球蛋白的变性

巯基试剂,如 DTT 和 2-ME,能够使 IgM 五聚体中联结单体亚单位的二硫键断开。完整的 19S IgM 分子被切为 7S 的亚单位,并丧失血清学活性[50]。7S 单体的链内二硫键相对稳定,不受巯基试剂影响。

使用巯基试剂使免疫球蛋白变性的应用包括:

- 确定抗体的免疫球蛋白类别(方法 3-16)。在孕妇的标本中检查到 IgG 抗体,提示有 HDFN 的风险。

- 在 IgM 和 IgG 混合的抗体中,鉴定其特异性,特别是 IgM 发生的凝集遮盖了 IgG 抗体的存在。

- 确定抗体(如抗-A 或抗-B)中 IgM 和 IgG 组分的相对含量。

- 使 IgM 引起的红细胞凝集消散(方法 2-18)。

- 应用 DTT 和蛋白酶混合试剂(ZZAP 试剂)将 IgG 抗体从红细胞上去除(方法 4-8)。

十一、吸收试验

抗体能被含有相应抗原的红细胞吸收而从血清中分离出来。抗体和细胞膜上抗原结合后,分离血清和细胞,特异性抗体仍留在红细胞上。此时,可以通过放散试验收集已结合的抗体,也可检测吸收后血清中的剩余抗体。

吸收试验可用于下列情况:

- 分离单一血清中的多种抗体。

- 去除自身抗体活性,检测与自身抗体同时存在的同种抗体。(详见第 14 章)。

- 去除血清中不必要的抗体(常为抗-A 和/或抗-B),保留血清中可作为试剂使用的其他抗体。

- 通过待检红细胞去除已知抗体特异性血清中的相应抗体的能力,从而确定红细胞上存在某种特异性抗原。

- 由某种抗体只能被特定血型表型红细胞吸收的特性来确定该抗体的特异性。

不同情况下,吸收试验有不同目的;没有 1 种试验方法能够满足所有目的(方法 4-5、方法 4-8、方法 4-9 和方法 4-10)。在方法 3-20 中可以找到关于抗体吸收试验的基本步骤。常用的血清与细胞比例,一体积血清对一相等体积洗涤过的压积红细胞。为增加抗体吸收,可以使用较大量红细胞以增加抗原的比例。孵育温度应当是该抗体反应时的最适温度。用蛋白酶预先处理红细胞可以增加某些抗体的吸收,并减少完全去除抗体所需的吸收次数。但是有些抗原被蛋白酶破坏,这些相应的抗体不能被酶处理过的红细胞所清除。为了确保吸收完全(即没有不吸收的抗体残留),有必要使用未参与抗体吸收的红细胞检测已被吸收的血清。吸收试验使用大量的红细胞,小孔径试管的红细胞通常量不足。献血者和工作人员通常是红细胞的最便捷的来源。

将混合抗体分离时,选择适当表型的红细胞极其重要。如果预先鉴定 1 个或多个抗体,表达相应抗原的红细胞可以用于去除被吸收血清中已知的抗体,同时留下未知的抗体。例如,如果某个人的表型是 K+k-,Fy(a-b+),并且产生了抗-k,那么就要用 K-k+,Fy(a-b+) 表型的红细胞试剂吸收除去抗-k,然后被吸收后的血清可以使用普通的 K-k+,Fy(a+b-) 红细胞检测是否存在抗-Fyᵃ。

十二、放散试验

放散试验是将致敏红细胞上结合的抗体释放出来。结合的抗体可因诸多因素而解离,如抗原抗体的热动力学变化;抗原抗体结合力被中和或产生相反的力;抗原抗体结合位点结构的破坏。放散试验的目的是获得可用的抗体。

实验室通常有多种放散试验的方法,可供选择的方法参考方法 4-1~方法 4-4。没有 1 种方法适用于所有情况。热放散或冻融放散最常应用于 ABO 血型不相容所致的 HDFN 的研究,很少用于其他抗体的检测。使用酸或有机溶剂的方法放散温反应自身和同种抗体。商品化试剂也可用于放散试验。(详见第 14 章表 14-2,放散方法及其优缺点和临床应用)

放散试验主要用于以下情况:
- DAT 阳性的研究(第 14 章)。
- 浓缩和纯化抗体,检测弱表达的抗原,鉴定混合多种抗体的特异性。这些试验要结合上述的吸收试验同时进行。详见方法 2-7。
- 自身吸收试验时制备无抗体结合的红细胞(方法 4-5、方法 4-8)。

影响放散试验成功的技术因素:
- 洗涤不完全。致敏红细胞在放散前必须经彻底洗涤,防止未结合抗体混入放散液。最常用做法是用盐水洗涤 6 次,但如果上清中含有高效价抗体,可能需要更多次洗涤(注意以下 3 项内容)。为确定洗涤过程的有效性,应保留最后 1 次洗涤的上清,检测其抗体活性为阴性。
- 蛋白质结合到试管玻璃表面。如果放散试验与"红细胞吸收(致敏)和洗涤"使用同一试管,那么致敏时非特异性结合到试管表面的抗体在放散试验时离散到放散液中。如果患者 DAT 阳性,血清中有游离抗体,试验中应用全血标本时,也可能发生类似结合现象。为了避免该类污染,洗涤后的红细胞在放散前应该被转移到另一洁净的试管中。
- 放散前抗体从红细胞解离。IgM 类抗体,如抗-A、抗-M 或低亲和力 IgG,在洗涤过程中,会自发地从红细胞上解离下来。为避免这类抗体损

失,可以应用冷盐水(4℃)或厂家生产的洗涤液来洗涤红细胞。
- 错误的操作技术。如未完全去除有机溶剂和没有纠正放散液的渗透压和 pH,导致加入放散液中用于检测的红细胞出现溶血或具有"黏性",从而影响结果判读。认真仔细地操作和严格遵照试验程序能避免该类问题。
- 放散液中抗体具有不稳定性。稀释的蛋白质溶液,例如盐水放散液中的抗体是不稳定的。应该尽早地检测放散液中的抗体,也可以加入牛血清白蛋白至放散液中,使最终牛血清白蛋白浓度为 6%(W/V),可冷冻保存放散液。也可以直接用无抗体血清、6%(W/V)白蛋白液或类似的蛋白质介质代替盐水进行抗体放散。如果使用商品放散液,请根据生产厂商的使用说明进行制备和保存。

十三、吸收放散试验

吸收放散试验结合可用于从单一血清分离混合抗体、检测红细胞上弱表达抗原或帮助鉴定弱反应抗体。操作过程是,首先将血清与选择的红细胞孵育,然后从吸收的红细胞上放散抗体。

当选择的吸收红细胞用于从混合抗体中分离抗体时,应该特别注意,红细胞应该只表达单一抗原,该抗原对应混合抗体中的某种抗体,那么此细胞的放散液也只包含这种抗体。放散液和吸收血清可以做进一步试验。常使用未处理过的红细胞用于吸收。

十四、抗体效价测定

一般情况下,用选择的红细胞检测倍比稀释的血浆来确定抗体的效价。肉眼观察产生凝集的最高稀释度,其倒数即为效价。抗体效价测定的价值在于,说明标本血清中存在相应数量抗体,或是在红细胞上表达相应抗原的强度。

抗体效价的测定通常用于:

(1) **产前检查**:已知血清中含有引起 HDFN 的特异性抗体或临床意义未知的抗体,抗体效价测定的结果有助于决定是否进行其他检查(如多普勒超声或羊膜穿刺术)。(见第 23 章和方法 5-3)。

(2) **抗体鉴定**:有些抗体几乎能与所有的试剂红细胞结合,在抗体效价测定中表现为,与不同红细胞表现出不同的反应强度。例如,自身抗-I 可以与成人和脐血红细胞均起反应,然而抗体效价测

定表明与成人 I+细胞反应的效价比与脐血 I+^{W} 红细胞反应的效价更高。大多数抗体的反应活性,倍比稀释后逐渐减弱(即 2+的凝集强度在下一个滴度时变成 1+),弱抗体(<1+)稀释后会失去反应活性。然而,有些抗体稀释时,效价 1~2 048 一直保持弱反应性。这样的抗体包括抗-Ch、抗-Rg、抗-Cs^a、抗-Yk^a、抗-Kn^a、抗-McC^a 和抗-JMH。当弱反应出现在 IAT,抗体效价测定可以确定抗体的反应性是否与该血型系统抗体的反应性相符;但是并非所有抗体都表现为高效价、低亲和力。因此,血清学特性可能表明某些抗体特异性,但即使血清学试验中未表现出相应的抗体特异性,也不能排除该抗体具有此特异性。上述抗体并没有如预期,导致红细胞寿命缩短,但也有一些具有类似血清学特性的抗体(如,抗-Lu^b、抗-Hy、和抗-Yt^a)会缩短红细胞寿命。抗-CD38 可呈现高效价的反应活性,并通常不与 Lu(a−b−)细胞反应[39,51]。如果患者接受抗-CD38 治疗但不告知实验室检测人员,可能会得出血样中含有高频 Lutheran 系统抗原的结论。有关抗体效价测定的细节参见方法 3-15。

(3) 分离混合抗体:抗体效价测定结果可以说明某种抗体相比另 1 种抗体在更高的稀释度有反应。那么在与红细胞反应前稀释血清,可能去除了低效价抗体的反应性,而只保留高效价抗体的反应性。例如,如果血清包含抗-c 和抗-JK^a,2 种抗体分别在效价 2 和效价 16 有反应,那么将血清稀释到效价 8 时,抗-JK^a 将无反应性。

十五、其他方法

除了传统的试管法,凝胶法,固相技术,还有其他方法用于鉴定抗体。毛细管、微孔反应板、酶联免疫试验特别适用于检测小剂量的血清或试剂。实验室中还有其他方法使用专门的设备进行检测,包括放射免疫检测法、荧光免疫检测法、流式细胞术和免疫印迹技术。

第六节 抗体鉴定的注意事项

在抗体筛选试验中发现意外的红细胞抗体,并通过抗体鉴定试验进行鉴定。从这一过程中获得的信息将用于帮助确定意外抗体的潜在临床意义,以提供有效的红细胞成分输血,或确定是否需要进一步监测 HDFN。

一、抗体鉴定的意义

抗体的识别和鉴定是预测其潜在临床意义的 2 个主要手段。抗体如果在 37℃ 和/或 IAT 有反应,都可能具有临床意义。抗体在室温或低于室温有反应通常不具有显著的临床意义。也有例外,比如抗-Vel,抗-P 和抗-PP1P^k(抗-Tj^a)可能仅在低温下反应,但能在体内破坏红细胞。抗-Ch,抗-Rg,和一些 Knops、Cost 系统抗体,除非 IAT 阳性,一般也不具有临床意义。同类型抗体的病例报道可用于参考其临床意义。

表 13-3 总结了常见的同种抗体的预计反应性和临床意义。对于一些抗体来说,仅有很少或几乎没有报道,关于这些抗体的临床意义的判定应基于其是否在 37℃ 具有反应性和/或 IAT 阳性。

一些实验室检测方法可以用于预测抗体的临床意义。单核细胞单层试验能通过观察体外单核细胞对抗体致敏红细胞的吞噬或/和黏附情况,来评价某些抗体在体内的临床意义[52,53]。抗体依赖细胞的细胞毒性试验(antibody-dependent cellular cytotoxicity,ADCC)可以检测抗体致敏红细胞裂解情况;化学发光法可以检测抗体致敏红细胞吞噬后的氧自由基水平;两种方法均有助于检测抗体的体内活性,尤其是预测 HDFN 的严重性。对于冷凝集抗体,体外温态试验能预测其体内发生溶血的可能性[54]。

还有一些体内试验也能用于评价抗体的临床意义。最常规的试验就是红细胞生存试验,将同位素标记的抗原阳性的红细胞(通常用^{51}Cr 标记)输注到患者体内。一段时间后,抽血样行同位素活性检测。这项技术能检测 1ml 或更少的输注红细胞的存活率。另 1 项体内试验是通过流式细胞术检测输注红细胞的存活率,但需要较大量的红细胞(约为 10ml)。但是对体内生存试验结果的解读需谨慎,因为少量输注的不相容红细胞的破坏速度大于输注的完整单位的红细胞。最终解读应参考文献和病例,并综合参比实验室的建议。

二、有抗体史的患者后续抗体鉴定

患者一旦确定存在有临床意义的抗体,条件允许时必须输注相应抗原为阴性的红细胞,所以几乎不需要在再次输血前对已知抗体进行重复鉴定。AABB《血库和输血服务机构的标准》指出:曾经鉴定出抗体的患者需再次进行抗体检测,以发现是否存在其他具有临床意义的抗体[8]。每个实验室均需有鉴定此类患者其他抗体的方法。

三、抗体阳性患者的献血者红细胞选择

1. 抗原阴性血液　任何时候,对于输注给含有潜在临床意义抗体的患者的血液均需进行检测,以确保相应的抗原阴性。即使检测不到抗体时,输注的红细胞也都不应含有相应的抗原,以防止引起继发免疫反应。输血科应该保留所有曾检出有临床意义抗体的患者的医疗记录,针对这些曾检出临床意义抗体的血清应该行 IAT 交叉配血程序[8]。只有在临床紧急情况下,在医生指导下,才可不遵从此原则。

在鉴定抗原阴性血液时需要较高效价的抗体,通常这些抗体来源于商品化的抗血清,但为了节省费用和稀有血清,第 1 次检测可以用患者血清来行相容性检测,然后再用商品化试剂进行确认。如果抗体是罕见的,或者无法获得商品化的抗血清,可以用库存的致敏患者血样来筛选可用于输血的血液。如果使用患者血清作为检测试剂,则必须明确其所含的抗体,并经储存后仍确保具有活性。检测的同时必须有合适的阴性或弱阳性对照(如杂合子献血者的标本)。FDA 关于人源性试剂替代商品化试剂的使用规范如下[55]:

- 抗-K、抗-k、抗-Jk^a、抗-Fy^a、抗-C^w:1∶8稀释,至少产生 1+凝集。
- 抗-S、抗-s、抗-Pl、抗-M、抗-I、抗-c(生理盐水)、抗-e(生理盐水)、抗-Al:1∶4稀释,至少产生 1+凝集。
- 其他特异性抗体:不稀释,至少产生 2+凝集。

在对有临床意义抗体的患者选择血液进行交叉配血时,一些血清学专家建议采用 2 个不同来源的抗体进行献血者红细胞定型,但也有一些专家认为此步骤非必要,尤其是试剂效价高且 AHG 交叉配血试验可进行的情况下。同一厂家的不同批号的抗体或者不同厂家的试剂可以由同一"来源"制备。

当鉴定献血者血液是否含有目标抗原时,如条件允许,应该采用许可的(商品化)试剂。如没有许可的(商品化)试剂,应用合适的文字标记(例:使用非许可试剂检测,XX 抗原阴性)[56]。除 ABO 和 D 血型外,医院无需对标注于血袋上的次要血型进行验证[8]。但如果次要血型仅列于血液清单或者没有粘贴于血袋上,则医院需要进行验证以确保

能用于临床。

2. 相容性检测(交叉配血)　对于某些抗原,可能并非必须鉴定献血者血型抗原,只需要用患者血清来筛选血清学相容的红细胞即可。尤其是针对低于 37℃ 才反应的抗体,如抗-M、抗-N、抗-Pl、抗-Le^a、抗-Le^b 和抗-Al,输注抗原阳性的红细胞,一般也不引起继发免疫应答。

3. 血型配合性输血　对检测不到抗体的患者提供表型相合,抗原阴性的红细胞进行输注是最理想的状态。当 1 个患者为 R1R1 表型,产生抗-E,一些血清学专家建议使用 E、c 抗原阴性的献血者红细胞。此建议是基于以下假设,刺激抗-E 产生的抗原也会刺激抗-c 或抗-cE 的产生,只是常规方法未检测到抗-c 或抗-cE。类似地,对于 R2R2 且有抗-C 的患者,需要考虑使用 e 抗原阴性的献血者血液。

当患者具有较强的温自身抗体或正在接受单克隆抗体治疗,且常规检测不能确定是否相合时,应谨慎选择有临床意义的与患者表型匹配的红细胞成分血。这也适用于抗体尚未被明确证明但观察到输注细胞存活率下降的情况。

对于需要长期输血的镰刀细胞贫血症和地中海贫血症的患者,与特定抗原,特别是 Rh 系统抗原(一般是 C 和 E 抗原)和 K 抗原同型,已成为预防或减轻同种异体免疫的常用方法。但血型相容性输血不能避免新的同种抗体的产生。

四、稀有血液供应

稀有血液包括高频抗原阴性(<1∶1 000U)的或多种常规抗原(<1∶100U)组合呈阴性。当患者存在多种抗体时,确定相容献血者的频率是很有帮助的。计算这种存在概率,必须将同血型的献血者的概率乘以每个抗原阴性的献血者的概率。例如,患者血清含有抗-c,抗-Fy^a,抗-S,而抗原阴性的概率分别为:c 阴性 = 18%,Fy(a−) = 34%,S 阴性 = 45%,那么相容性红细胞存在的概率为 0.18×0.34×0.45 = 0.028,即 2.8%。如果患者为 O 型血,而 O 型血献血者概率为 45%,那么总概率为:0.028×0.45 = 0.013,即 1.3%。

仅含有这些抗体中的任何 1 种,找到相合的血液并不那么困难,但是合并多种抗体则需要筛选大量的血液以找到相合的血液。上述计算用到的抗原是欧洲人群的发生概率,这个概率在非欧洲地区可能有所不同。在计算相容献血者的概率

时,应使用与献血者人种相对应的抗原频率(如果有的话)。

当需要稀有或非常见表型血液时,应该联系当地的血液免疫学实验室,IRL 设在血液中心内部或与之联系紧密,他们通常有库存(新鲜或冷冻)的稀有血型的血液,若当地血液免疫学实验室也没有该稀有血液时,他们会有相关机制来获取这种稀有血液(见下面的 IRL 部分)。

如果临床情况允许,稀有血型患者应该优先考虑自体输血。此外,家庭成员也是稀有血型献血者的另 1 个潜在来源。缺乏高频抗原通常伴随稀有隐性血型基因的遗传,父母往往携带杂合基因。相同父母的子女有 1/4 的概率遗传到同样的 2 个隐性基因,因此兄弟姐妹获得相同血型的概率比其他人更高。在大多数情况下,患者的父母、子女、一半的兄弟姐妹仅表达 1 个稀有基因。如果必须要输血且只能输注不相容血,相对于随机献血者,优先

使用上述携带杂合基因的献血者血液。由多种抗体或某一针对高频抗原抗体所引起的婴儿 HDFN,其母亲能作为婴儿的献血者(前提是 ABO 血型相合)。

第七节 免疫血液学参比实验室

免疫血液学参比实验室通常具有熟练的工作人员,操作规程,最重要的是资源(如冰冻的各种含稀有抗原的红细胞),可以鉴定复杂的抗体。免疫血液学参比实验室还可以向不熟悉或不常遇到复杂抗体的实验室提供咨询和信息。此外,免疫血液学参比实验室常帮助寻找和获取稀有血型血液。免疫血液学参比实验室还与美国稀有献血者项目(ARDP)建立联系,ARDP 在全美范围内建立网络寻找稀有血液,并与其他国家类似机构合作(方法 3-21)。

要点

1. 有临床意义的红细胞抗体是指可能会引起 HDFN、溶血性输血反应或降低输注红细胞的存活率等的抗体。

2. 在抗体鉴定检测前,考虑患者的既往史是非常重要的,包括输血史、妊娠史、移植史、诊断、药物、生物治疗/免疫治疗等。

3. 生物疗法正在拓展到 IVIG 和 RhIG 之外。单克隆抗体用作免疫治疗[如达雷木单抗(抗-CD38)],但也可能干扰血清学结果。未来新疗法可能影响血清学检测。

4. 自身对照是指血清和自身红细胞与血清和试剂红细胞在同等条件下进行检测,这也是抗体鉴定的重要部分。自身对照与 DAT 是不同的。

5. 当试剂细胞上有某种抗原而患者的血清与之不反应,可以暂时排除相应的抗体。

6. 自身红细胞的表型也是抗体鉴定的重要部分。当在血清中检测到某种抗体,说明其自身红细胞上可能缺乏相应的抗原(但也可能有例外情况)。患者的血型和血清中的抗体不配合提示可能存在变异或部分抗原的同种抗体。

7. 基因分型是血型鉴定的一种公认方法。分子生物学方法也可用于解决抗体鉴定或血清学与基因分型相左的结果。

8. 抗体鉴定试验中应考虑排除常见的有临床意义的同种抗体,至少包括抗-D、抗-C、抗-E、抗-c、抗-e、抗-K、抗-Fy^a、抗-Fy^b、抗-Jk^a、抗-Jk^b、抗-S、抗-s。

9. 从概率上看,抗体鉴定时最少需分别用两种反应和不反应的红细胞进行检测。

10. 在产前检查中 DTT 或 2-ME 用于鉴定血浆/血清反应中免疫球蛋白的类型,其中 IgG 抗体检测提示其通过胎盘和引起 HDFN 的风险。

11. 放散试验是将抗体从致敏的红细胞中分离下来。结合的抗体可以通过改变抗原抗体反应的热力学,中和或逆转使抗原抗体结合在一起的结合力,或干扰抗原抗体结合位点的结构来放散。

12. 给可能有临床意义的抗体的患者输注的红细胞,应选择相应抗原为阴性的。即使抗体无法检测到,所有随后输注的红细胞都应缺乏相应抗原,以防止发生继发性免疫应答。

参考文献

1. Tremi A, King K. Red blood cell alloimmunization: Lessons from sickle cell disease. Transfusion 2013;53:692-5.

2. Chou ST, Jackson T, Vege S, et al. High prevalence of red blood cell alloimmunization in sickle cell disease despite transfusion from Rh-matched minority donors. Blood 2013;122:1062-71.

3. Spanos T, Karageorga M, Ladis V, et al. Red cell alloantibodies in patients with thalassemia. Vox Sang 1990;58:50-5.

4. Issitt PD, Anstee DJ. Applied blood group serology. 4th ed. Durham, NC: Montgomery Scientific Publications, 1998.

5. Malyska H, Kleeman JE, Masouredis SP, Victoria EJ. Effects on blood group antigens from storage at low ionic strength in the presence of neomycin. Vox Sang 1983;44:375-84.

6. Westhoff CM, Sipherd BD, Toalson LD. Red cell antigen stability in K3EDTA. Immunohematol 1993;9:109-11.

7. Kaherl KJ, ed. Standards for immunohematology reference laboratories. 9th ed. Bethesda, MD: AABB, 2015.

8. Ooley PW, ed. Standards for blood banks and transfusion services. 30th ed. Bethesda, MD: AABB, 2016.

9. Casina TS. In search of the holy grail: Comparison of antibody screening methods. Immunohematology 2006;22:196-202.

10. Winters JL, Richa EM, Bryant SC, et al. Polyethylene glycol antiglobulin tube versus gel microcolumn: Influence on the incidence of delayed hemolytic transfusion reactions and delayed serologic transfusion reactions. Transfusion 2010;50:1444-52.

11. Bunker ML, Thomas CL Geyer SJ. Optimizing pretransfusion antibody detection and identification: A parallel, blinded comparison of tube PEG, solid-phase, and automated methods. Transfusion 2001;41:621-6.

12. Pisacka M, Kralova M, Sklenarova M. Solid-phase-membrane only antibodies—reactive only in Capture-R Ready but nonreactive by Capture-R Select and in other techniques (abstract). Transfusion 2011;51(Suppl 3):175A.

13. Lang N, Sulfridge DM, Hulina J, et al. Solid phase reactive only antibodies (abstract). Transfusion 2011;51(Suppl 3):172A.

14. Howard JE, Winn LC, Gottlieb CE, et al. Clinical significance of anti-complement component of antiglobulin antisera. Transfusion 1982;22:269-72.

15. Howie HL, Delaney M, Wang X. Serological blind spots for variants of human IgG3 and IgG4 by a commonly used anti-immunoglobulin reagent. Transfusion 2016;

16. Oostendorp M, Lammerts van Bueren JJ, Doshi P, et al. When blood transfusion medicine becomes complicated due to interference by monoclonal antibody therapy. Transfusion 2015;55:1555-62.

17. Chapuy CL, Nicholson RT, Aguad MD, et al. Resolving the daratumumab interference with blood compatibility testing. Transfusion 2015;55:1545-54.

18. Judd WJ, Steiner EA, Oberman HA, Nance S. Can the reading for serologic reactivity following 37 degrees C incubation be omitted? Transfusion 1992;32:304-8.

19. Reid ME, Øyen R, Storry J, et al. Interpretation of RBC typing in multi-transfused patients can be unreliable (abstract). Transfusion 2000;40(Suppl):123.

20. Lomas-Francis C, DePalma H. 2007 Rock Øyen Symposium. DNA-based assays for patient testing: Their application, interpretation, and correlation of results. Immunohematology 2008;24:180-90.

21. Fisher RA. Statistical methods and scientific inference. 2nd ed. Edinburgh, Scotland: Oliver and Boyd, 1959.

22. Harris RE, Hochman HG. Revised p values in testing blood group antibodies: Fisher's exact test revisited. Transfusion 1986;26:494-9.

23. Kanter MH, Poole G, Garratty G. Misinterpretation and misapplication of p values in antibody identification: The lack of value of a p value. Transfusion 1997;37:816-22.

24. Moulds JM, Zimmerman PA, Doumbo OK, et al. Molecular identification of Knops blood group polymorphisms found in long homologous region D of complement receptor 1. Blood 2001;97:2879-85.

25. Arndt PA, Leger RM, Garratty G. Serologic findings in autoimmune hemolytic anemia associated with immunoglobulin M warm autoantibodies. Transfusion 2009;49:235-42.

26. Waligora SK, Edwards JM. Use of rabbit red cells for adsorption of cold autoagglutinins. Transfusion 1983;23:328-30.

27. Yuan S, Fang A, Davis R, et al. Immunoglobulin M red blood cell alloantibodies are frequently adsorbed by rabbit erythrocyte stroma. Transfusion 2010;50:1139-43.

28. Reid ME, Lomas-Francis C, Olsson M. The blood group antigens factsbook. 3rd ed. London: Elsevier Academic Press, 2012.

29. Arndt PA, Garratty G. The changing spectrum of drug-induced immune hemolytic anemia. Semin Hematol 2005;42:137-44.

30. Judd WJ, Steiner EA, Cochran RK. Paraben-associated autoanti-Jka antibodies: Three ex-

56:2953-62.

amples detected using commercially prepared low-ionic strength saline containing parabens. Transfusion 1982;22:31-5.

31. Judd WJ, Storry JR, Annesley TD, et al. The first example of a paraben-dependent antibody to an Rh protein. Transfusion 2001;41:371-4.

32. Dube VE, Zoes C, Adesman P. Caprylate-dependent auto-anti-e. Vox Sang 1977;33:359-63.

33. Rodberg K, Tsuneta R, Garratty G. Discrepant Rh phenotyping results when testing IgG-sensitized RBCs with monoclonal Rh reagents (abstract). Transfusion 1995;35(Suppl):67.

34. Reisner R, Butler G, Bundy K, Moore SB. Comparison of the polyethylene glycol antiglobulin test and the use of enzymes in antibody detection and identification. Transfusion 1996;36:487-9.

35. Issitt PD, Combs MR, Bumgarner DJ, et al. Studies of antibodies in the sera of patients who have made red cell autoantibodies. Transfusion 1996;36:481-6.

36. Beattie KM, Zuelzer WW. The frequency and properties of pH-dependent anti-M. Transfusion 1965;5:322-6.

37. Bruce M, Watt AH, Hare W, et al. A serious source of error in antiglobulin testing. Transfusion 1986;26:177-81.

38. Rolih S, Thomas R, Fisher F, Talbot J. Antibody detection errors due to acidic or unbuffered saline. Immunohematol 1993;9:15-18.

39. Velliquette RW, Shakarian G, Jhang J, et al. Daratumumab-derived anti-CD38 can be easily mistaken for clinically significant antibodies to Lutheran antigens or to Knops antigens (abstract). Transfusion 2015;55(3S):26A.

40. Issitt PD, Combs MR, Bredehoeft SJ, et al. Lack of clinical significance of "enzyme-only" red cell alloantibodies. Transfusion 1993;33:284-93.

41. Advani H, Zamor J, Judd WJ, et al. Inactivation of Kell blood group antigens by 2-aminoethylisothiouronium bromide. Br J Haematol 1982;51:107-15.

42. Branch DR, Muensch HA, Sy Siok Hian AL, Petz LD. Disulfide bonds are a requirement for Kell and Cartwright (Yta) blood group antigen integrity. Br J Haematol 1983;54:573-8.

43. Branch DR, Petz LD. A new reagent (ZZAP) having multiple applications in immunohematology. Am J Clin Pathol 1982;78:161-7.

44. Liew YW, Uchikawa M. Loss of Era antigen in very low pH buffers. Transfusion 1987;27:442-3.

45. Swanson JL, Sastamoinen R. Chloroquine stripping of HLA A,B antigens from red cells. Transfusion 1985;25:439-40.

46. Morton JA, Pickles MM, Terry AM. The Sda blood group antigen in tissues and body fluids. Vox Sang 1970;19:472-82.

47. O'Neill GJ, Yang SY, Tegoli J, et al. Chido and Rodgers blood groups are distinct antigenic components of human complement C4. Nature 1978;273:668-70.

48. Tilley CA, Romans DG, Crookston MC. Localization of Chido and Rodgers determinants to the C4d fragment of human C4 (abstract). Transfusion 1978;18:622.

49. Judd WJ, Kraemer K, Moulds JJ. The rapid identification of Chido and Rodgers antibodies using C4d-coated red blood cells. Transfusion 1981;21:189-92.

50. Freedman J, Masters CA, Newlands M, Mollison PL. Optimal conditions for use of sulphydryl compounds in dissociating red cell antibodies. Vox Sang 1976;30:231-9.

51. Aye T, Arndt PA, Leger RM, et al. Myeloma patients receiving daratumumab (anti-CD38) can appear to have an antibody with Lutheran-related specificity (abstract). Transfusion 2015;55(3S):28A.

52. Nance SJ, Arndt P, Garratty, G. Predicting the clinical significance of red cell alloantibodies using a monocyte monolayer assay. Transfusion 1987;27:449-52.

53. Arndt PA, Garratty G. A retrospective analysis of the value of monocyte monolayer assay results for predicting the clinical significance of blood group alloantibodies. Transfusion 2004;44:1273-81.

54. Petz LD, Garratty G. Immune hemolytic anemias. 2nd ed. Philadelphia: Churchill Livingstone, 2004.

55. Code of federal regulations. Title 21, CFR Parts 660.25 and 660.26. Washington, DC: US Government Publishing Office, 2016 (revised annually).

56. Food and Drug Administration. 7342.001: Inspection of licensed and unlicensed blood banks, brokers, reference laboratories, and contractors. Compliance Program guidance manual. Silver Spring, MD: CBER Office of Compliance and Biologics Quality, 2010:50-3. [Available at http://www.fda.gov/downloads/BiologicsBloodVaccines/GuidanceComplianceRegulatoryInformation/ComplianceActivities/Enforcement/CompliancePrograms/UCM337001.pdf (accessed April 16, 2017).]

57. Shirey RS, Edwards RE, Ness PM. The risk of alloimmunization to c (Rh4) in R1R1 patients who present with anti-E. Transfusion 1994;34:756-8.

资料推荐

Daniels G. Human blood groups. 3rd ed. Hoboken, NJ: Wiley-Blackwell, 2013.

Daniels G, Poole J, de Silva M, et al. The clinical significance of blood group antibodies. Transfus Med 2002;12:287-95.

Engelfriet CP, Overbeeke MA, Dooren MC, et al. Bioassays to determine the clinical significance of red cell antibodies based on Fc receptor-induced destruction of red cells sensitized with IgG. Transfusion 1994;34: 617-26.

Garratty G. In-vitro reactions with red blood cells that are not due to blood group antibodies: A review. Immunohematology 1998;14:1-11.

Harmening DM. Modern blood banking and transfusion practices. 6th ed. Philadelphia: FA Davis, 2012.

Issitt PD, Anstee DJ. Applied blood group serology. 4th ed. Durham, NC: Montgomery Scientific Publications, 1998.

Judd WJ, Johnson S, Storry J. Judd's methods in immunohematology. 3rd ed. Bethesda, MD: AABB Press, 2008.

Kaherl, KJ, ed. Standards for immunohematology reference laboratories. 9th ed. Bethesda, MD: AABB, 2015.

Kanter MH. Statistical analysis. In: Busch MP, Brecher ME, eds. Research design and analysis. Bethesda, MD: AABB, 1998:63-104.

Klein HG, Anstee DJ. Mollison's blood transfusion in clinical medicine. 12th ed. Oxford, UK: Wiley-Blackwell, 2014.

Lomas-Francis C, DePalma H. 2007 Rock Øyen Symposium. DNA-based assays for patient testing: Their application, interpretation, and correlation of results. Immunohematology 2008;24: 180-90.

Menitove JE. The Hardy-Weinberger principle: Selection of compatible blood based on mathematic principles. In: Fridey JL, Kasprisin CA, Chambers LA, Rudmann SV, eds. Numbers for blood bankers. Bethesda, MD: AABB, 1995:1-11.

Ooley PW, ed. Standards for blood banks and transfusion services. 30th ed. Bethesda, MD: AABB, 2016.

Reid ME, Lomas-Francis C, Olsson M. The blood group antigen factsbook. 3rd ed. London: Elsevier Academic Press, 2012.

Rolih S. A review: Antibodies with high-titer, low-avidity characteristics. Immunohematology 1990;6:59-67.

Rudmann SV, ed. Serologic problem-solving: A systematic approach for improved practice. Bethesda, MD: AABB Press, 2005.

Weisbach V, Kohnhauser T, Zimmermann R, et al. Comparison of the performance of microtube column systems and solid-phase systems and the tube low-ionic-strength solution additive indirect antiglobulin test in the detection of red cell allo-antibodies. Transfus Med 2006;16:276-84.

Westhoff C. 2007 Rock Øyen Symposium. Potential of blood group genotyping for transfusion medicine practice. Immunohematology 2008;24:190-5.

第14章　直接抗球蛋白试验阳性和免疫介导的溶血

溶血性贫血指红细胞存活时间缩短。正常红细胞的寿命为 110~120 天。正常人体内,每天有 1% 的红细胞被网状内皮系统清除,这与骨髓中生成的红细胞数量相当。正常情况下骨髓可以通过增加红细胞生成以代偿失血。因此,在非失血的情况下,网织红细胞计数升高是溶血的间接指标。如红细胞寿命缩短而骨髓造血仍能代偿,则不会出现贫血。

本章讲述的免疫介导的溶血只是溶血性贫血的原因之一,很多溶血的发生跟免疫因素无关。免疫性溶血性贫血由免疫反应所致。溶血性贫血的诊断要依靠临床表现和实验室数据,比如:血红蛋白值、红细胞比容、网织红细胞计数、红细胞形态、胆红素、结合珠蛋白以及乳酸脱氢酶(lactate dehydrogenase,LDH)水平。

血管内溶血是由于补体的经典途径被激活,导致红细胞破坏,大量的游离血红蛋白释放到血浆中。这种溶血较为少见,以血红蛋白血症为特征,当血红蛋白值超过肾阈值时,会引起血红蛋白尿。相反,血管外溶血相对常见,它是由于脾脏和肝脏中的巨噬细胞全部或部分吞噬红细胞(造成球形红细胞的形成),或通过细胞毒效应破坏红细胞,导致血清胆红素升高。然而,两种溶血不能这样简单区分,因为当发生急性血管外溶血时,红细胞破坏产生的血红蛋白也会释放到血浆中。

在输血科进行的血清学检查有助于确定溶血是否为免疫性溶血以及免疫性溶血性贫血的类型。确定免疫性溶血性贫血的类型对于治疗至关重要,因为不同类型免疫性溶血性贫血选择的治疗方案不同。虽然尚无明确的治疗的相关依据,但还是可以采用皮质类固醇、静脉注射免疫球蛋白(intravenous immunoglobulin,IVIG)、脾切除术、利妥昔单抗

和其他更有效的免疫抑制药物等作为其治疗方案[1]。随着不同治疗方案的出现以及患者治疗效果数据的报告,一线治疗方法将随之改变。例如,尽管利妥昔单抗被认为是冷凝集素病(cold agglutinin disease,CAD)的一线治疗药物,但埃库珠单抗(1 种抑制补体介导溶血的抗体)对急性溶血的患者可能更有效[2]。

直接抗球蛋白试验(the direct antiglobulin test,DAT)是 1 种简单的实验,用于检测红细胞在体内是否被免疫球蛋白和/或补体致敏。DAT 主要用于溶血性输血反应(hemolytic transfusionreactions,HTRs)、胎儿新生儿溶血病(hemolytic disease of thefetus and newborn,HDFN)、自身免疫性溶血性贫血(autoimmune hemolyticanemia,AIHA)以及药物诱导的溶血反应(drug-induced immunehemolytic anemia,DIIHA)的检测分析。DAT 结果阳性可能与免疫介导的溶血反应相关。表 14-1 列出了可导致 DAT 结果阳性的主要原因。

表 14-1　引起 DAT 结果阳性的主要原因

- 红细胞固有抗原自身抗体
- 溶血性输血反应
- 胎儿新生儿溶血病
- 药物诱导的抗体
- 被动获得的同种抗体(例如:来自献血者血浆、衍生物或免疫球蛋白)
- 非特异性吸附的蛋白(例如:高丙种球蛋白血症、大剂量静脉内注射丙种球蛋白或一些药物引起的红细胞膜改变)
- 细菌感染、自身抗体或同种抗体引起的补体激活
- 过客淋巴细胞产生的抗体(例如:器官或者造血干细胞移植)

第一节　直接抗球蛋白试验

为了区分免疫性或非免疫性溶血性贫血,每位有溶血表现的患者都应该进行 DAT 试验。抗体鉴定时,如自身对照阳性也应该进行 DAT(第 13 章),但是将 DAT(或自身对照)作为常规输血前检测的项目没有意义。DAT 不应作为溶血性贫血的筛查试验。DAT 阳性结果对溶血性贫血中的预测价值为 83%,但在非溶血性贫血中仅为 1.4%[3]。

所有的红细胞上都有少量 IgG 和补体存在,这些 IgG 和补体的量低于常规检测技术的检出下限。用更灵敏的方法可以检出健康个体每个红细胞表面上含有 5~90 个 IgG 分子[4]及 5~40 个 C3d 分子[5]。根据检测方法和试剂的不同,DAT 可以检出 100~500 个 IgG 分子/红细胞及 400~1 100 个 C3d 分子/红细胞。DAT 阳性率在健康献血者中为 1:1 000~1:14 000,在住院患者中为 1%~15%[6]。这些检出率的差异可能与不同的检测技术有关。

大多数 DAT 阳性的献血者看上去完全健康,大多数 DAT 阳性的患者也没有明显的溶血症状。然而,进一步的检查可能会发现有红细胞破坏增加的表现。最近的研究显示,健康献血者 DAT 阳性可能预示患恶性肿瘤的风险[7,8]。

DAT 阳性可能是诊断免疫性溶血性贫血最直接的证据之一。但是,在非免疫介导的溶血性贫血症患者中也可能出现 DAT 阳性。相反,也有一些免疫性溶血性贫血的患者却可能表现为 DAT 结果阴性(见后面 DAT-阴性 AIHA 部分)。

在镰状细胞疾病、地中海贫血、肾脏疾病、多发性骨髓瘤、自身免疫性疾病、AIDS 及与高球蛋白血症或血液尿素氮水平增高的相关疾病患者中也可能出现 DAT 阳性,这些疾病所致的贫血与 IgG 或补体关系不大[9-11]。DAT 阳性结果的解释需要综合考虑患者的疾病史、临床资料以及其他实验室检查结果。

输血不良反应调查应该包括输血后标本的 DAT 检测。存在免疫介导的溶血反应,若被致敏的红细胞未完全破坏则 DAT 结果为阳性,若致敏的红细胞已经溶血或快速清除则结果为阴性。诊断溶血性输血反应时,即使 DAT 结果弱阳性或阴性,也需要继续制备红细胞放散液。如果输血反应后的细胞 DAT 结果是阳性,应对输血前的标本进行 DAT 检测进行对比,并做出恰当的解释。

一、直接抗球蛋白试验检测的原理

DAT 是基于 Coombs、Mourant 和 Race 等[12]发现的抗体吸附于红细胞表面而不产生直接凝集的现象设计的。Coombs 试验(间接抗球蛋白试验)最初用于检测血清中的抗体,DAT 用于验证体内红细胞上包被的抗体和补体成分。

多数抗球蛋白的反应是由重链(例如致敏抗体的 Fc 段)或补体成分介导,桥接相邻红细胞产生肉眼可见的凝集。观察到的凝集强度和结合蛋白的数量多成正比。

DAT 是用含有抗-IgG 和/或抗-C3d 的抗球蛋白试剂直接检测洗涤后的红细胞。在美国,目前批准应用的试剂包括多特异性的抗-IgG、抗-C3d,单特异性的抗-IgG、抗-C3d 和抗-C3b、抗-C3d。试验前需要洗涤红细胞以去除血浆球蛋白和补体成分。否则,二者可能中和抗球蛋白试剂,导致假阴性反应。用于洗涤红细胞的生理盐水应为室温;用温盐水(如 37℃)洗涤红细胞则可能引起抗体与红细胞结合减少,IgG 亲和力降低。红细胞洗涤后需立即检测以避免出现 IgG 被洗脱引起的假阴性结果。使用柱凝集试验(例如,凝胶检测)进行 DAT 不需要洗涤红细胞,因为血浆蛋白不中和红细胞与检测抗体的结合反应。这种方法可能更利于低亲和力 IgG 抗体的检出。

虽然任何红细胞都可以用于检测,但优先选择 EDTA 抗凝标本。钙离子是 C1 激活的必需因子,EDTA 可以通过与钙离子螯合避免补体成分的体外活化。如果未抗凝的红细胞 DAT 结果阳性且是由补体成分引起的,而这些结果如用于诊断,那么就需新采集标本并保存在 37℃ 或 EDTA 抗凝标本中再次确认 DAT 结果。

DAT 应首先采用能够检测出 IgG 和 C3d 的多特异性的抗人球蛋白(antihuman globulin,AHG)试剂(方法 3-14)。如果试验结果阳性,需进一步采用单特异性的试剂(抗-IgG 或抗补体)明确抗体的免疫特异性。因为多特异性的试剂常为混合抗体,检测红细胞上 IgG 和 C3d 的最佳反应条件可能不同,部分实验室倾向于开始就分开采用抗-IgG 和抗-C3d 试剂进行 DAT。如果多特异性试剂是多克隆的,除 IgG 和 C3d 以外,IgM、IgA 及其他补体成分等也可被检出;然而,目前没有通过血清学方法鉴别其他蛋白的特异性试剂。如检测脐带血标本最好只采用抗 IgG 试剂,因为胎儿新生儿溶血病是由于胎儿的红细胞被来自母体的 IgG 抗体致敏,极少由补体激活导致的[6]。

实验过程中应严格遵照试剂生产商说明书并发现试剂的局限性,这两点非常重要。如果洗涤后的红细胞在检测之前放置过久或延迟判读都可能导致假阴性或者弱阳性结果。相反,在加入一些抗补体试剂后,放置一段时间再离心则会显示较强的反应。如果抗-IgG 和抗-C3 DAT 结果均为阳性,则需要同时做对照试验,如用 6% 的白蛋白或生理盐水悬浮红细胞。对照试剂红细胞凝集阴性可证实实验结果准确。如果对照试验是阳性,之前的 DAT 结果则无效[见后面温抗体自身免疫性溶血性贫血(warmautoimmune hemolyticanemia, WAIHA)和冷凝集素疾病章节]。对照试验阳性反应提示由大量 IgG 包被或罕见的温反应性 IgM 引起的自发凝集,或表示洗涤没有去除 IgM 类冷凝集素。

二、直接抗球蛋白试验阳性结果的解析

只有 DAT 阳性不能诊断溶血性贫血。理解 DAT 阳性结果的重要意义需要了解患者的诊断、近期用药史、妊娠史和输血史以及是否存在获得性或无法解释的溶血性贫血。保持与临床医生沟通非常重要。需要将患者临床情况与实验室结果相结合,以明确 DAT 阳性结果的意义。

1. **病史** 出现下列情况时,需要对 DAT 阳性结果做进一步分析:

● 有体内溶血的证据(例如红细胞破坏)。贫血患者 DAT 结果阳性,是体内有溶血的证据,那么就需要进行免疫血液学检查,从而确定病因。网织红细胞增多;外周血涂片观察到球形红细胞;溶血;血红蛋白尿;血清结合珠蛋白减少;血清未结合(间接)胆红素或者乳酸脱氢酶水平增高,尤其是 LDH1 增加,可能与红细胞的破坏增加相关。这些结果均提示存在溶血性贫血,但不能证实为免疫性溶血性贫血。如果没有溶血性贫血的证据,就没有必要进行进一步的检测,除非患者需要输注红细胞而血清中有针对红细胞抗原的不完全抗体。检测放散液可有助于抗体鉴定(见"放散"部分和第 13 章)。

● 近期输血史。当患者最近有输血史,DAT 阳性可能是提示免疫应答的首个指标,抗体致敏了输入的含有相应抗原的红细胞,使 DAT 结果变成阳性。但是抗体在血清中可能数量不足,血清中不易检出。初次免疫时,抗体最早可能出现在输血后 7~10 天,再次免疫时,最早可能在输血后 1~2 天出现[6,13]。这些同种抗体可以缩短已经输注或后续输注的红细胞的存活时间。输血后的 DAT 结果可能为混合外观(即献血者红细胞凝集,患者的红细胞不凝集),也可能不出现混合外观。

● 使用有可能引起溶血相关药物时:已经报道很多药物可能会引起 DAT 结果阳性和/或溶血反应。但这类事件并不常见[14]。(见"药物诱导的免疫性溶血性贫血"部分)

● 造血干细胞或器官移植史。供者来源的过客淋巴细胞产生针对受者红细胞上 ABO 或其他血型抗原的抗体,导致 DAT 结果阳性[6]。

● 静脉注射免疫球蛋白或静脉注射抗-D。IVIG 可能含有 ABO 抗体,抗-D 或其他抗体[15]。RhD 阳性患者通过静脉注射抗-D 用于治疗免疫性血小板减少症(以前被称为"免疫性血小板减少性紫癜")可引起 DAT 结果阳性。静脉注射抗-D 也可能含其他抗体,包括 ABO 抗体[16]。

● 应用单克隆抗体治疗时,单克隆抗体可能与红细胞表面的靶抗原反应。例如,由于红细胞上存在少量的 CD38,采用抗-CD38 治疗骨髓瘤可导致抗-CD38 与所有红细胞发生反应[17,18]。

2. **血清学实验** 以下 3 个检测方法有助于 DAT 阳性结果的解释:

● 使用抗-IgG 和抗-C3d 试剂检测 DAT 阳性的红细胞以鉴别抗体性质。这将有助于免疫性溶血性贫血的分类。

● 血清学实验有助于检出针对红细胞抗原有临床意义的抗体。同时存在自身抗体和同种抗体时,用于检测的实验和操作流程,有助于免疫性溶血性贫血的分类,这部分内容将在本章的后面部分描述。

● 用试剂红细胞检测 DAT 阳性红细胞放散液,可以用于确定红细胞抗体特异性。当唯一的包被蛋白是补体时,放散液可能是阴性反应。但是,如果临床表现支持抗体介导的溶血,输血后仅有补体包被的红细胞放散液也应进行检测。制备放散液可以浓缩患者血浆中用常规方法检测不到的低于血清检出限的少量 IgG。

结合实验室的结果、患者的病史和临床资料,有助于将所涉及的问题分类。

3. **放散** 下列情况应进行放散试验:

● 存在免疫性溶血的临床症状和体征。

- 有近期输血史的患者血清检测结果阴性或不确定。
- 怀疑 HDFN，但母亲血浆中未检测到同种抗体。

不推荐对所有 DAT 阳性标本进行常规放散试验。大部分输血前 DAT 结果阳性的标本放散液却是阴性的，DAT 阳性通常与血清球蛋白增高有关[9,11]。

放散试验可以使抗体从致敏红细胞上解脱下来并恢复到有活性的状态。放散方法有多种[19]。许多实验室采用商品化的酸放散试剂，主要优点包括使用方便及减少暴露于有害的化学试剂的风险；大多数的抗体均可以通过酸放散收集。但有报道称商品化酸放散试剂中低离子洗涤液会产生与高效价抗体相关的假阳性放散结果[20]。目前尚没有一种单一的放散方法适用于所有情况。当酸放散结果阴性与临床情况不一致时，某些参比实验室会使用另一种放散法（如有机溶剂放散）[21]。

表 14-2 列出了一些常规放散方法。多数情况下放散液仅在抗球蛋白相被检测，但如果检测可疑的 IgM 类抗体，需要 37℃ 孵育后离心再判读结果。放散法技术上的注意事项在第 13 章讨论。

表 14-2　抗体放散方法

方法	用途	特点
反复冻融	ABO HDFN	快速；红细胞用量少，其他抗体难放散
热放散（56℃）	ABO HDFN；IgM 抗体	简单，IgG 性质同种和自身抗体难放散
酸放散试剂盒（商业）	温自身和同种抗体	简单，当高效价抗体存在时容易出现假阳性[20]
化学/有机溶剂	温自身和同种抗体	有化学危险性，如易燃、毒性、致癌性

注：HDFN：胎儿新生儿溶血病；IgM：免疫球蛋白 M

当发生 HTR 或 HDFN 时，放散液中常常检测到特异性抗体（或多种抗体），而在血清中可能检测不到。对于输血反应，新产生的抗体最先仅在放散液中检测出，而 14~21 天后才在血清中检出[22]。如果一个非 O 型患者输注了含有抗-A 或者抗-B 的血浆成分（例如，输注 O 型血小板），且受血者出现了免疫性溶血反应症状，而放散液结果是阴性的，则放散液应与 A1 细胞和/或 B 细胞进行反应，或使用最近输注的献血者的红细胞来检测放散液，这些红细胞可检测出导致免疫的罕见抗原。可疑 HDFN 时，如未检测出母源抗体，并且父亲的红细胞 ABO 血型与母体次侧不相容，应用婴儿的红细胞放散液与父亲红细胞反应可以发现针对低频抗原的抗体。

如放散液与所有试剂红细胞反应，尤其是患者没有近期输血史时，最大可能为自身抗体。然而，如果患者有近期输血史，则需要考虑高频抗原的抗体。当血清中没有意外抗体且患者没有近期输血史，没有必要针对自身抗体进行血清学检测，仅检测放散液即可。

血清学试验结果进行评估时需要评估患者完整病史，包括是否存在被动抗体。如果患者血清和放散液均无反应，而存在免疫性溶血的临床表现且患者应用过可能引起溶血的药物时，则需要进行药物相关抗体的检测（见"药物诱导的免疫性溶血的实验室研究"部分）。

第二节　自身免疫性溶血性贫血

自身免疫性溶血性贫血可以用几种方法来分类。表 14-3 是一种分类方法。AIHA 主要分为以下几种：温抗体型自身免疫性溶血性贫血、冷凝集素病、混合型自身免疫性溶血性贫血和阵发性冷性血红蛋白尿（paroxysmal coldhemoglobinuria，PCH）。其他分类方案认为 PCH 从属于冷抗体型 AIHA。不是所有的病例都适合这个分类，表 14-4 列出了典型 AIHA 的血清学特点。药物也有可能会引起免疫性溶血（见"药物引起的自身免疫性溶血性贫血"部分），药物诱导自身抗体的作用与温抗体型自身免疫性溶血性贫血血清学表现无法区分。

表 14-3　免疫性溶血性贫血的分类

自身免疫性溶血性贫血	同种免疫性溶血性贫血	药物诱导自身免疫性溶血性贫血
温抗体型自身免疫性溶血性贫血	溶血性输血反应	
冷凝集素病	胎儿新生儿溶血病	
混合型自身免疫性溶血性贫血		
阵发性冷性血红蛋白尿症		

表 14-4 自身免疫性溶血性贫血的血清学表现

	WAIHA	冷凝集素病	混合型 AIHA	阵发性冷性血红蛋白尿
直抗(常规)	IgG IgG+C3 C3	仅有 C3	IgG+C3 C3	仅有 C3
抗体类型	IgG	IgM	IgG, IgM	IgG
放散液	IgG 类抗体	无反应	IgG 类抗体	无反应
血清实验	间接抗球蛋白试验,20℃时,35% 会黏附在未经处理的红细胞上	IgM 类的凝集抗体,在4℃效价≥1 000(60%),在30℃时具有活性	IgG 类有活性的抗体以及在 30℃ 有活性的IgM 凝集抗体同时存在	常规间接抗球蛋白试验阴性,在 Donath-Land 实验里IgG 为双相溶血素
特异性	活性较广,据报道有多重特异性	常为抗-I	常不确定	抗-P

一、温抗体型自身免疫性溶血性贫血

WAIHA 最常见的原因是由温反应性自身抗体引起的,它与红细胞的反应的最适温度是 37℃,通常是 IgG,也可能是 IgM 或 IgA。

1. **血清学特点** 67% 的 DAT 阳性见于 IgG 和补体同时存在,20% 只有 IgG,13% 只有补体[6]。在初次诊断前或输血前检查放散液有助于判断吸附在患者红细胞表面的 IgG 是否为自身抗体。

典型的 WAIHA,放散液几乎与所有红细胞都呈阳性反应,应用酶处理红细胞、加入 PEG 或应用柱凝集和固相技术都可以增强其结果。但如果只是补体吸附在红细胞表面,放散液结果为阴性。

患者的自身抗体在体内完全被红细胞吸附时,血清中可能检测不出游离抗体。只有当自身抗体的数量超过红细胞表面可以吸附的位点时,血清中才会有游离的自身抗体,这种情况下,DAT 强阳性。

血清中含有自身抗体时,间接抗球蛋白试验阳性。约 60% 的 WAIHA 患者血清中的自身抗体可以在盐水介质中与未处理的红细胞悬液反应。如果添加 PEG 或酶处理红细胞,或用柱凝集法和固相技术,90% 以上的患者血清中会检出自身抗体。1/3 的 WAIHA 患者血清仅在室温下就会出现凝集反应,冷凝集素在 4℃ 有反应而在 30℃ 或者 37℃时没有活性,因此这种冷凝集素没有临床意义,WAIHA 患者没有合并冷凝集素病[6]。

有一种不常见 WAIHA 类型是 IgM 凝集素,其在 37℃ 有反应[6,23]。这种类型 WAIHA 以严重的溶血以及预后差为特点,抗球蛋白试验中,红细胞

会自发性的凝集。也就是说,洗涤红细胞与所有试剂包括 6% 的白蛋白或生理盐水对照均呈阳性反应(见“血清学问题”部分)。补体通常能从红细胞表面检测出,但 IgG 和 IgM 可能检出或不检出。在抗球蛋白试验之前,37℃ 孵育后检测,可以在放散液(如:酸放散)中检测 IgM 抗体。有些 IgM 温反应性凝集素一般很难检测到,在清蛋白存在或降低pH 时可增强。凝集素最佳反应温度有时候是在20~30℃ 而不是 37℃。这些自身抗体在 4℃ 时效价较低,小于 1:64。这类 IgM 温反应性自身抗体与冷凝集素病的抗体容易区分。为了防止出现结果误判,应在不同温度下(37℃、30℃、室温、4℃)检测效价来避免漏检抗体[6,23]。检测温溶血素存在与否有时可确定自身免疫性溶血性贫血是否同时存在 IgM 温反应性凝集素[23]。

2. **血清学问题** 温反应性自身抗体在红细胞试验中可能鉴定困难。如红细胞表面黏附大量的 IgG 抗体或试剂里面含有增强剂,如白蛋白,就有可能出现自发性凝集。当使用蛋白含量高的 Rh 分型试剂时也会发生此现象。此时如果阴性对照试剂可以与这种抗血清反应,则分型试验无效。在低蛋白试剂作用下,IgG 不会引起红细胞自发性凝集(比如单克隆抗体血清),它的反应性比真正的凝集反应弱且更不稳定,使用 6% 白蛋白的对照组结果可能为阴性[24]。当红细胞表面包被大量 IgG 抗体时一般不会引起自身凝集。

温反应性 IgM 凝集素也会导致自发凝集,使得ABO 和 Rh 分型困难、抗球蛋白试验以及阴性对照均发生阳性反应[23]。在这种情况下,应用 DTT 或2-ME 破坏 IgM 抗体(方法 2-18),可以更准确分型和解释抗球蛋白试验的结果。当自发凝集被破坏,

对照组试验即为阴性。

由于 IgG 原因导致 DAT 试验结果阳性时,要首先去除黏附在红细胞表面的 IgG,否则不能使用抗球蛋白反应试剂(方法 2-20、方法 2-21)。可以使用低蛋白的抗血清(比如单克隆抗体试剂),替代 coombs 实验(参照检测自发性凝集反应的说明书)。了解患者红细胞表达缺失的抗原,有助于预测患者已经产生或将来可能产生的有临床意义的同种抗体。红细胞表面上缺失的抗原是产生或者可能产生同种抗体的目标抗原。患者常见抗原的表型可通过血清学或 DNA 检测技术进行预判。

血浆中存在的自身抗体增加了血清学检查的困难,需要花费大量时间去完善输血前检查。若血浆中存在温反应性自身抗体的患者需要输血,判断他是否同时存在同种抗体非常重要。由于某些同种抗体比自身抗体需要更强烈的反应,或在不同时相才能检出,因此常规实验方法可能检测不出隐蔽的同种抗体[25,26]。

在温反应性自身抗体存在的情况下,检测出同种抗体的方法是要先去除、减少或避开自身抗体。使用 PEG、酶、凝胶柱、固相吸附红细胞等方法可以增强自身抗体的检出率。用低离子强度液或盐水试管法可能检测不出自身抗体,但可以检测出大部分有临床意义的同种抗体。此外还有吸附法,下面介绍两种最常用的吸附法。

3. 自身红细胞吸附　如果患者近期没有输血,在温反应型自身抗体存在的情况下,自体红细胞的吸附(自体吸附,见方法 4-8)是检测同种抗体的最佳方法。只有将自身抗体去除,血清中的同种抗体才会被检出。

自身吸附首先需要准备患者的红细胞。在37℃时,体内吸附已经发生,红细胞表面所有抗原表位都可能被封闭。56℃加热洗脱 3～5min 可以破坏已经结合在红细胞表面的部分 IgG。用蛋白水解酶处理红细胞可以增加自身抗体的吸附能力(单独使用蛋白水解酶处理无法去除结合于红细胞上的 IgG)。此时可用 ZZAP,即将木瓜蛋白酶或无花果蛋白酶与 DTT 混合处理红细胞,两种操作同时进行。有人建议应用巯基试剂增加 IgG 对蛋白水解酶的敏感性,解离细胞表面的 IgG 抗体分子[27]。如果血清中含有高水平的自身抗体,需要多次连续的自身红细胞吸附。一旦自身抗体被去除,被吸附后的血清就可以用来检测同种抗体。

最近 3 个月内有输血史的患者不推荐使用自身红细胞吸附法,因为患者血液中可能含有输入的红细胞,输入的红细胞会吸附同种抗体。红细胞寿命为 110～120 天。自身免疫性溶血性患者,自身红细胞和输入的红细胞寿命都会缩短。当然,对于需要反复输血的患者,判断输入体内的红细胞存活寿命并不容易。体外试验已经证实,很少一部分(<10%)的抗原阳性的红细胞就能与同种抗体结合[28]。所以,推荐输血至少 3 个月后才可以进行自体吸附。

4. 同种异体红细胞吸附　当患者最近输血或自体可用红细胞不足时,可使用同种异体红细胞来吸附(同种异体吸附)。目的是除去自身抗体并将同种抗体保存在吸附的血清中。吸附的红细胞应不表达同种抗体对应的抗原,但是因为同种抗体的特异性未知,常用不同表型的红细胞分别吸附患者的血清。

考虑到潜在同种抗体的类型不同,选择用于吸附的红细胞非常重要。原则上,红细胞选择基于几种抗原,这些抗原是可以诱导产生临床意义的同种抗体,包括常见的 Rh 抗原(D、C、E、c 和 e)、K、Fy^a 和 Fy^b、Jk^a 和 Jk^b 以及 S 和 s。在吸附试验(参见第 13 章,表 13-5)之前需要进行适当的预处理(例如用酶或 ZZAP)以破坏部分抗原,使红细胞选择更容易。高频抗原抗体不能通过同种异体吸附排除,因为吸附的红细胞会表达高频抗原并同时吸附同种抗体和自身抗体。

当患者的表型未知时,应选择 3 种不同 Rh 表型(R_1R_1、R_2R_2 和 rr)的 O 型红细胞样品(参见方法 4-9)。1 个标本应该缺少 Jk^a,另 1 个应缺少 Jk^b。如表 14-5 所示,ZZAP 或酶预处理吸附红细胞后,降低了表型需求。也可以使用未处理的红细胞,但是除了上述的 Rh 和 Kidd 系统要求之外,吸附红细胞必须包括 S、s、Fy^a、Fy^b 和 K 抗原中至少 1 种阴性红细胞。

如果患者的表型是已知或可确定,则可使用单一红细胞吸附抗体。如果使用 ZZAP 处理,可以选择至少匹配 Rh 和 Kidd 表型的红细胞。如果患者的表型是 E-K-S-Fy(a-)Jk(a-),未处理的吸附红细胞需要缺少上述 5 个抗原,但酶处理红细胞仅需 E-K-Jk(a-),ZZAP 处理的红细胞仅需 E-Jk(a-)。在添加 PEG(方法 4-10)或 LISS[29,30] 时使用未处理的红细胞的吸附,可减少吸附的孵育时间并提高效率,这是 1 种改良方法。

表 14-5 同种异体红细胞吸附的选择

第 1 步	选择每种 Rh 表型的红细胞
R_1R_1	
R_2R_2	
rr	

第 2 步 根据红细胞的处理方式或是否处理,至少有 1 个 Rh 表型的红细胞,下列抗原应为阴性

ZZAP 处理的红细胞	酶处理的红细胞	未经处理的红细胞
Jk(a-)	Jk(a-)	Jk(a-)
Jk(b-)	Jk(b-)	Jk(b-)
	K-	K-
		Fy(a-)
		Fy(b-)
		S-
		s-

5. 血清吸附试验 在一些情况下,血清需要吸附 2 次或 3 次以去除自身抗体。完全吸附的血清和已知不同表型的 Rh、MNS、Kell、Duffy 和 Kidd 的红细胞试剂(抗体检测细胞)进行反应测试。如果吸附的血清具有反应性,则应进一步测试该血清以鉴定抗体。用不同红细胞样品吸附的血清提供了一组潜在的标本信息。例如,如果吸附有 Jk(a-) 红细胞的血清标本与 Jk(a+) 红细胞反应,则可以确定推断同种抗-Jk^a 的存在。

有时,自身抗体不能通过 3 次连续吸附去除,可进行额外吸附,但多次吸附可能稀释血清。如果吸附试验不能除去抗体,则自身抗体可能存在不与红细胞反应的特异性,例如,具有 Kell、LW 或 En^aFS 特异性自身抗体可不被 ZZAP 处理的红细胞去除(表 14-5)。当吸附试验不能有效去除抗体反应性时,应该考虑样品含有针对高频抗原的自身抗体或同种抗体。

自身抗体有时可表现为同种抗体的反应格局。例如,D 抗原阴性患者的血清可能有抗-C 反应性。即使患者红细胞不表达 C 抗原,抗-C 反应性也可以表现为温自身抗体活性。在这种情况下,表现类似同种抗-C 也可以被自体和异体的 C 抗原阴性红细胞吸附。与真正的抗-C 同种抗体的反应不同,同种抗-C 仅被 C+红细胞吸附。在 1 项研究中,自体红细胞吸附后的血清除了表现同种抗体的特点外,还常常保留了类同种抗体的自身抗体,而同种异体红细胞吸附的血清通常仅含有同种抗体[31]。

这反应了自体吸附的低效率,其低效率主要是因为可去除所有自身抗体的自身红细胞的数量有限。

6. 自身抗体的特异性 许多 WAIHA 的病例中,自身抗体没有显著的特异性,患者的血清与所有红细胞样品反应。如果用稀有 Rh 表型细胞(例如 D--或 Rh_{null})进行试验,一些自身抗体表现为弱反应性或无反应性,且自身抗体在 Rh 系统中表现出宽特异性。偶尔表现为针对 Rh 抗原(D、C、E、c 和 e)特异性,特别是在盐水或低离子溶液间接抗球蛋白试验中。基于对某些表型的细胞的"相对"特异性也可能出现,在吸附后相对特异性也可能更明显。血清中的自身抗体特异性也比放散液更强。

除了 Rh 血型抗体特异性外,其他特异性的温反应性自身抗体也有报道(例如,LW、Kell、Kidd、Duffy 和 Diego 系统)[32,33]。患者的 Kell、Rh、LW、Lu 和 Lan 系统的自身抗体特异性有相应抗原时表达降低,且 DAT 结果可以是阴性或弱阳性。在这些情况下,自身抗体可能最初认为是同种抗体。在溶血性贫血改善后,抗原强度恢复正常,并且存储的血清里面的抗体能与患者的红细胞反应,才能证实它是真正的自身抗体。

对罕见表型红细胞的检测和通过特殊技术对自身抗体特异性的鉴定,限制了实际应用。如果自身抗体与罕见 Rh 表型(例如,Rh_{null})之外的所有红细胞反应,则不太可能获得相容的献血者血液。如果有这样的血液,应该保留以用于罕见表型的患者输血以避免同种免疫。

7. 血液制品的选择 在选择用于输注的红细胞之前,最重要的是排除是否存在有临床意义的同种抗体。多个文献报道,血清中具有温反应型自身抗体的患者同时存在同种异体免疫概率较高(12%~40%,平均为 32%)[25,34-37]。尽管这些患者在输血时存在血清学鉴定困难,但仍需像对待其他患者一样,避免发生溶血性输血反应。如果血清存在与所有试剂红细胞均反应的自身抗体,尽管有些反应比较弱,但都可能掩盖同种抗体的反应性(即红细胞与同种抗体和自身抗体同时作用的反应性可能会比单独与自身抗体作用时弱)[25,26]。

确定是否有新形成的同种抗体非常重要。由于存在自身抗体,所有交叉配血都不相合,这与存在有临床意义的同种抗体时可以使用抗原阴性红细胞进行交叉配血不同。对于 AIHA 的患者,检查由同种抗体引起的红细胞破坏可能比较困难。这些患者自己的红细胞和输入的红细胞寿命都会

缩短。

如果在吸收后的血清中没有检测到同种抗体，则可以随机选择 ABO 和 Rh 同型的红细胞用于输血。如果存在有临床意义的同种抗体，输入的红细胞应缺乏对应的抗原。对于需长期输血的患者，需要通过基因分型进一步预测患者的表型或延伸表现型，然后选择与有临床意义的血型抗原相匹配的献血者血液输注，以避免产生同种异体免疫反应，也可以减少吸附试验的次数和输血前检查的复杂性。

如果自身抗体对单一抗原（例如 e 抗原）有特异性，并且患者有进行性溶血，则应选择缺乏该抗原的红细胞成分。有证据表明，这种缺乏特异性抗原的红细胞比患者自身红细胞存活时间更长[6]。如果自身抗体表现更广泛的反应性—即对所有细胞反应，但也表现出相对的特异性（例如，优先与具有 e 抗原的红细胞反应），那么是否输注缺乏相应抗原的血液尚有争议。没有进行性溶血或输入的红细胞寿命缩短的证据时，自身抗体的特异性并不重要，但可以选择抗原阴性的血液制品，因为这可以简便的避免自身抗体作用于输入的红细胞且不用检测患者潜在的同种抗体。

仅为了与血清相容性检测结果一致，将患者暴露于自身缺乏的 Rh 抗原是不可取的，特别是缺乏 D 抗原的具有生育能力的女性。（例如，当 D 抗原阴性的患者具有抗 e 自身抗体时，输注 e 抗原阴性血液可能同时含有 D 抗原；D 抗原和 e 抗原都是阴性的血液极为罕见。）建议进行基因分型以确定产生同种抗体或自身抗体的风险，有助于对复杂病例作决策，并可能改善患者预后。

某些实验室使用吸附后血清进行抗体筛查和选择配合的血液制品（即所检测的血液制品中具有临床意义的同种抗体表现为阴性）。由于自身抗体的存在，输注的血液制品在体内都不相合，因此也有一些实验室对吸附的血清不进行交叉配血。如果发出的血液与吸附后血清相合，可以在一定程度上保证选择了正确的血液，并且避免了其他抗体（例如抗-Wr[a]）导致的不相合，但是这种做法会带来患者安全输血的错觉。

对体内存在温抗体型自身抗体的患者预防性输注抗原相匹配的红细胞，并结合标准吸收程序，已有报道这一输血管理方案是可行的[38]。正如前面关于吸附试验中所讨论的，常见的具有临床意义的抗体（D、C、E、c、e、K、Fy[a]、Fy[b]、Jk[a]、Jk[b]、S 和 s）已

经考虑在内。实施这种方案的能力取决于输血科的能力，但更多取决于血液供应方，需维持足够库存来满足抗原表型相匹配的需求。近年来，分子生物学技术已经应用于温自身抗体患者的红细胞基因分型，以确定患者可以产生哪些同种抗体。检测 DNA 对于 DAT（IgG）阳性患者表型的预测具有突破性意义，因为血型血清学试验不能完全保证去除 IgG 抗体，并且一些红细胞抗原对 IgG 的清除很敏感[39,40]。近期的输血也不会干扰分子检测的结果。但是如果存在罕见或稀有的沉默突变，或是患者接受了干细胞移植，基因分型可能无法准确预测表型。

一些专家建议，当排除常见的具有临床意义的同种抗体，对于含有自身抗体的患者也可以使用电子交叉配型[41,42]。这种方法不需要发放标记为"不相合"的血；然而，如上所述，这种做法也可能产生错误的安全感。

虽然解决这些患者的血清问题很重要，但为了寻找血清相合的血液而延迟输血，可能对患者产生更大的危险。只有依靠临床判断才能解决这个困境，保持与患者的医生进行沟通非常重要。

8. 存在温抗体型自身抗体的患者输血　体内有温反应自身抗体的患者可能没有明显的溶血，也可能有危及生命的贫血。没有明显溶血表现或者症状较轻的患者能很好地耐受输血。但由于输血前检查存在困难，这些患者的输血风险一定程度上稍有增加。输注的红细胞的存活时间与患者自身的红细胞大致相同。

输血可能会加重急性溶血期患者的溶血，输注的红细胞可能比患者自身的红细胞破坏的更快。这与输血增加的红细胞数量以及红细胞损伤的动力学有关[6]。输注的红细胞的破坏可能加重血红蛋白血症和血红蛋白尿。输血后发生严重溶血的患者可能发生弥散性血管内凝血。

对 AIHA 患者输血需要在风险和临床需求之间寻找平衡。不应该仅因为血清学的不相容而拒绝输血。输血的量通常应该是维持氧供给所需的最小量，而不是一定要达到某一血红蛋白水平。在输血过程中应严密监测患者的情况。

9. DAT 阴性的 AIHA　已有临床和血液学证据证明 WAIHA 患者也可能表现为 DAT 阴性。引起 AIHA 患者 DAT 阴性最常见原因是红细胞结合的 IgG 低于抗球蛋白试验的检测阈值，常规 AHG 试剂检测不到红细胞结合的 IgM 和 IgA 抗体，另外

原因可能为低亲和力的 IgG 抗体在 DAT 的洗涤阶段已被洗脱[6,43]。

在这些情况下可以应用一些非常规性检测方法。但是,这些检测方法需要进行标准化且大多数预测价值较低。比较简单的检测方法之一是检测低亲和力抗体。用冰盐水(如 4℃)或 LISS 液来洗涤,有助于将抗体保留在细胞上;试验时,需要 1 个阴性对照组(例如,6% 的白蛋白)来证实自身冷凝集素不会导致假阳性结果[6,43]。补体结合抗体消耗试验,酶联抗球蛋白试验,放射性标记的抗-IgG,流式细胞术,固相试验,直接 PEG 试验,聚凝胺试验,柱凝集法和浓缩洗脱液法都可以用于检测结合于红细胞上水平较低的 IgG[43]。

抗-IgG、抗-C3d 和联合抗-C3b、抗-C3d 试剂是美国唯一许可用于人红细胞相关抗体检测的试剂。与 IgA 或 IgM 反应的 AHG 试剂可商购,但是在凝集试验中与红细胞一起使用的方法没有统一的标准,使用时需谨慎,使用前应对相关的血凝试验进行标化[4]。在其他国家,可以购买试管法或微柱凝集法检测 IgM 和 IgA 的 AHG 试剂。

二、冷凝集素疾病

CAD 不如 WAIHA 常见,最常见于寒冷的环境,是与自身抗体相关的溶血性贫血。CAD 可以是急性或慢性的疾病。急性 CAD 通常继发于肺炎支原体感染;慢性 CAD 常见于老年患者,并且有时与淋巴瘤,慢性淋巴细胞性白血病或原发性巨球蛋白血症相关。在寒冷的环境中可能出现手足发绀和血红蛋白尿。CAD 的特点是 EDTA 抗凝标本中的红细胞可在室温下聚集,有时红细胞可以聚集达到出现肉眼可见凝集的程度。

1. **血清学特点** 在几乎所有的 CAD 病例中,补体是红细胞上唯一可检测到的蛋白。如果标本较好的采集并在 37℃ 下洗涤,则可去除红细胞上的免疫球蛋白,并且红细胞放散液也不会发生反应。如果检测到其他蛋白,则应进行 DAT 的阴性对照试验(例如 6% 白蛋白或盐水)以排除自身冷凝集素引起的假阳性结果。自身反应的冷凝集素通常是 IgM,其在较低温度下与外周血循环中的红细胞结合并导致补体成分附着于红细胞上。当红细胞循环到较热的部位时,IgM 就会解离下来,但补体仍附着在红细胞上。

与免疫性溶血相关的冷凝集素 IgM 通常在 30℃ 有反应,60% 的患者在 4℃ 效价可达到 1 000[6]。如果在检测系统中加入 22%~30% 的牛白蛋白,则病理性冷凝集素将在 30℃ 或 37℃ 反应[6]。有时,病理性冷凝集素效价较低(即 < 1 000),但它们具有更大范围的反应温度(即,无论是否加入白蛋白,冷凝集素在 30℃ 都会反应)。抗体的反应温度范围比效价的意义更大。有时可以在 20~25℃ 发现未处理的红细胞有溶血,但在有罕见 Pr 抗体特异性时,酶处理红细胞在足够的补体存在下都会发生溶血。

为了检测自身冷凝集素真实的反应温度或效价,收集的标本应严格控制在 37℃,血清和红细胞分离过程也保持 37℃,以避免在体外发生自体吸附。也可以在 37℃ 下孵育 10~15min(反复混合)EDTA-抗凝血,然后分离红细胞和血浆。该过程会将自体吸附的抗体释放入血浆。

在慢性 CAD 中,自身凝集素 IgM 通常是 κ 型轻链的单克隆蛋白。在支原体或病毒感染诱导的急性 CAD 中,多数有正常的 κ 型轻链和 λ 型轻链多克隆抗体 IgM。也有报道罕见的自身冷凝集素 IgA 和 IgG[6]。

2. **血清学问题** CAD 患者 ABO、Rh 分型和其他试验的问题并不少见。通常,只需将标本立即保温 37℃,并在检测前用 37℃ 温盐水洗涤红细胞,或将 EDTA 抗凝标本在 37℃ 孵育约 10min,然后用温盐水洗涤红细胞。用 6% 牛白蛋白进行平行对照试验以确定是否有自身凝集干扰。如果平行对照试验为阴性,则抗-A 和抗-B 结果通常是有效的。如果平行对照为阳性,需要用巯基试剂处理红细胞。因为自身冷抗体主要是 IgM,巯基试剂可使 IgM 分子变性,所以可以使用巯基试剂(例如 2-ME 或 DTT)消除自身凝集(方法 2-18),也可以用 ZZAP 试剂处理准备吸附的红细胞(方法 4-8)。

当血清与 O 型试剂红细胞出现凝集,ABO 反定型检测是无效的。需使用预热血清与 A1 型,B 型和 O 型红细胞重复试验,红细胞在 37℃ 下孵育 1h 后"沉降"(而非离心),通常能解决问题(方法 2-11)。通过避免离心这一步骤,可以避免自身冷抗体的干扰。一些患者血清中的弱抗-A 和/或抗-B 在 37℃ 下可能不反应,可以选择吸附的血清(自体吸附的血清或同种异体 O 型红细胞吸附后血清)。由于血清被兔的血基质红细胞吸附后,可能会去除抗-B 和抗-A1,因此不能用于 ABO 反定型[44,45]。

3. **在自身冷凝集素存在下检测同种抗体** 如

果在37℃下进行血清学试验且用 IgG 单特异性试剂进行试验，多数自身冷抗体不会掩盖具有临床意义的同种抗体。因为会增加自身抗体的反应性，不推荐使用增效剂（例如白蛋白或 PEG）。在极少数情况下，可能需要在4℃进行自体吸附试验（方法4-5）。要完全有效去除自身冷凝集素是非常耗时且不必要的。在吸附之前用酶或 ZZAP 处理患者的细胞可以更便捷的去除冷自身抗体。通过1~2次低温自体吸附就可以充分去除自身抗体，可以在37℃下检测到被冷自身抗体掩盖的同种抗体。WAIHA 的同种抗体的吸附过程也可在4℃下进行。应当谨慎使用可以去除自身抗-I 和自身抗-IH 的兔血基质红细胞，因为无论血型特异性如何，该方法可以除去具有临床意义的同种抗体，如抗-D、抗-E、抗-Vel 和 IgM 抗体[46-47]。

4. 自身抗体的特异性　CAD 中的自身特异性抗体最常见的是抗-I，但通常只有学术意义。抗-i 不常见，它通常与传染性单核细胞增多症相关。在其他罕见的情况下，也可有其他特异性。

自身抗体特异性对 CAD 来说不具有诊断价值。健康个体及 CAD 患者中都可见自身抗-I。然而，生理状态下自身抗-I 在4℃和效价64以下时无反应，并且在室温下与 I 抗原阴性的红细胞（脐血 i 和成人血 i）不反应。但是，CAD 患者自身抗体可在室温下与 I 抗原阴性的红细胞发生相当剧烈的反应，并且与 I 抗原阳性红细胞的反应更强。自身抗体抗-i 则相反，其与 I 抗原阴性红细胞的反应比与 I 抗原阳性红细胞的反应更强。最初认为是识别 i 向 I 转变的状态（名称为"I^T"），与脐带血红细胞反应强烈，与红细胞上正常的成人 I 抗原反应弱，与成人 i 抗原的反应最弱。在罕见的情况下，特异性冷凝集素可能是抗-Pr，其与未处理的红细胞上的 I 或者 i 抗原都有较强反应，但不与酶处理的红细胞反应。确定自身冷凝集素的效价和特异性的方法在方法4-6和方法4-7中已给出。自身冷凝集素的典型反应性模式见于方法4-6的表中。

三、混合型自身免疫性溶血性贫血

虽然大约1/3的 WAIHA 患者含有在室温下凝集的非病理性 IgM 抗体，但也有 WAIHA 患者的冷凝集素在30℃或以上有反应。后者称为"混合型""冷热联合型"AIHA，可以分为高效价，宽反应温度的 IgM 冷凝集素（罕见的 WAIHA+经典 CAD）和正常效价患者（4℃，<64），宽反应温度冷凝集

素[48-50]。混合型 AIHA 患者在试验的所有阶段通常都存在溶血和复杂的血清反应性。

1. 血清学特点　在混合型 AIHA 中，通常在患者的红细胞上可检测到 IgG 和 C3。也可以检出单独的 C3、IgG 或 IgA[6]。放散液含有温抗体型 IgG 自身抗体。血清中存在温抗体型 IgG 自身抗体和冷凝集素 IgM 自身抗体。这些自身抗体在试验的每个阶段，均与红细胞发生反应。凝集素 IgM 自身抗体≥30℃反应。如果通过吸收试验检测同种抗体，需要在37℃和4℃条件下分别进行。

2. 自身抗体的特异性　异常的 IgM 型冷自身抗体可能有典型的 CAD 的特异性（即抗-I 或抗-i），但通常不具有明显的特异性[48,49]。IgG 型温自身抗体在血清学上通常与典型 WAIHA 中的自身抗体不同。

3. 混合型 AIHA 患者的输血　如果必须输血，排除同种抗体以及选择血液输注的原则与 WAIHA 和 CAD 引起的急性溶血患者相同。

四、阵发性冷性血红蛋白尿症

阵发性冷性血红蛋白尿症（paroxysmal cold hemoglobinuria, PCH）是 DAT 阳性 AIHA 最罕见的表现。从历史上看，PCH 与梅毒有关，但这种关联现在并不常见[51]。更常见的是，PCH 作为一种继发于病毒感染的急性一过性症状，尤其常见于幼儿。在这种情况下，只能很短时间内检测到双相溶血。另外，PCH 还可能继发于老年人特发性慢性疾病。

1. 血清学特点　PCH 由冷反应性 IgG 抗体激发并结合补体引起。与冷反应性自身 IgM 抗体一样，在身体较冷区域（通常为四肢）中与红细胞发生反应，并引起补体 C3 与红细胞不可逆地结合。然后当血液循环到身体较温暖部分时，抗体与红细胞解离。进行常规 DAT 试验的洗涤红细胞通常只有补体包被，但是用冷盐水洗涤可以检测到红细胞表面结合的 IgG 抗体[6]。将检测体系维持在最佳结合温度，可使冷反应性 IgG 自身抗体一直附着在其抗原上。因为补体成分通常是红细胞表面上唯一结合的球蛋白，PCH 患者红细胞的洗脱液几乎是非反应性的。

PCH 中的 IgG 自身抗体通常被描述为双相溶血素，因为其与红细胞的结合发生在低温下，但是直到补体包被的红细胞加热至37℃才发生溶血。这是该诊断试验的基础，如 Donath-Landsteiner 试

验(方法4-11)。自身抗体可以在4℃凝集正常红细胞,效价很少>64。因为抗体在4℃以上少有反应,所以输血之前抗体检测试验通常为阴性,并且通过常规的交叉配血程序,血清通常与随机供体细胞相合。

2. 自身抗体的特异性 特异性抗P是PCH最常见的自身抗体。在Donath-Landsteiner试验中,自身抗体与几乎所有的红细胞(包括患者自身的红细胞)反应,除了那些非常罕见的p或P^k表型。

3. PCH患者的输血 对于成年PCH患者,除非溶血很严重,否则很少输血。在幼儿中,抗体反应的温度范围比成人宽得多,并且溶血通常更加迅速,因此可能需要输血用于抢救。尽管有一些证据表明表型为p的红细胞比表型为P+(P1+或P1-)的红细胞寿命更长,但是表型为p血液的概率大约为1/200 000,因此当急需输血时,我们没有机会找到这种罕见的血液。需要紧急输血的PCH患者不应被禁止输注一般的血液。对随机选择的红细胞输注效果不好的患者,应该考虑输注P抗原阴性的红细胞[6]。

第三节 药物诱导的免疫性溶血性贫血

药物极少导致溶血性贫血,其发生率约为1/1 000 000[52]。但近年来,已证实有多种药物与溶血性贫血的发生有关(具体见附14-1提供的列表),在其他文献中也有报道[14]。

药物有时会诱导产生一些针对抗药物本身或红细胞膜的抗体,或者针对药物和红细胞膜形成抗原产生抗体。这些抗体常导致DAT阳性和/或引起红细胞免疫性破坏[14,52]。在某些情况下,DAT结果呈阳性也可能是因为药物诱导一些非免疫性的蛋白吸附(nonimmunologic protein adsorption,NIPA)到红细胞上造成的[14]。

一、药物诱导抗体形成的理论机制

关于药物是如何诱导免疫反应,有众多的学说来解释其是如何导致DAT阳性并介导细胞破坏的[6]。公认的药物相关DAT阳性机制有4种:药物吸附(青霉素类),免疫复合物形成,自身抗体形成以及NIPA。这种分类虽然为血清学分类,但仍缺乏确凿的证据。同时,一些药物表现的血清活性可能涉及1种或者多种机制,"联合假说"机制可能提供更全面的线索。由图14-1可见,1种或多种类型的抗体可同时存在。另外,NIPA作为1种不依赖于抗体的物质,也可能引起药物诱导的免疫性溶血性贫血[14]。

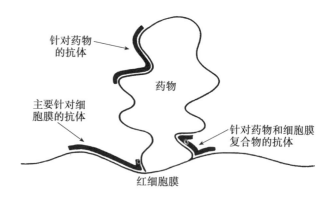

图14-1 药物诱导抗体反应的统一理论(基于Garratty[32]引用Habibi所作的模拟图)
细线代表药物诱导抗体Fab端与抗原结合的区域。药物(半抗原)与细胞膜疏松或牢固结合后,抗体可能由以下原因诱导产生:①药物产生药物吸附(青霉素类)的典型体外免疫反应;②细胞膜成分或主要为细胞膜成分(产生自身抗体的典型体外免疫反应);③部分药物,部分细胞膜成分(产生所谓免疫复合物机制的典型体外免疫反应)[32]

二、血清学分类

药物诱导的抗体可分为2类:药物依赖性(指这些抗体必须在有药物存在的条件下才可被检出)和非药物依赖性(指这些抗体不需要在体外额外添加药物就可被检出)[6]。药物依赖性抗体又可再分为2类:一类能与药物处理过的红细胞反应(如青霉素、某些头孢菌素产生的抗体),另一类在有可溶性药物情况下,可与未包被的红细胞发生反应(如奎宁和头孢曲松产生的抗体)。药物非依赖性抗体(如甲基多巴和氟达拉滨诱导产生的抗体),即使免疫反应是由药物诱导产生的,在没有药物存在的情况下依然具有血清学活性,由于药物非依赖性抗体在检测时无需在检测系统中额外添加药物,因此,其反应特性的血清学特征与特发性温型自身抗体难以鉴别。

如果怀疑1个患者发生了DIIHA,应立即停止使用这种药物。药物依赖性抗体可通过实验室进行检测,但非药物依赖性抗体或NIPA引起的DIIHA只能通过停用药物与溶血反应发生和缓解之间的关联来进行推测。

因为其他文献报告较多,有关青霉素和甲基多巴诱导产生抗体的历史细节不再赘述[6,52]。由于静脉注射高剂量青霉素而导致 DIIHA 的病例已不多见。同时，可以诱导产生药物非依赖性抗体的甲基多巴，使用频率亦不如前。目前，与 DIIHA 的发生密切相关的药物有哌拉西林、头孢曲松和头孢替坦。由铂类药物导致 DIIHA 的病例数量也有小幅增加[14]。

1. 与药物处理的红细胞发生反应的药物依赖性抗体　一些药物(如青霉素、氨苄西林和大部分头孢菌素)可与红细胞共价结合，可在实验室内添加药物获得"包被"的红细胞。因此，这些抗体可与药物包被的红细胞反应，而与未包被的红细胞不反应(除非这个患者本身就含有抗红细胞成分的自身抗体)。

青霉素和头孢菌素属 β-内酰胺酶类抗生素。之前大家公认可通过检测青霉素和头孢菌素抗体的方法，即与包被红细胞反应来检测任何一种青霉素和头孢菌素类抗生素诱导产生的抗体。但现在认为并非如此，人工合成青霉素和新型头孢菌素与青霉素和第 1 代头孢菌素致敏红细胞特点不同。头孢替坦(第 2 代头孢菌素)能很好地包被红细胞，由其诱导产生的抗体可与包被红细胞反应而且效价非常高。而头孢曲松(第 3 代头孢菌素)却不易包被红细胞，导致抗体难以检测[53]。哌拉西林，一种半合成青霉素，在高 pH 时会包被红细胞。然而，大部分健康献血者和患者血清均会与哌拉西林包被的红细胞反应。因此，不推荐这种方法检测哌拉西林抗体[53]。以下情况可通过使用药物包被的红细胞来检测抗体：

- 对 IgG 单特异性 DAT 阳性，但也可能存在补体。
- 血清与药物包被红细胞反应，与未包被红细胞不反应。
- 患者红细胞放散液与药物包被红细胞反应，与未包被红细胞不反应。

多数情况下溶血是渐进性发展的，但如果未识别溶血病因或药物持续使用也会有威胁生命的危险。患者可能有或者没有用药史。但就头孢替坦而言，即使预防性剂量也可能引起严重的溶血。正常的血清也可能与一些药物包被的红细胞反应(如那些被头孢替坦、哌拉西林、奥沙利铂包被的红细胞)[53]，这说明患者之前已经通过环境途径暴露于这些药物(接触药物刺激，产生了抗体)。

2. 在药物存在情况下可与未致敏红细胞发生反应的药物依赖性抗体　许多可造成免疫性溶血性贫血的药物抗体可以通过含有药物的血清与未包被红细胞反应进行检测，哌拉西林和第 2 代及第 3 代头孢菌素可以通过这种方式检测，抗头孢曲松抗体也可以通过在药物存在下血清与红细胞反应状态检测[53]。以下是其反应特性：

- 补体可能是在红细胞上唯一可以检测到的蛋白，但 IgG 也可能存在。
- 血清中的抗体可能是 IgM、IgG 或 IgG 和 IgM。
- 在体外检测时必须有药物(或其代谢物)存在，这些抗体可能造成溶血、凝血和/或红细胞对药物的高反应性。
- 患者仅需服用小剂量药物(比如单剂量)。
- 通常表现为有血红蛋白尿和血红蛋白血症的急性血管内溶血，肾衰也较常见。
- 一旦抗体形成，再次暴露于极少剂量的药物也会产生严重的溶血症状。

一旦发生，就如同患者血清中含有了 1 种"自身抗体"，在血清中有药物存在时就可发生反应，与真正的自身抗体不同的是，这些抗体的活性取决于循环系统中的药物或药物抗体复合物[53]。在这种情况下，红细胞放散液与试剂红细胞呈阴性反应。然而，在一些可疑哌拉西林引起 DIIHA 的病例中，如患者持续服用哌拉西林，其放散液也可能有反应，停药数天后红细胞放散液反应转为阴性。真正的温型自身抗体在患者红细胞放散液中是有活性的，并持续存在。因此，因哌拉西林导致的 DIIHA 可能被误诊为 WAIHA，特别是当放散液有反应时。但是，区别温型自身抗体和药物诱导抗体引起的自身免疫性溶血性贫血有重要临床意义[53]。

3. 非药物依赖性抗体(自身抗体的形成)　一些药物诱导产生的抗体，在血清学上与温型自身抗体难以鉴别。红细胞被这些 IgG 抗体"包被"，即使药物不存在时，其红细胞放散液和血清几乎与所有细胞均反应。这种抗体在体外不需要药物。典型的药物是甲基多巴，目前使用频率已大大减低。而氟达拉滨，作为 1 种治疗慢性淋巴细胞白血病的药物，是目前引起药物非依赖性抗体和 AIHA 的主要药物[52]。

4. 非免疫蛋白吸附(nonimmunologic protein adsorption, NIPA)　某些药物相关的 DAT 阳性是由于药物引起红细胞脂质膜改变而引起的，与抗体的产生无关。这类机制引起的溶血性贫血极为少见。

先锋霉素(初代头孢菌素类)可造成 DAT 结果

阳性并与 NIPA 原发相关。在体外 pH9.8 缓冲液中,头孢菌素"包被"红细胞,与正常的血浆共同孵育。包被后的红细胞可吸附白蛋白、IgA、IgG、IgM、C3 以及其他一些非免疫状态的蛋白。因此,这类药物与所有血浆的间接抗球蛋白试验几乎均为阳性。其他可导致 NIPA 的药物还有肌苷二醛、顺铂、奥沙利铂和 β-内酰胺酶抑制剂(如棒酸、舒巴坦、他唑巴坦)[14]。

当患者的血浆/血清以及正常的血浆/血清对药物包被红细胞的间接抗球蛋白试验为阳性而患者红细胞的放散液为阴性时,就应考虑 NIPA。

三、药物诱导免疫性溶血的实验室检测

在血库中最常遇见的药物相关问题就是 DAT 阳性而放散液为阴性的情况。当怀疑有溶血发生时,近期的输血和/或急性溶血可能导致 DAT 弱阳性。然而,免疫介导的溶血常常被忽略。同时,药物调整和溶血性贫血的时间关系以及药物抗体的检测同样也应引起重视。

应使用常规方法进行不规则抗体的筛查,如果其血清与未包被的红细胞不发生反应,那么应与可疑药物再次进行检测[53]。有些药物具有一些惰性成分(如片剂或胶囊),有些药物包含多种成分(如哌拉西林和他唑巴坦),虽然使用患者实际服用的药物来测试患者的血清看似合理,但事实上这些惰性成分将会干扰药物处理的红细胞,导致出现判读困难或结果模棱两可。因此,使用纯化的药物或使用不同的药物成分对血清进行检测更为有效。

如果某一种药物已有可造成溶血性贫血的报道,那么其抗体的检测方法一般会在报道中列出。由于多数情况下是使用在药物存在时的血清检测药物抗体,因此,当缺乏的某种药物抗体报告时,可制备 1 个药物浓度约为 1mg/ml 的反应体系进行初筛[53](方法 4-13)。血清标本优于血浆;也可以向反应体系添加正常的血清以提供补体。这种添加补体可增加体外检测因补体引起的溶血的敏感性。

如果以上的检测仍不能得到明确的结果,就可通过使用药物包被正常红细胞再次检测[53]。可检测患者的血清或红细胞放散液是否与药物包被的红细胞反应(方法 4-12)。这种方法一般用于可疑药物为头孢菌素类(除头孢曲松)引起 DIIHA 的筛选,当放散液与药物包被的红细胞发生反应,与未包被的红细胞不反应而 DAT 阳性时,可确定为药物诱导引起。

为了正确解释检测结果,药物包被红细胞需同时与盐水和正常血清(或血浆)反应作为阴性对照。在一些正常献血者或无溶血性贫血的患者血浆中也可以检测到一些与药物包被的红细胞(如β-内酰胺酶类)反应的抗体,这可能是由于既往暴露于这些药物。因此,可能因患者血清具有反应性得出错误的结论[53]。

必要时可使用药物包被的红细胞作为阳性对照。如果患者的血清或放散液反应性为阴性,但缺乏阳性对照时,只能解释为该药物的抗体没有被检测到,这个药物可能没有被包被到红细胞上。

如果已知某种可疑药物可能引起 NIPA,那么这个患者的血清和阴阳性对照需稀释 1:20 时再次进行检测。正常的血清在这种稀释度下一般不再含有足够的蛋白以提升 NIPA 的检出率。

当患者服用多种与溶血发生存在时间对应关系的药物时,应该对患者所服用的全部药物进行检测。已有多篇案例报道称,多次应用化疗药物后,可产生同时针对多种药物的抗体[54]。此外,一些免疫反应可能由部分药物的代谢物而非药物本身引起。如果临床表现与免疫介导的溶血一致而缺乏实验室依据,检测患者的血清或尿液中的代谢物可能有一定帮助[55],一些非甾体类抗炎药的抗体就需在有其代谢物存在的体系中进行检测[56]。需要依赖药物的代谢过程及半衰期决定收集代谢产物的时机,这些药物的药代动力学信息以及此类药物的检测报告都需一起进行综合考虑。

要点

1. DAT 用于检测红细胞在体内是否被免疫球蛋白或者补体致敏,或被 2 种同时致敏。它主要用于检测溶血性输血反应、HDFN、AIHA 和药物诱导的免疫性溶血。
2. DAT 应用于确定溶血性贫血是否具有免疫学致病原。
3. DAT 结果阳性可能与溶血有关,也可能与溶血无关。
4. 对输血后的标本进行 DAT 是输血反应初步调查的一部分。如果已致敏的红细胞未被破坏,则 DAT 结果可能为阳性;如果发生溶血和红细胞被快速清除,则 DAT 结果可能为阴性。

5. 通过使用含有抗-IgG 和抗-C3d 的抗球蛋白试剂直接检测新鲜洗涤红细胞来进行 DAT。如果洗涤后的红细胞在使用抗-IgG 检测之前被放置或者延迟判读都可能导致假阴性或者弱阳性的结果。

6. 如果红细胞的抗-IgG 和抗-C3 DAT 均为阳性,则这些红细胞需要采用对照试剂(如 6% 的白蛋白或生理盐水)检测。如果对照试验是有反应的,那么之前的 DAT 结果就无效,这可能是由于大量 IgG 包被或罕见的温反应性 IgM 引起的自发凝集,也可能是由常规洗涤没有解离的 IgM 类冷凝集素所致。

7. 单独的 DAT 阳性不能诊断溶血性贫血。对阳性结果的解释需要患者的病史信息。与患者的主治医生进行沟通非常重要。患者临床资料与实验室数据结合可最大程度评估 DAT 阳性结果的意义。

8. 出现下列情况时,需要对 DAT 阳性结果做进一步分析:
   - 体内红细胞破坏的证据。
   - 近期输血史。
   - 服用与免疫介导溶血相关的药物。
   - 造血干细胞或器官移植史。
   - IVIG 或静脉注射抗-D。
   - 应用单克隆抗体治疗时,单克隆抗体可能与红细胞表面的靶抗原反应。

9. 放散使抗体从致敏红细胞上游离下来并恢复到有活性的状态。在某些情况下,放散具有一定作用,即检测自身抗体与血清中可能检测不到的特异性抗体,并可指导是否需检测患者血清中的药物相关抗体。

10. AIHAs 主要细分为以下几种类型:WAIHA、CAD、混合型 AIHA 和 PCH。药物也可诱导免疫性溶血。

参考文献

1. Zanella A, Barcellini W. Treatment of autoimmune hemolytic anemias. Haematologica 2014;99:1547-54.

2. Shapiro R, Chin-Yee I, Lam S. Eculizumab as a bridge to immunosuppressive therapy in severe cold agglutinin disease of anti-Pr specificity. Clin Case Rep 2015;3:942-4.

3. Kaplan HS, Garratty G. Predictive value of direct antiglobulin test results. Diagnostic Med 1985;8:29-32.

4. Garratty G. The significance of IgG on the red cell surface. Transfus Med Rev 1987;1:47-57.

5. Freedman J. The significance of complement on the red cell surface. Transfus Med Rev 1987;1:58-70.

6. Petz LD, Garratty G. Immune hemolytic anemias. 2nd ed. Philadelphia: Churchill-Livingstone, 2004.

7. Rottenberg Y, Yahalom V, Shinar E, et al. Blood donors with positive direct antiglobulin tests are at increased risk for cancer. Transfusion 2009;49:838-42.

8. Hannon JL. Management of blood donors and blood donations from individuals found to have a positive direct antiglobulin test. Transfus Med Rev 2012;26:142-52.

9. Toy PT, Chin CA, Reid ME, Burns MA. Factors associated with positive direct antiglobulin tests in pretransfusion patients: A case control study. Vox Sang 1985;49:215-20.

10. Heddle NM, Kelton JG, Turchyn KL, Ali MAM. Hypergammaglobulinemia can be associated with a positive direct antiglobulin test, a nonreactive eluate, and no evidence of hemolysis. Transfusion 1988;28:29-33.

11. Clark JA, Tanley PC, Wallas CH. Evaluation of patients with positive direct antiglobulin tests and nonreactive eluates discovered during pretransfusion testing. Immunohematology 1992;8:9-12.

12. Coombs RRA, Mourant AE, Race RR. A new test for the detection of weak and "incomplete" Rh agglutinins. Br J Exp Pathol 1945;26:255-66.

13. Heddle NM, Soutar RL, O'Hoski PL, et al. A prospective study to determine the frequency and clinical significance of alloimmunization post-transfusion. Br J Haematol 1995;91:1000-5.

14. Garratty G, Arndt PA. Drugs that have been shown to cause drug-induced immune hemolytic anemia or positive direct antiglobulin tests: Some interesting findings since 2007. Immunohematology 2014;30:66-79.

15. Desborough MJ, Miller J, Thorpe SJ, et al. Intravenous immunoglobulin-induced haemolysis: A case report and review of the literature. Transfus Med 2014;24:219-26.

16. Rushin J, Rumsey DH, Ewing CA, Sandler SG. Detection of multiple passively acquired alloantibodies following infusions of IV Rh immune globulin. Transfusion 2000;40:551-4.

17. Chapuy CI, Nicholson RT, Aguad MD, et al. Resolving the daratumumab interference with blood compatibility testing. Transfusion 2015; 55:1545-54.

18. Oostendorp M, Lammerts van Bueren JJ, Doshi P, et al. When blood transfusion medicine becomes complicated due to interference by monoclonal antibody therapy. Transfusion 2015;55:1555-62.

19. Judd WJ. Elution—dissociation of antibody from red blood cells: Theoretical and practical considerations. Transfus Med Rev 1999;13: 297-310.

20. Leger RM, Arndt PA, Ciesielski DJ, Garratty G. False-positive eluate reactivity due to the low-ionic wash solution used with commercial acid-elution kits. Transfusion 1998;38:565-72.

21. Judd WJ, Johnson ST, Storry JR. Judd's methods in immunohematology. 3rd ed. Bethesda, MD: AABB Press, 2008.

22. Judd WJ, Barnes BA, Steiner EA, et al. The evaluation of a positive direct antiglobulin test (autocontrol) in pretransfusion testing revisited. Transfusion 1986;26:220-4.

23. Arndt PA, Leger RM, Garratty G. Serologic findings in autoimmune hemolytic anemia associated with immunoglobulin M warm autoantibodies. Transfusion 2009;49:235-42.

24. Rodberg K, Tsuneta R, Garratty G. Discrepant Rh phenotyping results when testing IgG-sensitized RBCs with monoclonal Rh reagents (abstract). Transfusion 1995;35(Suppl):67S.

25. Leger RM, Garratty G. Evaluation of methods for detecting alloantibodies underlying warm autoantibodies. Transfusion 1999;39:11-16.

26. Church AT, Nance SJ, Kavitsky DM. Predicting the presence of a new alloantibody underlying a warm autoantibody (abstract). Transfusion 2000;40(Suppl):121S.

27. Branch DR, Petz LD. A new reagent (ZZAP) having multiple applications in immunohematology. Am J Clin Pathol 1982;78:161-7.

28. Laine EP, Leger RM, Arndt PA, et al. In vitro studies of the impact of transfusion on the detection of alloantibodies after autoadsorption. Transfusion 2000;40:1384-7.

29. Chiaroni J, Touinssi M, Mazet M, et al. Adsorption of autoantibodies in the presence of LISS to detect alloantibodies underlying warm autoantibodies. Transfusion 2003;43:651-5.

30. Magtoto-Jocom J, Hodam J, Leger RM, Garratty G. Adsorption to remove autoantibodies using allogeneic red cells in the presence of low ionic strength saline for detection of alloantibodies (abstract). Transfusion 2011;51(Suppl): 174A.

31. Issitt PD, Combs MR, Bumgarner DJ, et al. Studies of antibodies in the sera of patients who have made red cell autoantibodies. Transfusion 1996;36:481-6.

32. Garratty G. Target antigens for red-cell-bound autoantibodies. In: Nance SJ, ed. Clinical and basic science aspects of immunohematology. Arlington, VA: AABB, 1991:33-72.

33. Garratty G. Specificity of autoantibodies reacting optimally at 37° C. Immunohematology 1999;15:24-40.

34. Branch DR, Petz LD. Detecting alloantibodies in patients with autoantibodies (editorial). Transfusion 1999;39:6-10.

35. Young PP, Uzieblo A, Trulock E, et al. Autoantibody formation after alloimmunization: Are blood transfusions a risk factor for autoimmune hemolytic anemia? Transfusion 2004; 44:67-72.

36. Maley M, Bruce DG, Babb RG, et al. The incidence of red cell alloantibodies underlying panreactive warm autoantibodies. Immunohematology 2005;21:122-5.

37. Ahrens N, Pruss A, Kähne A, et al. Coexistence of autoantibodies and alloantibodies to red blood cells due to blood transfusion. Transfusion 2007;47:813-16.

38. Shirey RS, Boyd JS, Parwani AV, et al. Prophylactic antigen-matched donor blood for patients with warm autoantibodies: An algorithm for transfusion management. Transfusion 2002;42:1435-41.

39. Hillyer CD, Shaz BH, Winkler AM, Reid M. Integrating molecular technologies for red blood cell typing and compatibility testing into blood centers and transfusion services. Transfus Med Rev 2008;22:117-32.

40. Denomme GA. Prospects for the provision of genotyped blood for transfusion. Br J Haematol 2013;163:3-9.

41. Lee E, Redman M, Burgess G, Win N. Do patients with autoantibodies or clinically insignificant alloantibodies require an indirect antiglobulin test crossmatch? Transfusion 2007;47:1290-5.

42. Richa EM, Stowers RE, Tauscher CD, et al. The safety of electronic crossmatch in patients with warm autoantibodies (letter). Vox Sang 2007;93:92.

43. Leger RM, Co A, Hunt P, Garratty G. Attempts to support an immune etiology in 800 patients with direct antiglobulin test-negative hemolytic anemia. Immunohematology 2010;26: 156-60.

44. Waligora SK, Edwards JM. Use of rabbit red cells for adsorption of cold autoagglutinins. Transfusion 1983;23:328-30.

45. Dzik WH, Yang R, Blank J. Rabbit erythrocyte stroma treatment of serum interferes with recognition of delayed hemolytic transfusion reaction (letter). Transfusion 1986;26:303-4.

46. Mechanic SA, Maurer JL, Igoe MJ, et al. Anti-Vel reactivity diminished by adsorption with rabbit RBC stroma. Transfusion 2002;42:1180-3.

47. Storry JR, Olsson ML, Moulds JJ. Rabbit red

blood cell stroma bind immunoglobulin M antibodies regardless of blood group specificity (letter). Transfusion 2006;46:1260-1.

48. Sokol RJ, Hewitt S, Stamps BK. Autoimmune haemolysis: An 18-year study of 865 cases referred to a regional transfusion centre. Br Med J 1981;282:2023-7.

49. Shulman IA, Branch DR, Nelson JM, et al. Autoimmune hemolytic anemia with both cold and warm autoantibodies. JAMA 1985;253:1746-8.

50. Garratty G, Arndt PA, Leger RM. Serological findings in autoimmune hemolytic anemia (AIHA) associated with both warm and cold autoantibodies (abstract). Blood 2003;102 (Suppl):563a.

51. Eder AF. Review: Acute Donath-Landsteiner hemolytic anemia. Immunohematology 2005; 21:56-62.

52. Garratty G. Immune hemolytic anemia associated with drug therapy. Blood Rev 2010;24:143-50.

53. Leger RM, Arndt PA, Garratty G. How we investigate drug-induced immune hemolytic anemia. Immunohematology 2014;30:85-94.

54. Leger RM, Jain S, Nester TA, Kaplan H. Drug-induced immune hemolytic anemia associated with anti-carboplatin and the first example of anti-paclitaxel. Transfusion 2015;55:2949-54.

55. Salama A, Mueller-Eckhardt C, Kissel K, et al. Ex vivo antigen preparation for the serological detection of drug-dependent antibodies in immune haemolytic anaemias. Br J Haematol 1984;58:525-31.

56. Johnson ST, Fueger JT, Gottschall JL. One center's experience: The serology and drugs associated with drug-induced immune hemolytic anemia—a new paradigm. Transfusion 2007; 47:697-702.

● 附 14-1 免疫性溶血相关的药物

药物			检测方法	
醋氯芬酸			+Drug	
对乙酰氨基酚			+Drug	
阿昔洛韦		DT		
阿仑单抗	AA			
氨基比林		DT		
阿莫西林		DT		
两性霉素 B			+Drug	
氨苄西林		DT	+Drug	
安他唑啉			+Drug	
阿扎丙脲	AA	DT		
苯达莫司汀	AA			
丁胺			+Drug	
卡巴唑	AA	DT	+Drug	
卡铂	AA	DT	+Drug	NIPA
卡溴脲		DT		
头孢孟多		DT		
头孢唑啉		DT		
头孢克肟		DT	+Drug	
头孢噻肟		DT	+Drug	
头孢替坦	AA	DT	+Drug	NIPA
头孢西丁	AA	DT	+Drug	
头孢匹罗			+Drug	
头孢他啶	AA	DT	+Drug	
头孢菌素		DT	+Drug	
头孢曲松			+Drug	
头孢呋辛		DT		
头孢氨苄		DT		
头孢噻吩		DT	+Drug	NIPA
氯霉素	AA	DT		
氯代烃类	AA	DT	+Drug	
氯丙嗪	AA		+Drug	
氯丙酰胺			+Drug	
西咪替丁		DT	+Drug	
环丙沙星			+Drug	
顺铂		DT	+Drug	NIPA
克拉屈滨	AA			
克拉维酸盐				NIPA
氰醇	AA	DT	+Drug	

● 附 14-1　免疫性溶血相关的药物（续）

药物	检测方法			
环芬尼	AA		+Drug	
环孢菌素		DT		
双氯芬酸	AA	DT	+Drug	
己烯雌酚			+Drug	
二缩甲醛				NIPA
二吡喃酮		DT	+Drug	
红霉素		DT		
依托度酸			+Drug	
非诺洛芬	AA		+Drug	
氟康唑		DT	+Drug	
氟达拉滨	AA			
荧光素		DT	+Drug	
氟尿嘧啶			+Drug	
呋塞米			+Drug	
肼苯哒嗪		DT		
氢氯噻嗪		DT	+Drug	
氢化可的松		DT	+Drug	
9-羟基甲基椭圆霉素			+Drug	
布洛芬			+Drug	
甲磺酸伊马替尼		DT		
胰岛素		DT		
异烟肼		DT	+Drug	
左旋多巴	AA			
左氧氟沙星		DT	+Drug	
甲芬那酸	AA			
甲氟喹		DT	+Drug	
美法仑			+Drug	
6-巯基嘌呤		DT		
美沙酮		DT		
氨甲喋呤	AA	DT	+Drug	
甲基多巴	AA			
萘丁美酮			+Drug	
萘西林		DT		
萘普生			+Drug	
奥沙利铂		DT	+Drug	NIPA
紫杉醇		DT	+Drug	
对氨基水杨酸			+Drug	
培美曲塞			+Drug	

● 附 14-1 免疫性溶血相关的药物(续)

药物	检测方法			
青霉素 G		DT		
非那西丁			+Drug	
苯妥英		DT		
哌拉西林		DT	+Drug	
丙磺舒			+Drug	
普鲁卡因酰胺	AA			
丙基吩嗪			+Drug	
吡嗪酰胺		DT	+Drug	
乙胺嘧啶		DT		
奎尼丁		DT	+Drug	
奎宁			+Drug	
雷尼替丁		DT	+Drug	
利福布丁			+Drug	
利福平		DT	+Drug	
戊硫醇/硫喷妥钠			+Drug	
睇波芬			+Drug	
链激酶		DT		
链霉素	AA	DT	+Drug	
舒巴坦钠				NIPA
磺胺甲噁唑			+Drug	
柳氮磺胺吡啶			+Drug	
磺胺异噁唑			+Drug	
舒林酸	AA	DT	+Drug	
舒洛芬	AA		+Drug	
他唑巴坦				NIPA
替考拉宁	AA		+Drug	
替尼泊苷	AA		+Drug	
四环素		DT		
替卡西林	AA	DT		
甲苯磺丁脲		DT		
托美汀	AA		+Drug	
氨苯蝶啶		DT	+Drug	
甲氧苄啶			+Drug	
万古霉素			+Drug	
长春新碱		DT	+Drug	
佐美酸	AA		+Drug	

注:AA. 药物非依赖性自身抗体;DT. 用药物处理的红细胞进行检测;+Drug. 在药物存在的情况下进行检测;NIPA. 非免疫性蛋白吸附
表中空白处代表相应方法不可检测。

第 15 章　血小板和粒细胞的抗原和抗体

本章主要探讨血小板抗原和粒细胞抗原,以及由于抗原致敏产生的抗体。这些抗原及其免疫应答在血小板和粒细胞相关的同种免疫、自身免疫和药物性免疫中都有重要意义。

第一节　血小板抗原和抗体

血小板表面表达了多种抗原,一类是血小板相关抗原,是血小板与其他细胞或组织共有的抗原,如 ABH 抗原和 HLA;而另一类是血小板特异性抗原,如人类血小板同种抗原(human platelet alloantigens,HPAs)。

一、HPA

血小板在炎症、免疫反应、心血管疾病甚至癌症中均起重要作用[1-3]。但其主要功能是止血。血小板的这些功能主要通过位于血小板细胞膜表面糖蛋白(glycoproteins,GPs)上的受体配体相互作用来实现。

血小板表面 GPs 的不同是由基因的单核苷酸多态性(polymorphisms,SNPs)引起的,这些 SNPs 反过来影响氨基酸从而形成糖蛋白结构不同的抗原。在妊娠或输注血小板时,由于同种异体抗原的暴露,可刺激机体产生抗体。目前,已知的表达在 6 种不同的血小板膜糖蛋白(GPⅡb、GPⅢa、GPⅠbα、GPⅠbβ,GPⅠa 和 CD109)(表 15-1)[4] 上的 HPAs 有 35 种,这些抗原通常被称为"血小板特异性抗原"。某些"血小板特异性抗原"虽然在非血小板细胞(特别是白细胞和内皮细胞)上也有发现,但它们在临床上的重要性主要还是与血小板相关。

表 15-1　人类血小板抗原

现行的命名	既往命名	表型频率*	糖蛋白	氨基酸改变	编码基因	核苷酸改变
HPA-1a	Zw^a,Pl^{A1}	72% a/a	GPⅢa	Leu33Pro	*ITGB3*	176T>C
HPA-1b	Zw^b,Pl^{A2}	26% a/b				
		2% b/b				
HPA-2a	Ko^b	85% a/a	GPⅠbα	Thr145Met	*GPIBA*	482C>T
HPA-2b	Ko^a,Sib^a	14% a/b				
		1% b/b				
HPA-3a	Bak^a,Lek^a	37% a/a	GPⅡb	Ile847Ser	*ITGA2B*	1T>G
HPA-3b	Bak^b	48% a/b				
		15% b/b				
HPA-4a	Yuk^b,Pen^a	>99.9% a/a	GPⅢa	Arg143Gln	*ITGB3*	506G>A
HPA-4b	Yuk^a,Pen^b	<0.1% a/b				
		<0.1% b/b				
HPA-5a	Br^b,Zav^b	88% a/a	GPⅠa	Glu505Lys	*ITGA2*	1 600G>A
HPA-5b	Br^a,Zav^a,Hc^a	20% a/b				
		1% b/b				

续表

现行的命名	既往命名	表型频率[*]	糖蛋白	氨基酸改变	编码基因	核苷酸改变
HPA-6bw	Ca[a],Tu[a]	<1% a/b 或 b/b	GPⅢa	Arg489Gln	ITGB3	1 544G>A
HPA-7bw	Moa	<1% a/b 或 b/b	GPⅢa	Pro407Ala	ITGB3	1 297C>G
HPA-8bw	Sr[a]	<1% a/b 或 b/b	GPⅢa	Arg636Cys	ITGB3	1 984C>T
HPA-9bw	Max[a]	<1% a/b 或 b/b	GPⅡb	Val837Met	ITGA2B	2 602G>A
HPA-10bw	La[a]	<1% a/b 或 b/b	GPⅢa	Arg62Gln	ITGB3	263G>A
HPA-11bw	Gro[a]	<1% a/b 或 b/b	GPⅢa	Arg633His	ITGB3	1 976G>A
HPA-12bw	Iy[a]	<1% a/b 或 b/b	GPⅠba	Gly15Glu	GPIBB	119G>A
HPA-13bw	Sit[a]	<1% a/b 或 b/b	GPⅠa	Met799Thr	ITGA2	2 483C>T
HPA-14bw（HPA-1b 相关）	Oe[a]	<1% b/b	GPⅢa	Lys611del	ITGB3	1909_1911delAAG
HPA-15a	Gov[b]	35% a/a	CD109	Ser682Tyr	CD109	2 108C>A
HPA-15b	Gov[a]	42% a/b 23% b/b				
HPA-16bw	Duva	<1% a/b 或 b/b	GPⅢa	Thr140Ile	ITGB3	497C>T
HPA-17bw	Va[a]	<1% a/b 或 b/b	GPⅢa	Thr195Met	ITGB3	662C>T
HPA-18bw	Cab[a]	<1% a/b 或 b/b	GPⅠa	Gln716His	ITGA2	2 235G>T
HPA-19bw	Sta	<1% a/b 或 b/b	GPⅢa	Lys137Gln	ITGB3	487A>C
HPA-20bw	Kno	<1% a/b 或 b/b	GPⅡb	Thr619Met	ITGA2B	1 949C>T
HPA-21bw	Nos	<1% a/b 或 b/b	GPⅢa	Glu628Lys	ITGB3	1 960G>A
HPA-22bw	Sey	<1% a/b 或 b/b	GPⅡb	Lys164Thr	ITGA2B	584A>C
HPA-23bw	Hug	<1% a/b 或 b/b	GPⅢa	Arg622Trp	ITGB3	1 942C>T
HPA-24bw	Cab2[a+]	<1% a/b 或 b/b	GPⅡb	Ser472Asn	ITGA2B	1 508G>A
HPA-25bw	Swi[a]	<1% a/b 或 b/b	GPⅠa	Thr1087Met	ITGA2	3 347C>T
HPA-26bw	Sec[a]	<1% a/b 或 b/b	GPⅢa	Lys580Asn	ITGB3	1 818G>T
HPA-27bw	Cab3[a+]	<1% a/b 或 b/b	GPⅡb	Leu841Met	ITGA2B	2 614C>A
HPA-28bw	War	<1% a/b 或 b/b	GPⅡb	Val740Leu	ITGA2B	2 311G>T
HPA-29bw	Kha[b]	<1% a/b 或 b/b	GPⅢa	Thr7Met	ITGB3	98C>T

注：[*] 表型频率适用于北美地区具有欧洲血统的人；其他种族或民族的人类血小板抗原频率分布情况可参见免疫多态性数据库[3]。

12 个抗原分为 6 对重要的等位基因(HPA-1、HPA-2、HPA-3、HPA-4、HPA-5、HPA-15)。HPA 是依照 HPA 发现的时间先后顺序来命名的,字母 a 和 b 分别表示基因表达频率高和频率低的抗原[5],字母"w"表示两个对偶(非野生型)HPA 抗原只检测到一种相应的抗体,如 HPA-6bw。

1. GP Ⅱ b/Ⅲ a 上的血小板同种抗原　HPA-1a 抗原是最先被人们认识且最熟悉的血小板特异性抗原[6]。HPA-1a 最早被命名为"ZW^a",也称为"PI^{A1}",该抗原位于整合素 GP Ⅱ b/GP Ⅲ a(α_{2b}/β_3)复合物的 β 亚单位-GP Ⅲ a 上。

整合素是黏附分子家族中的一员,是由 α 和 β 两条链(或称亚单位)经非共价键连接组成的异源二聚体[7]。整合素作为一些配体的受体,比如纤维蛋白原、胶原蛋白、纤维连接蛋白、血管性血友病因子(von Willebrand factor,vWF)和其他细胞外基质蛋白,其对于血小板黏附和聚集功能非常重要。

GP Ⅱ b/Ⅲ a 结合纤维蛋白原使血小板活化后聚集,导致"血小板血栓形成"以止血,其发挥止血功能的重要性在罕见的 Glanzmann 病的严重出血患者中已被证实,这些患者由于 *ITGA2B* 和/或 *ITGB3* 遗传突变而导致血小板 GP Ⅱ b/Ⅲ a 缺失或功能失调[8]。Glanzmann 病的患者在输注正常人的血小板后或妊娠可产生针对 GP Ⅱ b/Ⅲ a 的同种抗体。

GP Ⅱ b/Ⅲ a 是血小板膜上表达最多的一种糖蛋白复合体(约 80 000 分子/血小板),这也使其具有较高的免疫原性。欧洲人中产生 HPA 特异的同种异体抗体绝大部分(>80%)是抗-HPA-1a。HPA-1a 抗体是通过 2% 的基因型为 HPA-1b/1b 的抗原刺激产生。

35 个 HPAs 中有 22 个 HPA 位于血小板膜 GP Ⅱ b(7)和 GP Ⅲ a(15)上,如 HPA-1a/1b、HPA-4a/4b 位于 GP Ⅲ a 上,它们可导致新生儿同种免疫性血小板减少症(fetaland neonatal alloimmune thrombocytopenia,FNAIT),输血后紫癜(posttransfusion purpura,PTP)和血小板输注无效。基因型频率较低的 HPA-4b 抗原在日本和中国人群中更常见。

HPA-3a/3b 位于 GP Ⅱ b 上,尽管这两种抗原在人群中不合率都较高,但很难检测到抗-HPA-3。一些 HPA-3 抗体很难通过单克隆抗体介导的抗原捕获试验检测到,如抗原捕获酶联免疫吸附技术(the modified antigen capture enzyme-linked immunosorbent assay,MACE)和单克隆抗体特异性俘获

血小板抗原技术(monoclonal antibody-specific immobilization of platelet antigens,MAIPA)。这些方法均先用洗涤剂使血小板上能被多种 HPA-3 抗体识别的抗原表位变性,然后再从这些血小板中提取 GP Ⅱ b[9,10]。

除了 HPA-1b、HPA-3b 和 HPA-4b,另外 19 种低频率表达的血小板抗原在血小板糖蛋白 GP Ⅱ b 或 GP Ⅲ a 上(表 15-1)。针对 FNAIT 病例中的抗原,孕妇血清中相应的特异性抗体只与父亲的 GP Ⅱ b/Ⅲ a 反应。这些抗原大多数都只存在于出现过该抗原的家庭成员中,除了 HPA-6bw 和 HPA-21bw,它们在日本人群中的基因频率分别为 1% 和 2%[11-14]。另外,HPA-9bw 在几例 FNAIT 中也有发现。

2. GP Ⅰ b/Ⅴ/Ⅸ 上的血小板同种抗原　GP Ⅰ b/Ⅴ/Ⅸ 复合物形成了血小板 vWF 受体,血小板约表达 12 500 个 7 联 GP Ⅰ b/Ⅴ/Ⅸ 复合物。血管损伤后,GP Ⅰ b/Ⅴ/Ⅸ 结合 vWF 促进血管内皮下血小板的黏附,启动血小板黏附的信号,促使血小板的活化、聚集和止血。GP Ⅰ b 是由两个 α(GP Ⅰ bα)和两个 β(GP Ⅰ bβ)(25 000 份)组成,同时与 GP Ⅸ 和 GP Ⅴ 非共价连接。HPA-2a/2b 位于 GP Ⅰ bα 上,HPA-12bw 位于 GP Ⅰ bβ 上,抗-HPA-2a/2b、抗-12bw 均可导致 FNAIT。

编码 *GPIBA*、*GPIBB* 或 *GP9* 的基因突变可导致 GP Ⅰ b/Ⅴ/Ⅸ 复合物缺乏,引起小儿巨大血小板综合征(Bernard Soulier syndrome,BSS)。BSS 以出血时间延长、血小板减少、血小板体积增大为特征,发病率约为 1/1 000 000[8,15]。缺乏 GP Ⅰ b/Ⅴ/Ⅸ 复合物的 BSS 患者在输注正常人的血小板后或妊娠后可产生同种抗体。

3. GP Ⅰ a/Ⅱ a 上的血小板同种抗原　整合素 GP Ⅰ a/Ⅱ a,也叫整合素 $\alpha_2\beta_1$,是血小板的主要胶原蛋白受体。HPA-5a/5b 位于 GP Ⅰ a 上。在 FNAIT、PTP 和血小板输注无效患者中,抗-HPA-1a 是最常见的抗体,其次是抗-HPA-5。血小板上表达的 GP Ⅰ a/Ⅱ a 异源二聚体复合物有 3 000 ~ 5 000 个分子[16]。一些可导致 FNAIT 的低频抗原 HPA-13bw、HPA-18bw、HPA-25bw 也表达在 GP Ⅰ a 上。有趣的是,HPA-13bw 的多态性可引起血小板功能缺陷,导致胶原诱导的血小板聚集和展开反应减弱[5]。

4. CD109 上的血小板同种抗原　CD109 是一种糖基磷脂酰肌醇(glycosylphosphatidylinositol,GPI)相关的蛋白质,也是 α_2-巨球蛋白/补体蛋白

超家族成员。CD109 的功能现在还不完全清楚,有报道称它能结合并负调控生长因子 β 的转化。HPA-15 抗原位于 CD109 上,而 CD109 可表达于活化的 T 细胞、CD34+ 造血细胞和内皮细胞上。

血小板平均表达 2 000 个 CD109 分子,但个体间 CD109 分子的拷贝数差异很大[17]。有研究发现,HPA-15 抗体存在于 0.22%~4% 的疑似 FNAIT 的母亲血清中,一些研究则发现 HPA-15 抗体在免疫性血小板输注无效的患者血清中检出的频率更高[17-20]。

二、血小板上的其他抗原

1. ABO 血型抗原及其他血型抗原

大多数血小板上的 ABO 抗原位于主要的血小板糖蛋白上(表 15-2)。GP Ⅱb 和血小板内皮细胞黏附分子 1(PECAM-1/CD31)上的 A 和 B 抗原的数量最多[21]。血小板 A 抗原和 B 抗原水平在不同个体之间有差异,5%~10% 的非 O 型个体血小板上表达高水平的 A1 抗原或 B 抗原[21,22]。这些"高表达者"可活化糖基转移酶,能更有效地吸附 A 或 B 抗原[21]。

有趣的是,虽然 A2 亚群红细胞表型表达 A 抗原比 A1 亚群少,它们的血小板上仍检测不到 A 抗原的表达。因此,A2 的血小板也能安全输给非 O 型血小板输注无效的伴有高效价 IgG 型抗-A 或 -A,B 的 O 型患者[23]。

表 15-2 其他血小板抗原

抗原	表型频率	糖蛋白(GP)*	氨基酸改变†	编码基因	核苷酸改变‡
ABO	与红细胞的相同	GP Ⅱb,Ⅲa,Ⅳ,Ⅰa/Ⅱa,GP Ⅰb/Ⅴ/Ⅸ,CD31	多种	ABO	多种
HLA-A、HLA-B 和 HLA-C	与白细胞的相同	HILA-1 类	多种	MHC	多种
GPIV	90%~97%(非洲人血统)90%~97%(亚洲人血统)99.9%(欧洲人血统)	CD36	Tyr325Thr*Pro90Ser*	CD36	1 264T>G*478C>T*Exons 1~3 del
GPVI	N/A	GPVI	N/A	GP6/N/A	N/A

注:* ABO 相关糖类在糖基化过程中黏附到血小板的 GPs 上;† 仅最为常见的改变才被列出;‡ 仅最为常见的突变才被列出;N/A:不适用

虽然输血小板时常常不必考虑 ABO 血型是否相容,但使用 ABO 主侧不相合的血小板(例如:A 或 B 型血小板输给 O 型受血者)经常导致输血后的血小板回收率较低。然而次侧不相合却不会(例如:O 型血小板输给 A 或 B 型受血者)[24,25]。临床试验对需要多次输注血小板的癌症患者分别输注 ABO 血型相合与不相合的血小板,比较其输注效果的发现,ABO 血型不相合的血小板输注组中血小板输注无效者明显高于 ABO 血型相合的血小板输注组[26]。虽然其他红细胞抗原(例如 Lea、Leb、I、i、P、Pk 和 Cromer)也存在于血小板表面,但是没有研究显示这些抗原对体内血小板的存活率有显著影响[27,28]。

2. GPIV/CD36 表达 GPIV/CD36 的血细胞只有血小板、单核/巨噬细胞和有核红细胞(表 15-2)。GPIV 属于 B 类清道夫受体家族,可结合包括低密度脂蛋白胆固醇、凝血酶敏感蛋白、Ⅰ 型和Ⅳ型胶原、疟疾感染的红细胞等多种不同的配体。在亚洲和非洲人群中,CD36 基因的突变可导致血小板和单核细胞表面无蛋白质的表达[29-31]。CD36 缺失的个体接触到正常血小板后可产生抗-CD36,引起 FNAIT、PTP 和血小板输注无效[30,32,33]。

3. GPVI GPVI 是血小板表面主要的胶原受体,也是免疫球蛋白超家族的一员。GPVI 与细胞外基质暴露的胶原之间相互作用引起了血小板的活化和聚集。到目前为止,GPVI 上还没有发现 HPA,但有抗 GPVI 的血小板自身抗体导致的轻型自身免疫性血小板减少症的报道[34,35]。有趣的是,GPVI 自身抗体可引起血小板上 GPVI 的脱落,导致胶原结合的减少和临床显著的出血症状。

4. HLA HLA 存在于人体所有有核细胞上(见第 16 章)。在全血中,血小板是 HLA-Ⅰ 类抗原的主要来源[36]。大多数血小板上的 HLA-Ⅰ 类抗原为完整的膜蛋白,少量是从血浆中吸收附着的成分。HLA-A、HLA-B 为主要的抗原,很少的血小板表达 HLA-C 抗原[37]。血小板表面几乎不表达 HLA-Ⅱ 类抗原。

输血相关 HLA 免疫的发生可能与基础疾病、免疫抑制治疗、以及血液成分中是否包含大量白细胞这几个因素有关。随着去白（leukocytereduced，LR）血液成分的广泛应用，HLA 相关的同种免疫已大幅度减少。HLA 抗体通常出现在妊娠女性血清中，在妊娠次数≥4 次的妇女中，超过 32% 可检测到 HLA 抗体[38]。没有妊娠史或输血史的女性和无输血史的男性中有 1.4%～3.3% 也可产生 HLA 抗体[39]。HLA 的致敏应引起重视，特别是当某些患者产生 HLA 抗体引起所输注血小板的破坏，甚至出现血小板输注无效时。

三、免疫性血小板疾病

1. 血小板输注无效　反复多次输注血小板的血小板减少症患者中，20%～70% 的人会出现血小板输注无效[40]，即血小板增值低于预期。恶性造血疾病接受治疗的患者更易出现血小板输注无效。血小板输注的疗效评价常常采用输血后 10～60min 计算校正血小板增加值（corrected platelet count increment，CCI）或血小板回收率（posttransfusion platelet recovery，PPR），这两种方法都采用标准化输注后患者血容量和血小板计数的变化来评价（更多 CCI 相关内容见 19 章）。大部分专家将连续两次输血后 1h CCI<(5 000～7 500)/ul/m²/10¹¹ 定义为血小板输注无效。

HLA 致敏是血小板输注无效最常见的免疫因素，可通过检测患者血清中 HLA-I 类抗体的水平来诊断（详见第 16 章，HLA 抗体的检测）。其他免疫因素有抗-HPA、ABO 血型不合以及药物诱导产生抗体。

虽然血小板恢复率（1h CCI）较低通常是由于抗体介导的破坏导致，严重的脾隔离症、大量失血或许多非免疫性因素也会影响血小板的存活（18～24h CCI）。最常见的血小板输注无效非免疫因素见表 15-3。即使已确定血小板输注无效是免疫因素引起的，但往往同时存在非免疫因素[41,42]。

表 15-3　引起血小板输注无效的非免疫因素

大量失血
发热
败血症
脾肿大（脾切）
弥散性血管内凝血
同种异基因移植
输注前血小板保存不当
药物作用（可能包括免疫机制）
静脉注射两性霉素 B
血栓性血小板减少性紫癜

2. 同种免疫性血小板输注无效的患者血小板输注选择　对于同种免疫性因素引起血小板输注无效的患者的血小板输注有以下几种选择。当患者体内存在 HLA 抗体时，常用的方法是输注与患者 HLA-A 和 HLA-B 相合的机采血小板。通常需要一个已知 HLA 型别的 1 000～3 000 甚至更多人的机采血小板捐献者资料库来为某一特定的患者寻找合适的献血者[43]。此外，当没有完全相合的血小板时通常需要"最佳的非匹配血小板"，通过统计学来评估受血者最不可能拥有哪些抗体来代替实际的检测。该方法通过对 HLA 可能匹配的抗原的分级来实现，包括对不匹配的 HLA 进行分级，以及确定这些错配的 HLA 是否与患者具有共同的抗原表位，定义为供-受双方抗原表位处于同一个交叉反应组（cross-reactive groups，CREGs）（表 15-4）。在申请 HLA 匹配的血小板后通常收到的血小板是 B 级或 C 级匹配的血小板，是在时间和献血者等有限条件下获得的最接近的匹配程度。一项研究表明，所提供的 HLA 相合的血小板中，43% 为相合度相对较差的 B 或 C 级[44]。在同种免疫性血小板输注无效的患者，输注 HLA 相合度为 A 级，B1U 级或 B2U 级的血小板后，患者 CCI 增值最理想，但一些在血小板上弱表达的抗原（例如，B44，45）不配合输注时，也可以达到较好疗效[41]。

表 15-4　HLA-配合性血小板的相合程度

相合度分级	描述	受体为 A1,3；B8,27 时供体的表型举例
A	4 个抗原匹配	A1,3；B8,27
B1U	1 个抗原未知或缺失	A1,-；B8,27
B1X	1 个抗原位于交叉反应组	A1,3；B8,7
B2UX	1 个抗原缺失和 1 个抗原位于交叉反应组	A1,-；B8,7
C	1 个抗原错配	A1,3；B8,35
D	2 个及以上抗原错配	A1,32；B8,35
R	随机	A2,28；B7,35

另一种选择 HLA 配合性输注的方法是确定患者 HLA 抗体的特异性，选择血小板缺乏相应抗原的献血者[41,42,45]。该抗体特异性预测（antibody specificity prediction，ASP）方法与 HLA 匹配或血小板交叉配血同样有效，且优于随机血小板。与使用

传统 HLA 匹配标准相比,通过 ASP 方法可鉴定出更多潜在的 HLA 相合的献血者[45]。

对于同种免疫性血小板输注无效在输血前交叉配血也是一种有效的方式[46]。应将每一个候选的血小板与患者的血清样本进行交叉配血。固相红细胞黏附试验(solid-phase red cell adherence, SPRCA)是目前最常用的方法[47],尽管没有 HLA 配合或抗原阴性输注效果好,但交叉配血使用性更广更快捷[46]。它避免了排除 HLA 不匹配但相容的献血者,使存在特异性血小板抗体时血小板的选择更便捷。

血小板交叉配血并不总是成功的,特别是当患者高度致敏或具有干扰性 ABO 抗体时,使得找到足够数量的相容性血小板成为问题。尽管患者血小板特异性抗体阳性时导致多数或全部血小板输注无效的概率非常低,但当交叉配血阳性或 HLA 配合性输注失败时应引起重视。如果患者存在血小板特异性抗体,则应在已知 HPA 型别的献血者或可能与患者 HPA 型别相同的家庭成员中寻找相合的血小板。对 ABO 血型和 HLA 相合的血小板输注无效的患者应考虑进行血小板交叉配型或 HPA 基因分型。

应对 HLA 相合的血小板进行辐照以防止输血相关性移植物抗宿主病(transfusion-associated graft-vs-host disease,TA-GVHD)的发生[48]。由于选择的 HLA 相合血小板使不相容的抗原数量最低,受者的免疫系统可能无法识别血小板中的献血者 T 淋巴细胞,所以比随机血小板等类型的血小板更容易导致 TA-GVHD。应用 γ 射线辐照 HLA 相合的血小板可避免献血者血小板中的淋巴细胞在患者体内增殖,从而有效地消除 TA-GVHD 的风险。

3. 胎儿和新生儿同种免疫性血小板减少症 FNAIT(又称新生儿同种免疫血小板减少症,简称为"NATP"或"NAIT")是母亲抗体破坏胎儿血小板的免疫综合征,与胎儿新生儿溶血病中红细胞的破坏相似。在妊娠期间,母亲可能被由父亲遗传的不相容的胎儿血小板抗原致敏。IgG 类血小板抗原特异性抗体穿过胎盘,导致胎儿或者新生儿免疫性血小板破坏和减少。

FNAIT 是严重的胎儿/新生儿血小板减少症最常见的原因,可导致严重的出血并发症,尤其是颅内出血。所有的 HPA 都可导致 FNAIT,最常见的是 HPA-1a[49]。FNAIT 的血清学诊断可通过:①对母亲的血清进行血小板抗体鉴定,以区分是否为血小板特异性抗体;②父母血小板基因分型[50]。通过检测母体血清中是否存在 HPA 抗体与父母的血小板抗原是否不相合,两个实验来确诊患儿是否患上 FNAIT。

新生儿急性 FNAIT 治疗通常为静脉注射免疫球蛋白(intravenous immune globulin,IVIG),有时需同时输注抗原相合的血小板,输注的血小板可以是由母亲提供的洗涤血小板[51]。一旦确诊某个家庭的孩子患有 FNAIT,之后再怀孕胎儿将有患 FNAIT 的风险。产前 IVIG 联合或不联合类固醇治疗被证明是减少胎儿血小板减少和预防颅内出血的一种有效治疗方法[52]。(FNAIT 的详细内容,见第 23 章)

4. 输血后紫癜 PTP 是罕见的综合征,其特征是在输血后 5~10 天发生的严重、急性、自限性的血小板减少,患者之前常因妊娠或输血造成 HPA 致敏[53]。血清中存在血小板特异性同种抗体与血小板减少症有关,患者血清中常检测到抗-HPA-1a。其他特异性抗体也可能出现,这些抗体相应的抗原几乎都位于 GPⅡb/Ⅲa 上。患者自身抗原阴性的血小板及输入的抗原阳性的血小板都被破坏了。PTP 中自身血小板被破坏的机制尚不完全清楚,然而越来越多的研究发现一过性血小板自身抗体与同种异体抗体一起升高[54]。这些宽反应性的自身抗体与同种抗体的目标 HPA 抗原常常位于相同的糖蛋白膜上。

血小板抗体检测通常用来揭示血清抗体特异性,一般是抗 HPA-1a。利用基因型分型证实患者缺乏 HPA-1a 或其他血小板特异性抗原。IVIG 是能够在数天内成功提高血小板计数的首选疗法。血浆置换相比 IVIG 有效性偏低,10%~15% 的 IVIG 治疗失败时可考虑该方法[53]。治疗后输注抗原阴性的血小板比输注随机选择的血小板生存率更高[55]。

恢复后,应尽量输注抗原阴性献血者的血小板。输注洗涤红细胞可有助于避免复发,但是这种方法存在争议,目前已有文献报道输注冰冻去甘油红细胞后发生 PTP[56]。有趣的是,应用去白细胞的血液成分可使 PTP 发生率降低[57]。尽管没有数据可以解释这种现象,使用去白细胞的产品仍可有效减少 PTP 发生的风险。

四、药物诱导血小板减少症

药物诱导血小板减少症(drug-induced thrombocytopenia,DIT)是由药物相关的血小板抗体导致的血小板减少,属于药物治疗中的并发症。常见药物包括奎宁、磺胺类药物、万古霉素、GPⅡb/Ⅲa 拮抗剂和肝素[58,59]。产生的抗体包括药物依赖性和非药物依赖性。非药物依赖性抗体虽然也由药物刺激产生,但其与血小板之间的反应不需要药物持续存在,在血清学上与血小板自身抗体也无法区分。

虽然药物性抗体形成机制有几种假说,但大多数临床上常见的药物依赖性血小板抗体被认为是来源于药物与血小板糖蛋白膜相互作用后诱导构象变化从而被体液免疫系统识别,并产生药物依赖性抗体[60,61]。这些抗体可迅速导致血小板减少,在停止服用药物 3~4 天内可好转。

在药物引起的血小板免疫反应中,由肝素导致血小板减少具有重要的临床价值,因为抗凝剂的广泛使用和致命性血栓并发症都与肝素诱导的血小板减少(heparin-induced thrombocytopenia, HIT)综合征有关[62]。HIT 发病率尚不清楚,但据估计普通肝素治疗的患者 HIT 可达到 5%。而低分子量肝素导致 HIT 概率可能比普通肝素低。

通常在初次接触肝素后 5~14 天内患者基线血小板计数减少 30%~50%,如果患者在最近 3 个月内曾接触过肝素这个时间会更短。HIT 患者血小板计数通常小于 100 000/μl,通常在停用肝素后 5~7 天内恢复。超过 50% 的 HIT 患者有血栓形成,可发生在动脉或静脉系统,或两者兼而有之[63]。患者可发展成致命的中风、心肌梗死、肢体缺血、或其他器官的缺血和形成深静脉血栓。因此,当诊断怀疑为 HIT 时,停止肝素治疗至关重要。此外,应充分考虑使用替代(非肝素)抗凝剂(如直接凝血酶抑制剂)来预防血栓形成[63]。

HIT 的机制包括肝素和血小板第 4 因子(platelet factor 4, PF4)之间形成一个复合物,PF4 是血小板 α 颗粒释放的四聚体蛋白。复合物中的 IgG 通过 Fc 段与血小板 FcγRⅡa 受体结合,导致血小板活化、凝血酶的生成和血栓形成。

五、免疫性血小板减少性紫癜

免疫性血小板减少性紫癜(immune thrombocy-topenia, ITP)是一种免疫性血小板疾病,由抗血小板抗原的自身抗体直接引起血小板破坏[64]。慢性 ITP 常见于成年人,其特征性表现为起病隐匿,确诊前伴有数月至数年的中度血小板减少。女性的 ITP 发病率是男性的两倍。

血小板减少性紫癜很难自行缓解,其通常需要治疗以提高血小板计数。一线治疗包括类固醇或 IVIG,对于应答不良者需采取更有效的免疫抑制剂治疗或脾切除术。也有其他多种治疗方式用于脾切除后仍无效患者,但其治疗效果各异。

慢性自身免疫性血小板减少症可以是特发性的或其他疾病相关,如人类免疫缺陷病毒感染、恶性肿瘤或其他自身免疫性疾病。急性 ITP 主要发生于儿童,常表现为急性起病的严重的血小板减少和出血症状,通常发生在病毒感染后。大多数急性 ITP 患者在发病 2~6 个月内可自愈。如果需要治疗,IVIG 或抗 D 免疫球蛋白输注给 D 阳性患者通常能有效提高血小板计数。因类固醇对儿童有较严重的副作用,故在治疗该病时较少使用。脾切除术一般用于病情严重且持续发病时间超过 6 个月的儿童(类似于成人慢性 ITP 的治疗)。利妥昔单抗和各种血小板生成素受体激动剂已被用做急性 ITP 的二线治疗[65]。

从 ITP 患者中提取血清和洗涤血小板进行研究发现,许多 IgG、IgM、IgA 自身抗体可与血小板表面膜结构反应,最常见的是 GP 复合物 Ⅱ b Ⅲ a,Ⅰ a/Ⅱ a, 和 Ⅰ b/Ⅸ,但也包括 GPIV、GPV 和 GP-VI[66]。大多数患者的血小板相关自身抗体对两种或两种以上的血小板球蛋白反应[67]。尚无确凿证据表明患者体内自身抗体的特异性与患者疾病的严重程度或患者的治疗效果相关。

六、血小板抗原和抗体检测

血小板抗体的实验室检测为免疫性血小板相关疾病的临床诊断提供了重要的证据。全面检测血小板抗体需要使用多种检测方法,包括糖蛋白特异性检测法、使用完整血小板检测法与 HPA 基因分型法[68]。糖蛋白特异性试验对鉴定特异性 HPA 抗体最敏感且具有高度特异性(图 15-1)。因为洗涤剂可以溶解血小板,且特定的单克隆抗体可以捕获 GP,进而破坏一些抗体特异性识别的 HPA 抗原表位,采用完整血小板进行测定的试验,可以检出糖蛋白特异性实验漏检的抗体。采用 HPA 基因分型法有助于明确抗体的 HPA 特异性和对疑似 FNAIT 的患儿进行产前分型。下面列举的检测方法包括了一些目前实验室使用的最先进的检测方法。为深入了解血小板抗原和抗体的检测方法,读者可查阅近期的相关综述[50,69,70]。

1. 使用完整血小板的检测法　固相红细胞吸附法(solid-phase red cell adherence, SPRCA)广泛

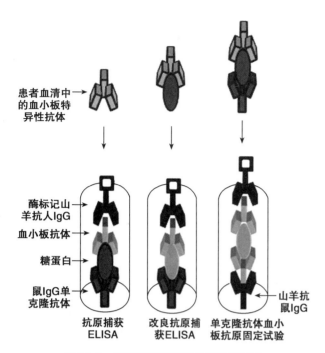

患者血清中→
的血小板特
异性抗体

酶标记山
羊抗人IgG →

血小板抗体 →

糖蛋白 →

鼠IgG单 →
克隆抗体

← 山羊抗
鼠IgG

抗原捕获
ELISA

改良抗原捕
获ELISA

单克隆抗体血小
板抗原固定试验

图 15-1　抗原捕获的酶联免疫吸附试验

抗原捕获 ELISA(antigen-capture ELISA, ACE), 通过
GP 特异性的抗体来筛查患者的血清。改良 ACE
(modified-ACE, MACE) 包括:培养加入了靶血小板
的患者血清,洗涤以及在非离子溶液中洗涤并裂解
血小板,将裂解产物加入微孔板上并通过特异性的
鼠免疫球蛋白(immunoglobulin G, IgG) 单克隆抗体
(monoclonal antibody, MoAb) 来捕获血小板 GP。患
者血清中的血小板特异性抗体(HPA-Aby) 会结合
到 GP 上,并通过加入酶标记山羊抗人免疫球蛋白
(Enz-AHG) 来检测。单克隆抗体血小板抗原固定
(the monoclonal antibody-specific immobilization of-
platelet antigens, MAIPA) 试验与 MACE 类似,只是在
洗涤和裂解血小板前先将患者血清和 MoAb 与血小
板共同培养,同时 GP/HPA-Aby 复合物是由固定在
微孔板上的山羊抗鼠 IgG(G-AMIgG) 来捕获的。从
ACE 方法到 MAIPA 方法,在灵敏度上取得了巨大
的进步

用于交叉配血中血小板的特异性抗体检测[47]。首
先,完整的血小板被固定在一个微孔板的底部,然
后与患者血清进行孵育,洗涤,加入抗人-IgG 包被
的红细胞,离心,再肉眼观察。该方法的主要局限
性是结果判断有主观性,且不能区分血小板特异性
抗体和非特异性抗体。

流式细胞术常用完整血小板来进行血小板抗体
免疫荧光检测[50]。用患者血清与血小板孵育后,利
用对人 IgG 或 IgM 特异性荧光标记的抗球蛋白试剂
检测结合到血小板上的抗体。结果可以用患者血清
致敏的血小板与阴性对照血清孵育的血小板,通道
荧光平均值或中值之比来表示。血小板自身抗体包
被的患者血小板也可通过流式细胞术检测[71]。

流式细胞术已被证明是一个对血小板抗体检
测很灵敏的方法。对不稳定的抗原表位也具有特
异性,用抗原捕获法(antigencapture assays, ACAs)
不能完全检测的同种抗体可以利用流式细胞术来
检测[9]。流式细胞仪不能区分血小板特异性抗体
(即血小板糖蛋白/HPA) 和非血小板特异性抗体
(如,ABO 或 HLA 抗体)。在调查疑似 FNAIT 或
PTP 患者时,不足之处是与这些疾病症状相关性更
高的血小板特异性抗体,可能被非血小板特异性抗
体的反应所掩盖。

2. 抗原捕获法　血小板糖蛋白抗原捕获法
(platelet glycoprotein antigencapture assays, ACAS)
用来检测患者血清中血小板抗体所识别的 HPA。
其检测方法包括酶联免疫吸附测定(enzyme-linked
immunosorbent assay, ELISA)、MACE 和 MAIPA(图
15-1)[50,72]。使用的单克隆抗体不仅可以识别目标
抗原,而且不与患者体内的抗体竞争。这些检测方
法主要是捕获患者血清致敏的,位于微孔板上的特
异性血小板糖蛋白。而患者结合的抗体可以通过
酶标记的抗人免疫球蛋白来检测。因为只有待测
的糖蛋白被固定,所以消除了非血小板特异性抗
体,尤其是抗-HLA 所造成的干扰。另一种不同的
固相测定法是将 HPA 抗原附着到一种微珠上,这
种微珠先与患者血清发生反应然后再与荧光标记
的抗人球蛋白发生反应。可以通过 Luminex 微流
平台检测抗原抗体的特异性结合[73,74]。

3. 血小板基因分型　编码 HPA 基因上的 SNP
片段,可以通过任何适用的分子生物学方法进行基
因分型。等位基因特异性聚合酶链反应(polymer-
ase chain reaction, PCR) 或限制性片段长度多态性
分析法是两种较成功的方法[67]。这些方法可靠性
高,但也费时费力。目前已经开发了更高通量方
法,如实时荧光定量 PCR 法、熔解曲线法和等位基
因特异性荧光 Beadchip 探针法[69]。

4. 血小板自身抗体的检测　已经建立了多种
ITP 患者血小板自身抗体的检测方法。虽然许多
方法相当敏感,特别是在检测细胞表面上血小板相
关免疫球蛋白方面,但无论是在 ITP 患者的诊断还
是治疗上,这些方法都缺乏足够的特异性。美国血
液学 ITP 实践指南强调:如果患者临床表现与临床
诊断是符合的,可以不必进行血清学试验[64]。然
而,当怀疑患有 ITP 的患者不具备免疫诱因时,血
小板抗体检测试验将可能有助于评估患者。ITP
患者血清学试验的目的是为了检测结合到患者血

小板上的自身抗体,无论患者的血浆中是否伴有类似反应。

已经设计了新的检测方法用来检测结合到血小板特异性抗原表位上(位于血小板 GP Ⅱ b/Ⅲ a,GP Ⅰ a/Gp Ⅱ a,和/或 GP Ⅰ b/Ⅸ 复合物上)的免疫球蛋白。这些固相状态的、具有 GP 特定性的试验提高了区分 ITP 和非免疫血小板减少症的特异性,但其灵敏度通常相对较低[67,75]。某一商品化试剂使用了洗涤患者血小板的放散液进行测试[67]。将其与一组固定有单克隆抗体固化的血小板糖蛋白复合物进行对比检测,并通过酶标记的抗人免疫球蛋白检测血小板抗体。在试验的间接反应相时,针对相同的糖蛋白组测试患者血浆。虽然自身抗体在洗脱液中检出率高,但是偶尔也会在血浆中检测到游离抗体(约占 17%)。ITP 患者可能存在针对一个或者多个 GP 靶位的抗体[67]。

5. 药物依赖性血小板抗体的检测　任何用于检测血小板结合的免疫球蛋白的血清学试验经过改进后,均可以用来检测血小板药物依赖性抗体。每个患者的血清或血浆样本在存在或不存在药物的情况下均应与正常血小板进行比对。此外,应设置至少一个正常对照血清标本作为对照组(存在或不存在药物),以区分可能由于药物存在而导致的非特异性抗体吸附。已知与待测药物反应的阳性对照样品应在存在或不存在药物的情况下再次进行测试以完成结果评估。阳性结果表明:相比于没有药物存在的血清,有药物存在的血清对于正常血小板呈现强阳性反应(或更强反应性),且相对于正常血清对照组,药物没有造成假阳性结果。流式细胞技术是用于 IgG 和 IgM 药物依赖性抗体检测最敏感和最常用的方法[50,76]。检测药物依赖性血小板抗体的局限性包括:①对于许多药物来说,抗体检测的最佳浓度尚未确定,且疏水性药物难以溶解;②非药物性抗体的存在可以掩盖药物依赖性抗体;③患者可能对药物的代谢物敏感,而非药物本身。

肝素依赖性抗体的检测试验包括 ELISA,使用包被有 PF4、肝素或肝素样分子(如聚乙烯磺酸钠)复合物的微孔板[77]。当光密度值高于临界值时,加入高剂量的肝素可降低光密度值的现象可证实肝素依赖性抗体的存在。虽然 IgG 抗体是临床相关性最高的抗体,但少数 HIT 患者利用这些方法仅能检测到 IgM 或 IgA 抗体。

这些检测方法对检测导致血小板活化和血栓

形成的抗体敏感性强,但是特异性较差。^{14}C 血清素释放试验(serotonin release assay,SRA)是一种检测肝素依赖性抗体的功能性检测试验[78]。其他用于检测肝素依赖性抗体的功能性试验包括肝素诱导的血小板聚集试验和其他多种血小板活化试验(三磷酸腺苷释放,磷脂酰丝氨酸暴露等)。对于接受肝素后无临床症状或预期使用肝素药物的患者,两种方法都不能完全预测患者使用肝素时是否发生 HIT[79]。

第二节　粒细胞抗原和粒细胞抗体

粒细胞(中性粒细胞)抗体常存在于以下一些临床疾病中:新生儿同种免疫性中性粒细胞减少症(neonatal alloimmune neutropenia,NAN)、输血相关的急性肺损伤(transfusion-related acute lung injury,TRALI)、发热性输血反应、原发性或继发性自身免疫性中性粒细胞减少症(autoimmune neutropenia,AIN)、粒细胞输注无效、输血相关性同种免疫中性粒细胞减少症、造血干细胞(hematopoietic progenitor cell,HPC)移植后免疫性中性粒细胞减少症。到目前为止,国际输血学会粒细胞抗原工作组已经对五种不同糖蛋白所携带的九种中性粒细胞抗原进行了定义并予以人类中性粒细胞同种抗原(human neutrophil alloantigen,HNA)命名(表 15-5)[80]。这个命名系统遵循类似于 HPA 命名所采用的原则。粒细胞表面的一些抗原为其他细胞所共有,而非粒细胞所特有。

一、人类中性粒细胞同种抗原

1. FcγRⅢb 抗原　第一个被检测出的粒细胞特异性抗原是 NA1,后来命名为"HNA-1a"。HNA-1 的五个等位基因编码的三种抗原:现在被定义为 HNA-1a,HNA-1b 和 HNA-1c,且均位于 FcγRⅢb 蛋白上(CD16b)[80]。最近报道了 HN-1b 上的另一个表位,称为 HNA-1d。FcγRⅢb 是 IgG Fc 段的 GP Ⅰ偶联蛋白受体,且只存在于中性粒细胞表面。有三对等位基因编码 HNA-1:一对只编码 HNA-1b,一对同时编码 HNA-1b、HNA-1c,还有一对同时编码 HNA-1b、HNA-1d[81]。中性粒细胞可表达 100 000~200 000 个 FcγRⅢb 分子,很少有人(约 0.1%)的中性粒细胞不表达 FcγRⅢb(CD16$^-$),也很少有人因为输血或妊娠而产生抗-FcγRⅢb[82-83]。HNA-1a、HNA-1b 抗体与 TRALI、NAN 和 AIN 有关,而 HNA-1c、HNA-1d 抗体曾经导致 NAN[81,84,85]。

表 15-5　人类中性粒细胞抗原

抗原	表型频率*	糖蛋白(GP)	氨基酸改变	编码基因	核苷酸改变
HNA-1a	12% a/a	CD16b	Multiple†	FCGR3B	Multiple†
HNA-1b	54% a/b				
	46% b/b				
HNA-1c	5%				
HNA-2	97%CD177+	CD177	N/A	CD177	N/A
	3% CD177−				
HNA-3a	56%~59% a/a	CTL2	Arg152Gln	SLC44A2	455G>A
HNA-3b	34%~40% a/b				
	3%~6% b/b				
HNA-4a	78.6% a/a	CD11b	Arg61His	ITGAM	230G>A
HNA-4b	19.3% a/b				
	2.1% b/b				
HNA-5a	54.3%a/a	CD11a	Arg766Thr	ITGAL	2466G>C
HNA-5bw	38.6% a/b				
	7.1% b/b				

	核苷酸改变						氨基酸改变					
	141	147	227	266	277	349	36	38	65	78	82	106
HNA-1a	G	C	A	C	G	G	Arg	Leu	Asn	Ala	Asp	Val
HNA-1b/d	C	T	G	C	A	A	Ser	Leu	Ser	Ala	Asn	lle
HNA-1c/b	C	T	G	A	A	A	Ser	Leu	Ser	Asp	Asn	lle

注：* 表型频率适用于居住在北美具有欧洲血统的人；† HNA-1 的氨基酸和核苷酸改变在表中的一个单独部分列出；HNA. 人类中性粒细胞抗原；N/A. 不适用

2. CD177 上的抗原　HNA-2（以前被称为"NB1"）不属于同种抗原，因为 HNA-2 抗体识别的是 CD177 蛋白上的共同抗原决定簇，而免疫个体的中性粒细胞缺乏这种共同抗原表位。1%~11%的人的中性粒细胞表面不表达 CD177[84-86]。最初认为 CD177 抗原表达的缺失是由于信使核糖核酸剪接作用缺陷，DNA 点突变而导致截短的蛋白质不能表达所致[87]。有趣的是，CD177 仅在 CD177 阳性患者的中性粒细胞亚群中表达[88]。中性粒细胞 CD177 阳性人群其 CD177 的表达率为 0%~100%[89]。

抗-HNA-2 发现于 NAN、TRALI、AIN 和出现中性粒细胞减少的骨髓移植患者中[90-92]。

3. CTL2 上的抗原　HNA-3a 和 HNA-3b 由胆碱转运样蛋白 2（choline transporter-like protein 2, CTL2）携带，且基因 SLC44A2 上的 SNP 片段可以解释其多态性（表 15-5）[93,94]。CTL2 也在 T、B 淋巴细胞，以及血小板和血管内皮细胞上表达。HNA-3a 抗体通常是凝集素。他们偶尔出现在孕妇中，且抗-HNA-3a 是常见的 TRALI 死亡诱因，还会引起发热反应和 NAN[95]。HNA-3b 抗体很少被检出，但在筛查多次妊娠献血者的血清时发现了几例。

4. CD11a 和 CD11b 上抗原　HNA-4a/4b 和 HNA-5a 抗原常存在于单核细胞、淋巴细胞和粒细胞。HNA-4a 常表达在 CD11b/18 糖蛋白上（Mac-1、CR3、$\alpha_m\beta_2$）[80]。CD11b/18 在中性粒细胞黏附内皮细胞以及调理 C3bi 吞噬微生物的过程中发挥作用。有一些证据表明:致病性抗-HNA-4a 这种同种抗体会干扰 CD11b/18 依赖性中性粒细胞的黏附并增强中性粒细胞的呼吸爆发[96]。抗-HNA-4a 和抗-4b 的出现与 NAN 相关,同时也可能涉及抗-CD11b/18[97,98]。

HNA-5a 存在于 CD11a/18 糖蛋白 (LFA-1、$\alpha_1\beta_2$) 上[99]。CD11a/18,如 CD11b/18 一样,在中性粒细胞与内皮细胞黏附中起作用。抗-HNA-5a 发现于长期接受输血的再生障碍性贫血患者体内,也有报道称其与 NAN 有关[100]。天然产生抗-HNA-5a 的患者,进行 HLA 不相合供者的皮肤移植后,可因 HNA-5a 抗体的存在而使移植物的生存期延长[99]。

5. 其他的中性粒细胞抗原　中性粒细胞不表达 ABH 或其他红细胞血型抗原,但只在激活状态时表达少量Ⅰ类和Ⅱ类 HLA。

二、免疫性粒细胞疾病

1. 新生儿同种免疫性中性粒细胞减少症　NAN 是由于孕妇体内产生了抗胎儿中性粒细胞抗原的抗体,最常见的特异性抗体是抗-HNA-1a、抗-HNA-1b 和抗-HAN-2,尽管 HNA-1c、HNA-1d、HNA-3a、HNA-4a、HNA-4b 和 HNA-5a 抗体也可以导致这类疾病。NAN 也可能发生在 FcγRⅢb 蛋白缺乏的孕妇所生子女中。NAN 患者的粒细胞减少症偶尔会危及生命,因为其增加了感染的易感性[101]。应用抗生素、IVIG、粒细胞集落刺激因子和/或血浆置换可能有帮助。

2. TRALI　TRALI 是一种急性、可危及生命的不良反应,常表现为输血 6 小时内出现呼吸窘迫、低或高血压及非心源性肺水肿[102]。10 多年来 TRALI 一直是输血相关性死亡的最主要诱因[103]。严重 TRALI 中的致病抗体最常发现在献血者的血浆中。当这些抗体通过血液输入患者体内后,会诱导某些患者肺部储留的嗜中性粒细胞的活化。激活的中性粒细胞氧化爆发,释放有毒物质,破坏肺内皮细胞,导致毛细血管渗漏与肺水肿。HNA 抗体和 HLA Ⅱ类抗体被认为比Ⅰ类 HLA 抗体致病性更强[104]。(有关 TRALI 的更深入的讨论见 22 章)

3. 自身免疫性中性粒细胞减少症　AIN 可能发生在成人或婴儿中。发生在成人中时,通常是持久性的,它可能是特发性或继发于自身免疫性疾病、恶性肿瘤、感染这类疾病[105]。婴儿自身免疫性中性粒细胞减少症,约 60% 的患者体内的自身抗体具有中性粒细胞抗原特异性(通常是 HNA-1a,偶尔是 HNA-1b 或 HNA-4a)。这种疾病一般为良性自限性疾病,通常在发病 7 ~ 24 个月后恢复[106]。

三、粒细胞抗原和抗体的检测

粒细胞抗体检测操作复杂、工作量大。因为在室温、冷藏及冷冻保存条件下都无法保持粒细胞的完整性,因此要求在检测当天从新鲜血液中分离细胞。这就要求有现成的用于各种粒细胞抗原分型的献血者。由于Ⅰ类 HLA 抗体常存在于患者血清中,使得粒细胞抗体的检测和鉴定更为复杂。因此由经验丰富的实验室根据恰当的质控标准来检测粒细胞抗原和抗体很重要。

1. 粒细胞凝集试验　这是起初用于检测粒细胞抗体的试验之一。主要操作是在微孔板中加入少量患者血清和分离的新鲜中性粒细胞,孵育过夜。然后在倒置相差显微镜下观察微孔板的中性粒细胞凝集或聚集现象。

2. 粒细胞免疫荧光试验　这个检测也需要孵育新鲜的靶细胞,通常是室温下孵育 30min,并用 EDTA 和磷酸盐缓冲液洗涤。用异硫氰酸荧光素标记的抗人 IgG 或 IgM 与中性粒细胞结合的抗体反应,通过荧光显微镜或流式细胞仪来检测[107]。将凝集试验和免疫荧光试验结合起来非常有效[94]。其他方法包括化学发光、SPRCA 和单克隆粒细胞抗原抗体特异性固定化法(monoclonalanti-body-specific immobilization of granulocyte antigens,MAIGA),MAIGA 是一种类似于 MAIPA 技术,但使用的单克隆抗体捕获的是各种表达 HNA 的糖蛋白。MAIGA 试验被用来区分 HLA 和 HNA 特异性抗体。

3. 基于 Luminex 的抗体鉴定　包被 HNA 抗原的磁珠一直在研发中,但缺乏大量的同行综述性文献以评价它们的准确性[108,109]。新版本可能检测到除抗-HNA-1d 以外的所有抗体。

4. HNA 分型　与 HPA 分型一样,HNA 分型常使用分子生物学方法检测抗原的等位基因突变体,来实现分型的目的。任何用于 HPA 分型的方法都可以通过简单改变其引物和探针序列来进行 HNA 分型。读者可以阅读关于这个主题的一些文献[110,111]。目前不确定分子缺陷是否导致了 CD177 表达的不足,因此,需采用传统血清学方法,应用特异性单克隆抗体来检测新鲜分离的中性粒细胞来对 HPA-2/CD 177 进行分型。目前已经证实该检测可能会随着某些个体 SNP 的表达缺失而发生变化[87]。

要点

1. 血小板表面表达多种抗原标记物。部分抗原如 ABH 和 HLA,也表达于其他细胞,而 HPAs 基本上是血小板特异性抗原。目前共发现有 35 个 HPAs 存在于 6 个血小板糖蛋白上。

2. I 类 HLA 抗体是血小板输注无效最常见的免疫因素,可通过检测患者血清中高水平的 HLA-A 和 HLA-B 抗体来诊断。当证实存在 HLA 抗体时,主要治疗方法包括提供与 HLA 相合的献血者的单采血小板(可避免受血者已致敏抗原)或交叉配血相合的血小板。HLA 假定相合的错配血小板效果最差。HLA 相合的血小板应进行辐照以预防输血相关的 GVHD。

3. HPA 抗体造成血小板输注无效的情况较少,但如在这种情况下,需要基因型匹配或交叉配血相合的单采血小板。

4. HPA 致敏是 FNAIT 最常见的原因,它是一种母源抗体对胎儿血小板进行破坏的免疫综合征。血小板特异性抗体也参与 PTP 的发生,这是一种罕见的综合征,其特征为严重血小板减少症,发生于输血后 5~10 天。这两种情况最常见的抗体均是抗-HPA-1a,使用血小板和抗原捕获试验的血清学方法与 HPA 基因分型法相结合来确定这两种诊断。

5. 血小板抗原的自身抗体可能导致 ITP 慢性 ITP 最常见于成人,特征是可能在诊断前数月至数年隐匿性发病且存在中度血小板减少。女性发病率是男性的两倍。ITP 血清学检测的目的是检测结合在患者血小板上的自身抗体,虽然此检测对治疗意义不大。

6. 粒细胞(中性粒细胞)抗原与以下一些临床疾病相关,如 NAN、TRALI、发热输血反应、AIN、粒细胞输注无效、输血相关同种免疫性中性粒细胞减少症和造血干细胞移植后免疫性中性粒细胞减少症。

7. 目前粒细胞抗体检测仍然是低通量的,需要免疫荧光和 MAIGA 增强凝集的方法,以充分评估患者血清的抗体。

参考文献

1. Jenne CN, Kubes P. Platelets in inflammation and infection. Platelets 2015;26:286-92.

2. Mezouar S, Frère C, Darbousset R. Role of platelets in cancer and cancer-associated thrombosis: Experimental and clinical evidences. Thromb Res 2016;139:65-76.

3. Pasalic L, Wang SS, Chen VM. Platelets as biomarkers of coronary artery disease. Semin Thromb Hemost 2016;42:223-33.

4. Immuno polymorphism database. All HPA genetic information. Hinxton, UK: European Bioinformatics Institute, 2016. [Available at http://www.ebi.ac.uk/ipd/hpa/table2.html (accessed March 15, 2017).]

5. Metcalfe P, Watkins NA, Ouwehand WH, et al. Nomenclature of human platelet antigens. Vox Sang 2003;85:240-5.

6. Aster RH, Newman PJ. HPA-1a/b(PlA1/A2,Zwa/b): The odyssey of an alloantigen system. Immunohematology 2007;23:2-8.

7. Bennett JS, Berger BW, Billings PC. The structure and function of platelet integrins. J Thromb Haemost 2009;7(Suppl 1):200-5.

8. Nurden AT, Freson K, Seligsohn U. Inherited platelet disorders. Haemophilia 2012;18(Suppl 4):154-60.

9. Harrison CR, Curtis BR, McFarland JG, et al. Severe neonatal alloimmune thrombocytopenia caused by antibodies to human platelet antigen 3a (Bakᵃ) detectable only in whole platelet assays. Transfusion 2003;43:1398-402.

10. Socher I, Zwingel C, Santoso S, Kroll H. Heterogeneity of HPA-3 alloantibodies: Consequences for the diagnosis of alloimmune thrombocytopenic syndromes. Transfusion 2008;48:463-72.

11. Koh Y, Ishii H, Amakishi E, et al. The first two cases of neonatal alloimmune thrombocytopenia associated with the low-frequency platelet antigen HPA-21bw (Nos) in Japan. Transfusion 2012;52:1468-75.

12. Peterson JA, Pechauer SM, Gitter ML, et al. The human platelet antigen-21bw is relatively common among Asians and is a potential trigger for neonatal alloimmune thrombocytopenia. Transfusion 2012;52:915-16.

13. Peterson JA, Balthazor SM, Curtis BR, et al. Maternal alloimmunization against the rare platelet-specific antigen HPA-9b (Max[a]) is an important cause of neonatal alloimmune thrombocytopenia. Transfusion 2005;45:1487-95.

14. Kaplan C, Porcelijn L, Vanlieferinghen P, et al. Anti-HPA-9bw (Max[a]) fetomaternal alloimmunization, a clinically severe neonatal thrombocytopenia: Difficulties in diagnosis and therapy and report on eight families. Transfusion 2005;45:1799-803.

15. Nurden P, Nurden AT. Congenital disorders associated with platelet dysfunctions. Thromb Haemost 2008;99:253-63.

16. Corral J, Rivera J, Gonzalez-Conejero R, Vicente V. The number of platelet glycoprotein Ia molecules is associated with the genetically linked 807 C/T and HPA-5 polymorphisms. Transfusion1999;39:372-8.

17. Ertel K, Al-Tawil M, Santoso S, Kroll H. Relevance of the HPA-15 (Gov) polymorphism on CD109 in alloimmune thrombocytopenic syndromes. Transfusion 2005;45:366-73.

18. Mandelbaum M, Koren D, Eichelberger B, et al. Frequencies of maternal platelet alloantibodies and autoantibodies in suspected fetal/neonatal alloimmune thrombocytopenia, with emphasis on human platelet antigen-5 alloimmunization. Vox Sang 2005;89:39-43.

19. Berry JE, Murphy CM, Smith GA, et al. Detection of Gov system antibodies by MAIPA reveals an immunogenicity similar to the HPA-5 alloantigens. Br J Haematol 2000;110:735-42.

20. Vassallo RR. Recognition and management of antibodies to human platelet antigens in platelet transfusion-refractory patients. Immunohematology 2009;25:119-24.

21. Curtis BR, Edwards JT, Hessner MJ, et al. Blood group A and B antigens are strongly expressed on platelets of some individuals. Blood 2000;96:1574-81.

22. Ogasawara K, Ueki J, Takenaka M, Furihata K. Study on the expression of ABH antigens on platelets. Blood 1993;82:993-9.

23. Skogen B, Rossebø Hansen B, Husebekk A, et al. Minimal expression of blood group A antigen on thrombocytes from A2 individuals. Transfusion 1988;28:456-9.

24. Slichter SJ, Davis K, Enright H, et al. Factors affecting posttransfusion platelet increments, platelet refractoriness, and platelet transfusion intervals in thrombocytopenic patients. Blood 2005;105:4106-14.

25. Triulzi DJ, Assmann SF, Strauss RG, et al. The impact of platelet transfusion characteristics on post-transfusion platelet increments and clinical bleeding in patients with hypoproliferative thrombocytopenia. Blood 2012;119:5553-62.

26. Heal JM, Rowe JM, Blumberg N. ABO and platelet transfusion revisited. Ann Hematol 1993;66:309-14.

27. Dunstan RA, Simpson MB. Heterogeneous distribution of antigens on human platelets demonstrated by fluorescence flow cytometry. Br J Haematol 1985;61:603-9.

28. Spring FA, Judson PA, Daniels GL, et al. A human cell-surface glycoprotein that carries Cromer-related blood group antigens on erythrocytes and is also expressed on leucocytes and platelets. Immunology 1987;62:307-13.

29. Ghosh A, Murugusan G, Chen K, et al. Platelet CD36 surface expression levels affect functional responses to oxidized LSL and are associated with inheritance of specific genetic polymorphisms. Blood 2011;117:6355-66.

30. Curtis BR, Ali S, Glazier AM, et al. Isoimmunization against CD36 (glycoprotein IV): Description of four cases of neonatal isoimmune thrombocytopenia and brief review of the literature. Transfusion 2002;42:1173-9.

31. Rac ME, Safranow K, Poncyljusz W. Molecular basis of human CD36 gene mutations. Mol Med 2007;13:288-96.

32. Bierling P, Godeau B, Fromont P, et al. Posttransfusion purpura-like syndrome associated with CD36 (Nak[a]) isoimmunization. Transfusion 1995;35:777-82.

33. Ikeda H, Mitani T, Ohnuma M, et al. A new platelet-specific antigen, Nak[a], involved in the refractoriness of HLA-matched platelet transfusion. Vox Sang 1989;57:213-17.

34. Boylan B, Chen H, Rathore V, et al. Anti-GPVI-associated ITP: An acquired platelet disorder caused by autoantibody-mediated clearance of the GPVI/FcRγ-chain complex from the human platelet surface. Blood 2004;104:1350-5.

35. Akiyama M, Kashiwagi H, Todo K, et al. Presence of platelet-associated anti-glycoprotein (GP)VI autoantibodies and restoration of GPVI expression in patients with GPVI deficiency. J Thromb Haemost 2009;7:1373-83.

36. Bialek JW, Bodmer W, Bodmer J, Payne R. Distribution and quantity of leukocyte antigens in the formed elements of the blood. Transfusion 1966;6:193-204.

37. Saito S, Ota S, Seshimo H, et al. Platelet transfusion refractoriness caused by a mismatch in HLA-C antigens. Transfusion 2002;42:302-8.

38. Triulzi DJ, Kleinman S, Kakaiya RM, et al. The effect of previous pregnancy and transfusion on HLA alloimmunization in blood donors: Implications for a transfusion-related acute lung injury risk reduction strategy. Transfusion 2009;49:1825-35.

39. Vassallo RR, Hsu S, Einarson M, et al. A comparison of two robotic platforms to screen plateletpheresis donors for HLA antibodies as part of a transfusion-related acute lung injury

mitigation strategy. Transfusion 2010;50:1766-77.

40. Kerkhoffs JL, Eikenboom JC, Van De Watering LM, et al. The clinical impact of platelet refractoriness: Correlation with bleeding and survival. Transfusion 2008;48:1959-65.

41. Vassallo RR Jr. New paradigms in the management of alloimmune refractoriness to platelet transfusions. Curr Opin Hematol 2007;14:655-63.

42. Hod E, Schwartz J. Platelet transfusion refractoriness. Br J Haematol 2008;142:348-60.

43. Bolgiano DC, Larson EB, Slichter SJ. A model to determine required pool size for HLA-typed community donor apheresis programs. Transfusion 1989;29:306-10.

44. Dahlke MB, Weiss KL. Platelet transfusion from donors mismatched for crossreactive HLA antigens. Transfusion 1984;24:299-302.

45. Petz LD, Garratty G, Calhoun L, et al. Selecting donors of platelets for refractory patients on the basis of HLA antibody specificity. Transfusion 2000;40:1446-56.

46. Vassallo RR, Fung M, Rebulla P, et al. Utility of cross-matched platelet transfusions in patients with hypoproliferative thrombocytopenia: A systematic review. Transfusion 2014;54:1180-91.

47. Rachel JM, Summers TC, Sinor LT, Plapp FV. Use of a solid phase red blood cell adherence method for pretransfusion platelet compatibility testing. Am J Clin Pathol 1988;90:63-8.

48. Ooley PW, ed. Standards for blood banks and transfusion services. 30th ed. Bethesda, MD: AABB, 2016.

49. Davoren A, Curtis BR, Aster RH, McFarland JG. Human platelet antigen-specific alloantibodies implicated in 1162 cases of neonatal alloimmune thrombocytopenia. Transfusion 2004;44:1220-5.

50. Curtis B, McFarland J. Detection and identification of platelet antibodies and antigens in the clinical laboratory. Immunohematol 2009;25:125-35.

51. Peterson JA, McFarland JG, Curtis BR, Aster RH. Neonatal alloimmune thrombocytopenia: Pathogenesis, diagnosis and management. Br J Haematol 2013;161:3-14.

52. Pacheco LD, Berkowitz RL, Moise KJ Jr, et al. Fetal and neonatal alloimmune thrombocytopenia: A management algorithm based on risk stratification. Obstet Gynecol 2011;118:1157-63.

53. McFarland JG. Posttransfusion purpura. In: Popovsky MA, ed. Transfusion reactions. 4th ed. Bethesda, MD: AABB Press, 2012:263-87.

54. Taaning E, Tonnesen F. Pan-reactive platelet antibodies in post-transfusion purpura. Vox Sang 1999;76:120-3.

55. Brecher ME, Moore SB, Letendre L. Posttransfusion purpura: The therapeutic value of Pl^{A1}-

negative platelets. Transfusion 1990;30:433-5.

56. Godeau B, Fromont P, Bettaieb A, et al. [Posttransfusion purpura. An unknown cause of acute immune thrombocytopenia. 4 new cases]. Presse Med 1990;19:1974-7.

57. Thomas D, Bolton-Maggs P, Serious Hazards of Transfusion (SHOT) Steering Group. The 2014 annual SHOT report. Manchester, UK: SHOT, 2015. [Available at http://www.shotuk.org/wp-content/uploads/summary-20141.pdf (accessed March 15, 2017).]

58. Drug-induced immune thrombocytopenia: Results of the testing for drug-dependent platelet-reactive antibodies by the BloodCenter of Wisconsin, 1995-2015. Linked from: George JN. Platelets on the web: Drug-induced thrombocytopenia. Oklahoma City, OK: OUHSC, 2015. [Available at http://www.ouhsc.edu/platelets/ditp.html (accessed March 15, 2017).]

59. Reese JA, Li X, Hauben M, et al. Identifying drugs that cause acute thrombocytopenia: An analysis using 3 distinct methods. Blood 2010;116:2127-33.

60. Aster RH, Bougie DW. Drug-induced immune thrombocytopenia. N Engl J Med 2007;357:580-7.

61. Bougie DW, Wilker PR, Aster RH. Patients with quinine-induced immune thrombocytopenia have both "drug-dependent" and "drug-specific" antibodies. Blood 2006;108:922-7.

62. Warkentin TE. Heparin-induced thrombocytopenia. Curr Opin Crit Care 2015:21:576-85.

63. Linkins LA, Dans AL, Moores LK, et al. Treatment and prevention of heparin-induced thrombocytopenia: Antithrombotic therapy and prevention of thrombosis. 9th ed. American College of Chest Physicians evidence-based clinical practice guidelines. Chest 2012;141(Suppl 2):e495S-530S.

64. Neunert C, Lim W, Crowther M, et al. The American Society of Hematology 2011 evidence-based practice guideline for immune thrombocytopenia. Blood 2011;117:4190-207.

65. Ghanima W, Godeau B, Cines DB, Bussel JB. How I treat immune thrombocytopenia: The choice between splenectomy or a medical therapy as a second-line treatment. Blood 2012;120:960-9.

66. McMillan R. Antiplatelet antibodies in chronic immune thrombocytopenia and their role in platelet destruction and defective platelet production. Hematol Oncol Clin North Am 2009;23:1163-75.

67. Davoren A, Bussel J, Curtis BR, et al. Prospective evaluation of a new platelet glycoprotein (GP)-specific assay (PakAuto) in the diagnosis of autoimmune thrombocytopenia (AITP). Am J Hematol 2005;78:193-7.

68. Wu GG, Kaplan C, Curtis BR, Pearson HA. Re-

port on the 14th International Society of Blood Transfusion Platelet Immunology Workshop. Vox Sang 2010;99:375-81.

69. Veldhuisen B, Porcelijn L, van der Schoot CE, de Haas M. Molecular typing of human platelet and neutrophil antigens (HPA and HNA). Transfus Apher Sci 2014;50:189-99.

70. Reil A, Bux J. Geno- and phenotyping of human neutrophil antigens. Methods Mol Biol 2015;1310:193-203.

71. Christopoulos CG, Kelsey HC, Machin SJ. A flow-cytometric approach to quantitative estimation of platelet surface immunoglobulin G. Vox Sang 1993;64:106-15.

72. Kiefel V, Santoso S, Weisheit M, Mueller-Eckhardt C. Monoclonal antibody-specific immobilization of platelet antigens (MAIPA): A new tool for the identification of platelet-reactive antibodies. Blood 1987;70:1722-6.

73. Porcelijn L, Huiskes E, Comijs-van Osselen I, et al. A new bead-based human platelet antigen antibodies detection assay versus the monoclonal antigen immobilization of platelet antigens assay. Transfusion 2014;54:1486-92.

74. Cooper N, Bein G, Heidinger K, et al. A bead-based assay in the work-up of suspected platelet alloimmunization. Transfusion 2016;56: 115-18.

75. McMillan R, Tani P, Millard F, et al. Platelet-associated and plasma anti-glycoprotein autoantibodies in chronic ITP. Blood 1987;70:1040-5.

76. Curtis BR, McFarland JG, Wu GG, et al. Antibodies in sulfonamide-induced immune thrombocytopenia recognize calcium-dependent epitopes on the glycoprotein IIb/IIIa complex. Blood 1994;84:176-83.

77. McFarland J, Lochowicz A, Aster R, et al. Improving the specificity of the PF4 ELISA in diagnosing heparin-induced thrombocytopenia. Am J Hematol 2012;87:776-81.

78. Sheridan D, Carter C, Kelton JG. A diagnostic test for heparin-induced thrombocytopenia. Blood 1986;67:27-30.

79. Warkentin TE. Laboratory testing for heparin-induced thrombocytopenia. J Thromb Thrombolysis 2000;10(Suppl 1):35-45.

80. Flesch BK. Human neutrophil antigens: A nomenclature update based on new alleles and new antigens. ISBT Sci Ser 2015;10(Suppl 1): 243-9.

81. Reil A, Sach UJ, Siahanidou T, et al. HNA-1d: A new human neutrophil antigen located on Fcγ receptor IIb associated with neonatal immune neutropenia. Transfusion 2013;53:2145-51.

82. de Haas M, Kleijer M, van Zwieten R, et al. Neutrophil Fc gamma RIIIb deficiency, nature, and clinical consequences: A study of 21 individuals from 14 families. Blood 1995;86:2403-13.

83. Stroncek DF, Skubitz KM, Plachta LB, et al. Al-

loimmune neonatal neutropenia due to an antibody to the neutrophil Fc-γ receptor III with maternal deficiency of CD16 antigen. Blood 1991;77:1572-80.

84. Muschter S, Bertold T. Greinacher A. Developments in the definition and clinical impact of human neutrophil antigens. Curr Opin Hematol 2011;18:452-60.

85. Moritz E, Norcia AMMI, Cardone JDB, et al. Human neutrophil alloantigens systems. An Acad Bras Cienc 2009;81:559-69.

86. Sachs UJ, Andrei-Selmer CL, Maniar A, et al. The neutrophil-specific antigen CD177 is a counter-receptor for platelet endothelial cell adhesion molecule-1 (CD31). J Biol Chem 2007;282:23603-12.

87. Li Y, Mair DC, Schuller RM, et al. Genetic mechanism of human neutrophil antigen 2 deificiency and expression variations. PLoS Genet 2015;11:e1005255.

88. Moritz E, Chiba AK, Kimura EY, et al. Molecular studies reveal that A134T, G156A and G133A SNPs in the CD177 gene are associated with atypical expression of human neutrophil antigen-2. Vox Sang 2010;98:160-6.

89. Matsuo K, Lin A, Procter JL, et al. Variations in the expression of granulocyte antigen NB1. Transfusion 2000;40:654-62.

90. Lalezari P, Murphy GB, Allen FH Jr. NB1, a new neutrophil-specific antigen involved in the pathogenesis of neonatal neutropenia. J Clin Invest 1971;50:1108-15.

91. Bux J, Becker F, Seeger W, et al. Transfusion-related acute lung injury due to HLA-A2-specific antibodies in recipient and NB1-specific antibodies in donor blood. Br J Haematol 1996;93: 707-13.

92. Stroncek DF, Shapiro RS, Filipovich AH, et al. Prolonged neutropenia resulting from antibodies to neutrophil-specific antigen NB1 following marrow transplantation. Transfusion 1993;33:158-63.

93. Curtis BR, Cox NJ, Sullivan MJ, et al. The neutrophil alloantigen HNA-3a (5b) is located on choline transporter-like protein 2 and appears to be encoded by an R>Q154 amino acid substitution. Blood 2010;115:2073-6.

94. Greinacher A, Wesche J, Hammer E, et al. Characterization of the human neutrophil alloantigen-3a. Nat Med 2010;16:45-8.

95. Reil A, Keller-Stanislawski B, Gunay S, Bux J. Specificities of leucocyte alloantibodies in transfusion-related acute lung injury and results of leucocyte antibody screening of blood donors. Vox Sang 2008;95:313-17.

96. Sachs UJ, Chavakis T, Fung L, et al. Human alloantibody anti-Mart interferes with Mac-1-dependent leukocyte adhesion. Blood 2004; 104:727-34.

97. Fung YL, Pitcher LA, Willett JE, et al. Alloimmune neonatal neutropenia linked to anti-

HNA-4a. Transfus Med 2003;13:49-52.

98. Hartman KR, Wright DG. Identification of autoantibodies specific for the neutrophil adhesion glycoproteins CD11b/CD18 in patients with autoimmune neutropenia. Blood 1991; 78:1096-104.

99. Simsek S, van der Schoot CE, Daams M, et al. Molecular characterization of antigenic polymorphisms (Ond(a) and Mart(a)) of the beta 2 family recognized by human leukocyte alloantisera. Blood 1996;88:1350-8.

100. Porcelijn L, Abbink F, Terraneo L, et al. Neonatal alloimmune neutropenia due to immunoglobulin G antibodies against human neutrophil antigen-5a. Transfusion 2011;51: 574-7.

101. van den Tooren-de Groote R, Ottink M, Huiskes E. Management and outcome of 35 cases with foetal/neonatal alloimmune neutropenia. Acta Paed 2014;103:e467-74.

102. Kleinman S, Caulfield T, Chan P, et al. Toward an understanding of transfusion-related acute lung injury: Statement of a consensus panel. Transfusion 2004;44:1774-89.

103. Food and Drug Administration. Fatalities reported to FDA following blood collection and transfusion: Annual summary for fiscal year 2015. Silver Spring, MD: CBER Office of Communication, Outreach, and Development, 2015. [Available at https://www.fda.gov/downloads/BiologicsBloodVaccines/SafetyAvailability/ReportaProblem/Transfu

sionDonationFatalities/UCM518148.pdf (accessed March 15, 2017).]

104. Toy P, Gajic O, Bacchetti P, et al. Transfusion-related acute lung injury: Incidence and risk factors. Blood 2012;119:1757-67.

105. Akhtari M, Curtis B, Waller EK. Autoimmune neutropenia in adults. Autoimmun Rev 2009; 9:62-6.

106. Audrain M, Martin J, Fromont P, et al. Autoimmune neutropenia in children: Analysis of 116 cases. Pediatr Allergy Immunol 2011;22:494-6.

107. Clay ME, Schuller RM, Bachowski GJ. Granulocyte serology: Current concepts and clinical significance. Immunohematology 2010;26:11-21.

108. Fromont P, Prie N, Simon P, et al. Granulocyte antibody screening: Evaluation of a bead-based assay in comparison with classical methods. Transfusion 2010;50:2643-8.

109. Heinzl MW, Schonbacher M, Dauber EM, et al. Detection of granulocyte-reactive antibodies: A comparison of different methods. Vox Sang 2015;108:287-93.

110. Stroncek DF, Fadeyi E, Adams S. Leukocyte antigen and antibody detection assays: Tools for assessing and preventing pulmonary transfusion reactions. Transfus Med Rev 2007;21: 273-86.

111. Bux J. Molecular genetics of granulocyte polymorphisms. Vox Sang 2000;78(Suppl 2):125-30.

第16章　人类白细胞抗原系统

人类白细胞抗原（human leucocyte antigen，HLA）系统由6号染色体短臂上人类主要组织相容性复合体（major histocompatibility complex，MHC）中一群紧密连锁的基因座位所组成。*HLA* 基因的蛋白产物为 HLA，参与机体识别"自我"与"非我"、抗原诱导免疫应答和维持细胞及体液免疫平衡。

HLA 分子在抗原提呈和启动免疫应答反应中具有重要作用。在实体器官移植的生存影响因素中，HLA 系统的重要性通常被视为仅次于 ABO 血型抗原系统。在造血干细胞（hematopoietic progenitor cell，HPC）移植中，HLA 系统被认为是与移植排斥和移植物抗宿主病（graft-versus-host disease，GVHD）有关的最重要因素。HLA 和抗体在输血不良反应中同样具有重要作用，如血小板输注无效、非溶血性发热反应（febrile non-hemolytic transfusion reactions，FNHTRs）、输血相关急性肺损伤（transfusion-related acute lung injury，TRALI）和输血相关移植物抗宿主病（transfusion associated GVHD，TA-GVHD）。

MHC 基因的生物学作用仍需进一步阐明（输血和移植都涉及免疫应答），目前对 *HLA* 基因多态性研究应用已经不仅仅局限于移植领域了。随着 HLA Ⅰ类抗原血清学分型技术的发展，开始有研究发现 HLA 多态性与疾病易感性及疾病抵抗力之间存在关联。此前，HLA 分型技术主要应用于亲子鉴定和法医调查中，然而这些技术已经被各种检测其他基因位点的分子学方法所替代。过去采用混合淋巴细胞培养（mixed lymphocyte culture，MLC）技术检测细胞免疫应答功能，该技术被用来为造血干/祖细胞移植选择匹配的供者-受者，然而目前 HLA 和等位基因的分型已经被基于 DNA 的检测技术所取代。研究 *HLA* 等位基因多态性和 HLA 分子抗原提呈作用之间的关系，可提供高效疫苗研制中需要的肽结合限制性参数，同样还为人类学研究提供了更为准确的研究方法。由于 MHC 的复杂性和 *HLA* 等位基因丰富的多态性，由此衍生出（并在不断改进中）一套复杂的命名方法，即根据每个等位基因的蛋白序列和相应抗原所具有的血清学特异性之间的关联，来定义每一个特定的等位基因序列[1,2]。

第一节　生化特性、组织分布及结构

一、Ⅰ类抗原和Ⅱ类抗原的特征

Ⅰ类抗原（HLA-A、HLA-B 和 HLA-C）的分子量约为 57kDa，由两条蛋白链组成：6号染色体短臂上基因编码的糖蛋白重链（45kDa）和 15 号染色体上基因编码的轻链 β_2 微球蛋白分子（12kDa）。重链穿插于细胞膜中，而 β_2 微球蛋白不通过细胞膜，更确切地说，β_2 微球蛋白与重链通过后者的非可变（$\alpha3$）域相连（非共价键）（图 16-1）。重链的胞外部分由 3 个氨基酸结构域（$\alpha1$、$\alpha2$ 和 $\alpha3$）构成，其中最外层的 $\alpha1$ 和 $\alpha2$ 结构域包含了大部分多态区域，并赋予 HLA 的血清学特异性。

"经典的"HLA Ⅰ类分子（HLA-A、HLA-B 和 HLA-C）存在于血小板和绝大多数有核细胞上，但也有一些例外，如神经元、角膜上皮细胞、滋养层细胞和生发细胞。成熟红细胞上仍有一些残留分子，某些同种异型分子有更高的表达。这些残留的Ⅰ类抗原可作为红细胞抗原用血清学方法单独鉴定出来，其被命名为"Bennett-Goodspeed"（Bg）抗原。被特异性命名的"Bg^a""Bg^b"和"Bg^c"实际上分别是 HLA-B7、HLA-B17（B57 或 B58）和 HLA-A28（A68 或 A69）。血小板主要表达 HLA-A 抗原和 HLA-B 抗原，HLA-C 抗原表达量很少，通常无Ⅱ类抗原表达。

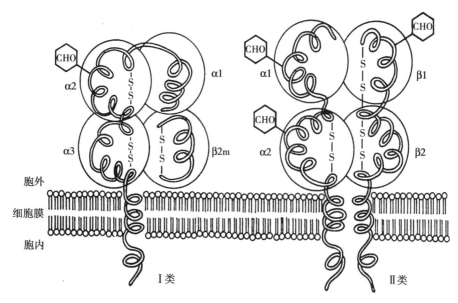

图 16-1　Ⅰ类和Ⅱ类主要组织相容性复合体分子结构图
显示 β 和 α 多肽和它们的结构域,及碳水化合物基团

　　Ⅱ类抗原(HLA-DR、HLA-DQ 和 HLA-DP)的分子量约为 63kDa,由两条结构类似的糖蛋白链(α链和β链)组成,这两种链均跨膜(图 16-1)。每条链的胞外部分均有两个氨基酸域,最外层的域中包含Ⅱ类等位基因的可变区。Ⅱ类抗原的表达分布不及Ⅰ类抗原广泛。Ⅱ类抗原主要表达于 B 淋巴细胞、单核细胞、巨噬细胞、树突细胞、肠道上皮细胞和早期造血细胞上。一些内皮细胞上同样有Ⅱ类抗原的组分表达,特别是微脉管系统中的内皮细胞。然而,一般来说,尽管Ⅱ类抗原的表达很容易被诱导(例如,免疫活化中的 γ-干扰素诱导),但内皮,尤其大血管内皮,并无Ⅱ类抗原的表达。静息性 T 淋巴细胞一般情况下不表达Ⅱ类抗原,但活化时可以表达。

　　可溶性 HLA Ⅰ类和Ⅱ类抗原从细胞上脱落下来进入血液和体液中,可能在调节免疫应答中发挥作用[3]。可溶性 HLA 在感染炎性疾病[比如感染人类免疫缺陷病毒(human immunodeficiency virus,HIV)时]和发生移植排斥反应时会增加,但在某些恶性肿瘤发生时会降低。血液成分中可溶性 HLA 的水平与供者残存的白细胞数量和存储时间成正比,血液成分中可溶性 HLA 可能参与了输血中免疫调节作用。

二、分子结构

　　通过 X 射线晶体分析纯化 HLA 可得到Ⅰ类和Ⅱ类分子典型的三维结构(图 16-2)。胞外结构域含有氨基酸的可变区和抗原表位,形成 1 个结构称

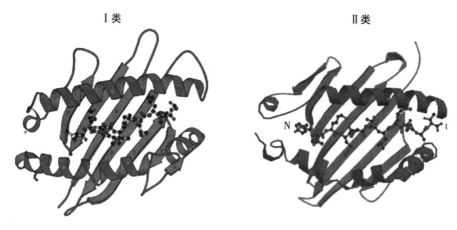

图 16-2　HLA Ⅰ类和Ⅱ类分子的三维结构
每个肽槽中的肽分子都有标注

作"抗原结合槽"。由于 HLA 基因序列具有多态性,形成不同的等位基因,编码特定的氨基酸序列,从而形成独特的结合凹槽,每个凹槽都能够结合具有不同序列的抗原肽。抗原结合槽对 HLA 分子的功能至关重要(详见下面的"生物学功能"部分)。

三、人类白细胞抗原命名

世界卫生组织(World Health Organization,WHO)HLA 命名委员会制定了 HLA 系统的命名方法,这个命名系统定期更新,以纳入新发现的 *HLA* 等位基因[2]。命名法规定 HLA 系统由字母+数字表示(例如 HLA-A1 和 HLA-B8)。此前,没有完全确认抗原特异性的 HLA 分子暂时带 1 个前缀"w"(例如 HLA-Aw33),当抗原的特性确定以后,WHO HLA 命名委员会会去掉前缀"w"(委员会定期开会更新新发现的特异性或基因位点的命名)。现在,"w"前缀不再这样使用,仅用于以下几种情况:①Bw4 和 Bw6,用于"共有"抗原(参见下面的"共有抗原"部分)与其他 B 位点等位基因的区分;②所有血清上确定为 C 位点特异性的抗原,避免与补体系统成分混淆;③根据混合白细胞反应确定的 Dw 特异性,但目前已知是由 *HLA-DR*、*HLA-DQ*、*HLA-DP* 多态性引起。HLA-A 和 HLA-B 特异性的数字编号是根据其发现顺序来分配的。

四、人类白细胞抗原特异性分解与交叉反应组

血清学试验技术的改进,使得之前被认为是单一特性的抗原被进一步分解为具有不同的血清学特性的抗原(并且后来基因检测结果也显示不同)。单个抗原的命名从早期鉴定的抗原中被分解出来,通常括号内表示来自母抗原的数字[例如:HLA-B44(12)]。

除了"分解"的抗原,某些明确不同的 HLA 之间也可能拥有一些共同表位,在血清学检测中与共同表位反应的抗体常会引起交叉反应。具有这种交叉反应特性的 HLA 被称为"交叉反应组"(cross-reactive epitope group,CREG)。

五、"共有"抗原

除了抗原特异性分解和 CREGs,许多具有不同特异性的 HLA 蛋白之间也存在相同反应特性,被称为"共有"抗原,HLA 分子上这些共有的氨基酸序列具有极少的可变区。两个已知的共有抗原

HLA-Bw4 和 HLA-Bw6 几乎存在于所有 HLA-B 分子上[4]。*HLA-A* 位点分子 A23、A24、A25 和 A32 也同样具有类 Bw4 抗原表位。

共有抗原具有重要临床意义,患者通过妊娠、输血或移植途径受到共有抗原刺激,使不表达该抗原表位的患者产生针对这些抗原的抗体。一种针对共有抗原的单一抗体,可以跟多种同种抗体具相似特性,这对移植和血小板输注寻找合适的供者具有重要影响。

六、*HLA* 等位基因命名

DNA 测序技术已经普遍取代了血清学方法被用于 HLA 系统的研究,越来越多的 *HLA* 等位基因被发现及鉴定,原先具有同一血清学特异性的抗原往往被发现可被多个不同的等位基因所编码。命名一个新的等位基因至少需要检测 HLA Ⅰ类分子的第 2、3 外显子和 HLA Ⅱ类分子的第 2 外显子的核苷酸序列。这些外显子编码可变氨基酸,并赋予 HLA 的特异性和 HLA 分子的各种生物学功能。

目前采用的统一命名法考虑了等位基因的位点、主要血清学特性和由分子分型技术确定的等位基因分组。例如,尽管之前许多等位基因仅对第 2 外显子进行了测序,但截至 2016 年 12 月,HLA-DR4 的核苷酸测序就至少有 300 个独特的氨基酸序列变异体(等位基因)(见 http://hla.alleles.org/alleles/class2.html)[2]。第 1 个 HLA-DR4 变异体被命名为"*DRB1*04:01*",表示位点(DR)、蛋白质(β1 链)、主要血清学特性(04 为 HLA-DR4)和第 2 个字段的参数表示等位基因序号(变异体 01)。星号(*)表示后面跟的是等位基因的名称(由基因分型确定)。

Ⅰ类等位基因的命名采取了类似方式。位点的名称,例如"*HLA-B*"后为 *,随后紧跟的几个数字用冒号(:)分开,在大多数情况下,开头的两位数字表示相应抗原的血清学特异性,接下来的数字表示第 2、3 外显子编码的独特的氨基酸序列代码,数字的顺序代表 DNA 测序鉴定的先后。因此,*B*27:04* 代表 HLA-B 位点,具有 B27 的血清学特性,是这个家族中第 4 个对第 2、3 外显子进行测序的等位基因(表 16-1)。等位基因名称中第 3 个"部分"的唯一差异为Ⅰ类第 2、3 外显子和Ⅱ类第 2 外显子上核苷酸的同义("沉默")替换。例如,*A*01:01:02* 与 *A*01:01:01* 唯一的不同之处在于,异亮氨酸第 142 位的密码子为 ATT 而不是 ATC。

等位基因名称中第 4 个"部分"的差异为内含子或 3′,5′端非翻译区序列的差异。最后,命名系统建议无效、低表达或其他特征的等位基因,分别添加 1 个"N""L"或其他字母在等位基因名称的最末尾。此外,其他基因表达修饰符有:S(分泌型,不在细胞表面)、Q(尚存疑问的表达水平),A(未知但异常的表达,可能是无效)和 C(仅表达于胞质中)。最后两个后缀修饰符至今还没有被使用过。

表 16-1 HLA 命名

种类	位点	抗原相同	等位基因	沉默突变	内含子突变	表达修饰
HLA	*DRB1**	04：	01：	01：	02	*N,L,S,Q*

例子:

DR4	—血清学
DRB1*04:xx*	—血清学相同
DRB1*04:02*	—等位基因
DRB1*04:01:01;DRB1**04:01:02*	—沉默突变
A*02:15N;DRB4**01:03:01:02N*	—无效等位基因(外显子,内含子)
A*24:02:01:02L*	表达修饰符
B*44:02:01:02*	表达修饰符
B*32:11Q*	表达修饰符

七、生物学功能

HLA 系统的重要功能是自我/非我识别,这个过程是通过 T 淋巴细胞与 HLA 提呈的抗原肽之间的相互作用来完成的。T 淋巴细胞上的 T 细胞受体(T-cell receptor, TCR)在识别 HLA 分子所提呈的抗原肽时,不仅识别抗原肽,还要识别 HLA 分子类型,这种限制称为"MHC 限制"[5]。

在胸腺中,T 细胞表面 TCRs 因结合自身 HLA 分子而被选择性保留(阳性选择),T 细胞表面 TCRs 因结合自身抗原肽而被选择性清除(阴性选择)。一些自身反应性 T 细胞逃避了阴性选择,如果没有功能性失活(例如通过免疫失能的机制),这种自身反应性 T 细胞可能参与了自身免疫应答过程。

八、Ⅰ类分子的作用

Ⅰ类分子的合成以及抗原肽与抗原结合槽的结合均在内质网上进行。与Ⅰ类抗原结合槽结合的抗原肽长度为 8~9 个氨基酸,通常为来自细胞的蛋白(内源性蛋白),如来自正常的自身蛋白、变异的自身蛋白(如来源于肿瘤细胞)、病毒蛋白(如来源于病毒感染细胞),这些内源性蛋白在胞质中被大型多功能蛋白酶(large multifunctional protease, LMP)降解并被抗原加工转运蛋白(transporter associated with antigen processing, TAP)运送到内质网。*LMP* 和 *TAP* 基因均定位于 MHC 区域。

Ⅰ类分子被运送到细胞表面,在此处与 CD8+ T 淋巴细胞进行相互作用。CD8+ T 细胞的 TCR 与Ⅰ类分子提呈的抗原肽结合可激活 T 细胞的细胞毒性,从而攻击靶细胞,诱导特异性炎症反应。Ⅰ类分子的抗原提呈作用在宿主防御病毒性病原体及恶性转化中具有重要意义。肿瘤细胞不表达Ⅰ类抗原以逃避这种形式的免疫监视。

九、Ⅱ类分子的作用

与Ⅰ类分子一样,Ⅱ类分子在内质网上合成,但是抗原肽不插入抗原结合槽,有 1 段恒定链(invariant chain, Ii)作为占位体插入抗原结合槽。随着Ⅱ类-恒定链复合体被运送到内涵体上,恒定链被称为"DM"的特异性Ⅱ类分子移除,*DM* 位点同样定位于 MHC 区域。

Ⅱ类抗原肽随后插入到抗原肽结合槽中,适合Ⅱ类抗原结合槽的多肽抗原长度通常为 12~25 个氨基酸,来源于内吞作用消化的蛋白(外源性蛋白)。外源性蛋白,可以是正常的自身蛋白或来自于病原体的蛋白,如通过溶酶体途径降解成肽的细菌蛋白。Ⅱ类分子随后被转运至细胞膜表面,在此处与 CD4+ T 淋巴细胞进行相互作用,活化的 T 细胞分泌免疫刺激性细胞因子,该机制对于抗体的产生尤为重要。

第二节　主要组织相容性复合体的遗传学

HLA Ⅰ 类和 Ⅱ 类抗原均为细胞表面糖蛋白,是 6 号染色体短臂上 p21.3 区域中紧密连锁的基因产物(图 16-3)。基因组区域被称为"MHC",通常以单体型形式遗传,每个位点都有来自每条染色体上的多个共显性表达等位基因。HLA 系统是人类基因多态性最丰富的遗传系统[6]。

HLA-A、HLA-B 和 HLA-C 基因编码相应的 HLA Ⅰ 类 A,B 和 C 抗原。HLA-DRB1、HLA-DRB3、HLA-DRB4、HLA-DRB5;HLA-DQA1、HLA-DQB1 和 HLA-DPA1、HLA-DPB1 基因编码相应的 HLA Ⅱ 类抗原。位于 HLA Ⅰ 类 Ⅱ 类基因之间有一组非 HLA 基因群,编码补体蛋白 C2、Bf、C4A 和 C4B,类固醇酶(21-羟化酶)和细胞因子(肿瘤坏死因子)以及参与免疫应答的其他基因。这个非 HLA 区域通常被称为"MHCⅢ类基因区",尽管它不包含任何 HLA 基因。

一、人类白细胞抗原基因区域的组成

除了经典基因 HLA-A、HLA-B 和 HLA-C 外,HLA Ⅰ 类区域还包含其他的等位基因位点,如 HLA-E、HLA-F、HLA-G、HLA-H、HFE、HLA-J、HLA-K、HLA-L、MICA 和 MICB 等非经典 HLA 基因,编码非经典 HLA 分子或 Ⅰ b 类、HLA 蛋白,其多态性较低且表达水平低,仅有少量组织表达[7]。一些 Ⅰ b 类基因表达非功能性蛋白质或不表达任何蛋白质。不能表达功能蛋白质产物的基因称为"假基因",可能代表着进化的终点。相比之下,其他表达的非经典 HLA 蛋白质具有多种功能。例如,HLA-E 与自然杀伤细胞 1 个亚群的监视系统有关,滋养细胞表达的 HLA-G 可能参与了母胎免疫耐受。一种铁沉积疾病,遗传性血色素沉着症(hereditary hemo-chromatosis,HH),因 HFE 基因突变所引起,此基因在北欧血统人群中有 10% 的携带率,HH 与类-Ⅰ类基因两个部位的错义突变相关[8]。引起 HH 的基因最初被命名为"HLA-H";然而现在 HLA-H 已经被世界卫生组织(WHO)命名委员会归为 HLA Ⅰ 类假

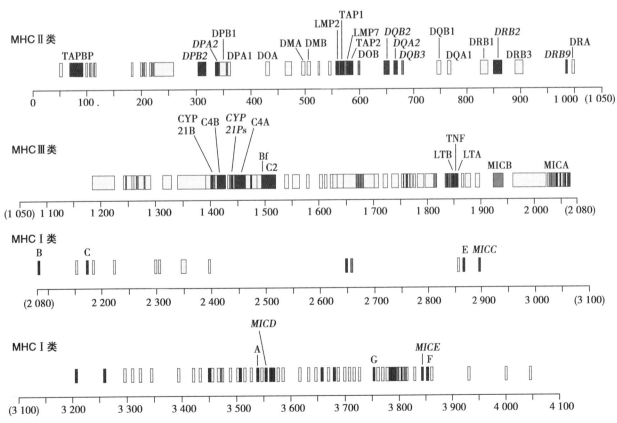

图 16-3　HLA 复合体定位于 6 号染色体的短臂上;着丝粒在图的左上方,端粒在右下方;此图显示了 Ⅰ 类、Ⅱ 类和Ⅲ类基因区域的组成。
(资料来源:Janeway CA,Travers P,Walport M,et al. The immune system in health and disease. 5th ed. New York:Garland Science,2001)

基因[9]。HH 的致病基因现在被称为"*HFE*"。其他的基因,如编码 CD1 分子的类Ⅰ类基因,同样位于 MHC 区域之外。这些分子提呈非蛋白抗原(如脂质)给 T 细胞。

MHCⅡ类(HLA-D)区域的基因组成更为复杂。一个 MHCⅡ类分子是由两条结构相似的链(α链和 β 链)组成的非共价复合体。这两条链均由 MHC 区域基因编码。α 链和 β 链的差异导致了 HLAⅡ类分子的多态性,其多态性取决于Ⅱ类分子的异构体。例如 HLA-DR,其α链基本上是单一型的,但β链多态性十分丰富。多个位点编码 MHCⅡ类蛋白的 α 链和 β 链。

不同的单体型具有不同数量的Ⅱ类基因和假基因。*DRA1* 和 *DRB1* 编码的蛋白质产物为抗原 HLA-DR1 至 HLA-DR18。*DRA1* 和 *DRB3*(假如存在)表达 HLA-DR52;*DRA1* 和 *DRB4*(假如存在)表达 HLA-DR53;*DRA1* 和 *DRB5*(假如存在)表达 HLA-DR51。糖蛋白上表达的 HLA-DQ1 到 HLA-DQ9 抗原由 DQ 基因簇中的 *DQA1* 和 *DQB1* 编码。*DQ* 基因簇中的许多其他基因可能为假基因。*HLA-DP* 基因簇中也发现有类似的组成。

通常认为 MHCⅢ类区域不是 HLA 系统的一部分,其区域内包含 4 个补体基因,补体等位基因通常以 1 个单元的形式一起遗传,称为"补体型"。人类遗传下来的补体型至少超过 10 种。Ⅲ类基因中的两个基因 *C4A* 和 *C4B*,编码不同的 C4 表型和 Chido/Rodgers 血型系统抗原。C4 不同的表型具有不同的蛋白质结构和功能,C4A 分子(假如存在)携带 Rg 抗原,C4B 分子(假如存在)携带 Ch 抗原。这两种抗原均被吸附到携带这些基因的个体的红细胞上。

二、遗传模式

尽管 MHC 的组成十分复杂,其遗传方式仍遵循孟德尔遗传法则。每个个体都有 2 条不同的 6 号染色体,拥有 2 条 HLA 单体型,分别来自父亲和母亲。表达的基因产物构成表型,可由 HLA 或等位基因分型进行鉴定。由于 *HLA* 基因为常染色体共显性遗传,表型是两个单体型共同表达的结果。然而,为了确定单体型,父母(可能还有其他家庭成员)也必须进行表型鉴定,以确认哪些等位基因是一起遗传的。图 16-4 阐述了单体型的遗传方式。

1. 寻找 HLA 相同的同胞 孩子分别从父母各遗传了 1 条 6 号染色体,因此,MHC 单体型分别来自于父亲和母亲。由于每个父、母都有两条不同的

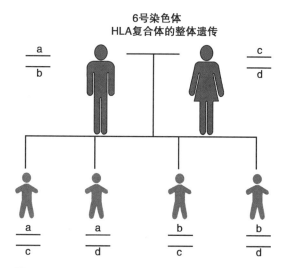

图 16-4 a/b 和 c/d 分别表示父系和母系 HLA 单体型。除了交叉互换外,HLA 复合体是由亲代遗传给子代的

6 号染色体,子女会出现 4 种不同单体型的组合(假设没有发生重组)。遗传模式对预测家庭成员是否适合于作为移植供者十分重要。两个同胞兄弟姐妹的 HLA 基因型相同的概率为 25%。任何 1 个患者与"n"个同胞兄弟姐妹中至少 1 个人 HLA 相同概率是 $1-(3/4)^n$。有两个同胞兄弟姐妹时 HLA 相同的概率为 44%,有 3 个同胞兄弟姐妹时概率达到 58%,同卵兄弟姐妹间 HLA 相同。此外,每对 1 个新的同胞兄弟姐妹进行检测,不管之前已检测过多少同胞兄弟姐妹,新受检者都有(只有)25% 的机会与患者相匹配。

2. 抗原缺失 在以分子生物学为基础的 HLA 分型技术出现之前,血清学表型分型结果中抗原的缺失常被认为是纯合性位点(例如均从双亲处遗传了 A1,但囿于血清学分型技术的限制性只检测出 1 个明显的抗原缺失)或 1 个无效(不表达)等位基因。随着 DNA 测序技术和其他 HLA 分子生物学分型技术的发展,纯合子可以被推测出来,且具有更高可信度。然而纯合子的确认仍然只能通过家系研究或利用半合子分型的方法来证实(例如单体型分型)。无效等位基因的特征为:基因编码区的内部或外部有 1 处或多处 DNA 序列的改变,阻止了功能蛋白在细胞表面的表达。基因的失活可由核苷酸替换、缺失或插入引起,并最终导致蛋白的合成过早中止。在家系研究缺失的情况下,表型研究显示任何位点上只表达单个等位基因,这仅能提供纯合子的推测证据,在这种情况下,等位基因应该只被记录 1 次,因为尚不知道这个等位基因是否

表达两次(真正的纯合子)或存在现有技术检测不到的等位基因。

3. 交换 HLA 区域的基因偶尔会出现同源染色体的交换,在减数分裂或配子形成过程中,带有连锁遗传物质的片段在两条染色体之间进行交叉互换,重组染色体随后作为新单体型遗传给下一代。交换频率与基因之间的物理距离相关,同时与特异性 A、B、DR 抗原对重组的抵抗和易感性也部分相关。*HLA-A*、*HLA-B* 和 *HLA-DR* 位点距离十分接近,*A* 位点和 *B* 位点之间有 0.8% 的交换概率,*B* 和 *DR* 位点之间有 0.5% 的交换概率。*HLA-B* 和 *HLA-C* 位点之间或 *HLA-DR* 和 *HLA-DQ* 位点之间的交换极其罕见,然而 *DQ* 和 *DP* 基因座之间的交叉互换则相对较常见[10]。在家系研究和亲缘关系评估中,应该考虑到位点基因重组的可能性。

4. 连锁不平衡 MHC 系统多态性极为丰富,理论上来说,可能的 HLA 独特表型的数量比全球人口还要多。此外,新的 *HLA* 等位基因还在不断被发现和鉴定。截至 2017 年 1 月,已有 3 830 个 *HLA-A* 等位基因,4 647 个 *HLA-B* 等位基因,2 011 个 *DRB1* 等位基因和 1 054 个 *DQB1* 等位基因被鉴定[11]。通常 *HLA* 基因是随着整条染色体进行遗传的,*HLA* 基因分布应该是随机的,但实际上许多 HLA 单体型的表达数量超出了预期值。连锁不平衡现象是导致 HLA 单体型的预期频率和观察频率不一致的原因。

HLA 单体型的预期频率由每个等位基因的频率相乘计算得出。例如,在欧洲人群中,编码 HLA-A1 的基因频率是 0.15,HLA-B8 是 0.10;因此,如果单体型是随机分布,欧洲种族人群中同时表达 HLA-A1 和 HLA-B8 的单体型预期频率为 3.0%(0.15×0.10×2)。但 A1 和 B8 组合的单体型在人群中的实际频率为 7%~8%。

某些等位基因组合在不同种族中频率出现增加,并且在这些人群中构成常见的单体型,这些常见的单体型被称为"祖先单体型",因为他们似乎来自同一个共同祖先,并且这些单体型由于抗重组能力或携带者的生存优势,在人群中得以保存下来。北欧人种中最常见的祖先单体型是 A1、B8、DR17(*DRB1* * 03:01)、DQ2,包含了 Ⅰ 类和 Ⅱ 类区域。

一些具有明显连锁不平衡的单体型可能意味着相对年轻的单体型,因其没有足够的时间进行重组,而一些古老的单体型由于自然选择或物理限制具备了抗重组能力。例如,A1、B8、*DRB1* * 03:01 单体型似乎对重组具有抵抗力,这是由于补体基因 *C4A* 有缺失,导致这些个体 *HLA-B* 和 *HLA-DRB1* 之间的距离缩短。HLA 系统的连锁不平衡在亲缘关系的研究中十分重要,因为单体型频率在相关人群中更有可能让某些重组基因得到遗传。连锁不平衡同样也可能会影响找到合适的 HLA 匹配的血小板输注和造血干细胞移植的非亲缘供者的可能性。

第三节 人类白细胞抗原和等位基因的鉴定

鉴定 HLA 和等位基因的方法分为两类:①分子生物学方法(基于 DNA);②血清学方法(基于抗体),过去还曾使用过基于细胞的分型方法。

常用试验的详细步骤可从试剂盒厂方处获得,且在现有的方法学综述中已经进行了总结[12]。可根据临床实际情况选择 1 种特定的 HLA/等位基因检测或分型方法,见表 16-2。

表 16-2 HLA 分型方法和应用范围

方法	临床应用	分辨率
SSP(PCR)	实体器官移植,亲缘和非亲缘 HPC 移植	血清学到等位基因水平,大量引物使得分辨率提高
正向 SSOP 杂交	实体器官移植和 HPC 移植(适合高通量检测)	血清学到等位基因水平
反向 SSOP 杂交	实体器官移植,亲缘和非亲缘 HPC 移植	血清学,大量探针使得分辨率更高
DNA 测序	非亲缘 HPC 移植,解决其他分型方法遇到的困难,新等位基因的鉴定	等位基因水平
微量淋巴细胞毒试验	未指定 HLA 时 *HLA* 基因分型的补充试验,*HLA* 等位基因和抗原鉴定的研究支持	血清学特异性

注:SSP. 序列特异性引物;PCR. 聚合酶链反应;HPC. 造血干细胞;SSOP. 序列特异性寡核苷酸探针。

一、以 DNA 为基础的检测

与血清学方法比较,基于 DNA 的分型技术具有以下优势:①高灵敏度和特异性;②样本量小;③不需要细胞表面抗原表达或细胞活性。血清学方法可以鉴定数量有限的 HLA 特异性,而基于 DNA 的分型技术具有高分辨率,具有能够检测所有已知的等位基因的潜在能力。

1. **聚合酶链反应检测** 聚合酶链反应(polymerase chain reaction,PCR)技术能够特异性扩增大量基因组 DNA 靶片段。低到中分辨率的分型检测与 HLA 血清学检测相比较而言,其准确率更高(如,可将 DR15 与 DR16 区分开来),而高分辨率分型可以区分个体等位基因(如可区分 *DRB1* * 01:01:01 和 *DRB1* * 01:02:01)。目前已有多种基于 PCR 的分型技术,以下介绍三种常见的方法:

(1) **寡核苷酸探针**:序列特异性寡核苷酸探针(sequence-specific oligonucleotide probes,SSO 或 SSOP)使用标记的寡核苷酸探针阵列来检测 DNA 中的 HLA 核苷酸序列[12],反向 SSO(reverse SSO,rSSO)已经得到了更广泛的使用,它将单个独立的探针偶联在固相载体上形成矩阵(例如,每个探针都可连接 1 种不同的微珠),通过 PCR 扩增目标基因座的 DNA,再根据 DNA 与不同探针的结合情况来确定其 HLA 分型。商品化的微珠阵列分析试剂盒使用 rSSO 的方法,可对 HLA Ⅰ类和Ⅱ类分子进行低到高分辨率的组织分型。该方法采用计算机信息计算处理,将试验反应格局和 HLA 等位基因数据库进行匹配分析,能够快速进行 HLA 基因分型,已经被广泛采用[13]。

(2) **序列特异引物**:第 2 个主要的技术是序列特异性引物(sequence-specific primer,SSP),能够靶向扩增特定的 DNA 序列[12]。序列特异性方法需要进行多次 PCR 试验,每次反应针对特定的等位基因或 1 组等位基因,扩增后基因产物可通过琼脂糖凝胶电泳直接观察到。由于 SSPs 具有特异性靶点,扩增结果能够表明存在某等位基因或具有此段序列的等位基因。通过阳性和阴性的 PCR 扩增格局来判定相应的 *HLA* 等位基因是否存在。可以购买商品化的引物对来鉴定 *HLA-A*、*HLA-B*、*HLA-C*、*HLA-DR*、*HLA-DQA1*、*HLA-DQB1* 和 *HLA-DPB1* 等基因座的表型,并且可进行组合,检测常见的等位基因。

(3) **碱基序列测定分型技术("测序")**:*HLA* 等位基因的确认必须采用高分辨分型技术[14]。Sanger 化学法测序分型(Sanger-chemistry sequence-based typing,SBT)技术可以确认已知的等位基因或鉴定未知的新等位基因[12]。尽管 SBT 被公认为是 HLA 分型的"金标准",但在同一位置出现两个不同的碱基对时,有可能得到两种不同的等位基因组合,导致模棱两可的分型结果。这些模棱两可结果的出现,是因为 SBT 同时检测来自父亲和母亲的 *HLA* 基因(单体型)。当遇到同 1 个位置出现 1 对单核苷酸替代时,核苷酸在单体型的位置有顺式(同 1 条单体型)或反式(两个核苷酸多态性位点分别位于两条不同的单体型)这两种可能性,核苷酸位置的不同组合可以组成不同的等位基因,会导致模棱两可的结果。采用 SSP 或 SSO 进行某些有针对性的补充试验,可以在众多组合中确定单个碱基突变所在的单体型。

2. **第二代测序技术** 大规模平行测序[第二代测序技术(next-generation sequencing,NGS)]可以对全基因组进行测序,由于 NGS 是 DNA 单链测序,改善了 Sanger 法 SBT 技术中分型结果存在的模棱两可的情况。这项技术已经应用于 HLA 分型[15],临床和科研均有相应商品化试剂盒提供。NGS 技术从由扩增前或扩增后片段化 DNA 单元所形成的文库中获得序列,这些大量的序列需要计算机进行分析处理,确认重叠序列并将序列进行排列获得检测结果(需要非常强大的数据处理器、庞大的序列数据库以及复杂的分析程序软件)。

NGS 技术包括合成测序和杂交与连接测序两种模式。合成测序有 3 种方法:焦磷酸测序、离子半导体测序和荧光标记的可逆核苷酸化学终止法。核苷酸序列的检测可通过双脱氧核苷酸掺入释放的质子、氢离子浓度改变或染料终止子掺入引起的激光信号改变等来实现。还有 1 种比较不常用的方法是基质辅助激光解吸/电离时间飞行质谱。NGS 技术发展迅速,实验方法和仪器设备的选择应当根据每个实验室的需求而定。

二、血清学(淋巴细胞毒)试验

在临床实验室检测中,微量淋巴细胞毒性试验[12][现在通常被称作"淋巴细胞毒试验"或"补体依赖的细胞毒试验"(complement-dependent cytotoxicity,CDC),或错误地称为"细胞依赖的细胞毒试验"]在很大程度上已经被分子分型技术和固相抗体检测技术所取代。美国认证和监管机构要求实体器官和造血干细胞移植使用分子分型技术,对申请实体器官移植的患者要求使用固相抗体检测和鉴定。读者可参阅之前版本的《AABB 技术手册》和 Bontadini[12] 关于淋巴细胞毒性试验的详细描述。

三、细胞学检测

在此前,混合淋巴细胞培养(mixed lymphocyte cultivate,MLC)和致敏淋巴细胞分型(primed lymphocyte typing,PLT)试验用于检测Ⅱ类区域中的遗传差异性。在 MLC 中,1 个个体的细胞群(应答者)识别另 1 个个体的细胞群(靶细胞)的 HLA-D(包括 DR、DQ 和 DP)抗原/等位基因作为非我成分,通过检测应答细胞的增殖来判读结果。在 PLT 中,事先用特异性Ⅱ类不配合淋巴细胞刺激处理后作为试剂细胞,如果待检细胞与预致敏淋巴细胞预先识别的抗原相同,预致敏淋巴细胞会迅速增殖。

当 HLA 分子生物学分型方法在临床配型及更好的免疫抑制剂应用之后,MLC 和 PLT 试验已经被逐步淘汰。然而,这些检测方法仍在一些实验室中用于监测免疫功能或评估相对功能相容性。

第四节　交叉配型和 HLA 抗体检测

一、细胞学检测

如上所述,微量淋巴细胞毒检测技术曾经被用来检测抗体。与红细胞交叉配型类似,淋巴细胞毒试验用于相容性检测已近 50 年[16],被称为"淋巴细胞交叉配型"。交叉配型指用潜在受者的血清与候选供者的淋巴细胞(未分群或分化为 T 和 B 淋巴细胞)进行共孵育。微量淋巴细胞毒试验的改良包括延长孵育期、增加洗涤步骤和使用抗球蛋白试剂。流式细胞术则是另外 1 种比抗球蛋白增强的交叉配型敏感性更高的检测方式,已经在很大程度上取代了细胞毒交叉配型。

二、固相检测

当前鉴定 HLA 抗体的方法依赖微珠或微粒(即固相方法)的使用,微珠或微粒上包被有来自培养的淋巴细胞的 HLA Ⅰ类和Ⅱ类抗原(即 HLA 表型),或是包被纯化或重组的单个 HLA(单一抗原微珠)[16],通过荧光标记的抗人球蛋白(antihu-man globulin,AHG)检测抗体是否结合。可使用流式细胞术,微阵列法或者酶联免疫吸附法(enzyme-linked immunosorbent assay,ELISA)来检测抗体的存在。流式细胞术和微阵列法检测 IgG 抗体时比淋巴细胞毒方法更为敏感。单一抗原微珠检测方法的使用对高致敏患者十分重要,对于这种具有多种 HLA 抗体特异性的患者,应用 HLA 分子簇的细胞毒性检测和固相方法检测得出的结果并不可靠。

尽管对移植人群的研究证实,HLA 抗体会对移植器官和患者的生存产生不利影响,但仅能通过固相检测法检测到的低水平抗体的临床意义并不大,对于个体患者不具备预测价值。新的改良的固相检测技术能够判断抗体是否能够结合补体并且可以提高检测对个体患者的预测价值。

第五节　人类白细胞抗原系统和输血

HLA 系统抗原抗体在一系列输血不良反应中具有重要作用,包括血小板输注无效、FNHTRs、TRALI 和 TA-GVHD。HLA 具有强免疫原性,通过妊娠、输血、移植等途径免疫个体后,更容易产生 HLA 抗体。

一、血小板输注无效

在加拿大和美国,由于去白细胞血液成分的普遍使用使得 HLA 同种免疫和血小板输注无效的发生大大减少[17]。当受血者输注质量合格的血小板,血小板计数却没有升高时,说明存在输注无效。导致血小板输注无效的可能原因有脓毒症、高热、弥散性血管内凝血、出血、药物、脾功能亢进、补体介导的破坏或上述因素的综合影响,排除这些因素之后,则可能为免疫因素引起的。

1. 抗体的产生　针对 HLA Ⅰ类抗原的抗体产生是免疫性血小板输注无效的常见原因,但血小板特异性抗体或 ABH 血型系统抗原也可能参与其中。尽管血小板只表达Ⅰ类抗原,但血小板输注后可产生针对Ⅰ类和Ⅱ类抗原的 HLA 抗体,这有可能是血小板中的供者白细胞(上面有Ⅰ类和Ⅱ类抗原)诱导了 HLA 同种免疫。对于接受化疗的急性白血病或造血干细胞移植的患者,每袋血液成分中的白细胞减少至<5×10^6,同种异体免疫反应的发生率从 19% 减少至 7%,同种免疫血小板输注无效的发生率从 14% 减少至 4%[17]。

2. **相容供者的鉴定** 受血者的 HLA 抗体应答可直接针对供者的特异性或共有同种抗原。最好应用"固相检测"单个抗原固相检测方法进行检测 HLA 抗体。血小板输注无效患者具有广泛的抗体反应,很难找到合适的血小板进行输注。

供者的选择是基于避免存在针对患者抗体的抗原(选择"抗原阴性"的供体),同时通过监测输血后血小板增加校正指数(corrected count incre-ments,CCI)来选择合适的供者。

对于发生 HLA 同种免疫的患者,还可以采用患者血清和供者单采血小板样本进行血小板抗体交叉配型来选择合适的供者,交叉配型试验商品化试剂盒可以同时检测 HLA 和血小板特异性抗体的相容性[18]。在第 19 章会进一步讨论血小板输注无效。

二、非溶血性发热反应

HLA、粒细胞和血小板特异性抗体是引起 FNHTRs 的致病因素,受血者的抗体与血液成分中的抗原反应,诱导细胞因子(如 IL-1)的释放,从而引起发热反应。如果进行血清学检查,可能需要使用多种试验技术和来自许多不同的供者的靶细胞(见第 22 章)。

三、输血相关急性肺损伤

TRALI 是一种潜在的由于输注含血浆的血液成分而发生的致死性输血反应,是由输血诱发的急性非心源性肺水肿(见第 22 章)。TRALI 发生的致病机制是由于供者血液中存在针对受血者特定抗原产生反应的 HLA 或中性粒细胞抗体,有研究表明 2%(男性献血者)~17%(女性献血者)的血液成分中可能含有 HLA 抗体[19]。如果存在 HLA 抗体,其可与受血者粒细胞结合并固定补体进行反应,导致严重的毛细管渗漏和肺水肿,而受血者的 HLA 抗体极少与输入的献血者白细胞反应。

已报道的 TRALI 病例报告基本上都是由针对受者 I 类或 II 类抗原的供者抗体引起的。由于 II 类抗原不表达于静止中性粒细胞上,但是表达于肺泡巨噬细胞上,可诱导中性粒细胞和肺泡巨噬细胞发生炎症反应。如果之前已经存在炎症,HLA II 类抗体将会直接结合到受者体内的中性粒细胞、巨噬细胞和内皮细胞上的靶抗原上。如果之前没有炎症存在,抗体就会结合到肺泡巨噬细胞上并且刺激细胞因子和趋化因子的释放,引起肺内中性粒细胞

的聚集和活化[20,21]。

四、嵌合现象和输血相关移植物抗宿主病

嵌合是指 1 个个体内存在两种细胞群体,例如输血或移植后的供者细胞和受者细胞。输血后持续嵌合现象可能导致受者 TA-GVHD 的发生,TA-GVHD 的发生取决于以下因素:①受血者免疫力低下的程度;②血液成分中淋巴细胞的数量和活性;③供者和受者间 HLA 相同等位基因的数目。亲缘关系之间输注新鲜血液成分导致 TA-GVHD 的发生充分说明了 HLA 系统的作用。

图 16-5 说明了导致 TA-GVHD 风险增加的因素,双亲通常有 1 套相同的 HLA 单体型,因此,每个孩子有四分之一的机会遗传与父亲或母亲相同的单体型,孩子 1 为纯合子,获得了双亲共有的 HLA 单体型。1 个无亲缘关系且 HLA 单体型不相同的受血者接受了孩子 1 的血液不会发生 TA-GVHD。然而,如果孩子 1 作为献血者,供给有 1 条单体型与自己相同的杂合子亲属(例如,双亲之一或者孩子③),受血者的机体将无法识别献血者淋巴细胞携带的外来抗原,而不会清除它们。献血者

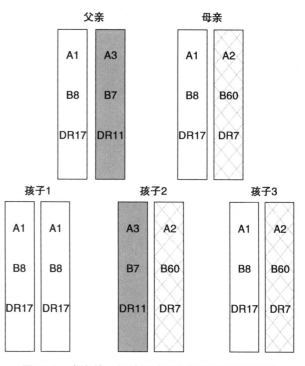

图 16-5 存在输血相关性移植物抗宿主病(GVHD)风险家系的 HLA 单体型图

与图 16-4 所示的家系形成对比,父母双方拥有 1 个相同的 HLA 单体型,HLA-A1、B8、DR17。孩子 1 为纯合单体型,其父母和孩子 3 均携带有这一单体型。如果孩子 1 的血液输入到其父母或孩子 3 体内,其淋巴细胞可能会产生免疫反应引起输血后 GVHD

的细胞则能识别受血者细胞中与自己不同的那条单体型作为外来抗原,从而被激活、增殖进而攻击受血者。

为了避免这种情况发生,建议所有来自有亲缘关系的细胞成分在输注前进行辐照。其他特定的供者成分,例如 HLA 配合型血小板,也会有较高的发生 TA-GVHD 的风险,应当进行辐照。TA-GVHD 极少发生在输注无亲缘关系献血者血液的受血者,通常发生在具有相同的常见 HLA 单体型的人群中。

嵌合现象的提出是基于一些器官移植受者体内同时存在免疫耐受现象和 HLA 致敏现象[22]。有人推测硬皮病是 1 种由嵌合细胞引起的 GVHD,这种嵌合细胞来自于孕期通过胎盘的胚胎细胞[23]。此外,实体器官移植物供者淋巴细胞的存在可引起受者致死性 GVHD[24]。尽管可通过分子分型来检测除 HLA 相同的移植之外的供者淋巴细胞的 HLA,按目前的标准,对骨髓移植的监测要求使用不同的方法进行嵌合情况检测,移植后嵌合情况的检测包括明确受体和供体的遗传背景,然后评估移植后受体体内细胞混合的程度。常用的技术是 DNA 分析扩增的短串联重复序列(short tandem repeat,STR),产物通过毛细管电泳进行分离,然后根据 DNA 片段大小进行评估[25]。

HLA 不相容性很少与存在针对 HLA 的抗体的患者的红细胞存活时间缩短相关,这些 HLA 有 Bg^a(B7)、Bg^b(B17-B57 或 B58)和 Bg^c(A28-A68 或 A69)。红细胞上这些抗原表达虽然较弱,但仍存在,传统的输血前检测可能无法检测到这种不相容性。

第六节 HLA 检测和移植

HLA 检测是实体器官和 HPC 移植前不可或缺的一部分。检测的范围根据移植的类型而定(见第 26 章)。

一、造血干细胞移植

人们很早就认识到 HLA 系统是影响 HPC 移植成功与否的关键[26]。移植需要供者与受者之间的 HLA 具有相似性和相容性,这也有助于减少 GVHD 的发生风险。然而,尽管处于免疫抑制状态下,不同程度的排斥反应或 GVHD 的发生在同种异基因 HPC 移植的受者中普遍存在。

HLA 分型的目的是使预期的供者与受者在 HLA-A、HLA-B、HLA-C 和 HLA-DRB1 位点完全匹配[27],一些移植项目也对 HLA-DP 等位基因进行分型。当难以获得相配合的造血干细胞供者时,可考虑给高风险恶性血液病患者实施单体型干细胞移植[28]。

尽管 HLA 相同的同胞供者仍然是 HPC 移植的最佳选择,寻找合适的非亲缘志愿捐献者却呈不断增长趋势,目前,在国家骨髓库、脐带血库和其他国际项目处登记注册的志愿者人数已经超过 2 000 万[27]。

二、肾移植

ABO 相容性是直接决定肾脏移植效果的最重要因素。由于 ABH 抗原以不同的数量表达在机体几乎所有的细胞上,移植 ABO 不相容的组织将与受者的 ABO 血型抗体持续接触。由于移植中血管是主要的排斥靶点,血管内皮细胞上表达的 ABH 抗原显得尤为重要,目前,对于抗-A 滴度较低的 B 型和 O 型受者可以使用非 A1 型的 A 型器官,这种方法对于等待时间较长的人群来说是可以接受的[29,30]。此外,ABO 不相容移植可通过联合使用抗体抑制剂、脾切除、血浆置换和静脉注射丙种球蛋白(IVIG)的方式来去除受者体内预先存在的抗体,以提高移植器官的存活率。

与造血干细胞移植不同的是,肾移植不需要常规进行 HLA 配型,与红细胞输注类似,在肾移植中供者和受者需要相容,这意味着受者体内不能有直接针对存在于供者肾脏上抗原的抗体(ABH 或 HLA)。应对受者和供者常规进行 ABO 和 HLA 分型,对受者至少要进行 HLA-A、HLA-B 和 HLA-DR 的分型,使用分子方法对供者 HLA-A、HLA-B、HLA-C、HLA-DRB、HLA-DQA、HLA-DQB 和 HLA-DPB 等抗原进行分型。在移植之前,必须进行受者血清和供者淋巴细胞之间的交叉配型试验。《临床实验室改进修正案》规程[《联邦法规》第 42 篇,第 493 部分 1448(e)]以及《国家器官获取和移植网络》(OPTN)规程要求使用灵敏度高的交叉配型方法[31]。流式细胞术是目前最敏感的方法,对早期急性排斥反应和移植物功能延迟恢复有预测价值,而两种临床表现都是慢性排斥反应(如果结果阳性)和同种异体移植物长期存活(如果结果阴性)的强有力预测因素[32]。

由于 HLA 抗体应答是动态的,HLA 抗体水平是动态变化的并且随着新的免疫应答的产生而变化,包括炎症状态。需冷冻保存致敏潜在受者手术48小时内的血清,用于交叉配型试验等后续试验。与未分群淋巴细胞或T淋巴细胞交叉配型不相容通常是肾脏移植的禁忌。B细胞交叉配型试验结果阳性对供者特异性HLAⅠ类或Ⅱ类抗体引起的移植排斥反应具有重要意义。

要定期对等待接受尸肾移植手术患者的血清进行HLA抗体的筛查并鉴定其特异性,用患者血清与HLA表型微珠(固相阵列)反应的比例来衡量致敏程度[血清群体反应性抗体(panel-reactive antibody,PRA)水平,之前已进行过已知淋巴细胞群的处理]。如果受者被检测出有明确HLA特异性的抗体,常见做法是避免选择表达相应HLA的供者,这种抗原被认为是"不可接受的"。使用12 000名已知HLA型别供者所得出HLA频率进行标准化计算,可以计算患者的PRA(cPRA)值,PRA值对于评估患者与随机供者发生不相容或"不可接受"的可能性和敏感性非常有效[33]。通常隔一段时间即抽取患者血清标本进行冷冻保存用于定期检测抗体,这样除了术前标本,保存PRA值最高的标本也可用于术前交叉配型。

没有检测出HLA抗体的受者,通常不需要做预交叉配型试验(即cPRA=0%)。通过减少局部冷缺血时间,可能比预交叉配型更有利于提高同种异体肾移植成功率,前提是:①已经使用了非常敏感的抗体检测方法如流式细胞术或芯片分析;②确定患者没有额外的致敏发生(即在术前2周或者已经血清检测后的任何时间内有免疫史或输血史)[34]。为肾移植进行"虚拟交叉配型",要求仔细回顾患者病史和HLA抗体检测结果,类似于红细胞输注时的"电子交叉配血"。换句话说,虚拟交叉配型是1种推断的交叉配型,它涉及到在不进行实际的交叉配型如CDC或流式细胞术交叉配型等,通过比较患者的HLA抗体特异性和供者的HLA类型来确定患者中是否存在与供者相应HLA特异性抗体。

活体供者的同种异体移植物的长期存活时间长于死亡供者。近年活体和死亡供者的移植物1年存活率分别为97%和91.3%,活体和死亡供者移植肾半寿期分别为14.2年和9.9年[35]。

即使活体供者与受者完全无亲缘关系,活体同种异型肾移植受者移植肾的存活率要明显高于尸肾,加上尸肾的数量不足催生了肾脏配对捐献(kidney paired donations,KPD),允许ABO或HLA不匹配的受者的供者之间进行交换[36]。通过国家和地方登记处促进了KPDs。举1个简单的例子,1个A型肾移植受者有1个B型活体供者,其可与拥有A型活体供者资源的B型移植受者进行供者交换。拥有HLA不匹配供者的患者在供者交换上有相似的可能性,多个"供受者对"可以形成1个持续交换(链)过程。

无偿捐献者(即捐献肾脏的个人没有特定目标的受者)概念的引入可以极大地扩大KPD的选择范围。简单地说,无偿捐献者将肾捐赠给原来具有不匹配供者的受者,而这位受者原来的供者通过KPD链找到另1个有不匹配供者的受者,启动1条链需要大量的活体供者,最近报道了1条达成10项移植手术的链[37]。

三、其他实体器官移植

对于肝脏、心脏、肺、心肺联合移植来说,ABO血型相容性仍然是选择供者时需要考虑的主要免疫性因素,必须在移植前对ABO血型相容性进行确定。有研究表明,ABO血型同种抗体滴度较低的小儿心脏或肝脏移植受者成功接受了ABO不相容器官[38,39],建议对潜在的非肾器官移植受者进行HLA抗体筛查和鉴定,以克服尸体器官移植存在的问题。此外,在非紧急情况下,当受者被证实已经存在HLA抗体的情况下,应在移植前进行交叉配型试验。尽管一定程度的HLA相容性与心脏、肺、小肠和肝脏移植后移植物的存活率相关,由于捐赠者的相对稀缺,这些移植通常并不进行HLA的预配型。胰腺移植一般遵循与肾移植相同的原则。

四、亲缘关系和其他法医学检测

HLA分型已经被STR多态性的分析所取代,许多明确的STR多态位点被用于亲缘关系分析和其他法医学检测。有时通过对其他染色体上的STR位点进行分析,来确认HLA相同的双胞胎是否是真正的同卵双生子。这些可靠的方法和已建立的种群数据库允许使用极少的含有DNA的生物标本(如体液和组织)排除或确定个体身份。STR分析也可用于确认未标记或标记错误的外科病理标本。

第七节 HLA 其他重要临床意义

在某些条件下,HLA 表型与临床疾病,尤其是与自身免疫性疾病的发生和抵抗之间存在关联(表 16-3)[40-43]。HLA 相关疾病易感性是已知或怀疑疾病易感性是可遗传的,临床症状表现为急性加重和缓解,通常有自身免疫失调的特征。

表 16-3 HLA 相关的疾病

疾病	HLA	RR[40-43]
乳糜泻	DQ2	>250
强直性脊柱炎	B27	>150
嗜睡症	DQ6	>38
亚急性甲状腺炎	B35	14
1 型糖尿病	DQ8	14
多发性硬化症	DR15,DQ6	12
风湿性关节炎	DR4	9
幼年型类风湿性关节炎	DR8	8
毒性弥漫性甲状腺肿	DR17	4

注:RR = 相对危险度

尽管与疾病易感基因的连锁被认为是 HLA 与个体疾病相关的 1 种解释,越来越多的证据表明这与 HLA 分子本身是有关联的。最常见的假说是特定 HLA 分子对多肽的异常提呈,其导致非自身肽的交叉反应或自身肽的不恰当提呈而产生自身反应性。“连锁不平衡”部分讨论的祖先单体型 HLA-A1、B8、DR17(DRB1*03:01)、DQ2 与 1 型糖尿病、系统性红斑狼疮、乳糜泻、免疫缺陷病、IgA 缺乏和重症肌无力的疾病易感性相关[42]。这种单体型同样与艾滋病毒引起的感染加速期有关。异常肽提呈假说的问题是在相关疾病发生过程中缺乏共性[43]。

HLA-B27 和强直性脊柱炎是最早被证实与 HLA 有关联的疾病之一。采用高敏感度检测方法,超过 90% 的强直性脊柱炎患者表达 HLA-B27 抗原(最常见的是 HLA-B*27:02 或 HLA-B*27:05)。相反,采用低特异性方法,仅有 20% 携带 B27 抗原的患者发展为强直性脊柱炎。在 HLA 等位基因与疾病之间具有最强关联之一的是嗜睡症和 HLA 等位基因 DQB1*06:02[44]。就如 HLA-B27 和强直性脊柱炎,超过 90% 的嗜眠症患者 HLA-DQB1*06:02 阳性,但携带此等位基因的人群仅有少数发病。对于一些自身免疫性疾病,已经初步确认了可能诱发自身免疫应答的特异性抗原:与乳糜泻相关的谷蛋白肽、醇溶蛋白;与类风湿性关节炎相关的环瓜氨酸化蛋白;与 1 型糖尿病相关的来源于肽谷氨酸脱羧酶的肽[45-47]。针对特定疟疾抗原肽的强细胞毒性 T 细胞应答似乎可以抵抗脑型疟疾,两种特异 HLA 分子对这种疟疾抗原肽具有限制性(即能嵌入抗原结合槽)[48]。

在制备疫苗时,具有类似肽结合特异性十分重要。例如,研制 1 种针对黑色素瘤加强免疫反应的疫苗,由于 HLA-A*02:01 几乎是所有人群中最常见的等位基因,仅需要选择与个体细胞 HLA-A*02:01 结合的黑色素瘤特异性肽作为靶点[49]。

某些 HLA 等位基因与过敏反应的发生呈正相关,如某些药物导致的中毒性表皮坏死松解症(toxic epidermal necrolysis,TEN)的发生风险增加有关,如:HLA-B*57:01 与阿巴卡韦,HLA-B*15:02 与卡马西平,HLA-B*58:01 与别嘌呤醇[50]。分子遗传学在药理学中的应用称为遗传药理学。

HLA 基因型和疾病之间的关联程度可用相对危险系数(relative risk,RR)描述,这是衡量携带特异 HLA 的个体与不携带个体之间相应疾病发病率增加的可能性。RR 的计算通常是基于 1 个 2×2 列联表的乘积率。然而,由于 HLA 系统具有高度多态性,HLA 和疾病之间的关联仅仅出于偶然的可能性在增加。因此,计算 HLA 疾病关联性的 RRs 更为复杂,通常是使用通过 Haldane 修改后的 Woolf 公式计算完成[51,52]。表 16-3 列出了一些与 HLA 基因型相关疾病的 RR 值。

第八节 结 论

总之,HLA 系统是 1 个复杂的、具有高度多态性的 1 组基因,参与机体免疫应答的各个方面。目前开发的分子生物学工具开拓了 HLA 遗传学新大陆,将为我们提供更多的信息,比如阐明未确认的 HLA 复合体的多态性(如单个核苷酸多态性)。在将来,HLA 基本信息的翻译破解无疑将给移植、自身免疫性疾病、疫苗开发、药物基因组学和感染性疾病研究带来新的临床应用。

要点

1. *MHC*(人类 MHC 为 HLA)基因编码产物是免疫系统的重要成分,在机体识别"自我"和"非我"中具有重要作用。

2. *HLA* 基因定位于 6 号染色体短臂上,具有多个高度多态性的等位基因位点。

3. *HLA* 基因编码多个 I 类(如 HLA-A、HLA-B 和 HLA-C)和 II 类(如 HLA-DR、DQ 和 DP)细胞表面蛋白产物。

4. I 类蛋白表达分布广泛,II 类蛋白组织分布有限。

5. 每个个体都从其双亲遗传了 1 套 *HLA* 基因,被分别称为"母系单体型"和"父系单体型"。

6. 总之,母系单体型和父系单体型都可称为基因型,HLA 基因编码的细胞表面蛋白称作"表型"。

7. HLA I 类和 II 类蛋白分子具有很强的免疫原性,能诱导免疫应答,例如产生 HLA 抗体和激活 T 细胞。

8. 抗供者 HLA 抗体与移植物功能障碍和/或丧失有关。

9. 固相检测技术(如流式细胞术和流式微阵列)已经成为检测和鉴定 HLA 抗体的金标准。

10. 抗供者 HLA 抗体的鉴定可用于虚拟(电子)交叉配型。

参考文献

1. Marsh SGE, Albert ED, Bodmer WF, et al. Nomenclature for factors of the HLA system, 2010. Tissue Antigens 2010;75:291-455.

2. Robinson J, Halliwell JA, Hayhurst JH, et al. The IPD and IMGT/HLA database: Allele variant databases. Nucleic Acids Res 2015;43:D423-31. [See also http://hla.alleles.org/ (accessed February 21, 2017).]

3. Tabayoyong WB, Zavazava N. Soluble HLA revisited. Leuk Res 2007;31:121-5.

4. Voorter CE, van der Vlies S, Kik M, van den Berg-Loonen EM. Unexpected Bw4 and Bw6 reactivity patterns in new alleles. Tissue Antigens 2000;56:363-70.

5. Zinkernagel RM, Doherty PC. The discovery of MHC restriction. Immunol Today 1997;18:1417.

6. Mungall AJ, Palmer SA, Sims SK, et al. The DNA sequence and analysis of human chromosome 6. Nature 2003;425:805-11.

7. Horton R, Wilming L, Rand Vikki, et al. Gene map of the extended human MHC. Nat Rev Genet 2004;5:889-99.

8. Feder JN, Gnirke A, Thomas W, et al. A novel MHC class I-like gene is mutated in patients with hereditary haemochromatosis. Nat Genet 1996;13:399-408.

9. Bodmer JG, Parham P, Albert ED, Marsh SG. Putting a hold on "HLA-H." Nat Genet 1997;15:234-5.

10. Buchler T, Gallardo D, Rodriguez-Luaces M, et al. Frequency of HLA-DPB1 disparities detected by reference strand-mediated conformation analysis in HLA-A, -B, and -DRB1 matched siblings. Hum Immunol 2002;63:13942.

11. IMGT/HLA Statistics. Hinxton, UK: European Molecular Biology Laboratory/European Bioinformatics Institute, 2017. [Available at http://www.ebi.ac.uk/ipd/imgt/hla/stats.html (accessed February 21, 2017).]

12. Bontadini A. HLA techniques: Typing and antibody detection in the laboratory of immunogenetics. Methods 2012;56:471-6.

13. Erlich H. HLA DNA typing: Past, present and future. Tissue Antigens 2012;80:1-11.

14. Nunes E, Heslop H, Fernandez-Vina M, et al. Definitions of histocompatibility typing terms. Blood 2011;118:e180-3.

15. De Santis D, Dinauer D, Duke J, et al. 16th IHIW: Review of HLA typing by NGS. Int J Immunogenet 2013;40:72-6.

16. Terasaki PI. A personal perspective: 100-Year history of the humoral theory of transplantation. Transplantation 2012;93:751-6.

17. Klein HG, Anstee DJ. Immunology of leukocytes, platelets and plasma components. In: Mollison's blood transfusion in clinical medicine. 11th ed. Malden, MA: Blackwell Publishing, 2005:546-610.

18. Kopko PM, Warner P, Kresie L, Pancoska C. Methods for the selection of platelet products for alloimmune-refractory patients. Transfusion 2015;55:235-44.

19. Triulzi DJ, Kleinman S, Kakaiya RM, et al. The effect of previous pregnancy and transfusion on HLA alloimmunization in blood donors: Implications for a transfusion-related acute

lung injury risk reduction strategy. Transfusion 2009;49:1825-35.

20. Kopko PM, Popovsky MA, MacKenzie MR, et al. HLA class II antibodies in transfusion-related acute lung injury. Transfusion 2001; 41:1244-8.

21. Sachs UJH, Wasel W, Bayat B, et al. Mechanism of transfusion-related acute lung injury induced by HLA class II antibodies. Blood 2011;117:669-77.

22. Sivasai KSR, Jendrisak M, Duffy BF, et al. Chimerism in peripheral blood of sensitized patients waiting for renal transplantation. Transplantation 2000;69:538-44.

23. Artlett CM, Smith JB, Jimenez SA. Identification of fetal DNA and cells in skin lesions from women with system sclerosis. N Engl J Med 1998;338:1186-91.

24. Pollack MS, Speeg KV, Callander NS, et al. Severe, late-onset graft vs host disease in a liver transplant recipient documented by chimerism analysis. Hum Immunol 2005;66:28-31.

25. Clark JR, Scott SD, Jack AL, et al. Monitoring of chimerism following allogeneic haematopoietic stem cell transplantation (HSCT): Technical recommendations for the use of Short Tandem Repeat (STR) based techniques, on behalf of the United Kingdom National External Quality Assessment Service for Leucocyte Immunophenotyping Chimerism Working Group. Br J Haematol 2015;68:26-37.

26. Thomas ED. Bone marrow transplantation: A review. Semin Hematol 1999;36:95-103.

27. Petersdorf EW. Optimal HLA matching in hematopoietic cell transplantation. Curr Opin Immunol 2008;20:588-93.

28. Ricci MJ, Medin JA, Foley RS. Advances in haplo-identical stem cell transplantation in adults with high-risk hematological malignancies. World J Stem Cells 2014;6:380-90.

29. Bryan CF, Winklhofer FT, Murillo D, et al. Improving access to kidney transplantation without decreasing graft survival: Long-term outcomes of blood group A2/A2B deceased donor kidneys in B recipients. Transplantation 2005;80:75-80.

30. Tyden G, Donauer J, Wadstrom J, et al. Implementation of a protocol for ABO-incompatible kidney transplantation—a three-center experience with 60 consecutive transplantations. Transplantation 2007;83:1153-5.

31. Organ Procurement and Transplantation Network. Policy 4: Histocompatibility. Rockville, MD: Health Resources and Services Administration, 2017. [Available at https://optn.transplant.hrsa.gov/media/1200/optn_policies.pdf#nameddest=Policy_04 (accessed March

13, 2017).]

32. Bryan CF, Baier KA, Nelson PW, et al. Long-term graft survival is improved in cadaveric renal retransplantation by flow cytometric crossmatching. Transplantation 2000;66:1827-32.

33. Cecka JM. Calculated PRA (CPRA): The new measure of sensitization for transplant candidates. Am J Transplant 2010;10:26-9.

34. Gebel HM, Bray RA. Sensitization and sensitivity: Defining the unsensitized patient. Transplantation 2000;69:1370-4.

35. Scientific Registry of Transplant Recipients; Organ Procurement and Transplantation Network. SRTR/OPTN 2012 annual data report. [Available at http://srtr.transplant.hrsa.gov/ (accessed February 21, 2017).]

36. Terasaki PI, Cecka JM, Gjertson DW, Takemoto S. High survival rates of kidney transplants from spousal and living unrelated donors. N Engl J Med 1995;333:333-6.

37. Rees MA, Kopke JE, Pelletier RP, et al. A nonsimultaneous, extended, altruistic-donor chain. N Engl J Med 2009;360:1096-101.

38. Daebritz SH, Schmoeckel M, Mair H, et al. Blood type incompatible cardiac transplantation in young infants. Eur J Cardiothorac Surg 2007;31:339-43.

39. Heffron T, Welch D, Pillen T, et al. Successful ABO-incompatible pediatric liver transplantation utilizing standard immunosuppression with selective postoperative plasmapheresis. Liver Transpl 2006;12:972-8.

40. Thorsby E. Invited anniversary review: HLA associated diseases. Hum Immunol 1997;53:1-11.

41. Pile KS. HLA and disease associations. Pathology 1999;31:202-12.

42. Price P, Witt C, Allcock R, et al. The genetic basis for the association of the 8.1 ancestral haplotype (A1, B8, DR3) with multiple immunopathological diseases. Immunol Rev 1999; 167:257-74.

43. Holoshitz J. The quest for better understanding of HLA-disease association: Scenes from a road less traveled by. Discov Med 2013;16:93-101.

44. Pelin Z, Guilleminault C, Risch N, et al. HLADQB1*0602 homozygosity increases relative risk for narcolepsy but not for disease severity in two ethnic groups. US Modafinil in Narcolepsy Multicenter Study Group. Tissue Antigens 1998;51:96-100.

45. Cinova J, Palova-Jelinkova L, Smythies LE, et al. Gliadin peptides activate blood monocytes from patients with celiac disease. J Clin Immunol 2007;27:201-9.

46. Van Gaalen FA, van Aken J, Huizinga TW, et al. Association between HLA class II genes and autoantibodies to cyclic citrullinated peptides

(CCPs) influences the severity of rheumatoid arthritis. Arthritis Rheum 2004;50:2113-21.

47. Mayr A, Schlosser M, Grober N, et al. GAD autoantibody affinity and epitope specificity identify distinct immunization profiles in children at risk for type 1 diabetes. Diabetes 2007; 56:1527-33.

48. Hill AV. The immunogenetics of resistance to malaria. Proc Assoc Am Physicians 1999;111: 272-7.

49. Slingluff CL Jr, Yamshchikov G, Neese P, et al. Phase I trial of a melanoma vaccine with gp100(280-288) peptide and tetanus helper peptide I adjuvant: Immunologic and clinical outcomes. Clin Cancer Res 2001;7:3012-24.

50. Pavlos R, Mallal S, Phillips E. HLA and pharmacogenetics of drug hypersensitivity. Pharmacogenomics 2012;13:1285-306.

51. Haldane JBS. The estimation and significance of the logarithm of a ratio of frequencies. Ann Hum Genet 1956;20:309-11.

52. Woolf B. On estimating the relation between blood groups and disease. Ann Hum Genet 1955;19:251-3.

第四部分 输血实践基础知识

第 17 章 输血相关工作——输血前检测和血液成分保存、监控、加工、分发和库存管理

医院开展输血服务,保证为需要输血以维持生命的患者输注安全有效的血液成分。安全输血实践从在病床边正确核对受血者信息开始,接着是标本采集与标识和输注前检测,最后是经过适当加工、检测、监控和保存的相容血液和血液成分的选择和发放。

第一节 输血申请和标本采集

一、输血申请

输血申请单应填写完整、准确、字迹清楚,应有能正确辨认受血者的 2 项独立的身份标识[1],应写明所需血液成分品种、需要量和特殊加工需求(辐照或减小容量),应有申请医生或其授权医务人员签名,还应包括对检测和血液成分选择具有指导作用的信息,诸如受血者性别、年龄、体重、诊断、输血史和妊娠史。

二、受血者身份核对和血液标本标识

受血者输血前检测标本的正确采集和标识对于输血安全非常重要。采集标本时,采集人员应在采集前正确核查受血者身份,确保患者身份信息与血液标本标签的信息一致。标本管应有采集者身份信息和采血日期[1]。应杜绝 ABO 不相容性输注的发生。一旦发生 ABO 不相容性输注,其最可能的原因是受血者身份辨认错误或是输注前标本标识错误[2]。这些错误导致标本管中的血液不是来

自标本管所标示的患者(wrong blood in tube, WBIT)[3],这种错误的发生率可高达约 1/2 000[4]。

因为存在 WBIT 的风险,所以在使用计算机系统配血(即电子交叉配血)时,要求有 2 次受血者 ABO 血型鉴定结果。有 3 种方式能满足这一要求:①检测当前的第 2 份标本;②与之前的检测结果比对;③如果采用经过验证证实出错概率很低的患者身份电子核对系统或过程核对患者身份,可对同 1 份标本再做 1 次检测[1]。患者身份电子核对系统使用机读信息(如条形码、内置射频芯片),能执行和整合许多功能,包括患者身份核对、标本标识、血液核对和将血液成分和受血者关联[5-7]。

三、标本关联的确认

接收输血前检测标本时,实验室人员应确认标本标签的信息和输血申请单的信息一致。如果对受血者身份或标本标识有任何疑问,应重新采集血液标本[1]。1 项研究显示,不符合接收标准的标本,其血型鉴定错误的风险高出约 40 倍[8]。因此,应严格执行对未正确标识标本予以取消检测的制度,以避免血型鉴定错误,从而降低 ABO 不相容输血的风险。

第二节 受血者血液的输血前检测

一、血清学检测概述

应在输血前确定受血者 ABO 血型和 Rh 血

型。还有,在输注全血、悬浮红细胞和粒细胞前应做红细胞抗原的不规则抗体的检测(例如抗体筛查)[1]。应将当前血液标本的检测结果与之前的输血记录进行比对,确定两者的 ABO 和 Rh 血型是一致的[1],并发现具有临床意义的抗体、输血不良事件或特殊输血要求的既往史[1]。拟输注的血液成分含有 2ml 以上红细胞时,应做输血前交叉配血。全血或红细胞输注前应做交叉配血,紧急输血时可例外。粒细胞和血小板输注前也要求做交叉配血,除非已明确所采用的制备方法制成的血液成分所含红细胞<2ml[1]。采用当前的抗体筛查试验未检出有临床意义的抗体,核查患者既往记录也没有发现曾有抗体时,应选用 1 种方法检测 ABO 不相容性[1]。各种输血前检测方案的好处和局限性见表 17-1。

表 17-1 输血前检测方案

检测方案	检测项目	好处	局限性
保留标本	无	已采集标本	未进行 ABO、Rh 血型鉴定和抗体筛查
采集标本做血型鉴定	ABO 和 Rh 血型鉴定	已采集标本,受血者 ABO 和 Rh 血型已知	未做抗体筛查
血型鉴定和抗体筛查	ABO、Rh 血型鉴定和抗体筛查	已完成大多数输血前检测,在大多数情况下可提供相容血液	未做交叉配血
血型鉴定、抗体筛查和交叉配血	ABO、Rh 血型鉴定、抗体筛查、选择红细胞单位或表型、交叉配血	已完成输血前常规检测,在大多数情况下可提供相容血液	血液已出库,无法供其他受血者及时使用

注:* 有些医院的电子订血系统可能使用"已备血"或其他术语代替"交叉配血"

二、血清学检测原则

输血前检测的基础是通过观察凝集或溶血发现体外红细胞抗原和抗体反应。凝集是 1 个可逆的化学反应,包括 2 个阶段:①致敏——抗体与红细胞抗原结合;②凝集——致敏红细胞桥联,形成肉眼可见的网状凝集。抗球蛋白试验或 Coombs 试验用于检测与红细胞结合但不直接导致凝集的抗体[9]。该试验使用的抗人球蛋白血清是通过给动物注射人球蛋白,刺激动物产生针对外源性人球蛋白的抗体而制成的。抗血清与被人球蛋白致敏的红细胞结合,使后者产生凝集(图 17-1)。抗球蛋白试验可出现假阳性和假阴性结果,其原因见附 17-1 和附 17-2。

能增强或减弱致敏和凝集反应的因素有多种,包括温度、免疫球蛋白(Ig)类型、抗原构象与抗体的抗原结合位点之间的相互作用等。这些因素影响试验达到终点所需的孵育时间。应在判读后立即记录血清学试验中观察到的凝集强度和/或溶血程度。有关血清学试验反应强度的分级和评分详见方法 1-9。

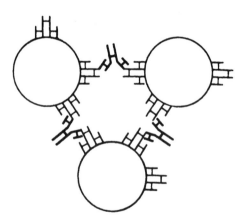

图 17-1 抗球蛋白反应
图示抗人免疫球蛋白 G(IgG)分子与包被在相邻红细胞表面的人 IgG Fc 段结合(例如抗-D 致敏的 D 抗原阳性红细胞)

三、标本要求

输血前红细胞相容性检测使用患者红细胞和血清或血浆。输血前检测最终结果的判断是以肉眼可见凝集为准,因此溶血或乳糜标本可能使检测结果难以判断。一般优先选用血浆标本,因为凝集不完全的血清标本可能含有纤维蛋白小凝块,使红细胞发生凝集,可引起假阳性。此外,抗凝血清标本,例如使用肝素患者的抗凝血清标本可能凝固不完全。在这类标本中加入凝血酶或硫酸鱼精蛋白可纠正凝固不完全的问题(方法 1-3)。有时可能需要在静脉输液的肢端采集输血前检测标本,此时应注意避免血液标本被稀释。血液标本被稀释的危害是可能导致红细胞不规则抗体漏检。

四、标本保存期

患者近 3 个月内曾有妊娠或输血,或者妊娠史和输血史不详时,输血前检测标本应是预期输血前 3 天内采集的。提出这一要求的原因是,近期输血或妊娠可能刺激机体产生不规则抗体。血液标本采集当日记为第 0 天,因此周一采集的标本在本周四的 23:59 前可用于输血前检测[1]。虽然 3 天时限是人为规定的,但较实用,可保证所检测的标本能反映患者当前的免疫状态[10]。如果肯定患者近 3 个月内未曾输血或妊娠,可在安排手术前完成输血前检测。有的医疗机构在预定手术前 45 天就已完成输血前检测,为的是避免在手术当天检测才发现意外抗体而导致手术推迟和取消[11]。

五、检测方法学

输血前检测方法可采用传统试管法、全自动或半自动检测方法,后 2 者可采用柱凝集、微孔板固相凝集或血细胞凝集-微孔板技术。第 8 章详细讨论了液相和固相检测。自动检测系统在投入使用前或软件功能经过修改后,应实施验证。分子检测不是输血前常规检测,但可用于解决 ABO 正反定型不一致和/或 Rh 定型问题,在不能做血清学分型时可用于确定红细胞抗原的基因分型。分子检测在第 8 章中有详细讨论。

六、受血者 ABO 和 Rh 血型鉴定

为了确定受血者的 ABO 血型,应进行 ABO 正反定型试验,即受血者红细胞与抗-A、抗-B 试剂反应(正定型),受血者血清或血浆与 A_1、B 细胞反应(反定型)。献血者红细胞应与受血者血浆相容。如果发现 ABO 正反定型试验结果不一致,应在问题解决后才能发放特定血型的血液。如果受血者急需用血,宜输注 O 型红细胞[1]。ABO 血型的常规检测和 ABO 正反定型结果不一致的解决方案详见第 10 章。没有 ABO 同型血液成分可用时,可选

用其他相容血型的血液成分,具体选择标准见表 17-2。

表 17-2　血液成分的 ABO 血型要求

全血	应与受血者相同血型
红细胞	应与受血者血浆相容
粒细胞	应与受血者血浆相容
新鲜冰冻血浆	应与受血者红细胞相容
血小板	所有 ABO 血型均可,但 ABO 同型最好,也推荐输注与受血者红细胞相容的血小板
冷沉淀凝血因子	所有 ABO 血型均可

为了确定受血者的 RhD 血型,将受血者红细胞与抗-D 试剂反应以检测 D 抗原(方法 2-13)[1]。除了需要确定 Rh 阴性母亲所生婴儿的红细胞血型外,受血者标本不需要进行弱 D 检测(方法 2-15)[1]。如果受血者,特别是具有生育需求女性受血者的 D 抗原定型存在问题,在问题得到解决之前,应限制 D 抗原可能为阴性的受血者输注含红细胞的血液成分。D 抗原检测详见第 11 章。

七、不规则抗体检测

抗体筛查的目的是检出具有临床意义的抗体,包括与胎儿新生儿溶血病(hemolytic disease of the fetus and newborn,HDFN)、溶血性输血反应或显著降低输注红细胞存活率相关的抗体[1]。抗体筛查采用间接抗球蛋白试验(indirect antiglobulin test,IAT),在体外证明红细胞和抗体之间存在反应。试验步骤为:将受血者血清或血浆与未混合的抗体筛查试剂细胞一起孵育,可使用含有 2~4 种筛查细胞的谱细胞,37℃ 孵育后,洗涤细胞以除去未结合的抗体,加入抗人球蛋白试剂后出现凝集表明存在与特定红细胞抗原相结合的抗体。

抗体筛查阳性时应进行其对相应红细胞抗原鉴定。用于抗体鉴定的补充检测策略包括使用增强介质(白蛋白添加剂、低离子强度盐水、聚乙二醇)和/或对筛选细胞进行酶或化学处理。抗体鉴定细节详见第 13 章。

当前检出或以前曾有具有临床意义的红细胞抗体的患者,应输注相应抗原阴性、交叉配血相容的全血和/或红细胞。随着时间的延长,患者血浆中具有临床意义的同种抗体可能变成无法检出。1 年内有 30%~35%,10 年后有近 50% 的抗体降至无

法检出水平[12]。弱抗体未被检出的患者随后有可能快速产生回忆性抗体,出现迟发性溶血性输血反应[13]。

八、立即离心交叉配血试验

立即离心交叉配血试验(译者注:我国输血界常称为盐水交叉配血试验)用于检测献血者红细胞与患者血浆的 ABO 血型相容性。只要患者当前和以前均未检出具有临床意义的抗体,可只做立即离心交叉配血试验[1]。对于抗体筛查阴性的受血者,只做立即离心交叉配血试验,不做全套抗球蛋白交叉配血试验,这一方案导致同种抗体漏检,引发明显溶血反应的风险很低[14],但其益处是减少交叉配血时间、工作量和试剂成本。

做立即离心交叉配血试验时,将患者血清或血浆和以盐水混悬的献血者红细胞悬液加入试管,在室温下混匀,立即离心,观察是否出现凝集。立即离心交叉配血试验操作不正确可能会导致假阴性结果,未能检出 ABO 不相容血液[15]。立即离心交叉配血试验的具体操作见方法 3-1。

九、电脑/电子交叉配血

如果满足以下条件,可采用电子交叉配血验证 ABO 血型相容性:[1]

- 已在工作现场对电脑系统实施验证,确保只选择 ABO 相容的全血或者红细胞供输血。
- 具有受血者 ABO 血型 2 次鉴定结果,1 次是当前标本的检测结果,另 1 次是使用以下方法之一获得的结果。
  — 受血者当前第 2 份标本的检测结果。
  — 以前的检测结果。
  — 采用经过验证证实出错概率很低的患者身份电子核对系统或过程核对患者身份,在这一前提下,对患者同 1 份标本的再次检测结果。
- 电脑系统具有献血条形码,血液成分名称、献血者 ABO 和 Rh 血型,经确证的血液成分 ABO 血型,受血者 2 项独立的身份信息、受血者 ABO 和 Rh 血型、抗体筛查结果和相容性解释。
- 具有在发血之前验证数据正确录入的方法。
- 具有报警的逻辑功能,发现:①血袋标签上 ABO 和血袋血液血型复核结果不一致;②受血者和血液之间 ABO 血型不相容时,应向操作者报警。

只有受血者当前和以前均未检出具有临床意义抗体时,电子交叉配血才可作为唯一的交叉配血方法[1]。使用电子计算机交叉配血的潜在优点包括减少工作量和标本用量,减少工作人员与血液接触以及更有效地利用血液库存[16]。

十、抗球蛋白交叉配血

受血者当前检出,或过去曾有但当前未检出具有临床意义抗体时,应选择缺乏相应抗原的血液供其输注[1]。在这种情况下,交叉配血试验方法应选用 37℃ 孵育和抗球蛋白试验。抗球蛋白交叉配血试验可选用试管法、柱凝集或固相系统。做常规试管法抗球蛋白交叉配血试验时,从导管血样取出献血者红细胞,以生理盐水洗涤,重悬,制成细胞终浓度为 2%~5% 红细胞悬液,将受血者血清或血浆与经过洗涤的献血者红细胞混合,37℃ 孵育,再次洗涤细胞以除去未结合的抗体,加入抗人球蛋白试剂,出现凝集表明血液不相容(方法 3-2)。

十一、抗体筛查和交叉配血结果的解释

大多数标本的抗体筛查结果为阴性,与献血者红细胞交叉配血相容。但是,抗体筛查阴性不能保证血清或者血浆中不存在具有临床意义的红细胞抗体。抗体筛查阴性只是说明,经所采用的谱细胞或技术检测,没有发现标本含有抗体。还有,交叉配血相容也不能保证红细胞输入患者体内能很好存活。有关输血前检测阳性结果及其可能原因详见附 3。有关的新生儿和 4 个月内婴儿的相容性检测要求详见第 24 章。

第三节　血液保存和监控

一、概述

从采血地点到加工机构,从供血机构到医院血库以及从血库到病房的血液运送应遵循血液运输和保存要求。血液成分的保存要求和保存期因血液品种和其他影响因素而异。例如,不同红细胞悬液保养液对红细胞体外代谢的影响,不同品种血浆中凝血因子的稳定性,均影响血液保存条件和保存期(表 17-3)。未遵从血液保存和保存期的要求可能会导致血液成分效力和/或安全性降低。

表 17-3　血液成分保存、运输及保存期要求*

编号	血液成分	保存	运输	保存期†	附加要求
全血					
1	全血	1~6℃ 如果用于制备室温保存的血液成分,应在采集后 8h 内 1~6℃保存	冷却到 1~10℃ 如果用于制备室温保存的血液成分,冷却至 20~24℃	ACD/CPD/CP2D:21d CPDA-1:35d	
2	辐照全血	1~6℃	1~10℃	原保存期或辐照后 28d,以较短的为准	
红细胞					
3	红细胞(RBCs)	1~6℃	1~10℃	ACD/CPD/CP2D:21d CPDA-1:35d 添加剂:42d 开放系统:24h	
4	去甘油红细胞	1~6℃	1~10℃	开放系统:24h 封闭系统:14d 或按照 FDA 要求	
5	40%甘油冷冻红细胞	≤-65℃或按照 FDA 标准	保持冷冻	10 年 (如果稀有冰冻红细胞过期后仍要继续保存,应制订相应制度)	采血后 6d(除非经过复壮)内冻存,如果为稀有血液,可在红细胞过期前冻存
6	辐照红细胞	1~6℃	1~10℃	原保存期或辐照后 28d,以较短的为准	
7	减少白细胞的红细胞	1~6℃	1~10℃	ACD/CPD/CP2D:21d CPDA-1:35d 添加剂:42d 开放系统:24h	
8	复壮红细胞	1~6℃	1~10℃	CPD,CPDA-1:24h	AS-1:复壮后冷冻
9	去甘油复苏红细胞	1~6℃	1~10℃	24h 或按照 FDA 要求	

续表

编号	血液成分	保存	运输	保存期†	附加要求
10	冷冻复壮红细胞	≤-65℃	保持冷冻状态	CPD,CPDA-1:10年 AS~1:3年 (如果稀有冰冻红细胞过期后仍要继续保存,应制订相应制度)	
11	洗涤红细胞	1~6℃	1~10℃	24h	
12	单采红细胞	1~6℃	1~10℃	添加剂:42d 开放系统:24h	
13	单采减少白细胞的红细胞	1~6℃	1~10℃	添加剂:42d 开放系统:24h	
血小板					
14	血小板	20~24℃,连续温和振荡	尽可能接近20~24℃‡	24h~5d,取决于采集系统	不振荡保存最长时间:24h
15	辐照血小板	20~24℃,连续温和振荡	尽可能接近20~24℃‡	原保存期	不振荡保存最长时间:24h
16	减少白细胞的血小板	20~24℃,连续温和振荡	尽可能接近20~24℃‡	开放系统:4h 封闭系统:保存期不变	不振荡保存最长时间:24h
17	减少白细胞的浓缩血小板	20~24℃,连续温和振荡	尽可能接近20~24℃‡	混合后4个h或最早采集时间5d后‡	不振荡保存最长时间:24h
18	浓缩血小板(开放系统)	20~24℃,连续温和振荡	尽可能接近20~24℃‡	开放系统:4h	不振荡保存最长时间:24h
19	单采血小板	20~24℃,连续温和振荡	尽可能接近20~24℃‡	24h或5d,取决于收集系统	不振荡保存最长时间:24h
20	辐照单采血小板	20~24℃,连续温和振荡	尽可能接近20~24℃‡	原始保存期	不振荡保存最长时间:24h
21	减少白细胞的单采血小板	20~24℃,连续温和振荡	尽可能接近20~24℃‡	开放系统:开放后4h内 封闭系统:5d	不振荡保存最长时间:24h
22	添加血小板添加剂,减少白细胞的单采血小板	20~24℃,连续温和振荡	尽可能接近20~24℃‡	5d	不振荡保存最长时间:24h
粒细胞					
23	单采粒细胞	20~24℃	尽可能接近20~24℃‡	24h	尽快输注,适用《AABB标准》5.28.10条

续表

编号	血液成分	保存	运输	保存期†	附加要求
24	辐照单采粒细胞	20~24℃	尽可能接近 20~24℃‡	原始保存期	尽快输注;适用《AABB标准》5.28.10条
血浆					
25	冷沉淀	≤-18℃	保持冷冻状态	采血后 12 个月	在 1~6℃融化 FFP,从低温离心机取出后 1h 内放入冷冻箱
26	冷沉淀(融化后)	20~24℃	尽可能接近 20~24℃‡	每单位:6h	融化温度 30~37℃
27	汇集冷沉淀(冷冻前汇集)	≤-18℃	保持冷冻状态	从最早采血日期起算 12 个月	在 1~6℃融化 FFP,从低温离心机取出后 1h 内放入冷冻箱
28	汇集冷沉淀(融化后)	20~24℃	尽可能接近 20~24℃‡	开放系统汇集的:4h 使用无菌连接设备汇集的:6h	融化温度 30~37℃
29	FFP§	≤-18℃或 ≤-65℃	保持冷冻状态	≤-18C:采血后 12 个月 ≤-65C:采血后 7 年	采血后 8h 内放入冷冻箱,或遵从经 FDA 批准的操作手册或说明书的说明 在≤-65℃保存超过 12 个月的,需经 FDA 批准
30	FFP(融化后)◇	1~6℃	1~10℃	如果作为 FFP 发放:24h	在 30~37℃融化或使用经 FDA 批准的设备
31	采血后 24h 内冰冻血浆(PF24)§,◇	≤-18℃	保持冷冻状态	采血后 12 个月	在 30~37℃融化或使用经 FDA 批准的设备
32	采血后 24h 内冰冻血浆(融化后)§,◇	1~6℃	1~10℃	如果作为 PF24 发放:24h	在 30~37℃融化或使用经 FDA 批准的设备
33	采血后室温保存 24h 内冰冻血浆(PF24RT24)§	≤-18℃	保持冷冻状态	采集后 12 个月	
34	采血后室温保存 24h 内冰冻血浆(融化后)§	1~6℃	1~10℃	如果作为 PF24RT24 发放:24h	在 30~37℃融化或使用经 FDA 批准的设备

续表

编号	血液成分	保存	运输	保存期†	附加要求
35	融化血浆◇	1~6℃	1~10℃	融化后5d或原保存期,以较短者为准	应在封闭系统中采血和处理
36	去冷沉淀血浆	≤-18℃	保持冷冻状态	采血后12个月	
37	去冷沉淀血浆(融化后)	1~6℃	1~10℃	如果作为去冷沉淀血浆发放:24h	融化温度30~37℃
38	融化的去冷沉淀血浆	1~6℃	1~10℃	如果作为融化的去冷沉淀血浆发放:融化后5d或原保存期,以较短者为准	应在封闭系统中收集和处理
39	液体血浆	1~6℃	1~10℃	全血保存期后5d	适用21 CFR 610.53(c)
40	回收血浆,液体或冰冻	按照短缺血液供应协议	按照短缺血液供应协议	按照短缺血液供应协议	应签订短缺血液供应协议#
组织和衍生生物					
41	组织	符合生产方说明书要求	符合生产方说明书要求	符合生产方说明书要求	适用21 CFR 1271.3(b),1271.3(bb),以及21 CFR 1271.15(d)
42	衍生生物	符合生产方说明书要求	符合生产方说明书要求	符合生产方说明书要求	

资料来源:《AABB标准》参考标准5.1.8A[1]。

* 如果经FDA批准,可做病原体减少处理
† 如果在加工过程中出现热合接口破漏,在1~6℃保存的血液成分的保存期为24h,在20~24℃保存的血液成分的保存期为4h,另有说明的除外;新的保存期不得长于原存期
‡ 21 CFR 600.15(a)
§ 如果采用冰水浴,应避免容器发生生化学改变
◇ 适用于单采全血或全血分离的血浆
21 CFR 601.22

血液运输过程的温度要求不同于保存温度(表17-3)[17]。从血站到医院血库的血液运送属于运输,应符合适用的运输温度要求。将血液成分从血库发送至患者所在病区时,也应保持适宜温度,使未输注的血液能退回库存。

用于保存血液和血液成分的冰箱、冷冻箱和血小板振荡箱可配备连续温度监测装置,使得能在血液受到影响之前发现温度偏差。目前可采用的自动电子监控设备包括:①每周温度描记图;②有线或无线射频温度记录装置;③中央温度监控系统。

应将温度计或热电偶放置在血液保存设备的合适位置,以实现最准确的温度监控。如果未使用自动温度记录装置,应人工记录血液保存温度1次/4h[1]。这一温度监控要求同样适用没有放置在血小板保存箱而是放置在室温下保存的血小板。

建议每天检查所记录的温度,保证设备和温度记录仪正常运行。发现温度偏差的人员应记录与可接受温度的偏离程度、原因解释和所采取的措施、日期并签名。

大多数血液保存设备都配有声音报警装置,能提醒相关人员温度超出了可接受范围。使用中央温控系统时,如果血液保存设备附近没有工作人员在场时,系统能向其他指定人员报警。血小板保存期间应振荡,一般采用平板或椭圆形振荡器,血小板振荡器发生故障时,也应能报警。

输血科可将血液保存冰箱放置在医院的其他地方,以便在需要紧急输血时能立即获得血液。在这种情况下,也同样应遵从血液保存监控标准。

输血科应制订制度、过程和程序,规定当设备发生故障,无法维持可接受温度范围时,血液如何转移和保存。备用保存地点可以是科室内或科室外的冰箱或冷冻室、保存箱或冷冻箱。备用保存设备应经过验证,能维持所需的保存温度。血液未及时转移可能影响其安全、纯度、效力和质量,因此推荐在保存温度超过可接受的上限或下限之前完成血液转移。可设置保存设备的报警温度,使其在达到允许温度上下限之前报警。

有的机构可能使用每袋血液成分的温度监测装置。这类装置是监测紧邻血袋内侧的液体温度,而不是整袋血液的核心温度,后者可能要比前者低些。应制订制度、过程和程序,对监测发现温度异常时,血液成分应当如何处置作出具体规定。

二、具体注意事项

从输血科发出后到输注前,血液放置在输血科以外的其他地方,应按照血液保存要求对这段时间的血液保存实施监控。如果血液成分未在温度受控的设备中保存,应采用经过验证能在保存期间保持合适温度的容器(例如保存箱或冷却箱)保存血液。

三、红细胞

保存红细胞的塑料血袋有多种类型,抗凝剂和添加液也有多种,这些因素可能改变细胞和蛋白质的环境。在整个保存期间,红细胞的保存温度为$1 \sim 6℃$(表17-3)。

在保存过程中,红细胞将出现生物化学和形态学变化。这种变化被称为保存损伤。具体变化包括细胞膜形态变化和微泡形成、pH值下降、三磷酸腺苷和2,3-二磷酸甘油酸含量降低以及溶血磷脂、钾离子和游离血红蛋白增加[18]。除了影响输血后体内红细胞回收率外,红细胞保存损伤直接影响红细胞保存期限。美国食品药品监督管理局(Food and Drug Administration,FDA)对红细胞的要求是,采用体内标记试验证实,输注后24h,至少有75%的输注红细胞存在于循环内,且红细胞溶血小于1%。虽然已有许多关于红细胞保存损伤的体外观察研究,但越来越多的研究证据表明,红细胞保存期长短与患者临床结局无关[19-21]。只有1种情形,即新生儿大量输血($>25ml/kg$),研究证据支持使用新鲜红细胞[22]。

四、血小板

血小板在保存过程中发生的代谢、形态和功能变化,包括糖酵解产生乳酸和游离脂肪酸的氧化代谢,最终导致产生二氧化碳,决定了血小板成分的保存期和保存条件。使用碳酸氢盐缓冲乳酸和温和振荡时,氧气和二氧化碳通过透气性保存袋弥散,促进氧化代谢,使血小板pH值保持在6.2以上[23]。在没有振荡的条件下,血小板的最长保存期为24h(表17-3)。血小板的保存温度为$20 \sim 24℃$。目前正在开展血小板冷藏和冷冻保存的研究。

血小板保存期受限的另一原因是,室温保存增加了细菌生长风险。《AABB血站和输血服务机构标准》要求,血站和输血科应建立所有血小板品种的细菌检测或灭活方法[1]。有关血小板细菌检测和保存的要求最近有了新的变化:如果血小板在经批准的7天保存袋中保存,保存液为100%血浆,采用 FDA 批准的"安全措施"试验做细菌筛查为阴性,血小板保存期可从 5 天延长至 7 天。截至本书撰写时,在美国,以添加液保存或经病原体灭活的血小板的保存期仍不能超过 5 天。

五、血浆和冷沉淀

血浆和冷沉淀的保存条件和保存期影响凝血因子活性[24,25]。新鲜冰冻血浆(fresh frozen plasma,FFP)、采血 24h 内冰冻血浆(plasma frozen within 24 hours,PF24)和采血 24h 内且在采血室温储存达 24h 的冰冻血浆(plasma frozen within 24 hours after phlebotomy held at room temperature up to 24 hours after phlebotomy,PF24RT24)和去冷沉淀血浆应在-18℃以下保存(表 17-3)。冰冻血浆和冷沉淀应在输注前融化,具体详见本章下述的输血前加工部分。

六、粒细胞

粒细胞容易破碎,在体外很快失活,因此从血站接收后宜尽快输注。粒细胞保存温度为 20～24℃(表 17-3),不宜振荡,不应去除白细胞。还有,需要输注粒细胞的患者常存在免疫功能严重受损,因此宜输注经辐照处理的粒细胞成分。

第四节　输血前的血液加工

一、血浆和冷沉淀的融化

冰冻血浆(FFP、PF24 和 PF24RT24)应使用水浴或经 FDA 批准的其他设备在 30～37℃融化。水浴融化前,应将冰冻血液成分装入塑料外包装袋,防止血袋输注口被污染。血浆融化后在 1～6℃可保存 24h(表 17-3)。

FFP、PF24 和 PF24RT24 融化后保存超过 24h 后,应将其重新标识为"融化血浆"。虽然融化血浆未经 FDA 许可,但是《AABB 血站和输血服务机构标准》[1]和 FDA《人血液和血液成分使用说明》[25]均包括该品种。融化血浆在 1～6℃的保存期为从融化起算 5 天。血液机构可在融化操作开始时即将其标识为融化血浆。输血科建立融化血浆库存的益处,一是减少融化血浆浪费,二是可随时发放血浆,保证急诊输血(例如创伤患者)需要[26]。

已经保存 5 天的融化血浆,其不稳定凝血因子

(Ⅴ因子和Ⅷ因子)和稳定凝血因子含量是刚融化血浆的 50% 以上[27]。融化血浆的因子Ⅴ、因子Ⅶ和因子Ⅷ含量确实降低,因此即使在没有抗血友病因子衍生物可用时,也不适用于补充单个凝血因子。

冷沉淀在 30～37℃融化后,轻轻重悬。为了方便输注,可将多袋冷沉淀汇集,以少量 0.9% 氯化钠注射液冲洗血袋内容物至汇集袋(方法 6-11)。融化后的冷沉淀在 20～24℃保存,在开放系统中汇集的,保存期为 4h;单袋或采用经 FDA 批准的无菌接驳装置汇集的,保存期为 6h[25]。

二、冰冻红细胞的融化和去甘油

加入甘油冷冻保护剂后,红细胞可冰冻保存 10 年(方法 6-6、方法 6-7)[28,29]。可采用 37℃干式融化仪或 37℃水浴融化箱融化冰冻红细胞。融化后,应去除甘油才能输注。目前已有采用分次或连续流动洗涤的方式去除甘油的仪器可供选购。应按照设备操作说明书的要求进行去甘油操作,以确保取得最高红细胞回收率和最低溶血率。测定最后 1 次洗涤液中的游离血红蛋白含量,可用于证实游离血红蛋白去除是否充分,也作为甘油去除程度的替代标志(方法 6-8)。

与血袋相连的管路应充满去甘油红细胞,热合,供交叉配血使用。

去甘油红细胞的保存期取决于所用洗涤系统的类型。采用封闭系统洗涤的,保存期为 14 天;采用开放系统洗涤的,保存期仅为 24h。

三、血小板凝胶制备

在富血小板血浆中加入凝血酶和钙,制成胶状物质,即血小板凝胶,供手术使用[30]。血小板凝胶一般是在床边制备,制成后马上使用。制备血小板凝胶的机构宜参照 AABB《围手术期自体血液采集和输注指南》的要求,对制备过程质量进行监督。

四、辐照

为预防由于献血者 T 淋巴细胞增殖引起的输血相关移植物抗宿主病(transfusion-associated graft-vs-host disease TA-GVHD),应对含有血细胞的血液成分实施辐照。TA-GVHD 高危人群包括免疫功能严重缺陷、宫内输血、骨髓或外周血干细胞移植,以及输注血缘亲属的血液或输注 HLA 或血小板配型血液的受血者。

血液辐照使用的放射源包括 γ 射线（铯-137或钴-60 放射性同位素）和 X 射线。阻止献血者 T 淋巴细胞在受血者体内增殖所需的 γ 射线剂量,血袋中心部位为 25Gy(2 500cGy/rad),其他任何部位为 15Gy(1 500cGy/rad)。使用市售的射线照相胶片标签可证实血袋已接受足够剂量照射。

辐照可引起红细胞膜损伤,导致辐照红细胞在保存过程中出现细胞外游离血红蛋白和钾离子水平增高。因此,将辐照红细胞保存期规定为辐照后28 天或原有保存期,以较短的为准。

医院输血科可从血站获得辐照血液,也可自行配备经批准和接受监控的辐照设备开展血液辐照。自行开展辐照的医院可按需求或分批辐照,建立辐照血液库存。有 2 类(辐照和非辐照)血液库存的输血科应制订相应的制度和程序,保证受血者能根据病情选择适宜的血液成分。

五、储存后白细胞去除

输血科可在发血前,采用无菌接驳方式将白细胞滤器与血液成分血袋连接,制备减少白细胞的血液成分。还可采用设计用于床边过滤的白细胞滤器,在血液输注前实施白细胞减少。白细胞滤器可减少 99.9% 以上的白细胞(减少 3log),能符合 AABB 的标准要求,即 95% 以上的红细胞和单采血小板的白细胞残留量低于 $5×10^6$;95% 以上的源于全血的血小板的白细胞残留量应低于 $8.3×10^{5[1]}$。应按照滤器生产方使用说明书进行操作,以保证符合减少白细胞标准的要求。

减少白细胞的方法首选保存前减少白细胞,因为在保存前减少白细胞能防止血液成分在保存过程中产生细胞因子累积。另外,很难对床边滤白过程实施质量控制,而且有研究显示,床边滤白与输血相关低血压有关[31]。

六、减少容量

一般采用离心方法去除红细胞或血小板成分中的部分血浆和添加液,使其容量减少。需要血液成分减容的情形有:①严格容量管理以免发生循环超负荷的患者;②减少接触血浆蛋白或添加液;③使血液成分达到所需的血细胞比容。

血小板的减容操作方法详见方法 6-13。离心速度可能影响血小板损失程度,采用较高离心力时,血小板损失较少,但在理论上可能出现另一问题,高强度离心力使血小板被挤压到血袋边缘,增

加血小板损伤和激活的可能性。进行血小板减容操作时,离心后血小板应在室温静置 20~60min,然后以剩余血浆或加入盐水中悬浮。应按照生产方说明书的要求,规定维持透气血袋内外气体交换所需的最小容量。减容血小板的保存期为 4h。红细胞成分的减容操作,除了离心方法外,还可采用静置过夜的方法,将血袋采血端朝上放置,待其过夜自然沉降后,除去上层的血浆和保养液,取得减容效果。减容红细胞的保存期为 24h。

七、洗涤

血细胞成分洗涤一般是为了去除血浆蛋白,也可用于去除冰冻红细胞中的甘油。需要输注洗涤红细胞或血小板的情形包括:①具有对含血浆的血液成分产生严重过敏史的患者;②缺乏 IgA 且有 IgA 抗体的患者,没有无 IgA 的血液成分可供输注时;③存在母体抗-HPA-1a,例如给新生儿输注母体血液时;④输血后紫癜患者需要输注去除补体的血液成分时;⑤用于宫内输血的红细胞常需洗涤,以去除部分保养液和在保存过程累积的过量钾离子。

使用 1~2L 无菌生理盐水对血液成分进行洗涤,最好能使用自动化洗涤设备。与容量减少的操作一样,洗涤后的血小板应避免振摇,宜在室温静置一段时间后才以生理盐水重新混悬。洗涤可使红细胞损失达 20%,血小板损失达 33%。因为洗涤使血液处于开放系统,且去除了抗凝-保养液,因此洗涤红细胞的保存期为开始洗涤起算 24h,洗涤血小板的保存期为开始洗涤起算 4h。医院制备洗涤血液成分时,应遵循生产方关于血液成分保存袋所需最少容量的推荐,以保持最佳保存条件,除非洗涤后马上输注。

八、汇集

为了提供临床有效剂量的血液成分,避免输注多袋血液成分,可能需要将一些血液成分汇集,例如全血来源的血小板、冷沉淀以及将红细胞和血浆混合制成重组全血。

全血来源的汇集血小板可能含有较多的红细胞,因此应考虑患者 ABO 相容性和 RhD 同种免疫风险。采用开放系统汇集的血小板,其保存期为 4h(从开始汇集起算)。FDA 已批准 1 款在保存前汇集源自全血的血小板并可进行细菌培养的系统,该系统汇集后的血小板保存期可为 5 天[32],以从最早采集的全血制备的血小板保存期为准。

单袋冷沉淀融化后的汇集方法与血小板汇集相同(方法6-11)。汇集冷沉淀的保存期随汇集方法而异。采用开放系统汇集的,保存期为4h。以无菌接驳方式连接汇集的,保存期为6h。融化冷沉淀应在20~24℃保存。另1种汇集方法是,血站可在冻存前将冷沉淀汇集。

重组全血由红细胞和ABO相容血浆组成。重组全血可用于新生儿换血治疗。常规重组全血是将O型红细胞(Rh血型与新生儿相容)和AB型新鲜冰冻血浆混合,制成血细胞比容为(50±5)%的重组全血。可在混合前计算好红细胞和血浆容量,以获得所需血细胞比容。重组全血可在1~6℃保存24h。

汇集血液成分的标识应符合现行FDA指南的要求[33]。汇集血液成分的血袋应有唯一性汇集编码,应采用电子或手工方式记录所汇集的所有单位血液。

九、分装

患者需要输注小量血液成分时,就需要对原袋血液分装。分装时需采用经FDA批准的无菌接驳设备或一体化转移袋、小容量血袋或连带注射器的管路。

血液的最小分装量和保存期取决于所用的保存血袋。医院输血科应制订符合生产方要求的分装制备和保存制度和程序。已有研究显示,新生儿输注分装血液时,可减少其接触献血者的人数[34]。儿科用血的分装制备详见第24章。因担心发生循环超负荷,有些成人患者需要缓慢输血,这种情形也需要将血液分装成小袋。如果血液成分不能在4h内完成输注,宜将血液分装和分次输注。

第五节　血液分发

一、外观检查

外观检查是血液成分加工过程的关键控制点。在血液发运前、接收时和发放输注前均应进行外观检查。外观检查记录的内容包括:①检查日期;②献血编号;③外观异常,包括血袋导管血样、血液成分或上清液颜色异常、凝块、颗粒物或其他外来物;④采取的措施;⑤检查人员身份标识。发现外观异常时应将血液隔离,进一步调查和处置,包括将血液退回血站。

确定血液受到细菌污染时,应通知血站,以便立即采取调查措施。同时应将从同一采血袋制备的血液成分隔离,直至调查结束为止。如果受细菌污染的血液成分(或同时采集的其他血液成分)已被输注,应通知受血者的主治医师,并建议向医学主任报告。

二、运输

血液成分可在血站之间、医院之间以及血站和医院之间进行运输。血液运输箱应符合要求,保证能保持所需温度。运输时间、运输模式和气候条件也应经过验证。接收血液成分时应进行检查,证实运输条件、血液外观和保存期符合要求。应向发运机构报告所发现的运输条件或血液成分偏差,并按照接收机构的制度和程序要求记录。

1. **全血、红细胞和融化的血浆成分**　全血、红细胞和融化的血浆成分应在1~10℃运输。有许多维持运输温度的设施,包括冰袋、商用冷源及专用制冷箱等。用于维持运输温度的设施应经过确认。

因为入库、辐照或其他加工的需要,可能需要将在1~10℃运输或在1~6℃保存的血液暂时取出。应确定在血液成分温度升至不可接受限值前所能操作的最大数量,在实际工作中不应取出过多的血液,保证在操作过程中血液温度符合要求。可采用紧贴血袋表面的温度计或电子温度监测装置对操作过程中血液温度变化实施验证。

2. **血小板、融化的冷沉淀和粒细胞**　血小板、融化的冷沉淀和粒细胞应在20~24℃运输(表17-3)。所有运输冷源应经过验证,保证在运输过程中能维持所需温度。血小板无振荡保存时间最长为24h。

3. **冰冻血液成分**　冰冻血液成分应妥善装箱,以减少破损和保持冰冻状态。以前的做法一直是在运输容器里放干冰。但最近出于对干冰运输和在密闭运输环境中释放CO_2的关系,已改用能保持血液成分处于冰冻状态的干冰替代冷源。应在适当的装运条件下对干冰替代冷源实施确认。所有运输冷源均应经过确认,证实在经过验证的装运条件下能保持所需运输温度。

三、接收

接收血液时,如果发现包装容器或血液外观出现任何偏差,接收机构应将其通知发运机构并记录。应将不符合制度、过程和程序要求的血液成分隔离。调查结束后,血液成分符合验收标准的,解除隔离,放入常规库存。

血液成分从采集到最后处置应完全可追溯。应形成表明血液采集和加工操作符合制度、过程和程序的电子记录或手工记录,并保存至规定时间。应记录所有偏差,不符合要求的血液成分应予隔离。应对偏差实施调查,以确定血液成分适当的处置方案和采取可能的纠正措施。如果需要,宜向血液供应机构报告所有纠正措施的结果。血液库存管理包括确定所有血液的去向——输注或妥善废弃。

四、检测

输血前,应采用血清学方法对所有含红细胞的血液成分(红细胞、全血和粒细胞)进行 ABO 血型复核,对标识为 Rh 阴性的血液成分进行 Rh 血型复核。发现血型不符时,应向血液机构报告,在未得到解决前不得将其发放输注[1]。

五、献血者标本的保留和保存

立即离心交叉配血试验和抗球蛋白交叉配血试验均需要患者血清或血浆和献血者红细胞,后者从与拟输注的血液单位一体化连接的 1 段导管血样中获得。

每次输血后,应将患者血样和含红细胞的血液成分血样在冰箱中保存至少 7 天[1]。保存患者和献血者标本的目的是,当患者出现输血反应时,需要进行重复或补充试验。宜遵从试剂操作说明书中有关标本保存的限制条件开展保存标本检测。

标本保存空间不足可能限制了标本的保存时长。规定使用保存 3 天以内标本进行交叉配血的机构一般将这些标本保存 10 天(3 天+7 天)。允许使用保存 3 天以上的标本进行交叉配血的机构应保证输血前检测标本至少保留到输血后第 7 天。

可将交叉配血试验完成后剩余的导管血样或在发血前另取 1 段导管血样作为保存血样。如果保存已经开放的交叉配血剩余导管血样,应将其放置在试管内,标识献血编号,封口或塞上试管塞。

第六节　发　　血

一、献血者红细胞的选择

采用相容性检测结果和外观检查指导献血者红细胞的选择(见"输血记录和受血者身份辨认"部分)。对血液相容性问题的考虑因 ABO、Rh 和其他血型而异。

1. ABO 血型相容　只要可能,患者宜输注 ABO 同型血液成分。但有时可能需要输注 ABO 不同型血液成分。如果拟输注的血液成分含有 2ml 以上的红细胞,献血者红细胞应与患者血清 ABO 血型相容[1]。因为含血浆的血液成分也会影响受血者红细胞,因此,只要可行,常规输注的血浆中抗-A 和/或抗-B 宜与患者红细胞相容[35]。由于 AB 型血浆相对稀缺,有的医疗机构紧急输血时选用 A 型血浆[36]。血小板经常短缺,因此常输注 ABO 不相容的血小板。对血液成分的要求及可接受的替代方案详见表 17-2。

2. Rh 血型　D 抗原阳性患者宜常规输注 D 抗原阳性血液。D 抗原阴性血液虽然与 D 抗原阳性患者相容,但宜留给 D 抗原阴性患者输注。为了避免 D 抗原同种免疫和预防新生儿溶血病,D 抗原阴性患者(尤其是具有生育需求的女性患者)需输注含有红细胞的血液成分时,应选择 D 抗原阴性的血液成分。没有 D 抗原阴性血液成分可用时,输血科医生和患者主治医生应权衡利弊,评估患者是否需要输注 ABO 相容但 D 抗原阳性的血液。D 抗原阴性患者输注 D 抗原阳性红细胞后,产生 D 抗原同种免疫的风险约为 22%,而 D 抗原阴性血液肿瘤患者输注 D 抗原阳性单采血小板后,产生 D 抗原同种免疫的风险<2%[37,38]。综合考虑临床状况(尤其是生育需求)和输入的红细胞量,确定是否需要为输注了 D 抗原阳性成分的 D 抗原阴性患者注射 Rh 免疫球蛋白[39]。

3. 其他血型　为没有产生同种免疫患者选择血液成分时,通常只需考虑 ABO 血型和 RhD 血型。但是,对于因某些疾病而需要长期输血的患者,诸如镰状红细胞贫血症患者,有的医疗机构可能会为这类患者选择表型配合的血液,以防止产生同种免疫[40]。一项研究显示,北美医院输血实验室为没有产生同种免疫的镰状红细胞贫血症患者输血时,最常选择 C、E 和 K 抗原相合的红细胞[41]。输注 3 种以上抗原相合的红细胞可增加患者受益,但保持这类血液库存非常困难。

如果患者存在具有临床意义的不规则抗体,应选择无相应抗原的血液进行交叉配血。如果患者标本血清量充足,或有另 1 份具有同样抗体的血清标本,且所存在的抗体与抗原阳性红细胞反应良好,那么这些患者标本可用于筛选对应抗原阴性的红细胞。筛选到抗原阴性血液后,如果有经 FDA 批准的试剂,应采用这样的试剂做确证试验。如果没有经过批准的试剂(如抗-Lan 或抗-Yt^a)可用,可能需要使用过期试剂或来自受血者或献血者的保存血清标本,但其前提是当天的质控结果应符合要求[42]。如果没有交叉配血相合血液可供输注,输血科主管医生宜参与患者医疗方案的制订(详见本章和第 20 章相关内容)。如果患者存在的抗体没有临床意义,一般不会给其输注对应抗原阴性的血液。

二、输血记录和受血者身份辨认

受血者病历应包括所有输血的适当记录。每次输血的记录应包括输血医嘱、输血知情同意、血液成分名称、血液的献血编号、输血日期和时间、输血前后的生命体征、输血容量、输血操作者,如果适用,还包括输血不良反应。

保证将正确的血液成分输注给正确的受血者,这对于输血安全非常重要。所有输血申请都应包含 2 项独立的患者身份标识,据此能辨认拟输血的唯一患者。应审核受血者的交叉配血试验记录。如果可能,应将患者当前的试验结果与过去的比对,如果存在不一致,应在问题解决后才能选择血液。

工作人员选择血液时,应对血液外观进行检查并记录。血液外观检查应包括血液颜色和外观以及血袋完整性。选择血液成分后,应粘贴或系上标签,标签内容应包括受血者 2 项独立的身份标识、血液的献血编号和交叉配血结果的解释(如果有做)。发血时,应对每袋血液实施最后核对,核对内容如下:[1]

- 受血者 2 项独立的身份标识,ABO 血型和 Rh 血型。
- 献血编号、献血者 ABO 血型和 Rh 血型(如有要求)。
- 交叉配血试验结果的解释(如果有)。
- 特殊输血要求(例如巨细胞病毒低风险、辐照或抗原阴性的血液成分)。
- 保存期,如果适用,还包括保存时间。
- 发血日期和时间。

输血科人员应核对受血者身份信息、输血申请、检测结果、血液成分标签和相容性,这些信息应准确且一致。在发现问题未得到解决之前不应发放血液。其他可能有用的记录还包括发血者、血液接收科室和接收者的信息。输血后,输血记录就成为受血者永久性电子或纸质医疗记录的一部分。输血记录还应包括交叉配血试验操作者信息,如果在解决相容性问题之前就发出血液,输血记录还应包括最终的血清学结果。

由输血操作人员在输注前对受血者身份和血液成分作最后 1 次核对。联合委员会要求医院采用输血前双人核对。如果无法采用双人核对,可采用自动身份核对技术(例如条形码)代替其中 1 个人的核对[43]。核对人员应核对患者和血液,确认输血单、配血(系带)标签和血袋标签三者的信息是一致的。

三、特殊病情的输血

1. **紧急输血** 需紧急输血时,受血者的医生应权衡 2 种输血决策的利弊,1 种是立即输注未经交叉配血或部分相容血液,另 1 种是推迟输血,直至完成相容性试验或找到完全相容的血液成分。输血科医师应做好准备,一有需要应随时参加会诊。

如果病情确实必须紧急输血,且必须在输血前检测完成前发出血液,在患者病历中应有输血申请医生关于病情十分紧急,要求在相容性检测完成前发放血液的说明和签字[1]。不需要在开展挽救生命的紧急输血之前取得这类声明,并且这类声明也不能免除血库人员应承担的向患者发放 ABO 相容、具有适当标识的血液的责任。

接到紧急发放血液的要求时,血库人员应采取以下措施:

- 患者 ABO 血型未知时,发放未经交叉配血的 O 型红细胞。对于有生育需求的女性患者,优先考虑发放 Rh 阴性红细胞悬液,对于其他患者,可发放 Rh 阳性 O 型细胞。
- 如果还有时间完成患者标本的检测,发放 ABO 和 Rh 相容血液。
- 在血袋标签或配血标签上醒目标注"发血时尚未完成相容性检测"。
- 马上开始完成交叉配血试验,如果试验结果表明已发血液不相容,尽快通知患者主管医生和输血科医生。

2. **大量输血** 大量输血有多种定义,本书使用的大量输血是指成人在 24h 内输注 8~10U 的红细胞,或者在 1h 内输注 4~5U 的红细胞。新生儿或婴儿换血治疗也属于大量输血。

为了标准化应对大出血,许多医院制订了大量输血方案[44,45]。大量输血方案旨在快速提供一定比例的血浆、血小板和红细胞,尤其是当未能获得实验室检测结果的指导时。血浆和血小板与红细胞的比例一般为 1:1:2~1:1:1。研究表明,采用 1:1:2 或 1:1:1的血液成分输注,创伤患者存活率没有明显的统计学差异。仍需要进一步研究以阐明这些大量输血方案与患者结局改善的相关性[46]。

为了保证能准确解释 ABO 血型鉴定结果,应尽早采集大量输血的患者血样。如果不能确定患者 ABO 血型，应继续输注 O 型红细胞，并可以考虑使用 A 型血浆，而不是 AB 型血浆（译者注：考虑 AB 型血浆通常库存缺乏）。因此在确定血液成分库存量时，应将大量输血时不可预计地大量使用 O 型红细胞的情况考虑在内。大量输血时，需要大量的血液，可能需要制订为部分 D 抗原阴性患者（诸如所有男性和绝经后成年女性患者）输注 D 抗原阳性红细胞的制度。

如有可能，宜简化大量输血时的交叉配血方案，例如采用立即离心交叉配血试验对所输注血液的 ABO 血型相容性进行验证。如果没有患者以前的输血检测记录，宜采集第 2 份标本验证 ABO 和 Rh 血型，这样做了以后就可采用电子交叉配血。如果患者适合做电子交叉配血（2 次独立的 ABO 血型和 Rh 血型鉴定，抗体筛查阴性，未曾有过具有临床意义的抗体），可为紧急发血节省不少时间。如果需要采用更为有限的输血前检测方案，应在书面标准操作规程中进行规定。输血科应制订大量输血时的相容性检测制度，包括采用简化或省略交叉配血试验[1]。

3. 输注非特定血型血液后的血液输注　一旦收到标本，确定患者 ABO 和 Rh 血型后，即可开始为患者输注特定血型的血液成分。保存在添加液中的 O 型红细胞所含血浆量很少，因此其抗-A 和抗-B 的被动输入量很少。所以，已经输注 O 型红细胞的患者可安全转为输注 ABO 同型红细胞，但有个别患者可能出现短暂性直接抗球蛋白试验（direct antiglobulin test，DAT）阳性。在某些情况下，诸如 O 型红细胞输注量大，或者幼儿或婴儿输注 O 型红细胞，患者血清或血浆可检出被动获得的抗-A 和/或抗-B[47]。如果是这种情况，宜继续输注缺少对应 A 和/或 B 抗原的红细胞。

对于 Rh 血型未知、具有生育需求的女性患者，目前或曾经存在抗-D 的男女患者，宜选择输注 D 抗原阴性红细胞。但是，可制订大量输血时为 D 抗原阴性患者输注 D 抗原阳性红细胞的制度。如果患者已经输注与自身 Rh 血型不同的血液，就很难鉴定患者真正的 Rh 血型。如果对患者真正的 Rh 血型有任何疑问，最稳妥的是为患者，特别是有生育需求的女性患者输注 D 抗原阴性血液。

第七节　血液库存管理

一、概述

医院血库应保存足够数量的各种 ABO 血型和 Rh 血型的血液，以满足常规医疗需求，保障急诊用血，还应减少血液过期报废。设置血液库存量应考虑的因素包括近期用血模式、血液过期报废率以及与供血机构的距离。应定期对血液库存量实施评估和调整，以适应医院出现可能影响血液成分使用的变化，诸如住院床位或手术室的增加、新手术的开展、可能影响输血行为的医院指南或医疗实践等。

血库也应保存一定量的通用型红细胞，以供急诊输血使用。血库应建立应急运血机制，保障突发事件的血液供应。应制订应急预案，并定期演练。

应每日监控血液库存量，以保证及时向血站申请血液，维持适宜的库存水平。血小板保存期短，其库存管理特别困难。库存管理计划还应考虑特殊血液成分，诸如少白细胞血液成分（CMV 低风险）和辐照血液成分的库存量。抗原阴性红细胞和 HLA-配型血小板一般是根据需求向血站预订。

二、手术备血规范

手术备血影响血液成分过期报废率。例如，为手术患者准备的已完成交叉配血的红细胞，不便再供给其他受血者使用，一旦未及时退回到未交叉配血的库存中，血液很可能要过期报废。交叉配血与输血的比例（已做交叉配血的红细胞单位数除以实际输注的红细胞单位数）是评价医生个人和临床专业用血申请合理性的最常用指标。对交叉配血与输血的比例实施监控，如果发现其超过 2.0，可能表明交叉配血的申请量过多，可能需要进一步确定，是否更适合采用术前只做血型鉴定和抗体筛查。

降低交叉配血与输血比例过高的一种方法是确定一般不需要输血的手术，并利用这一信息制订相应指南，推荐只做血型鉴定和抗体筛查或保留标本（只通知输血科接收和保留标本，未申请任何检测项目）而不做交叉配血。医院也可根据本院用血模式规定常见择期手术最大备血量（Maximum surgical blood order schedules，MSBOS）[48]。MSBOS 是 1 种指南，给出了备血数量以及需要或不需要做血型鉴定和抗体筛查的手术类型。立即离心交叉配血和电子交叉配血的应用降低了 MSBOS 的作用，目前 MSBOS 主要在没有开展电子配血的医院使用。对于因存在具有临床意义抗体而需要输注交叉配血相容、相应抗原阴性血液的择期手术患者，在确定需要准备多少单位经过交叉配血的红细胞时，临床医师宜和输血科人员讨论和沟通。如果医院已经建立了 MSBOS,输血科可按照 MSBOS 的规定,为既定手术患者常规准备好预订数量的经过交叉配血的血液。但对于贫血、出血或预计增加用血量的其他患者,可能需要对常规备血量进行适当调整。与应对其他应急用血的情况一样,输血科工作人员应做好准备,一旦需要就随时增加血液供应。

遗憾的是,临床上普遍存在的情况是,输血实验室在手术当日早上才接收到患者首次血液标本,留给完成输血前检测的时间非常有限[49]。有 9% 的患者在其血液标本的血型鉴定和抗体筛查还未完成时手术就已经开始了。而且,这可能是实验室第 1 次也是唯一一次检测患者 ABO 和 Rh 血型。另外,有大约 3% 的血清学结果还需进一步检测[50]。如果到了最后一刻才发现需进一步做血清学检测,这就可能导致推迟发血,给患者带来危险。所以,应在安排手术前将每位患者的血液标本送达实验室,保证在手术开始前有充足的时间完成所有输血前检测。缓解这个问题的一个办法是,在手术前数日甚至数周采集拟手术患者标本做血型鉴定和抗体筛查,手术当日早上再采集 1 份标本。

三、血液成分退回和重发

当血液符合下述条件时,输血科可接受临床用血科室将血液退回[1]:

- 血袋密闭性没有被破坏。
- 血液成分在合适的温度下保存。
- 至少还留有 1 段导管血样与红细胞保存袋相连。
- 有记录表明血液成分通过外观检查,符合重新发放的条件。

可借助每袋血液的温度显示或温度读取装置确定血液是否符合退回血库的温度要求。也可采用经过验证表明保存温度和时间符合要求的容器运送和保存血液。如果是采用时限作为血液能否退回库存的要求,医院应对这一时限进行验证。验证结果应证实,在规定的时限内血液成分的温度保持在合适的范围内。

符合上述要求的血液成分可退回血液库存和重新发给临床使用。不符合接收标准的血液应予隔离并作进一步调查和报废处置,防止其被意外退回库存。

要点

1. 患者输血前检测标本应有 2 项独立的身份标识,标本采集者应在病床边标识标本管,标识内容应包括 2 项独立的患者身份信息和采血日期。

2. 输血实验室工作人员应核对输血前检测标本的标识信息和输血申请单的信息,两者应一致。如果对患者身份或者标本标识有任何疑问,应要求重新采集标本。

3. 为了防止输注不相容红细胞,应做输血前检测,项目包括 ABO、Rh 血型鉴定、抗体筛查和交叉配血。应将当前标本的 ABO 和 Rh 血型鉴定结果和历史检测记录进行比对,如果发现 ABO 血型不一致,应在问题得到解决后才能发血;如果必须在问题解决前输血,应予输注 O 型红细胞。

4. 患者近 3 个月内有妊娠或输血,或者妊娠史和输血史不详时,输血前检测标本应是预期输血前 3 天内采集的,提出这一要求的理由是,近期输血或妊娠可能刺激机体产生不规则抗体。

5. 发放血液成分时,应将标签所需信息标识完整,并将其与血库记录核对。发现两者存在不一致的问题时,在问题未解决之前不得发放或输注血液。

6. 血液成分外观检查是血液加工过程的关键控制点,在血液标识前、发运前、接收时和发放输注前应进行外观检查。

7. 应对保存血液成分的冰箱、冷冻箱和血小板保存箱实施监控,保证血液在适宜的条件下保存。血液成分保存不当,其安全、纯度、效力和质量均可能受到影响。宜设置血液保存设备的报警温度,使其在达到允许温度上下限之前向相关责任人报警。

8. 血液成分的运输温度要求与保存温度要求不同。血液成分从血库取出后至输血前也需要同样的保存条件,应对其实施验证,保证血液在适宜的温度下保存。

9. 医院应对血液成分发放后再退回库存的时间限制实施验证。可利用每袋血液的温度显示或温度读取装置确定血液是否符合退回血库的温度要求。

10. 融化的 FFP、PF24 和 PF24RT24 的保存期为 24 小时。如果这些血液成分是用密闭系统采集的,可将其标识为融化血浆,从融化当天起算,保存期为 5 天。

参考文献

1. Ooley PW, ed. Standards for blood banks and transfusion services. 30th ed. Bethesda, MD: AABB, 2016.
2. Linden JV, Wagner K, Voytovich AE, Sheehan J. Transfusion errors in New York state: An analysis of 10 years' experience. Transfusion 2000; 40:1207-13.
3. Bolton-Maggs PH, Wood EM, Wiersum-Osselton JC. Wrong blood in tube—potential for serious outcomes: Can it be prevented? Br J Haematol 2015;168:3-13.
4. Figueroa PI, Ziman A, Wheeler C, et al. Nearly two decades using the check-type to prevent ABO incompatible transfusions: One institution's experience. Am J Clin Pathol 2006;126: 422-6.
5. Knels R, Ashford P, Bidet F, et al for the Task Force on RFID of the Working Party on Information Technology; International Society of Blood Transfusion. Guidelines for the use of RFID technology in transfusion medicine. Vox Sang 2010;98(Suppl 2):1-24.
6. Askeland RW, McGrane S, Levitt JS, et al. Improving transfusion safety: Implementation of a comprehensive computerized bar code-based tracking system for detecting and preventing errors. Transfusion 2008;48:1308-17.
7. Murphy MF, Fraser E, Miles D, et al. How do we monitor hospital transfusion practice using an end-to-end electronic transfusion management system? Transfusion 2012;52:2502-12.
8. Lumadue JA, Boyd JS, Ness PM. Adherence to a strict specimen-labeling policy decreases the incidence of erroneous blood grouping of blood bank specimens. Transfusion 1997; 37:1169-72.
9. Coombs RRA, Mourant AE, Race RR. A new test for the detection of weak and "incomplete" Rh agglutinins. Br J Exp Pathol 1945;26:255-66.
10. Shulman IA. When should antibody screening tests be done for recently transfused recipients? Transfusion 1990;30:39-41.
11. Boisen ML, Collins RA, Yazer MH, Waters JH. Pretransfusion testing and transfusion of uncrossmatched erythrocytes. Anesthesiology 2015;122:191-5.
12. Ramsey G, Smietana SJ. Long-term follow-up testing of red cell alloantibodies. Transfusion 1994;34:122-4.
13. Hendrickson JE, Hillyer CD. Noninfectious serious hazards of transfusion. Anesth Analg 2009;108:759-69.
14. Shulman IA, Odono V. The risk of overt acute hemolytic transfusion reaction following the use of an immediate-spin crossmatch. Transfusion 1994;34:87-8.
15. Shulman IA, Calderon C. Effect of delayed cen-
trifugation or reading on the detection of ABO incompatibility by the immediate-spin crossmatch. Transfusion 1991;31:197-200.
16. Mazepa MA, Raval JS, Park YA; Education Committee of the Academy of Clinical Laboratory Physicians and Scientists. Pathology consultation on electronic crossmatch. Am J Clin Pathol 2014;141:618-24.
17. Nunes E. Transport versus storage: What is the difference? AABB News 2013;15(2):4-5.
18. Klein HG, Spahn DR, Carson JL. Red blood cell transfusion in clinical practice. Lancet 2007; 370:415-26.
19. Fergusson DA, Hebert P, Hogan DL, et al. Effect of fresh red blood cell transfusions on clinical outcomes in premature, very low-birth-weight infants: The ARIPI randomized trial. JAMA 2012;308:1443-51.
20. Lacroix J, Hebert P, Fergusson DA, et al. Age of transfused blood in critically ill adults. N Engl J Med 2015;372:1410-18.
21. Steiner ME, Ness PM, Assmann SF, et al. Effects of red-cell storage duration on recipients undergoing cardiac surgery. N Engl J Med 2015; 372:1419-29.
22. Strauss RG. Data-driven blood banking practices for neonatal RBC transfusions. Transfusion 2000;40:1528-40.
23. Shrivastava M. The platelet storage lesion. Transfus Apher Sci 2009;41:105-13.
24. Scott E, Puca K, Heraly JC, et al. Evaluation and comparison of coagulation factor activity in fresh-frozen plasma and 24-hour plasma at thaw and after 120 hours of 1 to 6 C storage. Transfusion 2009;49:1584-91.
25. AABB, American Red Cross, America's Blood Centers, Armed Services Blood Program. Circular of information for the use of human blood and blood components. Bethesda, MD: AABB, 2017.
26. Werhli G, Taylor NE, Haines, AL, et al. Instituting a thawed plasma procedure: It just makes sense and saves cents. Transfusion 2009;49: 2625-30.
27. Tholpady A, Monson J, Radovancevic R, et al. Analysis of prolonged storage on coagulation Factor (F)V, FVII, and FVIII in thawed plasma: Is it time to extend the expiration date beyond 5 days? Transfusion 2013;53:645-50.
28. Meryman HT, Hornblower M. A method for freezing and washing RBCs using a high glycerol concentration. Transfusion 1972;12:145-56.
29. Valeri CR, Ragno G, Pivacek LE, et al. A multi-center study of in vitro and in vivo values in human RBCs frozen with 40-percent (wt/vol) glycerol and stored after deglycerolization for

15 days at 4 degrees C in AS-3: Assessment of RBC processing in the ACP 215. Transfusion 2001;41:933-9.

30. Borzini P, Mazzucco L. Platelet gels and releasates. Curr Opin Hematol 2005;12:473-9.

31. Cyr M, Hume H, Sweeney JD, et al. Anomaly of the des-Arg9-bradykinin metabolism associated with severe hypotensive reactions during blood transfusions: A preliminary report. Transfusion 1999;39:1084-8.

32. Benjamin RJ, Kline L, Dy BA, et al. Bacterial contamination of whole-blood-derived platelets: The introduction of sample diversion and prestorage pooling with culture testing in the American Red Cross. Transfusion 2008;48:2348-55.

33. Food and Drug Administration. Guidance: Industry consensus standard for the uniform labeling of blood and blood components using ISBT 128 version 2.0.0, November 2005. (September 22, 2006) Silver Spring, MD: CBER Office of Communication, Outreach, and Development, 2006.

34. Liu EA, Mannino FL, Lane TA. Prospective, randomized trial of the safety and efficacy of a limited donor exposure transfusion program for premature neonates. J Pediatr 1994;125:92-6.

35. Fung M, Downes KA, Shulman IA. Transfusion of platelets containing ABO-incompatible plasma: A survey of 3,156 North American laboratories. Arch Pathol Lab Med 2007;131:909-16.

36. Dunbar NM, Yazer MH; Biomedical Excellence for Safer Transfusion Collaborative. A possible new paradigm? A survey-based assessment of the use of thawed group A plasma for trauma resuscitation in the United States. Transfusion 2016;56:125-9.

37. Yazer MH, Triulzi DJ. Detection of anti-D in D-recipients transfused with D+ red blood cells. Transfusion 2007;47:2197-201.

38. Cid J, Lozano M, Ziman A, et al. Low frequency of anti-D alloimmunization following D+ platelet transfusion: The Anti-D Alloimmunization after D-incompatible Platelet Transfusions (ADAPT) study. Br J Haematol 2015;168:598-603.

39. Pollack W, Ascari WQ, Crispen JF, et al. Studies on Rh prophylaxis II: Rh immune prophylaxis after transfusion with Rh-positive blood. Transfusion 1971;11:340-4.

40. Afenyi-Annan A, Brecher ME. Pre-transfusion phenotype matching for sickle cell disease recipients. Transfusion 2004;44:619-20.

41. Osby M, Shulman IA. Phenotype matching of donor red blood cell units for nonalloimmunized sickle cell disease recipients: A survey of 1182 North American laboratories. Arch Pathol Lab Med 2005;129:190-3.

42. Food and Drug Administration. Compliance Program guidance manual. Chapter 42 - Blood and Blood Products. Silver Spring, MD: FDA, 2013. [Available at http://www.fda.gov/downloads/BiologicsBloodVaccines/Guidance ComplianceRegulatoryInformation/Compli anceActivities/Enforcement/CompliancePro grams/UCM239615.pdf (accessed February 9, 2017).]

43. 2017 National patient safety goals. Oakbrook Terrace, IL: The Joint Commission, 2017. [Available at http://www.jointcommission. org/standards_information/npsgs.aspx (accessed February 9, 2017).]

44. Young PP, Cotton BA, Goodnough LT. Massive transfusion protocols for recipients with substantial hemorrhage. Transfus Med Rev 2011;25:293-303.

45. Hendrickson JE, Shaz BH, Pereira G, et al. Implementation of a pediatric trauma massive transfusion protocol: One institution's experience. Transfusion 2012;52:1228-36.

46. Holcomb JB, Tilley BC, Baraniuk S, et al. Transfusion of plasma, platelets, and red blood cells in a 1:1:1 vs a 1:1:2 ratio and mortality in recipients with severe trauma: The PROPPR randomized clinical trial. JAMA 2015;313:471-82.

47. Garratty G. Problems associated with passively transfused blood group alloantibodies. Am J Clin Pathol 1998;109:169-77.

48. Boral LI, Dannemiller FJ, Standard W, et al. A guideline for anticipated blood usage during elective surgical procedures. Am J Clin Pathol 1979;71:680-4.

49. Friedberg RC, Jones BA, Walsh MK. Type and screen completion for scheduled surgical procedures: A College of American Pathologists Q-Probes study of 8941 type and screen tests in 108 institutions. Arch Pathol Lab Med 2003;127:533-40.

50. Saxena S, Nelson JM, Osby M, et al. Ensuring timely completion of type and screen testing and the verification of ABO/Rh status for elective surgical recipients. Arch Pathol Lab Med 2007;131:576-81.

● 附 17-1　抗球蛋白试验假阳性结果的原因

洗涤前细胞凝集

如果存在较强的凝集素,在洗涤过程中凝集物可能散不开。加入抗人球蛋白前观察红细胞,或者以盐水试管作为对照。加入抗人球蛋白前或盐水对照管出现凝集反应,抗人球蛋白试验结果无效。

颗粒污染物

玻璃器皿中的灰尘或污物可引起红细胞的聚集(非凝集)。纤维蛋白或待检血清中的沉淀物可引起类似红细胞凝集的聚集现象。

操作不当

离心过度使红细胞被压得太实而不易散开,看似为阳性。

洗涤前标本与聚乙二醇或带正电荷的聚合物共同离心后,可能产生不易分散的团块。

DAT 阳性的细胞

DAT 阳性的细胞在间接抗球蛋白试验中均会呈现阳性;去除 DAT 阳性细胞 IgG 的方法见方法 2-20 和方法 2-21。

补体

补体成分(主要是 C4)可能与来自凝块或者以 CPDA-1 抗凝,在 4℃甚至更高温度保存的献血者导管血样的红细胞结合。采用以 EDTA、ACD 或 CPD 抗凝的红细胞做 DAT。

以含硅胶试管采集的标本可能出现假的补体结合现象[1]。

补体可能与从输注过含葡萄糖溶液的输液管采集的红细胞结合,使用大口径针头或标本体积<0.5ml 时,可出现很强的补体结合反应[2]。

1. Geisland JR,Milam JD. Spuriously positive direct antiglobulin tests caused by silicone gel. Transfusion 1980;20:711-13
2. Grindon AJ,Wilson MJ. False-positive DAT caused by variables in sample procurement. Transfusion 1981;21:313-14

● 附 17-2　抗球蛋白试验假阴性结果的原因

抗人球蛋白试剂被中和

红细胞洗涤不充分,未去除全部血清或血浆,使抗人球蛋白试剂被中和。每次洗涤应采用至少试管容量 3/4 的盐水,检查自动清洗仪设定的注液量

血清量过大,常规洗涤不充分。增加洗涤次数或洗涤前去除血清

抗人球蛋白被外源蛋白污染,使用污染或错误的滴管可使整瓶抗人球蛋白被中和。切勿用手指或手覆盖试管口

待测血清中异常 IgG 的浓度很高,多次清洗后仍有残留[1]

试验中断

已和红细胞结合的 IgG 发生解离,留在红细胞膜上的 IgG 太少,以致无法检出,或游离 IgG 与抗人球蛋白试剂发生中和

IgG 包被的红细胞出现弱凝集,应立即离心和判读

试剂保存不当

冷冻可导致抗人球蛋白试剂失效

温度过高或反复冻融可使待测血清失去活性

在保存过程中试剂红细胞抗原性可能减弱,其他微小变化也可能使试剂红细胞失去反应性

操作不当

离心过度使红细胞被压得太实,激烈振荡重悬时破坏了红细胞凝集;离心不够时凝集不充分

未加入待检血清、增强介质或者抗人球蛋白

红细胞悬液浓度过高可掩盖较弱的细胞凝集;红细胞悬液浓度过低导致不易判读

血清-红细胞比例不当或不足

补体

稀有抗体(特别是有些抗-JK^a 或抗-JK^b)只有在使用多种特异性抗人球蛋白和存在具有活性的补体时才能被检出

生理盐水

生理盐水的 pH 值过低可降低试验敏感性[2],pH 为 7.0~7.2 的生理盐水可用作绝大多数抗体检测的洗涤液

有些抗体与红细胞结合具有特定温度要求;使用 37℃ 或者 4℃ 的生理盐水作为介质

1. Ylagen ES, Curtis BR, Wildgen ME, et al. Invalidation of antiglobulin tests by a high thermal amplitude cryoglobulin. Transfusion 1990;30:154-7.
2. Rolih S, Thomas R, Fisher E, Talbot J. Antibody detection errorsdue to acidic or unbuffered saline. Immunohematology. 1993;9:15-18.

● 附 17-3　输血前相容性检测阳性结果的原因[*]

抗体筛查阴性、立即离心交叉配血不相容

献血者红细胞 ABO 不相容

献血者红细胞为多凝集红细胞

A_2 或 A_2B 个体的血清中存在抗-A_1

存在室温发生反应的同种抗体(如抗-M)

缗钱状红细胞形成

冷自身抗体(例如抗-I)

被动获得的抗-A 或抗-B

抗体筛查阴性、抗球蛋白交叉配血不相容

献血者红细胞 DAT 阳性

抗体只与在某种抗原高表达(抗原的剂量效应)或抗原变异增强(如P1)的红细胞起反应

献血者红细胞存在低频抗原的抗体

被动获得的抗-A 或抗-B

抗体筛查阳性、交叉配血相容

患者存在自身抗-IH(-H)或抗-Le^{bH},选择 O 型红细胞交叉配血

抗体反应性与试剂红细胞稀释液有关

抗体具有剂量效应,献血者红细胞来源于杂合体(例如仅表达单倍剂量的抗原)

献血者缺乏相应抗原

抗体筛查阳性、交叉配血不相容、自身对照阴性

存在同种抗体(1 种或多种)

抗体筛查阳性、交叉配血不相容、自身对照阳性、直接抗球蛋白试验阴性

存在针对增强介质中的某种成分的抗体或增强介质依赖的自身抗体

缗钱状红细胞形成

抗体筛查阳性、交叉配血不相容、自身对照阳性、直接抗球蛋白试验阳性

同种抗体引起迟发性血清反应或溶血性输血反应

存在被动获得的自身抗体(例如静脉注射免疫球蛋白)

存在冷自身抗体或温自身抗体

注:[*] 原因可能因所使用的血清方法的不同而异。

第 18 章 血液成分输注

血液和血液成分的安全输注要求临床和辅助服务科室与临床医师共同开展多学科协作。医疗机构宜制定安全输血管理制度和程序,将血液输注实施人员、输血服务人员、外科医师、麻醉医师、家庭/社区医师和血液运送人员作为安全输血过程的必备人员。血液输注实施人员是在患者输血前发现差错的最后一道关卡。所有参与输血准备、血液发放和输注的人员均宜接受适宜的培训,以确保为患者提供尽可能安全的输血服务。

第一节 血液成分发放前的准备工作和注意事项

每次输血前均宜周密考虑、计划和准备。本节将详细讨论以下内容:

1. 受血者知情同意。
2. 患者教育和病史采集。
3. 受血者基线评估。
4. 血液成分及其输注医嘱。
5. 输血前的血液标本采集。
6. 备血。
7. 输血前预防用药。
8. 输血相关设备。
9. 静脉通路。
10. 输注前的准备。
11. 血液成分发放及运送。
12. 输液器和相容性静脉注射液。
13. 输注前核对受血者和其他。
14. 输血速度。
15. 输血过程监护。
16. 疑似输血反应。
17. 输血记录。

18. 特殊输血。

一、受血者知情同意

《AABB 血库和输血服务机构标准》(以下简称《AABB 标准》)规定,“血库或输血科的医疗主任应参与受血者输血治疗知情同意书相关政策、过程和程序的制定”[1]。宜在知情同意书中明确告知输血适应证、风险、收益和可能副作用以及异体血液成分输注的替代方案等事项。一些州的法律还规定了患者输血治疗知情同意的其他要求。

受血者有权接受或拒绝输血,在表示同意前应当有机会向精通输血的专业人员提问。法规要求输血治疗知情同意书应当归入患者病历档案。有的医疗机构要求患者签署经医疗机构批准的知情同意书,以表明知情同意过程已得到执行,责任医师已与患者或其法定代理人讨论输血的风险、收益和替代方案。医疗机构宜制定输血治疗知情同意制度,明确准许履行患者输血治疗知情同意职责的医务人员、知情同意书的有效范围(如住院治疗或门诊治疗)和有效时间,以及在病程记录中记录患者拒绝接受输血的过程。

法规要求,对于具备能力做出输血决定的患者,医疗机构应当取得患者本人对输血治疗的知情同意。当患者没有能力表示知情同意时,根据地方和州法律的规定,可由患者的法律授权人或代理人表示知情同意。当患者需要紧急输血,但无人可表示知情同意时,可基于默示知情同意原则实施输血。各州和地方法律对默示知情同意的要求可能不尽相同,但宜在病程记录中详细记录紧急输血理由[2]。输血知情同意书可包括也可不包括取得患者知情同意的医务人员的姓名,医院可要求输血知情同意者在记录知情同意谈话的病程记录中签名。

二、患者教育和病史采集

血液输注实施人员宜教会患者如何报告可能提示输血反应的症状,告知其输血过程需要多长时间,并在输血开始前解答患者提出的所有问题。输血申请前对患者病史,包括输血史和输血反应史的采集对于患者是否可能出现输血反应的评估非常重要。如果患者曾发生输血反应,医疗团队宜确定患者是否需要在输血前用药,或需要输注经特殊加工的血液成分,以降低输血反应风险。

三、受血者基础状态评估

患者生理基础评估宜包括生命体征如血压、心率、体温与呼吸频率。许多医疗机构也常规测定患者的血氧饱和度。患者生理基础评估宜包括输血前症状,如气短、皮疹、瘙痒、气喘及畏冷等,以作为输血开始后的对照基础。

肾脏或心肺疾病患者需降低输注速度以防止循环超负荷发生。受血者体温升高可使血细胞成分破坏加速[3]。而且,如果患者在输血前存在体温升高,在输血后就难以判断体温升高是否由输血反应所致。对于输血前存在体温升高的患者,宜考虑使用解热药物。

四、血液成分申请及输注

具有执照的医务人员书面下达 2 份输血医嘱:①为患者准备相容性血液,并注明特殊加工要求;②向血液输注实施人员说明血液成分如何输注,包括输注速度。这 2 份医嘱宜具体写明:

- 患者姓名和其他独立标识(如出生日期或病历号)。
- 血液成分(如红细胞或单采血小板)的准备或输注。
- 特殊加工要求(如去白细胞、辐照或洗涤)。
- 拟输注血液成分的单位数或容量。
- 输注日期和时间。
- 血液成分输注速度或时长。
- 输血适应证。

注:经医疗机构的医疗主管批准的输血制度宜包括输血速度和时长(例如从输血器插入血袋到输血结束不超过 4 小时)[4]。

医疗团队考虑输血时,需要书面下达数份输血相关医嘱。一份是输血相关实验室检查医嘱(例如ABO/Rh 血型鉴定和抗体筛查或交叉配血),以做好输血准备工作。另一份是血液成分输注医嘱,确定将要输注的血液成分。与其他任何医嘱核对一样,血液输注实施人员有责任仔细核查输血医嘱,确定医嘱的正确性,即按照正确输血适应证,为正确的患者输注正确的血液成分,剂量正确,输注速度适宜。输血医嘱下达人员和血液输注实施人员均应确保输血医嘱与医疗机构的具体输血指南不存在冲突。如果血液输注实施人员在输血医嘱核查过程中发现疑问,应在执行输血医嘱前与输血医嘱下达人员交谈。

五、输血前血液标本采集

非急救时,所有红细胞成分输注前均应采集输血前血液标本。如果医院保存有患者 ABO 血型历史资料,一般不需要在输注血浆或血小板前采集血液标本,这些血液成分通常无需交叉配血,除非出现罕见的情况(例如血小板单位中含有大量红细胞)。急救时,可能在采集血液标本前就已经发放了血液成分,此时一旦获得血液标本时,宜立即进行回顾性检测。通常采用输血前 3 天内采集的患者血液标本,标本采集当日为第 0 天[1]。医疗机构关于标本过期的规定不尽相同。如果患者在之前3 个月内无输血或妊娠史,输血前 3 天以上采集的血液标本可作为相容性检测标本。

联合委员会(Joint Commission,JC)要求,应当在患者床旁标识血液标本管[5],应当至少有 2 个唯一性标识(如患者姓名、出生日期或身份识别码等),标本采集者和采集日期应当可追溯[1]。

参与输血前血液标本采集和受血者身份核对的所有人员均应接受培训,应集中精力做好患者身份核对,避免标本标识错误。受血者身份核对错误或输血前血液标本标识错误可能导致 ABO 血型配血错误,甚至可能产生致命性后果。一些医疗机构采用计算机辅助患者身份主动核对和采集血液样本的 ABO 血型确认,能进一步减少患者身份识别错误。

六、备血

受血者输血前检测(包括不规则抗体筛查)详见第 13 章和第 17 章。从血液标本采集到血液成分发放的时间间隔差异较大,当输血前检测结果显示患者存在具有临床意义的不规则抗体时,查找相应抗原阴性或配血相合的血液成分需要额外的时间,尤其是需协调外部血液供应方协助查找适宜的血液单位时。受血者含有多种或罕见抗体时,查找与其相配合血液的所需时间可能需要另加数小时甚至数天。当患者急需输血时,输血医嘱下达人员应权衡输注最小不相容或不相合血液的风险和收益,此时最好向输血科医学专家咨询。

有的血液成分在发放前需经解冻、汇集、重新打印标签或者其他准备工作。因此,实验室宜与输血相关人员及时沟通。例如,血液成分汇集或解冻后的效期将缩短(为4~24小时),血液输注实施人员宜注意到可用于完成这些血液成分输注的时间已经缩短[1]。

七、输血前预防用药

虽然以前常在输血前使用解热药(如对乙酰氨基酚),以减少非溶血性发热反应,但目前对其用药适应证存在争议[6]。有的采用预防性用药,有的等到患者出现一次发热反应后才给药,有的则认为预防性用药可能掩盖输血反应引起的体温升高。

新近的研究证据表明,预防性用药并不能降低输血相关反应发生率。输注少白细胞血液能减少发热反应发生率,但对过敏反应发生率没有影响[7]。有些专家建议,"在缺乏循证研究证据支持的情况下,不宜鼓励输血前预防性用药"[6]。

一篇关于输血前用药以预防输血过敏反应和非溶血性发热反应的 Cochrane 评价[7]指出,所纳入的 3 项随机对照试验(randomized controlled trials,RCTs)共 462 例患者的研究结果表明,没有一种输血前用药方案能够减少过敏反应和 FNHTRs 的发生率。但这一结论仅根据 3 项试验的评价,且这 3 项试验的质量为差或中等。因此需要开展更有效力 RCT 以评价输血前用药在预防过敏反应和 FNHTRs 中的作用。

对于曾发生输血过敏反应的患者,可采用抗组胺药(苯海拉明或 H_2 阻滞剂)进行预防。对于曾在输血期间出现严重寒战的受血者,必要时可提前使用哌替啶或糖皮质激素[8]。对于以前曾出现类似过敏性休克反应或反复出现 FNHTR 的受血者,可提前使用糖皮质激素。糖皮质激素的免疫抑制作用奏效很慢。输血前使用糖皮质激素的疗效尚未得到充分评估,其最佳用药时机和疗效尚不确定[9,10]。

如果需要在输血前用药,宜在血液成分送达前用药。如果是口服给药,宜在输血开始前 30 分钟用药。如果是静脉给药,建议在输血开始前 10 分钟用药。

八、设备

1. **血液加温仪**　低温的血液成分输注可致患者出现低体温和心脏并发症,使发病率及病死率增加[11]。从中心静脉置管输注的血液直接进入右心房,增加患者出现低体温的可能性。

常规输血很少需要将血液加温。需要快速输血特别是创伤或手术输血时,则需要将血液加温。新生儿低体温会引起严重不良反应,输血时最好加温。关于存在冷凝集素的患者输血时血液是否加温的临床实践存在较大差异[12,13]。

《AABB 标准》[1]要求,加温仪应当具有温度传感装置和报警系统,能发现加温仪故障,防止血液或血液成分发生溶血或者受到损伤。血液加温超过 42℃时可导致溶血[14]。输血科宜与血液加温仪使用科室协作,共同确保仅使用经 FDA 批准的血液加温仪。宜按照生产方的建议对加温仪进行验证、维护和报警测试。不宜使用微波炉、热源或热水或其他未经 FDA 批准专门用于血液加温的装置进行血液成分加温。

2. **输血装置**　输液泵或输液装置用于经临床可接受的途径输注液体、药物、血液和血液成分。这些输液装置能控制输注速度,因此能在计划时间内完成血液输注。输液装置带有报警系统,当出现输注不畅时能向临床人员发出报警信息。因此,使用输液泵或输液装置输血优于单纯依靠重力输注。但是,使用输液泵输血存在红细胞溶血的可能性。宜向输液泵生产方咨询,以确定其是否被批准用于输注血液成分。如果输液泵未经 FDA 批准用于输注血液成分,医疗机构宜制订验证计划,确认其用于输血时不会损害血液成分。大多数输血装置要求连接有可用于血液输注的滤器。

3. **注射器输液泵**　注射器输注泵可用于新生儿或儿科患者少量输血。输血科宜制订关于注射器输血的血液准备制度,具体详见第 24 章。

4. **加压装置**　使用外部充气的血液加压装置,根据施加压力的大小,可使输注速度达 70~300ml/min。血液加压装置宜具有压力监测表,对整个血袋均匀加压。压力超过 300mmHg 时可能导致血袋接合处泄漏或破裂。使用血液加压装置时,需配套使用大号输注导管以防止溶血。

通过外部加压装置对血袋加压以实现加速红细胞输注的方式,对红细胞损伤较小,适合大多数患者安全使用[15]。但有报道称,使用加压输血仅使输注速度小幅增加。因此当需要快速输血时,采用大号静脉输注导管更能奏效。

5. **急救设备的准备** 血液输注实施人员宜能随时获得并使用紧急干预措施。宜做好以下应对输血反应的准备工作:

- 以注射用 0.9% 的生理盐水和输液器开通静脉通路,以便随时可用。
- 治疗输血反应的药物,以及输血反应所引发的其他并发症紧急治疗药物医嘱的下达机制。
- 出现严重输血反应时紧急复苏措施的启动机制。
- 辅助通气设施和氧源。

九、静脉通路

可用于输注血液成分的静脉导管的规格为 22~14 号[16,17]。20~18 号静脉导管适用于一般成年人,流速适宜,不会因流速过快而使患者感到不适。25~24 号静脉导管可能适合婴幼儿输血,但宜采用输血装置调节,使流速保持恒定[18]。详见第 24 章。

如果使用较小型号导管,宜降低输注速度。加压输注引起红细胞溶血的可能性比针头孔径较小所致的可能性更大[19]。

在某些病情下,可能无法找到合适的静脉通路,这时可采用骨腔内输注。

十、输血前准备

接到所申请血液已准备完毕的通知后,为了减少血液成分离开温度受控环境的时间,只有在以下准备工作已经完成后,血液输注实施人员方可发出将血液成分送至患者所在病区的通知:

- 所申请血液成分已准备完毕。
- 已完成输血知情同意并记录。
- 已经开通适合输血的静脉通路。
- 申请的血液成分适合患者临床病情需要。
- 根据医疗机构的规定,有 1 名血液输注实施人员或其他指定人员能在输血全过程中对受血者实施适宜监护。
- 受血者预防性用药的医嘱已执行。
- 必需的设备已到位且能正常运行。

尽管在制订计划时尽了最大努力,但偶尔还是会出现这样的情况,即血液成分已送达患者床边,但由于出现了不可预计的状况,血液输注无法按计划时间开始。因此,医疗机构宜建立输血推迟后,将血液成分快速送回输血实验室的制度。输血科宜加强与医院其他科室沟通,确保他们知晓输血推迟后及时将血液送回输血科的有关要求。

第二节　血液成分运送和发放

医疗机构应建立制度,在申请发放血液成分时对拟输血的患者和血液成分实施核对。为保证将正确的血液成分发给正确的患者,输血科宜制订每次发血只准许发放 1 单位的制度,紧急和大量输血除外。在分配血液过程中,应对输血科持有的每单位血液成分的各项记录进行最后检查,检查内容包括[1]:

- 血液成分品种(红细胞、血浆、血小板、冷沉淀、粒细胞)。
- 患者身份的 2 个独立标识(姓名和出生日期、患者身份识别码和/或在采集交叉配血标本时赋予的唯一标识码)、ABO 和 Rh 血型。
- 献血标识码、献血者 ABO 血型,如有要求,包括献血者 Rh 血型。
- 如有做交叉配血,交叉配血结果。
- 特殊输血需求。
- 血液成分有效日期,如果适用,还包括有效时间。
- 发放日期和时间。

输血科工作人员宜在发血前检查血液外观,如果发现外观异常(如颜色明显变化、浑浊、凝块、团块或血袋包装不完整等),血液不得使用[4]。

可使用专人或自动传送系统(如气动传送系统、经过验证的冷却运输系统、自动血液传送机器人或远程血液配送站点等)将血液成分运送至目的地。使用存放在病区的自动化红细胞取血系统(远程、自动化、计算机控制的血液保存与取血冰箱)有助于避免血液运送延误。该系统采用电子发血流程,无法进行人工核查,因此应在血液放入发血冰箱保存之前,做好血液外观检查,确认血液无凝块或团块,血袋无渗漏。

第三节　输　　注

一、输血器

应当采用带有滤器(以去除凝块及颗粒)的输

血专用静脉管路输注血液成分[1]。标准输血器一般带有一个孔径为 $170\sim260\mu m$ 的滤器,但法规没有规定微孔的具体大小。输血器可用生理盐水或血液成分预充。宜对输血器生产方提供的说明书进行评审,以保证使用适宜的输血器。

1. **微聚体滤器** 微聚体滤器不是专为血液输注而设计的。在 20 世纪 70 年代,第二代微聚体滤器最初应用于白细胞去除或凝块筛查的补充或替代[20],但如今已被高效去白细胞滤器取代[21]。滤器的滤过范围为 $20\sim40\mu m$,可阻止纤维蛋白丝状物和死细胞团块通过。红细胞直径仅为 $8\mu m$,能通过微聚体滤器。微聚体滤器常在术中或术后自体血液回输过程中使用。

2. **白细胞滤器** 白细胞滤器设计用于去除白细胞,使每单位红细胞中白细胞计数小于 5×10^6,白细胞去除率大于 99.9%。经过白细胞过滤后,血液成分所致发热性输血反应、HLA 同种免疫反应和传播巨细胞病毒的风险明显降低[20,21]。详见第 7 章。白细胞滤器有不同类型,宜根据过滤时机即保存前过滤(在血液采集之后短时间内过滤)或床旁过滤加以选用。

血液保存前去除白细胞的效果比床旁去除白细胞的更好,不仅降低了保存血液的细胞因子水平,而且可建立适宜的去除白细胞血液库存,随时可供发放[22]。床旁过滤与一些患者突发性低血压相关。这类患者常无其他症状。该反应在服用血管紧张素转换酶抑制剂的受血者中较常见。使用血液中心或输血科在保存前过滤的血液成分,能够降低该反应的发生率[23]。常规制备保存前去除白细胞血液,显著减少了床旁白细胞去除的需求。有医疗机构注意到,使用去白细胞血液成分后,非溶血性发热性输血反应发生率明显降低。

核对白细胞滤器适用的血液成分(红细胞或血小板)以及最大滤过血量至关重要。设计用于过滤红细胞的滤器与用于血小板的滤器不能交叉使用。宜遵循生产方要求预充和过滤血液成分,否则无法达到白细胞去除效果,或者可能产生气塞,使血液成分无法通过滤器。去白细胞滤器不应用于过滤粒细胞或造血干细胞。

二、相容性静脉注射液

除静脉注射生理盐水外,其他任何药物不得加入输血管路与血液成分一同输注。单纯含葡萄糖的溶液可能导致红细胞肿胀并溶解。乳酸林格氏液或其他高钙溶液可能拮抗血液保存液的抗凝作用,导致血液成分出现凝固[24]。如果输血管路也用于输注其他药物或溶液,宜在输血前或输血后使用 0.9% 生理盐水冲洗。

《AABB 标准》所允许、不受上述限制的情形有:①FDA 批准的可与血液一起输注的药物或溶液;②已有文件证明添加物是安全的,不会对血液或血液成分产生不良影响[1]。

符合这些条件有:ABO 相容性血浆、5% 白蛋白及血浆蛋白制品等。经 FDA 批准的药品说明书中明确与血液或血液成分相容的注射液有:Normosol-R pH 7.4、Plasma-Lyte-A 注射液和 Plasma-Lyte 148 注射液。数种 Plasma-Lyte 制剂为非等渗或含钙离子,应当核查说明书,确认其与血液成分相容。

三、输血时的受血者身份核对

在病床边对受血者身份进行严格核对是防止患者血液成分输注错误的最后一道关卡。虽然重点关注的是输血传播感染性病原体的可能性,但对于因医务人员疏忽而导致的不相容血液输注也应给予同样关注。受血者输错血液的年发生率约为 1/19 000 单位红细胞,其所致急性溶血性输血反应的发生率约为 1/176 000 次输血,输错血液致急性溶血性输血反应患者死亡发生率为 1/180 万单位输注的红细胞[25]。

为了防止受血者身份识别错误引发的可能致命后果,已经研发并上市了许多患者身份识别系统,包括具有条形码或无线射频识别装置的身份手环、生物识别扫描、防止将血液错误发放给其他受血者的机械或电子锁,以及能够在受血者床边实时将血液申请和输血数据传送至输血科信息系统的掌上电脑等。这些系统为医务人员提供了在输血操作过程中自我发现和纠正差错的机会[26,27]。研究表明,这些系统的使用能提高采用主动式核查受血者的执行率。但是,没有一个核查辅助系统不需要良好的质量管理,如制订与执行标准操作规程、开展定期培训和胜任度评估以及系统监控。

四、输血前核对

1. **核查受血者和血液** 患者 2 项独立的标识

（例如姓名和身份识别码等）、血袋标签或附加配血标签中的患者身份信息应当一致,应当符合医疗机构有关患者身份核查要求。

2. 核查献血标识码　血液成分标签上的献血标识码和 ABO/Rh 血型应与附加标签上的信息相匹配。

3. 核对血型　受血者 ABO 血型(如果有要求,包括 Rh 血型)宜与拟输注的血液成分相容。如果做过交叉配血试验,宜核对配血结论。

4. 核对医嘱　血液输注实施人员宜将拟输注的血液成分与医嘱中的输血申请(包括特殊加工要求)进行核对,两者应一致。

5. 核查血液成分的有效日期(如适用,包括有效时间)　如果血液成分超过有效期或有效时间则不宜输注。

在核查过程中发现任何不相符的异常情况时,宜停止输血。

五、开始输注

输血过程中不得去除血袋标识。血液成分和受血者核查无误后,应用无菌技术穿刺血袋,开始输血。通过 JC 认证的医疗机构应当符合其对血液输注实施人员的要求:“执行输血及静脉输液的操作人员应当接受相应的岗位培训,临床和整骨医师除外”[28]。

血液输注管路宜用注射生理盐水或血液成分预充。如果输血管路曾用作除生理盐水外的任何药物的输注,宜在输血前用生理盐水冲洗输血管路。

输血开始时宜缓慢进行。最初 15 分钟内的输注速度约为 2ml/min,且血液输注实施人员宜在床旁观察。有的医疗机构要求血液输注实施人员应在这段时间直接观察受血者。输入 10ml 血液后即可能出现严重输血反应。数种可能危及生命的输血反应常在输血开始后的 10~15 分钟内出现。因此在输注 15 分钟后应重新检查受血者的生命体征,评估受血者对输血的耐受性[29]。

六、输注速度

输注 15 分钟后宜加快输注速度,以确保在 4 小时内输注完毕。较快输血(如 240ml/h)的优点是能尽快改善受血者缺血状态和减少受血者输血和血液输注实施人员监护的时间,缺点是可能引起输血反应(如循环超负荷)或使输血反应加重(例如非溶血性发热输血反应、败血症或过敏反应等)。在输血的最初 15 分钟内,许多非溶血性发热性输血反应、败血症、过敏反应甚至溶血反应的症状可能不明显。

如果经过 15 分钟输注后未出现输血反应,可根据受血者体重、血容量及血流动力学等因素考虑将输血速度提高至规定速度(表 18-1)。对于有心肺疾患的受血者,宜注意避免输血速度过快。血液应在开始输注后 4 小时之内输注完毕[4]。如果患者无法耐受在 4 小时内完成全部剂量血液输注,血液输注实施人员宜向输血科申请发放小容量分装的血液,将全部剂量的血液分两次输注完毕。

表 18-1　非急救情况下的血液成分输注

| 血液成分 | 建议成人输注速度 | | 特殊注意事项 | ABO 相容性 | 过滤器 |
	最初 15min	15min 后			
红细胞	1~2ml/min (60~120ml/h)	患者能耐受的最快速度;约 4ml/min 或 240ml/h	全部输注时间不超过 4h;血流动力学稳定的受血者 1~2h 输注完毕;循环超负荷高危受血者可将流速调整至 1ml/(kg·h)	全血:ABO 同型; 红细胞:与受血者血浆 ABO 相容; 要求交叉配血	管道内置滤器(170~260μm) 如果必要,使用去白细胞滤器
血小板	2~5ml/min (120~300ml/h)	300ml/h 或患者能耐受的速度	通常在 1~2h 输注完毕; 循环超负荷高危受血者宜减慢速度(见红细胞输注)	不要求交叉配血; 最好但不要求 ABO/Rh 相容; 可能需要 HLA 配型	管道内置滤器(170~260μm); 如果有指征,去白细胞

续表

血液成分	建议成人输注速度		特殊注意事项	ABO 相容性	过滤器
	最初 15min	15min 后			
血浆	2~5ml/min （120~300ml/h）	患者能耐受的速度；约 300ml/h	发放前需解冻；循环超负荷高危患者减慢速度（见红细胞输注）	不要求交叉配血；与受者红细胞 ABO 相容	管道内置滤器（170~260μm）
粒细胞	1~2ml/min （60~120ml/h）	120~150ml/h 或患者能耐受的速度	约超过 2h；采集/发放后尽快输注辐照	要求交叉配血；要求 ABO/Rh 相容；可能需要 HLA 配型	管道内置滤器（170~260μm）不使用去白细胞或微聚体滤器
冷沉淀	患者能耐受的最快速度		解冻后尽快输注；汇集输注较好	不要求交叉配血和 ABO 相容	管道内置滤器（170~260μm）

七、输血监护

血液输注实施人员宜在输血过程中对患者进行全程监护，检查输血部位和输注速度。如果发现输血速度减慢，血液输注实施人员宜采取以下措施：①检查并确认静脉管路通畅，输血部位无渗漏；②升高血袋位置；③检查滤器是否有空气、碎片或凝块；④尝试采用输液泵输注血液；⑤如果红细胞过于黏稠，可考虑加入生理盐水稀释。

血液输注实施人员在输血期间经常对患者进行观察，有助于及时发现和处理随时可能出现的输血反应。

宜在输血开始的最初 15min 测量生命体征，随后的生命体征监测宜按照本机构规定执行。目前认为最佳的临床输血实践是在输血前、输血开始后不久和输血后的生命体征监测和比较[30]。《AABB 标准》要求病程记录应当包括输血前后生命体征[1]。发现受血者出现疑似输血反应或病情变化时宜立即监测生命体征。

八、疑似输血反应

血液输注实施人员者宜掌握输血反应的早期体征和症状以及紧急应对措施（见第 22 章）。血液输注实施人员宜通过目视观察和受血者报告发现输血后受血者出现了变化，作出可能出现了输血反应的判断。因为输血反应相关症状可能在生命体征变化之前出现。如果出现了疑似输血反应，宜立即停止输血，改为输注生理盐水。应注意的是，宜在输血静脉穿刺位点邻近开通静脉通路，输注生理盐水，以避免将输血管路残留的血液成分继续输入患者体内。

血液输注实施人员宜重新核查红细胞标识信息，并立即向输血医嘱下达人员报告，患者可能出现了输血反应。如果患者出现了较为严重的输血反应，血液输注实施人员宜考虑向医院应急救治团队报告。医疗机构宜有方便相关人员查阅的常见输血反应诊治材料，包括输血反应的症状和体征，应立即采取的措施或预期采取的干预措施。

患者病情稳定后，血液输注实施人员宜立即向输血科报告疑似输血反应，按照本机构关于输血反应调查的规定，将血袋退回和/或申请实验室检查。宜按照本机构规定完成疑似输血反应的相关记录。

九、输血完成

输血完成时应评估患者状态，测量生命体征。如果输血过程平稳，可将血袋和输血管路废弃于医疗废物收集容器中。生理盐水包装袋宜按本机构规定处置。

受血者在输血后数小时乃至数天仍可能出现输血反应。临床医师宜在输血后 4~6 小时内继续密切观察受血者，以及时发现可能与输血相关的发热或肺部反应。如果临床医师不能直接对输血后受血者实施监护，宜向受血者及其照护人员提供需要向医师报告的有关体征或症状的书面说明，以及一旦出现不良反应发生后的联系方式。

第四节 输 血 记 录

宜在病程记录中记录输血相关事项。《AABB

标准》要求至少记录下列事项[1]：

- 输血医嘱
- 受血者知情同意书
- 血液成分名称
- 献血者身份识别码
- 输血日期和时间
- 输血前后的生命体征
- 输血容量
- 血液输注实施人员
- 输血相关不良事件

虽然《AABB 标准》没有对输血开始和结束时间作出具体规定，但《人血液和血液成分使用说明》明确要求，应在 4h 内完成血液输注[4]。如果计划输注多袋血液，宜遵照本机构指南和输血器生产方的规定，确定是否可以使用原有输血器继续输注后续血液成分。如果生产方没有禁止，医疗机构常允许继续使用原有输血器输注后续血液，但所有血液应在首袋血液输注开始后的 4 小时内全部输注完毕。

第五节 特 殊 输 血

儿科和新生儿输血请参阅第 24 章。

一、快速输血

如果需要快速输血，采用加压/加温装置、大口径输液管及大口径静脉导管（包括中心静脉和骨内通路），能缩短输注时间，且不至于引起溶血[31-33]。带有适宜滤器的专用输血器可用于快速输血，可单独使用也可和其他特殊设备一起使用。有报道称这种输血管路的流速高达 10～25ml/s（600～1 500ml/min）。但快速输注大量血液成分可能导致低体温、凝血障碍和电解质平衡紊乱。采用血液/液体加温装置可减少患者出现低体温的可能性[34]。

快速输血时患者常出现低钙血症，其持续时间通常较短，但取决于输入的枸橼酸盐剂量和速度。可根据受血者血清离子钙水平及枸橼酸盐输入速度进行补钙[35]。已有关于快速输注红细胞时发生输血相关高血钾致心脏骤停的报告。即使红细胞快速输注量并不大（例如新生儿输注 1 单位血液），由于酸中毒、低血糖、低钙和低体温等因素的综合作用，也可能出现心脏骤停[35]。

输血科宜建立紧急发血程序，确保一旦有患者急需输血时，能够在获得输血前相容性检测结果前发放血液成分，以免出现输血延误，给患者带来损害。输血科接到经临床医师签署的患者需要在获得检测结果前紧急输血的申请后，立即发放未经交叉配血的血液[1]。

如果创伤急救或手术室离输血科较远，可在这些科室放置适宜的远程血液保存设备，存放 O 型红细胞。输血科应当确保这些卫星储血点的血液保存符合要求。

二、院外输血

医疗机构宜制订详细的院外输血方案，将输血相关的医疗条件进行整合，重点考虑输血安全相关事项[36]。

可能在医疗机构以外实施输血的情形包括透析中心、医疗救护车、专业护理机构、门诊手术中心甚至患者居家等。制订输血计划时宜将如何做好输血记录考虑在内。血液输注实施人员宜具备执行血液输注程序、患者监护、识别和报告输血不良反应的能力。宜做好疑似输血不良反应处置的适当准备工作，给予受血者最好的照护。宜由富有院外输血经验的医务人员执行院外输血工作。

当患者居家开展输血时，医务人员与患者一对一，能够对患者进行密切监护。但其缺点是一旦出现严重不良反应时，没有经过培训的助手可以帮助。准备居家输血时宜考虑以下事项[36]：

- 有成年人能帮助识别患者身份并在需要时进行医疗呼救。
- 能立即得到医疗会诊。
- 紧急救护联系人员电话，容易呼叫到救护车。
- 无输血反应史。
- 医疗废物能得到妥善处理。

第六节 结 论

血液成分输注和输血流程与制度的建立宜以患者为中心，遵循循证医学最佳实践。血液输注实施人员能及时发现和报告疑似输血反应。密切监护和早期干预对患者结局具有非常关键的积极影响。宜定期开展输血过程审核，发现不符合项，分析其原因并实施纠正措施，以提升输血安全。

要点

1. 输血过程包括受血者知情同意和准备,医务人员为正确的受血者输注适宜的血液成分以及在输血期间和输血后对受血者实施密切监护,及时发现和处理输血反应。应当在患者病程记录中详细记录所有这些步骤的执行情况。

2. 宜向受血者告知即将接受输血,并给予详细解释,使受血者能在对输血有充分理解的基础上表示同意输血。

3. 执业医师启动输血申请时宜下达所需血液成分及其输注的医嘱。

4. 血液输注实施人员宜接受临床输血适应证和输血过程安全措施的培训。

5. 血液输注实施人员应当在输血前确认有适宜的静脉通路可用于血液输注,输血前预防性用药医嘱已执行,所需设施(如血液加温仪、输液泵、血液加压装置和急救设备)已准备就绪。

6. 宜测量受血者生命体征基础数据,用作与输血后的对比。

7. 医疗机构宜建立血液和血液成分的发放和运送机制,保证血液输注实施人员及时收到血液。

8. 输血科宜保证使其他科室知晓关于输血推迟后应将血液成分送回输血科的要求。

9. 宜在受血者床边实施受血者和血液成分核对,包括:①受血者身份和血液成分;②献血标识码和献血者 ABO/Rh 血型;③受血者血型;④医嘱;⑤血液成分的有效日期/时间。

10. 应当使用输血器(必要时加用滤器)输注血液成分。除注射用生理盐水外,不可使用输血管路输注其他药物。如果确实需要使用输血管路输注其他药物,应在输血前或输血后用注射生理盐水充分冲洗。

11. 输血开始时宜缓慢,最初 15 分钟内的输注速度宜约为 2ml/min。

12. 血液输注实施人员宜在床边观察。如果无出现输血反应,可提高输注速度。血液输注实施人员应对受血者进行全程监护,一旦出现输血反应,应立即停止输血。

13. 血液应当在 4 小时内输注完毕。完成输血后,血液输注实施人员应测量受血者生命体征。如果临床医师不能直接对输血后患者进行监护,宜向患者及其照护人员提供需要向医师报告的有关体征或症状的书面说明,以及一旦出现不良反应发生后的联系方式。

14. 应当在病程记录中至少记录以下输血事项:①输血医嘱;②患者输血治疗知情同意书;③血液成分名称;④献血者身份识别码;⑤输血日期和时间;⑥输血前后生命体征;⑦输血容量;⑧血液输注实施人员;⑨输血反应。

参考文献

1. Ooley PW, ed. Standards for blood banks and transfusion services. 30th ed. Bethesda, MD: AABB, 2016.

2. Stowell CP, Sazama, K, eds. Informed consent in blood transfusion and cellular therapies: Patients, donors, and research subjects. Bethesda, MD: AABB Press, 2007.

3. Klein H, Anstee D. Mollison's blood transfusion in clinical medicine. 12th ed. Oxford: Wiley-Blackwell, 2014.

4. AABB, American Red Cross, America's Blood Centers, Armed Services Blood Program. Circular of information for the use of human blood and blood components. Bethesda, MD: AABB, 2017.

5. 2017 National patient safety goals. Oakbrook Terrace, IL: The Joint Commission, 2017.

[Available at http://www.jointcommission.org/standards_information/npsgs.aspx (accessed February 9, 2017).]

6. Duran J. Effects of leukoreduction and pre-medication with acetaminophen. J Pediatr Oncol Nurs 2014;31:223-9.

7. Marti-Carvajal AJ, Sola I, Gonzalez LE, et al. Pharmacological interventions for the prevention of allergic and febrile non-haemolytic transfusion reactions. Cochrane Database Syst Rev 2010;(6):CD007539.

8. Patterson BJ, Freedman J, Blanchette V, et al. Effect of premedication guidelines and leukoreduction on the rate of febrile nonhaemolytic platelet transfusion reactions. Transfus Med 2000;10:199-206.

9. Goss JE, Chambers CE, Heupler FA, et al. Sys-

temic anaphylactoid reactions to iodinated contrast media during cardiac catheterization procedures: Guidelines for prevention, diagnosis, and treatment. Cath Cardiovasc Diagn 1995;34:99-104.

10. Tramer MR, von Elm E, Loubeyre P, Hauser C. Pharmacological prevention of serious anaphylactic reactions due to iodinated contrast media: Systematic review. Br Med J 2006;333: 675-81.

11. Boyan CP, Howland WS. Cardiac arrest and temperature of bank blood. JAMA 1963;183: 58-60.

12. Donham JA, Denning V. Cold agglutinin syndrome: Nursing management. Heart Lung 1985;14:59-67.

13. Iserson KV, Huestis DW. Blood warming: Current applications and techniques. Transfusion 1991;31:558-71.

14. Hirsch J, Menzebach A, Welters ID, et al. Indicators of erythrocyte damage after microwave warming of packed red blood cells. Clin Chem 2003;49:792-9.

15. Frelich R, Ellis MH. The effect of external pressure, catheter gauge, and storage time on hemolysis in RBC transfusion. Transfusion 2001; 41:799-802.

16. Acquillo G. Blood transfusion flow rate. J Assoc Vasc Access 2007;124:225-6.

17. Makic MB, Martin SA, Burns S, et al. Putting evidence into nursing practice: Four traditional practices not supported by evidence. Crit Care Nurse 2013;33:28-42.

18. Barcelona SL, Vilich F, Coté CJ. A comparison of flow rates and warming capabilities of the Level 1 and Rapid Infusion System with various-size intravenous catheters. Anesth Analg 2003;97:358-63.

19. Miller MA, Schlueter AJ. Transfusions via hand-held syringes and small-gauge needles as risk factors for hyperkalemia. Transfusion 2004;44:373-81.

20. Wortham ST, Ortolano GA, Wenz B. A brief history of blood filtration: Clot screens, microaggregate removal, and leukocyte reduction. Transfus Med Rev 2003;17:216-22.

21. Lane TA. Leukocyte reduction of cellular blood components: Effectiveness, benefits, quality control, and costs. Arch Pathol Lab Med 1994; 118:392-404.

22. Bandarenko N, King K, eds. Blood transfusion

therapy: A physician's handbook. 12th ed. Bethesda, MD: AABB, 2017.

23. Zoon KC, Jacobson ED, Woodcock J. Hypotension and bedside leukocyte reduction filters. Int J Trauma Nurs 1999;5:121-2.

24. Dickson DN, Gregory MA. Compatibility of blood with solutions containing calcium. S Afr Med J 1980;57:785-7.

25. Vamvakas EC, Blajchman MA. Transfusion related mortality: The ongoing risks of allogeneic blood transfusion and the available strategies for their prevention. Blood 2009;113: 3406-17.

26. Pagliaro P, Rebulla P. Transfusion recipient identification. Vox Sang 2006;91:97-101.

27. Koshy R. Navigating the information technology highway: Computer solutions to reduce errors and enhance patient safety. Transfusion 2005;45(Suppl 4):189S-205S.

28. Comprehensive accreditation manual for hospitals. Oakbrook Terrace, IL: The Joint Commission, 2017.

29. Bradbury M, Cruickshank JP. Blood transfusion: Crucial steps in maintaining safe practice. Br J Nurs 2000;9:134-8.

30. Oldham J, Sinclair L, Hendry C. Right patient, right blood, right care: Safe transfusion practice. Br J Nurs 2009;18:312, 314, 316-20.

31. Davis DT, Johannigman JA, Pritts TA. New strategies for massive transfusion in the bleeding trauma patient. J Trauma Nurs 2012;19:69-75.

32. ASC TQIP massive transfusion in trauma guidelines. Chicago, IL: American College of Surgeons, 2014.

33. Shaz B, Hillyer C. Massive transfusion. In: Shaz B, Hillyer C, Roshal M, Abrams C, eds. Transfusion medicine and hemostasis. 2nd ed. London: Elsevier Science, 2013.

34. Hrovat TM, Passwater M, Palmer RN, for the Scientific Section Coordinating Committee. Guidelines for the use of blood warming devices. Bethesda, MD: AABB, 2002.

35. Hayter MA, Pavenski K, Baker J. Massive transfusion in the trauma patient: Continuing professional development. Can J Anaesth 2012: 59:1130-45.

36. Benson K. Home is where the heart is: Do blood transfusions belong there too? Transfus Med Rev 2006;20:218-29.

第19章 输血决策与疗效评价

同其他所有医疗措施一样,输血治疗也必须仔细评估其风险和受益。本章针对成年患者输血治疗的文献进行概述。

第一节 红细胞输注

红细胞(red blood cells,RBCs)输注主要用于生理代偿机制不足以维持组织正常氧合的贫血患者,提高其携氧能力。贫血原因有很多种,表19-1对贫血做了分类。对于慢性、情况稳定的贫血患者,往往不需要进行 RBCs 输注。例如对于代偿功能良好的缺铁性贫血患者,简单的补铁即可纠正贫血。相反,对于生理代偿机制不能维持组织正常氧合的贫血患者,输注红细胞可以挽救生命。贫血患者如出现下列症状和体征应考虑及时输红细胞:血流动力学不稳定,心源性胸痛,气促和静息状态下心动过速。另外,由于血液中98%的氧与血红蛋白(hemoglobin,Hb)结合,且 Hb 易于检测,因此常用Hb 浓度指导非出血患者的红细胞输注,目前也尚无更好的可以支持红细胞输注的检测指标。下面将讨论到,当前指导 RBCs 输注的 Hb 值比以前更低。

一、宽松与限制输血策略

第 1 项高质量的临床红细胞输注的研究是加拿大重症监护病房输血需求试验(transfusion requirements in critical care,TRICC)[1]。在 TRICC 研究中,838 例血流动力学稳定、Hb<90g/L 的危重患者,依据接受红细胞输注时的 Hb 值,随机分为 Hb<100g/L(宽松输血组)和 Hb<70g/L(限制输血组)2 组。主要研究结果表明,30 天全因死亡率 2 组间无显著性差异。限制输血组中,年轻的(<55 岁)和

表 19-1 贫血的分类

失血导致的贫血	
红细胞破坏增加(溶血)所致贫血	红细胞生成减少导致的贫血
外源性红细胞破坏	小细胞性贫血
免疫因素	缺铁性贫血
同种抗体介导的溶血性贫血	地中海贫血
温抗体型自身免疫性溶血性贫血	铅中毒
	慢性疾病贫血
冷凝集病	铁粒幼细胞性贫血
阵发性血红蛋白尿	正常细胞性贫血
药物相关的溶血性贫血	骨髓病变性贫血
非免疫因素	肾/低红细胞生成素
机械因素导致红细胞破坏	慢性疾病贫血
微血管病变性贫血	骨髓低增生/再生障碍
内源性红细胞破坏	大细胞性贫血
血红蛋白病	巨幼红细胞
细胞膜缺陷	维生素 B_{12} 缺乏
酶缺陷	叶酸缺乏
	药物性贫血
	非巨幼红细胞
	骨髓低增生/再生障碍

病情较轻患者[急性生理学和慢性健康评价(acute physiology and chronic health evaluation,APACHE)Ⅱ评分<20]存活率显著提高。2011 年著名的"FOCUS"研究[2]是第 2 大随机对照试验(randomized controlled trial,RCT),主要比较成年患者采取宽松输血输注和限制输血的临床疗效。2016 名年龄在

50 岁及以上、髋部骨折手术合并(或潜在)心血管疾病的患者,根据术后接受红细胞输注时的 Hb 值,随机分为 Hb<100g/L(宽松输血组)和 Hb<80g/L(限制输血组)2 组。FOCUS 为优效性设计,旨在验证宽松红细胞输注策略是否能给髋骨骨折修复术患者带来更好的功能恢复。主要研究指标为死亡率或 60 天房间内无协助时的行走能力,2 组患者均无显著性差异。另外,较小样本量的骨科术后患者实施宽松与限制红细胞输注策略的研究结果同样显示,宽松输血组患者并未获益[3,4]。

目前已经有不同规模的随机对照试验在几个成年住院患者群体[5,6](包括心脏手术[7-10]、感染性休克[11]、急性上消化道出血[12,13]、外科肿瘤学[14]、产后出血[15]和创伤性脑损伤[16])中比较了宽松与限制 RBC 输注策略的临床效果。还有更多的随机对照试验正在进行中。除了少数试验外[14],这些研究均未能证明宽松输血策略对于临床有任何益处。2016 年的 1 项 meta 分析[17]评估了比较宽松与限制输血策略的 31 项试验。分析包括 1 项 2 578 例临床情况不同(例如手术,危重病护理)的患者。总体而言,应用限制 RBCs 输注策略(一般 Hb 为 70~80g/L)的患者结果不劣于宽松输注策略的患者,患者输血比例降低了 43%。在此基础上,临床实践指南(包括 2016 年 AABB 指南[18])建议对住院患者采用限制 RBC 输注策略。首先必须强调的是,临床实践指南不是标准,不能代替临床判断。在这个领域的随机对照试验往往简化为把患者 Hb 单一指标作为输注红细胞的标准。对于个别患者,临床体征和症状,合并症及其他因素也应纳入输血决策中。也就是说,如果患者临床情况稳定、指导红细胞输注的唯一决定因素是患者的 Hb,应该遵循限制策略。其次,迄今为止进行的随机对照试验几乎全部入选血流动力学稳定的成年住院患者。而对围术期有活动性出血的患者,Hb 的指导作用有限。另外,由于现实原因(例如减少就诊次数),医生通常会对门诊患者采取更加宽松的红细胞输注策略。主观生活质量(quality of life,QOL)测量结果可能会随患者 Hb 水平变化而变化,因此,很难证明 Hb 水平和功能活动/生活质量之间的相关性[19]。

急性冠状动脉综合征患者的红细胞输注指征具有特殊性。目前,对于急性心肌梗死(myocardial infarction,MI)或不稳定型心绞痛患者的红细胞输注最佳方案仍不清楚。在 TRICC 研究中,急性冠状动脉综合征患者是限制输血策略中生存率较低

的唯一亚组。然而,宽松输血组的生存优势在统计学上也并不显著[1,20]。在 2015 年输血指征阈值降低 (transfusion indication threshold reduction, TITRe2)试验中[9],2007 名心脏择期手术的成年患者被随机分配到宽松(Hb<90g/L)与限制(Hb<75g/L)RBC 输血组。2 组的严重感染或缺血事件(例如中风或急性心肌梗死)等主要结果无显著差异。然而,2 次分析显示限制输血组中受试者的 90 天全因死亡率较高[4.2% vs 2.6%;风险比:1.64(1.00~2.67)]。因此,现有的数据表明,对于急性冠状动脉综合征或心脏手术患者采取宽松输血策略可能更合适。这个领域肯定会成为进一步研究的课题。AABB 指南指出,没有足够的证据为急性冠脉综合征、严重血小板减少症或慢性输血依赖性贫血患者推荐限制红细胞输注策略[18]。

二、地中海贫血和镰状细胞综合征

地中海贫血和镰状细胞病是最常见的遗传性血红蛋白病。地中海贫血是指由于基因突变导致 α 或 β 珠蛋白生成减少。β-地中海贫血主要表现为重度贫血、无效造血和髓外造血。镰状细胞贫血包括血红蛋白 SS、血红蛋白 SC 和血红蛋白 Sβ⁰。血红蛋白 S 是 β 珠蛋白链第 6 位谷氨酸被缬氨酸替代所致的异常血红蛋白。血红蛋白 S 在循环中相对低氧区域发生聚合,导致红细胞形态异常,微血管闭塞和急、慢性器官功能障碍。

重度地中海贫血患者,常常在儿童时期因为发育不良、明确的髓外造血导致骨质异常以及 Hb 低于 70~90g/L 即开始定期输注 RBCs[21,22]。输注 RBC 治疗贫血和减少髓外造血的发病风险,通常每 2~4 周输注 1 次红细胞以维持血红蛋白水平在 90~100g/L[21]。

镰状红细胞引起微血管闭塞是由于红细胞僵硬化,以及镰状细胞易于黏附于其他血细胞和血管内皮[23,24]。给镰状细胞贫血患者输血目的是通过减少循环中镰状细胞的比例来降低急性和慢性并发症的发生率。然而,异体输血同样存在风险,需要平衡风险和受益。镰状细胞病患者同种异体免疫的总体风险约为 20%[25,26]。导致镰状细胞病患者同种异体免疫高发的部分原因是献血者和镰状细胞病患者之间的抗原差异以及 Rh 等位基因的多样性[27]。此外,血管阻塞性危象引发的炎症反应也可导致同种异体免疫[28]。除同种免疫外,选择异体输血还需要权衡超级溶血导致的溶血性输血

反应和铁超负荷的风险。超级溶血是指输血后血红蛋白比输血前更低,致严重贫血。超级溶血经常与临床上红细胞同种抗体介导的迟发性溶血反应相关。超级溶血同时伴有发热,疼痛,实验室溶血证据(如乳酸脱氢酶和间接胆红素升高,触珠蛋白水平降低),以及网织红细胞数量减少。再次输血时仍会发生超级溶血,导致输注 RBC 往往会加重贫血[29]。发生超级溶血时应避免输血,可使用静脉注射免疫球蛋白和皮质类固醇治疗[30]。

为了降低同种免疫风险,除常规 ABO 和 RhD 血型相合外,镰状细胞病患者通常接受精准 RBC 输注(即与患者 C、E、K 和其他抗原匹配的红细胞)[31,32]。尽管如此,这些患者经常出现 Rh 抗原单体型与表型不符[27,33]。红细胞抗原基因分型的检测价格昂贵,对于需要频繁输血的高风险人群需要权衡基因分型成本和避免同种免疫风险的利弊。

可以通过单纯的输血、手动血液置换或自动血液置换来补充 RBC。自动血液置换很容易输入更多的血容量,从而显著降低血红蛋白 S 水平和减少铁超载的风险。红细胞可以急性输注、慢性预防性输注或根据各种适应证输注,如肺动脉高压[24]。RBCs 输注的明确适应证应基于 RCT 提供的证据,在没有 RCT 的情况下,可基于循证的临床指南。表 19-2 总结了来自心肺血液研究院(National Heart, Lung, and Blood Institute, NHL-BI)关于镰状细胞病最新的 RBC 输注指南[24]。1998 年镰状细胞贫血患者预防中风试验(stroke prevention trial in sickle cell anemia, STOP 试验)结果表明,经颅多普勒(transcranial doppler ultrasonography, TCD)超声检查(大脑中动脉血流速度 >200cm/s)显示慢性 RBC 输注可显著降低镰状细胞病患中风的发病率[34]。随后的 STOP2 试验显示,在这个患者群体中如果停止慢性输血将导致异常血流速度和中风的风险[35]。而在最近的输血改变羟基脲患者 TCD 实验(TCD with transfusions changing to hydroxyurea, TWITCH)中,患有镰状细胞病和 TCD 异常的儿童被随机分配每月输血组或羟基脲治疗组。1 年后结果显示羟基脲治疗与慢性输血相当,为慢性输血提供了 1 个可能的替代治疗方案[36]。单纯疼痛伴血管堵塞危象、阴茎异常勃起、无症状性贫血或急性肾损伤通常不需要输注 RBC。需要行全麻手术的镰状细胞贫血患者术前应请镰状细胞病专家会诊,因为这些患者围术期可能需要输血或红细胞置换。

表 19-2 镰状细胞病并发症患者的输血方法*

并发症	输血方法(推荐强度)
严重的急性胸痛综合征(给氧情况下,氧饱和度 <90%,)	血液置换(强)
急性脾隔离症和严重贫血	单纯输血(强)
儿童和成人的急性中风:启动了每月输血计划	单纯输血或血液置换(强)
肝隔离症	单纯输血或血液置换(中度)
肝内胆汁淤积	血液置换或单纯输血(专家共识)
多器官功能衰竭	血液置换或单纯输血(专家共识)
再生障碍性危象	单纯输血(专家共识)
有症状的贫血	单纯输血(专家共识)
儿童经颅多普勒读数 >200cm/s	血液置换或单纯输血(强)
有明确中风病史的成人或儿童	血液置换或单纯输血(中度)

注:* 改编自 Yawn 等[24]

三、红细胞保存期

如上所述,对于绝大多数中度贫血的患者来说,临床研究尚未证实输注红细胞的益处。这可能反映了机体的生理代偿机制的能力,在通常认为需要输血的 Hb 水平时,这种代偿能力仍可以确保充足的组织氧供。另 1 个可能的原因与红细胞"贮存损害"有关。在美国,红细胞储存期长达 42 天,储存期间会发生多种生化和形态的改变。例如,细胞外钾增加,氧解离的关键调节物质 2,3-二磷酸甘油酸(diphosphoglycerate, DPG)下降以及游离血红蛋白和游离铁增加。观察性研究表明,红细胞保存时间较长可能与不良临床结局有关。一些随机对照试验研究了 RBC 储存时间对各类患者临床结局的影响,包括 ARIPI[38](新生儿),ABLE[39](重症监护患者),RECESS[40](心脏手术患者),TOTAL[41](重度贫血儿童,主要为疟源性)和 INFORM[42](成年住院患者)。在这些试验中没有观察到临床结局的差异,因此临床输血决策也没有根据 RBC 储存时间长短作出改变。

四、紧急抢救时红细胞输注

红细胞输注通常进行 ABO(表19-3)以及 RhD 血型抗原匹配。在急性出血时,可能没有足够的时间来完成标准的输血前相容性检测。当患者需要紧急输血,而未完成相容性检测时,可用未经交叉配血试验的 O 型红细胞。O 型 RhD 阴性的红细胞用于有生育需求的50岁以下的女性。O 型 RhD 阳性的红细胞用于男性和绝经后女性。大约3%的受血者体内含有1种或多种非 ABO 红细胞同种抗体,但是在临床上,输注未经交叉配血试验的 O 型红细胞却极少发生有意义的溶血反应。有时,急性出血情况下,已知有红细胞同种抗体的患者在完成抗体鉴定和交叉配血试验前可能需要立即输注红细胞。在这种情况下,主管医师(例如术中)与输血医生之间的沟通则尤为重要。临床医生可能会担心输注的红细胞并非"完全相合"。然而,大多数非 ABO 抗体不会导致急性血管内溶血(主侧 ABO 血型不合的输血反应),相反,大多数非 ABO 红细胞同种抗体会引起迟发性血管外溶血。因此,与大量失血或危及生命的严重贫血的风险相比,输注不相合的红细胞仍然是更好的选择。大剂量输血方法中对血浆输注做了简要总结。

表 19-3　ABO 配血

受血者 ABO 血型	ABO 相容的红细胞	ABO 相容的血浆或血小板
O	O	A,B,O,AB
A	A,O	A,AB
B	B,O	B,AB
AB	A,B,O,AB	AB

五、自身免疫性溶血性贫血的红细胞输注

温抗体型自身免疫性溶血性贫血(warm auto-immune hemolytic anemia,WAIHA)的主要治疗方法是免疫抑制疗法,但红细胞输注仍具有重要支持作用。红细胞自身抗体具有广泛的反应性,因此,为 WAIHA 患者寻找相容的红细胞颇为困难[43]。由于体外广泛反应的特性,自身抗体可能会掩盖1种或多种有临床意义的同种抗体。据报道,20%~40%具有温反应性抗体的患者会产生同种抗体[44,45]。对于近期未输血的患者,自身红细胞吸附是去除自身抗体以便鉴定同种抗体的首选,从而得到相应抗原阴性的红细胞。对于近期有输注的患者,可以进行同种异体(异源)红细胞吸附以鉴定潜在的同种抗体。输注表型或基因型匹配的红细胞是降低这些患者发生同种免疫和溶血性输血反应风险的另1种选择[46,47]。在一些 WAIHA 病例中,自身抗体表现出相对的抗原特异性。例如,与 RhD 阴性红细胞相比,自身抗体与 RhD 阳性红细胞在体外的反应更强烈。在这种情况下,就输注红细胞的存活率而言,提供与类自身抗体特异性无关的 RhD 阴性红细胞可能有所裨益[48]。然而,避免潜在的同种抗体比输注与自身抗体匹配的红细胞更重要。

在许多 WAIHA 病例中,找不到交叉配血试验完全相合的红细胞,也就是说,患者的自身抗体与所有献血者红细胞在体外均发生反应。然而,部分 WAIHA 患者的溶血反应非常迅速,对于可能危及生命的贫血患者,不应当拒绝红细胞输注。应该让临床医生消除疑虑,即使献血者红细胞与患者的红细胞在体外不相容,输入后也不会比患者自身的红细胞更"不相容"。通过输注充足的红细胞,以缓解贫血症状(如缺氧、静息时心动过速、胸痛),此时的红细胞输注是挽救患者生命的治疗措施,不应一味避免输注。特别是对于没有输血史或者妊娠史的患者,体内极不可能有同种抗体。对输血患者需要密切监护,并且输血科和临床用血科室之间的沟通也非常重要[43]。

第二节　血小板输注

一、治疗引起血小板生成减少时的血小板预防性输注

大多数血小板输注用于化疗或干细胞移植引起的血小板生成减少的非出血患者。血小板预防性输注始于20世纪60年代,当时颅内出血是化疗后血小板严重减少患者最常见的致死因素。1项开创性的研究表明[49],在血小板计数较低时,大出血的天数增加,但未找到引起出血风险增加的血小板计数值(阈值)。然而,血小板计数低于 20×10^9/L 从此成为预防性输注血小板的标准。依据观察性研究[50,51]和随机试验[52-54]结果,预防性血小板输注的阈值降至 10×10^9/L。观察性研究提示 5×10^9/L 的阈值也是安全的[55],但是,目前多个临床指南推荐,并在临床实际工作中最普遍应用 10×

10^9/L 作为预防性血小板输注阈值[56,57]。以下介绍在此领域已经开展了几项随机对照试验。多数研究的主要终点指标是患者发生世界卫生组织（World Health Organization,WHO）规定的 2 级或更严重的出血情况。WHO 出血分级量表见表 19-4。

表 19-4　WHO 出血分级量表*

WHO 出血分级	举例
1	24h 内口咽出血≤30min
	24h 前鼻出血≤30min
	口腔黏膜或皮肤瘀点
	紫癜直径≤2.54cm
	大便隐血试验阳性
2	24h 内鼻出血≥30min
	紫癜直径>2.54cm
	咯血
	黑便
	肉眼血尿
	体腔液中有血
	创伤部位出血
3	出血导致需输注超过常规剂量红细胞
	出血导致中度血流动力学不稳定
4	出血导致重度血流动力学不稳定
	相关影像学显示中枢神经系统出血
	危及生命的出血

注:*改编自 Kaufman 等[56]

1960 年以来,癌症患者的治疗取得了巨大的进展,严重的出血已极其罕见。最近 2 个随机对照试验对预防性输注血小板的必要性提出了挑战[58-60]。Wandt 和其同事进行的研究中[60]对 391 例急性髓细胞白血病（acute myelogenous leukemia,AML）或进行自体造血干细胞移植（hematopoietic progenitor cell transplantation,HPCT）患者进行研究,患者接受化疗后当清晨血小板计数达到或低于 $10×10^9$/L 时,被随机分为预防性或非预防性血小板输注组。非预防性血小板输注组的患者只有在出血的情况下才进行血小板输注。结果显示 WHO 2 级或更高级别的出血发生率,在非预防性输注血小板组为 42%,而预防性输注血小板组为 19%（P<0.0001）。接受化疗的 AML 患者出血风险比

自体干细胞移植的患者高:28 例 AML 患者中有 27 例（96%）发生 3~4 级的出血。另外 1 项关于预防性血小板输注的研究中（trial of prophylactic platelets,TOPPS）[58,59],清晨血小板计数低于 $10×10^9$/L 的 600 名接受化疗和自体造血干细胞移植的患者被随机分为预防性或非预防性血小板输注组。WHO 2 级或更高级别的出血发生率,在非预防性输注血小板组为 50%,而预防性输注血小板组为 43%。Wandt 等的研究显示,与自体造血干细胞移植的患者相比,接受化疗的患者预防性输注血小板更获益。最近纳入这 2 个随机对照试验的 meta 分析得出结论,预防性血小板输注使血小板生成减少的血小板减少症患者发生 2 级或更高级别的出血事件显著减少（比值比, 0.53;95% 可信区间, 0.32~0.87）[61]。因此,预防性血小板输注依然是标准的治疗措施,尽管个别医院将自体 HPCT 患者归类为只能接受治疗性血小板输注。需要强调指出,通常血小板输注阈值 $10×10^9$/L 只适用于住院患者。由于客观原因,门诊患者血小板输注策略更为宽松（减少就诊次数）。但是,门诊患者预防性血小板输注的最佳方案尚无研究报道。

1985 年,1 项有争议的研究[62]显示,尽管绝大多数循环中的血小板寿命正常约 8~10 天,但有一小部分数量相对固定的血小板,约每天 $7.1×10^9$/L,用于维持血管完整性,这部分血小板的清除与其寿命无关。根据这个假设,Hersh 等[63]提出,血小板预防性输注可能只需要低剂量,并建立数学模型,使用低剂量的血小板（3 单位浓缩血小板与 6 单位浓缩血小板比较）,观察期内可节约 22% 的血小板用量。随后几项随机对照试验,针对生成减少性血小板减少症患者预防性血小板输注的最佳剂量进行了研究,用于治疗[61]。其中样本量最大的研究称为血小板剂量（platelet dosing,PLADO）研究,1 272 例合并生成血小板减少症的血液肿瘤住院患者,清晨血小板计数低于 $10×10^9$/L,随机分为低剂量（$1.1×10^{11}$/m^2）、中剂量（$2.2×10^{11}$/m^2）或高剂量（$4.4×10^{11}$/m^2）血小板输注。中剂量组血小板用量与目前使用的单采血小板 1 个治疗量相当。研究主要终点为患者发生 2 级或更高级别出血,3 组之间没有显著性差异（分别为 71%、69% 和 70%）,表明低剂量血小板是 1 种安全的剂量方案。与 Hersh 模型预测的一致,在所有血小板输注组中,低剂量组血小板输注较少,但因接受低剂量血小板的患者其血小板增量较低,则输注次数增多

（患者平均输 5 次，而中、高剂量组患者平均输 3 次）。到目前为止，低剂量血小板输注未被广泛采用，只是用于血小板短缺时维持库存。当使用低剂量血小板输注时，不仅要考虑血小板输注的数量还要考虑患者的体表面积[64]。

二、有创操作时血小板预防性输注

对于血小板数量不足或功能受损的患者，在进行大的有创操作（如手术）或小的有创操作（如床边操作）之前，为减少出血风险，通常进行血小板输注。目前仅有有限的公开发表证据支持此种情况的血小板输注。2015 年，AABB 发布了血小板输注

临床实践指南；推荐方案汇总见表 19-5[56]。该指南基于文献的系统性回顾[61]。除推荐 1（治疗生成减少性血小板减少症患者的血小板预防性输注）以外，其余的推荐方案都基于质量低或非常低的证据的弱推荐。对中心静脉置管术，AABB 推荐在血小板计数<20×10^9/L 时可考虑预防性血小板输注。腰椎穿刺和较大的择期非脊髓手术患者的血小板预防输注阈值为 50×10^9/L。尽管关注血小板计数很重要，但同时必须明白，血小板计数不能反映血小板功能。临床判断，而不是特定的血小板计数阈值，才决定是否输注血小板的最主要因素。

表 19-5　成人预防性血小板输注 AABB 推荐汇总[56]

临床处置	血小板输注指征	推荐强度	证据质量
治疗生成减少性血小板减少症	Plt≤10×10^9/L	强	中等
中心静脉置管术	Plt<20×10^9/L	弱	低
诊断性腰椎穿刺	Plt<50×10^9/L*	弱	非常低
非脊髓大手术	Plt<50×10^9/L	弱	非常低
体外循环心脏手术	血小板减少和/或血小板功能障碍导致术前出血。不推荐常规进行血小板预防性输注	弱	非常低
抗血小板药物治疗时颅内出血	推荐证据不充分	不确定	非常低

*注:患者血小板计数在 20×10^9/L 和 50×10^9/L 之间应依据临床判断是否输注;Plt. 血小板计数

三、活动性出血时血小板输注

正在出血的血小板减少症患者，通常推荐输注血小板以维持 Plt>50×10^9/L。血小板功能障碍的患者出血（如患者服用抗血小板药物或体外循环手术后），即使在血小板计数正常的情况下，也应输注血小板。目前，活动性出血时血小板输注指南无高质量证据支撑。

四、血小板的 ABO 和 Rh 配型

与输注红细胞不同，输注血小板（或血浆）时 ABO 配型并非必要。实际上血小板也表达 ABH 抗原，且表达量较高[65,66]。受血者体内的抗-A 或抗-B 可能会破坏输入的不相合血小板（例如，A 型献血者输给 O 型受血者）[65,67,68]。输注主侧不相合的血小板，通常导致血小板计数升高较少[69]。相反，输注 ABO 次侧不相合的血小板（例如，O 型献血者输给 B 型受血者）可能导致（尽管罕见）溶血性输血反应，由随血小板一起输入的血浆中抗-A

或抗-B 抗体引起的[70]。由于库存有限，有时无法实现所有患者均输注 ABO 同型血小板。有几项研究关注 ABO 配型输注对临床转归的影响[67,70-72]，包括死亡、出血、输血反应、血小板计数增加和血小板输注无效。并无证据表明血小板 ABO 配型输注能降低死亡率、出血和输血反应，但配型输注确实可以提升血小板计数。2 项对照研究显示[73,74]，血小板 ABO 配型输注，输注无效的比例降低了 40%~60%，但是因为输注无效定义不同，实际受益情况无法确认。总之，尽可能输注 ABO 同型的血小板。

血小板并不表达 Rh 抗原[75]，但是血小板制剂中会有红细胞"掺入"。小剂量 RhD 阳性红细胞可能诱发同种免疫，导致抗-D 产生。单采血小板中红细胞含量一般只有几微升[76-78]，此种血小板通常输注给免疫功能低下患者，几乎不会发生同种免疫。因此，RhD 阳性血小板引起的同种免疫总概率非常低[79]。RhD 阴性患者输注 RhD 阳性血小板

后 72 小时内,注射 Rh 免疫球蛋白(RhIG)可避免产生同种免疫。尽管如此,在决定是否注射 RhIG 以防止 RhD 同种免疫时,医生需综合考虑药物的风险和受益,及产生同种免疫后的潜在风险(例如对育龄期女性的影响)。

五、血小板输注无效

血小板输注无效是指输注血小板后血小板计数增加始终达不到预期值(合理的数值)。大多数情况下,血小板输注无效是由非免疫因素引起的,如脓毒血症,弥散性血管内凝血(disseminated intravascular coagulation,DIC),出血,脾功能亢进,药物反应或其他血小板消耗状态。约 20% 的血小板输注无效是由免疫病因引起[80]。血小板输注无效的可能病因详见表 19-6。

表 19-6　血小板输注无效的原因[81]

非免疫因素	免疫因素
发热	HLA 抗体
药物(如两性霉素,万古霉素)	ABO 不相容
脾肿大	血小板特异性抗原(HPA)
脓毒血症	抗体
弥散性血管内凝血	药物依赖性自身抗体
出血	
静脉闭塞性疾病	
移植物抗宿主病	
血小板保存时间长	

中等体重的健康患者输注 1 个治疗量单采血小板(约 $4×10^{11}$ 个血小板)后 1 小时内,血小板计数预计可增加 $(30~60)×10^9/L$。重度血小板减少症患者预防性输注血小板时,血小板计数升高较少,且输入的血小板寿命较短。普遍认为,输注前血小板计数越低,维持血管完整性所需血小板的数量越高[62]。

血小板输注无效尚无明确的定义。已发表的关于血小板输注研究常使用 1 小时后的校正后血小板增加量(corrected count increment,CCI)<7.5 为血小板输注无效的定义。CCI 值综合考虑了血小板输注量($×10^{11}$)和患者体表面积[BSA(m^2)],目的是得到校正后的血小板绝对增加值:

$$CCI=\frac{血小板增加量×BSA(m^2)}{血小板输注量(×10^{11})}$$

例如:1 名患者体表面积是 $2.0m^2$,血小板计数为 $5×10^9/L$,输注 1 袋含 $4×10^{11}$ 个血小板的单采血小板,输后血小板计数为 $25×10^9/L$。CCI 值计算如下:

$$CCI=\frac{20×2.0}{4.0}=10$$

由于输注的血小板数量常无法确定,CCI 不作为常规临床检测。通常用未校正的血小板增加量来判断患者的血小板计数增加是否达到预期。评估是否发生免疫性输注无效,应在输血后 10 ~ 60min 采血查血小板计数。患者至少 2 次输注后早期血小板计数增加量低于预期(如<$10×10^9/L$),才能考虑免疫性输注无效[81]。相反,如果患者输血后 1 小时血小板计数增加达到预期,而 24 小时后又降到基线以下,血小板输注无效可能是非免疫因素导致(如消耗)。

免疫性输注无效通常是由于产生了针对 HLA 的抗体[82,83],导致输入的血小板被快速清除。少数情况下,免疫性输注无效是因针对血小板特异性抗原(human platelet antigens,HPAs)的抗体引起的。受血者发生血小板 HLA 同种免疫的原因包括怀孕、器官移植或者输血。血小板表达 HLA Ⅰ 类抗原,但是免疫原性相对弱。发生免疫性血小板输注无效主要是由血小板中残留的白细胞激活产生 HLA 抗体,而不是血小板本身[84]。降低血小板同种免疫研究(trial to reduce alloimmunization to platelet,TRAP)明确了白细胞去除可显著降低 HLA 同种免疫的风险。目前认为,怀孕是初次 HLA 致敏的最重要的风险因素[85]。应用去白细胞血小板后,免疫性输注无效通常反映了机体对 HLA 的 2 次免疫,常发生在多胎女性[86]。

鉴定 HLA 抗体是了解免疫性输注无效的第 2 重要方法。HLA 抗体检测,最常用多抗原包被玻璃珠的流式细胞仪技术,其他方法也在应用,如淋巴细胞毒试验,酶联免疫试验。实验室报告的群体反应抗体(panel-reactive antibody,PRA)评分反映了 HLA 同种免疫的程度;例如 PRA20% 即代表发生了免疫性输注无效[64]。然而,不同的实验室 HLA 抗体试验差别很大,尚无 PRA 评分的标准定义。

最近对降低免疫性血小板输注无效的研究进行了系统回顾[87,88]。防治免疫性血小板输注无效的措施包括提供 HLA 相配合的血小板、避免产生 HLA 抗体(如,确定 HLA 抗体特异性和提供相应抗原阴性血小板,类似于红细胞配血方法),以及血小板交叉配血[89]。提供 HLA 相配合血小板,A 级或 BU 级相合是配型成功的最佳选择,即便如此,仍有 20% 的患者输注后血小板计数增加值达不到预期[89]。最近的 1 次系统性回顾[87]评价了为免疫性血小板输注无效患者预防性提供 HLA 相配合血小板输注的疗效。绝大部分现有数据来自 2000 年以前的观察性研究,早于目前 HLA 抗体检测方法的常规使用。大多数研究报道给免疫性输注无效患者输注 HLA 相配合血小板后,血小板数量有不同程度的升高。1 份 2014 年的单中心观察性研究[90]发现输注 HLA 相配合血小板(A,B1U 或 B1X 级),只有 29% 的免疫性血小板输注无效患者血小板数量增加明显。尽管比随机输注血小板要好,但是输注 HLA 配合血小板效果有限。针对 HLA 配合性输注血小板是否影响出血结局的研究尚未开展。

第三节 血 浆 输 注

一、有创操作时血浆预防性输注

在进行有创操作前,为降低出血风险,医生通常给凝血功能检测结果异常[如凝血酶原时间/国际标准化比值(prothrombin time/international normalized ratio, PT/INR)、活化部分凝血活酶时间(activated partial thromboplastin time, APTT)]的患者输注血浆。多数情况,这种做法除增加患者输注血浆的风险外,并无益处。因为:①INR 轻度到中度的异常,对非出血患者而言,无法预测其出血风险[91];②输注血浆并不能纠正升高的 INR[92];③已发表的随机对照和观察性研究表明,预防性血浆输注不能影响出血结果[93-97]。

二、活动性出血时血浆输注

血浆输注适用于多种凝血因子缺乏的出血患者(如肝脏疾病、DIC)。也用于特定凝血因子缺乏(如XI因子缺乏)患者无可用的凝血因子浓缩剂时。

三、大量输血策略

"大量输血"通常被定义为成人在 24 小时内输注 10 单位(美国 1 单位红细胞由 450~500ml 全血制备)或更多的红细胞,也有定义为 1 小时内输注 4 单位红细胞[98]。过去,大量失血的创伤患者通常输注红细胞和晶体液,然后根据实验室检测结果输注血小板、血浆和冷沉淀等。近年来,这种方法几乎完全被 1 种更积极和凭经验的方法所取代,即创伤患者初始复苏侧重于早期以固定的比例输注红细胞、血浆和血小板(如 1:1:1;此处的血小板"1"是指 1 个 1 单位全血制备的浓缩血小板,而非 1 个治疗量单采血小板)。固定血液成分比率目的是实现再造全血的功能,以防止稀释性凝血病。固定血液成分比率或"公式"的方法设计源于本世纪初的美国伊拉克和阿富汗战争中的军医。该报道[99]引起了人们对这种方法的兴趣,此方法描述了伊拉克境内 246 名受伤士兵,作者根据输注的血浆与红细胞的比例对这些士兵进行了回顾性分组。在低血浆和红细胞比例的患者组(平均 1 单位血浆对应 8 单位 RBC)死亡率 65%,而高血浆和红细胞比例的患者组死亡率只有 19%(平均每 1 单位血浆对应 1.4 单位 RBC)。此项研究以及随后的回顾性研究结果令人振奋,但同时也存在很多混杂因素。因失血而死亡的创伤患者,死亡往往发生在早期(通常在到达医院后 1 小时内)[100]。目前尚不清楚,是由于早期和积极的血浆输注给患者带来了更高的生存率,还是那些能输上血浆的患者,因伤势较轻得以存活(即血浆融化和输注均需要时间,只有患者没有在入院后短时间内死亡的情况下才有机会输注)[101,102]。

最近 2 项针对创伤大量出血患者输血治疗的多中心研究。1 个是基于全美十分之一的民用创伤中心进行的成人创伤患者前瞻性、观察性、多中心的严重创伤输血研究(prospective, observational, multicenter, major trauma transfusion, PROMMTT)[103],研究人员直接在床旁观察创伤患者的复苏情况。为了减少潜在的幸存者偏倚情况,研究排除了入院后 30 分钟内死亡的患者。结果发现,与血浆/红细胞比率低的患者相比,6 小时之内接受血浆/红细胞比率在 1:1 的患者生存率更高,但是在以后时间点的生存率没有显著差异。随后的 RCT 研究,即随机化最佳血小板和血浆的比率研究（pragmatic randomized optimal platelet and plasma ratios，PROPPR）[104]，将 680 名成年创伤患者随机分为 2 组，分别按照血浆∶血小板∶红细胞为 1∶1∶1 和 1∶1∶2 的比例输注进行复苏。主要研究终点 24 小时和 30 天生存率组间无显著差异。目前，固定血液成分输注比率（即 1∶1∶1 或者 1∶1∶2）已经写入各医院的大量输血策略（massive transfusion protocols，MTPS）中。尽管从已发表的数据很难判断这种方法的有效性，但它确实提高了创伤大量输血急救的初始响应速度，并且简单易行。待患者情况稳定后，即可根据实验室结果指导血液成分输注。需要强调的是，大部分有关大量输血策略的数据来源于创伤患者，而在平时大量输血更可能发生在医院其他患者人群（如实体器官移植和心脏手术患者）[105,106]。

由于 AB 型血浆中不含抗-A 和抗-B，如创伤患者启动 MTPS 而来不及检测血型时，可首选 AB 型血浆。然而，由于 AB 型献血者比例较低（4%）导致 AB 血浆供应不足，所以多个中心用 A 型血浆替代 AB 型血浆。虽然研究数据有限，B 型或者 AB 型创伤患者输注 A 型血浆治疗是安全的[107]。

四、华法林拮抗

在凝血过程中，多种凝血因子，如因子 Ⅱ、Ⅶ、Ⅸ 和 Ⅹ，借助疏水性蛋白结构位点 7-羧基谷氨酸（gamma-carboxyglutamic acid，Gla），与活化的血小板结合。Gla 位点的作用是确保在凝血激活时为凝血因子提供反应界面使其充分发挥止血功能。Gla 位点的形成需要特定谷氨酸（glutamic acid，Glu）残基发生翻译后 γ-羧基化。还原型维生素 K 为羧基化反应提供电荷。在此过程中，维生素 K 被氧化，维生素 K 环氧化物还原酶使其再循环回"有用"的还原型，以参加之后的 γ-羧基化反应。华法林的结构类似于维生素 K，可竞争性抑制环氧化物还原酶。因此，摄入华法林导致还原型维生素 K 缺乏，从而导致因子 Ⅱ（凝血酶），Ⅶ、Ⅸ 和 Ⅹ，抗凝因子蛋白 C 和蛋白 S 功能及活性降低[108]。

有几种方法可以拮抗华法林的作用。对于已华法林化的患者，如需紧急逆转其作用（如出血或需要急诊外科手术），可使用四因子凝血酶原复合物（prothrombin complex concentrate，PCC）。PCCs 含有高浓度非激活状态的因子 Ⅱ、Ⅶ、Ⅸ 和 Ⅹ，以及蛋白 C 和蛋白 S。最近的 1 项 RCT 表明，对华法林导致的出血患者，PCCs 拮抗华法林的作用比血浆更迅速和可靠[109,110]。当拮抗华法林时，建议同时使用维生素 K 治疗，以确保效果持久。某些 PCCs 制品含有肝素，对肝素诱导性血小板减少症患者属于禁忌，此时可以使用血浆进行治疗。

五、血浆类型

可输注的血浆类型包括新鲜冰冻血浆（fresh frozen plasma，FFP），24 小时冰冻血浆（FP24）和表面活性剂处理的血浆（SD 血浆）等。根据定义，FFP 是采血后 8 小时内分离冷冻并在解冻 24 小时内输注，其含有最不稳定凝血因子，如因子 Ⅴ 和 Ⅷ。许多输血服务机构供应解冻血浆，是指血浆解冻后在封闭系统，1~6℃保存 5 天。（目前，美国 FDA 并未对解冻血浆做出规定，但《AABB 血库和输血服务机构标准》以及《人血液和血液成分使用说明》认可此种血浆）。解冻血浆的优点是可以在出血紧急情况下立即发放。因为保存期较长，可以减少浪费。个别凝血因子的活性，如因子 Ⅷ，随着保存时间可能衰减，但在冷藏 5 天后总体凝血因子活性可以保持在正常范围内[111-113]。患者输注种类不同的临床结果是否存在差异未见报道，目前许多输血服务机构将解冻血浆与 FFP 互换。SD 血浆希望进一步降低经输血传染病毒或其他传染病[114]，其主要缺点是成本高。

第四节　冷沉淀输注

冷沉淀是血浆衍生物，含有丰富的纤维蛋白原，凝血因子 Ⅷ，血管性血友病因子（von willebrand factor，vWF）、纤维连接蛋白和凝血因子 ⅩⅢ。但是冷沉淀的适应证有限，以前需要输注冷沉淀的疾病，现在可以用病原体减毒的单因子和重组制品替代。冷沉淀可用于继发性低纤维蛋白原血症如肝移植和产后出血，以补充纤维蛋白原[115-117]。病原体减毒的单因子浓缩制品是 Ⅷ 因子缺乏、先天性低纤维蛋白原血症、异常纤维蛋白原血症、血管性血友病的标准治疗方法。先天性凝血因子 ⅩⅢ 缺乏常表现为慢性出血，发病率极低，现在已有浓缩重组因子 ⅩⅢ 制品可用。纤维连接蛋白目前没有单独的制品可用。因此，冷沉淀主要是用于出血或者需要进行有创操作的患者补充纤维蛋白原。

孕妇的纤维蛋白原高于正常水平(妊娠 3 个月孕妇约 6g/L,而正常女性为 2~4g/L)[118]。据报道,低纤维蛋白原与产后出血患者发生严重出血独立相关[119,120]。推荐补充纤维蛋白原帮助恢复止血功能[121]。血浆、冷沉淀和纤维蛋白原浓缩物都可以提供纤维蛋白原。但是,获得相同剂量的纤维蛋白原需要血浆量比冷沉淀大很多(例如同样补充 300~400mg 纤维蛋白原,需要血浆 250ml,而冷沉淀仅需要 10~15ml)。纤维蛋白原浓缩物容量小,另外的优点是经病原体减毒和无需溶化。至今,尚无临床研究直接比较冷沉淀和纤维蛋白原浓缩物的疗效。1 项小样本回顾性研究显示,产后出血患者,输注冷沉淀和纤维蛋白原浓缩物治疗效果相似[116]。2015 年纤维蛋白原浓缩物用于产后出血初始治疗试验(fibrinogen concentrate as initial treatment for postpartum haemorrhage,FIB-PPH 研究),产后出血的女性随机分为纤维蛋白原浓缩物(2g)治疗组或安慰剂组。结果,临床效果无显著差异(20%接受纤维蛋白原浓缩物的患者输注了红细胞,而对照组为 22%)[122]。然而本研究对象,发生严重产后出血的患者占比较少。

心脏手术常发生体外循环后继发性凝血障碍,导致大量出血[123-125]。接受心脏手术的患者伴随着高输血风险[126]。预防性输注纤维蛋白原可降低出血和异体输血风险,因为低纤维蛋白原水平与高出血风险相关[127]。在 1 项小样本、单中心、双盲、安慰剂对照的 RCT 研究中,无贫血的心脏手术患者,在中和肝素后预防性输注纤维蛋白原浓缩物,能减少异体血用量。与对照组相比,接受纤维蛋白原浓缩物的患者异体输血率(67% vs 45%,$p = 0.015$)和术后出血量(中位数 300ml vs 355ml;$p = 0.042$)更低[128]。不过,仍然需要进一步研究以明确补充纤维蛋白原对出血、死亡率、异体血用量和不良反应的影响[129]。最近 1 项安慰剂对照、多中心 RCT 研究显示,纤维蛋白原浓缩物对于心脏术后患者无益;实际上,接受纤维蛋白原浓缩物的患者输注了更多的异体血[130]。

第五节　粒细胞输注

尽管有强力的抗菌治疗,长期严重的粒细胞减少症患者(粒细胞绝对数量<$0.5×10^9$/L)易发生危及生命的细菌和真菌感染[131]。为治疗血液恶性肿瘤或造血干细胞移植,患者往往进行密集的化疗,从而导致长期严重的粒细胞减少。一般认为输注粒细胞可以降低感染相关发病率和死亡率。献血者经过皮质醇和/或粒细胞集落刺激因子(granulocyte colony-stimulating factor,G-CSF)动员,通过单采方法可采集高剂量粒细胞。粒细胞要在室温储存,并于采集后 24 小时内输注。粒细胞成分中含有几毫升的红细胞。为了避免急性溶血性输血反应的发生,应依据红细胞 ABO 相合的原则(表 19-3),粒细胞成分必须与受血者相合。同时对所有粒细胞成分进行辐照以防止移植物抗宿主病的发生。

然而,研究并未证实脓毒血症和粒细胞减少症患者输注粒细胞能改善生存率[132]。可能是由于输注的粒细胞数量不足所致[131,133]。1 个纳入 10 个随机对照试验的系统性综述显示,与未输注粒细胞患者相比,预防性输注粒细胞患者其因感染所致的发病率、死亡率无差异;但是中等剂量的粒细胞输注[(1~4)×10^{10} 粒细胞每天]可降低 30 天后的感染率[相对危险度(relative risk,RR),0.4;95% CI,0.26~0.63]以及菌血症和真菌血症患者感染率(RR,0.45;95%CI,0.30~0.65)[133]。但是,免疫功能不全的脓毒血症患者治疗性输注粒细胞的研究结果却相反[131]。例如,多中心的"利用粒细胞解决粒细胞减少症患者感染"(resolving infection in neutropenia with granulocytes,RING)临床试验中[132],确诊或疑似感染的粒细胞减少患者随机接受标准抗菌治疗和标准抗菌治疗加粒细胞输注,粒细胞来自接受 G-CSF 和地塞米松动员的献血者。总体来说,没有发现输注粒细胞的益处。不过,RING 研究的效能不足,只招募到预计样本量的 50%,而预计样本数量是检测粒细胞输注 42 天后患者生存率和细菌清除等主要复合指标是否存在差异所必须的样本数。同时,受试者中仅有 70%的患者每次输注的粒细胞量超过 4×10^{10} 个(0.6×10^9 个/kg)[134]。次要结果分析显示接受高剂量粒细胞输注的患者比低剂量输注的患者有更好的治疗效果[132]。目前,粒细胞输注的作用仍不确定,需要根据临床判断作出决定。如果输注粒细胞,应尽可能高剂量输注。

要点

1. 在决定输注红细胞时,必须结合患者的临床表现、合并症、贫血的病因和进展情况以及血红蛋白水平等。对于血流动力学稳定的住院患者,当仅参考 Hb 水平时,应当执行限制输血策略(Hb 阈值 70~80g/L)。

2. 目前,尚无充足证据推荐急性冠脉综合征、严重血小板减少症或慢性输血依赖性贫血患者采用限制红细胞输注策略。

3. 对于经颅多普勒超声提示高卒中风险的镰状细胞病患者,常规输注红细胞(或使用羟基脲)可降低中风风险。但单纯疼痛伴血管堵塞危象,阴茎异常勃起,无症状性贫血或急性肾脏损伤的患者不推荐输注红细胞。

4. 无论是新生儿、儿童和成年患者,均可以输注规定保存期内的红细胞。

5. 当有明确指征,自身免疫性溶血性贫血患者,即使自身抗体导致红细胞配血不相合,亦不应拒绝红细胞输注。为避免产生同种抗体,每次应当足量输注红细胞以缓解贫血症状和体征。

6. 对于治疗相关的血小板减少症住院患者,预防性血小板输注可降低自发性出血的风险。此类患者预防性血小板输注的阈值为 $10×10^9/L$。

7. 大多数血小板输注无效是非免疫性原因。免疫性输注无效的患者可以通过输注 HLA 配合、抗原阴性或者交叉配血的血小板改善疗效。

8. 血浆输注适用于多种凝血因子缺乏的出血和大量输血患者,使用四因子凝血酶原复合物紧急逆转华法林效果最佳。

9. 冷沉淀用于补充纤维蛋白原。纤维蛋白原浓缩物可以作为补充纤维蛋白原的治疗药物。

10. 输注粒细胞用于治疗粒细胞缺乏患者严重的难治性细菌或真菌感染。粒细胞输注效果尚不明确。如果输注粒细胞,应高剂量输注。

参考文献

1. Hébert PC, Wells G, Blajchman MA, et al. A multicenter, randomized, controlled clinical trial of transfusion requirements in critical care. Transfusion Requirements in Critical Care Investigators, Canadian Critical Care Trials Group. N Engl J Med 1999;340:409-17.

2. Carson JL, Terrin ML, Noveck H, et al. Liberal or restrictive transfusion in high-risk patients after hip surgery. N Engl J Med 2011;365:2453-62.

3. Grover M, Talwalkar S, Casbard A, et al. Silent myocardial ischaemia and haemoglobin concentration: A randomized controlled trial of transfusion strategy in lower limb arthroplasty. Vox Sang 2006;90:105-12.

4. So-Osman C, Nelissen R, Te Slaa R, et al. A randomized comparison of transfusion triggers in elective orthopaedic surgery using leucocyte-depleted red blood cells. Vox Sang 2010;98:56-64.

5. Carson JL, Carless PA, Hébert PC. Transfusion thresholds and other strategies for guiding allogeneic red blood cell transfusion. Cochrane Database Syst Rev 2012;(4):CD002042.

6. Holst LB, Petersen MW, Haase N, et al. Restrictive versus liberal transfusion strategy for red blood cell transfusion: Systematic review of randomised trials with meta-analysis and trial sequential analysis. BMJ 2015;350:h1354. doi: 10.1136/bmj.h1354.

7. Bracey AW, Radovancevic R, Riggs SA, et al. Lowering the hemoglobin threshold for transfusion in coronary artery bypass procedures: Effect on patient outcome. Transfusion 1999;39:1070-7.

8. Hajjar LA, Vincent JL, Galas FR, et al. Transfusion requirements after cardiac surgery: The TRACS randomized controlled trial. JAMA 2010;304:1559-67.

9. Murphy GJ, Pike K, Rogers CA, et al. Liberal or restrictive transfusion after cardiac surgery. N Engl J Med 2015;372:997-1008.

10. Shehata N, Burns LA, Nathan H, et al. A randomized controlled pilot study of adherence to transfusion strategies in cardiac surgery. Transfusion 2012;52:91-9.

11. Holst LB, Haase N, Wetterslev J, et al. Lower versus higher hemoglobin threshold for trans-

fusion in septic shock. N Engl J Med 2014;371:1381-91.

12. Villanueva C, Colomo A, Bosch A, et al. Transfusion strategies for acute upper gastrointestinal bleeding. N Engl J Med 2013;368:11-21.

13. Jairath V, Kahan BC, Gray A, et al. Restrictive versus liberal blood transfusion for acute upper gastrointestinal bleeding (TRIGGER): A pragmatic, open-label, cluster randomised feasibility trial. Lancet 2015;386:137-44.

14. de Almeida JP, Vincent J-L, Galas FRBG, et al. Transfusion requirements in surgical oncology patients: A prospective, randomized controlled trial. Anesthesiology 2015;122:29-38.

15. Prick BW, Jansen A, Steegers E, et al. Transfusion policy after severe postpartum haemorrhage: A randomised non-inferiority trial. BJOG 2014;121:1005-14.

16. Robertson CS, Hannay HJ, Yamal J-M, et al. Effect of erythropoietin and transfusion threshold on neurological recovery after traumatic brain injury. JAMA 2014;312:36-47.

17. Carson JL, Stanworth SJ, Roubinian N, et al. Transfusion thresholds and other strategies for guiding allogeneic red blood cell transfusion. Cochrane Database Syst Rev 2016;10:CD002042.

18. Carson JL, Guyatt G, Heddle NM, et al. Clinical practice guidelines from the AABB: Red Blood Cell transfusion thresholds and storage. JAMA 2016;316:2025-35.

19. So-Osman C, Nelissen R, Brand R, et al. Postoperative anemia after joint replacement surgery is not related to quality of life during the first two weeks postoperatively. Transfusion 2011;51:71-81.

20. Hébert PC, Yetisir E, Martin C, et al. Is a low transfusion threshold safe in critically ill patients with cardiovascular diseases? Crit Care Med 2001;29:227-34.

21. Rachmilewitz EA, Giardina PJ. How I treat thalassemia. Blood 2011;118:3479-88.

22. Goss C, Giardina P, Degtyaryova D, et al. Red blood cell transfusions for thalassemia: Results of a survey assessing current practice and proposal of evidence-based guidelines. Transfusion 2014;54:1773-81.

23. Bunn HF. Pathogenesis and treatment of sickle cell disease. N Engl J Med 1997;337:762-9.

24. Yawn BP, Buchanan GR, Afenyi-Annan AN, et al. Management of sickle cell disease: Summary of the 2014 evidence-based report by expert panel members. JAMA 2014;312:1033-48.

25. Rosse WF, Gallagher D, Kinney TR, et al. Transfusion and alloimmunization in sickle cell disease. The Cooperative Study of Sickle Cell Disease. Blood 1990;76:1431-7.

26. Yazdanbakhsh K, Ware RE, Noizat-Pirenne F. Red blood cell alloimmunization in sickle cell disease: Pathophysiology, risk factors, and transfusion management. Blood 2012;120:528-37.

27. Chou ST, Jackson T, Vege S, et al. High prevalence of red blood cell alloimmunization in sickle cell disease despite transfusion from Rh-matched minority donors. Blood 2013;122:1062-71.

28. Fasano RM, Booth GS, Miles M, et al. Red blood cell alloimmunization is influenced by recipient inflammatory state at time of transfusion in patients with sickle cell disease. Br J Haematol 2015;168:291-300.

29. Win N. Hyperhemolysis syndrome in sickle cell disease. Expert Rev Hematol 2009;2:111-15.

30. Win N, Sinha S, Lee E, Mills W. Treatment with intravenous immunoglobulin and steroids may correct severe anemia in hyperhemolytic transfusion reactions: Case report and literature review. Transfus Med Rev 2010;24:64-7.

31. Kacker S, Ness PM, Savage WJ, et al. Cost-effectiveness of prospective red blood cell antigen matching to prevent alloimmunization among sickle cell patients. Transfusion 2014;54:86-97.

32. Vichinsky EP, Luban NL, Wright E, et al. Prospective RBC phenotype matching in a stroke-prevention trial in sickle cell anemia: A multicenter transfusion trial. Transfusion 2001;41:1086-92.

33. Tournamille C, Meunier-Costes N, Costes B, et al. Partial C antigen in sickle cell disease patients: Clinical relevance and prevention of alloimmunization. Transfusion 2010;50:13-19.

34. Adams RJ, McKie VC, Hsu L, et al. Prevention of a first stroke by transfusions in children with sickle cell anemia and abnormal results on transcranial Doppler ultrasonography. N Engl J Med 1998;339:5-11.

35. Adams RJ, Brambilla D, STOP2 Trial investigators. Discontinuing prophylactic transfusions used to prevent stroke in sickle cell disease. N Engl J Med 2005;353:2769-78.

36. Ware RE, Davis BR, Schultz WH, et al. Hydroxycarbamide versus chronic transfusion for maintenance of transcranial doppler flow velocities in children with sickle cell anaemia—TCD With Transfusions Changing to Hydroxyurea (TWiTCH): A multicentre, open-label, phase 3, non-inferiority trial. Lancet 2016;387:661-70.

37. Koch CG, Li L, Sessler DI, et al. Duration of red-cell storage and complications after cardiac surgery. N Engl J Med 2008;358:1229-39.

38. Fergusson DA, Hébert P, Hogan DL, et al. Effect of fresh red blood cell transfusions on clinical outcomes in premature, very low-birth-weight infants: The ARIPI randomized trial. JAMA 2012;308:1443-51.

39. Lacroix J, Hébert PC, Fergusson DA, et al. Age of transfused blood in critically ill adults. N Engl J Med 2015;372:1410-18.

40. Steiner ME, Ness PM, Assmann SF, et al. Effects

of red-cell storage duration on patients undergoing cardiac surgery. N Engl J Med 2015;372:1419-29.

41. Dhabangi A, Ainomugisha B, Cserti-Gazdewich C, et al. Effect of transfusion of Red Blood Cells with longer vs shorter storage duration on elevated blood lactate levels in children with severe anemia. JAMA 2015;314:2514-23.

42. Heddle NM, Cook RJ, Arnold DM, et al. Effect of short-term vs. long-term blood storage on mortality after transfusion. N Engl J Med 2016;375:1937-45.

43. Petz LD. A physician's guide to transfusion in autoimmune haemolytic anaemia. Br J Haematol 2004;124:712-16.

44. Issitt PD, Combs MR, Bumgarner DJ, et al. Studies of antibodies in the sera of patients who have made red cell autoantibodies. Transfusion 1996;36:481-6.

45. Laine ML, Beattie KM. Frequency of alloantibodies accompanying autoantibodies. Transfusion 1985;25:545-6.

46. Shirey RS, Boyd JS, Parwani AV, et al. Prophylactic antigen-matched donor blood for patients with warm autoantibodies: An algorithm for transfusion management. Transfusion 2002;42:1435-41.

47. El Kenz H, Efira A, Le PQ, et al. Transfusion support of autoimmune hemolytic anemia: How could the blood group genotyping help? Transl Res 2014;163:36-42.

48. Petz LD, Garratty G. Immune hemolytic anemias. Philadelphia: Churchill Livingstone, 2004.

49. Gaydos LA, Freireich EJ, Mantel N. The quantitative relation between platelet count and hemorrhage in patients with acute leukemia. N Engl J Med 1962;266:905-9.

50. Wandt H, Frank M, Ehninger G, et al. Safety and cost effectiveness of a 10 x 10(9)/L trigger for prophylactic platelet transfusions compared with the traditional 20 x 10(9)/L trigger: A prospective comparative trial in 105 patients with acute myeloid leukemia. Blood 1998;91:3601-6.

51. Slichter SJ, Harker LA. Thrombocytopenia: Mechanisms and management of defects in platelet production. Clin Haematol 1978;7:523-39.

52. Heckman KD, Weiner GJ, Davis CS, et al. Randomized study of prophylactic platelet transfusion threshold during induction therapy for adult acute leukemia: 10,000/microL versus 20,000/microL. J Clin Oncol 1997;15:1143-9.

53. Rebulla P, Finazzi G, Marangoni F, et al. The threshold for prophylactic platelet transfusions in adults with acute myeloid leukemia. Gruppo Italiano Malattie Ematologiche Maligne dell'Adulto. N Engl J Med 1997;337:1870-5.

54. Zumberg MS, del Rosario MLU, Nejame CF, et al. A prospective randomized trial of prophylactic platelet transfusion and bleeding incidence in hematopoietic stem cell transplant recipients: 10,000/L versus 20,000/microL trigger. Biol Blood Marrow Transplant 2002;8:569-76.

55. Gmür J, Burger J, Schanz U, et al. Safety of stringent prophylactic platelet transfusion policy for patients with acute leukaemia. The Lancet 1991;338:1223-6.

56. Kaufman RM, Djulbegovic B, Gernsheimer T, et al. Platelet transfusion: A clinical practice guideline from the AABB. Ann Intern Med 2015;162:205-13.

57. Nahirniak S, Slichter SJ, Tanael S, et al. Guidance on platelet transfusion for patients with hypoproliferative thrombocytopenia. Transfus Med Rev 2015;29:3-13.

58. Stanworth SJ, Estcourt LJ, Llewelyn CA, et al. Impact of prophylactic platelet transfusions on bleeding events in patients with hematologic malignancies: A subgroup analysis of a randomized trial. Transfusion 2014;54:2385-93.

59. Stanworth SJ, Estcourt LJ, Powter G, et al. A no-prophylaxis platelet-transfusion strategy for hematologic cancers. N Engl J Med 2013;368:1771-80.

60. Wandt H, Schaefer-Eckart K, Wendelin K, et al. Therapeutic platelet transfusion versus routine prophylactic transfusion in patients with haematological malignancies: An open-label, multicentre, randomised study. The Lancet 2012;380:1309-16.

61. Kumar A, Mhaskar R, Grossman BJ, et al. Platelet transfusion: A systematic review of the clinical evidence. Transfusion 2014;55:1116-27.

62. Hanson SR, Slichter SJ. Platelet kinetics in patients with bone marrow hypoplasia: Evidence for a fixed platelet requirement. Blood 1985;66:1105-9.

63. Hersh JK, Hom EG, Brecher ME. Mathematical modeling of platelet survival with implications for optimal transfusion practice in the chronically platelet transfusion-dependent patient. Transfusion 1998;38:637-44.

64. Slichter SJ, Kaufman RM, Assmann SF, et al. Dose of prophylactic platelet transfusions and prevention of hemorrhage. N Engl J Med 2010;362:600-13.

65. Cooling L. ABO and platelet transfusion therapy. Immunohematology 2007;23:20-33.

66. Kelton JG, Hamid C, Aker S, Blajchman MA. The amount of blood group A substance on platelets is proportional to the amount in the plasma. Blood 1982;59:980-5.

67. Julmy F, Ammann RA, Taleghani BM, et al. Transfusion efficacy of ABO major-mismatched platelets (PLTs) in children is inferior to that of ABO-identical PLTs. Transfu-

sion 2009;49:21-33.

68. Aster RH. Effect of anticoagulant and ABO incompatibility on recovery of transfused human platelets. Blood 1965;26:732-43.

69. Lee EJ, Schiffer CA. ABO compatibility can influence the results of platelet transfusion. Results of a randomized trial. Transfusion 1989; 29:384-9.

70. Kaufman RM. Platelet ABO matters. Transfusion 2009;49:5-7.

71. Triulzi DJ, Assmann SF, Strauss RG, et al. The impact of platelet transfusion characteristics on posttransfusion platelet increments and clinical bleeding in patients with hypoproliferative thrombocytopenia. Blood 2012;119: 5553-62.

72. Kaufman RM, Assmann SF, Triulzi DJ, et al. Transfusion-related adverse events in the Platelet Dose study. Transfusion 2015;55:144-53.

73. Heal J, Rowe J, McMican A, et al. The role of ABO matching in platelet transfusion. Eur J Haematol 1993;50:110-17.

74. Carr R, Hutton J, Jenkins J, et al. Transfusion of ABO-mismatched platelets leads to early platelet refractoriness. Br J Haematol 1990;75: 408-13.

75. Dunstan RA, Simpson MB, Rosse WF. Erythrocyte antigens on human platelets: Absence of Rh, Duffy, Kell, Kidd, and Lutheran antigens. Transfusion 1984;24:243-6.

76. Molnar R, Johnson R, Geiger TL. Absence of D alloimmunization in D- pediatric oncology patients receiving D-incompatible single-donor platelets. Transfusion 2002;42:177-82.

77. Culibrk B, Stone E, Levin E, et al. Application of the ADVIA cerebrospinal fluid assay to count residual red blood cells in blood components. Vox Sang 2012;103:186-93.

78. Santana JM, Dumont LJ. A flow cytometric method for detection and enumeration of low-level, residual red blood cells in platelets and mononuclear cell products. Transfusion 2006;46:966-72.

79. Cid J, Lozano M, Ziman A, et al. Low frequency of anti-D alloimmunization following D+ platelet transfusion: The Anti-D Alloimmunization after D-incompatible Platelet Transfusions (ADAPT) study. Br J Haematol 2015;168: 598-603.

80. Doughty HA, Murphy MF, Metcalfe P, et al. Relative importance of immune and non-immune causes of platelet refractoriness. Vox Sang 1994;66:200-5.

81. Hod E, Schwartz J. Platelet transfusion refractoriness. Br J Haematol 2008;142:348-60.

82. Yankee RA, Grumet FC, Rogentine GN. Platelet transfusion: The selection of compatible platelet donors for refractory patients by lymphocyte HL-A typing. N Engl J Med 1969;281: 1208-12.

83. Slichter SJ. Factors affecting posttransfusion platelet increments, platelet refractoriness, and platelet transfusion intervals in thrombocytopenic patients. Blood 2005;105:4106-14.

84. Claas FH, Smeenk RJ, Schmidt R, et al. Alloimmunization against the MHC antigens after platelet transfusions is due to contaminating leukocytes in the platelet suspension. Exp Hematol 1981;9:84-9.

85. Triulzi DJ, Kleinman S, Kakaiya RM, et al. The effect of previous pregnancy and transfusion on HLA alloimmunization in blood donors: Implications for a transfusion-related acute lung injury risk reduction strategy. Transfusion 2009;49:1825-35.

86. Slichter SJ. Leukocyte reduction and ultraviolet B irradiation of platelets to prevent alloimmunization and refractoriness to platelet transfusions. The Trial to Reduce Alloimmunization to Platelets Study Group. N Engl J Med 1997;337:1861-9.

87. Pavenski K, Rebulla P, Duquesnoy R, et al. Efficacy of HLA-matched platelet transfusions for patients with hypoproliferative thrombocytopenia: A systematic review. Transfusion 2013;53:2230-42.

88. Stanworth SJ, Navarrete C, Estcourt L, Marsh J. Platelet refractoriness - practical approaches and ongoing dilemmas in patient management. Br J Haematol 2015;171:297-305.

89. Moroff G, Garratty G, Heal JM, et al. Selection of platelets for refractory patients by HLA matching and prospective crossmatching. Transfusion 1992;32:633-40.

90. Rioux-Massé B, Cohn C, Lindgren B, et al. Utilization of cross-matched or HLA-matched platelets for patients refractory to platelet transfusion. Transfusion 2014;54:3080-7.

91. Holland L, Sarode R. Should plasma be transfused prophylactically before invasive procedures? Curr Opin Hematol 2006;13:447-51.

92. Abdel-Wahab O, Healy B, Dzik W. Effect of fresh-frozen plasma transfusion on prothrombin time and bleeding in patients with mild coagulation abnormalities. Transfusion 2006; 46:1279-85.

93. Karam O, Tucci M, Combescure C, et al. Plasma transfusion strategies for critically ill patients. Cochrane Database Syst Rev 2013;12: CD010654.

94. Murad MH, Stubbs JR, Gandhi MJ, et al. The effect of plasma transfusion on morbidity and mortality: A systematic review and meta-analysis. Transfusion 2010;50:1370-83.

95. Segal JB, Dzik WH. Paucity of studies to support that abnormal coagulation test results predict bleeding in the setting of invasive procedures: An evidence-based review. Transfusion 2005;45:1413-25.

96. Yang L, Stanworth S, Hopewell S, et al. Is fresh-frozen plasma clinically effective? An update

of a systematic review of randomized controlled trials. Transfusion 2012;52:1673-86.

97. Jia Q, Brown MJ, Clifford L, et al. Prophylactic plasma transfusion for surgical patients with abnormal preoperative coagulation tests: A single-institution propensity-adjusted cohort study. Lancet Haematol 2016;3:e139-48.

98. Moren AM, Hamptom D, Diggs B, et al. Recursive partitioning identifies greater than 4 U of packed red blood cells per hour as an improved massive transfusion definition. J Trauma Acute Care Surg 2015;79:920-4.

99. Borgman M, Spinella P, Perkins J, et al. The ratio of blood products transfused affects mortality in patients receiving massive transfusions at a combat support hospital. J Trauma 2007;63:805-13.

100. Acosta JA, Yang JC, Winchell RJ, et al. Lethal injuries and time to death in a level I trauma center. J Am Coll Surg 1998;186:528-33.

101. Stansbury LG, Dutton RP, Stein DM, et al. Controversy in trauma resuscitation: Do ratios of plasma to red blood cells matter? Transfus Med Rev 2009;23:255-65.

102. Callum JL, Nascimento B, Tien H, Rizoli S. "Formula-driven" versus "lab-driven" massive transfusion protocols: At a state of clinical equipoise (editorial). Transfus Med Rev 2009; 23:247-54.

103. Holcomb JB, del Junco DJ, Fox EE, et al. The Prospective, Observational, Multicenter, Major Trauma Transfusion (PROMMTT) study. JAMA Surgery 2013;148:127-36.

104. Holcomb JB, Tilley BC, Baraniuk S, et al. Transfusion of plasma, platelets, and red blood cells in a 1:1:1 vs a 1:1:2 ratio and mortality in patients with severe trauma: the PROPPR randomized clinical trial. JAMA 2015;313:471-82.

105. Dzik WS, Ziman A, Cohen C, et al. Survival after ultramassive transfusion: A review of 1360 cases. Transfusion 2016;56:558-63.

106. Johnson DJ, Scott AV, Barodka VM, et al. Morbidity and mortality after high-dose transfusion. Anesthesiology 2016;124:387-95.

107. Chhibber V, Greene M, Vauthrin M, et al. Is group A thawed plasma suitable as the first option for emergency release transfusion? Transfusion 2014;54:1751-5.

108. Presnell SR, Stafford DW. The vitamin K-dependent carboxylase. Thromb Haemost 2002;87:937-46.

109. Sarode R, Milling TJ, Refaai MA, et al. Efficacy and safety of a four-factor prothrombin complex concentrate (4F-PCC) in patients on vitamin K antagonists presenting with major bleeding: A randomized, plasma-controlled, Phase IIIb study. Circulation 2013;128:1234-43.

110. Goldstein JN, Refaai MA, Milling TJ Jr, et al. Four-factor prothrombin complex concentrate versus plasma for rapid vitamin K antag-

onist reversal in patients needing urgent surgical or invasive interventions: A phase 3b, open-label, non-inferiority, randomised trial. Lancet 2015;385:2077-87.

111. Yazer MH, Cortese-Hassett A, Triulzi DJ. Coagulation factor levels in plasma frozen within 24 hours of phlebotomy over 5 days of storage at 1 to 6°C. Transfusion 2008;48:2525-30.

112. Neisser-Svae A, Trawnicek L, Heger A, et al. Five-day stability of thawed plasma: Solvent/detergent-treated plasma comparable with fresh-frozen plasma and plasma frozen within 24 hours. Transfusion 2016;56:404-9.

113. Downes KA, Wilson E, Yomtovian R, Sarode R. Serial measurement of clotting factors in thawed plasma stored for 5 days. Transfusion 2001;41:570.

114. Benjamin RJ, McLaughlin LS. Plasma components: Properties, differences, and uses. Transfusion 2012;52(Suppl 1):9S-19S.

115. Levy JH, Goodnough LT. How I use fibrinogen replacement therapy in acquired bleeding. Blood 2015;125:1387-93.

116. Ahmed S, Harrity C, Johnson S, et al. The efficacy of fibrinogen concentrate compared with cryoprecipitate in major obstetric haemorrhage—an observational study. Transfus Med 2012;22:344-9.

117. Pavord S, Maybury H. How I treat postpartum hemorrhage. Blood 2015;125:2759-70.

118. Reger B, Peterfalvi A, Litter I, et al. Challenges in the evaluation of D-dimer and fibrinogen levels in pregnant women. Thromb Res 2013; 131:e183-7.

119. Charbit B, Mandelbrot L, Samain E, et al. The decrease of fibrinogen is an early predictor of the severity of postpartum hemorrhage. J Thromb Haemost 2007;5:266-73.

120. Cortet M, Deneux-Tharaux C, Dupont C, et al. Association between fibrinogen level and severity of postpartum haemorrhage: Secondary analysis of a prospective trial. Br J Anaesth 2012;108:984-9.

121. Abdul-Kadir R, McLintock C, Ducloy A-S, et al. Evaluation and management of postpartum hemorrhage: Consensus from an international expert panel. Transfusion 2014;54:1756-68.

122. Wikkelso AJ, Edwards HM, Afshari A, et al. Preemptive treatment with fibrinogen concentrate for postpartum haemorrhage: Randomized controlled trial. Br J Anaesth 2015;114: 623-33.

123. Besser MW, Klein AA. The coagulopathy of cardiopulmonary bypass. Crit Rev Clin Lab Sci 2010;47:197-212.

124. Besser MW, Ortmann E, Klein AA. Haemostatic management of cardiac surgical haemorrhage. Anaesthesia 2014;70:87-e31.

125. Woodman R, Harker LA. Bleeding complications associated with cardiopulmonary bypass. Blood 2003;76:1680-97.

126. Bennett-Guerrero E, Zhao Y, O'Brien SM, et al. Variation in use of blood transfusion in coronary artery bypass graft surgery. JAMA 2010; 304:1568-75.

127. Kindo M, Hoang Minh T, Gerelli S, et al. Plasma fibrinogen level on admission to the intensive care unit is a powerful predictor of postoperative bleeding after cardiac surgery with cardiopulmonary bypass. Thromb Res 2014; 134:360-8.

128. Ranucci M, Baryshnikova E, Crapelli GB, et al. Randomized, double-blinded, placebo-controlled trial of fibrinogen concentrate supplementation after complex cardiac surgery. J Am Heart Assoc 2015;4:e002066.

129. Wikkelso A, Lunde J, Johansen M, et al. Fibrinogen concentrate in bleeding patients. Cochrane Database Syst Rev 2013;8:CD008864.

130. Rahe-Meyer N, Levy JH, Mazer CD, et al. Randomized evaluation of fibrinogen vs placebo in complex cardiovascular surgery (REPLACE): A double-blind Phase III study of haemostatic therapy. Br J Anaesth 2016;117:41-51.

131. Strauss RG. Role of granulocyte/neutrophil transfusions for haematology/oncology patients in the modern era. Br J Haematol 2012; 158:299-306.

132. Price TH, Boeckh M, Harrison RW, et al. Efficacy of transfusion with granulocytes from G-CSF/dexamethasone-treated donors in neutropenic patients with infection. Blood 2015; 126:2153-61.

133. Estcourt LJ, Stanworth S, Doree C, et al. Granulocyte transfusions for preventing infections in people with neutropenia or neutrophil dysfunction. Cochrane Database Syst Rev 2015; 6:CD005341.

134. Cancelas JA. Granulocyte transfusion: Questions remain. Blood 2015;126:2082-3.

第20章 患者血液管理

输血可以挽救生命,但也存在相关风险。最近几年发表的大量观察性研究表明,不必要的输血似乎与患者不良转归有关。另外,随着对临床输血的差异性和血液过度使用的关注不断增多,专业协会和医疗机构进一步强调合理用血[1-3]。此外,为实现改善医疗质量,提高患者安全和降低医疗费用的目标,医院和医务人员加强了临床用血的管理。

许多医疗机构已开展患者血液管理(patient blood management,PBM)工作。2013年和2015年的国家血液采集和使用调查,以及2013年的AABB血液采集、使用和患者血液管理的调查发现,超1/3的医院实施了PBM项目,而且许多医院已经实施1项或多项PBM措施以提升医疗质量并减少输血。这些PBM举措已经使美国全国红细胞用量平稳降低,自2008年以来,每年下降约16%[4,5]。

第一节 患者血液管理的定义和范畴

PBM是1种基于循证医学的多学科方法,旨在优化可能需要输血患者的治疗过程,改善患者预后。循证输血指南是合理用血的基础,但PBM超越了合理用血的范畴。PBM包括医疗的整个过程,从患者入院前到治疗结束后。患者血液管理的主要目的是通过合理管理患者"自身血液"提高患者安全和改善其临床转归。PBM需要循证地应用药理学、内科和外科技术和方法来治疗贫血、优化止血并减少失血,通过个体化方案减少或避免不必要的输血。此外,当输血成为唯一合理的治疗措施时,PBM要求

输血决策应当基于最佳实践,并执行最小输注剂量原则。

"患者血液管理"虽然是较新的术语,但其理念却一直随着医学的进步而同步发展着。本章不对其发展史做全面探讨,有2个例子表明,输血和PBM有着共同的驱动因素。第一是战伤的影响。20世纪初,血型的发现、交叉配血和血液保存技术的成熟,使用库存血液来治疗战伤失血成为可能。但血液运送较为困难,战地外科医生开发了多种无输血技术来救治伤员。第二是耶和华见证者的影响,耶和华见证者引用圣经作为拒绝输血治疗的依据。20世纪中叶,输血已经成为常用的治疗手段并被普遍接受,而耶和华见证者患者不得不就诊于少数能提供无输血医疗的医师和医院。这些能提供无输血医疗的外科医师和医院越来越受到耶和华见证者和其他拒绝输血患者的青睐,血液保护项目开始蓬勃发展。血液保护项目强调个体化策略和以患者为中心的方法,便发展成了当今的患者血液管理。

尽管PBM通常关注于外科领域,实际上PBM涵盖了患者在住院期间的整个过程。包括:

- 在治疗前,明确患者是否存在贫血和出血风险并给予治疗。
- 应用减少出血的外科手术技术和自体血液回收技术。
- 应用辅助措施降低患者在ICU及术后的输血需求。
- 临床用血审核及反馈。
- 对参与患者治疗的所有医务人员进行PBM培训。

PBM范畴将在"患者血液管理项目的基本组成"这一节中详细讨论。

360

第二节　患者血液管理基本原理

实施 PBM 有很多缘由,但最引人注目的是医疗改进研究所提出的"三大目标"倡议[6],这与 PBM 理念一致——即提高患者安全和医疗质量、改善患者就医体验和转归以及降低医疗成本。

一、患者安全

尽管目前经输血传播病毒感染很少见,但异体输血并非没有风险。例如,新发病原体仍是血液安全的隐忧。此外,非感染性不良事件,如输血相关急性肺损伤、输血相关循环超负荷、输错血和溶血性输血反应,已经是输血相关死亡和严重并发症的主要原因[7]。只有遵循符合指征和最小有效剂量的输血原则才能降低这些风险。

二、医疗质量

临床输血实践的巨大差异性表明有许多输血可能是不适当的,是可以避免的。在过去的 15 年里,关于限制与宽松红细胞输注指征的多项随机对照研究已发表。这些研究显示限制性输血策略无危害,却能减少输血量和输血率[8]。应用循证输血实践可以促进合理用血和提高患者安全。患者血液管理项目可以提供实施方案和培训,实现避免不必要的输血和相关风险。

三、更好的患者转归

输血少患者转归更好。执行限制性输血策略使输血更少,患者转归与宽松输血策略相似,甚至优于宽松输血策略。PBM 的获益包括降低死亡风险、心脏和呼吸系统并发症以及外科手术和危重症患者的严重感染[9,10]。

四、患者需求

随着人口老龄化和献血者数量减少将对未来血液供应产生严重影响。目前,年龄在 16～64 岁的适龄献血人群占美国人口的 40%,但仅有 4% 的人献血。据目前估算,年龄在 65 岁或以上的患者输注了所有捐献血液的 55%～60%[11]。在接下来的 10～20 年里,美国 65 岁以上人群的增长速度将快于 16～64 岁的人群增长。到 2030 年,老年人将占美国人口约 20%,到 2060 年老年人口

数将超过 2014 年的 2 倍[12]。毫无疑问,这一人口动态的转变将会增加老年患者实施复杂外科手术的数量,用血量亦随之增加。因此,需要保护有限的血液资源,让那些真正需要输血的患者有血可用。

五、患者满意度

宗教信仰、个人担忧和文化差异可能影响患者是否输血的决定。PBM 提供了 1 个以患者为中心的决策方案,不仅提供输血的风险和受益选项,还提供替代输血治疗方案的选项,让患者有充分的知情权和选择权。通过尊重患者的意愿和选择治疗的权利,PBM 策略不仅提供"最佳解决方案"还能改善患者转归和满意度。

六、降低医疗成本

输血被认为是住院患者最经常过度使用的 5 种治疗措施之一[2,3]。过度使用无疑导致成本增加。此外,红细胞输注的总费用比血液成分本身高出 3～4 倍[13]。PBM 项目通过循证输血可以减少甚至避免异体输血,在改善患者预后的同时,有可能大幅降低医疗成本[14,15]。

第三节　患者血液管理的基本要素

实施 PBM 策略可减少异体输血量和改善患者转归,这些措施涵盖患者评估和临床管理的各个方面。PBM 适用于择期手术患者的术前、术中和术后治疗各个阶段,本节将对 PBM 基本要素进行概述,见表 20-1[16]。PBM 策略也同样适用于内科患者。单独使用任何一种 PBM 措施即可减少异体血用量,但对具体的患者来说,联合使用 PBM 措施并结合个体化方案则更加有效,且可能最大程度改善患者转归。

一、术前 PBM 措施

患者术前评估与优化治疗是 PBM 项目的基石。详细的病史采集及体格检查,并特别关注自发性或术后出血及贫血的家族史与个人史,尤其是对高危患者的评估和查明可在术前纠正的情况至关重要。结构化的问卷有助于患者评估,并要在手术前足够长的时间(如 30 天前)进行,必要时需要进一步诊断和治疗[17]。

表 20-1 患者血液管理概览*

非手术或术前	术中	ICU 及术后	用血审核	医学教育
● 贫血筛查及治疗 　- 铁剂治疗 　- 谨慎使用 EPO ● 出血风险筛查和凝血功能优化 　- 停用抗凝及抗血小板药物 　- 停用中药、维生素类 　- 治疗凝血异常 ● 急性失血时减少晶体液使用 ● 减少医源性出血 ● 术前自体血采集	● 补充血容量的液体选择 　- 晶体液 　- 胶体液 ● 手术技术 　- 精细缝合 　- 超声刀 　- 控制负压吸引的压力,防止血液破坏 　- 盐水洗血纱布回收红细胞 ● 急性等容性血液稀释 ● 术中自体血液回收 ● 止血剂 　- 局部凝血酶 　- 纤维蛋白黏合剂 　- 血小板凝胶 ● 床旁检测(凝血等) ● 急性出血监测及凝血功能管理 ● 限制性红细胞输注 ● 避免低体温 ● 控制性低血压 ● 调整体位减少术野出血	● 补充血容量的液体选择 　- 晶体液 　- 胶体液 ● 减少医源性失血 ● 限制性红细胞输注 ● 监测出血 ● 伤口引流 ● 铁剂治疗 ● 氧疗 ● 床旁检测(凝血等)	● 临床用血指南执行情况 　- 适应证 　- 输血指征 　- 限制性策略 ● 临床用血/输血委员会 ● 审核 　- 输血前 　- 输血中 　- 输血后 ● 患者血液管理协调员或输血管理人员职责	● 医疗机构内 　- 大查房 　- 学术会议 　- 提示性宣传材料(海报、数据卡等) 　- 相关文献分享 ● 继续教育 　- 资格认证制度 　- CME/CE 学分 　- 在线工具(网络研讨会、互动模块) ● 医学及护理教育课程

注:*经 Becker J,Shaz B 授权修改[16]

ICU. 重症监护室;EPO. 促红细胞生成素;CME. 继续医学教育;CE. 继续教育

1. 贫血的评估及治疗 内科及外科患者贫血的诊断与治疗是 PBM 的核心内容。世界卫生组织(World Health Organization,WHO)将贫血定义为男性 Hb 水平<130g/L,绝经前非妊娠女性 Hb 水平<120g/L[18]。贫血比较常见,且常常漏诊并未得到有效治疗。术前患者的贫血患病率通常在 20%~40%,取决于患者的年龄、伴随疾病、手术原因和贫血诊断标准。结直肠手术患者术前贫血率高达 75%[19,20]。

术前贫血是发生术后并发症非常重要的,却也是可纠正的危险因素。在实施心脏和非心脏手术患者中,术前贫血与感染、心脏事件、肾功能衰竭、高感染率、住院时间延长和生存率降低有关[20-23]。来源于美国外科医师学会国家手术治疗质量改进项目数据库资料,1 项入选 227 425 例实施综合手术和血管外科手术患者的研究报道,其中 69 229 例(30.4%)患者术前贫血。校正影响因素之后,贫血患者发生 1 种或多种术后并发症风险增加 35%,30 天死亡风险增加 42%[23]。同样,1 项入选 300 000 多名老年退伍军人,实施非心脏大手术的回顾性研究发现,术前贫血越重,30 天死亡和心脏

事件的风险越高[24]。即使轻度术前贫血也是手术患者不良转归的独立危险因素[22,23]。此外,术前贫血是术中输血的 1 个最强的预测因素。术前贫血和异体输血对患者不良转归有累加效应。

因为需要一定的时间进行检查和相应治疗,贫血筛查必须在手术前 30 天进行。如果发现贫血,进一步检查如肌酐、网织红细胞计数、铁及总铁结合力、铁蛋白、维生素 B₁₂ 以及叶酸等有助于诊断。关于如何制订内科和术前患者贫血的诊治方案,已有 PBM 指南可供参考[25,26]。如果可能,对拟施出血量较大的择期手术的贫血患者,应推迟手术,在贫血得到适当治疗后再行手术。

治疗贫血的药物包括铁剂(口服及静脉内制剂)、叶酸、维生素 B₁₂ 及促红细胞生成药物[(erythropoiesis-stimulating agents,ESAs),附 20-1]。应根据患者贫血的潜在病因、伴随疾病及术前治疗时间等来选择贫血治疗药物。

静脉铁剂是安全的,可快速纠正缺铁性贫血。当口服铁剂不耐受、距离手术时间较短、使用 ESAs 或术后需要补充铁剂时,应首选静脉铁剂[27]。静脉铁剂治疗贫血的效果已得到一致认可。最近,1

项系统性回顾研究显示在多数临床情况下静脉铁剂可减少异体红细胞用量[28]。如果体内存在足够的铁储备,ESAs 也能有效提高血红蛋白水平。术前短期 ESA 治疗方案或在术前或术中单剂量 ESA 联合静脉铁剂可显著降低输血率[27]。但由于 ESAs 存在增加血栓栓塞事件、肿瘤复发及死亡等风险,因此,对有输血可能的大量失血手术患者,常规使用 ESAs 仍需要进行进一步研究来评价其安全性和疗效。推荐使用保守的 ESAs 剂量并进行严格的监控[29]。

从治疗的角度考虑,术前"贫血门诊"可有效提高患者术前血红蛋白水平和降低总输血率,具有成本效益[14,30,31]。术前"贫血门诊"需要制订详细计划和运作模式,为术前贫血患者提供有效的诊治服务,这部分内容将在其他章节详细描述[32,33]。

2. 降低出血风险 术前评估和优化的第二个重要方面是评估患者的出血风险,需结合手术种类、复杂程度和预期失血量进行评估。明确患者当前用药、是否存在贫血和/或凝血障碍等有助于制订个体化治疗方案。有必要借助调查问卷或固定的流程来帮助术前患者停止或调整抗血小板药物、抗凝药和中药的剂量。已发布的指南,如美国麻醉医师学会、胸外科学会、美国胸科医师学会制定的指南,可为这些方案的制订提供参考,目的是实现最佳临床实践[34-37]。

术前评估对改善术后转归至关重要。合适的术前准备能降低手术延期和取消的发生率,并使患者、家属与医护人员有交流的机会,让患者充分知情后作出决定,医疗团队也能够了解患者的意愿。这些互动真正体现了以患者为中心是 PBM 的宗旨。

3. 储存式自体输血 过去认为,储存式自体输血(preoperative autologous blood donation, PAD)是减少异体输血的主要手段。但是,多年以来美国 PAD 有明显下降的趋势。在 2015 年,仅采集 25 000 个单位,占所有异体红细胞/全血采集总量的 0.2%,比 2013 年的采集量减少 60%[4,38]。导致 PAD 下降的主要因素包括血液供应安全性和公众信任的增加,术中血液保护技术的应用,PAD 造成的血液严重浪费(≥45% 的血液废弃)以及实施 PAD 后患者术前贫血风险较高[38,39]。研究发现,与不参与 PAD 的患者相比,实施 PAD 的患者异体输血风险较低,但由于采血后贫血,他们总体输血率(包括异体和自体输血)增加[38,40]。采集的血液在制备和保存期间发生差错和延迟的风险,以及采

集成本增加进一步降低了 PAD 的使用[41]。

尽管如此,对于稀有血型、存在多种红细胞抗体或拒绝异体血液输注的患者,PAD 可能是 1 种合理的选择。在这些情况下,实行 PAD 前做好计划和患者评估至关重要。为减轻 PAD 所致的贫血以避免异体输血,需做到:①最后 1 次采血时间与手术日期间隔 3~4 周;②最小量采血原则;③采血前给予补铁治疗,亦可以联合应用 ESA。

二、术中 PBM 策略

1. 急性等容性血液稀释 急性等容性血液稀释(acute normovolemic hemodilution, ANH)是指在手术开始前后的短时间内采集患者全血用标准抗凝剂保存,同时输注晶体液和/或胶体液以维持患者循环血容量。ANH 后患者术中所失血液是已稀释且红细胞含量较低的血液,红细胞丢失相对减少。

患者的新鲜全血通常在室温下保存(最多达 8h),通常在手术快结束或患者需要输血时回输[42]。ANH 的额外优势是室温保存可保证血小板及凝血因子的活性。尽管 ANH 相对安全,并可能降低异体输血,但其临床疗效和获益的报道喜忧参半[43,44]。

ANH 用于预计术中失血量大(≥1 500ml)、血细胞比容相对较高且能耐受大量采血的患者很可能是受益的[45]。只有外科手术团队充分准备和相互协作才能取得良好的结果。

2. 术中自体血液回收 术中自体血液回收也能减少异体输血。对实施心胸外科、骨科、神经外科及血管和创伤等失血量大的手术患者,自体血液回收最为有效。术中自体血液回收包括收集手术部位流出的血液、离心、生理盐水洗涤。在离心和洗涤过程中,去除血浆、血小板、红细胞碎片、污染物以及抗凝剂等。将洗涤后的红细胞转移至保存袋中,然后回输给同一患者。理想情况下,洗涤回收的血液血细胞比容至少应达 45%~60%。

在 1 项心脏和骨科手术中使用术中血液回收的系统性回顾中,异体输血降低了 38%,同时平均每个患者节省了 0.68 单位异体红细胞[46]。但是,其他减少术中失血的新进展,如抗纤溶药物的使用,减少了术中失血量,在某些手术中可能降低自体血液回收的有效性。术中血液回收的使用应当个体化,在预计手术失血量≥患者血容量的 20%(通常在成人中接近 1 000ml)时建议使用。

对自体血液回收的安全性担忧主要针对其在

恶性肿瘤、产科手术中和手术野有细菌污染时的应用。担心来自手术部位的有害物质（如肿瘤细胞、细菌和羊水）可能回输给患者。但是，双吸引装置及去白细胞滤器的使用降低了这些风险[47]。最新的文献综述也不支持术中血液回收会导致羊水栓塞或肿瘤复发风险增加的理论性担心[48,49]。到目前为止，产科术中血液回收并没有导致产妇的不良转归，且美国妇产科医师学会和美国麻醉医师学会授权其应用于产后出血[49,50]。

在许多医院，由于受经验不足和资源的限制，没有形成术中自体血回收中收集、处理和回输等全面的质量控制体系，阻碍其在临床应用。标准的PBM项目为输血科和外科、麻醉科、体外循环科和护理部门的协作提供了机会，共同努力推进和改善医院血液回收工作。在不同的AABB出版物中提供了如何建立、改进和保证自体输血的质量和安全性的指南以及管理要求[42,51,52]。

3. 麻醉和外科技术 最大限度减少术中出血对减少异体输血至关重要。减少术中出血的有效措施包括精湛的外科技术及快速、严格的止血。微创方式，如腔镜手术和机器人辅助手术也可减少出血。调整患者在合适的体位能减少失血，掌握2个基本原则：即抬高手术部位至心脏水平以上和避免手术部位静脉回流受阻。在特定患者中使用控制性降压，又称为"控制性低血压"，可减少流向手术部位的血流量从而减少失血，但需要关注器官缺血的潜在风险[53,54]。

保持患者正常体温对维持理想的止凝血状态非常重要。使用温的静脉注射液体、保暖毯及手术部位保暖来维持患者体温，有助于避免患者发生低体温并减少手术失血。优化液体管理，包括输液的选择、用量及输注时机也会影响术中失血以及异体血用量。用于组织解剖的现代设备可使组织损伤最小化并使切口更易止血。其他影响术中失血的举措包括止血带、直接止血技术、机械通气模式的选择和麻醉方式选择等[55,56]。

4. 床旁检测和输血指导模式 相比于常规实验室检测，床旁检测（point-of-care testing，POCT）具有许多优点，包括随时可用、用时少，样本量小。POCT的应用可为输血决策提供最及时的信息，同时避免医源性贫血。有多种能够提供凝血信息、血小板功能及血凝块稳定性的POCT仪器可供选择，常用于手术室和重症监护室[57,58]。

根据观察临床出血与失血量来指导输血的模式存在较大差异性；而与POCT系统关联的输血方案通过给临床医师提供即时检测结果，指导临床输血决策。特别是，全血黏弹性检测方法［如血栓弹力图（thromboelastography，TEG）或旋转血栓弹力测量（rotational thromboelastrometry，ROTEM）］在心脏手术、创伤和肝脏疾病等容易发生复杂凝血障碍情况下的应用得到认可。这些检测方法可以提供从凝血到纤溶等血块形成和溶解过程的实时信息，指导输血治疗。

在心血管外科手术患者中，应用基于TEG或ROTEM的输血方案可减少异体输血，血浆、血小板和红细胞输注均减少，且与传统根据临床医师经验指导的和/或基于标准实验室检测的输血模式相比可减少失血量。基于TEG或ROTEM的输血模式也同样降低了再次手术止血的发生率[59,60]。

TEG与ROTEM已常规应用于肝移植手术，这些检测方法越来越被视为一种评估肝脏疾病患者发生独特凝血改变的有效方法[61]。控制出血对于任何手术中都很重要，但在肝移植中管理止血可能极具挑战性。目前尽管证据有限，在肝移植过程中基于TEG/ROTEM的输血方案可减少失血和输血需求，尤其是血浆[62]。同样，在严重凝血障碍的肝硬化患者中应用TEG指导的输血方案时，血浆和血小板输注均减少，且并不增加围手术期出血的风险[63]。

大量输血方案（massive transfusion protocols，MTP）可能增加创伤患者生存率，MTP要求早期、快速输注血浆和血小板。基于TEG/ROTEM的方案在MTPs中能检测出创伤导致的凝血和纤维蛋白溶解异常，便于实施目标导向的治疗，与常规实验室检测相比更有优势[64,65]。在1项纳入55项观察性研究的系统回顾中，支持TEG/ROTEM方案降低输血需求和死亡率的证据并不确定[66]。但是，在最近的随机对照研究中[65]，与常规凝血检测相比，应用TEG指导MTP时，生存率得到改善，并且在复苏早期，血浆和血小板输注用量减少。尽管两组间24小时血液成分输注总量没有差异，作者认为在MTP中结合TEG方案加快了在最佳时机发放最合适血液成分。尽管在创伤中应用基于TEG/ROTEM方案的临床有效性需要进一步研究和评价，最新的指南推荐：有条件时，全血黏弹性检测方法需要与标准实验室检测同时进行，有助于了解凝血变化和指导输血治疗[67,68]。

基于TEG/ROTEM的目标导向输血治疗方案，通过改善出血管理可降低异体输血和医疗花费[60]。由于全血黏弹性检测方法并未普及，因此，医疗机构根据其现有的凝血检测方法建立自己的输血治疗方案,至关重要。

5. **止血药** 抗纤溶药物越来越多地用于多种手术能减少失血和输血。尽管氨甲环酸(tranexamic acid,TXA)更为常用,但氨基己酸与 TXA 均可抑制纤溶活性并防止血凝块过早溶解。在 1 项入选 7 838 例心脏、骨科和其他手术患者的系统回顾中,应用 TXA 能降低 38% 的输血风险[69]。体外循环中,纤溶系统常被激活,两种药物均有效地减少失血和异体输血[70]。在术中可能需要大剂量的 TXA,但大剂量 TXA 可能增加抽搐发生率[71]。在关节置换手术中应用 TXA 作为血液保护措施越来越常见且有成本效益[72,73]。发生严重出血的创伤患者在创伤 3 小时内给予 TXA 可改善生存率[74]。同样产后出血 3 小时内给予 TXA 可降低产妇因出血死亡的风险[75]。此外,抗纤溶药用于血管闭塞事件高危患者的安全性仍然不明确[74]。

去氨加压素(desmopressin,DDAVP)能促进内皮释放血管性血友病因子(von willebrand factor,vWF)和因子Ⅷ,增加循环中这些因子的浓度和改善血小板黏附功能。DDAVP 常用于轻度血友病 A 和 Ⅰ 型血管性血友病患者实施小手术时的止血。不推荐非遗传性出血疾病的手术患者常规预防应用 DDAVP,但是尿毒症、肝硬化或药物诱导的血小板功能障碍者可能获益[76]。在心脏手术中,服用阿司匹林或长时间体外循环的患者术中应用 DDAVP 可减少术后失血和异体输血[77]。

局部用药,如局部止血药、密封剂和黏接剂,通过增强凝血、封闭出血的血管或黏合组织,发挥重要的止血作用。有关于这些局部止血药和其他相关药物的专题综述,可供查阅[78,79]。

三、术后 PBM 策略

1. **术后自体血液回收** 术后自体血液回收是指收集术后引流管和/或伤口的血液,然后回输。通常需要采集和处理足够量的血液才能达到效果,其主要应用于创伤、血管、心脏和复杂骨科手术,由于此类手术术后失血量较大(≥500ml)。术后回收血液时可不洗涤或洗涤。不洗涤方法,需要通过回收装置收集并过滤,直到收集的血液达到一定量后再把血液转移到输血袋内用于回输。洗涤的方法是一次性收集足量的血液后进行洗涤处理,之后转移至输血袋内用于回输。

过去,关节置换手术常把回输未洗涤的术后引流血液作为 1 种血液保护方法。最近,越来越多抗

纤溶药物的使用,减少了手术出血进而无需再应用术后血液回输[80,81]。此外,因未洗涤血液的血细胞比容为 20%~30%,且其含有活化的凝血因子和补体、炎症介质、细胞因子及脂肪颗粒等可增加发热反应风险,故不太可取[82,83]。

术后大量失血的患者,收集术后出血,经过洗涤和浓缩可获得质量和安全性均较高的自体血液(如去除了污染物,血细胞比容为 60%~80%)。对某些医院而言,维持一个能胜任血液回收的员工团队以及高成本的血液回收设备,存在困难。然而,对于实施复杂、高风险手术的这些医院,应用术后洗涤式自体血回收可减少异体输血。

2. **限制医源性失血** 最大程度降低实验室检查采血导致的医源性贫血是降低异体输血的关键性策略。在重症患者中,常规实验室检查采血显著增加贫血发病率。在 1 项对 145 个西欧 ICU 患者的研究中发现,每位患者平均每天抽血 4.6 次,患者每天平均医源性失血达 41.1ml[84]。入住 ICU≥7 天相当于丢失 1 个单位或更多的血液。美国的 1 项纳入 17 000 多名急性心肌梗死患者的回顾性研究发现,每采集患者 50ml 血标本其发生中到重度贫血的风险增加 18%[85]。结果显示,采血总量是异体输血的独立预测因素[86-87]。此外,疾病严重程度与诊断性检查采血次数和采血总量均呈正相关,结果是病情越重,贫血和异体输血的风险越高[84,87]。

减少实验室检查项目和频次是减少医源性失血量的合理举措。例行检查是常见的做法。实验室检查应当在临床评估且其结果可能会改变临床决策的情况下进行。申请时应尽量将检测项目合并以减少患者采血量。另一种方法是采用儿科或小容量的试管采集血样,此策略可降低约 70% 由实验室检查而导致的失血[88]。床旁检测设备需要的样本量较少,通常小于 0.5ml。

采血过程也是造成失血的重要原因。放置有创性性动脉或中心静脉置管患者的采血量比无导管患者高出 3 倍[86]。血样本易于获得且每次经导管采血时要求弃去起始采集的几毫升血液(最多达 10ml),都会增加患者失血量。因此,当不再需要留置导管时应立即撤除。经导管采集血样本应尽量合并以降低额外"丢弃"的起始采集的血液量。应用闭合采血装置可有效减少采血过程的血液"丢失"。这些装置回输起始采血量,而不是丢弃,能减少 50% 的平均采血量,减少 ICU 停留期间血红蛋白下降水平,减少红细胞输注[86,89]。

3. **增加贫血耐受性及输血指征** 患者对贫血

的反应个体差异很大,并取决于其氧供给能力。对贫血的耐受性取决于患者的血容量状态、生理储备能力(包括心、肺和肾功能)及贫血的变化趋势。患者对贫血的耐受性是影响输血决策的最重要因素之一[90]。

慢性肾功能衰竭或胃肠道慢性出血导致的慢性贫血患者通常可通过增加心排出量,心率及每搏量以适应较低的 Hb 水平。手术或创伤引起的快速失血通常表现为患者血流动力学不稳定、休克及其他症状,需尽快补充血容量。

提高患者对贫血耐受性措施包括增加氧供或降低氧耗,进而减少红细胞输注。优化患者血流动力学状态和氧合的措施包括静脉输液以维持正常血容量、适当使用血管升压药物、辅助供氧或机械通气、充分止痛和/或镇静、维持正常体温和及时治疗感染[91]。

执行循证输血方案是降低不必要输血的基础。以前,将 Hb≤100g/L 作为输红细胞的指征。近几年多项随机对照试验和指南提供基于证据的红细胞输注指征[34,36,92-96]。研究结果表明,对大多数患者,执行限制性输血指征(如 Hb<70~80g/L)是安全的,可在不增加发病率及病死率的前提下降低异体输血率和输血量[8]。但是,对于活动性出血、心肌缺血和脑外伤患者,执行限制性输血指征尚缺乏证据支持。更为重要的是,设定的 Hb 值并非是输血的唯一参考指征。输血决策应该个体化,除了参考 Hb 值,还应依据贫血患者的临床症状和体征、对贫血的耐受性及代偿能力[93]。

通常,临床医师一次申请 2 单位红细胞,这种习惯源于几十年前,当时 1 单位输血受到广泛批判[97,98]。1 单位红细胞提升 Hb 或血细胞比容的效果有差异性,主要取决于患者总血容量与体液交换情况。通常,1 单位红细胞足以提高患者 Hb 水平并缓解其症状。提倡对需要输血的非出血患者,先输注 1 单位红细胞后再进行临床评估,确定是否需要继续输注[95]。实施 1 单位输血策略意义重大。有数据显示,依据 Hb<80g/L 的输血指征及采用 1 单位输血策略,可降低红细胞用量约 60%[99]。最新报道,1 单位输血策略能降低接受化疗和干细胞移植的住院患者红细胞用量 25%,且不增加其门诊输血率[100]。施行 1 单位输血策略能显著减少红细胞用量,具体效果取决于医院的输血水平。

四、临床用血审核和改变医师输血习惯

若想改变医师固有的传统输血实践和习惯极

其困难。改变医师原有的输血习惯所需的元素包括:①变革的意愿;②提供新的输血方案;③能直接体验新的输血方案的安全性;④掌握新的输血实践主导权[101]。

越来越多的医院管理者认识到,不必要的输血可能使患者转归恶化,且增加成本。因此,人们开始寻求变革。恰当的输血实践培训、提供可靠的输血替代方案以及与行业内有威望的专家和 PBM 优胜者进行交流与反馈等策略是实现输血实践变革的基本要素。建立 1 个由利益相关者以及有成功经验的专家组成的团队,对于输血实践的变革至关重要,也是 PBM 能否成功的关键因素。

多项研究证实有几种措施在改变医师的输血习惯中发挥重要作用。虽然研究并未发现某一措施明显优于其它措施,但作者认为即便是简单的措施也具有效力[102]。这些有效措施可大致分为:①培训;②应用循证医学指南;③提醒标识;④临床用血审核与反馈。

培训是 PBM 的重要组成部分。因为改变医师的输血习惯有时非常困难,通常需要反复培训和强化才能成功。因为 PBM 需要多学科协作,不同专业人员对培训的反响亦不一致,同行之间交流则更顺畅。对医师的一对一培训虽然费时,但可产生更持久的效果。培训内容需依据循证医学证据,由权威同行或专家提供,并经常进行。如在医院网站上提供重复性课程及易于获取的培训内容,当医师有改变其输血习惯的意愿时,能提供帮助。

循证输血指南是改进输血实践的基石。制定这些指南需要来自不同专业有影响力的临床医生参与。为了能够顺利实施,这些指南必须与委托培训相结合。如只为医师提供输血指南文件但无后续的培训和落实通常不能降低血液用量。

在输血决策时设置同步提醒,如在开输血医嘱前完成核对清单,医院设置在医嘱系统的输血指征提醒等,能够改进输血实践。使用具有临床决策支持(clinical decision support, CDS)功能的计算机辅助医嘱管理系统(computerized provider order entry, CPOE),并且当超指征输血时要求医师做具体说明,有助于改善输血实践[103]。

审核或监督临床医生输血实践是另 1 种干预措施,有助于 PBM 项目并强化循证输血。在输血申请时或输血后 12~24 小时内对输血指征和剂量等进行审核并结合相关知识培训,对改变临床医师的输血习惯有帮助[104]。事前或实时审核(发血前审核),即由输血实验室人员手工进行审查,可能是

最有效的,但这种审核既费力又耗时,还容易与用血科室发生矛盾。应用内置 CDS/CPOE,当申请输血时计算机可以根据患者特定信息(如血红蛋白水平、生命体征)做出"终止"或"警告"来帮助临床医师做出决策,同时给临床医师提供了改进其输血实践和提高意识的互动方式,特别实用。这些 CPOE/CDS 系统减少输血的有效性不尽相同,取决于系统设置、医院临床输血现状、同步培训和反馈[103,105,106]。应用内置 CDS/CPOE 系统有助于临床输血的标准化并增加医师的依从性(关于临床用血审核的更多信息参见第 21 章)。

临床用血公示和以持续质量改进为目标的比对评价是改变临床医生输血实践的强有力工具。为医师提供其手术患者转归与输血量相关数据,以及其与同事或同行的比较数据更有可能激发其改变输血实践的意愿。为医师定期提供输血数据报告有助于其主动实施有效方法以降低异体输血[107,108]。

最近在尝试新的改善临床输血实践的方式,包括雇佣输血安全管理员或患者血液管理协调员。作为临床输血实践的变革者为所有参与输血人员提供定期培训,以提高 PBM 的意识并掌握 PBM 的关键技术。组建医务人员和专家团队以推行最佳的输血实践,PBM 协调员与当地 PBM 专家合作,有助于改变输血文化和思维并降低异体输血[109,110]。

五、如何开展 PBM 项目

成功实施 PBM 需要进行规划、培训以及团队合作。首要的是分析和掌握目前医院的输血实践状态。通过评估了解医院输血实践状态以及输血文化是否为输血实践的变革做好准备。

充分展示 PBM 项目的临床受益及降低医疗成本的潜力非常重要,有助于 PBM 项目得到支持和认可。尽管医院管理者也许更关注降低成本,必须确保临床人员能理解 PBM 项目的主要目的是改善患者转归。

不同的医院 PBM 的具体措施可不相同,由项目实施的执行管理团队来决定。各专业组织和学术团体制定了 PBM 指南。血液管理促进协会(The Society for the Advancement of Blood Management)提供了《患者血液管理项目管理与临床标准》(Administrative and Clinical Standards for Patient Blood Management Programs),概述了规范的、综合的、在医院层面实施 PBM 项目相关的 12 条标准[111]。《AABB 患者血液管理标准》(Standards for a Patient Blood Management Program)将 PBM 项目划定为一

级、二级、三级[112]。各级 PBM 措施如何监督及监测详见附 20-2。此外,AABB 及联合委员会依据《AABB 标准》联合制定了医院 PBM 项目的资格认证。资格认证的相关信息和其他有关 PBM 的众多资源可在 AABB 网站(aabb. org/pbm)获得。

医院层面的 PBM 项目需要多学科合作才能行之有效,首先需要各临床科室主任和护士长的支持和帮助,还要联合外科、输血医学科、药房、检验科、护理、伦理、信息技术部门等多学科参与。善于发现那些最能充分理解 PBM 原理并愿意负责和推动 PBM 项目的人,对于 PBM 项目的启动和推进非常关键。PBM 项目一旦建立,常常因为患者获得了更好的临床转归而进一步推动这个项目的发展。表 20-2 总结了实施 PBM 项目的一般策略,并提供了更详细的说明[113,114]。

表 20-2　实施 PBM 项目的一般策略

1. 教育培训
- 一个知识渊博的 PBM 倡导者
- 执行主管
- 核心团队(输血科、药房和护理)
- 参与 PBM 的所有部门(临床医师、财务部门、信息技术)

2. 行政支持
- "C"系列(CEO、COO、CFO、CMO)
- 医疗执行委员会
- 医院临床用血/输血委员会
- 外科委员会

3. 项目倡议书
- 背景/目前环境
- 项目描述
- 资金支持
- 风险/获益分析
- 总结/结论

4. 团队合作
- 广泛的 PBM 利益相关者群体(强调多学科协作,明确各自关切的问题、细节、资金支持)
- 小规模的执行委员会(实施 PBM 前的数据、实施计划、实施步骤、时间表、措施审查、监测进度检查)
- 高效率会议
- 取得关键进展时的庆祝活动

5. 评估
- 取得的进步/该吸取的教训
- 分析基础/转归数据
- 项目成功的分析/报告
- 项目推广的可能性

要点

1. PBM 是基于循证医学的多学科方法,旨在优化可能需要输血患者的医疗行为。

2. PBM 的驱动因素包括输血风险、改善医疗质量、推广循证医学实践、经济压力、血液过度使用、患者自主权和满意度,以及血液供应短缺等。

3. PBM 的要素包括:①实施治疗前(如术前)对贫血及出血风险的评估和治疗;②术中血液回收、止血药物、减少失血的外科技术和基于 POCT 的输血方案;③ICU 及术后减少输血的措施;④临床用血审核和评价;⑤对医护人员的培训。

4. 内科及外科患者皆可受益于 PBM。

5. 术前贫血较常见,诊断与治疗术前贫血是 PBM 的基本要素之一。

6. PBM 不只是避免异体输血,还涉及到止血药、自体血液回收技术、手术止血设备、减少医源性失血、执行输血指征以及医学培训等内容。

7. 拥有一流的多学科团队,对于 PBM 的成功实施和持续发展至关重要。

8. 应用比对的方法和患者转归数据联合评价临床用血是 PBM 成功与否的关键因素。

参考文献

1. Best practices in blood utilization (white paper). Charlotte, NC: Premier Healthcare Alliance, 2012. [Available at https://www.premierinc.com/transforming-healthcare/healthcare-performance-improvement/healthcare-consulting/resource-utilization/ (accessed March 1, 2017).]

2. Proceedings from the National Summit on Overuse, September 24, 2012: Organized by The Joint Commission and the American Medical Association-Convened Physician Consortium for Performance Improvement (PCPI). Oakbrook Terrace, IL: The Joint Commission, 2012. [Available at http://www.jointcommission.org/assets/1/6/national_summit_overuse.pdf (accessed March 1, 2017).]

3. Combes JR, Arespacochaga E. Appropriate use of medical resources. American Hospital Association's Physician Leadership Forum, Chicago, IL, November 2013. Chicago, IL: AHA, 2013. [Available at http://www.aha.org/content/13/appropusewhiteppr.pdf (accessed March 1, 2017).]

4. US Department of Health and Human Services. Supplemental findings from the national blood collection and utilization surveys, 2013 and 2015. Transfusion 2017;57(Suppl): 1599-624.

5. Whitaker BI, Rajbhandary S, Harris A. The 2013 AABB blood collection, utilization, and patient blood management survey report. Bethesda, MD: AABB, 2015. [Available at http://www.aabb.org/research/hemovigilance/bloodsurvey/Docs/2013-AABB-Blood-Survey-Report.pdf (accessed March 1, 2017).]

6. Berwick DM, Nolan TW, Whittington J. The Triple Aim: Care, health, and cost. Health Affairs 2008;27:759-69. [Available at: http://www.ihi.org/resources/Pages/Publications/TripleAimCareHealthandCost.aspx (accessed March 1, 2017).]

7. Food and Drug Administration. Fatalities reported to FDA following blood collection and transfusion: Annual summary for fiscal year 2015. Silver Spring, MD: CBER Office of Communication, Outreach, and Development, 2016. [Available at https://www.fda.gov/downloads/BiologicsBloodVaccines/SafetyAvailability/ReportaProblem/TransfusionDonationFatalities/UCM518148.pdf (accessed March 1, 2017).]

8. Holst LB, Petersen MW, Haase N, et al. Restrictive versus liberal transfusion strategy for red blood cell transfusion: Systematic review of randomised trials with meta-analysis and trial sequential analysis. BMJ 2015;350:h1354. doi: 10.1136/bmj.h1354.

9. Rohde JM, Dimcheff DE, Blumberg N, et al. Health care-associated infection after red cell transfusion: A systematic review and meta-analysis. JAMA 2014;311:1317-26.

10. Salpeter SR, Buckley JS, Chatterjee S. Impact of more restrictive blood transfusion strategies on clinical outcomes: A meta-analysis and systematic review. Am J Med 2014;127:124-31.

11. Benjamin RJ, Whitaker BJ. Boom or bust? Estimating blood demand and supply as the baby boomers age (editorial). Transfusion 2011;51:670-3.

12. Colby SL, Ortman JM. Projections of the size and composition of the US population: 2014 to 2060. Population estimates and projections. Current population reports. (March 2015)

Washington, DC: US Census Bureau, 2015. [Available at https://www.census.gov/content/dam/Census/library/publications/2015/demo/p25-1143.pdf (accessed March 1, 2017).]

13. Shander A, Hofmann A, Ozawa S, et al. Activity-based costs of blood transfusions in surgical patients at four hospitals. Transfusion 2010;50:753-65.

14. Freedman J. The ONTraC Ontario program in blood conservation. Transfus Apher Sci 2014; 50:32-6.

15. Gross I, Seifert B, Hofmann A, Spahn DR. Patient blood management in cardiac surgery results in fewer transfusions and better outcomes. Transfusion 2015;55:1075-81.

16. Becker J, Shaz B, for the Clinical Transfusion Medicine Committee and the Transfusion Section Coordinating Committee. Guidelines for patient blood management and blood utilization. Bethesda, MD: AABB, 2011.

17. Liumbruno GM, Bennardello F, Lattanzio A, et al for the Italian Society of Transfusion Medicine and Immunohaematology (SIMTI) Working Party. Recommendations for the transfusion management of patients in the perioperative period. I. The pre-operative period. Blood Transfus 2011;9:19-40.

18. World Health Organization. Haemoglobin concentrations for the diagnosis of anaemia and assessment of severity. WHO/NMH/NHD/MNM/11.1. Geneva, Switzerland: WHO, 2011. [Available at http://www.who.int/vmnis/indicators/haemoglobin.pdf (accessed March 1, 2017).]

19. Spahn DR. Anemia and patient blood management in hip and knee surgery: A systematic review of the literature. Anesthesiology 2010; 113:482-95.

20. Shander A, Knight K, Thurer R, et al. Prevalence and outcomes of anemia in surgery: A systematic review of the literature. Am J Med 2004;116(Suppl 7A):58S-69S.

21. Hogan M, Klein AA, Richards T. The impact of anaemia and intravenous iron replacement therapy on outcomes in cardiac surgery. Eur J Cardiothorac Surg 2015;47:218-26.

22. Leichtle SW, Mouawad NJ, Lampman R, et al. Does preoperative anemia adversely affect colon and rectal surgery outcomes? J Am Coll Surg 2011;212:187-94.

23. Musallam KM, Tamim HM, Richards T, et al. Preoperative anaemia and postoperative outcomes in non-cardiac surgery: A retrospective cohort study. Lancet 2011;378:1396-407.

24. Wu WC, Schifftner TL, Henderson WG, et al. Preoperative hematocrit levels and postoperative outcomes in older patients undergoing noncardiac sugery. JAMA 2007;297:2481-8.

25. Goodnough LT, Shander A, Spivak JL, et al. Detection, evaluation, and management of anemia in the elective surgical patient. Anesth Analg 2005;101:1858-61.

26. Goodnough LT, Maniatis A, Earnshaw P, et al. Detection, evaluation, and management of preoperative anemia in the elective orthopaedic surgical patient: NATA guidelines. Br J Anaesthesia 2011;106:13-22.

27. Lin DM, Lin ES, Tran MH. Efficacy and safety of erythropoietin and intravenous iron in perioperative blood management: A systematic review. Transfus Med Rev 2013;27:221-34.

28. Litton E, Xiao J, Ho KM. Safety and efficacy of intravenous iron therapy in reducing requirement for allogeneic blood transfusion: Systematic review and meta-analysis of randomized clinical trials. BMJ 2013;347:f4822.

29. Food and Drug Administration. FDA drug safety communication: Erythropoiesis-stimulating agents (ESAs): Procrit, Epogen, and Aranesp. Silver Spring, MD: CDER Office of Communications, 2010. [Available at http://www.fda.gov/Drugs/DrugSafety/PostmarketDrugSafetyInformationforPatientsandProviders/ucm200297.htm (accessed March 1, 2017).]

30. Shuvy M, Mewa J, Wolff R, et al. Preprocedure anemia management decreases transfusion rates in patients undergoing transcatheter aortic valve implantation. Can J Cardiol 2016; 32:732-8.

31. Kotze A, Carter LA, Scally AJ. Effect of a patient blood management programme on preoperative anaemia, transfusion rate, and outcome after primary hip and knee arthroplasty: A quality improvement cycle. Br J Anaesth 2012; 108:943-52.

32. Bader AM, Sweitzer B, Kumar A. Nuts and bolts of preoperative anemia clinics: The view from three institutions. Cleve Clin J Med 2009;76: S104-11.

33. Guinn NR, Guercio JR, Hopkins TJ, et al. How do we develop and implement a preoperative anemia clinic designed to improve perioperative outcomes and reduce cost? Transfusion 2016;56:297-303.

34. Apfelbaum JL, Nuttall GA, Connis RT, et al. American Society of Anesthesiologists Task Force on Perioperative Blood Management. Practice guidelines for perioperative blood management: An updated report by the American Society of Anesthesiologists Task Force on Perioperative Blood Management. Anesthesiology 2015;122:241-75.

35. Douketis JD, Spyropoulos AC, Spencer FA, et al. Perioperative management of antithrombotic therapy: Antithrombotic therapy and prevention of thrombosis. 9th ed. American College of Chest Physicians evidence-based clinical practice guidelines. Chest 2012;141(2 Suppl):e326S-50S.

36. Ferraris VA, Brown JR, Despotis GJ, et al. Society of Thoracic Surgeons Blood Conservation

Guideline Task Force; Society of Cardiovascular Anesthesiologists Special Task Force on Blood Transfusion; International Consortium for Evidence Based Perfusion. 2011 update to the Society of Thoracic Surgeons and the Society of Cardiovascular Anesthesiologists blood conservation clinical practice guidelines. Ann Thorac Surg 2011;91:944-82.

37. Ferraris VA, Saha SF, Oesterich JH. 2012 update to the Society of Thoracic Surgeons guidelines on use of antiplatelet drugs in patients having cardiac and noncardiac operations. Ann Thorac Surg 2012;94:1761-81.

38. Vassallo R, Goldman M, Germain M, Lozano M, for the BEST Collaborative. Preoperative autologous blood donation: Waning indications in an era of improved blood safety. Transfus Med Rev 2015;29:268-75.

39. Lee GC, Cushner FD. The effects of preoperative autologous donations on perioperative blood levels. J Knee Surg 2007;20:205-9.

40. Kennedy C, Leonard M, Devitt A, et al. Efficacy of preoperative autologous blood donation for elective posterior lumbar spinal surgery. Spine (Phila Pa 1976) 2011;36:E1736-43.

41. Goldman M, Remy-Prince S, Trepanier A, Decary F. Autologous donation error rate in Canada. Transfusion 1997;37:523-7.

42. Berg MP, ed. Standards for perioperative autologous blood collection and administration. 7th ed. Bethesda, MD: AABB, 2016.

43. Zhou X, Zhang C, Wang Y, et al. Preoperative acute normovolemic hemodilution for minimizing allogeneic blood transfusion: A meta-analysis. Anesth Analg 2015;121:1443-55.

44. Grant MC, Resar LMS, Frank SM. The efficacy and utility of acute normovolemic hemodilution (editorial). Anesth Analg 2015;121:1412-14.

45. Shander A, Rijhwani TS. Acute normovolemic hemodilution. Transfusion 2004;44:26S-34S.

46. Carless PA, Henry DA, Moxey AJ, et al. Cell salvage for minimising perioperative allogeneic blood transfusion. Cochrane Database Syst Rev 2010;(4):CD001888.

47. Esper SA, Waters JH. Intra-operative cell salvage: A fresh look at the indications and contraindications. Blood Transfus 2011;9:139-47.

48. Waters JH, Yazer M, Chen YF, Kloke J. Blood salvage and cancer surgery: A meta analysis of available studies. Transfusion 2012;52:2167-73.

49. Liumbruno GM, Meschini A, Liumbruno C, Rafanelli D. The introduction of intra-operative cell salvage in obstetric clinical practice: A review of the available evidence. Eur J Obstet Gynecol Reprod Biol 2011;159:19-25.

50. Goucher H, Wong CA, Patel SK, Toledo P. Cell salvage in obstetrics. Anesth Analg 2015;121:465-8.

51. Waters JH, Shander A, eds. Perioperative blood management: A physician's handbook. 3rd ed.

Bethesda, MD: AABB, 2014.

52. Berte L. Quality manual preparation workbook for perioperative autologous collection and administration. Bethesda, MD: AABB Press, 2007.

53. Anesthesia – more than sleeping. In: Seeber P, Shander A. Basics of blood management. 2nd ed. Chichester, West Sussex, UK: Wiley-Blackwell, 2013:191-200.

54. Nuttall GA, Oliver WC. Ancillary techniques. In: Waters JH, ed. Blood management: Options for better patient care. Bethesda, MD: AABB Press, 2008:281-99.

55. Physical methods of hemostasis. In: Seeber P, Shander A. Basics of blood management. 2nd ed. Chichester, West Sussex, UK: Wiley-Blackwell, 2013:173-190.

56. Gombotz H. Patient blood management: A patient-orientated approach to blood replacement with the goal of reducing anemia, blood loss and the need for blood transfusion in elective surgery. Transfus Med Hemother 2012; 39:67-72.

57. Enriquez LJ, Shore-Lesserson L. Point-of-care coagulation testing and transfusion algorithms. Br J Anaesth 2009;103(Suppl 1):i14-22.

58. Perry DJ, Fitzmaurice DA, Kitchen S, et al. Point-of-care testing in haemostasis. Br J Haematol 2010;150:501-14.

59. Bollinger D, Tanaka KA. Roles of thrombelastography and thromboelastometry for patient blood management in cardiac surgery. Transfus Med Rev 2013;27:213-20.

60. Whiting P, Al M, Westwood M, et al. Viscoelastic point-of-care testing to assist with the diagnosis, management and monitoring of haemostasis: A systematic review and cost-effectiveness analysis. Health Technol Assess 2015;19:1-228.

61. Mallett SV. Clinical utility of viscoelastic tests of coagulation (TEG/ROTEM) in patients with liver disease and during liver transplantation. Semin Thromb Hemost 2015;41:527-37.

62. Gurusamy KS, Pissanou T, Pikhart H, et al. Methods to decrease blood loss and transfusion requirements for liver transplantation. Cochrane Database Syst Rev 2011;12: CD009052.

63. Pietri LD, Bianchini M, Montalti R, et al. Thrombelastography-guided blood product use before invasive procedures in cirrhosis with severe coagulopathy: A randomized, controlled trial. Hepatology 2016;63:566-73.

64. Holcomb JB, Minei KM, Scerbo ML, et al. Admission rapid thrombelastography can replace conventional coagulation tests in the emergency department: Experience with 1974 consecutive trauma patients. Ann Surg 2012; 256:476-86.

65. Gonzalez E, Moore EE, Moore HB, et al. Goal-directed hemostatic resuscitation of trauma-induced coagulopathy: A pragmatic random-

ized clinical trial comparing a viscoelastic assay to conventional coagulation assays. Ann Surg 2016;263:1051-9.

66. Da Luz LT, Nascimento B, Shankarakutty AK, et al. Effect of thromboelastography (TEG) and rotational thromboelastometry (ROTEM) on diagnosis of coagulopathy, transfusion guidance and mortality in trauma: Descriptive systematic review. Crit Care 2014;18:518.

67. American College of Surgeons Trauma Quality Improvement Program. ACS TQIP massive transfusion in trauma guidelines. [Available at https://www.facs.org/~/media/files/quality%20programs/trauma/tqip/massive%20transfusion%20in%20trauma%20guilde lines.ashx (accessed March 2, 2017).]

68. Spahn DR, Bouillon B, Cerny V, et al. Management of bleeding and coagulopathy following major trauma: An updated European guideline. Crit Care 2013;17:R76. [Available at http://ccforum.com/content/17/2/R76 (accessed March 2, 2017).]

69. Ker K, Edwards P, Perel P, et al. Effect of tranexamic acid on surgical bleeding: Systematic review and cumulative meta-analysis. BMJ 2012;344:e3054.

70. Henry DA, Carless PA, Moxey AJ, et al. Antifibrinolytic use for minimising perioperative allogeneic blood transfusion. Cochrane Database Syst Rev 2011;(3):CD001886.

71. Manji RA, Grocott HP, Leake J, et al. Seizures following cardiac surgery: The impact of tranexamic acid and other risk factors. Can J Anaesth 2012;59:6-13.

72. Harris RN, Moskal JT, Capps SG. Does tranexamic acid reduce blood transfusion cost for primary total hip arthroplasty? A case-control study. J Arthroplasty 2015;30:192-5.

73. Moskal JT, Harris RN, Capps SG. Transfusion cost savings with tranexamic acid in primary total knee arthroplasty from 2009 to 2012. J Arthroplasty 2015;30:365-8.

74. Ker K, Roberts I, Shakur H, Coats TJ. Antifibrinolytic drugs for acute traumatic injury. Cochrane Database Syst Rev 2015;5:CD004896.

75. Shakur H, Roberts I, Fawole B, et al for the WOMAN Trial Collaborators. Effect of early tranexamic acid administration on mortality, hysterectomy, and other morbidities in women with post-partum haemorrhage (WOMAN): An international, randomised, double-blind, placebo-controlled trial. Lancet 2017;389:2105-16.

76. Svensson PJ, Bergqvist PB, Juul KV, Berntorp E. Desmopressin in treatment of haematological disorders and in prevention of surgical bleeding. Blood Rev 2014;28:95-102.

77. Wademan BH, Galvin SD. Desmopressin for reducing postoperative blood loss and transfusion requirements following cardiac surgery

in adults. Interact Cardiovasc Thorac Surg 2014;18:360-70.

78. Shander A, Kaplan LJ, Harris MT, et al. Topical hemostatic therapy in surgery: Bridging the knowledge and practice gap. J Am Coll Surg 2014;219:570-9.e4.

79. Goodnough LT, Shander A. Current status of pharmacologic therapies in patient blood management. Anesth Analg 2013;116:15-34.

80. Oremus K, Sostaric S, Trkulja V, Haspl M. Influence of tranexamic acid on postoperative autologous blood retransfusion in primary total hip and knee arthroplasty: A randomized controlled trial. Transfusion 2014;54:31-41.

81. Springer BD, Odum SM, Fehring TK. What is the benefit of tranexamic acid vs. reinfusion drains in total joint arthroplasty? J Arthroplasty 2016;31:76-80.

82. Munoz M, Garcia-Vallejo JJ, Ruiz MD, et al. Transfusion of postoperative shed blood: Laboratory characteristics and clinical utility. Eur Spine J 2004;13(Suppl 1):5107-13.

83. Sinardi D, Marino A, Chillemi S, et al. Composition of the blood sampled from surgical drainage after joint arthroplasty: Quality of return. Transfusion 2005;45:202-7.

84. Vincent JL, Baron JF, Reinhart K, et al. Anemia and blood transfusion in critically ill patients. JAMA 2002;288:1499-507.

85. Salisbury AC, Reid KJ, Alexander KP, et al. Diagnostic blood loss from phlebotomy and hospital-acquired anemia during acute myocardial infarction. Arch Intern Med 2011;171:1646-53.

86. Fowler RA, Berenson M. Blood conservation in the intensive care unit. Crit Care Med 2003;31(Suppl):S715-20.

87. Chant C, Wilson G, Friedrich JO. Anemia, transfusion, and phlebotomy practices in critically ill patients with prolonged ICU length of stay: A cohort study. Crit Care 2006;10:R140.

88. Sanchez-Giron F, Alvarez-Mora F. Reduction of blood loss from laboratory testing in hospitalized adult patients using small-volume (pediatric) tubes. Arch Pathol Lab Med 2008;132:1916-19.

89. Mukhopadhyay A, Yip HS, Prabhuswamy D, et al. The use of a blood conservation device to reduce red blood cell transfusion requirements: A before and after study. Crit Care 2010;14:R7.

90. Lelubre C, Vincet JL. Red blood cell transfusion in the critically ill patient. Ann Intensive Care 2011;1:43.

91. Physiology of anemia and oxygen transport. In: Seeber P, Shander A. Basics of blood management. 2nd ed. Chichester, West Sussex, UK: Wiley-Blackwell, 2013:9-20.

92. Carson JL, Carless PA, Hébert PC. Transfusion thresholds and other strategies for guiding allogeneic red blood cell transfusion. Cochrane Database Syst Rev 2012;(4):CD002042.

93. Carson JL, Guyatt G, Heddle NM, et al. Clinical practice guidelines from the AABB: Red blood cell transfusion thresholds and storage. JAMA 2016:2025-35.

94. National Clinical Guideline Centre. Blood transfusion. NICE guideline no. 24 (November 18, 2015). London: National Institute for Health and Care Excellence (NICE), 2015. [Available at http://www.guideline.gov/content.aspx?id=49905&search=red+cell+transfusion+thresholds (accessed March 1, 2017).]

95. Retter A, Wyncoll D, Pearse R, et al. British Committee for Standards in Haematology. Guidelines on the management of anaemia and red cell transfusion in adult critically ill patients. Br J Haematol 2013;160:445-64.

96. American Academy of Orthopaedic Surgeons clinical practice guideline on management of hip fractures in the elderly. Rosemont, IL: American Academy of Orthopaedic Surgeons (AAOS), 2014. [Available at http://www.guideline.gov/content.aspx?id=48518&search=red+cell+transfusion+thresholds (accessed March 1, 2017).]

97. Crispen JF. The single-unit transfusion: A continuing problem. Pa Med 1966;69:44-8.

98. Domen RE. The single-unit transfusion. J Fla Med Assoc 1986;73:855-7.

99. Ma M, Eckert K, Ralley F, Chin-Yee I. A retrospective study evaluating single-unit red blood cell transfusions in reducing allogeneic blood exposure. Transfus Med 2005;15:307-12.

100. Berger MD, Gerber B, Arn K, et al. Significant reduction of red blood cell transfusion requirements by changing from a double-unit to a single-unit transfusion policy in patients receiving intensive chemotherapy or stem cell transplantation. Haematologica 2012;97:116-22.

101. Tinmouth A. Reducing the amount of blood transfused by changing clinicians' transfusion practices. Transfusion 2007;47:132S-6S.

102. Tinmouth A, MacDougall L, Fergusson D, et al. Reducing the amount of blood transfused: A systematic review of behavioral interventions to change physicians' transfusion practices. Arch Intern Med 2005;165:845-52.

103. Hibbs SP, Nielsen ND, Brunskill S, et al. The impact of electronic decision support on transfusion practice: A systematic review. Transfus Med Rev 2015;29:14-23.

104. Toy P. Effectiveness of transfusion audits and practice guidelines. Arch Pathol Lab Med 1994; 118:435-7.

105. Dunbar NM, Szczepiorkowski ZM. Hardwiring patient blood management: Harnessing information technology to optimize transfusion practice. Curr Opin Hematol 2014;21:515-20.

106. Butler CE, Noel S, Hibbs SP, et al. Implementation of a clinical decision support system improves compliance with restrictive transfusion policies in hematology patients. Transfusion 2015;55:1964-71.

107. Bradley EH, Holmboe ES, Mattera JA, et al. Data feedback efforts in quality improvement: Lessons learned from US hospitals. Qual Saf Health Care 2004;13:26-31.

108. Beaty CA, Haggerty KA, Moser MG, et al. Disclosure of physician specific behavior improves blood utilization protocol adherence in cardiac surgery. Ann Thorac Surg 2013;96: 2168-74.

109. Freedman J, Luke K, Escobar M, et al. Experience of a network of transfusion coordinators for blood conservation (Ontario Transfusion Coordinators [OnTraC]). Transfusion 2008; 48:237-50.

110. Maynard KJ. Review of roles: Transfusion safety officer and patient blood management coordinator. In: Johnson ST, Puca K eds. Transfusion medicine's emerging positions: Transfusion safety officers and patient blood management coordinators. Bethesda, MD: AABB Press, 2013:37-46.

111. SABM administrative and clinical standards for patient blood management programs. 3rd ed. Richmond, VA: Society for the Advancement of Blood Management, 2014. [Available at http://www.sabm.org/sites/default/files/SABM_Admin-Standards3rdEdition.pdf (accessed March 2, 2017).]

112. Frey K, ed. Standards for a patient blood management program. 2nd ed. Bethesda, MD: AABB, 2017.

113. Building a better patient blood management program: Identifying tools, solving problems and promoting patient safety (white paper). Bethesda, MD: AABB, 2015.

114. Frank SM, Johnson DJ, Resar LMS. Development of a patient blood management program. In: Waters JH, Frank SM, eds. Patient blood management: Multidisciplinary approaches to optimizing care. Bethesda, MD: AABB Press/SABM, 2016:13-38.

● 附 20-1　患者血液管理常用药物

药物制剂	具体药物	主要用途	作用机制	注意事项
静脉铁剂	高分子量右旋糖酐铁 低分子量右旋糖酐铁 葡萄糖酸铁 蔗糖铁 纳米氧化铁 羧基麦芽糖铁	• 治疗铁缺乏和缺铁性贫血。	• 铁是合成血红蛋白和氧结合位点的基本元素,有助于组织的氧气输送。 • 证据显示在多种慢性疾病中静脉铁剂能有效治疗缺铁性贫血。	• 失血是导致铁缺乏的重要原因。 • 口服铁剂患者常不耐受,胃肠道(GI)疾病患者更难以吸收口服铁[1]。 • 静脉补铁同时给予 ESAs 疗效优于口服铁剂,对特殊患者群体可降低 ESA 剂量[1]。 • 高分子量右旋糖酐铁不良反应严重。
促红细胞生成素	促红细胞生成素 α 达贝泊汀 α	• 批准用于治疗由于慢性肾衰竭、化疗及人体免疫缺陷病毒等治疗引起的贫血,用于某些特定的择期非心血管手术,以减少术中及术后输血量(血红蛋白>100g/L 但<130g/L)。	• ESAs 能刺激干细胞分化为未成熟的红细胞;增加有丝分裂和网织红细胞释放至血液循环的速度;诱导血红蛋白形成。 • ESAs 是产生于肾脏的糖蛋白激素,是骨髓中红细胞前体的生长因子。 • 合成的促红细胞生成素由 DNA 重组技术生产。	• 对铁充足患者,5~7 天即见效。 • 至第 7 天即可增加相当于 1 单位的血细胞量;第 28 天可增加至 3~5 单位。 • 达贝泊汀是肾脏疾病的替代治疗药物[2,3]。 • 胸外科协会 2011 年指南指出:对于术前贫血患者,在心脏手术前几天应用促红细胞生成素联合铁剂治疗是合理的[4]。 • 由于增加死亡、心肌梗死、脑卒中、静脉血栓、血管栓塞以及肿瘤进展或复发的风险,应给予黑框警告[5]。
抗纤溶药物	ε-氨基己酸(EACA)[6] 氨甲环酸(TXA)[6]	• 改善纤溶亢进患者的止血功能。 • 常用于心脏、骨科手术、血液系统疾病相关的出血减少以及严重创伤的患者等发生纤溶亢进时。 • 功能失调性子宫出血,与宫内节育器相关的月经过多,宫颈锥形切除术、产后/产前出血,子宫阴道手术。 • 口腔出血,血友病,血管性血友病(vWD)或血小板减少症患者拔牙后出血。	• 抑制纤溶酶原激活成纤溶酶,阻止纤维蛋白溶解,其中纤溶酶的作用是限制和溶解血块。 • TXA 的抗纤溶作用是 EACA 的 10 倍,且且清除时间较长(为 6~8h 而 EACA<3h)[7]。	• 降低心脏及关节置换手术中的失血量与输血量[8]。 • 严重出血的创伤患者应当在早期应用 TXA(损伤 3h 内)可降低死亡率[9]。 • 避免快速静脉给药,因其可引起低血压,心动过缓和/或心律失常。 • 除非获益大于风险,对来源于上尿路的血尿患者应谨慎使用。 • DIC 患者禁用。 • 肾功能损伤患者必须遵循肾脏病剂量。 • 不良反应:恶心、呕吐、腹泻、眩晕、头痛、鼻塞、皮疹,理论上有血栓形成的风险[6,7]。
逆转药物	维生素 K	• 逆转华法林的抗凝作用。	• 维生素 K 是肝脏合成凝血因子(因子 II、VII、IX 和 X)和抗凝蛋白(蛋白 C 和 S)所必需的。	• 有关维生素 K 拮抗剂的用药,监测及并发症治疗的循证医学处理可参见临床实践指南[10,11]。

● 附20-1 患者血液管理常用药物（续）

药物制剂	具体药物	主要用途	作用机制	注意事项
	鱼精蛋白	• 心脏手术后中和肝素。 • 纠正过量肝素抗凝导致的出血并发症。	• 与肝素结合，取代肝素-抗凝血酶复合物中的抗凝血酶[12]。	• 相关不良事件包括低血压、肺水肿及过敏反应。 • 过量应用鱼精蛋白会产生抗凝作用。 • 心脏手术，床旁检测有助于确定合适的药物剂量并减少术后出血[12]。 • 可用于逆转低分子量肝素，但效果较差[13]。
凝血因子浓缩剂	凝血酶原复合物（PCC）	• 3因子PCCs用于预防和控制血友病B相关的出血[1]。 • 4因子PCCs用于紧急逆转服用维生素K拮抗剂（华法林）导致的急性严重出血，需要紧急手术或有创操作时[1,14]。	• PCCs来源于人血浆。 • 3因子PCCs含有三种维生素K依赖性凝血因子（因子Ⅱ，Ⅸ和Ⅹ）及少量因子Ⅶ。 • 4因子PCCs除有因子Ⅱ，Ⅸ和Ⅹ外，还有治疗水平的因子Ⅶ。	• 3因子PCCs不能有效恢复国际标准化比值（INR）；加入少量新鲜冰冻血浆（平均2单位）降低INR的效果较好[15]。 • 4因子PCCs含有肝素，禁用于肝素过敏或肝素诱导的血小板减少症患者[14]。 • 3因子PCCs或4因子PCCs用于新型口服抗凝剂（如达比加群、利伐沙班、阿哌沙班、依度沙班）导致的严重或危及生命出血患者中的效果和安全性尚不清楚[16]。
	重组因子Ⅶa（rFⅦa）	• 经美国食品药品监督管理局（FDA）批准用于治疗具有抑制剂的血友病A及血友病B[1]。 • 可用于患有先天性因子Ⅶ缺乏症的患者和产生糖蛋白Ⅱb/Ⅲa抗体的血小板无力症患者[1]。	• 增加血管损伤部位凝血酶的产生。	• 2005年发布了关于动脉血栓栓塞事件发生风险的黑框警告[1]。 • rFⅦa作为一般止血药物的疗效有待证实[17]。 • 尽管有在特定情况下给予rFⅦa可解决急性钝性创伤和复杂心脏手术后出血的病例，但临床研究据普遍显示无效，且有数据显示栓塞风险增加。因此，超适应证使用rFⅦa应限于风险/效益明显高于风险时，选择最小剂量。
	纤维蛋白原浓缩物	• FDA批准其仅用于先天性纤维蛋白原缺乏患者出血的治疗[18]。	• 来源于人血浆。 • 为纤维蛋白原前体；凝血酶将纤维蛋白原转化成纤维蛋白，然后形成可溶性纤维蛋白凝块，继而通过活化的凝血因子Ⅷ使其稳定。	• 不良反应包括过敏及超敏反应[18]。 • 血栓栓塞事件已有报道[18]。 • 已有报道其生产科出血，创伤及心脏手术中使用，但被认为是超适应证，有待进一步研究以证明其疗效[19]。
局部止血剂	机械止血剂（猪明胶，牛胶原，氧化再生纤维素）；生物活性止血剂（牛凝血酶，人凝血酶，重组人凝血酶；纤维蛋白密封剂，聚乙二醇聚合密封剂；合成性黏合剂	• 止血剂、密封剂和黏合剂主要应用于手术中，当结扎、缝合、压迫或烧灼无效时协助止血。可应用局部止血剂的出血类型包括：弥漫性原发浅表出血，渗出性静脉性质出血，骨出血和针孔出血。	• 局部止血剂作用一般通过压迫出血的血管，活化/聚集血小板，和/或为血凝块形成提供支持来发挥止血作用。有些制剂含凝血酶可加速凝血块的形成。	• 局部止血剂作用高效，但须谨慎使用以避免全身性反应[1]。 • 各种局部止血剂的详细描述与使用见参考文献[19]。

● 附 20-1　患者血液管理常用药物（续）

药物制剂	具体药物	主要用途	作用机制	注意事项
主要用于控制产科出血的药物	催产素	● 产科出血； ● 治疗宫缩无力。	● 刺激子宫收缩。	● 催产素是预防和治疗产后出血的治疗选择[20-21]。
	甲基麦角新碱	● 产科出血； ● 治疗宫缩无力。	● 增加子宫收缩的强度,持续时间及频率。	● 治疗宫缩乏力和产后出血的二线用药[21]。 ● 禁用：高血压及毒血症。
	卡前列素	● 产科出血； ● FDA 批准可用于对常规治疗无效的宫缩无力。	● 刺激子宫收缩。	● 治疗产后出血的二线治疗[21]。 ● 禁用于患有心、肺、肾脏及肝脏疾病患者。 ● 哮喘为相对禁忌证[20-21]。
	米索前列醇	● 产科出血。 ● 用于治疗宫缩无力。	● 合成前列腺素。	● 米素前列醇预防和治疗产科出血的疗效存在争议[21]。 ● 与本表所列其他药物配合使用时更为有效（协同作用）[20]。
其他有助于止血的药物	去氨加压素（DDAVP）血管加压素类似物[22]	● 用于轻度血友病 A 或 1 型 vWD 患者（DDAVP 在 2B 型和血小板型 vWD 中禁用）[22]。 ● 可能对尿毒症及肝硬化患者有效；因这些患者由于复合性止血功能紊乱而使出血时间延长[22]。	● 升高循环因子Ⅷ和 vWF 水平；对血小板和内皮作用不明确[12,22]。 ● 天然垂体激素 8 精氨酸加压素的合成类似物,具有抗利尿作用。	● 轻度血友病 A 及 1 型 vWD 患者中对 DDAVP 的反应性常需要试验用于证实。 ● 对如囊性纤维化等体液及电解质失衡患者应谨慎使用,患者可发展为低钠血症。 ● 可受益于 DDAVP 的患者包括[12,22,23]： - 接受长时间体外循环手术的患者 - 术后大出血患者或出血高风险患者 - 服用抗血小板和抗凝药物的患者 - 慢性肾衰竭或肝功能不全患者。
	结合型雌激素	● 功能失调性子宫出血。 ● 尿毒症。	● 具体作用机制未知。 ● 可影响血管壁黏多糖含量；增加内细胞皮 vWF 合成[12]。	● 用于冷沉淀或关氨加压素的替代或辅助治疗,治疗肾衰竭相关出血。 ● 对尿毒症患者的疗效研究不一致。
	质子泵抑制剂	● 消化性溃疡。 ● 上消化道出血。	● 通过升高 pH 至 4 以上（是形成稳定的凝血块必要条件）,降低硬化治疗后上消化道再出血发生率。	● 质子泵抑制剂相对于 H₂ 拮抗剂在预防消化性溃疡持续性及复发性出血方面更为有效,对无辅助硬化治疗患者更为明显[24]。

● 附20-1 患者血液管理常用药物（续）

药物制剂	具体药物	主要用途	作用机制	注意事项
	奥曲肽	● 静脉曲张出血。 ● 急性非静脉曲张上消化道出血。	● 天然生长抑素的药理学模拟八肽。 ● 生长抑素的长效类似物（半衰期90min，而生长抑素为2~3min）。 ● 通过多因素作用机制降低内脏血流量。 ● 与硬化治疗结合时最有效。 ● 消除血管加压素并发的血管痉挛。	● 奥曲肽及生长抑素在治疗静脉曲张出血中至少与常规血管活性药物及气囊压迫有等效，且具有副作用较少的优势[25]。

注：截至2016年4月在美国批准使用的药物，该表旨在提供一般信息，寻求更多专业信息应咨询专业认证医师。

1. Goodnough LT, Shander A. Current status of pharmacologic therapies in patient blood management. Anesth Analg 2013;116:15-34.
2. Goodnough LT, Monk TG, Andriole GL. Erythropoietin therapy. N Engl J Med 1997;336:933-8.
3. Ross SD, Allen IE, Henry DH, et al. Clinical benefits and risk associated with epoetin and darbepoetin in patient with chemotherapy-induced anemia: A systematic review of the literature. Clin Ther 2006;28:801-31.
4. Ferraris VA, Brown JR, Despotis GJ, et al. Society of Thoracic Surgeons Blood Conservation Guideline Task Force; Society of Cardiovascular Anesthesiologists Special Task Force on Blood Transfusion; International Consortium for Evidence Based Perfusion. 2011 update to the Society of Thoracic Surgeons and the Society of Cardiovascular Anesthesiologists blood conservation clinical practice guidelines. Ann Thorac Surg 2011;91:944-82.
5. Epogen (epoetin alfa) injection for intravenous or subcutaneous use package insert. Thousand Oaks, CA: Amgen, 2016. [Available at http://pi.amgen.com/united_states/epogen/epogen_pi_hcp_english.pdf (accessed March 2, 2017).]
6. Cyklokapron tranexamic acid injection package insert. New York, NY: Pfizer, 2014. [Available at http://labeling.pfizer.com/ShowLabeling.aspx?id=556 (accessed March 2, 2017).]
7. Use of desmopressin, antifibrinolytics, and conjugated estrogens in hemostasis. In: Goodnight SH, Hathaway WE. Disorders of hemostasis and thrombosis: A clinical guide. 2nd ed. New York: McGraw-Hill, 2001:528-42.
8. Henry DA, Carless PA, Moxey AJ, et al. Anti-fibrinolytic use for minimising perioperative allogeneic blood transfusion. Cochrane Database Syst Rev 2011;(3):CD001886.
9. CRASH-2 trial collaborators. Effect of tranexamic acid on death, vascular occlusive events, and blood transfusion in trauma patients with significant hemorrhage (CRASH-2): A randomized, placebo-controlled trial. Lancet 2010;376:23-32.
10. Holbrook A, Schulman S, Witt DM, et al. Evidence-based management of anticoagulant therapy. Antithrombotic therapy and prevention of thrombosis. 9th ed. American College of Chest Physicians evidence-based clinical practice guidelines. Chest 2012;141(Suppl):e152S-e184S.
11. Patriquin C, Crowther M. Treatment of warfarin-associated coagulopathy with vitamin K. Expert Rev Hematol 2011;4:657-67.
12. Bolan CD, Klein HG. Blood component and pharmacologic therapy for hemostatic disorders. In: Kitchens CS, Kessler CM, Konkle BA, eds. Consultative hemostasis and thrombosis. 3rd ed. Philadelphia: Elsevier Saunders, 2013:496-525.
13. Garcia DA, Baglin TP, Weitz JI, et al. Parenteral anticoagulants. Antithrombotic therapy and prevention of thrombosis. 9th ed. American College of Chest Physicians evidence-based clinical practice guidelines. Chest 2012;141(Suppl):e24S-e43S.
14. Kcentra (prothrombin complex concentrate, human) for intravenous use, lyophilized powder for reconstitution. Package insert. (Revised September 2014) Kankakee, IL: CSL Behring, 2014. [Available at http://labeling.cslbehring.com/PI/US/Kcentra/EN/Kcentra-Prescribing-Information.pdf (accessed March 2, 2017).]
15. Holland L, Warkentin TE, Refaai M, et al. Suboptimal effect of a three-factor prothrombin complex concentrate (Profilnine-SD) in correcting supratherapeutic international normalized ratio due to warfarin overdose. Transfusion 2009;49:1171-7.
16. Siegal DM, Garcia DA, Crowther MA. How I treat target-specific oral anticoagulant-associated bleeding. Blood 2014;123:1153-8.
17. Simpson E, Lin Y, Stanworth S, et al. Recombinant factor VIIa for the prevention and treatment of bleeding in patients without haemophilia. Cochrane Database Syst Rev 2012;(3):CD005011.
18. RiaSTAP, fibrinogen concentrate (human) for intravenous use, lyophilized powder for reconstitution. Package insert. Kankakee, IL: CSL Behring, 2011. [Available at http://labeling.cslbehring.com/PI/US/RiaSTAP/EN/RiaSTAP-Prescribing-Information.pdf (accessed March 2, 2017).]
19. Spotnitz WD. Hemostats, sealant, and adhesives: A practical guide for the surgeon. Am Surg 2012;78:1305-21.
20. Esler MD, Douglas JM. Planning for hemorrhage. Steps an anesthesiologist can take to limit and treat postpartum hemorrhage in the obstetric patient. Anesthesiol Clin North Am 2003;21:127-44.
21. Shields L, Lagrew D, Lyndon A. Uterotonic medications for prevention and treatment of postpartum hemorrhage. CMQCC obstetric hemorrhage toolkit version 2.0. (March 24, 2015) Stanford, CA: California Maternal Quality Care Collaborative, 2015. [Available at: http://www.cmqcc.org/resources-tool-kits/toolkits/ob-hemorrhage-toolkit (accessed March 2, 2017).]
22. Svensson PJ, Bergqvist PBF, Juul KV, Berntorp E. Desmopressin for reducing postoperative blood loss and transfusion requirements following cardiac surgery in adults. Interact Cardiovasc Thorac Surg 2014;18:360-70.
23. Wademan BH, Galvin SD. Desmopressin in treatment of haematological disorders and in prevention of surgical bleeding. Blood Rev 2014;28:95-102.
24. Gisbert JP, González L, Calvet X, et al. Proton pump inhibitors versus H2-antagonists: A meta-analysis of their efficacy in treating bleeding peptic ulcers. Aliment Pharmacol Ther 2001;15:917-26.
25. Abid S, Jafri W, Hamid S, et al. Terlipressin vs. octreotide in bleeding oesophageal varices as an adjuvant therapy with endoscopic band ligation: A randomized double-blind placebo-controlled trial. Am J Gastroenterol 2009;104:617-23.

● 附 20-2　PBM 项目 1/2/3 级职责列表

序号	职责	1 级	2 级	3 级
1	医院管理层对患者血液管理项目制度支持的证据	×	×	×
2	输血相关的患者预后数据	×	×	×
3	执行 PBM 项目所需的资金预算	×	×	×
4	患者输血前检查与评估	×	×	×
5	针对有输血风险患者或病例的特殊评估	×	×	×
6	用血申请,包括申请前完成血型鉴定与抗体筛查,并制订抗体阳性患者的输血方案	×	×	×
7	在操作前优化患者的凝血功能,包括停用影响凝血功能的药物及中药制剂	×	×	×
8	血液成分浪费百分比及成分种类(如普通红细胞、稀有血型红细胞、普通血小板、配型的血小板、血浆、AB 型血浆、冷沉淀以及粒细胞等)及浪费原因(申请错误、操作不当、发血不及时、库存过期等)	×	×	×
9	减少实验室检测采血量	×	×	×
10	能够管理不明身份患者的输血并确定他们身份的流程	×	×	×
11	能够在入院前或入院时识别出拒绝输血患者的流程	×	×	×
12	输血相关不良事件	×	×	×
13	基于证据的大量输血方案	×	×	×
14	大出血治疗(大量输血)	×	×	×
15	有助于快速处理贫血和凝血管理的流程和/或设备	×	×	N/A
16	每个环节减少围手术期失血的方案	×	×	N/A
17	非手术患者减少失血及治疗贫血和凝血障碍的措施	×	×	N/A
18	对拒绝输注血液或血液制品患者的规范化流程	×	N/A	N/A
19	择期手术前发现和治疗贫血	×	N/A	N/A
20	根据《AABB 围手术期自体血液采集与管理标准》应用围术期相关技术	×	N/A	N/A
21	结合循证医学与临床医师反馈以确保输血符合指南的活动方案	×	N/A	N/A

Frey K,ed. Standards for a patient blood management program. 2nd ed. Bethesda,MD:AABB,2017:2-4.

第 21 章　临床用血审核方法

输血是美国医院最常用的治疗方法之一,但同时也给患者带来相当大的风险。美国血液成分的年输注量很大,因此质量组织已聚焦合理用血管理,通过循证标准化输血,提高合理用血水平,以改善患者临床结局。血液成分输注也是住院患者最常见的过度治疗措施之一[1-4]。一些临床试验证据表明,与采用宽松输血策略相比,采用限制输血策略患者的结局如果没有更好,也与其相似[5-7]。具体而言,输血量较少的患者住院时间更短,感染发生率和术后并发症再入院率更低[8-10]。越来越多的证据表明,输血与临床结局不良相关,因此可能有相当部分的输血是不合理的[11-13]。此外,血液成分最佳使用需要更好的输血决策,既要避免过度输血或不合理输血,又要避免缺少输血。

为了减少不合理输血,许多认证机构支持医疗机构开展患者血液管理(patient blood management,PBM)计划。PBM 通过多学科协作,使可能需要输血的患者更加安全,结局更好。PBM 计划通过采用循证输血决策流程,取得减少输血概率、降低医疗成本和将血液成分留给真正需要用血的患者等多种成效[14]。但是,PBM 计划是一项系统性工程,只有行政管理和临床领导的大力支持,才能克服障碍,使不同部门对现存差距和计划目标形成共识,计划才能取得成效。最好是制订突显患者利益的计划实施方案,争取临床人员的大力支持和积极参与。PBM 实施计划的关键是开展临床用血审核,用数据证实血液成分利用取得明显改善的成效[15]。此外,联合委员会(Joint Commission,JC)和AABB 等认证机构要求医院制订临床用血审核计划,对各种血液成分输注状况实施监控。

第一节　审　核　过　程

医院可灵活设计审核范围。但是,临床用血审核应以评估血液利用和输血疗效的客观指南为依据,方能符合认证要求。医疗机构输血委员会负责对 PBM 计划的建立和实施进行监督,制定和采用血液成分使用循证指南,为临床用血审核计划的实施奠定基础。输血委员会也可制定审核标准,确定离群值和需要进一步评估的输血实践。确定审核标准的目的在于找出可能不合理或存在问题的输血决策。审核标准一般是由医疗机构具体决定,常与临床输血指南的推荐有所不同。《2013 年血液采集、使用和患者血液管理调查报告(AABB)》显示,参加调查的医院中有 78.2%使用输血指南[16]。在使用输血指南的医院中,使用 1 项或多项国家输血指南的占 89.5%。大多数医院采用 AABB(76.4%)和美国病理学会(29.2%)的输血指南,有少数医院采用美国麻醉医师学会、美国红十字会、食品药品监督管理局、国家卫生研究院、JC、纽约州卫生署、医疗机构内部输血委员会的输血指南和/或其他多种来源的循证输血文献[16]。

对血液成分的申请、输注、退回和报废实施监测可为医疗机构输血效率的评估提供数据[17,18]。应在规定时间内定期采集数据、制表和分析。临床用血审核最好能覆盖所有临床用血科室,但对输血量大(例如外科)和/或收治危重患者(例如创伤患者、肝移植受者)的临床科室的审核所起的作用最大。医疗机构各类血液成分申请和输注的数据是临床合理用血审核的基础。审核数据分析宜包括对整个机构、各科室、各类患者、各种输血方案(例如大量输血方案)和各位医生的用血做趋势分析。

数据来源包括患者电子病历、输血记录和血液供应方的报告。医院质量保证部门的工作人员经培训后能处理输血数据和编写报告。另 1 种做法是,在信息系统部门的帮助下,医院建立输血数据仪表盘,抓取临床输血的具体趋势,开展标杆比对活动,这一方法比较省时省力,成本也较低。输血委员会成员宜对这些数据作进一步分析,发现不合理用血的趋势,其目的是确定需要改进的地方。输血委员会的监测有利于输血全过程的改进,包括血液成分申请的合理性、血库和卫星血液保存区域(包括在手术室内或附近保存点)处理和发放血液成分的相关质量指标、血液成分输注步骤和输血相关不良事件[18,19]。同时还宜有患者缺少输血的监测数据[20]。许多机构设置了医院输血安全负责人(transfusion safety officers,TSOs)岗位。TSO 很关键,通过开展培训、主动监测临床输血实践和实施临床用血审核,在输血实验室以外的临床层面推动 PBM 计划[21]。

2011 年,JC 发布了 PBM 绩效指标,其重点是合理用血、输血决策和改善患者临床状态以减少输血需求[22]。JC 鼓励医院对照 PBM 绩效指标实事求是地开展差距分析,确定需要改进的地方[23]。AABB 和 JC 最近提供了基于 AABB《患者血液管理计划标准》(*Standards for a Patient Blood Management Program*)的 PBM 联合认证计划[24,25]。认证计划要求至少每个季度(特别注明的除外)抓取表21-1 所列数据并实施评审。

表 21-1　AABB 和 JC PBM 认证计划要求评审的事项

数据评审*
● 血液成分使用
● 血液成分报废和过期
● 交叉配血/输血比例(crossmatch/transfusion,C/T)
● 与输血规范和方案的偏差
● 输血反应
● 术中血液回收的使用和质量控制
● 输血知情同意的记录
● 大量输血方案的有效性
● 输血装置和输血加温器的维护(每年 1 次)
● 外部评估结果(每半年 1 次)

注:* 每季度 1 次,特别注明的除外

除了 AABB 和 JC 的联合认证计划以外,医疗机构还可采用以下 1 项或多项血液成分管理的质量改进目标:

● 减少已发放到病区的血液成分的报废。
● 减少在医院血库中保存但从未发放的血液成分的报废。
● 确定、制订和推行 PBM 计划,促进血液和血液成分的合理使用。
● 改善临床结局,减少输血不良反应。

第二节　临床用血审核的类型

AABB 指南提供了 3 种临床用血审核方法:输血事前审核、输血事中审核和输血事后审核[18]。每种方法各有优缺点(表 21-2)[26],医疗机构可根据需求单独或联合应用。

一、输血事前审核

输血事前审核是指在发血前甚至在输注前对血液成分申请单实时实施审核。事前审核可阻止不必要输血,合理调整血液成分及其输注时机。在学术型医疗机构,通常是在输血医师指导下由临床病理住院医师具体实施审核。需要血库工作人员负责对临床用血申请实施初审,将所有逾越既定输血指南的血液成分申请提交住院医师审核。最好能将从患者病历和/或与临床直接沟通所获得的实验室数据和临床数据一并提交审核。事前审核能改善患者照护和节约血液成分,但费时费力,且需要紧急输血时可能导致输血延误。此外,越来越多的手术室开展床旁快速检测,临床医生能根据床旁检测结果实时调整输血决策,而在审核血液成分申请单时,输血科通常还不能获得这些检测结果。出于这些考虑,大多数医院不对急诊科、产科和手术室实施输血事前审核。

表 21-2　用血审核的类型

审核类型	审核时机	审核者	优点	缺点
事前审核	输注前实时	● 住院医师 ● 医疗主任 ● 血库人员 ● CPOE	● 前瞻性 ● 实时改进患者治疗和节省血液	● 工作强度大 ● 可能引起血液发放延迟
事中审核	输注后 12~24h	● 住院医师 ● TSO	● 会诊机会 ● 住院医师培训工具	● 工作强度大 ● 没有 MD 参与时无法开展
事后内部审核	输注后数日~数周	● 质量保证人员 ● 医疗主任 ● 临床同行	● 最简单的方法 ● 为趋势分析和标杆比对提供数据	● 不是标准审核 ● 数据难以用作医师治疗的直接对比
事后外部审核	输注后数日~数周	● 经过培训的同行审核员网络	● 客观、全面和标准化审核 ● 直接产生可对比的数据	● 取得减少血液成分使用成效可抵消前期费用

注:CPOE. 计算机辅助医嘱(医师)管理系统;TSO. 输血安全负责人;MD. 医师

适用输血事前审核的例子有：①没有急性出血的患者，在未检测输注后血小板计数的情况下，申请多个治疗量血小板；②申请的血浆和冷沉淀剂量不合理；③申请巨细胞病毒（cytomegalovirus，CMV）阴性或辐照成分。如果申请医师和审核医师对血液申请合理性存在分歧，只要申请输注的血液成分不会立即导致患者产生不良反应，一般听从申请医师的意见，因为他们更了解患者病情。但是，随后可将这类可能存在问题的血液成分申请提交输血委员会进一步评审。有时，输血科医师可要求在随后的输注前进行额外检测（例如申请 CMV 阴性血液时需进行 CMV 检测）。

二、输血事中审核

输血事中审核是指在输血后 12~24 小时内实施的审核。事中审核避免了出现延误患者输血治疗的风险，使审核者能掌握所有实验室和临床相关数据，对血液成分使用的合理性作出判断。发现不符合临床输血指南的输血病例时，趁输血申请医师还清楚记得输血过程的时候与其一起讨论。事中审核是一次会诊，不应将会诊医师视为输血甚至医疗保险的把关人。而是应当认识到，这种互动如果做得好，能使输血服务人员和临床医师建立良好的合作关系，进而促进输血实践水平的提升[27]。此外，在学术型医疗机构开展输血事中审核对临床病理住院医师而言，是很好的培训机会。宜鼓励住院医师记录评审情况，评估其成效，并将其以教育培训的形式与其他住院医师共享。

事中审核提供会诊机会的例子有：①根据血小板输注前后的血小板计数对血小板输注实施常规评审，如果发现不符合审核标准的血小板输注，审核医师宜进一步了解病情，患者是否存在出血、血小板功能缺陷或正在服用已知可能影响血小板数量或功能的药物，这样的审核不但能发现逾越输血指南的血小板输注，还能发现血小板输注无效的患者[28]；②血浆输注审核主要是根据血浆输注前后，凝血酶原时间/国际化标准比值（prothrombin time/international normalized ratio，PT/INR）和活化部分凝血活酶时间（activated partial thromboplastin time，APTT）的检测结果，对照血浆输注循证指南的推荐，结合其他信息例如血浆输注后异常检测结果的纠正程度以及是否服用可能干扰凝血系统的药物[18,29,30]；③冷沉淀输注审核主要根据纤维蛋白原水平、是否存在出血或 XIII 因子缺乏等[26]。前述的

AABB 2013 年调查增加了如何应用血红蛋白、血小板、PT/INR、APTT 和纤维蛋白原阈值作出输血决策的问题[16]。

非学术型医疗机构如果没有设置 TSO 岗位，仅由血库人员开展事中审核，其问题一是太费力，二是没有能力评估患者病情，只能根据实验室输注阈值进行审核。况且，事中审核须有输血科医师或 TSO 的直接参与才能取得明显减少输血的成效[27,31-33]，而没有医师参与的事中审核并不能取得这一成效[34]。

三、输血事后审核

输血事后审核是指在血液输注后数日或数周（一般为定期）实施的审核。事后审核可由医疗机构内部或外部人员实施，也可采用不同于输血指南推荐的审核标准，但应事先确定。

1. **内部事后审核**　质量保证人员做初步评审后，将逾越审核标准的病例交由输血医师或负责该病例输血决策的临床医师的同行专家进一步仔细评价，确定患者病情是否需要输血。这是最容易开展的用血审核方法，为整个医疗机构的临床输血实践提供有价值的信息，为趋势分析和标杆比对提供数据。但是，内部输血事后审核的存在问题是，患者数据的生成常没有统一和标准化，因此可能难以对不同医师的输血治疗进行直接比较。

2. **外部事后审核**　外部输血事后审核由拥有经过培训的同行医师审核员资源的外部第三方机构组织实施。外部审核采用客观标准，以细致、严谨和标准化的方式对患者资料和输血决策进行评价，形成可供直接对比的数据。实施外部输血后审核时，应允许审核员对医院的所有医疗记录，包括所有形式的纸质和电子记录进行评审，这样既不增加医院的额外工作，又能取得成效。宜采用匿名审核的方式，将拟提交评审的资料做匿名化处理，使审核者不知道被审核者的身份，因此审核可能比较客观公正。医师们通常都会觉得对与自己有着社会、经济和政治关系的同事进行客观公正的审核是一件很难的事情。

尽管事后审核已无法改变血液成分的使用，也无法使输血申请医师有效参与审核过程，但其仍是一种很好的同行审核模式[26,27]。事后审核对医师的临床输血工作——例如贫血纠正、失血控制、铁剂补充、重要体征监测数据的评价以及没有核查输注疗效就不输注 2 单位血液具有指导作用[35]。输

血患者出院时的血红蛋白测定值是判断输血合理性事后监测是否取得成效的有效指标[36]。而且，如果发现某些科室具有经常逾越输血指南的趋势，可函告其临床医生和科室领导，邀请其代表参加输血委员会会议。

第三节　高风险患者输血的评价

严重出血未得到控制仍然是需要大量输血的创伤或产后出血患者可预防的主要死因之一。现已认识到，严重创伤引发凝血病，增加患者发病率和死亡率，而尽早大量输注一定比例的血液成分能改善患者结局[30]。通过制订与实施大量输血方案能最好地实现患者结局改善这一目标，目前国家产妇安全合作组织（National Partnership for Maternal Safety）和国家卫生与保健研究所（National Institute for Health and Care Excellence）制定的政策以及创伤质量改进计划（Trauma Quality Improvement Program）的指南均给予推荐[37,38]。制订包括床旁检测和止血复苏的大量输血方案时，需要外科学、麻醉医学和输血医学多个临床团队的周密计划和通力合作。针对这类高风险患者用血情况开展评审尤为重要。因为通过评审可促进大量输血方案本身和多学科团队治疗服务提供的持续改进，取得诸如患者结局改善和血液使用更加合理的成效。大量出血患者急需输血，如果此时仍然实时实施事前审核，可能会延误患者治疗。因此，事前审核不适用这类患者。在这种情况下，最适用的审核方式是事中或事后审核，对大量输血方案的可及性、启动标准、血液成分提供的时间轴和方案实施成效等数据进行评审[25,37,38]。

第四节　计算机辅助医嘱管理系统在临床用血审核中的作用

医疗保健信息技术在输血医学的广泛应用为PBM 计划提供了临床用血审核和影响医师输血申请的新工具。将临床指南整合到血液成分申请录入界面，可指导医师合理申请血液成分[39]。计算机辅助医嘱管理系统（computerized provider order entry，CPOE）生成的电子报告可用于输血申请审核、用血评价和符合性监测[5]。AABB 2013 年的调查报告显示，在使用输血指南的医疗机构中，有

77.5%将输血指南整合到纸质或电子血液申请系统；有 65.0%的 CPOE 系统中含有输血指南，其中，近一半将输血指南依据作为输血申请的必须步骤，即在输血申请医务人员必须选择输血理由，否则CPOE 系统不接受输血申请，但仅有 45.9%的CPOE 系统具备临床决策支持功能，当血液成分申请逾越输血指南时，CPOE 系统将发出警告或警示。大多数参加调查的医院（71.9%）要求医师根据医院输血或质量委员会制定的指南在病历中记录输血原因或临床理由[16]。

部分医院的 CPOE 系统没有要求必须使用输血指南，而是以电子方式抓取并保存血液成分申请的适应证，用于后续审核。如果最近的实验室检测值与适应证不匹配，系统会给临床医师自动发送信息，要求其说明逾越指南的理由。电子系统整理和汇总逾越指南的血液成分申请和其他相关信息，交由输血委员会成员审核[26]。

如果仅用实验室指标确定输血合理性或者临床用血者对输血理由记录不准确，单靠 CPOE 不一定能促进合理用血。因此，开展输血事后审核，包括利用 CPOE 和临床信息评价输血合理性仍然很重要。将临床决策支持系统（clinical decision support system，CDSS）植入 CPOE，根据患者实验室和临床信息以及本地输血指南，可为临床医师提供个体化治疗推荐意见，指导其临床用血申请[1,40,41]。例如，根据临床医师从电脑界面菜单选择的临床输血理由和最近的实验室检测数据，信息系统发现输血申请不符合指南时便报警，提示医师进行修改。一种特别有用的做法是要求输血申请医师录入逾越信息系统推荐的理由，使以后能对每个医生的临床用血申请，包括逾越指南的理由进行分析和审核。关于电子 CDSS 作用的系统评价结果显示，CDSS 是十分有用的教育工具，其使用能提高红细胞合理使用水平和输血申请人员对输血指南的遵从程度，且节约了成本[41-43]。有关 CDSS 的使用对其他血液成分申请和患者结局的影响有待进一步研究[42,44]。

第五节　使用大数据评估输血医学绩效和进步

电子病历的出现开启了卫生保健行业的大数据时代。对电子病历不同数据集进行链接和数据采集与挖掘可产生大量信息，这些信息有助于推动

患者结局的改善[44,45]。现将大数据在输血医学中的应用举例如下。

一、标杆比对

最近有文献介绍了医疗机构之间和/或不同国家之间的血液使用的比较情况,其目的是为了确定输血医学最佳实践[46]。建立能够取得成效的标杆比对流程面临的主要挑战包括最佳输血实践的定义和具有较好成本效益的数据采集技术。医院的IT一般不支持数据挖掘工具,输血科不可能从不同医院采集统一数据。AABB 2013年的调查显示,所调查的医院中有41.9%参加输血医学绩效标杆比对项目[16]。

在输血医学中应用标杆比对原理,能提高医务人员个人和医疗机构整体的输血治疗水平。标杆比对能发现现有差距,其可能成为PBM计划的改进目标,且标杆比对需要沟通、合作和经验分享,因此是一个很好的学习过程。标杆比对还能发现不需要递交医院领导解决的问题。新的输血实践实施后,最好能采集连续数据,对其绩效进行再次评价。

标杆比对数据的来源有多个渠道,包括病历评审、第三方的差距评估、血库库存管理、财务系统(如患者账单和预算)、患者发病率和死亡率数据以及主要利益相关者的观察或支持资料[14]。目前已有数个标杆比对数据库,可与加入数据库的全国医院或其他类似规模的医院就PBM指标(表21-3)进行比较[47]。

表 21-3　PBM 比对指标

指标/%
● 总输血率(与类似规模医院对比)
● 逾越医院或专业输血指南输血占比
● 输注规范遵从率
● 血液成分报废率
● 输血服务预算

AABB的调查结果显示,医疗机构衡量输血率最常用的两个指标是红细胞、血小板和血浆的输注量(71.5%)和血液成分的输注总量(57.3%)[16]。其他参数包括住院患者输血率,平均每名患者、每100人次入院或出院患者、每1 000个住院日、调整患者人日数或调整出院人数或病例组合指数(case mix index,CMI)、调整出院患者输注的红细胞单位数、手术患者输血率、内科和/或外科住院患者输血率。为了使不同医疗机构输血率的比较具有意义,宜采用涵盖住院和门诊患者的输血,且能反映医疗机构CMI(如CMI调整出院患者)的指标,这点很重要。

输血医学可采用的标杆比对模式有3种:区域性标杆比对模式、哨点模式和机构模式。区域性标杆比对模式较为理想,需要1名中心协调员帮助不同医疗机构之间的沟通,负责将信息传递给参与者。哨点模式将数据通过网页报送方式上传到中心数据库,该模式的参与医疗机构数量较少,成本较低,容易实施,适用全国性或国际性监测比较。这两种模式都是将数据汇集到中心数据库。第3种模式是机构模式,标杆比对启动机构向其他参与机构采集数据,该模式获得成功的可能性最小,因其需要医疗机构的主动参与、自愿合作和相应资源。标杆比对结果可以作为循证指南的编写依据,尤其是当随机对照试验难以开展或成本很高时。芬兰、苏格兰、西班牙、荷兰、德国、英国、加拿大和澳大利亚等国家已经使用国家PBM和标杆比对计划并取得用血量减少的成效。

二、输血相关并发症的主动监测

对输血相关并发症开展主动监测的例子有:①在大型医疗数据库中检索输血治疗代码和诊断代码的关联,确定已认识的输血并发症(如输血后紫癜)的发生率;②采用自动电子算法发现输血相关循环超负荷或输血相关急性肺损伤,将其与输血过程数据相关联[45,48]。开展输血反应追踪有助于发现输血相关不良事件的漏诊和漏报。发现存在问题时,可制订和实施教育计划,提高医务人员的知识水平和不良事件报告遵从程度[14]。

三、手术类型用血模式变化监测

将输血过程数据与诊断和治疗代码关联,便能开展特定手术类型(如髋关节置换、心脏手术)患者的输血率监测,将其与全国或文献数据作比较。AABB的调查报告显示,参与调查的一些医院使用所选择的ICD-9代码的患者输血率或某些手术类型(例如单纯冠状动脉旁路移植、膝和/或髋关节置换)的平均血液成分使用量作为监测项目[16]。

四、制订血清单

可利用麻醉电子管理系统的数据制订手术最

大备血量申请方案[49]。根据数据制订最大备血量申请方案有助于优化输血申请[50]。交叉配血与实际输血的比例这一指标,反映输血申请大于实际输血的情况,用于输血申请的评估和标杆比对[51]。

过度的输血申请造成输血服务资源浪费,例如不必要的交叉配血。但是需要特别强调,没有已配好的血液可供择期手术患者输注的事件发生率是输血医学质量和安全的主要指标之一[52]。

要点

1. 数据驱动的多学科临床用血审核,是医疗机构和国家循证 PBM 计划成功制订与实施的核心。
2. 最优输血需要对输血合理性以及输血流程实施全面审核,以确保患者安全、结局最好以及血液成分管理最佳。
3. 可开展输血事前、事中或事后审核,输血事后审核可利用内部或外部审核资源。
4. 随着时间的推移,不断出现各种输血评价指标,用于评估输血的各个方面,使得能在不同层面上开展输血实践标杆比对。
5. 许多全国性组织开发了教育资源,开展促进明智使用血液成分的活动,例如 AABB 和 JC 联合开展的 PBM 认证计划。这些措施能使医师杜绝不必要输血,优化高危患者输血,同时取得降低医疗成本和改善患者结局的成效。

参考文献

1. Goodnough LT, Shah N. The next chapter in patient blood management: Real-time clinical decision support. Am J Clin Pathol 2014;142:741-7.
2. Morton J, Anastassopoulos KP, Patel ST, et al. Frequency and outcomes of blood products transfusion across procedures and clinical conditions warranting inpatient care: An analysis of the 2004 healthcare cost and utilization project nationwide inpatient sample database. Am J Med Qual 2010;25:289-96.
3. Ferraris VA, Davenport DL, Saha SP, et al. Surgical outcomes and transfusion of minimal amounts of blood in the operating room. Arch Surg 2012;147:49-55.
4. Carson JL, Carless PA, Hébert PC. Outcomes using lower vs higher hemoglobin thresholds for red blood cell transfusion. JAMA 2013;309:83-4.
5. Goodnough LT, Shah N. Is there a "magic" hemoglobin number? Clinical decision support promoting restrictive blood transfusion practices. Am J Hematol 2015;90:927-33.
6. Hébert PC, Wells G, Blajchman MA, et al. A multicenter, randomized, controlled clinical trial of transfusion requirements in critical care. Transfusion requirements in critical care investigators, Canadian Critical Care Trials Group. N Engl J Med 1999;340:409-17.
7. Carson JL, Brooks MM, Abbott JD, et al. Liberal or restrictive transfusion in high-risk patients after hip surgery. N Engl J Med 2011;365:2453-62.
8. Salpeter SR, Buckley JS, Chatterjee S. Impact of more restrictive blood transfusion strategies on clinical outcomes: A meta-analysis and systematic review. Am J Med 2014;127:124-31.
9. Goodnough LT, Maggio P, Hadhazy E, et al. Restrictive blood transfusion practices are associated with improved patient outcomes. Transfusion 2014;54(Pt 2):2753-9.
10. Rohde JM, Dimcheff DE, Blumberg N, et al. Health care-associated infection after red blood cell transfusion: A systematic review and meta-analysis. JAMA 2014;311:1317-26.
11. Goodnough LT, Verbrugge D, Vizmeg K, Riddell J. Identifying elective orthopedic surgical patients transfused with amounts of blood in excess of need: The transfusion trigger revisited. Transfusion 1992;32:648-53.
12. Shander A, Fink A, Javidroozi M, et al. Appropriateness of allogeneic red blood cell transfusion: The international consensus conference on transfusion outcomes. Transfus Med Rev 2011;25:232-46.
13. Spahn DR, Shander A, Hofmann A. The chiasm: Transfusion practice versus patient blood management. Best Pract Res Clin Anaesthesiol 2013;27:37-42.
14. Building a better patient blood management program: Identifying tools, solving problems and promoting patient safety (white paper). Bethesda, MD: AABB, 2015. [Available at http://www.aabb.org/pbm/Documents/AABB-PBM-Whitepaper.pdf (accessed February 7, 2017).]
15. Murphy MF, Yazer MH. Measuring and monitoring blood utilization. Transfusion 2013;53:3025-8.
16. Whitaker BI, Rajbhandary S, Harris A. The 2013 AABB blood collection, utilization, and

patient blood management survey report. Bethesda, MD: AABB, 2015. [Available at http://www.aabb.org/research/hemovigilance/bloodsurvey/Pages/default.aspx (accessed February 7, 2017).]

17. Wagner J, AuBuchon JP, Saxena S, Shulman IA, for the Clinical Transfusion Medicine Committee. Guidelines for the quality assessment of transfusion. Bethesda, MD: AABB, 2006.

18. Becker J, Shaz B, for the Clinical Transfusion Medicine Committee and the Transfusion Medicine Section Coordinating Committee. Guidelines for patient blood management and blood utilization. Bethesda, MD: AABB, 2011.

19. Saxena S, ed. The transfusion committee: Putting patient safety first. 2nd ed. Bethesda, MD: AABB Press, 2013.

20. Mair B, Agosti SJ, Foulis PR, et al. Monitoring for undertransfusion. Transfusion 1996;36: 533-35.

21. Dunbar NM, Szczepiorkowski ZM. How do we utilize a transfusion safety officer? Transfusion 2015;55:2064-8.

22. Patient blood management performance measures project - 2011. Oakbrook Terrace, IL: The Joint Commission, 2016. [Available at http://www.jointcommission.org/patient_blood_management_performance_measures_project/ (accessed February 7, 2017).]

23. De Leon EM, Szallasi A. "Transfusion indication RBC (PBM-02)": Gap analysis of a Joint Commission Patient Blood Management Performance Measure at a community hospital. Blood Transfus 2014;12(Suppl 1):187-90.

24. Holcomb J, ed. Standards for a patient blood management program. Bethesda, MD: AABB, 2014.

25. AABB, The Joint Commission. Patient blood management certification review process guide for health care organizations 2017. Oakbrook Terrace, IL: The Joint Commission, 2017. [Available at https://www.jointcommission.org/assets/1/18/2017_PBM_Org_ RPG.pdf (accessed April 4, 2017).]

26. Haspel RL, Uhl L. How do I audit hospital blood product utilization? Transfusion 2012; 52:227-30.

27. Toy P, Eberhard F. Blood utilization review. In: Saxena S, Shulman IA, eds. The transfusion committee: Putting patient safety first. 1st ed. Bethesda, MD: AABB, 2006.

28. Kaufman RM, Djulbegovic B, Gernsheimer T, et al. Platelet transfusion: A clinical practice guideline from the AABB. Ann Intern Med 2015;162:205-13.

29. Roback JD, Caldwell S, Carson J, et al. Evidence-based practice guidelines for plasma transfusion. Transfusion 2010;50:1227-39.

30. Murad MH, Slubbs JR, Gandhi MJ, et al. The effect of plasma transfusion on morbidity and mortality: A systematic review and meta-analysis. Transfusion 2010;50:1370-83.

31. Silver H, Tahha HR, Anderson J, et al. A non-computer-dependent prospective review of blood and blood component utilization. Transfusion 1992;32:260-5.

32. Simpson MB. Prospective-concurrent audits and medical consultation for platelet transfusions. Transfusion 1987;27:192-5.

33. Hawkins TE, Carter JM, Hunter PM. Can mandatory pretransfusion approval programmes be improved? Transfus Med 1994;4:45-50.

34. Lam HT, Schweitzer SO, Petz L, et al. Effectiveness of a prospective physician self-audit transfusion-monitoring system. Transfusion 1997;37:577-84.

35. Paone G, Brewer R, Likosky DS, et al. Transfusion rate as a quality metric: Is blood conservation a learnable skill? Ann Thorac Surg 2013;96:1279-86.

36. Edwards J, Morrison C, Mohluddin M, et al. Patient blood transfusion management: Discharge hemoglobin level as a surrogate marker for red blood cell utilization appropriateness. Transfusion 2012;52:2445-51.

37. Stephens CT, Gumbert S, Holcomb JB. Trauma-associated bleeding: Management of massive transfusion. Curr Opin Anaesthesiol 2016;29:250-5.

38. Kacmar RM, Mhyre JM, Scavone BM, et al. The use of postpartum hemorrhage protocols in United States academic obstetric anesthesia units. Anesth Analg 2014;119:906-10.

39. Dzik S. Use of a computer-assisted system for blood utilization review. Transfusion 2007;47(2 Suppl):142S-4S.

40. Goodnough LT, Shieh L, Hadhazy E, et al. Improved blood utilization using real-time clinical decision support. Transfusion 2014;54: 1358-65.

41. Rothschild JM, McGurk S, Honour M, et al. Assessment of education and computerized decision support interventions for improving transfusion practice. Transfusion 2007;47:228-39.

42. Hibbs SP, Nielsen ND, Brunskill S, et al. The impact of electronic decision support on transfusion practice: A systematic review. Transfus Med Rev 2015;29:14-23.

43. Cohn CS, Welbig J, Bowman R, et al. A data-driven approach to patient blood management. Transfusion 2014;54:316-22.

44. Dunbar NM, Szczepiorkowski ZM. Hardwiring patient blood management: Harnessing information technology to optimize transfusion practice. Curr Opin Hematol 2014;21:515-20.

45. Pendry K. The use of big data in transfusion medicine. Transfus Med 2015;25:129-37.

46. Apelseth TO, Molnar L, Arnold E, Heddle NM. Benchmarking: Applications to transfusion medicine. Transfus Med Rev 2012;26:321-32.

47. Carson JL, Guyatt G, Heddle NM, et al. Clinical practice guidelines from the AABB: Red blood cell transfusion thresholds and storage. JAMA

2016;316:2025-35.

48. Clifford L, Singh A, Wilson GA, Toy P. Electronic health record surveillance algorithms facilitate the detection of transfusion-related pulmonary complications. Transfusion 2013;53: 1205-16.

49. Frank SM, Rothschild JA, Masear CG, Rivers RJ. Optimizing preoperative blood ordering with data acquired from an anesthesia information management system. Anesthesiology 2013; 118:1286-97.

50. Cheng CK, Trethewey D, Brousseau P, Sadek I. Creation of a maximum surgical blood ordering schedule via novel low-overhead database method. Transfusion 2008;48:2268-9.

51. Dexter F, Ledolter J, Davis E, Witkowski TA. Systematic criteria for type and screen based on procedure's probability of erythrocyte transfusion. Anesthesiology 2012;116:768-78.

52. Goodnough LT. Operational, quality, and risk management in the transfusion service: Lessons learned. Transfus Med Rev 2012;26:252-61.

第22章　非感染性输血不良反应

据统计,最严重的输血相关并发症和死亡风险源于非感染性不良反应。事实上,输血相关急性肺损伤(transfusion-related acute lung injury,TRALI)、溶血性输血不良反应(hemolytic transfusion reactions,HTRs)以及输血相关循环超负荷(transfusion-associated circulatory overload,TACO)是3个最常报道的输血相关死亡原因[1]。

第一节　血液安全监测

血液安全监测包括收集输血不良反应相关信息并分析这些数据,随后基于数据分析结果对输血实践进行改进。建立血液安全监测系统的主要目的之一是为了提高输血相关不良事件报告率。据信,严重的输血相关非感染性不良反应普遍被认识不足和低估。

国家医疗安全网络血液安全监测系统由政府和非政府组织共同建立,旨在通过对输血相关不良事件进行国家级质量监测,以保障患者输血安全。血液安全监测的定义和分类方案详见附录《血液安全监测协议》[2](见第4章)。

第二节　输血不良反应的诊断与评估

一、输血不良反应的诊断

与多数医疗措施一样,输血不良反应无法准确预测或完全避免。在评估患者的输血需求时,临床医生应意识到这些风险。输血知情同意书应该包括关于传染性疾病、严重非传染性并发症(如 TRALI、HTRs)风险的讨论。此外,实施输血的医护人员应密切关注和掌握输血不良反应的症状和体征,应当有足够的能力处理任何急性/速发型输血不良反应,并尽可能预防类似不良反应的发生。

多种输血不良反应表现为相同的临床症状和体征(表22-1)。早期识别、及时停止输血,并进一步评估是成功的关键。常见输血不良反应的症状和体征包括:

表 22-1　输血不良反应分类及处理

类型	发生率	病因	表现	实验室诊断	治疗/预防方法
急性输血不良反应(<24h)——免疫性					
溶血	ABO/Rh 血型不合:发生概率为1/40 000(下同) AHTR:1/76 000 致命性 HTR:1/1 800 000	红细胞不相容	寒战、发热、血红蛋白尿、低血压、伴少尿的肾功能衰竭、出血(DIC 表现)、背部疼痛、沿输注静脉走行的局部疼痛、焦虑	患者身份验证、DAT 外观检查(游离 Hb) 重新检测患者 ABO 血型(包括输血前及输血后标本) 追加实验室检查,以分析是否存在红细胞不相容及确认溶血反应的检测(LDH、胆红素等)	停止输血 补液及应用利尿剂,维持尿流率>1ml/(kg·h) 镇痛药 低血压患者应用升压药 出血患者应输注血小板、冷沉淀或血浆

续表

类型	发生率	病因	表现	实验室诊断	治疗/预防方法
非溶血性发热	0.1%~1%伴随有白细胞减少	血小板制品中细胞因子的积聚 针对献血者白细胞的抗体	发热,畏寒寒战,头痛,呕吐	排除溶血反应(DAT,血红蛋白血症检测,复查患者ABO血型) 排除细菌污染 HLA抗体筛查	输注少白细胞血液成分 输血前使用退热剂(对乙酰氨基酚,不用阿司匹林) 症状严重的患者应输洗涤红细胞
荨麻疹	1:100~1:33 (1%~3%)	针对献血者血浆蛋白的抗体	荨麻疹、瘙痒、发红、血管性水肿	无	抗组胺药 有时需停止输血,经抗组胺药治疗后症状缓解,可继续缓慢输注
过敏性输血不良反应	1:50 000~1:20 000	通常为特发性、特异性反应 针对献血者血浆蛋白的抗体(极少见,包括IgA,结合珠蛋白,C4)	低血压反应、荨麻疹、血管性水肿支气管痉挛、哮鸣音、腹痛	适宜条件下检测输血后血清中IgA与珠蛋白浓度、抗IgA,IgE浓度。	停止输血 静脉补液 肾上腺素(0.5mg/kg或0.01mg/kg),抗组胺药,糖皮质激素,β₂受体激动剂 血液成分特殊处理(如洗涤红细胞和血小板,SD血浆),必要时输注去除IgA的血液成分
TRALI	1:190 000~1:1 200	献血者体内白细胞抗体(偶尔来源于受血者) 血液成分中的其他白细胞活化媒介	低氧血症、呼吸窘迫、低血压、发热、双侧肺水肿	排除溶血反应(DAT,血红蛋白血症检测,复查患者ABO血型) 排除心源性肺水肿 HLA,HNA分型 HLA抗体、HNA抗体筛查 胸部X线	支持疗法,直至康复 相关献血者应延期献血

急性输血不良反应(<24h)——非免疫性

类型	发生率	病因	表现	实验室诊断	治疗/预防方法
输血相关性脓毒血症	发生率因输注不同的血液成分而有所不同(见第7章传染性疾病筛选,关于血小板部分的论述)	细菌污染	发热、寒战、低血压	革兰染色 血液成分培养 患者血液培养 排除溶血反应(DAT,血红蛋白血症检测,复查患者ABO血型)	广谱抗生素
ACEI相关性低血压	取决于临床用药情况	使用的缓激肽(带负电荷的过滤装置)或者激肽释放酶原激活物抑制了缓激肽的代谢	潮红、低血压	排除溶血反应(DAT,血红蛋白血症检测,复测患者ABO血型)	停用ACEI 禁止补充白蛋白 血浆置换 禁止行床旁白细胞过滤
循环超负荷	1%	容量负荷过度	呼吸困难、端坐呼吸、咳嗽、心动过速、高血压、头痛	胸部X线 排除TRALI	立位 给氧 静脉给予利尿剂 放血疗法(250ml增量)
非免疫性溶血	罕见	血液的物理性或化学性破坏(加热、冰冻、血液中加入了溶血性药物或制剂)	血红蛋白尿、血红蛋白血症	排除患者溶血(DAT,血红蛋白血症检测,复查患者ABO血型) 溶血的相关检测	识别并消除由血液成分管理不当导致溶血的因素

续表

类型	发生率	病因	表现	实验室诊断	治疗/预防方法
空气栓塞	罕见	空气经输血器管道进入患者体内	突发呼吸急促、急性发绀、疼痛、咳嗽、低血压、心律失常	X 线检测血管内空气	患者取左侧位，抬高双腿至高于胸部及头部
低钙血症（游离钙离子；枸橼酸盐中毒）	取决于临床情况	快速输注枸橼酸盐（大量输注含柠檬酸盐的血液、柠檬酸盐代谢延迟、血浆置换）	感觉异常、手足抽搐、心律失常	游离钙离子检测心电图上 Q-T 间期延长	停止输血或减慢输注速率补钙
低体温	取决于临床情况	快速输注冷藏血液	心律不齐	中心体温测定	采用血液加温器
迟发性输血不良反应（>24h）——免疫性					
同种异体免疫——红细胞抗原	1:100（1%）	红细胞上外来抗原的免疫反应	血型抗体筛查阳性；迟发性输血不良反应、溶血性输血不良反应、新生儿溶血病检测（孕产妇同种免疫）	抗体筛查DAT	避免不必要输血
同种异体免疫——HLA	1:10（10%）	白细胞和血小板（HLA）	血小板输注无效	血小板抗体筛查HLA 抗体筛查	避免不必要输血应用少白细胞血液
溶血	1:2 500~11 000	红细胞抗原的回忆反应	发热、血红蛋白降低、最近的抗体筛查出现阳性、轻度黄疸	抗体筛查DAT溶血相关检查（根据临床提示肉眼观察血红蛋白血症，检测LDH、胆红素、尿含铁血黄素）	抗体鉴定输注配血相合的红细胞
移植物抗宿主病	罕见	供体淋巴细胞灌注入受者体内，对宿主组织发起攻击	红皮病、呕吐、腹泻、肝炎、全血细胞减少、发热	皮肤活检HLA 分型嵌合体分子检测	免疫抑制治疗对高危患者进行血液成分辐照（包括亲属捐献的血液及 HLA 筛选的血液成分）
输血后紫癜	罕见	受者血小板抗体（存在同种异体抗体，通常是 HPA-1a 抗体）破坏自身的血小板	血小板减少性紫癜、输血后 8~10 天出血	血小板抗体筛查和鉴定	IVIGHPA-1a 抗原阴性血小板血浆置换
迟发性输血不良反应（>24h）——非免疫性					
铁过载	输注红细胞 > 20 单位	依赖输血的患者多次输血必然随之输入大量铁	糖尿病、肝硬化、心肌病	肝脏和心脏的铁浓度血清铁蛋白肝酶内分泌功能检测	铁螯合剂

注：* 血小板输注无效见血小板和粒细胞的抗原和抗体章节；脓毒血症性输血不良反应见输血传播疾病章节。
† 如文中所述，就所有急性反应而言，一旦发生应停止输血以便进行调查；表中所列方法并不代表所有的治疗手段。
　AHTR. 急性溶血性输血不良反应；HTR. 溶血性输血不良反应；DIC. 弥散性血管内凝血；DAT. 直接抗球蛋白试验；IV. 静脉注射；Hb. 血红蛋白；LDH. 乳酸脱氢酶；WBCs. 白细胞；SC. 皮下注射；IM. 肌内注射；IgA. 免疫球蛋白 A；ACE. 血管紧张素转化酶；TRALI. 输血相关急性肺损伤；RBCs. 红细胞；SD 血浆. 溶剂/去污剂处理的血浆；HNA. 人嗜中性粒细胞抗原；IVIG. 静脉注射丙种免疫球蛋白；HPA. 人类血小板抗原；MRI. 核磁共振成像

- 发热：一般定义为体温上升≥1℃，且高于38℃（AHTR 最常见的体征）。
- 畏寒伴有或不伴寒战。
- 呼吸窘迫，包括喘憋、咳嗽和呼吸困难。
- 高血压或低血压。
- 腹部、胸部、腰部或背部疼痛。
- 输注部位疼痛。
- 皮肤表现，包括荨麻疹、皮疹、潮红、瘙痒和局部水肿。
- 黄疸或血红蛋白尿。
- 恶心/呕吐。
- 异常出血。
- 少尿/无尿。

二、输血不良反应的临床评估与处理

疑似输血不良反应的评估包括两个方面，即临床评估和实验室检查分析，两者应相互结合。医护人员应停止输血，并联系输血科获得帮助。怀疑发生急性输血不良反应时，必须立即采取相应的处理措施。

针对患者的处理措施：

- 立即停止输血，用生理盐水维持静脉通路。
- 复核患者身份和交叉配血试验记录。检查血袋标签、患者输血记录和身份识别信息，明确是否发生输错血。有时需要重新采集患者血样重做 ABO 与 Rh 血型鉴定（见"输血不良反应的标准实验室检查"一节）。
- 选择恰当的诊断性试验。
- 咨询临床团队以制订治疗方案。

血液成分的处置措施：

- 联系输血科并在其指导下调查输血不良反应的原因并记录。
- 按要求回收血袋内剩余血液成分、相关静脉输液袋和输液管路。
- 本次急性输血不良反应事件，由输血科决定是否应通知血站。据食品药品监督管理局（the Food and Drug Administration，FDA）规定，如因输注的血液成分存在问题（如怀疑血袋标识错误、血液成分加工处理过程有错误或怀疑血袋细菌污染）而导致输血不良反应，应向血站报告。当证实有致命性输血不良反应时，必须向 FDA 报告［联邦法规（Code of Federal Regulations，CFR）第 21 卷，第 606.170 节］。

三、输血不良反应的标准实验室检查

实验室收到疑似输血不良反应报告时，由技术人员进行下列几个步骤：

- 复核血袋、标签、输血记录和患者标本。
- 回收剩余血液成分、相关静脉输液袋和管路，进行细菌培养或革兰氏染色。
- 重新采集患者输血后标本。
- 复查输血后患者标本的 ABO 血型。
- 肉眼分别观察输血前后标本，确定有无溶血（若血红蛋白<0.5g/L，肉眼可能无法分辨溶血情况）。
- 对输血后标本进行直接抗球蛋白试验（direct antiglobulin test，DAT）。
- 报告给输血科负责人或医疗主管，根据要求进一步追查原因或检测，或者对来自同一献血者的血液成分进行隔离检疫，或者施加输注限制/输注指导。

输血科必须保留所有与输血不良反应有关的、有临床意义的抗体或有特殊输血要求的患者记录。输血科可以与临床共享患者既往输血的相关医疗资料，对于存在红细胞同种抗体的患者而言，当其就诊于不同医疗机构时，医疗提醒腕带或医疗口袋识别卡中的信息备注对其诊疗有一定的帮助。

四、某些输血不良反应的特定实验室检查

如本章后续内容所述，一些非溶血性输血不良反应，如严重过敏性输血不良反应、脓毒症或 TRALI 可能需要追加实验室检查，以便进行分析。

第三节　急性输血不良反应

急性或速发型输血不良反应发生于输血 24 小时内，常在输血过程中发生。急性输血不良反应包括由免疫与非免疫因素介导的溶血、输血相关性脓毒血症、TRALI、过敏反应、TACO、大量输血的并发症、空气栓塞、低血压、非溶血性发热反应（febrile nonhemolytic transfusion reactions，FNHTRs）。评估急性输血不良反应的临床严重程度，既需要患者的病史、症状和体征，还需要结合实验室检查。

一、急性溶血性输血不良反应

1. **临床表现**　输入少量（10ml）不相容血液即可导致急性溶血，急性溶血性输血不良反应（acute

hemolytic transfusion reactions，AHTRs）临床表现为 AHTR 症状。最常见的症状是发热伴或不伴畏寒、寒战。轻症患者可表现为胸、腰、腹、背部疼痛，重症患者可出现低血压、呼吸困难和腰部疼痛，有些患者发展为休克，可伴或不伴有弥散性血管内凝血（disseminated intravascular coagulation，DIC）。发生血管内溶血的最早征象可能是深红色尿，尤其是麻醉或昏迷患者，也可能表现为少尿，在极少数病例可表现为 DIC。临床症状的严重程度与输入不相容血液的输入量有关。及时诊断该不良反应并立即停止输血，可预防其发生更严重的后果。

2. 鉴别诊断 由免疫因素介导的 AHTR，其许多症状和体征也可见于其他急性输血不良反应。输血相关性脓毒血症和 TRALI 也可表现为低血压、发热伴或不伴畏寒，然而溶血与 TRALI 无关，且呼吸困难并非 AHTR 典型临床表现。发热或畏寒多由非溶血性发热反应引起，单从临床症状无法与严重的 AHTR 区分，因此必须评估是否发生溶血。患者的基础疾病进展会增加 AHTR 的诊断难度。此外，正如"非免疫性溶血"一节所述，非免疫性机制也可导致急性溶血。

3. 病理生理 输入的红细胞抗原与患者体内存在的抗体相互作用是 AHTRs 的免疫学基础。最严重的输血不良反应是由于输入 ABO 血型不合的红细胞，导致输入的红细胞发生急性血管内破坏。输入 ABO 血型不相容的抗体也可引起溶血反应，比如输注次侧不相容的机采血小板或静脉注射免疫球蛋白（intravenous immune globulin，IVIG）。输注血小板引起的 AHTRs 最常发生在将含高滴度抗-A 的 O 型血小板输给 A 型患者时[3]。尽管这种急性溶血临床意义通常不大或临床上无典型的溶血表现，但若输入的血液成分含有高滴度的 ABO 抗体，反应可能会较严重。

体内存在的免疫球蛋白 M（immunoglobulin M，IgM）或 IgG 抗体识别出相应的红细胞抗原，可激活补体，结果导致血管内溶血、血红蛋白血症，最后出现血红蛋白尿。IgM 抗体具有强大激活补体的能力，而 IgG 抗体仅在与补体激活相关的亚型浓度足够高时才具有补体激活能力。

补体激活过程包括 C3 裂解为产物 C3a 和 C3b，C3a 是一种过敏毒素，生成后释放于血浆中；C3b 结合于红细胞表面。若补体激活过程完成后，红细胞表面形成攻膜复合物，继而使红细胞在血管内发生溶解。C5a 是溶血过程中产生的一种过敏毒素，其效价比 C3a 高 100 倍。C3a 和 C5a 促进肥大细胞产生释放组胺和 5-羟色胺，导致血管扩张，平滑肌收缩，尤以支气管和肠道肌肉收缩明显。C3a 和 C5a 可被许多其他类型的细胞识别，此外，C3a 和 C5a 也参与了细胞因子、白三烯、自由基和一氧化氮的产生与释放过程[4]。临床上出现喘憋、皮肤潮红、胸痛或胸闷、胃肠道症状。抗原抗体复合物刺激引起缓激肽和去甲肾上腺素释放也可出现这些症状。

若补体激活过程未能完成（通常发生于非 ABO 血型抗体系统），红细胞可发生血管外溶血，由吞噬细胞将表面包被有 C3b 和/或 IgG 的细胞迅速从循环中清除[5]。在血管外溶血中，补体激活过程释放的过敏毒素和红细胞的调理作用仍可能引发不良反应。此外，血管外溶血可导致细胞因子释放，这可能在急性溶血反应过程中发挥作用[6]。

多种机制导致 AHTRs 相关的凝血异常。抗原抗体相互作用，通过内源性凝血途径激活凝血级联反应，导致凝血因子 XII 被活化，即 Hageman 因子。活化的 Hageman 因子作用于激肽系统产生缓激肽，从而增加血管通透性，引起血管扩张，导致低血压[7]。活化的补体、TNFα 和 IL-1 促进组织因子表达，组织因子不仅可激活外源性凝血途径，还与 DIC 的进展有关。DIC 是一种高致命风险的消耗性凝血障碍性疾病，其特征包括缺血器官内的微血管血栓形成与组织损伤，血小板、纤维蛋白原和凝血因子消耗，以及纤溶系统激活所致的纤维蛋白降解产物增加。最终导致大面积广泛渗血甚至发展为无法控制的出血。

AHTRs 也可能合并休克。血管活性胺、激肽类和其他介质导致低血压，继而产生代偿性血管收缩反应进一步加重组织和器官损伤，导致肾功能衰竭。尽管游离血红蛋白可损害肾功能，但肾皮质供血减少被认为是肾功能衰竭的主要原因。此外，抗原抗体复合物沉积、血管收缩和血栓形成均可加重肾血管损伤。

4. 发生率 AHTRs 的发生率尚不清楚。一篇基于数个监测系统数据库分析的综述，根据临床或实验室证据，估计 ABO 型 HTR 风险为 1:80 000，致命的 ABO 型 HTR 风险为 1:1 800 000[8]。据 FDA 报道，2010—2014 年，HTRs 致死病例占输血相关性死亡的 21%（38 例）[1]。

5. 治疗 及时识别 AHTR，立即停止输血至关重要。未输完的血液成分应回收至输血科用于检测分析。输注生理盐水以维持静脉通道,纠正低血压,维持肾血流量,目的使尿流率>1ml/(kg·h)。必要时咨询重症监护、肾病及血液病学专家。

加用呋塞米可促进尿量增多,进一步改善肾皮质血流量。若输注 1 000ml 生理盐水后,患者尿量仍持续减少,则可能已发生急性肾小管坏死,患者可能有发生肺水肿的危险。少尿型肾功能衰竭可能并发高钾血症导致心脏骤停。代谢性酸中毒和尿毒症常需透析治疗。

严重的 AHTR 可表现为 DIC,治疗非常困难。对于无尿或麻醉状态的患者 DIC 可能是发生溶血的首要表现。DIC 的传统治疗方法包括病因治疗,以及通过输注血小板、血浆和冷沉淀来进行支持治疗。

在发现意识障碍或麻醉患者出现急性溶血时,患者可能已输注了多个单位的不相容血液。由于 AHTR 的严重程度与不相容红细胞的输入量有关,故可考虑换血治疗。某些严重的溶血性输血不良反应,即便仅输入了 1 个单位的高度不相容血液,也可能需要换血治疗。必须采用抗原阴性血进行换血治疗。同样,应选择不引起溶血的血浆和血小板进行输注。

最后,阻断补体级联反应对溶血性输血不良反应发展可能有帮助,尤其是早期。关于使用依库丽单抗(一种阻断补体成分 C5 裂解的单克隆抗体)的单个病例报告表明,早期阻断补体级联反应可能是防止不相容红细胞发生溶血的有效策略[9]。

及时开始治疗,积极纠正低血压,维持肾血流量,防治 DIC,可最大程度上获得良好的预后。此外,在治疗过程中应及早咨询相关临床专家,以确保必要时对患者进行血液透析、心电监测和机械通气治疗。

6. 预防　患者身份信息、血标本和血袋标识核对错误和记录错误是导致输错血的最常见原因,最终导致 AHTRs。据报道,幸免事件的风险为 1:1 000,输错血的风险为 1:15 000,ABO 血型不合输血的风险为 1:40 000,输血相关医疗过错造成人身伤害不良事件的风险为 1:4 500[8,10]。遵守医院的规章制度与操作规程可降低此类错误的发生率,而且制订纠正和预防性措施可减少此类错误发生。但是,没有哪种减少错误输血的方法是万无一失的[11]。应用某些措施能够有效增加患者安全系数,包括技术层面的解决手段,如无线识别芯片、手持式条码扫描仪以及类似于药剂系统的"智能"冰箱。

在血小板库存不足时会输注 ABO 血型次侧不合的血小板,此时采取预防溶血的措施存在挑战。有几种方案,包括对血小板的抗-A、抗-B 滴度检测,限制血小板制剂中含有不相容血浆的量,以及减少血小板输入量对减少溶血事件有所帮助[12]。目前尚无使用血小板添加剂以降低次侧不合所致溶血风险的临床研究。

二、非免疫性溶血

某些非免疫因素也可引起输血相关性溶血。血液发放前,血液成分保存时间越长,存储损伤的红细胞发生溶血的风险越高[13]。此外,不当的运输条件或贮藏温度,以及冰冻红细胞中甘油去除不完全均可引起溶血。输血时,采用孔径较小的输液针头或快速压力输液器或滚压泵可引起机械性溶血。血液加温器使用不当或使用微波炉、热水浴加热可引起温度相关的溶血。AABB 标准允许在输注血液成分中加入 0.9% 的氯化钠溶液[14]。但加入其他液体需经 FDA 批准后方可随红细胞制剂同时输入。RBCs 与低渗液或某些药物同时同管路输注可能引起渗透性溶血,为做到安全输血,RBCs 与这些溶液或药物制剂应经不同静脉通路输入。极少数情况下,溶血由输入细菌污染的 RBC 成分引起。患者自身基础疾病的进展也可能发生溶血。尽管 DAT 阴性结果通常表明溶血为非免疫因素介导,但输入的不相容红细胞被完全破坏也可能导致 DAT 结果阴性。

排除免疫性与非免疫性因素所致的溶血后,应考虑受血者自身的或输入的红细胞膜内在缺陷的可能。这些缺陷红细胞可能发生溶血。如 G6PD 缺乏症,特定的压力导致这些缺陷细胞的脆性增加,红细胞破坏溶血。

1. 治疗　非免疫性溶血不良反应临床症状的严重程度取决于溶血程度和输血量。任何情况下一旦发生溶血,都应停止输血,并应给予适当医疗处置。(详见前面部分 AHTRs 治疗中关于纠正低血压与改善肾功能一节)

2. 预防　应始终遵循关于血液成分生产和输注各环节操作的成文规定。及时识别非免疫性溶血,严谨分析其根本原因,有助于降低其发生率。

三、输血相关性脓毒血症

1. 临床表现　输血过程中或输血结束后不久

出现发热(特别是体温≥38.5℃或101F)、寒战和低血压是输血相关性脓毒血症最常见的临床症状。革兰氏阴性菌感染通常会引起更严重的症状,包括休克、肾功能衰竭和DIC。革兰氏阳性菌感染可发生在输血结束数小时后,患者仅表现为发热。

2. 鉴别诊断 输血相关性脓毒血症临床表现的严重和紧急程度与AHTRs非常相似,轻者可能与FNHTRs混淆。与输血无关的发热或菌血症可能会影响诊断。诊断该病的关键是从患者血液标本和输注剩余血液中均培养出同一种病原微生物。当怀疑有输血相关脓毒血症时,应注意观察回收的未输完的血液成分,观察是否存在血液颜色变化(例如血液颜色变成棕色或紫色),以及血小板袋内是否出现气泡或泡沫。回收的血液成分应进行革兰氏染色。

3. 治疗 怀疑发生输血相关性脓毒血症时,应立即停止输血,及早开始支持治疗,应当使用抗生素。

4. 预防 怀疑发生输血相关性脓毒血症时,应立即向血站报告,及时阻止来自同一献血者的血液成分继续使用,从而避免其他患者输注被污染的血液成分[15]。医院库存内来自同一献血者的所有血液成分应进行隔离检疫,直到得出检测结论。细菌检测试验和病原体灭活技术已在第7章中讨论。

四、非溶血性发热反应

1. 临床表现 FNHTR一般定义为输血后体温高于38℃,且输血导致体温上升≥1℃,同时排除其他原因引起的发热,可伴寒战、畏寒、呼吸频率增加。某些患者可无发热,但有一系列其他症状。症状通常发生于输血期间,也可发生于输血后4小时以内。尽管FNHTR是自限性的,但也可能引起明显的不适。

2. 鉴别诊断 识别FNHTR需采用排除法诊断。FNHTR相关的临床症状也可出现在其他几种类型的输血不良反应中,其中最严重的是HTRs、脓毒血症和TRALI。其他输血不良反应的症状体征和相关的实验室检查均有助于鉴别FNHTR。输血后发热的患者必须排除溶血的可能性。患者的基础疾病常可引起发热。若患者在住院期间输血后出现突发高热,则难以排除FNHTR。此外,发生输血后发热,应始终考虑是否存在血液被细菌污染的可能。

3. 病理生理 受血者的白细胞抗体可引起发热性输血不良反应[16]。特别是HLA抗体,可与输注的淋巴细胞、粒细胞和血小板上的抗原发生反应。血液成分中蓄积的细胞因子也可引起FNHTRs,这种机制与输注血小板后出现输血不良反应密切相关[17]。无论是输入产生,还是患者自身白细胞产生,致热原性细胞因子释放是导致FNHTR出现症状的常见机制。

4. 治疗 怀疑发生FNHTR时,应停止输血,并启动输血不良反应调查工作。应给予解热药(如对乙酰氨基酚)。更严重的发热反应,包括寒战,可予以哌替啶治疗,尽管目前尚无研究结果证实其确切疗效。

输血过程中出现发热,应停止输注血袋内剩余血液成分,但在极少数情况下,如稀有血型血液成分,可考虑继续输注剩余血液成分。若有剩余的血液成分,必须经实验室检查排除溶血后,以及必须与患者的医疗小组讨论有可能发生输血相关脓毒血症风险后方可继续输注。

5. 预防 血液成分在保存前去除白细胞可显著降低FNHTRs发生率[18,19]。输血前使用对乙酰氨基酚预防发热反应的作用有限,但不会对严重输血不良反应的诊断产生影响[20]。减少血小板中的血浆含量可降低FNHTRs的发生率[21]。

五、过敏反应

1. 临床表现 大多数过敏性输血不良反应(allergic transfusion reactions,ATRs)症状轻微,其严重程度可从荨麻疹到致命的全身过敏反应。症状一般出现于输血开始后数分钟内。若症状出现于4小时后,则此过敏反应可能与输血无关。

荨麻疹常可引起瘙痒,也可出现烧灼痛和钝痛。荨麻疹发生于全身各处,可出现大面积合并的风团,荨麻疹风团一般持续数小时至数天后消退,抗组胺药治疗通常有效。病情严重者可并发血管性水肿。血管性水肿是一种深部组织肿胀,多发于眼周和唇周,可累及咽喉、舌或肺而导致呼吸窘迫,但不影响呼吸功能的咽喉肿胀感、呼吸困难更为常见。

严重过敏性输血不良反应通常定义为:存在荨麻疹和血管性水肿的皮肤黏膜征象并同时累及其他器官系统(心血管、呼吸与胃肠道系统)[22]。严重过敏反应表现为低血压、意识丧失、呼吸困难、气喘、哮鸣音、腹痛和呕吐。

2. 鉴别诊断 将严重过敏反应与低血压、呼吸困难以及伴有或不伴意识丧失的其他输血不良反应进行鉴别有一定难度。最常与过敏性休克混淆的是血管迷走神经反应和低血压反应。严重过敏反应可出现荨麻疹、血管性水肿、皮肤瘙痒和呼吸道症状，如气喘、哮鸣音，而血管迷走神经反应或低血压反应则无上述症状。急性哮喘发作或 TRALI 时可表现上述呼吸道症状，但不表现典型过敏反应症状，如荨麻疹、血管性水肿和皮肤瘙痒。发热是 HTR 和细菌污染的主要症状，但不是严重过敏反应的特征。服用血管紧张素转换酶（angiotensin-converting enzyme，ACE）抑制剂并进行血浆置换的患者，有时会发生类似严重过敏反应的低血压表现。

3. **病理生理**　ATRs 的病理生理学机制尚不明确。根据少量病例报告推断，ATRs 是受血者体内存在的 IgE 抗体与输入的血液成分中的过敏原相互作用引起的一种超敏反应。ATRs 的发生既有献血者的因素也有受血者的因素，过敏体质的受血者发生 ATRs 概率更高，输入某些献血者的血小板也可能导致 ATRs 风险增高[22-23]。未发现输血量与 ATRs 的发生有关[24]。

以 IgA 缺乏症为代表的选择性蛋白缺乏症是引起 ATRs 的罕见原因。过敏反应由患者体内的抗-IgA 引起[25]。欧洲裔后代 IgA 缺乏症约占 1∶700，但这部分患者群体中仅小部分人产生抗-IgA。IgA 绝对缺乏的患者（<0.05mg/dl）可产生特异性抗体，该抗体与过敏反应相关；体内 IgA 水平降低但数量可测或 IgA 相对缺乏的患者可产生亚型特异性抗体（如，抗-IgA1、抗-IgA2），该抗体引起的过敏反应一般较前者轻[26]。

IgA 缺乏症的患者输血时应采取预防措施，但必须谨记 ATRs 常由其他过敏原而非 IgA 引起[27]。多数过敏原尚未查出，但是结合珠蛋白[28]或补体蛋白 C4 不包括在内[29]。输血可以使患者被动地对献血者抗体致敏，导致一过性的过敏反应（如，对花生过敏）[30]。

4. **发生率**　ATRs 是很常见的输血不良反应，在传统血小板和血浆成分输血中其发生率约为 2%[31]。相比之下，输注红细胞的 ATRs 发生率则低十倍[32]。输注含添加剂的血小板以及混合血浆成分的 ATRs 发生率较低。严重的过敏反应很少见。所有 ATRs 病例中致命性过敏反应约占不到 1%。据美国 FDA 报道，从 2010—2014 年，严重过敏反应致死病例占输血相关性死亡的 6%（176 例

中有 10 例），且大多数都不是由于 IgA 缺乏引起的[1,27]。

5. **治疗**　若患者仅表现为荨麻疹，经及时治疗后可继续输血。当出现临床症状时，应暂停输血，给予抗组胺药治疗。一旦症状消退，可继续输血且不需进行实验室检查。

若出现严重荨麻疹时，应使用 H_1 或 H_2 受体拮抗剂和糖皮质激素进行治疗。肌内注射肾上腺素 0.5mg（儿童剂量为 0.01ml/kg）治疗过敏反应是公认的一线疗法；每 5min 可重复给药[33]。

6. **预防**　尚无临床证据支持对 ATRs 常规预防性用药[34]。一旦出现过敏性症状，可以使用抗组胺药（苯海拉明或非镇静抗组胺药，如西替利嗪）。如果 H_1 受体拮抗剂无效时，可以考虑使用 H_2 受体拮抗剂（如雷尼替丁）或糖皮质激素。对于严重过敏反应或是复发的过敏反应患者，可考虑输注洗涤红细胞或血小板、含添加剂的血小板或混合有机溶剂/去污剂处理的血浆。

受血者的 IgA 或结合珠蛋白浓度在后续需要输血时是不可测的。然而，多数过敏反应表现为对某种特定血液成分具有特异性，而不是因为某种选择性蛋白缺失。对之前输注的血浆或血小板可耐受的患者，在后续输注时不需筛选献血者血浆。输注混合溶剂/去污剂处理血浆发生过敏反应的风险低，但在其预防复发性过敏反应方面的作用尚不明确。某些医院，对有严重 ATRs 病史，缺乏 IgA 且体内存在抗-IgA 的患者，要求输注不含 IgA（<0.05mg/dl）的献血者血浆。若无法提供这类血液成分，可以使用含有 IgA 的血浆进行脱敏[35]。其他细胞成分（红细胞和血小板）可通过洗涤去除血浆蛋白。缺乏 IgA 但不存在抗-IgA 或既往无过敏反应史的患者，不需要输注缺乏 IgA 的或去除血浆的血液成分。

六、输血相关性急性肺损伤

1. **临床表现**　TRALI 是与成人呼吸窘迫综合征（respiratory distress syndrome，ARDS）在临床上极其相似的一类综合征，但 TRALI 通常会在 96 小时内缓解。TRALI 的临床症状与体征通常包括发热、寒战、呼吸困难、发绀、低血压和新发的双侧肺水肿[36]。也可出现急性一过性中性粒细胞减少或白细胞减少[37]。症状于开始输血后 6 小时内出现，多在输血结束后 1~2 小时内更趋明显。

所有含有血浆成分的血液成分，包括全血、

RBCs、血小板、冷沉淀和新鲜冰冻血浆(Fresh Frozen Plasma,FFP),均可引发 TRALI。输血 15ml 即可引起 TRALI。

TRALI 是急性肺损伤(acute lung injury,ALI)的一种表现形式。欧美共识会议[38]将 ALI 定义为:急性低氧血症伴 $PaO_2/FiO_2 \leqslant 300mmHg$,且胸片示双肺浸润影。加拿大共识会议[39]参照此定义来确定 TRALI 的诊断标准:①ALI 伴低氧血症 $PaO_2/FiO_2 \leqslant 300mmHg$ 或吸入空气条件下 $SpO_2 < 90\%$。②输血前不存在 ALI。③输血 6 小时内出现症状。④与 ALI 的其他危险因素没有时间上的关联。对于"可疑 TRALI",除了存在 ALI 的其他风险因素外,其他均沿用 TRALI 的诊断标准。

ALI 的肺损伤通常不可逆转,但 TRALI 常为暂时性肺损伤。近 80% 的 TRALI 患者,其肺损伤程度在 48~96 小时内得以改善。其余未迅速改善的 20% 患者,临床病程延长,甚至死亡。一项 TRALI 研究表明,100% 的患者需氧气支持治疗,72% 的患者需要机械通气[40]。

2. 鉴别诊断 TRALI 需与下列 3 种疾病鉴别:①严重过敏性输血不良反应;②TACO;③输血相关性脓毒血症。严重过敏性输血不良反应的突出症状为支气管痉挛、喉头水肿、严重低血压、红斑(常融合成块状)和荨麻疹,但无发热和肺水肿。TACO 的临床表现与 TRALI 极为相似,但其最突出的症状为呼吸窘迫、呼吸急促和发绀。鉴别两者的关键在于:TACO 为心源性肺水肿且利尿剂治疗有效,而 TRALI 为非心源性肺水肿且利尿剂治疗无效。高热伴低血压和血管塌陷是输血相关性脓毒血症的主要特征。脓毒血症性输血不良反应通常不发生呼吸窘迫。突发呼吸窘迫时,除了 TACO 与 TRALI,应考虑并发心肌梗死和肺栓塞以及导致 ALI 的其他可能原因。

3. 病理生理 研究者已发现几种 TRALI 引起肺部临床表现的机制。主要的效应细胞是中性粒细胞,死亡病例的肺组织解剖主要表现为中性粒细胞浸润和肺泡水肿[41]。TRALI 与输入针对白细胞抗原的抗体和生物反应调节剂(biologic response modifiers,BRMs)[42]有关,输入此类抗体和 BRMs 后可启动一系列反应,导致肺部的细胞活化,基底膜损伤;继而富含蛋白的液体渗漏到肺泡间隙导致肺水肿。

关于 TRALI 的发病机制存在二次打击模型学说[43]。在第一次打击中,生物活性物质活化肺血管内皮细胞和中性粒细胞,导致中性粒细胞在肺微血管中聚集。各种生理性刺激,包括脓毒血症、手术和大量输血可造成第一次打击。若受血者此时输入 BRMs 和抗体,也就属于发生第二次打击,导致 TRALI 的发生。BRMs 是在血液保存过程中积累在细胞成分中的溶血卵磷脂混合物。输入的抗体可能是针对 HLA- Ⅰ 类抗原、HLA- Ⅱ 类抗原或人类粒细胞抗原(human neutrophil antigens,HNAs)的抗体。这些刺激因子,可活化肺微血管内的中性粒细胞,引起肺内皮细胞损伤、毛细血管渗漏和肺水肿。

4. 发生率 每输注 1 000 单位的血液成分大约会发生 1 例 TRALI[42]。美国 FDA 报道,TRALI 是导致输血相关死亡的首要原因。因为多次分娩的妇女更容易携带 HLA 或 HNA 抗体,因此减少输注女性献血者的血浆可降低 TRALI 的死亡率[44]。据美国 FDA 报道,2006 年,即众多血站采取措施减少由输入血浆所致 TRALI 风险的前 1 年,TRALI 所致死亡共 35 例,其中 22 例与输入 FFP 有关。自 2008 年以来,即众多血站采取相关措施后的一年,美国 FDA 报道的 TRALI 死亡病例以及与输入 FFP 有关的 TRALI 死亡病例减少了一半以上。

5. 治疗 TRALI 的治疗包括呼吸和循环支持。根据临床表现加强对症治疗,几乎所有病例都需要补充供氧,必要时行机械通气。可给予升压药物以维持血压。由于 TRALI 与容量超负荷无关,故不必给予利尿剂治疗。糖皮质激素给药并不能改善 TRALI 或急性呼吸窘迫综合征的临床预后[45]。

6. 预防 目前尚无预测 TRALI 的方法。与 TRALI 发生有关的献血者将被永久屏蔽。尽管约 10% 的献血者中 HLA 抗体和/或 HNA 抗体检测阳性,但 TRALI 的发生仍然较为罕见。然而,避免 TRALI 发生的重要策略是使用特定献血者的血浆制品、全血和血小板,即男性献血者、从未怀孕的女性献血者,以及自上次怀孕后检查未发现 HLA 抗体的女性献血者。尽管这些措施可以降低 TRALI 风险,但应清醒认识到并不能避免 TRALI,因为这些措施并未解决输注 RBCs 或冷沉淀成分引起 TRALI 的风险因素,以及经过常规检测但未筛查 HNA 抗体和 BRMs 的有妊娠史的女性献血者所致 TRALI 的风险。

七、输血相关性循环超负荷

1. 临床表现 众所周知,输血时容量超负荷可诱发急性肺水肿。尽管从某种程度上来说,所有患者都可能发生 TACO,但尤以婴儿和年龄大于 70 岁的患者风险最大。还有那些体液调节失代偿的患者(如:充血性心衰患者,肾病尿毒症期患者)。输入大量血液成分和液体与 TACO 密切相关,仅输入少量血液成分但输血速度过快也可导致 TACO。

TACO 没有特征性的症状和体征。输血 1~2 小时内,患者可能出现下列任一或全部症状和体征:奔马律、颈静脉怒张、中心静脉压升高、呼吸困难、端坐呼吸、心电图新发的 ST 段和 T 波变化、血清肌钙蛋白升高,以及脑钠肽(brain natriuretic peptide, BNP)升高[46]。血压升高伴脉压增大是 TACO 的特征,X 片示心胸比率增大。

2. **鉴别诊断** TACO 最难与 TRALI 鉴别,这是因为两者均可发生肺水肿。同一患者可能同时发生这两种输血不良反应。尽管两者症状出现时间及临床表现相似,但高血压是 TACO 的典型表现,而 TRALI 较少出现高血压且多为暂时性血压升高。此外,使用利尿剂或正性肌力药可快速改善 TACO 症状。

充血性心力衰竭时,BNP 水平升高。多项研究表明,TACO 患者输血后与输血前相比,BNP 比值为 1.5,且输血后 BNP ≥ 100pg/ml,以此作为诊断 TACO 的阈值,其灵敏度和特异度均超过 80%[46]。然而,近期研究发现,重症监护病房患者的 BNP 值对鉴别 TACO 和 TRALI 意义不大[47]。有些临床实验室检测 N 端前肽 BNP(N-terminal propeptide BNP, NT-proBNP),其半衰期长于 BNP,也是 TACO 的 1 个预测指标[48]。突发呼吸窘迫时,除了 TACO 和 TRALI,也应考虑引起 ALI 的其他可能原因,如并发心肌梗死、肺栓塞等。

3. **发生率** TACO 是一种易被漏报的输血不良反应,血液安全监测系统及回顾性研究都低估了 TACO 的发生率。此外,合并不同疾病的患者其发生率不同[49]。据美国 FDA 报道,从 2010—2014 年,TACO 所致死亡病例占输血相关性死亡的 22%(38 例)[1]。输入血小板和血浆的受血者发生率为 1%[50,51],输入 RBC 的受血者发生率高达 2.7%[49]。

4. **治疗** 一旦出现疑似 TACO 的症状,应立即停止输血。对症治疗,如患者取坐位(如果可以)、充分给氧、使用利尿剂减少血容量。若确诊为 TACO 且症状无改善,可加用另一种利尿剂或进行放血治疗。

5. **预防** 在无持续快速失血的情况下,应缓慢输血,尤其是存在 TACO 风险的患者(即儿科患者、严重贫血患者和充血性心力衰竭患者)。尽管缺乏相关数据来支持合适的输血速度,但以 2~4ml/min 或 1ml/(kg·h)最为常用。必须监测液体总入量和总出量。

八、低血压反应

1. **临床表现** 低血压性输血不良反应(hypotensive transfusion reactions, HyTRs)被定义为输入血液或血液成分后突然发生临床显著性低血压,且停止输血后,低血压可迅速恢复。成人收缩压(systolic blood pressure, SBP)至少下降 30mmHg 或降至 80mmHg 以下;儿童 SBP 至少下降 25%。该反应的另一特征是:HyTRs 通常发生于开始输血的前 15min 内。所有患者不论输注何种血液成分都可能发生 HyTRs[52]。有项研究发现约 1% 的血小板输注可以并发 HyTRs[53]。

2. **鉴别诊断** 低血压可能是 HyTR、过敏性输血不良反应、输血相关性脓毒血症、AHTR、TRALI 或基础疾病及药物所导致,它们均可能在输血开始的前 15 分钟内出现低血压,但 HyTR 没有伴随症状和体征,且停止输血后,低血压可迅速恢复,这可以与其他反应鉴别。过敏性休克通常伴有皮肤黏膜过敏表现(如潮红、血管性水肿、荨麻疹)。感染性休克常伴有发热。AHTRs 表现为血红蛋白尿、疼痛和发热。少数 TRALI 患者可出现明显的低血压,但是 TRALI 存在急性肺功能不全,而 HyTRs 不会影响肺功能。

3. **病理生理学** 缓激肽被认为可能是 HyTRs[54]的致病因子。缓激肽是一种由激肽系统产生的血管活性肽,其前体是高分子激肽原。导致缓激肽浓度增加的因素包括血液成分保存和过滤以及献血者或受血者体内 ACE 的活化。ACE 活化受 ACEI 和体外循环的影响,因为肺部是 ACE 活化的主要场所[55]。近期有前列腺手术史的患者其前列腺会释放激肽导致缓激肽浓度升高。

4. **治疗** 最主要的治疗措施是停止输血。在停止输血数分钟后血压就会升高,但仍需要静脉补液和血管加压素等进行循环支持。由于低血压反应发病较快,其病因通常不能立刻明确。一旦出现速发型过敏反应或败血症的临床表现,应当立刻开始治疗。

5. **预防** 如果既往发生过 HyTR 的患者正在服用血管紧张素抑制剂药物史,且尚未停药,则输血时输血速度应该尽可能慢,以防止 HyTRs 的复发。由于 HyTRs 通常针对性的发生在某一袋血,因此没有 HyTRs 危险因素的患者通常可以耐受继续输血。洗涤红细胞可以减少缓激肽,但由于大多数的病例都没有复发,因此几乎不需要洗涤红细胞。

九、大量输血的并发症

大量输血通常定义为受血者在 24 小时内输入超过 10 个单位的 RBC,其可能的并发症包括代谢和止血异常、免疫性溶血和空气栓塞。冷藏的血液成分所致的低体温、枸橼酸盐中毒,以及由低灌注和组织缺血所致的乳酸酸中毒,通常合并高钾血症,可进一步抑制心室功能。枸橼酸盐代谢可导致代谢性碱中毒,但不具有临床意义。快速失血患者可能预先存在或同时存在止血异常,或者在液体复苏过程中发生止血异常。止血异常包括稀释性凝血病、DIC 以及肝功能和血小板功能障碍[56]。

1. 枸橼酸盐中毒 病理生理与临床表现:血浆、全血和血小板都以枸橼酸盐作为抗凝剂。快速大量输入这些血液成分时,尤其是肝病患者,其血浆枸橼酸盐水平可能升高,继而与钙离子形成螯合物,导致低钙血症。肝功能正常的患者,可快速代谢枸橼酸盐,因此低钙血症仅为一过性的[57]。低体温和休克患者更易发生低钙血症。

游离钙水平下降会增加神经元兴奋性,导致清醒患者出现口周和外周刺痛、发抖、头晕,继而出现振动觉失常、肌肉痉挛、肌束震颤、痉挛和恶心。在中枢神经系统中,低钙血症可增加呼吸中枢对二氧化碳的敏感性,导致过度通气。由于心肌收缩依赖于细胞内钙离子的流动,故低钙血症可抑制心脏功能。

治疗与预防:在大量输血过程中,除了患者的基础疾病会阻碍枸橼酸盐代谢外,一般可通过减慢输血速度来预防由枸橼酸盐负荷过重所致的低钙血症。当大量输血过程中低钙血症导致低凝状态时,应尽早静脉注射葡萄糖酸钙或氯化钙[58]。

2. 高钾血症与低钾血症 病理生理:当 RBCs 保存于 1~6℃ 时,细胞内钾逐渐逸出至血浆上清或添加剂溶液中。尽管在上清液中的钾离子浓度高,但其体积较小,在新鲜 RBCs 血液成分中,细胞外钾总负荷低于 0.5mmol,过期红细胞成分中也仅为 5~7mmol。这样浓度的钾极少导致受血者出现症状,因为快速稀释、分配至细胞以及排泄弱化了钾

浓度[59]。然而,对于肾功能衰竭、早产儿以及需大量输血的新生儿,如心脏手术或换血治疗,高钾血症可出现一系列症状。另外,高钾血症通常仅是超快速输血过程中的一种瞬时效应[60]。

输血后,低钾血症比高钾血症更常发生,这是因为献血者去钾红细胞将钾离子重新蓄积于细胞内,且枸橼酸盐代谢导致钾离子进一步进入细胞以弥补质子的消耗。大量输血时,儿茶酚胺释放和醛固酮引起多尿也可引发低钾血症[59]。

治疗与预防:只要大量输血治疗的患者能够充分复苏,通常无需针对低钾血症与高钾血症的预防性治疗措施。对于常规输血的婴儿来说,接受 0.5ml/(kg·min) 的最大输血速度是安全的[61]。尽管理论上洗涤红细胞会导致血钾水平过低,但无证据表明输入常规 RBC 制品会引起患者低钾血症,即使是肾功能受损患者[62]。

3. 大量输血所致的止血异常 病理生理:大量输血可导致凝血障碍,尤其当初始治疗只补充 RBCs 和晶胶体液时。患者丢失有止血活性的血液成分引起血小板和凝血因子被稀释,中心体温低者未使用血液加温器引起酶活性下降,两者均与大量输血所致的凝血障碍有关。止血异常相关的死亡率为 20%~50%[63],低体温、代谢性酸中毒和凝血病使死亡率增加[64]。

针对军事创伤和普通创伤患者的研究表明,随着输血量的增加,以微血管出血(microvascular bleeding,MVB)为特征的凝血病发生率也逐渐增加,且通常发生于置换 2~3 倍血容量后(20~30 个单位)[65]。与单纯稀释模型不同,尽管血小板计数、凝血参数和特定凝血参数的水平与输血量有关,但其关联呈现巨大差异性。此外,出血的临床表现与实验室评估常不一致。

MVB 通常发生于血小板计数降至 $50×10^9/L$ 以下时;但患者的凝血试验结果与出血之间无确定的关系。出血的病因(择期手术与大面积创伤)也发挥一定的作用[66]。

随后的研究完善了这些观点。血小板功能障碍具有一定临床意义,这在大量输血患者中得以证实[67]。相比凝血酶原时间(prothrombin time,PT)、部分凝血活酶时间(partial thromboplastin time,PTT)升高而言,低纤维蛋白原水平和血小板计数是预测止血异常的更好指标。这表明除了稀释因素外,消耗性凝血病是 MVB 的 1 个重要影响因素[68]。血小板和凝血异常程度与患者低血压的时

间长短相关,这表明休克是发生 DIC 最重要的原因。综上所述,低灌注是大量输血患者凝血功能障碍的主要危险因素[69]。

这些数据可能不适用于在手术室监护环境下进行大量输血的患者,因为手术室可预防由容量丢失引起的低血压。在此情况下,凝血因子水平与凝血病的相关性优于血小板。Murray 及其同事已证明,与凝血功能正常的患者相比,输血超过 1 个单位(红细胞和晶体液)的择期手术患者,其过量失血与 PT 和 PTT 延长程度一致[66]。

治疗与预防:大量输血的凝血病稀释模型表明,根据已经输入的红细胞和全血的输入量,预防性输注血浆或血小板可防止出血倾向的发展。前瞻性研究未显示某一具体方案优于其他方案。虽然死亡率无显著的统计学差异,但对最佳血小板与血浆输注比率(the pragmatic randomized optimal platelet and plasma ratios,PROPPR)的随机试验表明,血浆/血小板/红细胞采用 1:1:1 比率比 1:1:2 比率能更有效控制出血[70]。

虽然创伤复苏的最佳输血比率仍有争议,但医疗机构应制订大量输血方案。依据临床实际情况,大量输血的手术和外伤患者是否进行血小板和凝血因子输注,应基于具体的异常检测值确定(如血小板计数、国际标准化比值、aPTT 和纤维蛋白水平)。定时监测这些指标,预测患者所需的具体血液成分,有助于避免过度输入血小板和血浆制品,同时避免稀释性凝血病。对于术中和术后的实验室检测,如血栓弹力图,对凝血功能的评估有一定作用。实验室必须尽快提供这些检测的结果。

抗纤维蛋白溶解药对控制创伤大出血方面有一定作用。大出血事件中抗纤溶蛋白的临床随机研究(Antifibrinolytic in Significant Hemorrhage 2,CRASH-2)及其他研究得出以下结论:创伤患者应尽早给予氨甲环酸治疗[71]。活化的凝血因子在大量输血中没有明确的作用。

4. 空气栓塞 如果在开放系统中加压输血或者改变容器或输血装置时,空气进入中心静脉导管,都可能发生空气栓塞。据报道,空气栓塞与术中和围手术期的血液回收系统有关,该系统可允许空气进入血袋内。成人发生致死性空气栓塞的最小体积约 100ml[72]。症状包括咳嗽、呼吸困难、胸痛和休克。怀疑发生空气栓塞时,应嘱患者取左侧卧和头低位使气泡远离肺动脉瓣。有时可尝试抽出空气的治疗方案[73]。

5. 低体温 可使用血液加温器预防低体温。必须遵循血液加温器的正确使用程序,这是因为过热可能会导致溶血和严重的输血不良反应,甚至死亡。

第四节 迟发性输血不良反应

一、迟发性溶血性输血反应

1. 临床表现 输血后产生的同种抗体可导致无症状的迟发性血清学输血不良反应(delayed serologic transfusion reaction,DSTR)或迟发性 HTR (delayed HTR,DHTR)。DHTR 的特征是在输注红细胞制品后的数天至数周内出现发热和贫血反应。DHTR 相关性溶血比 AHTR 持续时间更长,并且通常不会出现 AHTR 的急性症状和体征,但有的患者可能会发生黄疸和白细胞升高。在 DHTR 中,由于溶血主要发生于血管外,所以即使个别患者出现了血红蛋白尿,但急性肾衰和 DIC 极少发生。有些病例,表现为无症状溶血,这些患者表现为不明原因的贫血以及输血后血红蛋白浓度不增高。

2. 鉴别诊断 输注被红细胞内寄生虫污染的血液成分后也容易发生发热并伴有溶血,如疟疾或巴贝丝虫病。而不伴溶血的发热可能是因为移植物抗宿主病(graft-vs-host disease,GVHD),或是因为输血传播的病毒感染(如巨细胞病毒)。由于献血者过客淋巴细胞抗体导致的溶血可能发生在次侧 ABO 不相容性器官移植后(例如,将 O 型供者的肝脏移植给 A 型患者)。

发生 DHTR/DSTR 时,血型抗体可能存在于血清中,或输注的红细胞上,或者两者中均存在,常规的抗体筛查和抗体鉴定应当能够检测到。如果输注的红细胞依然存在于患者体内,DAT 结果就可能为阳性。当患者 DAT 检测结果为阳性时,应进行放散试验来进一步鉴定抗体。如果输注的血液有备份,那么对其进行抗原分型有助于确诊。

3. 病理生理 在输血、移植或是妊娠后,患者可能会产生一些不针对自身红细胞抗原的抗体。当输入的血液中含有与之对应的抗原后,就会发生迟发性输血不良反应。初次同种异体免疫反应可以发生在接受抗原阳性的红细胞后数天至数月的期间内,发生时间取决于抗原的免疫原性及剂量。

输注 1.0%~1.6% 的红细胞将导致抗体形成,但不包括 Rh 血型系统。因为通常 RhD 阴性的患者输注的是 RhD 阴性血液,因此由输血形成抗-RhD 的情况很少见。新形成的同种异体抗体在常规的输血前抗体筛查时可被检测出(见第 13 章和第 17 章)。有近期输血史或妊娠史的患者应在输血前 3 天之内抽取血液标本进行相容性检测,筛查可能新出现的同种异体抗体。一个为期 5 年的同种异体免疫相关回顾性研究显示,2 932 名患者中有 11 人(0.4%)在输血后 3 天内形成了新抗体,包括抗-E、抗-K 和抗-JK^a[74]。

DHTRs 和 DSTRs 几乎不发生于初次免疫时,如果发生,通常与再次输血相关。抗体的滴度在初次免疫发生后逐渐降低,这种现象称为抗体消失[75],在数月至数年后有 30%~60% 的同种异体抗体不能被检测到。针对某些血型系统抗原的相关抗体,如 Kidd 血型系统,就常常表现出这一特点。再次输注含有抗原阳性的血液时就会触发免疫回忆反应,表现为在输血后数天至数周内产生抗体。抗体产生速度以及其诱导发生溶血的能力共同决定其临床表现。与 DHTRs/DSTRs 相关的血型抗体包括了 Kidd、Duffy、Kell 和 MNS。

4. **发生率** 和 AHTRs 一样,DHTRs 发生率在不同研究报道之间有很大差异。有些差异可能是源于实践中将 DSTRs 和 DHTRs 归为一类。当然,实验室技术的发展使得更多的 DSTRs 被检测出。目前认为 DSTRs 和 DHTRs 比 AHTRs 发生率高,每种迟发性溶血性输血不良反应的发生率大约接近 1:2 500,是 AHTRs 的两倍[76]。实际上,DHTRs 的发生率可能被大大低估了,因为大多数患者在输血后并没有进行红细胞抗体筛查[77]。

5. **治疗** DHTRs 的治疗包括对患者病情的监测以及为其提供合适的支持治疗,以及输注抗原阴性的红细胞来纠正贫血。

6. **预防** 如果已知引起的 DHTRs/DSTRs 的特异性抗体,可以通过输注相应抗原阴性的红细胞来预防。获取患者既往输血记录很重要,因为抗体可能逐渐消失。多数医疗机构计划向镰状细胞贫血病患者或其他慢性贫血患者预防性提供部分表型匹配的血液。镰状细胞贫血病患者可能会发生溶血并危及生命,该类患者即使输注交叉配血相合的血液后也可发生,溶血导致自体和输入的红细胞被破坏(见第 24 章)。

二、输血相关移植物抗宿主病

1. **临床表现** TA-GVHD 的发生率低于百万分之一。TA-GVHD 的临床表现普遍发生在输血后的第 8~10 天,但也有早在输血后第 3 天发生,以及迟至 30 天后才发生的。临床症状和体征主要包括斑丘疹、发热、伴腹泻的小肠结肠炎、肝功能指标升高以及全血细胞减少。皮疹一般始于躯干,然后向四肢扩散,病情重者可能出现大疱[78]。与异基因造血干细胞移植后发生的 GVHD 不同,TA-GVHD 可能引起随后严重的骨髓抑制,死亡率在 90% 以上。该病的病程十分迅速,患者通常在首次出现症状后 1~3 周内死亡。

2. **鉴别诊断** 由于 TA-GVHD 的临床表现一般发生在输血后数天,因此临床上很难将患者的症状与输血联系起来,反而容易认为这些症状是由于其他的原因,如药物副反应或是病毒感染所致。对 TA-GVHD 患者的皮肤进行活检,可发现外周血管周围淋巴细胞浸润、角质细胞坏死、致密性角化病以及大疱形成。分子检测技术,包括 HLA 分型、细胞遗传学分析和嵌合性评估都可用于诊断 TA-GVHD。

3. **病理生理** 患者发生 TA-GVHD 需要 3 个前提。首先,献血者和受血者表达的 HLA 必须不同;其次,在输注的血液中必须含有免疫活性细胞;最后,受血者没有抵抗这些来自献血者免疫细胞的能力。决定 TA-GVHD 发病风险的 3 个主要因素是:受血者免疫缺陷的程度,活性 T 淋巴细胞的数量以及人群中遗传多样性的程度。输注血液中活性淋巴细胞的数量受血液成分保存时间、去白以及辐照情况的影响[79]。虽然白细胞去除技术大大减少了血液成分中的淋巴细胞的数量,但这并不能完全消除发生 TA-GVHD 的风险。

发生 TA-GVHD 的危险因素包括白血病、淋巴瘤、移植或清髓性化疗后使用免疫抑制剂、先天性免疫功能缺陷者和新生儿,尽管 TA-GVHD 不以免疫缺陷为基础[80]。当献血者 *HLA* 基因为纯合子,而受血者 *HLA* 基因为杂合子(单向匹配)时,有可能发生 TA-GVHD;在这种情况下,受血者的免疫系统不能把输注的 *HLA* 基因纯合子淋巴细胞识别为外来物;输注的淋巴细胞却把宿主细胞识别为外来物,并对其发动免疫攻击。如上所述,人群中的遗传多样性也影响了 TA-GVHD 的发病风险。

4. **治疗** 目前已经试图利用各种免疫抑制剂来治疗 TA-GVHD。然而,由于这种疾病通常是致命的,所以只有少数患者被成功治愈,且大多数成功案例中所采用的治疗方式是某种类型的干细胞移植。因此,对于 TA-GVHD,目前重点是预防。

5. 预防　唯一可有效预防 TA-GVHD 的措施就是对细胞性血液成分进行辐照处理。AABB 标准要求对于储血容器中央部分的辐照剂量至少为 25Gy(2 500cGy),其余部分至少为 15Gy(1 500cGy)[14]。同时,AABB 标准要求在以下情况时也必须对细胞性血液成分进行辐照:①受血者是发生 TA-GVHD 的高危人群;②献血者是受血者有血缘关系的亲属;③献血者通过分型或者交叉配合试验进行 HLA 相容性筛选[5,14]。以上标准是进行细胞性血液成分辐照的最低要求。当然,医疗机构也可以选择将辐照后的血液成分输注给其他类型的患者(表22-2)。

表 22-2　辐照血的临床适应证

具有明显适应证的情况
宫内输血
早产儿,低体重儿,新生儿胎儿成熟红细胞增多症
先天性免疫缺陷病
血液恶性肿瘤或实体肿瘤(神经母细胞瘤、肉瘤、霍奇金病)
外周血干细胞或骨髓移植
交叉配血相合、HLA 配型相合的血液成分或指定献血(来源于家属或其他亲属)
氟达拉滨药物治疗期间
粒细胞成分输注

三、输血后紫癜

1. 临床表现　输血后紫癜(posttransfusion purpura,PTP)是一种相对罕见的输血不良反应,因此很难估计其实际发生率。但至少目前记录在案的 PTP 病例就有 200 例以上,且英国"输血严重不良反应"(serious hazard of transfusion,SHOT)项目组所提供的数据表明:PTP 发生率并非像我们认为的那么罕见[81]。

患者平均在输血后 2 周内出现典型的"湿紫癜"和血小板减少。这种血小板减少一般较为严重,血小板计数$<10 \times 10^9/L$[82]。常引起黏膜、胃肠道及泌尿道出血。其人群死亡率为 0～16%,大多是死于颅内出血[83]。

PTP 常与输注红细胞或全血有关;此外,其发生与血小板或血浆的输注也有一定的关系。

2. 鉴别诊断　PTP 的鉴别诊断主要是排除其他可能引起血小板减少的疾病,如自身免疫性血小板减少性紫癜,血栓性血小板减少性紫癜,肝素诱导的血小板减少症,DIC 和药物诱导的血小板减少症。对于既往血小板数目正常又无其他疾病的患者来说,PTP 的诊断较为容易。但对于有多重疾病的患者来说,诊断 PTP 比较困难。血小板的血清学检查有助于诊断。

3. 病理生理　PTP 的发病机制与患者体内含有血小板特异性的同种抗体有关。这些患者可能因妊娠或输血而受到某些血小板抗原的刺激,继而产生了血小板抗体。发生 PTP 患者的女性与男性比例为 5:1。在约 70% 的病例中可检测到针对血小板抗原 1a(human platelet antigen 1a,HPA-1a)的抗体,其位于糖蛋白Ⅲa 上。同时,针对 HPA-1b,其他血小板抗原以及 HLA 的抗体也与 PTP 的发生有关[84]。

这种疾病导致自身血小板破坏的原因还不明确,目前被广泛认可的理论是当患者再次接触异体血小板特异性抗原时,血小板同种抗体发生自身反应。

4. 治疗　未治疗的患者,血小板减少症的病程约为 2 周,因此很难评估治疗对于 PTP 的疗效。类固醇、全血置换和血浆置换都曾被用于治疗 PTP。目前治疗 PTP 主要采用的是 IVIG[85]。患者平均在 4 天内就可出现疗效,有的甚至数小时内就有好转。

5. 预防　使用白细胞滤器可能有助于减少 PTP 的发生。在英国,普及白细胞去除技术前 3 年中,PTP 的发生率为 10.3 例/年,在普及白细胞去除技术后发生率降到了 2.3 例/年($p<0.001$)[81]。

PTP 一般不会因后续输血而复发。由于 PTP 复发案例仍有报道,因此,此前有 PTP 史的患者,应尽力选择抗原相合献血者的血小板进行输注。当然,进行自体血液回输,或进行血小板抗原相合献血者/家属的指定献血也是可以的。由于在输注解冻去甘油红细胞或洗涤红细胞后,PTP 也会发生,因此不推荐使用这些方法来预防 PTP。

四、铁超载

一个单位红细胞制品含有 200～250mg 的铁。由于人类缺乏排泄多余铁的生理渠道,因此通过输血不断累积的铁就会导致铁超载。当累积的铁量超过安全储存量,就会损伤人体组织。当铁在网状内皮组织系统、肝脏、心脏以及内分泌器官过度累积后就会造成组织损害,最终可能导致心衰、肝脏衰竭、糖尿病以及甲状腺功能减退症。因患地中海贫血、镰状细胞贫血病或其他慢性贫血症而需要长期输血的患者较容易发生铁过载。累积输注 20 个单位或以上红细胞的患者,其发病率和死亡率相应增加[86,87]。通过使用铁螯合剂或放血治疗来减少体内的储存铁,可避免毒性剂量的铁的堆积,从而减少相应并发症的发生。

第五节　死亡报告要求

当输血不良反应导致患者死亡时,现行规范要求实施交叉配血的机构向 FDA 报告死亡病例。首先,尽快与 FDA 生物制品评价和研究中心的生物制品质量办公室取得联系,将死亡事件告知办公室主任,然后在 7 天之内提交详细的书面报告。表22-3 列出了 FDA 的联系方式。该报告应包含患者的医疗记录以及检查报告,必要时还需要尸检结果。患者的潜在疾病可能使确定死亡原因变得困难。任何患者的死亡若临床上怀疑与输血相关,都应该对其可能性进行调查。大多数输血相关的死亡是由急性溶血反应、TRALI 以及 TACO 引起的,这些死亡病例的调查必须要首先排除实验室、输血科失误或输错血等人为失误因素。

表 22-3　FDA 联系方式[88]

方法	具体联系方式
电子邮箱	fatalities2@ fda. hhs. gov
电话/语音信箱	240-402-9160
传真	301-595-1304,Attn:CBER Fatality Program Manager
快递、邮件	US Food and Drug Administration CBER Office of Compliance and Biologics Quality Document Control Center 10903 New Hampshire Avenue WO71,G112 Silver Spring,MD 20993-0002

注:FDA. 食品药品监督管理局;CBER. 生物制品评估研究中心

要点

1. 当今的血液比历史上任何时候都更安全,但仍会发生输血不良反应。

2. 多种输血不良反应表现为相同的症状或体征。早期识别这些反应,及时停止输血,进一步评估是成功处理输血不良反应的关键。

3. 急性血管内溶血反应往往是由于血标本或患者信息错误导致,因此大多数情况下是可避免的。

4. 过敏反应的严重程度可从荨麻疹到全身过敏反应。大多数严重过敏反应是特异性的,而不是选择性蛋白缺乏(如:IgA 和结合珠蛋白缺乏)。

5. TRALI 通常由献血者血液中的 HLA 和 HNA 抗体引起。TRALI 是 FDA 接到的输血相关死亡报告的最主要原因。

6. 确认 TRALI 需要排除性诊断。多数患者经过支持治疗得以恢复。

7. TACO 和 TRALI 均可表现出肺水肿,因此两者易被混淆。体液正平衡和体液调节失代偿的患者如充血性心力衰竭和终末期肾病的患者,应考虑 TACO。

8. 大量输血最常见的并发症是凝血功能异常。每个医院应该制订自己的大量输血方案,并应及时进行必要的实验室检查。

9. TA-GVHD 比骨髓或干细胞移植后的 GVHD 更加紧急和严重。TA-GVHD 死亡率超过 90%,可以通过辐照血液成分来预防该反应。

10. PTP 是一种罕见却严重的输血不良反应,因患者体内针对人血小板抗原的抗体引起自体和异体血小板破坏。

11. 铁超载可能是持续时间最长的非传染性输血并发症。口服铁螯合剂和放血是主要的治疗方法。

12. 一旦确认输血不良反应导致患者死亡,该死亡事件必须由实施交叉配血的机构尽快报告给 FDA。

参考文献

1. Food and Drug Administration. Fatalities reported to FDA following blood collection and transfusion: Annual summary for fiscal year 2015. Silver Spring, MD: CBER Office of Communication, Outreach, and Development, 2016. [Available at https://www.fda.gov/downloads/BiologicsBloodVaccines/SafetyAvailability/ReportaProblem/TransfusionDonationFatalities/UCM518148.pdf (accessed February 7, 2017).]

2. Centers for Disease Control and Prevention. National Healthcare Safety Network manual: Biovigilance Component v2.4 Hemovigilance Module surveillance protocol. Atlanta, GA: Division of Healthcare Quality Promotion, National Center for Emerging and Zoonotic Infectious Diseases, 2017. [Available at https://www.cdc.gov/nhsn/pdfs/biovigilance/bv-hv-protocol-current.pdf (accessed February 28, 2017).]

3. Berseus O, Boman K, Nessen SC, Westerberg LA. Risks of hemolysis due to anti-A and anti-B caused by the transfusion of blood or blood components containing ABO-incompatible plasma. Transfusion 2013;53(Suppl 1):114S-23S.

4. Stowell SR, Winkler AM, Maier CL, et al. Initiation and regulation of complement during hemolytic transfusion reactions. Clin Dev Immunol 2012;2012:307093.

5. Brodsky RA. Complement in hemolytic anemia. Blood 2015;126:2459-65.

6. Hod EA, Cadwell CM, Liepkalns JS, et al. Cytokine storm in a mouse model of IgG-mediated hemolytic transfusion reactions. Blood 2008;112:891-4.

7. Long AT, Kenne E, Jung R, et al. Contact system revisited: An interface between inflammation, coagulation, and innate immunity. J Thromb Haemost 2016;14:427-37.

8. Vamvakas EC, Blajchman MA. Transfusion-related mortality: The ongoing risks of allogeneic blood transfusion and the available strategies for their prevention. Blood 2009;113:3406-17.

9. Weinstock C, Mohle R, Dorn C, et al. Successful use of eculizumab for treatment of an acute hemolytic reaction after ABO-incompatible red blood cell transfusion. Transfusion 2015;55:605-10.

10. Maskens C, Downie H, Wendt A, et al. Hospital-based transfusion error tracking from 2005 to 2010: Identifying the key errors threatening patient transfusion safety. Transfusion 2014;54:66-73; quiz 65.

11. Heddle NM, Fung M, Hervig T, et al. Challenges and opportunities to prevent transfusion errors: A Qualitative Evaluation for Safer Transfusion (QUEST). Transfusion 2012;52:1687-95.

12. Dunbar NM, Ornstein DL, Dumont LJ. ABO incompatible platelets: Risks versus benefit. Curr Opin Hematol 2012;19:475-9.

13. Hod EA, Brittenham GM, Billote GB, et al. Transfusion of human volunteers with older, stored red blood cells produces extravascular hemolysis and circulating non-transferrin-bound iron. Blood 2011;118:6675-82.

14. Ooley PW, ed. Standards for blood banks and transfusion services. 30th ed. Bethesda, MD: AABB, 2016.

15. Eder AF, Meena-Leist CE, Hapip CA, et al. Clostridium perfringens in apheresis platelets: An unusual contaminant underscores the importance of clinical vigilance for septic transfusion reactions (CME). Transfusion 2014;54:857-62; quiz 6.

16. Brubaker DB. Clinical significance of white cell antibodies in febrile nonhemolytic transfusion reactions. Transfusion 1990;30:733-7.

17. Heddle NM, Klama L, Singer J, et al. The role of the plasma from platelet concentrates in transfusion reactions. N Eng J Med 1994;331:625-8.

18. King KE, Shirey RS, Thoman SK, et al. Universal leukoreduction decreases the incidence of febrile nonhemolytic transfusion reactions to RBCs. Transfusion 2004;44:25-9.

19. Paglino JC, Pomper GJ, Fisch GS, et al. Reduction of febrile but not allergic reactions to RBCs and platelets after conversion to universal prestorage leukoreduction. Transfusion 2004;44:16-24.

20. Ezidiegwu CN, Lauenstein KJ, Rosales LG, et al. Febrile nonhemolytic transfusion reactions. Management by premedication and cost implications in adult patients. Arch Pathol Lab Med 2004;128:991-5.

21. Heddle NM, Blajchman MA, Meyer RM, et al. A randomized controlled trial comparing the frequency of acute reactions to plasma-removed platelets and prestorage WBC-reduced platelets. Transfusion 2002;42:556-66.

22. Savage WJ, Tobian AA, Fuller AK, et al. Allergic transfusion reactions to platelets are associated more with recipient and donor factors than with product attributes. Transfusion 2011;51:1716-22.

23. Savage WJ, Hamilton RG, Tobian AA, et al. Defining risk factors and presentations of allergic reactions to platelet transfusion. J Allergy Clin Immunol 2014;133:1772-5.e9.

24. Savage WJ, Tobian AA, Savage JH, et al. Transfusion and component characteristics are not associated with allergic transfusion reactions

to apheresis platelets. Transfusion 2015;55: 296-300.

25. Vyas GN, Fudenberg HH. Isoimmune anti-IgA causing anaphylactoid transfusion reactions. N Engl J Med 1969;280:1073-4.

26. Vyas GN, Holmdahl L, Perkins HA, Fudenberg HH. Serologic specificity of human anti-IgA and its significance in transfusion. Blood 1969; 34:573-81.

27. Sandler SG, Eder AF, Goldman M, Winters JL. The entity of immunoglobulin A-related anaphylactic transfusion reactions is not evidence based. Transfusion 2015;55:199-204.

28. Shimada E, Tadokoro K, Watanabe Y, et al. Anaphylactic transfusion reactions in haptoglobin-deficient patients with IgE and IgG haptoglobin antibodies. Transfusion 2002; 42:766-73.

29. Westhoff CM, Sipherd BD, Wylie DE, Toalson LD. Severe anaphylactic reactions following transfusions of platelets to a patient with anti-Ch. Transfusion 1992;32:576-9.

30. Poisson JL, Riedo FX, AuBuchon JP. Acquired peanut hypersensitivity after transfusion. Transfusion 2014;54:256-7.

31. Kaufman RM, Assmann SF, Triulzi DJ, et al. Transfusion-related adverse events in the Platelet Dose study. Transfusion 2015;55:144-53.

32. Kleinman S, Chan P, Robillard P. Risks associated with transfusion of cellular blood components in Canada. Transfus Med Rev 2003;17: 120-62.

33. Kemp SF, Lockey RF, Simons FE. Epinephrine: The drug of choice for anaphylaxis. A statement of the World Allergy Organization. Allergy 2008;63:1061-70.

34. Tobian AA, King KE, Ness PM. Transfusion premedications: A growing practice not based on evidence. Transfusion 2007;47:1089-96.

35. Kiani-Alikhan S, Yong PF, Grosse-Kreul D, et al. Successful desensitization to immunoglobulin A in a case of transfusion-related anaphylaxis. Transfusion 2010;50:1897-901.

36. Popovsky MA, Haley NR. Further characterization of transfusion-related acute lung injury: Demographics, clinical and laboratory features, and morbidity. Immunohematology 2000;16:157-9.

37. Nakagawa M, Toy P. Acute and transient decrease in neutrophil count in transfusion-related acute lung injury: Cases at one hospital. Transfusion 2004;44:1689-94.

38. Bernard GR, Artigas A, Brigham KL, et al. Report of the American-European Consensus conference on acute respiratory distress syndrome: Definitions, mechanisms, relevant outcomes, and clinical trial coordination. Consensus Committee. J Crit Care 1994;9:72-81.

39. Kleinman S, Caulfield T, Chan P, et al. Toward an understanding of transfusion-related acute lung injury: Statement of a consensus panel. Transfusion 2004;44:1774-89.

40. Popovsky MA, Moore SB. Diagnostic and pathogenetic considerations in transfusion-related acute lung injury. Transfusion 1985;25: 573-7.

41. Cherry T, Steciuk M, Reddy VV, Marques MB. Transfusion-related acute lung injury: Past, present, and future. Am J Clin Pathol 2008;129: 287-97.

42. Toy P, Gajic O, Bacchetti P, et al. Transfusion-related acute lung injury: Incidence and risk factors. Blood 2012;119:1757-67.

43. Silliman CC, Boshkov LK, Mehdizadehkashi Z, et al. Transfusion-related acute lung injury: Epidemiology and a prospective analysis of etiologic factors. Blood 2003;101:454-62.

44. Eder AF, Dy BA, Perez JM, et al. The residual risk of transfusion-related acute lung injury at the American Red Cross (2008-2011): Limitations of a predominantly male-donor plasma mitigation strategy. Transfusion 2013;53:1442-9.

45. Steinberg KP, Hudson LD, Goodman RB, et al. Efficacy and safety of corticosteroids for persistent acute respiratory distress syndrome. N Engl J Med 2006;354:1671-84.

46. Zhou L, Giacherio D, Cooling L, Davenport RD. Use of B-natriuretic peptide as a diagnostic marker in the differential diagnosis of transfusion-associated circulatory overload. Transfusion 2005;45:1056-63.

47. Li G, Daniels CE, Kojicic M, et al. The accuracy of natriuretic peptides (brain natriuretic peptide and N-terminal pro-brain natriuretic) in the differentiation between transfusion-related acute lung injury and transfusion-related circulatory overload in the critically ill. Transfusion 2009;49:13-20.

48. Tobian A, Sokoll L, Tisch D, et al. N-terminal pro-brain natriuretic peptide is a useful diagnostic marker for transfusion-associated circulatory overload. Transfusion 2008;48:1143-50.

49. Clifford L, Jia Q, Yadav H, et al. Characterizing the epidemiology of perioperative transfusion-associated circulatory overload. Anesthesiology 2015;122:21-8.

50. Narick C, Triulzi DJ, Yazer MH. Transfusion-associated circulatory overload after plasma transfusion. Transfusion 2012;52:160-5.

51. Raval JS, Mazepa MA, Russell SL, et al. Passive reporting greatly underestimates the rate of transfusion-associated circulatory overload after platelet transfusion. Vox Sang 2015;108: 387-92.

52. Pagano M, Ness P, Chajewski O, et al. Hypotensive transfusion reactions in the era of prestorage leukoreduction. Transfusion 2015; 55:1668-74.

53. Li N, Williams L, Zhou Z, Wu Y. Incidence of

acute transfusion reactions to platelets in hospitalized pediatric patients based on the US hemovigilance reporting system. Transfusion 2014;54:1666-72.

54. Cyr M, Hume H, Champagne M, et al. Anomaly of the des-Arg9-bradykinin metabolism associated with severe hypotensive reactions during blood transfusions: A preliminary study. Transfusion 1999;39:1084-8.

55. Cugno M, Nussberger J, Biglioli P, et al. Increase of bradykinin in plasma of patients undergoing cardiopulmonary bypass: The importance of lung exclusion. Chest 2001;120:1776-82.

56. Sihler KC, Napolitano LM. Complications of massive transfusion. Chest 2010;137:209-20.

57. Dzik WH, Kirkley SA. Citrate toxicity during massive blood transfusion. Transfus Med Rev 1988;2:76-94.

58. Spinella PC, Holcomb JB. Resuscitation and transfusion principles for traumatic hemorrhagic shock. Blood Rev 2009;23:231-40.

59. Wilson RF, Binkley LE, Sabo FM Jr, et al. Electrolyte and acid-base changes with massive blood transfusions. Am Surg 1992;58:535-44; discussion, 44-5.

60. Strauss RG. RBC storage and avoiding hyperkalemia from transfusions to neonates and infants. Transfusion 2010;50:1862-5.

61. Liu EA, Mannino FL, Lane TA. Prospective, randomized trial of the safety and efficacy of a limited donor exposure transfusion program for premature neonates. J Pediatr 1994;125:92-6.

62. Bansal I, Calhoun BW, Joseph C, et al. A comparative study of reducing the extracellular potassium concentration in red blood cells by washing and by reduction of additive solution. Transfusion 2007;47:248-50.

63. Malone DL, Hess JR, Fingerhut A. Massive transfusion practices around the globe and a suggestion for a common massive transfusion protocol. J Trauma 2006;60:S91-6.

64. Engstrom M, Schott U, Romner B, Reinstrup P. Acidosis impairs the coagulation: A thromboelastographic study. J Trauma 2006;61:624-8.

65. Counts RB, Haisch C, Simon TL, et al. Hemostasis in massively transfused trauma patients. Ann Surg 1979;190:91-9.

66. Murray DJ, Pennell BJ, Weinstein SL, Olson JD. Packed red cells in acute blood loss: Dilutional coagulopathy as a cause of surgical bleeding. Anesth Analg 1995;80:336-42.

67. Harrigan C, Lucas CE, Ledgerwood AM, et al. Serial changes in primary hemostasis after massive transfusion. Surgery 1985;98:836-44.

68. Martini WZ. Coagulopathy by hypothermia and acidosis: Mechanisms of thrombin generation and fibrinogen availability. J Trauma 2009;67:202-8; discussion, 8-9.

69. Collins JA. Recent developments in the area of massive transfusion. World J Surg 1987;11:75-81.

70. Holcomb JB, Tilley BC, Baraniuk S, et al. Transfusion of plasma, platelets, and red blood cells in a 1:1:1 vs a 1:1:2 ratio and mortality in patients with severe trauma: The PROPPR randomized clinical trial. JAMA 2015;313:471-82.

71. Roberts I, Shakur H, Ker K, et al. Antifibrinolytic drugs for acute traumatic injury. Cochrane Database Syst Rev 2012;12:CD004896.

72. O'Quin RJ, Lakshminarayan S. Venous air embolism. Arch Intern Med 1982;142:2173-6.

73. Mirski MA, Lele AV, Fitzsimmons L, Toung TJ. Diagnosis and treatment of vascular air embolism. Anesthesiology 2007;106:164-77.

74. Schonewille H, van de Watering LM, Loomans DS, Brand A. Red blood cell alloantibodies after transfusion: Factors influencing incidence and specificity. Transfusion 2006;46:250-6.

75. Tormey CA, Stack G. The persistence and evanescence of blood group alloantibodies in men. Transfusion 2009;49:505-12.

76. Vamvakas EC, Pineda AA, Reisner R, et al. The differentiation of delayed hemolytic and delayed serologic transfusion reactions: Incidence and predictors of hemolysis. Transfusion 1995;35:26-32.

77. Schonewille H, van de Watering LM, Brand A. Additional red blood cell alloantibodies after blood transfusions in a nonhematologic alloimmunized patient cohort: Is it time to take precautionary measures? Transfusion 2006;46:630-5.

78. Ruhl H, Bein G, Sachs UJ. Transfusion-associated graft-versus-host disease. Transfus Med Rev 2009;23:62-71.

79. Klein HG. Transfusion-associated graft-versus-host disease: Less fresh blood and more gray (Gy) for an aging population. Transfusion 2006;46:878-80.

80. Kopolovic I, Ostro J, Tsubota H, et al. A systematic review of transfusion-associated graft-versus-host disease. Blood 2015;126:406-14.

81. Williamson LM, Stainsby D, Jones H, et al. The impact of universal leukodepletion of the blood supply on hemovigilance reports of posttransfusion purpura and transfusion-associated graft-versus-host disease. Transfusion 2007;47:1455-67.

82. Taaning E, Svejgaard A. Post-transfusion purpura: A survey of 12 Danish cases with special reference to immunoglobulin G subclasses of the platelet antibodies. Transfus Med 1994;4:1-8.

83. Shtalrid M, Shvidel L, Vorst E, et al. Post-transfusion purpura: A challenging diagnosis.

Isr Med Assoc J 2006;8:672-4.

84. Hayashi T, Hirayama F. Advances in alloimmune thrombocytopenia: Perspectives on current concepts of human platelet antigens, antibody detection strategies, and genotyping. Blood Transfus 2015;13:380-90.

85. Ziman A, Klapper E, Pepkowitz S, et al. A second case of post-transfusion purpura caused by HPA-5a antibodies: Successful treatment with intravenous immunoglobulin. Vox Sang 2002;83:165-6.

86. Alessandrino EP, Della Porta MG, Bacigalupo A, et al. Prognostic impact of pre-transplantation transfusion history and secondary iron overload in patients with myelodysplastic syndrome undergoing allogeneic stem cell transplantation: A GITMO study. Haematologica 2010;95:476-84.

87. Fung EB, Harmatz P, Milet M, et al. Morbidity and mortality in chronically transfused subjects with thalassemia and sickle cell disease: A report from the multi-center study of iron overload. Am J Hematol 2007;82:255-65.

88. Food and Drug Administration. Guidance for industry: Notifying FDA of fatalities related to blood collection or transfusion. (September 2003) Silver Spring, MD: CBER Office of Communication, Outreach, and Development, 2003. [Available at http://www.fda.gov/BiologicsBloodVaccines/GuidanceCompliance RegulatoryInformation/Guidances/Blood/ ucm074947.htm (accessed February 7, 2017).]

第五部分　特殊患者与特殊疾病

第23章　围产期的输血实践

胎儿新生儿溶血病(hemolytic disease of the fetus and newborn,HDFN)、胎儿新生儿同种免疫性血小板减少症(fetal/neonatal alloimmune thrombocytopenia,FNAIT)以及免疫性血小板减少症(immune thrombocytopenia,ITP)会对孕妇、胎儿和新生儿造成不良预后。血站和输血服务机构在这些疾病的诊断和治疗,包括提供适当的 Rh 免疫球蛋白(Rh immune globulin,RhIG)中起着关键作用。

第一节　胎儿新生儿溶血病

HDFN 是由于母亲产生了针对胎儿父系来源红细胞抗原的同种抗体所导致的胎儿和新生儿红细胞破坏。HDFN 的症状轻重不一,可从无临床症状仅表现为直接抗球蛋白试验阳性,到严重的贫血甚至胎儿死亡。

一、病理生理

母亲的 IgG 抗体通过胎盘进入胎儿的血液循环,与胎儿红细胞抗原结合,IgG1 和 IgG3 亚类比 IgG2 和 IgG4 亚类更易导致溶血[1,2]。溶血所导致的红细胞生成增多又称为"胎儿骨髓成红细胞增多症",导致继发性髓外造血,肝脾肿大和门静脉压增高,继而肝脏白蛋白产生减少,造成血浆胶体渗透压降低、全身水肿、腹水和胎儿水肿。严重者在孕 18~20 周即可发生,且随着妊娠的进展,其严重程度增加。若胎儿水肿未及时处理,可导致高排出量性心力衰竭,致胎儿死亡。红细胞破坏也会导致胆红素水平升高。胎儿处于宫内时,母亲的肝脏可清除胆红素,防止胆红素在胎儿体内聚集。一旦分娩,婴儿的肝酶途径不能代谢未结合胆红素,未结合胆红素一旦上升至危险阈值,会对新生儿大脑造成永久损害,即核黄疸[3]。母体抗体在新生儿体内约持续存在 12 周,半衰期约为 25 天。Al-Alaiyan 等发现晚期低再生性贫血(产后日龄 43.3±15.7 天进行输血治疗,Hb<80g/L)在发生 Rh 同种免疫的足月或晚期早产儿中普遍存在,且与宫内输血(intrauterine transfusion,IUT)无关[4]。

在发达国家,因预防性使用 RhIG,所以 ABO 不相容成为了 HDFN 的最常见原因。ABO 血型不合导致的 HDFN 临床症状通常较轻[5]。如果需要治疗,使用光疗即可,很少需要进行新生儿换血治疗。ABO 不相容导致 HDFN 的发生率依据人种不同而有所差异,为 1%~4%。HDFN 通常在天然 IgG 型抗-A 或抗-B 通过胎盘与胎儿红细胞的 A 或 B 抗原结合时发生。一项 Meta 分析发现,母体的 IgG 抗-A 或抗-B 效价与 ABO 血型不合溶血病风险相关,与效价<64 相比,效价 128~256 的 HDFN 风险比值比为 2.86,效价>512 的比值比为 4.67。欧洲裔或亚洲裔的 O 型母亲孕有 A 型胎儿时最易发生 HDFN,非洲裔人群中,O 型母亲孕有 B 型胎儿最易发生 HDFN。由于胎儿 ABO 抗原发育不全以及通过胎盘的抗-A 或抗-B 可被组织和血浆中的可溶性抗原中和,所以 ABO 血型不合 HDFN 很少引起严重的贫血。如果脐带血 DAT 结果阴性,则几乎不会发生具有临床意义的 ABO 血型不合溶血病[5]。

二、母亲同种免疫

目前,导致特定人群对免疫刺激物做出反应的生物学机制尚未完全阐明。女性可因输血、移植、妊娠等发生红细胞同种免疫反应。轻微的胎母输血综合征(fetomaternal hemorrhage,FMH)可自发地出现在整个孕期,其发生概率随孕周增加而增加(妊娠早期3%、妊娠中期12%、妊娠晚期45%),分娩时风险最高。抗原暴露后母体免疫系统可产生针对于胎儿红细胞抗原的抗体,且在FMH出现临床症状前逐渐由IgM转化为IgG。因此,首次妊娠时很少发生HDFN[6,7]。FMH危险因素有腹部创伤、前置胎盘、胎盘早剥、异位妊娠、先兆流产和胎儿死亡,以及羊膜穿刺术、脐带穿刺术、宫内操作和流产等。

D抗原是免疫原性最强的红细胞抗原,在没有完善的产前保健体制的国家,RhD血型不合仍是导致HDFN最重要的原因[8]。低至0.1~1ml的D阳性红细胞即可以刺激抗体产生[9]。在未经RhD免疫预防的情况下,有16%的ABO血型相容但D阴性的母亲因为怀有D阳性胎儿被免疫;在ABO血型不相容时这一概率≤2%,提示ABO不相容对D阴性母亲有一定的保护作用[10,11]。由于K抗原表达于早期红细胞前体,抗-K主要引起网织红细胞生成减少并继发严重贫血[12],所以其导致的溶血程度弱于抗-D。其他抗体如抗-E、抗-c、抗-C、抗-k、抗-Kp^a、抗-Kp^b、抗-Ku、抗-Js^a、抗-Js^b、抗-Jk^a、抗-Fy^a、抗-Fy^b、抗-S、抗-s和抗-U引起中度或重度贫血的报道很少[13,14]。多重抗体的存在可能会导致更严重的HDFN[15]。

三、诊断和监测

HDFN的诊断和管理需要患者、产科医生以及血库或实验室人员的密切配合。应了解患者孕产史和输血史,异常妊娠史可提示产科医生此次妊娠可能存在的风险[16]。在第1次产前检查中,应对孕妇的ABO血型和Rh血型进行检测,并进行抗体筛查。抗体筛查应该使用能检出37℃发生反应的IgG抗体的技术,所使用的抗筛细胞应能检出全部有临床意义的特异性抗体。如果D阴性的女性初始抗体筛查结果为阴性,则应将其纳入RhIG管理候选人群,以防止发生RhD同种免疫。抗体筛查结果为阳性的标本应进行抗体鉴定和效价检测,某些糖类血型抗原的抗体在出生时尚未发育完全,如抗-I、抗-P1、抗-Le^a和抗-Le^b,因此无论是IgM或IgG类抗体,均可被忽略不计。用二硫苏糖醇(dithiothreitol,DTT)处理母亲血浆能更好地破坏IgM抗体,在高效价抗-M引起的HDFN中有助于区分

IgM抗体与IgG抗体[17]。鉴定出导致HDFN的抗体后,需对相应的父系红细胞抗原进行检测,以对胎儿进行风险分级。如果父亲是相应抗原的纯合子,其后代表达相同红细胞抗原的概率为100%。如果是父亲是相应抗原的杂合子,其后代表达相同红细胞抗原的概率则为50%。对于妊娠期已被抗-D致敏,没有血清学方法可以确定父亲血型基因杂合性的情况下,如有可能,可检测父亲的DNA用以预测[18]。另外,可采集胎儿羊水细胞或通过非侵入性方法采集母体外周血检测游离胎儿DNA(cell-free fetal DNA,cffDNA),直接检测胎儿红细胞基因型,进行胎儿、新生儿风险评估[19]。

对已产生抗体的孕妇,每月监测抗体效价有助于判断胎儿是否为母亲的免疫刺激源以及是否发生有临床意义的HDFN。AABB推荐的方法是抗人球蛋白(anti-human globulin,AHG)法(37℃盐水中温育60min)(方法5-3)。另外还可以使用白蛋白AHG法或凝胶卡法,但得到的抗体效价可能会比推荐的方法高,产科医师应结合其临床表现和实验室数据对检测结果作出合理解释。由于红细胞抗体效价检测重复性差,实验室需对检测结果进行内部验证,同时保留检测标本,以便于后续的检测对比[20]。AHG法的抗-D临界效价为16(低于此效价时认为HDFN和胎儿水肿发生风险较低且不需要进行侵入性干预)。由于Kell血型系统抗原致敏可引起低增生性贫血,一般将效价8作为Kell血型系统抗体的临界效价,而一些医学中心认为只要存在K抗原致敏就具有临床意义。一旦达到临界效价,可采用非侵入性方法,如大脑中动脉(the middle cerebral artery,MCA)多普勒胎儿超声检测可用于评估贫血的严重程度[16]。结合胎儿贫血程度和母亲孕周决定何时进行干预治疗。超声显示收缩末期MCA血流量增加到平均值的1.5倍以上提示中度到重度贫血,可根据胎龄选择宫内输血或终止妊娠[16]。

四、治疗

由溶血性疾病引起的严重胎儿贫血,可进行胎儿宫内输血,以抑制胎儿红细胞生成,从而减少与母体同种抗体所对应抗原的红细胞生成。对新生儿的治疗可采用包括光疗、输血、换血等疗法。

1. 胎儿输血 用于宫内输血的红细胞应该符合:①与母亲血浆交叉配血相合并且缺少相关抗原;②进行辐照以防止免疫功能不成熟的胎儿发生

输血相关移植物抗宿主病（transfusion-associated graft-vs-host disease，TA-GVHD）；③降低巨细胞病毒（cytomegalovirus，CMV）感染风险（白细胞去除或巨细胞病毒检测阴性）；④确定其不存在血红蛋白 S，防止在低氧张力下发生镰刀样变形。由于输血量较大，若条件允许，尽量选择输血前 5~7 天内采集的红细胞。可采用洗涤红细胞或红细胞比容为 70%~85% 的浓缩红细胞。多数医院或治疗机构常规使用 O 型 D 阴性红细胞用于宫内输血，如果 HDFN 不是由抗-D 引起或已知胎儿是 D 阳性，则可使用 D 阳性的血液成分。在极少数情况下，孕妇有针对高频抗原的抗体，无法获得相容的血液，此时孕妇的洗涤或冷冻去甘油红细胞可用于胎儿宫内输血[21]，其同胞或献血者（通过搜索稀有献血者的注册记录）也是相容血液的来源。

血液输注量可通过公式进行计算：①超声估计的胎儿体重（g）（如 1 000g）乘以 0.14ml/g 为胎儿和胎盘的血液总量；②所得血液总量与输注后（根据需求）和输注前的红细胞比容之差（如 0.40 - 0.15 = 0.25）相乘；③所得结果再除以输注的红细胞比容（如 0.85）。在本例中，即为 [1 000g× 0.14ml/g×（0.40−0.15）]/0.85，结果是 41.2ml。

经脐带穿刺输血的输血量和输血频率应根据胎儿的临床症状进行调整[22]。若未临近分娩，根据疾病的严重程度或预计红细胞比容每天下降 1% 者，可以进行多次宫内输血，维持胎儿红细胞比容在 30% 左右。不能进行脐动脉输血时，可通过腹膜腔输血，尤其是在妊娠早期需要宫内输血的情况下。一般来说，对于无严重水肿的胎儿进行宫内输血效果明显，神经系统发育损伤的发生率很低[23]。

2. 母亲治疗 血浆置换和静脉注射免疫球蛋白（intravenous immune globulin，IVIG）用于妊娠早期暂时无法进行宫内输血的孕妇，两者都是胎儿宫内输血的替代疗法，其目的是为了减弱母亲抗体的影响[4]。IVIG 能够稳定抗-D 效价，在妊娠 28 周前开始输注效果最好[24]。血浆置换可以暂时性去除多达 75% 的抗体，可降低胎儿死亡的风险和/或既往出现过严重 HDFN 不良预后胎儿的母亲的发病率[25]。基于对此适应证的证据水平较弱（2C 级），美国单采协会（American Society for Apheresis，ASFA）将血浆置换列为 Ⅲ 类治疗手段（参见第 25 章）[26]。

3. 新生儿治疗 由于核黄疸威胁新生儿尤其是早产儿的生命，新生儿出生后需密切监测血红蛋白和胆红素水平[27]。新生儿需要光照疗法，氧化体内升高的间接胆红素，氧化产物最终从尿液中排出。对于光疗无效的严重黄疸，美国儿科学会建议使用 IVIG，从而避免采用换血疗法。然而部分研究对 IVIG 的有效性提出质疑，尤其是考虑到其相关副作用，如溶血、小肠结肠坏死等[28-30]。此外，对于光疗和静脉注射免疫球蛋白无反应的新生儿，2 倍体积的换血治疗可以去除 85%~90% 的胎儿红细胞和 50% 的胆红素。如果新生儿接受了宫内输血，则不需要换血疗法（第 24 章），然而，低剂量的"补充性"输血还是需要的，直至新生儿的红细胞生成满足生理需求且母体抗体消失。

五、预防

1. Rh 免疫球蛋白 D 阴性或某些 D 变异的女性在妊娠期间可被纳入 RhIG 处理候选组，预防 RhD 同种免疫。RhIG 是从经 D 抗原主动或被动免疫的人血浆中获得并混合制备而成的产品，重组产品处于研发阶段，包括 IgG 亚型抗-D。剂量有 300μg、120μg 和 50μg。如果 RhIG 治疗得当，D 阴性的母亲被 D 阳性胎儿免疫的风险可以由 16% 减少至 <0.1%。美国妇产科医师学会（American College of Obstetricians and Gynecologists，ACOG）推荐在妊娠 28 周时进行 RhIG 治疗，因为 92% 的孕妇在 28 周时开始产生抗-D[31]。各国的预防措施可能有所不同，发生任何增加 FMH 风险的事件都是应用 RhIG 的适应证。从母亲外周血中获得的游离胎儿 DNA（cell-free fetal DNA，cffDNA）经鉴定，若为 RhD 阴性，无需应用 RhIG[32,33]。已被 D 抗原免疫的 D 阴性女性、D 阳性女性以及怀有 D 阴性胎儿的 D 阴性女性不被列为 RhIG 处理候选人。产生抗-D 和抗-C 的女性在使用 RhIG 治疗前，应该检测血浆中是否存在抗-G。除非对 D 有特殊的反应性，存在抗-G 的 D 阴性妊娠女性应该接受 RhIG 治疗。妊娠期间使用 RhIG 可能会产生阳性的抗体筛查结果，但抗-D 效价很低，不会对胎儿造成危害。少数情况会出现新生儿直接抗球蛋白试验阳性。RhIG 的作用机制还未完全阐明。D 阳性的红细胞由于 RhIG 的调理作用，在脾内经巨噬细胞清除，诱导细胞因子分泌参与免疫调节作用[34,35]。与 RhIG 作用机制相似的具有抗原特异性的免疫应答抑制作用，还见于鼠科动物，研究表明，小鼠的抗-K 阻止了输入的 K 阳性的红细胞的免疫反应，但对其他

抗原的免疫反应无抑制作用[36]。

过去,对于血清学检测为弱 D(弱 D 试验见第 11 章)的妊娠女性,通常将其划分为 D 阴性组,并给予 RhIG[37]。然而,在欧洲人群中,大多数弱 D 表型的人群并未从使用 RhIG 中获益,因为他们的 *RhD* 基因型为弱 D1、2、3 型,其暴露于正常 D 抗原表位后形成抗-D 同种抗体产生的报道尚未见到[38,39]。在妊娠早期对血清学弱 D 的女性基因型进行检测可鉴别弱 D 类型,以便更精准地使用 RhIG,使患者受益,避免过度治疗。在欧洲人群中,对弱 D 基因分型的检测越来越标准化。如果在分娩时首次发现血清学表型的弱 D,且在使用 RhIG 的 72 小时窗口期内无法完成基因分型时,应用 RhIG 是稳妥的选择,随后再进行弱 D 基因分型以指导将来的妊娠。对于确定为弱 D1、2、3 型的妇女,输血时可将其当作为 D 阳性处理[38,40,41]。弱 D 型女性的 *RHD* 基因分型结果,可使患者明确将来是否需要使用 RhIG,从而减少患者在这方面的困惑。目前,没有足够的循证医学证据证实其他变异体 *RHD* 基因型(排除弱 D1、2、3 型)是否会产生抗-D,因此,有其他 *RHD* 基因型变异的女性输血时应作为 D 阴性,并且需要应用 RhIG。

分娩 D 阳性婴儿后,没有同种抗-D 的 D 阴性母亲应该接受 RhIG,在胎儿娩出时,孕 28 周时给予的 RhIG 大约还存有 10%(IgG 的半衰期约为 25 天)。为确定产后 RhIG 正确使用剂量,可用母亲的血样筛查 FMH。玫瑰花结试验对 10ml 以上 FMH 的敏感度为 99.5%。在母亲血样与抗-D 孵育后,D 阳性指示红细胞可与胎儿 D 阳性红细胞形成凝集物(玫瑰花结)。在显微镜下观察到玫瑰花结(凝集物)并计数。如果玫瑰花结试验结果为阴性,应给予剂量为 300μg 的 RhIG,这个剂量足以防止 15ml 胎儿红细胞或 30ml 全血引起的同种免疫。玫瑰花结试验阳性提示 FMH 量≥30ml,则需要进一步定量。*RHD* 变异体母亲可能出现假阳性的结果。为了对大量的 FMH 定量,可用定量检测如 Kleihauer-Betke(KB)试验或流式细胞技术来计算 RhIG 剂量。尽管 KB 试验检测胎儿血红蛋白和/或 D 阳性红细胞的精确度远不如流式细胞技术,但由于需要快速的周转时间,大多数实验室仍继续使用该方法[42]。

KB 试验是酸洗脱方法,基于胎儿血红蛋白具有抗酸性(方法 5-2)。将孕妇的血在玻片上进行薄涂片,用酸处理,冲洗,染色,在显微镜下计数

1 000~2 000 个细胞。母亲的红细胞呈影细胞,而胎儿红细胞为粉红色。在某些疾病中如遗传性持续性胎儿血红蛋白增多症、镰状细胞病等疾病中,母亲细胞中可能存在胎儿血红蛋白,从而影响计数结果。

下面的公式用于计算胎儿出血量:

$$(胎儿细胞/计数细胞总数)\times母亲血容量(ml)\\=FMH(ml)(全血)$$

举例:2 000 个细胞中有 6 个是胎儿细胞,母体血容量估计为 5 000ml,FMH 计算为 15ml。胎儿全血计算母亲血容量和选择输血治疗方式时,应将母亲肥胖因素考虑在内[43,44]。

根据 FMH 量计算 RhIG 剂量,300μg/瓶的 RhIG 可抑制 30ml 胎儿全血的同种免疫。分娩时 FMH>30ml 母亲产生同种免疫的风险约为 1/1 250[7]。在上述例子中,胎儿出血量如果为 15ml,RhIG 的剂量则为 15ml/30ml=0.5 瓶。由于 KB 试验存在一定的主观性,如果计算的剂量大于 0.5 瓶,应该四舍五入到下 1 个整数并加 1 瓶,如果计算的剂量小于 0.5 瓶,应该四舍五入到上 1 个整数并加上 1 瓶(表 23-1)。在上面的例子中给的是 2 瓶。附加的例子如下:

1.6 瓶计算=2(四舍五入)+1(加 1 瓶)=3 瓶
1.4 瓶计算=1(四舍五入)+1(加 1 瓶)=2 瓶

分娩后 72 小时内应给予 RhIG,如果预防性使用被推迟了,美国妇产科医师学会(ACOG)仍建议进行 RhIG 治疗。如果新生儿 D 抗原未知或未确定(例如,死产婴儿),也应对母亲进行 RhIG 治疗。可以经肌内注射(intramuscular,IM)或静脉注射(intravenous,IV)途径给予 RhIG。RhIG 所含抗体几乎全部为 IgG,只有极少量为其他免疫球蛋白。而主动免疫则有 IgM 生成。因此,母亲新产生的抗-D 常常可以在盐水介质中检测到,且完全或部分被 2-Me 或 DTT 灭活,而源自 RhIG 的 IgG 反应性却依然存在。被动获得的抗-D 效价很少>4。在许多临床病例中,RhIG 的使用似乎受到 FMH 胎儿出血量的影响,究其原因,仍无合理解释[45]。

2. 红细胞选择 HDFN 一级预防的目标是减少"有生育可能女性"暴露于红细胞同种抗原,在出现威胁生命的大出血时,如果来不及进行交叉配血,原则上应使用 D 抗原阴性的红细胞[46],在一些国家,"有生育可能女性"输血前需进行更严格的

交叉配血,包括 K、C、c、E 或 e 抗原的配合[47]。HDFN 二级预防包括前面所述的 RhIG 的应用。

表 23-1　根据 FMH 量计算 RhIG 用量
(产妇为 70kg,RhIG 为 300μg/瓶)

胎儿细胞 百分比	注射瓶数	剂量	
		μg(mcg)	IU
0.3~0.8	2	600	3 000
0.9~1.4	3	900	4 500
1.5~2.0	4	1 200	6 000
2.1~2.6	5	1 500	7 500

注:1. 基于母亲血容量 5 000ml 计算
2. 剂量计算标准为:出血量 15ml 胎儿红细胞或 30ml 全血需 1 瓶 RhIG(300μg,1 500IU),也可使用其他规格的 RhIG

IUT 中红细胞的选择构成了 HDFN 的三级预防,此时母亲已经对红细胞抗原发生了免疫应答。研究表明 IUT 可能对今后的妊娠产生免疫风险[48]。若孕妇与献血者的 K、Rh(C、c、E、e)、Duffy、Kidd 和 S 抗原匹配,可减少对 Duffy、Kidd 和 S 抗原 60% 的免疫反应,但是相合的抗原越多,寻找献血者的难度也越大[49]。

第二节　血小板减少症

母体血小板的 IgG 抗体可以通过胎盘并引起严重的血小板减少症。免疫性血小板减少症可分为两类:由同种抗体导致的 FNAIT 和由自身抗体导致的 ITP。其二者的鉴别诊断对于治疗方案的选择十分重要。

一、胎儿新生儿同种免疫性血小板减少症

1. 病理生理　FNAIT 的基本病理生理过程为,母亲产生针对血小板抗原的特异性抗体,抗体通过胎盘后破坏胎儿血小板。血小板抗原是特定的多态性血小板膜糖蛋白。欧洲裔约有 80% 的 FNAIT 病例是由人类血小板抗原 HPA-1a 引起的,HPA-1a 存在于大约 98% 的美国人群中[50,51]。大约 10% 的病例是由抗-HPA-5b 引起,4%由抗-HPA-1b 引起,2%由抗-HPA-3a 引起,6%由其他抗体引起(包括多重抗体)[50]。在亚洲裔人群,HPA-4b 比 HPA-1a 更容易导致 FNAIT[52]。

FNAIT 影响妊娠的发生率为 1/1 000 ~ 1/350[53-55]。有 25% 的 FNAIT 病例,首次妊娠就产生了血小板抗体,并影响首次妊娠。母体的抗体在孕 17 周就可检测到,胎儿在孕 20 周就可能出现血小板减少症,但是直到出生后才能发现 FNAIT,新生儿表现为瘀点瘀斑,胃肠出血或颅内出血(intracranial hemorrhage,ICH)。由于 FNAIT 所致的有临床意义的颅内出血发生率为(3~10)/100 000 次妊娠。80%的颅内出血发生在子宫内,其中约 50% 发生在孕 30 周前[56],1/3 的颅内出血事件是致命的,非致命性出血也可能导致神经系统的不良后果[57]。

2. 诊断　同胞中有产前 ICH 或 FNAIT 史,是预测胎儿发生血小板减少症的重要指标之一[58]。母亲和父亲应该检测血小板抗原,母亲应该筛查同种抗体。父亲的 DNA 分型可以确定相关抗原的纯/杂合性[31]。羊水(孕 18 ~ 20 周),绒毛膜(孕 8~10 周)和母体外周血中胎儿 DNA 可以直接用于胎儿血小板基因型检测[59,60]。同时,还应了解母亲同胞的遗传史。

3. 治疗　应该对有 FNAIT 病史的孕妇进行产前干预。在孕 20 周之前就应对胎儿进行评估。主流的产前治疗包括在高危产科中心进行密切监测,准备 IVIG,糖皮质激素[61]。启动 IVIG 的最佳剂量、使用计划和胎龄尚不清楚,可以采用如下方案:早在孕 12 周就开始使用,每周剂量为(1~2)g/kg 体重,以不出现颅内出血为治疗有效,IVIG 的预防有效率接近 100%[62]。

对有 FNAIT 风险的胎儿,应估计其严重程度。最直接的方法是对胎儿血液进行血小板计数。但是,通过侵入性操作来采集胎儿血样和宫内输注血小板可能导致严重不良反应,如失血死亡。有专家建议放弃侵入性操作,换用其他指标(有或无子宫内胎儿颅内出血的妊娠史)来评估是否需要使用 IVIG,及何时尽早使用 IVIG[63]。如果需要侵入性操作采集胎儿血样和宫内输注血小板,应该选择经辐照、降低 CMV 感染风险处理(CMV 安全)、相关抗原阴性的血小板进行输注。许多供血机构对 HPA-1a 阴性的献血者进行了确认。治疗的目标是避免胎儿或新生儿发生 ICH。目前对于最佳分娩方式还没有共识,但在有 FNAIT 风险时,常规选择剖宫产,虽然没有证据表明剖宫产能够减少胎儿出血风险,但理论上经阴道分娩增加了出血风险。在阴道分娩前,胎儿血小板计数应该>50×10⁹/L,即使达到血小板计数指标,仍然存在风险。无论采用哪一种娩出方式,都应选择经辐照、降低 CMV 感染风险处理、相关抗原阴性的血小板进行输注。

婴儿出生后96h内最易发生出血[64,65],因此对新生儿管理的首要目标是预防出血或止血。有出血症状新生儿的血小板输注阈值为(50~100)×10⁹/L;无出血、无症状的新生儿的输注阈值为30×10⁹/L[66,67]。对于有出血或血小板减少的婴儿,应该紧急输注血小板[68,69]。一项回顾性的研究报道,输注全血制备的血小板后,89%的病例血小板增加到>40×10⁹/L,59%的病例血小板增加到>80×10⁹/L[68]。在欧洲人群,95%以上患者输注HPA抗原相合或抗原阴性的血小板是有效的[70]。也可输注辐照后的母亲血小板,但在血液采集和成分制备方面面临很大挑战。新生儿的血小板最低值通常发生在出生后48小时内,随着从母亲获得的抗体逐渐被清除,大多数新生儿的血小板计数在1周内回升,在极少病例中,血小板减少持续8~12周。

二、免疫性血小板减少症

妊娠合并血小板减少症是很常见的,其中,75%为妊娠性血小板减少,仅4%由免疫学因素引起[71]。因ITP、系统性红斑狼疮(systemic lupus erythematosus,SLE)或其他自身免疫紊乱导致血小板减少的孕妇,其自身抗体可以通过胎盘,从而可能导致婴儿也发生血小板减少。通常,ITP母亲分娩的婴儿,其血小板减少的程度和临床后果不及FNAIT严重:只有10%的ITP新生儿血小板计数<50×10⁹/L,5%的ITP新生儿血小板计数<20×10⁹/L,ICH发生率为0~1.5%[72,73]。虽然很少发生有临床意义的出血,但由于出生后血小板计数常减低,新生儿仍需密切观察。

目前没有高质量的前瞻性研究来指导孕妇管理和胎儿分娩,发布的推荐和共识都是基于专家意见。旧版的指南建议:①血小板<(10~30)×10⁹/L的无症状孕妇需要进行治疗;②血小板计数>50×10⁹/L

推荐阴道分娩;③血小板计数>80×10⁹/L,进行硬膜外或脊髓麻醉的剖宫产手术被认为是安全的[74,75]。美国血液病学会(American Society of Hematology,ASH)最新的指南指出,没有证据支持分娩时应常规进行胎儿血小板计数,而且也没有足够的数据表明产前或围产期存在血小板计数的"安全阈值"[74]。对于需要治疗的孕妇,IVIG和口服强的松都有良好的效果,分娩方式应遵从产科医生的专业指导和患者意愿,没有强有力的证据表明剖宫产优于经阴道分娩[76,77]。在生产过程中应避免增加出血风险的操作[78]。

对于ITP孕妇,尽管经常监测其血小板计数,但它与新生儿血小板计数并不相关[73]。出生时,预测新生儿严重血小板减少的最好指标是母亲是否有娩出血小板减少患儿的病史[79]。通常不推荐采集胎儿血样进行血小板计数,因为操作过程导致的发病和死亡风险等于或高于宫内出血及分娩时出血的风险。如果已进行了胎儿血样采集,应同时输注血小板[76]。

对有自身免疫性疾病病史的母亲,其婴儿在出生后应尽早进行血小板计数,当发现血小板计数偏低时,应避免肌内注射,如肌内注射维生素K。因为血小板计数在自发恢复的前3~5天可能降低,因此需对血小板计数低于参考区间的婴儿进行监测。同时需要对患有血小板减少症的新生儿做头部彩超以确定其是否有ICH。如果血小板计数<30×10⁹/L,IVIG的用量为1g/(kg·2d)或0.5g/(kg·4d),若出血危及生命,新生儿应立即输注血小板和使用IVIG,或联合应用IVIG和激素[76,77]。

继发于SLE的血小板减少症孕妇,其血小板减少程度不及由ITP引起的血小板减少。对于血小板计数降低到30×10⁹/L以下和/或有出血症状的新生儿,单独使用IVIG或联合应用糖皮质激素的治疗方法与ITP患者相似。

要点

1. HDFN是由母体产生了针对父系红细胞抗原的同种抗体所致。母体IgG抗体可通过胎盘并破坏胎儿红细胞,引起胎儿贫血和高胆红素血症。

2. 某些抗体,比如抗-I、抗-P1、抗-Leᵃ和抗-Leᵇ无临床意义,临床上引起HDFN最常见的重要的抗体是抗-D、抗-C、抗-K、抗-E和抗-c,ABO血型不合新生儿溶血病虽然更常见,但通常仅引起轻度至中度贫血。

3. 可以在妊娠12周对cffDNA进行分子分型,从而鉴定胎儿红细胞抗原类型。用分子分型对父亲RHD杂合性进行检测,也能预测胎儿遗传的类型。

4. 推荐的效价检测方法为经典抗人球蛋白方法（37℃温育 60min），其他方法，如白蛋白 AHG 法和凝胶卡法会得到更高的抗体效价结果从而导致产科医生误判。

5. 对于 IUT 的输血治疗，应选择经辐照、降低 CMV 感染风险处理、血红蛋白 S 阴性的 O 型（大多数情况下）红细胞，并且采集时间<7 天。

6. 玫瑰花结试验对 10ml 或 10ml 以上的 FMH 出血的检测比较敏感，KB 法用于>10ml 的 FMH 定量。与 KB 法相比，流式细胞术可以更精确检测血红蛋白 F 和/或 D 抗原阳性的红细胞。

7. 计算 RhIG 的剂量时小数点后的数字应四舍五入，并在该结果的基础上再加 1。

8. 胎儿新生儿同种免疫性血小板减少症，首次妊娠 17 周时便可产生血小板抗体，妊娠 20 周即可发生胎儿血小板减少症。既往免疫性血小板减少症胎儿的妊娠史，可以用于预测今后妊娠中，胎儿发生免疫性血小板减少症的可能性。

9. 用来治疗新生儿血小板减少症和避免出血时，应选择经辐照、降低 CMV 感染风险处理、相关抗原阴性的血小板，血小板输注治疗是有效的。

参考文献

1. Firan M, Bawdon R, Radu C, et al. The MHC class I-related receptor, FcRn, plays an essential role in the maternofetal transfer of gamma-globulin in humans. Int Immunol 2001;13:993-1002.

2. Pollock JM, Bowman JM. Anti-Rh(D) IgG subclasses and severity of Rh hemolytic disease of the newborn. Vox Sang 1990;59:176-9.

3. Dennery PA, Seidman DS, Stevenson DK. Neonatal hyperbilirubinemia. N Eng J Med 2001; 344:581-90.

4. al-Alaiyan S, al Omran A. Late hyporegenerative anemia in neonates with rhesus hemolytic disease. J Perinat Med 1999;27:112-15.

5. Herschel M, Karrison T, Wen M, et al. Isoimmunization is unlikely to be the cause of hemolysis in ABO-incompatible but direct antiglobulin test-negative neonates. Pediatrics 2002;110:127-30.

6. Bowman JM, Pollock JM, Penston LE. Fetomaternal transplacental hemorrhage during pregnancy and after delivery. Vox Sang 1986; 51:117-21.

7. Sebring ES, Polesky HF. Fetomaternal hemorrhage: Incidence, risk factors, time of occurrence, and clinical effects. Transfusion 1990; 30:344-57.

8. Bhutani VK, Zipursky A, Blencowe H, et al. Neonatal hyperbilirubinemia and Rhesus disease of the newborn: Incidence and impairment estimates for 2010 at regional and global levels. Pediatr Res 2013;74(Suppl 1):86-100.

9. Bowman JM. The prevention of Rh immunization. Transfus Med Rev 1988;2:129-50.

10. Bowman JM. Controversies in Rh prophylaxis. Who needs Rh immune globulin and when should it be given? Am J Obstet Gynecol 1985; 151:289-94.

11. Ayache S, Herman JH. Prevention of D sensitization after mismatched transfusion of blood components: Toward optimal use of RhIG. Transfusion 2008;48:1990-9.

12. Vaughan JI, Manning M, Warwick RM, et al. Inhibition of erythroid progenitor cells by anti-Kell antibodies in fetal alloimmune anemia. N Eng J Med 1998;338:798-803.

13. Reid ME, Lomas-Francis C, Olsson ML. The blood group antigen factsbook. 3rd ed. San Diego, CA: Academic Press, 2012.

14. Koelewijn JM, Vrijkotte TG, van der Schoot CE, et al. Effect of screening for red cell antibodies, other than anti-D, to detect hemolytic disease of the fetus and newborn: A population study in the Netherlands. Transfusion 2008;48:941.

15. Markham KB, Rossi KQ, Nagaraja HN, O'Shaughnessy RW. Hemolytic disease of the fetus and newborn due to multiple maternal antibodies. Am J Obstet Gynecol 2015;213: 68.e61-5.

16. Moise KJ Jr, Argoti PS. Management and prevention of red cell alloimmunization in pregnancy: A systematic review. Obstet Gynecol 2012;120:1132-9.

17. De Young-Owens A, Kennedy M, Rose RL, et al. Anti-M isoimmunization: Management and outcome at the Ohio State University from 1969 to 1995. Obstet Gynecol 1997;90:962-6.

18. Wagner FF, Flegel WA. RHD gene deletion occurred in the Rhesus box. Blood 2000;95:3662.

19. Finning KM, Martin PG, Soothill PW, Avent ND. Prediction of fetal D status from maternal plasma: Introduction of a new noninvasive fetal RHD genotyping service. Transfusion 2002; 42:1079.

20. Bachegowda LS, Cheng YH, Long T, Shaz BH. Impact of uniform methods on interlaboratory

antibody titration variability: Antibody titration and uniform methods. Arch Pathol Lab Med 2017;141:131-8.

21. Biale Y, Dvilansky A. Management of pregnancies with rare blood types. Acta Obstet Gynecol Scand 1982;61:219.

22. Radunovic N, Lockwood CJ, Alvarez M, et al. The severely anemic and hydropic isoimmune fetus: Changes in fetal hematocrit associated with intrauterine death. Obstet Gynecol 1992; 79:390-3.

23. Lindenburg IT, Smits-Wintjens VE, van Klink JM, et al. Long-term neurodevelopmental outcome after intrauterine transfusion for hemolytic disease of the fetus/newborn: The LOTUS study. Am J Obstet Gynecol 2012;206:141.e141-8.

24. Margulies M, Voto LS, Mathet E, Margulies M. High-dose intravenous IgG for the treatment of severe rhesus alloimmunization. Vox Sang 1991;61:181-9.

25. Ruma MS, Moise KJ Jr, Kim E, et al. Combined plasmapheresis and intravenous immune globulin for the treatment of severe maternal red cell alloimmunization. Am J Obstet Gynecol 2007;196:138.e131-6.

26. Schwartz J, Padmanabhan A, Aqui N, et al. Guidelines on the use of therapeutic apheresis in clinical practice—evidence-based approach from the Writing Committee of the American Society for Apheresis: The seventh special issue. J Clin Apher 2016;31:149-338.

27. Management of hyperbilirubinemia in the newborn infant 35 or more weeks of gestation. Pediatrics 2004;114:297-316.

28. Smits-Wintjens VE, Walther FJ, Rath ME, et al. Intravenous immunoglobulin in neonates with rhesus hemolytic disease: A randomized controlled trial. Pediatrics 2011;127:680-6.

29. Figueras-Aloy J, Rodriguez-Miguelez JM, Iriondo-Sanz M, et al. Intravenous immunoglobulin and necrotizing enterocolitis in newborns with hemolytic disease. Pediatrics 2010;125:139-44.

30. Christensen RD, Ilstrup SJ, Baer VL, Lambert DK. Increased hemolysis after administering intravenous immunoglobulin to a neonate with erythroblastosis fetalis due to Rh hemolytic disease. Transfusion 2015;55:1365-6.

31. ACOG practice bulletin. Prevention of Rh D alloimmunization. Number 4, May 1999 (replaces educational bulletin Number 147, October 1990). Clinical management guidelines for obstetrician-gynecologists. American College of Obstetrics and Gynecology. Int J Gynaecol Obstet 1999;66:63-70.

32. Daniels G, Finning K, Martin P, Massey E. Noninvasive prenatal diagnosis of fetal blood group phenotypes: Current practice and future prospects. Prenat Diagn 2009;29:101-7.

33. Clausen FB. Integration of noninvasive prenatal prediction of fetal blood group into clinical prenatal care. Prenat Diagn 2014;34:409-15.

34. Kumpel BM. On the immunologic basis of Rh immune globulin (anti-D) prophylaxis. Transfusion 2006;46:1652-6.

35. Brinc D, Lazarus AH. Mechanisms of anti-D action in the prevention of hemolytic disease of the fetus and newborn. Hematology Am Soc Hematol Educ Program 2009:185-91.

36. Stowell SR, Arthur CM, Girard-Pierce KR, et al. Anti-KEL sera prevents alloimmunization to transfused KEL RBCs in a murine model. Haematologica 2015;100:e394-7.

37. Sandler SG, Roseff SD, Domen RE, et al. Policies and procedures related to testing for weak D phenotypes and administration of Rh immune globulin: Results and recommendations related to supplemental questions in the Comprehensive Transfusion Medicine survey of the College of American Pathologists. Arch Pathol Lab Med 2014;138:620-5.

38. Sandler SG, Flegel WA, Westhoff CM, et al. It's time to phase in RHD genotyping for patients with a serologic weak D phenotype. Transfusion 2015;55:680-9.

39. Pham BN, Roussel M, Peyrard T, et al. Anti-D investigations in individuals expressing weak D Type 1 or weak D Type 2: Allo- or autoantibodies? Transfusion 2011;51:2679-85.

40. Kacker S, Vassallo R, Keller MA, et al. Financial implications of RHD genotyping of pregnant women with a serologic weak D phenotype. Transfusion 2015;55:2095-103.

41. Haspel RL, Westhoff CM. How do I manage Rh typing in obstetric patients? Transfusion 2015; 55:470-4.

42. Sandler SG, Delaney M, Gottschall JL. Proficiency tests reveal the need to improve laboratory assays for fetomaternal hemorrhage for Rh immunoprophylaxis. Transfusion 2013; 53:2098-102.

43. Pham HP, Marques MB, Williams LA 3rd. Rhesus Immune Globulin dosing in the obesity epidemic era (letter). Arch Pathol Lab Med 2015;139:1084.

44. Woo EJ, Kaushal M. Rhesus Immunoglobulin dosage and administration in obese individuals (comment). Arch Pathol Lab Med 2017; 141:17.

45. Koelewijn JM, de Haas M, Vrijkotte TG, et al. Risk factors for RhD immunisation despite antenatal and postnatal anti-D prophylaxis. BJOG 2009;116:1307-14.

46. Callum JL, Waters JH, Shaz BH, et al. The AABB recommendations for the Choosing Wisely campaign of the American Board of Internal Medicine. Transfusion 2014;54:2344.

47. Delaney MWA, Wikman A, van de Watering L, et al for the BEST Collaborative. Blood Group

Antigen Matching Influence on Gestational Outcomes (AMIGO) study. Transfusion 2017; 57:525-32.

48. Schonewille H, Klumper FJ, van de Watering LM, et al. High additional maternal red cell alloimmunization after Rhesus- and K-matched intrauterine intravascular transfusions for hemolytic disease of the fetus. Am J Obstet Gynecol 2007;196:143.e141.

49. Schonewille H, Prinsen-Zander KJ, Reijnart M, et al. Extended matched intrauterine transfusions reduce maternal Duffy, Kidd, and S antibody formation. Transfusion 2015;55:2912-19.

50. Davoren A, Curtis BR, Aster RH, McFarland JG. Human platelet antigen-specific alloantibodies implicated in 1162 cases of neonatal alloimmune thrombocytopenia. Transfusion 2004;44:1220-5.

51. Blanchette VS, Chen L, de Friedberg ZS, et al. Alloimmunization to the PlA1 platelet antigen: Results of a prospective study. Br J Haematol 1990;74:209-15.

52. Feng ML, Liu DZ, Shen W, et al. Establishment of an HPA-1- to -16-typed platelet donor registry in China. Transfus Med 2006;16:369-74.

53. Turner ML, Bessos H, Fagge T, et al. Prospective epidemiologic study of the outcome and cost-effectiveness of antenatal screening to detect neonatal alloimmune thrombocytopenia due to anti-HPA-1a. Transfusion 2005;45:1945-56.

54. Bussel JB, Zacharoulis S, Kramer K, et al. Clinical and diagnostic comparison of neonatal alloimmune thrombocytopenia to non-immune cases of thrombocytopenia. Pediatr Blood Cancer 2005;45:176-83.

55. Williamson LM, Hackett G, Rennie J, et al. The natural history of fetomaternal alloimmunization to the platelet-specific antigen HPA-1a (PlA1, Zwa) as determined by antenatal screening. Blood 1998;92:2280-7.

56. Tiller H, Kamphuis MM, Flodmark O, et al. Fetal intracranial haemorrhages caused by fetal and neonatal alloimmune thrombocytopenia: An observational cohort study of 43 cases from an international multicentre registry. BMJ Open 2013;3; pii: e002490; doi: 10.1136/bmjopen-2012-002490.

57. Spencer JA, Burrows RF. Feto-maternal alloimmune thrombocytopenia: A literature review and statistical analysis. Aust N Z J Obstet Gynaecol 2001;41:45-55.

58. Bussel JB, Zabusky MR, Berkowitz RL, McFarland JG. Fetal alloimmune thrombocytopenia. N Engl J Med 1997;337:22-6.

59. Le Toriellec E, Chenet C, Kaplan C. Safe fetal platelet genotyping: New developments. Transfusion. 2013;53:1755-62.

60. Scheffer PG, Ait Soussan A, Verhagen OJ, et al. Noninvasive fetal genotyping of human platelet antigen-1a. BJOG 2011;118:1392-5.

61. Arnold DM, Smith JW, Kelton JG. Diagnosis and management of neonatal alloimmune thrombocytopenia. Transfus Med Rev 2008;22:255-67.

62. Kamphuis MM, Oepkes D. Fetal and neonatal alloimmune thrombocytopenia: Prenatal interventions. Prenat Diagn 2011;31:712-19.

63. Winkelhorst D, Murphy MF, Greinacher A, et al. Antenatal management in fetal and neonatal alloimmune thrombocytopenia: A systematic review. Blood 2017;129:1538-47.

64. Peterson JA, McFarland JG, Curtis BR, Aster RH. Neonatal alloimmune thrombocytopenia: Pathogenesis, diagnosis and management. Br J Haematol 2013;161:3-14.

65. Delbos F, Bertrand G, Croisille L, et al. Fetal and neonatal alloimmune thrombocytopenia: Predictive factors of intracranial hemorrhage. Transfusion 2016;56:59-66.

66. Chakravorty S, Roberts I. How I manage neonatal thrombocytopenia. Br J Haematol 2012; 156:155-62.

67. Josephson CD, Su LL, Christensen RD, et al. Platelet transfusion practices among neonatologists in the United States and Canada: Results of a survey. Pediatrics 2009;123:278-85.

68. Kiefel V, Bassler D, Kroll H, et al. Antigen-positive platelet transfusion in neonatal alloimmune thrombocytopenia (NAIT). Blood 2006;107:3761-63.

69. Bakchoul T, Bassler D, Heckmann M, et al. Management of infants born with severe neonatal alloimmune thrombocytopenia: The role of platelet transfusions and intravenous immunoglobulin. Transfusion 2014;54:640-5.

70. Blanchette VS, Johnson J, Rand M. The management of alloimmune neonatal thrombocytopenia. Baillieres Best Pract Res Clin Haematol 2000;13:365-90.

71. Kelton JG. Idiopathic thrombocytopenic purpura complicating pregnancy. Blood Rev 2002; 16:43-6.

72. Gill KK, Kelton JG. Management of idiopathic thrombocytopenic purpura in pregnancy. Semin Hematol 2000;37:275-89.

73. Webert KE, Mittal R, Sigouin C, et al. A retrospective 11-year analysis of obstetric patients with idiopathic thrombocytopenic purpura. Blood 2003;102:4306-11.

74. Neunert C, Lim W, Crowther M, et al. The American Society of Hematology 2011 evidence-based practice guideline for immune thrombocytopenia. Blood 2011;117:4190-207.

75. Guidelines for the investigation and management of idiopathic thrombocytopenic purpura in adults, children and in pregnancy. Br J Haematol 2003;120:574-96.

76. Birchall JE, Murphy MF, Kaplan C, Kroll H. European collaborative study of the antenatal management of feto-maternal alloimmune

thrombocytopenia. Br J Haematol 2003;122: 275-88.

77. George JN, Woolf SH, Raskob GE, et al. Idiopathic thrombocytopenic purpura: A practice guideline developed by explicit methods for the American Society of Hematology. Blood 1996;88:3-40.

78. Provan D, Stasi R, Newland AC, et al. International consensus report on the investigation and management of primary immune thrombocytopenia. Blood 2010;115:168.

79. Samuels P, Bussel JB, Braitman LE, et al. Estimation of the risk of thrombocytopenia in the offspring of pregnant women with presumed immune thrombocytopenic purpura. N Engl J Med 1990;323:229-35.

第 24 章　新生儿和儿童输血实践

儿童患者输血实践,特别是新生儿不同于成人[1]。这些差异与从胎儿到青少年过渡期的生理变化有关,在新生儿和儿童这个多样化群体中,血容量、血液指标、免疫系统成熟度以及对低血容量和缺氧的生理反应都是多变的,使得儿童输血实践更为错综复杂。随着新生儿学科的进步,越来越多的极度早产儿能够存活下来,而新生儿输血绝大多数是给极低出生体重儿(very low birthweight, VL-BW)[2]。本章将讨论新生儿和儿童输血实践中的两个不同的时期:4 个月以下的婴儿以及 4 个月以上的婴幼儿和儿童。此外,特殊儿童群体的输血实践也将进行阐述。

第一节　4 个月以下婴儿的输血

4 个月以下的患儿,血容量或血浆容量少且器官系统功能不成熟,需要特殊的方法进行输血。这一点对极低体重出生儿(<1 500g)和超低体重出生儿(<1 000g)尤其重要。健康新生儿脐带血平均血红蛋白(hemoglobin, Hb)水平为(169±16)g/L,而早产儿为(159±24)g/L。Hb 浓度通常在出生后的最初几周下降,导致婴儿期生理性贫血。这类贫血对于足月婴儿来说是自限性的,通常不具有危害性,但对于早产儿则更令人担忧[3]。

Hb 下降速率与出生时的胎龄相关。出生后 4~8 周,体重在 1 000~1 500g 的早产儿,其 Hb 可降至 80g/L;出生时体重小于 1 000g 的早产儿,其 Hb 可降至 70g/L[4]。Hb 的生理性下降受以下几个因素影响:①促红细胞生成素(erythropoietin, EPO)减少导致红细胞生成减少;②胎儿红细胞存活率降低;③生长迅速导致血容量增加。由于肺血流量增加,动脉血氧分压(PaO$_2$)升高,以及红细胞中 2,3-二磷酸甘油酸(2,3-diphosphoglycerate, 2,3-

DPG)和 HbA 增加,组织供氧增加,从而使 EPO 生成减少。早产儿的 EPO 生成减少最明显,因为在宫内缺氧状态下是依靠肝脏生成 EPO。肾脏只有在足月儿和较高氧分压状态时,才会生成 EPO[5]。

一、输血注意事项

1. 体表面积和血容量　一个足月新生儿的血容量约为 85ml/kg,而早产儿则为 100ml/kg。由于早产儿的血液总容量小(≤250ml)[6],血库必须能够提供相应小容量的血液成分以避免血液浪费[7]。大部分需要输血的早产儿体重往往低于 1.0kg(28 周龄)。

多种因素导致患病新生儿频繁输血,其中包括因反复采血检查导致的医源性失血。新生儿难以耐受低血容量(失血量>10%总血容量),因为通过增快心率的代偿能力有限,而必须通过增加外周血管阻力来代偿心输出量减少以维持体循环血压。最终,会因组织血液灌注和氧合不足导致代谢性酸中毒[8]。在某些临床情况下或存在有症状的贫血时,通常需要输注红细胞来维持目标血红蛋白水平,接下来会详细阐述[2,9,10]。

2. 红细胞生成和 EPO 治疗　与成人和年龄较大的儿童相比,新生儿在缺氧时 EPO 生成量相对减少,这可能是为了避免胎儿在宫内低氧环境中引发红细胞增多症。无论贫血程度如何,大部分早产儿 EPO 生成量都极少[11,12]。使用重组人类促红细胞生成素,作为输血的替代方案,能够减少早产儿的输血次数,从而降低输血风险和减轻贫血严重程度[13]。然而 EPO 疗法降低输血率和输血量的效果较差[14,15],与此同时存在较高的费用以及潜在副作用(包括可能会加重早产儿视网膜病[16]和增加婴幼儿血管瘤的发病率[17])。随着限制输血策略被广为接受,临床医生已经减少了极低体重患

24

儿的采血次数和床旁检测的采血量,使得医源性贫血的发生率和输血次数减少[18,19]。再结合给早产儿提供单一献血者的小剂量分袋血以满足多次输注需求,通常能取得与 EPO 治疗相同的疗效,即减少输血次数和献血者暴露。

3. 冷应激反应　低温可激发新生儿一系列反应,包括:①代谢率升高;②低血糖;③代谢性酸中毒;④可能会导致缺氧、低血压和心脏骤停的窒息事件[20]。所有新生儿换血治疗都需要用输液管路加热的方式进行血液加温,以预防低体温的危害。不使用辐射加热器给血液加温,以避免溶血风险。此外,如新生儿在接受光疗,输血管路应尽量避免暴露在光疗灯下,预防溶血[21]。

4. 免疫状态　由于其免疫系统不健全,早产儿和新生儿输注的血液成分通常需经特殊处理。新生儿很少产生不规则红细胞同种抗体(无论是 IgG 类还是 IgM 类抗体)。这种红细胞同种抗体缺乏的原因目前尚不明确,已有假说认为是由于辅助 T 细胞功能缺陷,抑制 T 细胞活性增强,或抗原提呈细胞功能低下造成的[22]。由于存在体液免疫缺陷加之减少新生儿采血次数的愿望,AABB 标准允许对新生儿一次住院期间或满 4 个月之前(以时间短者计算)免除重复检测 ABO 和 Rh 血型以及抗体筛查(详见后文"红细胞输注"的"相容性检测")[23]。

早产儿和新生儿的细胞免疫应答也未完全成熟,使婴儿易患输血相关性移植物抗宿主病(transfusion-associated graft-vs-host disease, TA-GVHD)。在确诊或疑似先天性免疫缺陷的新生儿中,TA-GVHD 的病例最多。非免疫缺陷的婴儿发生 TA-GVHD 的病例大部分是在进行宫内输血和新生儿换血后[24,25]。极度早产儿、新生儿同种免疫性血小板减少症患者以及行体外膜肺氧合(extracorporeal membrane oxygenation, ECMO)治疗患儿与一些罕见的 TA-GVHD 病例相关[24,26]。一旦婴幼儿发生输血相关性移植物抗宿主病,其死亡率高于90%。输血前对含细胞的血液成分进行辐照可预防输血相关性移植物抗宿主病[26,27]也可以通过使用病原体减毒的血液成分来预防[28]。

5. 未成熟的代谢功能　4 个月以下的婴幼儿,大量输注再造全血(红细胞和血浆按比例输注)过程中可能导致酸中毒和/或低血钙。因其肝脏功能未健全,不能有效地代谢枸橼酸盐。婴幼儿的肾脏功能未健全也将引发这些并发症,与大龄幼儿和儿童相比,婴幼儿肾小球滤过率低,浓缩能力差,难以

排泄过量的钾离子、钙离子和酸性代谢产物。此外,出生后 3 天内的婴儿与 3 天以上的婴儿相比,甲状旁腺激素分泌对低钙的刺激不敏感,因在全血置换过程中枸橼酸盐可导致钙离子降低,需要注意[29]。

(1)钾:尽管悬浮红细胞的血钾水平较高,但小剂量缓慢输注对 4 个月以下婴儿的血清钾浓度几乎没有影响。在计算输入的钾离子量时,Strauss 研究发现在保存液中保存 42 天的 1 单位悬浮红细胞(血细胞比容为 80%),当以 10ml/kg 的剂量输注时会同时把 2ml 含有 0.1mmol/L 钾离子的血浆输入血液循环中[27,30]。这一剂量的钾离子远远低于患儿每千克体重 2~3mmol/L 钾离子的日常需求。必须强调的是,此计算方法不适用于大量红细胞(>20ml/kg)输注。大量输注红细胞时患儿的血钾可以迅速升高,尤其是在手术、换血或 ECMO 时,升高幅度取决于血液中血浆钾的水平和输血前对血液成分的处理[31,32]。

红细胞抗凝保存剂决定了钾渗漏量。例如,保存于添加液(additive solution, AS)中的 1 单位红细胞[如 AS-1、AS-3、AS-5、AS-7 或氯化钠-腺嘌呤-葡萄糖-甘露醇(saline-adenine-glucose-mannitol, SAGM)]比保存在柠檬酸盐-磷酸盐-葡萄糖-腺嘌呤(citrate-phosphate-dextroseadenine, CPDA)-1 中的红细胞产生的细胞外钾要少[27,33]。此外,血液成分的特殊处理,如辐照,可以增加钾渗漏。如果辐照或其他处理后,血液成分保存时间超过 24 小时可能需要在输注前洗涤,以去除多余的钾离子[26]。有些严重不良反应的报道,包括心脏骤停和死亡,这部分病例来自接受经中心静脉或心内直接输注陈旧红细胞或辐照红细胞(辐照后保存时间>1 天后输注)的婴幼儿[34,35]。一种更为实用的方法是使用未洗涤的、小剂量的 AS 保存的血液成分给新生儿输血,但要求这些血液不能超过一定的存储期限,包括血液辐照后的保存时间[36]。

(2)2,3-DPG:红细胞在保存一到两周后,其2,3-DPG 的含量会迅速下降。2,3-DPG 降低不会影响大龄儿童和成年患者,因为他们有能力补充缺失的 2,3-DPG,并能通过增加心率来代偿缺氧。而小于 4 个月的婴幼儿无法有效地做到这一点,因为他们细胞内 2,3-DPG 含量低,当发生呼吸窘迫综合征或脓毒性休克时细胞内 2,3-DPG 的水平甚至更低。因此,如果新生儿输注了大量 2,3-DPG 缺乏的血液,会导致 Hb 氧离解曲线左移,Hb 的氧亲

和力升高,氧释放困难,最终使组织氧供减少[37]。而这种血红蛋白氧解离曲线的改变可以通过缺氧后 pH 降低和 PCO_2 升高来反向调节。

因此,建议新生儿换血治疗时使用新鲜红细胞,保存<14 天,但可能因不同医院的规定不同而稍有变化。然而,用新鲜红细胞进行小剂量输血的临床实践尚未达成共识,有人认为小剂量输血是不必要的[2,27,32]。一项评估新生儿输注长时间保存红细胞和短时间保存红细胞的疗效差异的前瞻性随机对照研究发现,小剂量输注用 AS-1 或 AS-3 保存液长时间保存的红细胞,其安全性和有效性与用 CPDA 保存液的新鲜红细胞疗效一致(参见"RBC 保存时间"一节)[38,39]。

二、红细胞输注

患病的新生儿比其他任何年龄组的患儿更有可能需要输注红细胞,红细胞也是新生儿期最常输注的血液成分[2]。当患病新生儿丢失大约 10% 的血容量或发生有症状性贫血时应考虑输注红细胞。

1. 适应证 在过去的 15 年中,已经发布了几个有关新生儿红细胞输血适应证的指南[9,10,40-42]。这些指南大多数是从临床实践中获取的,而不是根据已经发表的证据。因此,迫切需要对这一领域进行临床研究。表 24-1 列出了其中一个指南的适应证[9]。

表 24-1 4 个月以下婴幼儿的红细胞输注指南[9]

1. Hct<20%伴网织红细胞计数降低和贫血症状(心动过速,呼吸急促,喂养差)

2. Hct<30%并伴下列任意一项:
   - 面罩吸氧,氧浓度<35%
   - 鼻导管吸氧
   - 持续正压通气和/或间歇指令呼吸机通气,平均气道压力<6cmH2O
   - 伴有严重心动过速或呼吸急促(心率>180 次/min 持续 24h,或呼吸频率>80 次/min)
   - 伴有严重呼吸暂停或心动过缓(12h 内发作超过 6 次;或在接受甲基黄嘌呤治疗期间,需要气囊或面罩通气,24h 内发作≥2 次)
   - 伴有体重增加迟缓(摄入量≥100kCal/(kg·d),持续 4d,体重增加值<10g/d)

3. Hct<35%并伴下列任意一项:
   - 面罩吸氧,氧浓度>35%
   - 持续正压通气或间歇指令机械通气平均气道压力为 6~8cmH2O

4. Hct<45%并伴下列任意一项:
   - 正在进行体外膜肺氧合治疗
   - 发绀型先天性心脏病

2. 相容性检测 美国 AABB 标准允许对 4 个月以下的婴幼儿进行有限的输血前血清学检测[23]。首次检测必须包括对患儿红细胞进行 ABO 血型和 RhD 血型测定,以及筛查患儿或母亲血浆(血清)中的不规则红细胞抗体。在住院期间,只要满足以下所有标准,就不需要再进行交叉配血试验以及 ABO 血型、RhD 血型的重复测定:①抗体筛查结果阴性时;②输注 O 型悬浮红细胞、ABO 同型悬浮红细胞或 ABO 血型相容的悬浮红细胞时;③所输红细胞为 RhD 抗原阴性或与患者 RhD 血型一致时。4 个月以下的婴幼儿不必要检测抗-A 和抗-B 的反定型试验,但是,在发出非 O 型悬浮红细胞之前,检测患儿血浆或血清中被动获得的母源抗-A 或抗-B 是必要的,并应做抗球蛋白试验。如果存在抗体,必须输注 ABO 血型相容的红细胞,直到检测不到该获得性抗体为止。

如果在患儿或母亲的血标本中检测到不规则的非 ABO 血型同种抗体,患儿只能输注缺乏相应抗原或交叉配血相合的红细胞。这种输血原则应该持续到在患儿的血浆或血清中检测不到母源性抗体为止。复查患儿抗体的频率依据医院输血科的操作流程。4 个月以下的婴幼儿由于免疫功能不成熟,因此一旦获得抗体阴性的筛查结果,就不再需要交叉配血和使用抗原阴性的血液。

多项观察性研究表明,在新生儿期对红细胞抗原产生同种异体免疫是罕见的[22,43,44]。因此,虽然成人和超过 4 个月大的儿童需要反复的配型和筛查,但 4 个月以下的婴儿是不必要的,并有可能导致严重的医源性失血。此外,应当避免给受血者输注任何可能带有不规则抗体或 ABO 血型不相容抗体的血液成分[45]。

3. 小剂量血的制备 制备小剂量血的目的是限制接触献血者的频次,防止循环超负荷,减少异体输血相关风险[38,46-49]。有几种技术方法可达到这些目标,并最大限度地减少血液成分的浪费[42]。

小剂量红细胞通常采用多联袋系统制成[42,50]。血液中心多使用四联袋的方法:即将一单位全血采集到一个母袋,然后分离转移到三个与母袋相连的子袋中。在制备成分血时首先分离血浆并转移到其中一个子袋中,剩余的红细胞根据需要分别转移到不同的子袋中。由于多连袋系统是一个完整和"密闭的系统",每小袋红细胞和母袋血液保质期相同。医院输血科可以根据需要取下(通过热合机或金属夹子)每袋血用于输注。没有无菌接驳设备的输血科,可用此法将一单位全血分成三袋使用[42]。然而,当子袋血剂量大于患者所需输注剂量时,血液仍存在浪费可能。

若医院输血科有无菌接驳设备,则可以有更多选择来生产更小剂量血液,如转移包(图 24-1),小容量袋,或带连接管的注射器装置[42]。注射器装置(图 24-2)能准确获得根据体重计算出的所需输血量。有些注射器装置带有 150μm 管道内置过滤器用于分装血液,经过滤分装的血液发出后,可直接将含有血液的注射器安放在输液泵上输注,无需再进一步过滤。此过程省去了护士在床旁用注射器将血液从血袋中抽取出后再经输液泵输注的步骤,从而减少了污染、贴错标签、损伤血袋和血液溢出等风险[42]。

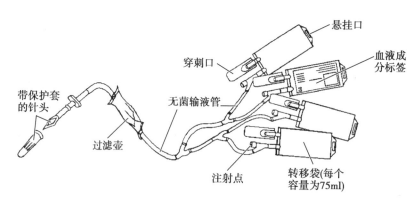

图 24-1 PEDI-PAK 系统

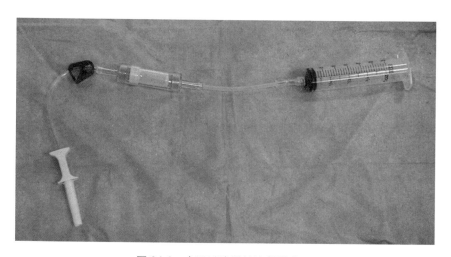

图 24-2 内置过滤器的注射器装置

此技术实现了受血者能够从一单位血中多次小剂量输血,可有效降低献血者暴露次数,前提是血液始终处在保质期内[39,51]。许多医院输血科根据患儿体重将 1 单位红细胞分别发放给一个或多个婴幼儿[48-50]。

无论是血站或医院输血科在制备小袋血时必须标明每袋血的保质期,并对其来源和处置做好相应记录。小剂量分袋血的保质期在不同的单位会有差别,应当始终遵循本单位的标准操作规程。

4. 红细胞添加液 过去,给儿童输注的红细胞都用 CPDA-1 作为抗凝保护剂[38,39]。然而,随着腺嘌呤和甘露醇的添加(第 6 章),红细胞保存液有了改进,延长了红细胞的保质期。很多专家开始考虑它的安全性,其中值得注意的是 AS 保存液中腺嘌呤的剂量以及其与肾脏毒性的关系。甘露醇是一种强有力的利尿剂,对血流动力学有影响,可导致早产儿脑血流不稳定。

大部分证据表明,小剂量(最大量达 15ml/kg)输注含有 AS 保存液的血液,对新生儿患者是安全的。以 AS-1 和 AS-3 为例,在接受小剂量输血的新生儿中未观察到有害影响[38,39,51,52]。输注含 AS 保存液的红细胞与输注 CPDA-1 保存液的红细胞在提高受血者 Hb 水平上疗效相同。Luban 及其同事针对各种临床情况进行计算,小剂量输入含有红细胞保存液的红细胞不存在重大风险[53]。由于使用 AS 延长了保质期,1 单位红细胞可制成的小剂量血数量增加,可能会进一步减少献血者与受血者间的接触频次。

由于尚不清楚 AS 是否对肾功能不全或肝功能不全的患者有不利影响,部分输血科会将 AS 从红细胞中清除,特别是多次输注来源于同一单位血液成分的小剂量血时;然而,对多数医疗机构而言技术上难以实现。当创伤后大量输血时、体外膜肺氧合疗法和心脏手术或换血治疗时,输注添加 AS 保存液的红细胞的安全性尚未可知。因此,在这些情况时使用添加 AS 保存液的红细胞应谨慎,特别是进行大量输血时[52-54]。

三、红细胞保存时间

尽管临床上对红细胞保存时间与患者预后的相关性存在争议,但这个问题已经引起人们的关注。加拿大进行了一项关于"早产儿的红细胞保存时间(age of red blood cells in premature infants, ARIPI)"的随机对照试验,受试者为低出生体重儿,随机分组,一组给保存小于等于 7 天的红细胞(平均保存时间为 5.1 天,n = 188),另一组是保存时间 2~42 天的标准红细胞(平均保存时间为 14.6 天,n = 189)[55]。主要复合终点指标包括坏死性小肠结肠炎(necrotizing enterocolitis, NEC)、脑室内出血(intraventricular hemorrhage, IVH)和支气管肺发育不良。ARIPI 研究发现两组间的主要终点指标无显著差异,表明在早产儿人群中红细胞的保存时间对常见并发症发生率没有影响。

ARIPI 试验结论的可靠性受到质疑,因为该试验采用了宽松输血策略,使用的是 SAGM 保存的悬浮红细胞和用平均血液保存时间来计算结果,而该研究中所采用的宽松输血策略,红细胞保存液和保存时间并不能代表美国大多数医院的通常做法[56]。因此,尚不能确定早产儿并发症发生率是否与输陈旧红细胞之间存在因果关系[47]。

四、红细胞输注指征

有症状的贫血是新生儿单纯输血的主要指征。具体而言,在出生后 24 小时内,患儿静脉 Hb < 130g/L 时考虑输注红细胞。当患儿丢失约 10% 的血容量时应考虑输注红细胞。新生儿按 10ml/kg 的剂量输注 Hct>80% 的红细胞时,约能提升 Hb 值 30g/L。添加了 AS 保存液的红细胞 Hct 约为 65%,输入相同剂量此种红细胞后 Hb 增加值<20g/L(见表 24-2 的血液成分用量推荐和预期结果[57])。

表 24-2　婴幼儿血液成分输注及剂量[49]

成分	剂量	预期增加值
红细胞	10~15ml/kg	Hb 增加 20~30g/L*
新鲜冰冻血浆	10~15ml/kg	凝血因子增加 15%~20%(假设 100% 回收率)
血小板[浓缩或单采]	5~10ml/kg 或 1 单位/10kg(患者≥10kg)	血小板计数增加 50×10⁹/L(假设 100% 回收率)†
抗血友病因子冷沉淀物	1~2 单位/10kg	纤维蛋白原增加 60~100mg/dl(假设 100% 回收率)

注:* 预期增加值取决于使用的抗凝保存液:使用 CPD 和 CPDA-1 可提高 30g/L;使用 AS-1、AS-3、AS-5、AS-7 和 SAGM 可增加 20g/L。† 假定 50ml 血浆(源自全血采集)中 PLT≥5.5×10¹⁰,250~300ml 血浆(单采)中 Plt≥3.0×10¹¹。
CPD. 柠檬酸盐-磷酸盐-葡萄糖;CPDA-1. 柠檬酸盐-磷酸盐-葡萄糖-腺嘌呤-1;AS. 红细胞添加剂。

两项针对需要输血的早产儿(premature infants in need of transfusion, PINT)及其预后随访的随机对照研究(the follow-up of the premature infants in need of transfusion study, PINTOS),比较了对极低出生体重儿采取限制红细胞输注策略(Hb = 70g/L)与宽松输注策略(Hb = 100g/L)的疗效差异。爱荷华州大学研究结果显示,与宽松输血策略相比,采取限制输血策略患者的输血不良反应事件发生率更低(3.3 vs 5.2;p = 0.025)[58]。但采取限制输血策略的婴儿脑室周围白质软化和死亡发生率较高。PINT 研究(输血指征与爱荷华州大学研究一致)两组间无显著差异,其研究观察终点包括:死亡、支气管肺发育不良、早产儿视网膜病变(Ⅲ 期以上)或脑损伤(脑室周围白质软化、颅内出血 4 级或脑室扩大)[59]。PINTOS 研究表明,在出生后 18~24 个月,PINT 研究中采取限制输血组的婴儿比宽松输血组的婴儿更易有认知延迟[60]。但是,爱荷华州研究中对患者进行的随访得出相反的结果,给婴儿实施宽松输血会降低其在 7~10 岁时的大脑结构发育和功能,即长期神经认知功能下降[61,62]。

这些相互矛盾的研究结果,使得人们无法确定对低于 4 个月的婴儿采用限制还是宽松的红细胞输血策略。目前美国正在进行的早产儿输血研究(the Transfusion of Premature Infants Study, TOPS),给 22~26 个月校正年龄的早产儿实施高 Hb 阈值输注红细胞,以研究是否能降低其死亡率和神经发育不良[63]。

五、换血疗法

高胆红素血症是新生儿换血最常见的适应证。有时,换血疗法可用于去除临产母亲血液中的毒素、药物和化学药物。当婴儿体内药物剂量达到有毒水平时,或因早产和/或先天性代谢不全导致代谢产物的累积时,也可使用换血疗法[64,65]。

1. 换血疗法的生理 高浓度非结合胆红素可通过新生儿血脑屏障,聚集在基底节和小脑,并对中枢神经系统造成不可逆的损害,称为"核黄疸"。婴儿易患高胆红素血症,因为其肝脏处理胆红素的能力不足,以及血脑屏障发育不完善,胆红素易于通过。光疗(波长为 460 ~ 490nm 的蓝光或绿光可将间接胆红素转化为水溶性的异构体,促进其排出)是目前治疗高胆红素血症的首选方案,换血疗法则作为光疗失败患儿的替代疗法[66]。

换血疗法两个关键目的:一是去除间接胆红素;二是使残留胆红素最大限度地与白蛋白结合。此外,在抗体介导的溶血反应中,换血疗法可以去除游离抗体以及和抗体结合的红细胞,再将其替换为抗原阴性的红细胞。

换血应在核黄疸出现之前进行。足月婴儿当胆红素水平低于 25mg/dl 时很少发生核黄疸。然而,患病的极低出生体重儿当胆红素水平高于 8 ~ 12mg/dl 时就可能发生核黄疸[67]。

双倍血容量换血(足月儿按 85ml/kg 容量的两倍进行换血,极低出生体重儿按 100ml/kg 容量的两倍进行换血)可去除 70% ~ 90% 的循环红细胞和约 50% 的总胆红素[68]。然而,在第一次换血后,因为血管外组织和血浆中胆红素的重新分布,血浆胆红素水平可能再次升高,需要再次换血治疗。

2. 换血疗法时血液成分选择 通常将红细胞和 ABO 血型相容的新鲜冰冻血浆(fresh frozen plasma,FFP)混合进行换血。目前尚无最佳的混合血液成分的方法。常用保存时间少于 5 ~ 7 天且保存液为 CPDA-1 的红细胞,可以避免高钾血症和尽可能延长红细胞在患儿体内的存活时间[69]。当使用 AS 保存液的红细胞时,一些医院会去除含保存液的血浆以减少输血量。

大多数输血科提供 HbS 阴性,巨细胞病毒(cytomegalovirus,CMV)感染风险低(去除白细胞或血清 CMV 反应阴性),且经过辐照后的红细胞。辐照后应立即进行换血,以防止高钾血症。有专家建议

将红细胞洗涤或去除辐照红细胞的上清液,以防高血钾引起心律失常[70]。

在某些情况下,换血治疗时输入的葡萄糖量过大,会刺激婴儿胰腺释放胰岛素,导致反弹性低血糖[71]。因此,在换血开始的几个小时内应监测婴儿血糖水平。由于悬浮红细胞中不含血小板,因此在换血结束后应查血小板计数。

新生儿双倍血容量置换时,很少需要 1 单位以上的红细胞。用于置换的血液的 Hct 为 45% ~ 60%,包括富含凝血因子的血浆(根据估计的血容量)[70]。如果新生儿病情需要在换血后维持较高 Hct,换血开始时可以输注小剂量红细胞或使用高 Hct 的红细胞。用于置换的血液成分应充分混合,从而使整个血液交换过程中 Hct 维持在衡定水平。可以用置换出的最后一份血来检测婴儿的 Hct 和胆红素水平。

3. 换血疗法的血管通路 早产儿和足月儿出生后需要即刻换血时,可通过脐静脉留置管实施。当不能用脐静脉留置管时,可用小隐静脉置管代替。常用的换血技术有两种:等容法和手动反复抽注法。在等容法换血中,用两个相同口径的导管连接两个血管通路,由同一个微量泵调节置换量,允许同时抽出和注入血液。通常脐静脉用于输入,脐动脉用于抽出。手动反复抽注法是通过一个血管通路(常用脐静脉)完成,需要一个三通连接。三通分别连接到用于置换的血袋、患儿和一个带刻度的盛废液容器。换血时推荐使用标准的过滤器和输血管路加温器。

这两种方法每次抽出和注入的绝对最大血容量取决于婴儿的体重和血流动力学状态。通常,在 3 ~ 5min 一个循环内,去除和输入的血容量不超过 5ml/kg 或全血容量的 5%[69]。换血速度不宜太快,因为突然的血流动力学变化可能影响脑血流并改变颅内压,从而造成 IVH[72]。完成一次双倍血容量换血治疗通常需要 90 ~ 120min[69]。

六、血小板输注

轻、中度血小板减少症(血小板计数 < 150 × 10^9/L)是患病早产儿和足月儿中最常见的凝血异常。新生儿监护病房(intensive care units,ICU)里有约 20% 的婴儿会发生此类情况[73]。血小板减少的最常见原因是血小板的破坏增加,通常与患儿各种自限性疾病相关[74]。其他导致血小板减少的原因包括血小板生成减少,血小板分布异常,和/或大

量输血后的血小板稀释。某些罕见情况下,血小板减少症的发生可能是源于宫内破坏,这与父亲来源的血小板抗原激活母体产生自身免疫有关(见第23章)。

1. 输注指征　早产儿和足月婴儿,当血小板计数小于 $50×10^9/L$,常需要输注血小板,以治疗活动性出血或预防 IVH 的发生和发展[75,76]。

早产儿和婴儿预防输注血小板存在争议(见表24-3 输血适应证和阈值)[77,78]。成年患者除非血小板计数降到 $10×10^9/L$ 以下,否则很少出现严重出血并发症。与成年患者不同,合并其他疾病的早产儿可能会在较高血小板计数时发生出血[75]。导致早产儿出血风险增加的可能因素包括:①凝血因子浓度较低;②循环中的抗凝剂抑制凝血酶;③内源性或外源性血小板功能紊乱/高反应性;④血管脆性增加。

表 24-3　婴幼儿血小板输注指南[9,10]

伴有血小板减少症	不伴有血小板减少症
1. 血小板计数在 $<10×10^9/L$ 伴血小板生成障碍	1. 与血小板功能异常相关的活动性出血
2. 新生儿血小板计数 $<30×10^9/L$ 伴血小板生成障碍	2. 进行体外循环手术患者发生不明原因的失血过多
3. 稳定早产儿血小板计数 $<50×10^9/L$	3. 进行 ECMO 治疗的患者
● 伴活动性出血	● 血小板计数值 $<100×10^9/L$
● 或在有创性操作之前伴血小板生成障碍	● 或血小板计数较高但有出血
4. 患病早产儿血小板计数 $<100×10^9/L$	
● 伴活动性出血	
● 或 DIC 患者在进行有创性操作前	

注:DIC. 弥散性血管内凝血;ECMO. 体外膜肺氧合

早产儿常见的严重并发症是 IVH,大约 40% 的早产儿在出生后 72 小时内会发生 IVH。虽然预防性血小板输注可能增加血小板计数和缩短出血时间,但不会降低 IVH 的发病率。当 IVH > 2 级,血小板减少症与 IVH 发病率无关[79]。此时是否需要输注血小板及输注量仍存在争议[80]。输注血小板后 15 ~ 60 分钟查血小板计数可以帮助评估血小板的存活率,但血小板计数并不能预测其止血效果。

正在进行的一项关于新生儿血小板输注的研究,根据血小板输注阈值($25×10^9/L$ vs $50×10^9/L$)将早产儿随机分为两组进行血小板输注,比较两组患儿的死亡率和大量出血情况,可能会为更低的血小板输注阈值提供证据[81]。

2. 成分和剂量　已经证明,以 5 ~ 10ml/kg 的剂量输注浓缩血小板可提高新生儿血小板计数 $(50~100)×10^9/L$(取决于输注的血小板浓度)[30,73]。单采血小板的输注剂量与此相同。

血小板应当 ABO 同型/相容性输注,且不含有临床意义的红细胞不规则抗体。儿童特别是婴幼儿,因血容量少,应避免输入 ABO 血型不符的血浆[45]。如果需要给婴儿输入 ABO 血型不相容的血小板,可以通过减容法或盐水洗涤法去除血浆(见本单位操作指南)。但是,应避免用常规离心法去除血小板制剂中的血浆,因为可能会影响输注后血小板计数升高[82]。

此外,当血小板保存于注射器中时,pH 值会迅速降低,对患儿和已存在酸中毒的儿童,可能是潜在风险[83,84]。因此,当实施开放减容并将血小板制剂放入注射器中后,应尽早输注,在注射器中保存不应超过 4h。

七、血浆输注

新生儿维生素 k 依赖性凝血因子(Ⅱ,Ⅶ,Ⅸ和 X 因子)、接触因子(Ⅺ因子,Ⅻ因子,前激肽释放酶和高分子激肽原)均处于低水平,凝血实验室结果会受到影响(表 24-4)[85,86]。此外,天然的维生素 K 依赖性抗凝剂(蛋白 C 和蛋白 S)和非维生素 K 依赖性抗凝血酶蛋白在出生时也处于低水平[86]。尽管如此,健康新生儿的凝血和抗凝系统通常是保持平衡的,很少出现自发性出血和血栓形成(表 24-4)[87]。然而,新生儿凝血和抗凝系统的储备代偿能力有限。在出生后第一周,患病早产儿可能会发生严重出血。输冷沉淀和 FFP 可以治疗出血或凝血并发症,如弥散性血管内凝血(disseminated intravascular coagulation,DIC)[78,88]。

表 24-4　止凝血的实验室筛查:新生儿 vs 成人 *

	早产儿 vs 足月儿	新生儿 vs 较大儿童/成人	达到成人水平时的年龄[1]
aPTT	延长	延长	16 岁
PT	延长	相同或延长	16 岁
TT	延长	相同或延长	5 岁
BT	延长[2]	缩短	1 个月
PFA-100	延长[2]	缩短	1 个月
血栓弹力图			
R 值	相同	缩短	3 个月
K 值	相同	缩短	3 个月
G 值	更强	更强	3 个月

注: * 经 Revel-Vilk 许可修改[87] *
[1] 报告的最大年龄
[2] 在出生后 7～10 天内采集标本
aPTT. 活化部分凝血活酶时间;PT. 凝血酶原时间;PFA. 血小板功能分析;ROTEM. 旋转血栓弹力测定法;TEG. 血栓弹力图

1. 血浆　FFP 常用来治疗有出血倾向早产儿和足月儿或用于术前准备,特别是当存在多种凝血因子缺乏时,如新生儿出血性疾病或维生素 K 缺乏症(表 24-5)。FFP 的常用剂量是 10～15ml/kg,除非有明显的凝血因子消耗,此剂量可使所有凝血因子活性和水平提高 15%～20%[73,78]。但在无出血时输注血浆纠正凝血障碍,缺乏证据[78,88]。

表 24-5　新生儿和大龄儿童血浆输注指南[9,10]

新鲜冰冻血浆(FFP)	冷沉淀凝血因子
1. 弥散性血管内凝血的支持治疗 2. 血浆置换治疗 　● 当缺乏单一凝血因子浓缩剂时,如抗凝血酶缺乏,蛋白酶 C 或 S 缺乏,以及凝血因子 Ⅱ、Ⅴ、Ⅹ 和 Ⅺ 缺乏,但不仅限于这些凝血因子 　● 需要用 FFP 进行治疗性血浆置换时(可选用去冷沉淀血浆,即从 FFP 中去除了冷沉淀后的血浆) 3. 紧急情况下用于逆转华法林作用,如在有创性操作前有活动出血者 注:FFP 不用于扩容或加速伤口愈合	1. 低纤维蛋白原血症或纤维蛋白原异常血症,伴活动性出血 2. 低纤维蛋白原血症或纤维蛋白原异常血症,同时接受有创性操作者 3. 凝血因子 ⅩⅢ 缺乏伴活动性出血或进行有创性操作,无浓缩凝血因子 ⅩⅢ 可用时 4. 血友病 A 患者发生出血但固定捐献者的冷沉淀不足时(当重组因子 Ⅷ 或凝血因子 Ⅷ 浓缩剂无法获得时) 5. 制备纤维蛋白黏合剂 6. 血友病伴活动出血,仅当以下情况出现 　● 当去氨加压素(deamino-D-arginine vasopressin,DDAVP)无法获得、禁用或无效时 　● 当病毒灭活凝血因子 Ⅷ(含有血管性血友病因子)或血管性血友病重组浓缩剂无法获得时

为减少患者接触献血者次数,最大限度地减少血浆浪费,可以用多联袋将分离后的血浆冰冻成多个分袋血浆[69]。解冻后,这些分袋血浆可以分别发给多个患儿,在 24 小时内输注完毕。一些医院,将解冻超过 24 小时的血浆重新标签为"解冻血浆",可在接下来的 4 天内用作血浆的替代品(第 6 章)。

婴儿输注 FFP 必须 ABO 血型相同或相容,且不含有临床意义的不规则抗体。因为婴幼儿血容量小,随血浆输入的抗体可达到很高浓度。一些医院常用 AB 型 FFP,将一个单位的 FFP 分装成多个小包装,发放给多个新生儿。

2. 冷沉淀凝血因子　冷沉淀输注主要治疗因纤维蛋白原数量减少或功能低下(先天性或后天性)或凝血因子 ⅩⅢ 缺乏所致的疾病。冷沉淀通常与血小板和 FFP 联合治疗新生儿 DIC。通常,1 单位冷沉淀足以达到婴儿的止血效果。

冷沉淀首选 ABO 血型相容输注,因为大量输注 ABO 血型不符的冷沉淀可能导致直接抗球蛋白试验阳性,在极端情况下会导致轻度溶血[89,90]。

不推荐给凝血因子Ⅷ缺乏的患者输注冷沉淀,因为血友病 A 的标准治疗是使用重组凝血因子Ⅷ制品或病毒灭活的单克隆抗体纯化的血浆Ⅷ制品[91,92]。此外,冷沉淀仅在没有病毒灭活的血管假性血友病因子浓缩制品时,才用于治疗血管性血友病。有关冷沉淀使用的其他指南,请参见表 24-5[73]。

八、粒细胞输注

1. 适应证 粒细胞输注治疗新生儿脓毒血症的疗效不明确,很少使用,粒细胞的疗效可能与输注剂量相关。在输注粒细胞前,必须确认如下事项:①有细菌或真菌脓毒血症的明确证据;②中性粒细胞计数绝对值低于 $0.5×10^9$/L,伴慢性肉芽肿性疾病或白细胞黏附力减弱;③粒细胞储存池减少(如骨髓中 7% 的有核细胞是晚幼粒或更成熟的粒细胞)[93,94]。

2. 成分和剂量 浓缩粒细胞是由标准的单采技术或通过全血离心后的白膜层制成。婴儿常用剂量是 10~15ml/kg,其数量约为每千克体重 $1×10^9$~$2×10^9$ 个中性粒细胞[9,93]。治疗应每日进行,直至中性粒细胞计数达到正常和/或患儿的临床症状改善。

当患儿 T 细胞功能未成熟或有发生 TA-GVHD 风险时粒细胞成分必须进行辐照,而且如果受血者 CMV 血清反应阴性则必须输来自 CMV 血清反应阴性的献血者的粒细胞以防止病毒传播[23]。由于粒细胞制剂中含有大量红细胞内物质,因此,输注粒细胞必须与婴儿受血者红细胞 ABO 血型相容[23]。有医院还提供 D 抗原相容的粒细胞以减少 Rh 血型同种异体免疫。

九、输血过程管理

1. 静脉通路 对于 4 个月以下的患儿,建立静脉通路是输血过程中最困难的事情,特别是需要长期或持续静脉输液的早产儿。新生儿最常用脐静脉置管进行输液、输血和监测中心静脉压。如果恒速输注,可以通过 24G 和 25G 留置静脉管输注红细胞,而不致溶血;但使用更小口径留置针或留置管输血的效果尚不清楚。

2. 滤器和输血器 标准过滤器的要求见 18 章。

标准输血器的塑料管路会显著增加无效腔容量,在计算新生儿输血量时应该将这部分容量考虑在内。用于输血小板和其他小剂量血液成分的儿童输血装置,比标准输血装置无效腔量小。当使用生理盐水(saline,NS)冲洗输血管路时,应在 NS 进入患者体内前即停止,以降低血液稀释风险。

3. 输注速度 输注速度应取决于患儿的病情需要。尽管儿科专家担心快速输血可能会发生循环超负荷和电解质紊乱,但无明确证据表明会导致患儿发生脑室出血的风险增加。因此,非紧急情况下,单纯输血在 2~4 小时内完成。然而,在休克或严重出血时,通常需要快速输血。

十、新生儿特殊疗法和病情

1. 红细胞增多症 新生儿红细胞增多症的定义是出生后一周内任何时间的静脉血 Hct>65% 或 Hb>220g/L。约有 5% 的新生儿患有红细胞增多症,在早产儿和母亲罹患糖尿病的新生儿中发生率更高。一旦 Hct 升高到 65% 以上时,血液黏度增加,氧供减少。但是,新生儿红细胞增多症患儿,即使 Hct 低至 40% 时血液黏度也会呈指数增加[95]。由于婴儿通过增加心输出量来代偿血液黏度增加的能力有限,从而引发充血性心力衰竭。组织灌注不足可能导致中枢神经系统异常、肺功能衰竭、肾衰竭和 NEC。

部分换血疗法可使 Hct 维持在 55%~60% 之间,改善组织灌注,同时维持血容量。这种"换血"是通过去除患儿全血,用生理盐水或其他晶体溶液来替代。据报道 NEC 是输注血浆导致的并发症,所以不能用血浆做置换溶液[92]。

下面公式可用于计算部分换血疗法所需要的置换液量和去除的全血量:换液量 =[血容量×(Hct 实测值-Hct 期望值)]/Hct 实测值

2. 体外膜肺氧合 ECMO 是将血液从患者较大的静脉引出,通过 ECMO 机器排除 CO_2 和补充 O_2,然后再输回到患者体内,是一种持续时间较长的治疗方法。在婴幼儿群体,ECMO 已成为挽救生命的先进技术,用于救治胎粪吸入综合征、新生儿持续性肺动脉高压、先天性膈疝和脓毒血症导致的呼吸衰竭。它还用于心脏手术后的支持治疗。由于 ECMO 过程中输血标准指南尚未建立,不同医院会建立自己的实践准则。表 24-6 为 ECMO 输血提供了指导方案[96]。

表 24-6 ECMO 备血指南[96]

临床状况	紧急性	血液成分	血型	保存
心脏骤停	5~10min	2 单位 RBCs	O 型 Rh⁻红细胞	<14 天,AS
ECMO 意外	5~10min	2 单位 RBCs	O 型 Rh⁻红细胞	<14 天,AS
急进性感染性休克(非新生儿)	30min	2 单位 RBCs	O 型 Rh⁻红细胞或同型输注	<10 天,任何保存液
新生儿拟行 ECMO	1~2h	2 单位 RBCs 1 单位 FFP 1 单位血小板	O 型 Rh⁻红细胞 AB 型血浆	<10 天, CPD 或 CPDA
心脏 ICU	30~60min	2 单位 RBCs	同型输注	<7 天,AS
进展性呼吸衰竭或心力衰竭呼吸支持	数小时至数天	2 单位 RBCs	同型输注	<10 天,CPD

注:ECMO. 体外膜肺氧合;RBCs. 红细胞;AS. 红细胞添加剂;FFP. 新鲜冰冻血浆;CPD. 柠檬酸盐-磷酸盐-葡萄糖;CPDA. 柠檬酸盐-磷酸盐-葡萄糖-腺嘌呤;ICU. 重症监护室。

ECMO 治疗期间常发生出血并发症,原因复杂。可能是:①全身肝素化;②血小板功能紊乱;③血小板减少症;④其他凝血障碍;⑤人造的 ECMO 管路对血液的干扰。医院输血科一定要与 ECMO 工作小组密切沟通,遵守医院的 ECMO 操作规程,确保治疗安全、高效和一致。此外,血栓并发症也很常见。

通常 ECMO 需要 1~2 单位红细胞预充管路,要求 ABO 血型和 Rh 血型相同和交叉配型相合。此外,应给 ECMO 患者发放 1 单位同型 FFP。红细胞通常要求 HbS 阴性、新鲜(储存期<5~7 天),并经过辐照(需行 ECMO 的患者多为新生儿和/或潜在的器官移植受者),CMV 血清反应阴性的和/或去除白细胞[70]。由于 ECMO 循环过程消耗血小板,因此需要维持较高的血小板计数。然而,目前对于 ECMO 患者的输血缺乏循证指南。

3. 坏死性小肠结肠炎 NEC 是新生儿严重疾患,以肠黏膜缺血坏死为特征,并且伴有炎症、肠道产气微生物入侵,可致肠胀气,甚至穿越肠壁导致腹腔积气。小样本研究表明,红细胞输注可能是新生儿发生 NEC 的独立危险因子,meta 分析显示接受输血的新生儿发生 NEC 的风险增加(OR = 2)[97]。然而,更近的前瞻性研究,包括一项对极低出生体重儿的多中心前瞻性观察性队列研究表明,严重贫血(而不是输血)与 NEC 独立相关[98]。

第二节 4 个月以上的婴幼儿输血

一、红细胞输注

4 个月以上婴幼儿和成人在红细胞输注方面最显著的差别是:①血容量;②耐受失血的能力;③与年龄相匹配的 Hb 和 Hct 水平。4 个月以上婴幼儿群体中,红细胞输注最常见的适应证是治疗或预防因红细胞减少引起的组织缺氧,主要是由于手术、慢性疾病性贫血或血液恶性肿瘤引起的红细胞减少。而对于血红蛋白病患儿,需要长期输注红细胞,既可以缓解组织缺氧,亦能抑制内源性 Hb 的产生。表 24-7 是 4 个月以上婴幼儿输血指南。

表 24-7 4 个月以上婴幼儿患者红细胞输注指南[9,10]

1. 拟施急诊手术的术后重度贫血患者
2. 其他措施治疗无效的术前贫血
3. 术中失血>总血容量的 15%
4. Hct<24%,同时
   - 围手术期有贫血的症状和体征
   - 正在接受化疗或放疗
   - 有症状的慢性(先天性或获得性)贫血
5. 急性失血并伴有不能纠正的低血压
6. Hct<40%,同时
   - 合并严重的肺疾病
   - 正在实施体外膜肺氧合治疗
7. 镰状细胞病,同时伴有
   - 脑血管意外
   - 急性胸痛综合征
   - 脾肿大
   - 再生障碍性贫血危象
   - 复发性阴茎异常勃起
   - 需全身麻醉的术前患者(目标 Hb 水平为 100g/L)
8. 为红细胞生成障碍患者提供慢性长期输血(例如:治疗无效的 β-地中海贫血和单纯红细胞再生障碍综合征患者)

在接受红细胞输注前,所有 4 个月以上患儿都需要进行 ABO 和 Rh 血型的检测以及筛查有临床意义的抗体。血型相容性检测应根据《AABB 标准》进行[23]。

1. 镰状细胞病 慢性输血治疗可以降低镰状

细胞病(sickle cell disease,SCD)患者含血红蛋白 S (hemoglobin S,HbS)的红细胞比例,减少镰状红细胞,并防止血液黏度增加。研究表明如果将 Hb 水平维持在 80～90g/L 之间,且 HbS 水平<30%,SCD 患者中风复发风险降至 10% 以下[99,100]。对于患有镰状细胞病和无症状性脑梗死(silent cerebral infarcts,SCIs)的儿童,输血治疗在预防中风和无症状性脑梗死的复发方面比羟基脲和放血疗法[101]或观察法更加有效[102,103]。

每隔 3～4 周接受单纯输血或部分换血疗法。自动红细胞置换也可用于预防 SCD 患者的铁超载[104]。有关 SCD 及单纯或慢性红细胞输注指南,请参见表 24-7。需要指出的是,SCD 患者输注的红细胞应 HbS 阴性并且去除白细胞,以防止 HLA 同种异体免疫,降低拟行干细胞移植患儿血小板输注无效发生率。

(1) SCD 患者红细胞异体免疫:SCD 患者异体免疫发生率最高[105,106]。这些抗体是针对 Rh、Kell、Duffy 和 Kidd 系统抗原产生的。在开始输血前,许多 SCD 治疗中心会对患者红细胞进行深入的表型或基因型分析,根据分析结果优先选择抗原 (Rh 和 Kell 血型系统)匹配的红细胞输注以降低同种异体免疫发生率[107,108]。红细胞基因分型可以识别更多的表型,提供关于 Rh 等位基因变异的信息(这种变异表现为可能表型为阴性但产生了针对 Rh 抗原的抗体),并提供常见沉默突变的结果[109]。但是由于表型相容的红细胞既昂贵[110]又难以获得[111],因此,此种分型的处理方式存在争议,特别是对那些尚未发生异体免疫的患者。

在美国和加拿大的学术机构,对于尚未发生异体免疫的 SCD 患者最常见的预防方案是输注 ABO/Rh 血型相容且 C、E、K 抗原相容的血液成分[112]。一旦患者产生红细胞抗体后,扩大对红细胞抗原(Fy,Jk,S)的配型有利于进一步防止异体免疫反应[113]。

(2) SCD 患者输注红细胞的其他不良反应:SCD 患者长期输血的获益已经明确,但风险并存,如铁超载(会导致器官功能障碍)[114]、红细胞低频抗原同种免疫,以及红细胞去除治疗时献血者暴露风险。此外,SCD 患者还存在延迟性溶血性输血反应等危及生命的输血风险。早期羟基脲治疗已被证明可以减少输血、住院、血管闭塞性疼痛危象和急性胸部综合征,现在已成为血红蛋白 SS 或 Sβ⁺型地中海贫血患儿的标准治疗方法[112,115]。目前 SCD 患者行造血干细胞移植的最佳适应证尚未确定[116]。

如果输血后患者 Hb 水平降低,提示患者可能发生了高溶血综合征,主要以输血后患者自体红细胞以及输注的红细胞破坏为特征,原因不明。如果怀疑发生高溶血综合征,应立即停止输血,给予糖皮质激素联合静脉内丙种球蛋白治疗可能有效[117,118]。这类患者也应密切监测自身抗体的形成[108,119]。

2. 地中海贫血 地中海贫血患者重度贫血时,输注红细胞可改善组织氧供和抑制髓外(肝、脾、骨髓)红细胞的生成,以降低远期并发症。大多数输血方案将目标 Hb 水平维持在 80～100g/L,即能够保证患者的正常生长和发育。地中海贫血患儿即使不输血也可能发生铁超载,需在儿童早期开始螯合疗法治疗[120]。

二、血小板和血浆输注

在年龄较大的婴儿和儿童中,在接受化疗时常会进行血小板预防性输注。对于这些患儿,血小板输注指征通常是血小板计数在(10～20)×10⁹/L 之间,尽管血小板计数并不是血小板输注的唯一决定因素。预防性血小板输注剂量(the prophylactic platelet dose,PLADO)的研究显示,对于由再生障碍性贫血引起的血小板减少的患儿,血小板输注剂量对中到重度出血发生率无影响[121]。对 PLADO 研究中的一个亚组分析,198 名儿童关于血小板预防性输注的亚组研究显示:与成人相比,相同的血小板计数范围内,儿童出血风险更高[122]。因此,以 10×10⁹/L 作为血小板输注阈值进行预防性血小板输注时,不同剂量的血小板对成年人和儿童的出血风险似乎没有影响。达到预期数量血小板需要输注的血小板剂量见表 24-1。

较大的婴儿和儿童血小板和血浆输注指征与成年人相似。表 24-3 和表 24-5 提供了血小板、新鲜冰冻血浆和冷沉淀输注指征。最近一项以入住 ICU 的 831 例患儿为对象的前瞻性观察研究发现,血浆输注是新增或者进展性多器官功能衰竭、医源性感染、住院时间延长的独立危险因素[123]。此时血浆输注应当谨慎选择。冷沉淀的输注指征与新生儿相似(见"冷沉淀凝血因子")。

三、粒细胞输注

4 个月以上婴幼儿粒细胞输注指征与 4 个月以下新生儿一致,即顽固性粒细胞减少症和粒细胞功能障碍合并细菌和/或真菌感染(见"粒细胞输注")。对于年龄较大的儿童和成年人,粒细胞最

小治疗量推荐是 $1×10^{10}$ 个细胞/kg,优先选择使用 G-CSF 或者类固醇动员献血者,可以收集 $4~8×10^{10}$ 个粒细胞[9,91,93]。如果患儿体重超过 20kg,可以输入半个单位或一个单位,具体取决于患儿的血容量情况。

为了让更多患儿获得更大剂量的粒细胞,献血者可以使用类固醇、生长因子[例如,粒细胞集落刺激因子(granulocyte colony-stimulating factor, G-CSF)]或两者联合来动员粒细胞生成。一项多中心研究中,将有全身细菌或真菌感染的中性粒细胞减少并进行标准抗生素治疗的成人和儿童患者,随机分为粒细胞组(通过用 G-CSF 或者类固醇来刺激献血者获得)和对照组,结果显示合并使用粒细胞治疗组,在死亡率和细菌应答上并没有优势。然而,该研究由于获益较小而提前结束,缺乏足够的权重来阐述粒细胞输注的功效[93]。因此,仍然缺乏明确的证据支持经 G-CSF 和类固醇联合动员获得的粒细胞制剂的效果。

四、全血输注

儿童输注全血的适应证有限。早在 1990 年,Manno 等人[124]研究儿童心脏直视手术中,比较库存全血和新鲜全血的止血效果,结果使用新鲜全血有助于改善止血效果以及减少全身性炎症。该研究对象为实施体外循环(cardiopulmonary bypass, CPB)手术且小于 2 岁的患儿,与输注重组全血(红细胞、血浆和血小板按比例输注)组相比,输注新鲜全血(48 小时以内)组在术后 24 小时的平均出血量低于前者。值得注意的是,大于 2 岁患儿在进行简单的房室间隔缺损修补手术时,输注 48 小时内的新鲜全血与重组全血相比无明显优势。新鲜全血止血效果好是由于其血小板的功能好。2004年,另外一项研究发现 1 岁以内的患儿行体外循环时,输注 48 小时以内的全血和重组全血,两组在术后出血和炎症指标方面均无明显差异。相反,用全血预充 CPB 可增加患儿在 ICU 停留时间和体液正衡(过量)[125]。因此,如果能从当地血站或医院血库获得新鲜全血,尽量在 CPB 后输注新鲜全血,但其效果可能不及在 CPB 中输注。

第三节 儿童输血不良反应的预防

一、巨细胞病毒感染的预防

易感个体(如新生儿、免疫功能低下患者)感染 CMV 的临床表现各异,从无症状的血清学改变到多器官受累、病毒血症和死亡。CMV 感染主要有以下几个途径:通过胎盘感染;分娩过程中感染;母乳传播;与已感染人员直接接触感染;输血感染。当前由输血导致的 CMV 感染风险似乎低于以往报道的 1% ~ 3%[126]。母亲 CMV 血清检测阴性的低体重新生儿(<1 200g),多次输血感染 CMV 的风险更高[27,127]。

输注去除白细胞或 CMV 阴性献血者的血液可降低经输血感染 CMV 的风险,和成人的效果一致[126]。在一项非随机试验中发现,输注来源于 CMV 阴性献血者的去白细胞血液成分能完全预防极低出生体重儿经输血所致 CMV 感染[128]。然而,如果不能同时满足以上两个条件,去白细胞血液成分通常亦足以预防经输血 CMV 感染[129]。

二、去白细胞血液成分

输注去白细胞血液成分可降低经输血传播 CMV 的风险、预防非溶血性发热输血反应,并降低 HLA 同种免疫反应发生风险[130]。

三、辐照血

辐照血液成分主要用于免疫功能低下的受血者,以预防输血相关性移植物抗宿主病(表 24-8)。专家对辐照方法有不同观点。因此,具体方案应根据患者人群,设备条件,以及可行性来决定。辐照处理过程,辐照血质量控制和质量保证的具体内容详见第 1 章和第 17 章[131]。

表 24-8 儿童使用辐照血液成分指南[9,10]

出生时体重低于 1 200g 的早产儿	
有右侧情况的患儿	● 已知或疑为细胞免疫功能缺陷者
	● 由于化疗或放疗导致的严重免疫抑制者
接受右侧血液成分的患儿	● 来自亲属的血液
	● HLA 相合或交叉相合的血小板成分
	● 粒细胞输注

四、减容和洗涤

不能耐受循环血容量增加的患者(如肾缺血或心脏功能不全患者)输血时,常需减少血液成分中的血浆含量(通常指血小板,因为悬浮红细胞几乎不含血浆)。1993 年,AABB 儿科血液治疗委员会规定,需限制液体量的婴儿输注浓缩血小板时应该减容[75]。血小板减容方法已出版(方法 6-13)[132]。然而,最佳离心速率和制备方法仍需进一步明确。与其他血小板改良处理一样,血小板减容可能导致血小板总数减少和活化[133]。

盐水洗涤红细胞和血小板主要用于减少由于血浆引起的严重过敏反应风险。还能去除红细胞中的抗凝剂保存液和高浓度钾离子,而仅单纯离心处理即可做到。当新生儿或婴儿需要输注母亲的血液时,母亲的血液应当经过洗涤以去除抗体并进行辐照后才能输用。

五、病原体灭活

病原体灭活的方法已被食品药品监督管理局批准用于多种血液成分,并已在一些欧洲国家使用多年,包括儿童[134,135]。但是,有关这种方法能否改善儿科患者输血的安全性尤其是预防输血相关传染性疾病和 TA-GVHD 的研究尚未见报道(见第 7 章)。

六、红细胞保存时间

为避免肾功能衰竭、无尿、或接受快速输注 RBC(如 ECMO)的患者出现高钾血症,要尽可能输注<7 天的 RBCs。为患儿输注新鲜 RBC 就像成人输注 RBC 一样,缺乏随机对照研究的支持。

在一项包括 290 名儿童(年龄:6 ~ 60 个月)的完全随机非劣效性试验中(大多数儿童为疟疾或者 SCD 患者,血红蛋白水平 ≤5g/dl 且乳酸水平 ≥5mmol/L),输注保存时间长的 RBCs(25 ~ 35 天)与输注新鲜的 RBCs(1 ~ 10 天)相比,输注后 24h 乳酸水平并没有统计学差异。两组间的临床评估指标:脑血氧饱和度、电解质异常、不良事件、生存率、30 天恢复率也均无明显差异[136]。

正在进行的一项多中心试验(ABC PICU 试验),比较 ICU 患儿输注保存时间<7 天的红细胞或标准年龄红细胞的临床结果[137],暂时还没有证据支持儿科患者应输注新鲜红细胞。

七、儿科患者大量输血

创伤是导致婴儿、儿童和青年(1 ~ 21 岁)死亡的主要原因。虽然创伤很少导致失血性休克,甚至需要大量输血,但创伤后复苏仍极具挑战性。

目前支持小儿大量输血策略(massive transfusion protocol,MTP)的证据有限,但仍有几家儿童医院使用 MTPs 以改善创伤所致大出血患儿的预后[138]。由于儿童试验很难完成而缺乏大规模临床研究,因此儿科患者红细胞、血浆和血小板的输注比例尚无定论[139-143]。最近报道的一项多中心试验发现,严重外伤及大出血的成年人,输注血浆:血小板:红细胞比例为 1∶1∶1 与输注比例为 1∶1∶2 相比,24 小时和 30 天死亡率均无明显差异。然而,输注比例为 1∶1∶1 的患者组,其输血 24 小时后因出血所致死亡的发生率相对较低,因此,许多创伤中心采用这个比例进行输注,包括大龄的儿童[144]。

尽管有研究指出小儿 MTP 具有可行性,既可以快速提供配比合理的血液成分,又可降低血栓栓塞的风险,但儿童的 MTP 实施和最佳血液成分比例仍需要制定标准[140,142,143]。

要点

1. 红细胞是新生儿最常用的血液成分。

2. 频繁失血,包括反复采血导致的医源性失血,是新生儿输注红细胞的重要原因。

3. 足月新生儿的血容量约 85ml/kg,而早产儿血容量为 100ml/kg。

4. 4 个月以下的患儿首次检测血型必须包括红细胞的 ABO 血型和 RhD 血型,以及筛查患儿或其母亲的不规则抗体。满足以下所有条件时,可省去住院期间交叉配血和重复的红细胞 ABO 血型和 RhD 血型鉴定:抗体筛查阴性;输注 O 型、ABO 同型或 ABO 血型相容的红细胞;输注 RhD 阴性或与患者 RhD 同型血液。4 个月以下患儿不必要检测抗-A 和抗-B 的反定型试验。

5. 尽管采用保存 RBC 可导致血钾上升,但在 4 个月以下的婴儿,小剂量(10 ~ 15ml/kg)缓慢输注 RBCs(不论保存溶液种类)对其血清钾浓度影响不大。

6. 在血液制备过程中,如果血液从母袋分装到子袋时使用无菌接驳装置(封闭系统),分装后的子袋血有效期与母袋血相同。

7. 婴幼儿应避免输注 ABO 不相容的血浆,因为他们的血容量和血浆容量小。如果必须输注 ABO 血型不相容的血小板,应通过减容的方法去除血浆。

8. 长期输注红细胞使 SCD 患儿的血红蛋白 S 水平维持在 30% 以下,是降低 SCD 患儿卒中复发风险的首选治疗方法。镰状细胞病患者最容易产生同种免疫反应。最常见的是对 Rh、Kell、Duffy 和 Kidd 抗原系统产生抗体。许多镰状细胞治疗中心试图通过输注与受血者抗原表型匹配的红细胞来预防同种免疫反应。此方法存在争议且不同中心方法并不一样,因为获取足够的表型相同的红细胞十分困难且昂贵。

9. 为了降低易感人群(如低体重新生儿和免疫功能低下儿童)经输血感染 CMV 的风险,可采用去白细胞或来自 CMV 血清阴性献血者的血液成分。

参考文献

1. Hillyer CD, Mondoro TH, Josephson CD, et al. Pediatric transfusion medicine: Development of a critical mass. Transfusion 2009;49:596-601.

2. Hume H, Bard H. Small volume red blood cell transfusions for neonatal patients. Transfus Med Rev 1995;9:187-99.

3. Blanchette V, Doyle J, Schmidt B, et al. Hematology. In: Avery G, Fletcher M, MacDonald M, eds. Neonatology: Pathophysiology and management of the newborn. 4th ed. Philadelphia: JB Lippincott, 1994:952-99.

4. Brugnara C, Platt OS. The neonatal erythrocyte and its disorders. In: Nathan DG, Orkin SH, eds. Nathan and Oski's hematology of infancy and childhood. 7th ed. Philadelphia: WB Saunders, 2009:21-66.

5. Dame C, Fahnenstich H, Freitag P, et al. Erythropoietin mRNA expression in human fetal and neonatal tissue. Blood 1998;92:3218-25.

6. Sisson TR, Whalen LE, Telek A. The blood volume of infants. II. The premature infant during the first year of life. J Pediatr 1959;55:430-46.

7. Fabres J, Wehrli G, Marques MB, et al. Estimating blood needs for very-low-birth-weight infants. Transfusion 2006;46:1915-20.

8. Wallgren G, Hanson JS, Lind J. Quantitative studies of the human neonatal circulation. 3. Observations on the newborn infants central circulatory responses to moderate hypovolemia. Acta Paediatr Scand 1967;(Suppl 179):45.

9. Roseff SD, Luban NL, Manno CS. Guidelines for assessing appropriateness of pediatric transfusion. Transfusion 2002;42:1398-413.

10. Wong EC, Paul W. Intrauterine, neonatal, and pediatric transfusion. In: Mintz PD, ed. Transfusion therapy: Clinical principles and practice. 3rd ed. Bethesda, MD: AABB Press, 2010: 209-51.

11. Ohls RK. Evaluation and treatment of anemia in the neonate. In: Christensen RD, ed. Hematologic problems of the neonate. Philadelphia: WB Saunders, 2000:137-69.

12. Halvorsen S, Bechensteen AG. Physiology of erythropoietin during mammalian development. Acta Paediatr Suppl 2002;91:17-26.

13. Ohls RK, Christensen RD, Kamath-Rayne BD, et al. A randomized, masked, placebo-controlled study of darbepoetin alfa in preterm infants. Pediatrics 2013;132:e119-27.

14. Ohlsson A, Aher SM. Early erythropoietin for preventing red blood cell transfusion in preterm and/or low birth weight infants. Cochrane Database Syst Rev 2014;(4): CD004863.

15. Aher SM, Ohlsson A. Late erythropoietin for preventing red blood cell transfusion in preterm and/or low birth weight infants. Cochrane Database Syst Rev 2014;(4): CD004868.

16. Kandasamy Y, Kumar P, Hartley L. The effect of erythropoietin on the severity of retinopathy of prematurity. Eye 2014;28:814-18.

17. Doege C, Pritsch M, Fruhwald MC, et al. An association between infantile haemangiomas and erythropoietin treatment in preterm infants. Arch Dis Child Fetal Neonatal Ed 2012; 97:F45-9.

18. Henry E, Christensen RD, Sheffield MJ, et al. Why do four NICUs using identical RBC transfusion guidelines have different gestational age-adjusted RBC transfusion rates? J Perinatol 2015;35:132-6.

19. Carroll PD, Widness JA. Nonpharmacological, blood conservation techniques for preventing neonatal anemia—effective and promising strategies for reducing transfusion. Semin Perinatol 2012;36:232-43.

20. Barcelona SL, Cote CJ. Pediatric resuscitation

in the operating room. Anesthesiol Clin North Am 2001;19:339-65.

21. Luban NL, Mikesell G, Sacher RA. Techniques for warming red blood cells packaged in different containers for neonatal use. Clin Pediatr 1985;24:642-4.

22. DePalma L. Review: Red cell alloantibody formation in the neonate and infant: Considerations for current immunohematologic practice. Immunohematology 1992;8:33-7.

23. Ooley PW, ed. Standards for blood banks and transfusion services. 30th ed. Bethesda, MD: AABB, 2016.

24. Sanders MR, Graeber JE. Posttransfusion graft-versus-host disease in infancy. J Pediatr 1990;117:159-63.

25. Ruhl H, Bein G, Sachs UJH. Transfusion-associated graft-versus-host disease. Transfus Med Rev 2009;23:62-71.

26. Ohto H, Anderson KC. Posttransfusion graft-versus-host disease in Japanese newborns. Transfusion 1996;36:117-23.

27. Strauss RG. Data-driven blood banking practices for neonatal RBC transfusions. Transfusion 2000;40:1528-40.

28. Devine DV, Schubert P. Pathogen inactivation technologies: The advent of pathogen-reduced blood components to reduce blood safety risk. Hematol Oncol Clin North Am 2016;30:609-17.

29. Dincsoy MY, Tsang RC, Laskarzewski P, et al. The role of postnatal age and magnesium on parathyroid hormone responses during "exchange" blood transfusion in the newborn period. J Pediatr 1982;100:277-83.

30. Strauss RG. Transfusion therapy in neonates. Am J Dis Child 1991;145:904-11.

31. Strauss RG. Neonatal transfusion. In: Anderson KC, Ness PN, eds. Scientific basis of transfusion medicine: Implications for clinical practice. 2nd ed. Philadelphia: WB Saunders, 2000:321-6.

32. Strauss RG. Routinely washing irradiated red cells before transfusion seems unwarranted. Transfusion 1990;30:675-7.

33. McDonald TB, Berkowitz RA. Massive transfusion in children. In: Jefferies LC, Brecher ME, eds. Massive transfusion. Bethesda, MD: AABB, 1994:97-119.

34. Lee AC, Reduque LL, Luban NLC, et al. Transfusion-associated hyperkalemic cardiac arrest in pediatric patients receiving massive transfusion. Transfusion 2014;54:244-54.

35. Hall TL, Barnes A, Miller JR, et al. Neonatal mortality following transfusion of red cells with high plasma potassium levels. Transfusion 1993;33:606-9.

36. Fung MK, Roseff SD, Vermoch KL. Blood component preferences of transfusion services supporting infant transfusions: A University HealthSystem Consortium benchmarking study. Transfusion 2010;50:1921-5.

37. Wong EC, Luban NL. Hematology and oncology. In: Slonim AD, Pollack MM, eds. Pediatric critical care medicine. Philadelphia: Lippincott, Williams and Wilkins, 2006:157-95.

38. Strauss RG, Burmeister LF, Johnson K, et al. AS-1 red cells for neonatal transfusions: A randomized trial assessing donor exposure and safety. Transfusion 1996;36:873-8.

39. Strauss RG, Burmeister LF, Johnson K, et al. Feasibility and safety of AS-3 red blood cells for neonatal transfusions. J Pediatr 2000;136:215-19.

40. New HV, Berryman J, Bolton-Maggs PHB, et al. Guidelines on transfusion for fetuses, neonates and older children. Br J Haematol 2016;175:784-828.

41. Girelli G, Antoncecchi S, Casadei AM, et al. Recommendations for transfusion therapy in neonatology. Blood Transfus 2015;13:484-97.

42. Roseff SD. Pediatric blood collection and transfusion technology. In: Herman JK, Manno CS, eds. Pediatric transfusion therapy. Bethesda, MD: AABB Press, 2002:217-47.

43. Strauss RG. Selection of white cell-reduced blood components for transfusions during early infancy. Transfusion 1993;33:352-7.

44. Ludvigsen CWJ, Swanson JL, Thompson TR, et al. The failure of neonates to form red blood cell alloantibodies in response to multiple transfusions. Am J Clin Pathol 1987;87:250-1.

45. Josephson CD, Castillejo M, Grima K, et al. ABO-mismatched platelet transfusions: Strategies to mitigate patient exposure to naturally occurring hemolytic antibodies. Transfus Apher Sci 2010;42:83-8.

46. Wang-Rodriguez J, Mannino FL, Liu E, et al. A novel strategy to limit blood donor exposure and blood waste in multiply transfused premature infants. Transfusion 1996;36:64-70.

47. Liu EA, Mannino FL, Lane TA. Prospective, randomized trial of the safety and efficacy of a limited donor exposure transfusion program for premature neonates. J Pediatr 1994;125:92-6.

48. Bednarek FJ, Weisberger S, Richardson DK, et al. Variations in blood transfusions among newborn intensive care units. SNAP II study group. J Pediatr 1998;133:601-7.

49. Maier RF, Sonntag J, Walka MM, et al. Changing practices of red blood cell transfusions in infants with birth weights less than 1000 g. J Pediatr 2000;136:220-4.

50. Levy GJ, Strauss RG, Hume H, et al. National survey of neonatal transfusion practices: I. Red blood cell therapy. Pediatrics 1993;91:523-9.

51. Goodstein MH, Herman JH, Smith JF, et al. Metabolic consequences in very low birth weight infants transfused with older AS-1 preserved erythrocytes. Pediatr Pathol Lab Med 1999;18:173-85.

52. Rock G, Poon A, Haddad S, et al. Nutricel as an additive solution for neonatal transfusion. Transfus Sci 1999;20:29-36.

53. Luban NL, Strauss RG, Hume HA. Commentary on the safety of red cells preserved in extended-storage media for neonatal transfusions. Transfusion 1991;31:229-35.

54. Tuchschmid P, Mieth D, Burger R, et al. Potential hazard of hypoalbuminemia in newborn babies after exchange transfusions with ADSOL red blood cell concentrates. Pediatrics 1990;85:234-5.

55. Fergusson DA, Hébert P, Hogan DL, et al. Effect of fresh red blood cell transfusions on clinical outcomes in premature, very low-birth-weight infants: The ARIPI randomized trial. JAMA 2012;308:1443-51.

56. Patel RM, Josephson CD. Storage age of red blood cells for transfusion of premature infants. JAMA 2013;309:544-5.

57. Wong E, Roseff SD, eds. Pediatric hemotherapy data card. Bethesda, MD: AABB, 2015.

58. Bell EF, Strauss RG, Widness JA, et al. Randomized trial of liberal versus restrictive guidelines for red blood cell transfusion in preterm infants. Pediatrics 2005;115:1685-91.

59. Kirpalani H, Whyte RK, Andersen C, et al. The premature infants in need of transfusion (PINT) study: A randomized, controlled trial of a restrictive (low) versus liberal (high) transfusion threshold for extremely low birth weight infants. J Pediatr 2006;149:301-7.

60. Whyte RK, Kirpalani H, Asztalos EV, et al. Neurodevelopmental outcome of extremely low birth weight infants randomly assigned to restrictive or liberal hemoglobin thresholds for blood transfusion. Pediatrics 2009;123:207-13.

61. McCoy TE, Conrad AL, Richman LC, et al. Neurocognitive profiles of preterm infants randomly assigned to lower or higher hematocrit thresholds for transfusion. Child Neuropsychol 2011;17:347-67.

62. Nopoulos PC, Conrad AL, Bell EF, et al. Long-term outcome of brain structure in premature infants: Effects of liberal vs restricted red blood cell transfusions. Arch Pediatr Adolesc Med 2011;165:443-50.

63. Kirpalani H, Bell E, D'Angio C, et al. Transfusion of prematures (TOP) trial: Does a liberal red blood cell transfusion strategy improve neurologically-intact survival of extremely-low-birth-weight infants as compared to a restrictive strategy? Version 1.0 (October 8, 2012). Bethesda, MD: National Institutes of Health, 2012. [Available at https://www.nichd.nih.gov/about/Documents/TOP_protocal.pdf (accessed April 6, 2017).]

64. Ballard RA, Vinocur B, Reynolds JW, et al. Transient hyperammonemia of the preterm infant. N Engl J Med 1978;299:920-5.

65. Leonard JV. The early detection and management of inborn errors presenting acutely in the neonatal period. Eur J Pediatr 1985;143:253-7.

66. American Academy of Pediatrics Subcommittee on Hyperbilirubinemia. Management of hyperbilirubinemia in the newborn infant 35 or more weeks of gestation. Pediatrics 2004;114:297-316.

67. Kliegman RM, Stanton BMD, St. Geme J, Schor NF, eds. Nelson's textbook of pediatrics. 20th ed. Philadelphia: WB Saunders, 2016.

68. Valaes T. Bilirubin distribution and dynamics of bilirubin removal by exchange transfusion. Acta Paediatr Scand 1963;52:604.

69. Wong EC, Pisciotto PT. Technical considerations/mechanical devices. In: Hillyer CD, Strauss RG, Luban NLC, eds. Handbook of pediatric transfusion medicine. London: Elsevier Academic Press, 2004:121-8.

70. Luban NL. Massive transfusion in the neonate. Transfus Med Rev 1995;9:200-14.

71. Weisz B, Belson A, Milbauer B, et al. [Complications of exchange transfusion in term and preterm newborns]. Harefuah 1996;130:170-3.

72. Bada HS, Chua C, Salmon JH, et al. Changes in intracranial pressure during exchange transfusion. J Pediatr 1979;94:129-32.

73. Blanchette VS, Kuhne T, Hume H, et al. Platelet transfusion therapy in newborn infants. Transfus Med Rev 1995;9:215-30.

74. Castle V, Andrew M, Kelton J, et al. Frequency and mechanism of neonatal thrombocytopenia. J Pediatr 1986;108:749-55.

75. Andrew M, Vegh P, Caco C, et al. A randomized, controlled trial of platelet transfusions in thrombocytopenic premature infants. J Pediatr 1993;123:285-91.

76. Honohan A, van't Ende E, Hulzebos C, et al. Posttransfusion platelet increments after different platelet products in neonates: A retrospective cohort study. Transfusion 2013;53:3100-9.

77. New HV, Stanworth SJ, Engelfriet CP, et al. Neonatal transfusions. Vox Sang 2009;96:62-85.

78. Poterjoy BS, Josephson CD. Platelets, frozen plasma, and cryoprecipitate: What is the clinical evidence for their use in the neonatal intensive care unit? Semin Perinatol 2009;33:66-74.

79. von Lindern JS, van den Bruele T, Lopriore E, et al. Thrombocytopenia in neonates and the risk of intraventricular hemorrhage: A retrospective cohort study. BMC Pediatrics 2011;11:16.

80. Josephson CD, Su LL, Christensen RD, et al. Platelet transfusion practices among neonatologists in the United States and Canada: Results of a survey. Pediatrics 2009;123:278-85.

81. Curley A, Venkatesh V, Stanworth S, et al. Plate-

lets for neonatal transfusion - study 2: A randomised controlled trial to compare two different platelet count thresholds for prophylactic platelet transfusion to preterm neonates. Neonatology 2014;106:102-6.

82. Honohan A, Tomson B, van der Bom J, et al. A comparison of volume-reduced versus standard HLA/HPA-matched apheresis platelets in alloimmunized adult patients. Transfusion 2012;52:742-51.

83. Pisciotto PT, Snyder EL, Snyder JA, et al. In vitro characteristics of white cell-reduced single-unit platelet concentrates stored in syringes. Transfusion 1994;34:407-11.

84. Diab Y, Wong E, Criss VR, et al. Storage of aliquots of apheresis platelets for neonatal use in syringes with and without agitation. Transfusion 2011;51:2642-6.

85. Andrew M, Paes B, Johnston M. Development of the hemostatic system in the neonate and young infant. Am J Pediatr Hematol 1990;12:95-104.

86. Monagle P, Barnes C, Ignjatovic V, et al. Developmental haemostasis: Impact for clinical haemostasis laboratories. Thromb Haemost 2006;95:362-72.

87. Revel-Vilk S. The conundrum of neonatal coagulopathy. Hematology Am Soc Hematol Educ Program 2012;2012:450-4.

88. Motta M, Del Vecchio A, Radicioni M. Clinical use of fresh-frozen plasma and cryoprecipitate in neonatal intensive care unit. J Matern Fetal Neonatal Med 2011;24:129-31.

89. AABB, America's Blood Centers, American Red Cross, Armed Services Blood Program. Circular of information for the use of human blood and blood components. Bethesda, MD: AABB, 2017.

90. Bandarenko N, King K, eds. Blood transfusion therapy: A physician's handbook. 12th ed. Bethesda, MD: AABB, 2017.

91. Wong ECC, Roseff SD, King KE, eds. Pediatric transfusion: A physician's handbook. 4th ed. Bethesda, MD: AABB, 2015.

92. Di Paola J, Montgomery RR, Gill JC, Flood V. Hemophilia and von Willebrand disease. In: Orkin SH, Fisher DE, Ginsburg D, et al, eds. Nathan and Oski's hematology and oncology of infancy and childhood. 8th ed. Philadelphia: Elsevier Saunders, 2015:1028-54.

93. Price TH, Boeckh M, Harrison RW, et al. Efficacy of transfusion with granulocytes from G-CSF/dexamethasone-treated donors in neutropenic patients with infection. Blood 2015;126:2153-61.

94. Marfin AA, Price TH. Granulocyte transfusion therapy. J Intensive Care Med 2015;30:79-88.

95. Maheshwari A, Carlo WA. Plethora in the newborn infant (polycythemia). In: Kliegman RM, Stanton BF, Schor NF, et al, eds. Nelson textbook of pediatrics. 20th ed. Philadelphia: Elsevier, 2015:887-8.

96. Friedman DF, Montenegro LM. Extracorporeal membrane oxygenation and cardiopulmonary bypass. In: Hillyer CD, Strauss RG, Luban NLC, eds. Handbook of pediatric transfusion medicine. London: Elsevier Academic Press, 2004:181-9.

97. Mohamed A, Shah PS. Transfusion associated necrotizing enterocolitis: A meta-analysis of observational data. Pediatrics 2012;129:529-40.

98. Patel RM, Knezevic A, Shenvi N, et al. Association of red blood cell transfusion, anemia, and necrotizing enterocolitis in very-low-birthweight infants. JAMA 2016;315:889-97.

99. Ware RE, Helms RW, SWiTCH Investigators. Stroke with transfusions changing to hydroxyurea (SWiTCH). Blood 2012;119:3925-32.

100. Estcourt LJ, Fortin PM, Hopewell S, et al. Blood transfusion for preventing primary and secondary stroke in people with sickle cell disease. Cochrane Database Syst Rev 2017;1:003146.

101. Ware RE, Davis BR, Schultz WH, et al. Hydroxycarbamide versus chronic transfusion for maintenance of transcranial doppler flow velocities in children with sickle cell anaemia—TCD with transfusions changing to hydroxyurea (TWiTCH): A multicentre, open-label, phase 3, non-inferiority trial. Lancet 2016;387:661-70.

102. DeBaun MR, Gordon M, McKinstry RC, et al. Controlled trial of transfusions for silent cerebral infarcts in sickle cell anemia. N Engl J Med 2014;371:699-710.

103. Adams RJ, McKie VC, Hsu L, et al. Prevention of a first stroke by transfusions in children with sickle cell anemia and abnormal results on transcranial doppler ultrasonography. N Engl J Med 1998;339:5-11.

104. Kelly S, Quirolo K, Marsh A, et al. Erythrocytapheresis for chronic transfusion therapy in sickle cell disease: Survey of current practices and review of the literature. Transfusion 2016;56:2877-88.

105. Rosse WF, Gallagher D, Kinney TR, et al. Transfusion and alloimmunization in sickle cell disease: The cooperative study of sickle cell disease. Blood 1990;76:1431-7.

106. Rosse WF, Telen M, Ware RE. Transfusion support for patients with sickle cell disease. Bethesda, MD: AABB Press, 1998.

107. Vichinsky EP, Luban NL, Wright E, et al. Prospective RBC phenotype matching in a stroke-prevention trial in sickle cell anemia: A multicenter transfusion trial. Transfusion 2001;41:1086-92.

108. Yazdanbakhsh K, Ware RE, Noizat-Pirenne F. Red blood cell alloimmunization in sickle cell disease: Pathophysiology, risk factors, and transfusion management. Blood 2012;120:528-37.

109. Chou ST, Jackson T, Vege S, et al. High prevalence of red blood cell alloimmunization in sickle cell disease despite transfusion from Rh-matched minority donors. Blood 2013;122: 1062-71.

110. Kacker S, Ness PM, Savage WJ, et al. Cost-effectiveness of prospective red blood cell antigen matching to prevent alloimmunization among sickle cell patients. Transfusion 2014;54:86-97.

111. Hillyer KL, Hare VW, Josephson CD, et al. Partners for life: The transfusion program for patients with sickle cell disease offered at the American Red Cross Blood Services, Southern Region, Atlanta, Georgia. Immunohematology 2006;22:108-11.

112. Yawn BP, Buchanan GR, Afenyi-Annan AN, et al. Management of sickle cell disease: Summary of the 2014 evidence-based report by expert panel members. JAMA 2014;312:1033-48.

113. Tahhan HR, Holbrook CT, Braddy LR, et al. Antigen-matched donor blood in the transfusion management of patients with sickle cell disease. Transfusion 1994;34:562-9.

114. Wood JC, Cohen AR, Pressel SL, et al. Organ iron accumulation in chronically transfused children with sickle cell anaemia: Baseline results from the TWiTCH trial. Br J Haematol 2016;172:122-30.

115. Wong TE, Brandow AM, Lim W, et al. Update on the use of hydroxyurea therapy in sickle cell disease. Blood 2014;124:3850-7.

116. Arnold SD, Bhatia M, Horan J, et al. Haematopoietic stem cell transplantation for sickle cell disease—current practice and new approaches. Br J Haematol 2016;174:515-25.

117. Petz LD, Calhoun L, Shulman IA, et al. The sickle cell hemolytic transfusion reaction syndrome. Transfusion 1997;37:382-92.

118. Win N, Doughty H, Telfer P, et al. Hyperhemolytic transfusion reaction in sickle cell disease. Transfusion 2001;41:323-8.

119. Garratty G. Autoantibodies induced by blood transfusion. Transfusion 2004;44:5-9.

120. Olivieri NF, Brittenham GM. Iron-chelating therapy and the treatment of thalassemia. Blood 1997;89:739-61.

121. Slichter SJ, Kaufman RM, Assmann SF, et al. Dose of prophylactic platelet transfusions and prevention of hemorrhage. N Engl J Med 2010; 362:600-13.

122. Josephson CD, Granger S, Assmann SF, et al. Bleeding risks are higher in children versus adults given prophylactic platelet transfusions for treatment-induced hypoproliferative thrombocytopenia. Blood 2012;120:748-60.

123. Karam O, Lacroix J, Robitaille N, et al. Association between plasma transfusions and clinical outcome in critically ill children: A prospective observational study. Vox Sang 2013;104:342-9.

124. Manno CS, Hedberg KW, Kim HC, et al. Comparison of the hemostatic effects of fresh whole blood, stored whole blood, and components after open heart surgery in children. Blood 1991;77:930-6.

125. Mou SS, Giroir BP, Molitor-Kirsch EA, et al. Fresh whole blood versus reconstituted blood for pump priming in heart surgery in infants. N Engl J Med 2004;351:1635-44.

126. Bowden RA, Slichter SJ, Sayers M, et al. A comparison of filtered leukocyte-reduced and cytomegalovirus (CMV) seronegative blood products for the prevention of transfusion-associated CMV infection after marrow transplant. Blood 1995;86:3598-603.

127. Brady MT, Milam JD, Anderson DC, et al. Use of deglycerolized red blood cells to prevent posttransfusion infection with cytomegalovirus in neonates. J Infect Dis 1984;150:334-9.

128. Josephson CD, Caliendo AM, Easley KA, et al. Blood transfusion and breast milk transmission of cytomegalovirus in very low-birth-weight infants: A prospective cohort study. JAMA Pediatr 2014;168:1054-62.

129. AABB, Clinical Transfusion Medicine Committee, Heddle NM, et al. AABB committee report: Reducing transfusion-transmitted cytomegalovirus infections. Transfusion 2016;56:1581-7.

130. Trial to reduce alloimmunization to platelets study group. Leukocyte reduction and ultraviolet B irradiation of platelets to prevent alloimmunization and refractoriness to platelet transfusions. N Engl J Med 1997;337:1861-9.

131. Delaney M, Wendel S, Bercovitz RS, et al. Transfusion reactions: Prevention, diagnosis, and treatment. Lancet 2016;388:2825-36.

132. Moroff G, Friedman A, Robkin-Kline L, et al. Reduction of the volume of stored platelet concentrates for use in neonatal patients. Transfusion 1984;24:144-6.

133. Schoenfeld H, Muhm M, Doepfmer UR, et al. The functional integrity of platelets in volume-reduced platelet concentrates. Anesth Analg 2005;100:78-81.

134. Knutson F, Osselaer J, Pierelli L, et al. A prospective, active haemovigilance study with combined cohort analysis of 19,175 transfusions of platelet components prepared with amotosalen-UVA photochemical treatment. Vox Sang 2015;109:343-52.

135. McCullough J, Vesole DH, Benjamin RJ, et al. Therapeutic efficacy and safety of platelets treated with a photochemical process for pathogen inactivation: The SPRINT trial. Blood 2004;104:1534-41.

136. Dhabangi A, Ainomugisha B, Cserti-

Gazdewich C, et al. Effect of transfusion of red blood cells with longer vs shorter storage duration on elevated blood lactate levels in children with severe anemia: The TOTAL randomized clinical trial. JAMA 2015;314:2514-23.

137. Age of blood in children in pediatric intensive care units (ABC PICU). St. Louis, MO: Washington University School of Medicine, 2015. [Available at https://clinicaltrials.gov/ct2/show/NCT01977547 (accessed April 7, 2017).]

138. Horst J, Leonard JC, Vogel A, et al. A survey of US and Canadian hospitals' paediatric massive transfusion protocol policies. Transfus Med 2016;26:49-56.

139. Dehmer JJ, Adamson WT. Massive transfusion and blood product use in the pediatric trauma patient. Semin Pediatr Surg 2010;19:286-91.

140. Hendrickson JE, Shaz BH, Pereira G, et al. Implementation of a pediatric trauma massive transfusion protocol: One institution's experi-ence. Transfusion 2012;52:1228-36.

141. Chidester SJ, Williams N, Wang W, et al. A pediatric massive transfusion protocol. J Trauma Acute Care Surg 2012;73:1273-7.

142. Nosanov L, Inaba K, Okoye O, et al. The impact of blood product ratios in massively transfused pediatric trauma patients. Am J Surg 2013;206:655-60.

143. Hwu RS, Spinella PC, Keller MS, et al. The effect of massive transfusion protocol implementation on pediatric trauma care. Transfusion 2016;56:2712-19.

144. Holcomb JB, Tilley BC, Baraniuk S, et al. Transfusion of plasma, platelets, and red blood cells in a 1:1:1 vs a 1:1:2 ratio and mortality in patients with severe trauma: The PROPPR randomized clinical trial. JAMA 2015; 313:471-82.

第 25 章　治疗性单采

治疗性单采(therapeutic apheresis, TA)是一种血液离体治疗方法,可用于治疗和处理多种疾病,通过进行血液离体操作,去除和丢弃某种选定的血液成分,或收集某种选定的血液成分后将其余的血液成分回输到患者体内。TA 与"制备性单采术"的操作有相似之处但不完全相同,"制备性单采术"特指从献血者那里收集具有治疗用途的血液成分(在第 6 章中介绍)。AABB、美国单采协会(American Society for Apheresis, ASFA)和美国病理学会(College of American Pathologists, CAP)颁布了治疗性单采的操作、医务人员培训、资格认证和临床权限以及治疗性单采程序文件的标准和指南[1-7]。2012 年,国家心肺血液研究所(National Heart, Lung, and Blood Institute, NHLBI)主办的国家卫生研究院(National Institutes of Health, NIH)科学研讨会,探讨与治疗性单采有关的各个方面,包括治疗性单采的科研机会,增加治疗性单采研究所面临的挑战和存在的障碍,以及治疗性单采在临床疾病治疗中的优先类别[8]。

第一节　一般原理

治疗性单采的主要目标是:①从患者血液中清除病理性细胞和/或体液成分;②补充血液中缺乏的物质,通常在去除病理成分的情况下进行;③调节细胞功能(例如,通过进一步的体外操作后回输细胞成分,光分离置换法中通过紫外线照射即该原理);④收集患者各种自体正常细胞群以便进一步操作和治疗(例如,涉及干细胞、树突细胞和嵌合抗原受体 T 细胞的细胞疗法)。

表 25-1 列出了各种类型的单采术及对应的治疗范围。临床上最常进行的单采操作——治疗性血浆置换(therapeutic plasma exchange, TPE)中,单次治疗通常处理 1.0 或者 1.5 倍的患者血浆容量。血浆单采与治疗性血浆置换的操作相似但有区别,血浆单采常用于献血者,在某些时候可与治疗性血浆置换互换使用。当患者去除的血浆较少(≤1L)、极少或者不需要置换液,可称作单采血浆。更大体积的置换可能会增加患者凝血功能障碍、枸橼酸中毒或电解质失衡的风险,其取决于置换液的种类和容量。

血浆置换能清除血液中的病理物质,其有效性取决于该物质在血液中的浓度、在血管外间隙的分布体积、与蛋白的结合程度,处理血液和去除血浆的容量,以及机体对该物质在血管内外分布的平衡。置换开始阶段效率最高,之后为了维持患者的

表 25-1　治疗性单采的类型

程序	去除的血液成分	标准适应证	置换液*
治疗性血浆置换	血浆	去除异常的血浆蛋白(如自身抗体)	白蛋白或血浆
红细胞置换	红细胞	镰状细胞疾病相关的并发症	红细胞
白细胞去除	白膜层	白血病产生白细胞瘀滞时	根据需要
血小板去除	富血小板血浆	血小板增多症	根据需要
红细胞去除	红细胞	红细胞增多症	无
体外光分离置换	白膜层(回输)	慢性移植物抗宿主病	无
选择性吸附	特定血浆蛋白	高胆固醇血症	无
改善血液流变学参数的血液净化	高分子量血浆蛋白	年龄相关性黄斑变性	无

注:*其他信息详见表 25-3

稳态而需要补充置换液,因此随着时间的推移,成分去除率逐渐降低。病理性物质持续产生或者从血管外进入血管内等因素,将会使被清除物质的去除量低于预期值。如果目标物质是 1 种"理想化物质"[9],如免疫球蛋白中的 IgM 或纤维蛋白原,且不从血管外大量转移至血管内,则 1.0 倍血浆容量的血浆置换通常可以清除该物质总量的 2/3。

第二节 设 备 模 式

目前市面上存在几种单采术的装备技术平台,下面介绍最常用的一些。

连续式离心设备:其有 1 个旋转的管路设计,可以在某个位置收集全血,随后血液成分在该管路的流动过程中根据密度不同而得到分离,由此可以分离血浆、血小板、白细胞和红细胞。这种血液成分分离机将目标成分分离到收集袋中,剩下的血液成分与置换液混合后回输给患者。该设备可以控制血液的离心速度、回收血液、抗凝剂和置换液的输注流速,从而达到最佳分离效果。整个过程为连续式血液采集,其治疗血容量为采血速度乘以采集时间。

间歇式离心设备:将一定容量的全血采集至离心杯中,通常采集和血液离心同步进行,当离心仓血液充满,仪器停止采血,接下来的步骤与连续式单采设备类似,选择性地将某些成分分离至废液袋中,剩余血液与置换液混合后回输至患者体内。此过程可以重复数个循环,其治疗血容量为每循环采集血容量乘以循环次数。

血液滤过设备:属于血液连续流动装置。抗凝全血通过 1 个微孔滤器,只允许血浆通过,而不允许血细胞通过。将分离出来的血浆分装至废液袋中,或者在选择性吸附的情况下,进一步处理后再回输给患者。这种类型的设备不能分离细胞成分,因此不适用于去除循环中特定的细胞成分。该技术的改良操作可进行血液净化,改善血液流变学参数,或称双重滤过血浆置换,因为特定大小的分子被清除掉,降低了血液黏度。

选择性吸附:是全血或血浆通过针对特定成分具有高亲和力的色谱柱,特定成分包括免疫球蛋白 G(immune globulin G,IgG)或者低密度脂蛋白(low-density lipoprotein,LDL),再将滤过液回输给患者。这有利于病理性成分的高度特异性去除,但由于亲和吸附剂的限制,只有在极少情况下才可使用。

第三节 患者评估和管理

在治疗开始之前,熟悉单采的医生应对所有患者进行评估。表 25-2 列出了制订总体治疗计划时应考虑的一般因素。依照该方案管理患者,可对患者进行更全面的评估。临床评估将重点关注接受长期治疗的稳定患者后续接受治疗性血浆置换时的选择因素,除非患者的临床状态发生了变化。

表 25-2 治疗性单采术的术前综合评估和治疗规划要点*

临床诊断/主诉/临床目标/转诊原因
现病史
患者既往史/家族史,包括既往的治疗性单采和血液治疗(例如,输血和 IVIG 输注)
系统回顾和药物史
相关体格检查,包括血管通路评估
治疗性单采指征/基本原理/结果目标
单采设备的选择
目标容量/持续时间/频率
- 每个程序
- 用于整个系列
必要的血管通路装置
置换液的选择
生理变化/不良反应/临床结果监测
协调治疗前/治疗中/治疗后和整个治疗过程中的实验室检测,药物/血液管理
根据需要使用辅助设备
- 血液加温器
- 胎儿监护仪
- 通气支持装置
- 独立静脉通道输入钙剂
患者宣教材料和出院医嘱
多次治疗/同时使用免疫抑制疗法的必要性
相关的凝血功能障碍/抗凝药物的使用

注:IVIG. 静脉注射免疫球蛋白。
* 在对所有评估治疗性单采的患者进行首次咨询时,通常需在临床评估中考虑已识别的要素;对接受重复多次治疗性单采的稳定患者,单采医学专家可在随后的每次单采术期间,从其评估中排除部分选项(例如已在首次咨询时获得的既往史/家族史),除非其临床状态有所改变;表格改编自 Andrzejewski[10]。

患者病历中宜记录治疗指征、程序类型、置换液的选择(表 25-3)、血管通路,治疗频率和次数,以及治疗目标或治疗终点。在首次评估过程中,医生应当向患者解释治疗的性质、预期的获益、可能的风险和可用的替代方案,且患者应当签署知情同意书。根据医疗机构具体政策,这些知情同意书应该定期重复签订(如每年)并在病历中记录和存

档。单采治疗室必须有条件处理不良反应,包括相关的设备、药物以及能够处理严重不良事件(如过敏反应)的训练有素的医务人员。针对单采治疗的评估应注意可能影响患者耐受单采治疗的临床情况、所服药物等。评估患者时需要考虑的要点包括以下内容:

- **输血史/单采治疗史**:既往关于输血/单采治疗及其反应的记录,以及这些治疗的疗效和对特殊血液成分的需求。
- **精神状态**:精神状态以及同意和配合治疗的能力。

- **心肺功能**:充足的通气和氧合能力,高血容量或血容量不足,心律失常。
- **肾脏和代谢状态**:体液平衡,碱中毒,电解质异常(包括低钙血症、低钾血症和低镁血症)。
- **血液学状态**:有无具有临床意义的贫血,血小板减少,凝血功能障碍,出血或血栓形成。
- **用药**:最近使用静脉注射免疫球蛋白(intravenous immunoglobulin,IVIG)和抗体生物制剂,血管紧张素转换酶(angiotensin-converting enzyme,ACE)抑制剂,具有高白蛋白结合特性的药物及抗凝剂。

表 25-3　置换液比较

置换液	优点	缺点
晶体液	成本低 不会引起过敏 无病毒感染风险	需要 2~3 倍体积 渗透压低 缺乏凝血因子和免疫球蛋白
白蛋白	等胶体渗透压 反应风险低	成本更高 缺乏凝血因子和免疫球蛋白
血浆	等渗透压 正常含量的凝血因子、免疫球蛋白和其他血浆蛋白	病毒传播风险 增加枸橼酸盐负荷 需要 ABO 相容 过敏反应风险更高
去冷沉淀血浆	等渗透压 高分子量血管性血友病因子和纤维蛋白原含量减少 正常含量的其他血浆蛋白	与血浆相同

根据治疗性单采适应证、治疗程序类型和频率以及患者临床情况选择适当的实验室检测。一般情况下,在治疗开始前需要进行全血细胞计数、血型检测和抗体筛查、凝血功能检查及电解质评估。在第一次治疗前应该完善其他诊断性检查,例如传染病和相关特定疾病标志物。在经常重复使用白蛋白进行置换时,需要适当监测凝血功能。由于治疗性单采改变血浆成分的浓度,要考虑在首次单采术之前收集"存档标本"。同样,参与单采的医务工作者应该让同事和患者意识到,血液成分单采术后的诊断检查可能会受到单采的影响,具体取决于单采的物质、使用的置换液和治疗性血浆置换的频率。

第四节　血管通路

治疗性血浆置换需要良好的血管通路以达到足够的管路内血液流速。外周通路采血针头通常至少为 17 号,血液回输针头为 18 号。外周静脉条件不适合,或需要进行多次血浆置换以及手部无法提供压力以维持血管血流(译者注:如无法握拳)的患者需要中心静脉置管(central venous catheters,CVCs)。用于血液采集的中心静脉导管必须具有刚性管壁,以抵抗在采血管路中产生的负压。外周静脉置入中心静脉导管(peripherally inserted central catheters,PICC)通常不支持血浆置换要求的高流速,故置换时不应使用 PICC 为采血管。首选类似血液透析中使用的双腔导管,单腔导管可用于间断式程序。一些需要长期治疗的患者,如长期的红细胞置换,可以选择植入皮下输液港。

中心静脉导管放置位置的选择要根据预期的治疗持续时间来决定。对于持续长达数周的治疗性血浆置换,通常优选锁骨下或颈内静脉通路。股静脉通路只适用于临时使用,因其感染风险较高。需要长期治疗的患者通常有隧道式 CVC 置管。只要护理得当,隧道式导管可以长期使用。在第一次单采血液分离术开始之前以及每次更换 CVC 后，均应使用影像学证实非股静脉 CVC 的放置位置。

良好的导管护理对于患者安全和保持 CVC 通畅非常重要，因此，需要明确定义 CVC 维护的责任，并且积极参与单采医学服务，可直接提供此护理或参与治疗患者的综合护理并使各方面相互协调。导管需要定期冲洗，每次使用后，通常用肝素或 4% 枸橼酸三钠封管，以防止血凝块堵塞导管。如果导管端口有凝块，滴入纤维蛋白溶解剂如尿激酶或重组组织纤溶酶原激活剂可恢复通畅。日常敷料护理对于防止插入部位感染至关重要。动静脉（arteriovenous，AV）瘘管也可用于血浆置换，但是医护人员在使用 AV 瘘管之前，应进行适当的培训。

静脉通路装置引起的并发症有很多种，可能会引起血栓形成，气胸、心脏或大血管穿孔等严重并发症少见，其他并发症还包括动脉刺穿、深部血肿和动静脉瘘形成。细菌定殖可能导致导管相关性血流感染，特别是对于免疫抑制患者。导管意外断开可能导致出血或空气栓塞。

第五节　抗　凝　剂

枸橼酸-枸橼酸钠-葡萄糖 A（acid-citrate-dextrose solution A，ACD-A）是最常用的抗凝剂，但有时也会联合使用肝素，特别是在使用大容量白细胞单采术采集造血干细胞时。脂质单采中必须使用肝素抗凝，肝素抗凝对于容易发生低钙血症的 TPE 患者可能效果更好，例如儿童、严重的代谢性碱中毒或肾功能衰竭的患者。虽然监测离子钙有助于特定的患者血液指标判定，但枸橼酸盐抗凝通常不需要进行凝血监测。肝功能正常的患者，进入血液中的枸橼酸盐会迅速代谢，很少引起全身抗凝反应（译者注：因枸橼酸盐通过肝脏代谢）。

第六节　不　良　反　应

虽然治疗性单采非常安全，但也有并发症发生，其不良反应发生率约 4%（表 25-4），多数为轻度反应[11-14]。回输含枸橼酸盐的血液出现低钙血症是血浆置换最常见的不良反应，口周和手指感觉异常是低钙最常见的症状，也可出现恶心或其他消化道症状，手足抽搐、心律失常等非常罕见，但应慎重监测已有低钙血症或心电图显示 QT 间期显著

延长的患者。补充钙可以缓解枸橼酸盐毒性症状，标准的补充剂量是每输注 1L 白蛋白补充 10% 葡萄糖酸钙 10ml。枸橼酸盐还能够螯合镁离子，因此有时也可能发生低镁血症。然而，一项随机临床试验显示，在白细胞去除过程中连续静脉补充钙剂的情况下，补充镁没有任何益处[15]。枸橼酸代谢会导致轻度代谢性碱中毒，可能加剧低钙血症，并可能引起低钾血症[16]。

表 25-4　单采过程中不良反应的发生频率*

不良反应	频率/%
感觉异常	1.30
低血压	0.91
荨麻疹	0.63
恶心	0.39
寒战	0.29
皮肤潮红	0.16
呼吸困难	0.15
眩晕	0.17
心律不齐	0.11
腹痛	0.12
过敏反应	0.02
合计	4.25

* 改编自 Matsuzaki[11]

过敏反应是血浆置换过程中最常见的不良反应，输注白蛋白也可能发生。大多数反应为轻度，临床表现为荨麻疹或皮肤潮红。较严重的反应包括气道反应、呼吸困难、哮喘和喘鸣（很少）。大多数过敏反应对静脉注射苯海拉明反应良好。变态反应非常罕见，但也可能发生。输注大量血浆的血栓性血小板减少性紫癜（thrombotic thrombocytopenic purpura，TTP）患者最容易发生过敏反应。血浆置换前无需常规使用抗组胺药或类固醇，但可预防性用于反复或以前发生过严重过敏反应的患者。

在血浆置换过程中或随后出现呼吸困难可能有许多原因，如肺水肿、肺栓塞、空气栓塞、白细胞瘀滞、变态反应和输血相关急性肺损伤（transfusion-related acute lung injury，TRALI）[17]。中心静脉置管引起血管损伤造成胸腔积血或心包积血比较罕见，但可能是致命的[18]。由容量超负荷或心力衰竭引起的肺水肿通常伴有呼吸困难、舒张压升高和特征性胸部影像学表现。当患者对用于一次性塑料分离装

置消毒的环氧乙烷气体过敏时,主要出现眼部反应(眶周水肿、结膜肿胀和流泪)[19,20]。

血液分离过程中的低血压可能是枸橼酸盐中毒、血容量不足、血管迷走神经反应、过敏、药物或输血反应的征兆。当仅用盐溶液预冲单采管路时,体型较小的患者在治疗早期会发生血容量不足。血管迷走反应的特征是心动过缓和低血压。该反应通常经过大剂量输液和将患者置于屈氏体位的处理而得到有效的缓解。

当血浆或红细胞置换期间发生低血压时,应考虑如 TRALI、急性溶血、细菌污染或抗-IgA 相关性过敏反应等潜在的输血反应(译者注:因异体血液进入体内)。低血压在儿童、老年人、神经疾病患者、贫血患者以及使用体外容量较大的间断式单采设备治疗的患者中更为常见。连续式单采设备通常体外容量不大,但是如果发生操作失误或设备故障导致回输液转移至废液袋时,可能导致患者血容量不足。低血容量也可能继发于置换体积或蛋白质不足。在所有的程序中,必须仔细和连续的记录已去除和回输的液体量(图 25-1)。

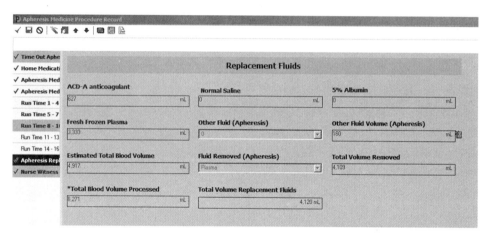

图 25-1 计算机屏幕显示了挑选出来的部分单采术程序中的记录
详细描述了血栓性血小板减少性紫癜患者的治疗性血浆置换,包括患者去除的血浆容量和输入的液体种类和容量;这些细节记录在患者的电子病历中;另见图 25-2B

当血浆暴露于塑料管或滤过装置的表面时,可以激活激肽系统,从而产生缓激肽。输注含有缓激肽的血浆可引起突发的低血压。服用 ACE 抑制剂的患者更容易受到低血压的影响,因为药物会阻断酶对缓激肽的降解[21]。在选择性吸附过程中,血浆与设备接触面积非常大,更易发生低血压反应。由于一些 ACE 抑制剂具有较长的作用时间,因此只在术前 1 天停用 ACE 抑制类药物可能不足以预防该反应的发生。

不以血浆为置换液的密集 TPE 会引起凝血因子的消耗。1 倍血浆体积的血浆置换通常会使凝血因子水平降低 25%~50%,Ⅷ因子水平受影响较小[22]。纤维蛋白原是一种大分子,其水平减少约 66%。如果患者的肝合成功能正常,凝血因子水平通常在 2 天内恢复至接近正常水平。因此,许多患者可以在 1 周或 2 周内耐受隔日 1 次的 TPE,而不会发生血浆置换引起的显著的凝血功能障碍。

凝血因子消耗导致的出血比较罕见。对于有此风险的患者,可以在治疗程序即将结束时使用血浆作为置换液。血浆置换还可引起血小板减少。密集 TPE 可引起低丙种球蛋白血症。血清 IgG 和 IgM 水平在 48 小时后恢复到血浆置换前的 40%~50%[22]。至于免疫球蛋白处于何种水平,患者是否会有感染的风险,目前尚不明确。

TPE 可去除白蛋白结合的药物。单采治疗后除非进行药物剂量调整,否则血药浓度可能达不到治疗需要水平。生物制剂如 IVIG、抗胸腺细胞球蛋白和单克隆抗体血管内半衰期较长,血浆置换很容易将其去除。应避免在使用这类药物后短时间内进行 TPE 治疗,因为 TPE 可能会严重影响其疗效。

管道塌陷或扭曲、夹管阀故障、管道安装不正确会破坏体外循环中的红细胞。有报告显示治疗性血浆置换中发生仪器相关的溶血概率为 0.06%[12]。使用低渗性置换液或 ABO 不相容的血浆也会导致红细胞破坏。操作者应仔细观察血浆收集管道,出现粉红色提示溶血。其他类型的设备故障如密封问题、管路泄漏和滚轮泵故障,则较少导致红细胞破坏。

血浆置换期间的死亡非常罕见,可向美国食品药品监督管理局上报[23]。已报告的死亡率为0.006%～0.090%。大多数死亡是由于潜在疾病问题[12,24]。

第七节　适　应　证

虽然很多病例报道显示通过血浆置换能够成功治疗多种疾病,但是高质量的临床试验研究非常少。ASFA 已发布基于大规模统计数据的临床指南,对治疗适应证进行了分类[2]。

- Ⅰ类:不管是作为单独治疗还是和其他治疗方法结合,单采治疗作为一线治疗方案的疾病。
- Ⅱ类:不管是作为单独治疗还是和其他治疗方法结合,单采治疗作为二线治疗方案的疾病。
- Ⅲ类:单采治疗最佳作用尚未确定,选择应该个体化。
- Ⅳ类:有证据证明或提示单采是无效的或是有害的疾病。这些情况下采用单采治疗必须经机

构审查委员会批准。

通过查阅有关各种疾病的更全面的医学文献,发现有关治疗性单采的治疗条件的更充分的讨论。以下提供了治疗性单采治疗的一些常见疾病的概述。

一、治疗性血浆置换

在同种免疫性疾病和自身免疫性疾病中,血液中循环的致病因子是 TPE 清除的目标。带有靶向致病性自身抗体的疾病包括急性和慢性炎性脱髓鞘性多发性神经病、抗肾小球基底膜抗体病和重症肌无力。在预致敏的肾移植和抗体介导的器官移植排斥反应等情况下,置换目的是清除有问题的同种抗体。在某些疾病中,包括急进性肾小球肾炎、冷球蛋白血症和血管炎,免疫复合物可能具有致病性,可以通过血浆置换清除这些免疫复合物。TPE 的其他适应证包括清除蛋白结合药物、毒素或高浓度脂蛋白来治疗疾病。表 25-5 列出了 TPE 的适应证。

表 25-5　治疗性血浆置换适应证

适应证	应用条件	分类	标准疗程(治疗次数)
急性播散性脑膜炎	类固醇激素治疗无效	Ⅱ	隔天 1 次(3~6)
急性炎症性脱髓鞘性多神经病(吉兰-巴雷综合征)	初治	Ⅰ	隔天 1 次(5~6)
	IVIG 后	Ⅲ	
急性肝衰竭	常规 TPE	Ⅲ	每天 1 次(可变)
	高容量 TPE	Ⅰ	每天 1 次(3)
淀粉样变性,系统性		Ⅳ	
ANCA 相关性快速进展性肾小球肾炎(肉芽肿伴多血管炎;韦格纳肉芽肿)	透析依赖	Ⅰ	每天 1 次或隔天 1 次(6~9)
	DAH	Ⅰ	
	透析非依赖	Ⅲ	
抗肾小球基底膜病(肺出血肾炎综合征)	透析依赖且无 DAH	Ⅲ	每天 1 次或隔天 1 次(可变)
	DAH	Ⅰ	
	透析非依赖	Ⅰ	
再生障碍性贫血;纯红细胞再生障碍性贫血	再生障碍性贫血	Ⅲ	每天 1 次或隔天 1 次(可变)
	纯红细胞再生障碍性贫血	Ⅲ	
特应性(神经性)皮炎(特应性湿疹),顽固型		Ⅲ	每周 1 次(可变)
自身免疫性溶血性贫血:WAIHA;冷凝集素病	严重 WAIHA	Ⅲ	每天 1 次或隔天 1 次(可变)
	严重冷凝集素病	Ⅱ	
烧伤性休克复苏		Ⅲ	24~36h 内 1~3 次
新生儿红斑狼疮心脏受累		Ⅲ	每周至每月 1 次

续表

适应证	应用条件	分类	标准疗程(治疗次数)
心脏移植	脱敏	II	每天1次或隔天1次(可变)
	抗体介导的排斥反应	III	
灾难性抗磷脂综合征		II	每天1次(3~5)
慢性局灶性脑膜炎(Rasmussen 脑炎)		III	隔天1次(3~6)
慢性炎症性脱髓鞘性多神经根神经病		I	2~3次/周
凝血因子抑制剂	同种抗体	IV	每天1次(可变)
	自身抗体	III	
复杂性区域疼痛综合征	慢性	III	隔天1次(5~7)
冷球蛋白血症	症状性/严重	II	隔天1次(3~8)
皮肌炎/多发性肌炎		IV	
扩张型心肌病,特发性	NYHA II~IV	III	隔天1次(5)
红细胞生成性卟啉病,肝脏疾病		III	隔天1次(可变)
家族性高胆固醇血症	小血容量的纯合子	II	每周1~2次(不确定)
局灶性节段性肾小球硬化症	移植肾复发	I	每周1~3次(可变)
桥本氏脑病:类固醇反应性脑病自身免疫性甲状腺炎		II	每天1次或隔天1次(3~9)
HELLP 综合征	产后	III	每天1次(可变)
	产前	IV	
ABO 血型不相容的造血干细胞移植	主侧不相容——HPC,骨髓	II	每天1次(可变)
	主侧不相容——HPC,单采	II	
造血干细胞移植,HLA 脱敏治疗		III	隔天1次(可变)
嗜血细胞性淋巴组织细胞增多症:嗜血细胞综合征;巨噬细胞活化综合征		III	每天1次(可变)
过敏性紫癜	新月形	III	隔天1次(4~11)
	严重的肾脏外病变	III	
肝素诱导的血小板减少及血栓形成	体外循环前	III	每天1次或隔天1次(可变)
	血栓形成	III	
高甘油三酯血症性胰腺炎		III	每天1次(1~3)
单克隆免疫球蛋白增多症的高黏滞血症	症状性	I	每天1次(1~3)
	利妥昔单抗预防治疗	I	每天1次(1~2)
免疫性血小板减少症	难治性	III	隔天1次(6)
IgA 肾病	新月体	III	隔天1次(6-9)
	慢性进行性	III	
肌无力综合征		II	每天1次或隔天1次(可变)
肝移植	脱敏治疗,ABOi LD	I	每天1次或隔天1次(可变)
	脱敏治疗,ABOi DD	III	
	抗体介导的排斥(ABOi 和 HLA)	III	

续表

适应证	应用条件	分类	标准疗程（治疗次数）
肺移植	抗体介导的排斥	Ⅲ	隔天 1 次（可变）
	脱敏作用	Ⅲ	
多发性硬化	急性 CNS 炎症性脱髓鞘疾病	Ⅱ	隔天 1 次（5~7）
	慢性进行性	Ⅲ	每周 1 次（可变）
重症肌无力	中度/重度	Ⅰ	每天 1 次或隔天 1 次（可变）
	胸腺切除术前	Ⅰ	
骨髓瘤管型肾病		Ⅱ	隔天 1 次（10~12）
肾性全身纤维化症		Ⅲ	每天 1 次或隔天 1 次（5~14）
视神经脊髓炎谱系疾病	急性	Ⅱ	隔天 1 次（5~10）
	维持	Ⅲ	
N-甲基-D-天冬氨酸受体抗体脑炎		Ⅰ	隔天 1 次（5~6）
药物过量，毒液螫入，中毒	蘑菇中毒	Ⅱ	每天 1 次（可变）
	毒液螫入	Ⅲ	
	药物过量/药物中毒	Ⅲ	
副肿瘤神经综合征		Ⅲ	每天 1 次或隔天 1 次（5~6）
副蛋白血症脱髓鞘性神经病/慢性炎症性脱髓鞘性多发性神经根神经病	抗-MAG 神经病	Ⅲ	隔天 1 次（5~6）
	多灶性运动神经病变	Ⅳ	
	IgG/IgA	Ⅰ	
	IgM	Ⅰ	
	多发性骨髓瘤	Ⅲ	
链球菌感染相关的小儿自身免疫性神经精神障碍（pediatric autoimmune neuropsychiatric disorders associated with streptococcal infections, PANDAS）；小舞蹈症	PANDAS 恶化	Ⅱ	每天 1 次或隔天 1 次（3~6）
	小舞蹈症，重型	Ⅲ	
寻常型天疱疮	重型	Ⅲ	每天 1 次或隔天 1 次（可变）
植烷酸贮积病（Refsum 病）		Ⅱ	每天 1 次（可变）
输血后紫癜		Ⅲ	每天 1 次（可变）
利妥昔单抗相关的进行性多灶性白质脑病		Ⅰ	隔天 1 次（可变）
肝胆病伴瘙痒症	治疗抵抗	Ⅲ	每周 1~2 次（可变）
银屑病		Ⅳ	
妊娠期红细胞同种免疫	IUT 前	Ⅲ	每周 1~3 次
肾移植，ABO 相容	抗体介导的排斥	Ⅰ	每天 1 次或隔天 1 次（可变）
	脱敏，LD	Ⅰ	
	脱敏，DD	Ⅲ	
肾移植，ABO 不相容	脱敏，LD	Ⅰ	每天 1 次或隔天 1 次（可变）
	抗体介导的排斥	Ⅱ	
	A_2/A_2B 供 B，DD	Ⅳ	

续表

适应证	应用条件	分类	标准疗程（治疗次数）
硬皮病（系统性硬化症）		Ⅲ	每周2~3次（6）
脓毒症伴多器官功能衰竭		Ⅲ	每天1次（可变）
僵人综合征		Ⅲ	隔天1次（3~5）
突发性感音神经性耳聋		Ⅲ	隔天1次（3）
系统性红斑狼疮	重型	Ⅱ	每天1次或隔天1次（3~6）
	肾炎	Ⅳ	
血栓性微血管病,凝血相关	THBD突变	Ⅲ	每天1次或隔天1次（可变）
血栓性微血管病,补体介导	补体因子基因突变	Ⅲ	每天1次（可变）
	H因子自身抗体	Ⅰ	
	MCP突变	Ⅲ	
血栓性微血管病,药物相关	噻氯吡啶	Ⅰ	每天1次或隔天1次（可变）
	氯吡格雷	Ⅲ	
	钙抑制剂	Ⅲ	
	吉西他滨	Ⅳ	
	奎宁	Ⅳ	
血栓性微血管病,造血干细胞移植相关		Ⅲ	每天1次（可变）
血栓性微血管病,志贺毒素介导	严重的神经系统症状	Ⅲ	每天1次（可变）
	肺炎链球菌	Ⅲ	
	缺乏神经系统症状	Ⅳ	
血栓性血小板减少性紫癜		Ⅰ	每天1次（可变）
甲状腺危象		Ⅲ	每天1次或隔天1次（可变）
中毒性表皮坏死松解症	难治性	Ⅲ	每天1次或隔天1次（可变）
血管炎	HBV-PAN	Ⅱ	隔天1次（9~12）
	特发性PAN	Ⅳ	
	EGPA	Ⅲ	
	Behget病	Ⅲ	
电压门控性钾通道抗体		Ⅱ	隔天1次（5~7）
肝豆状核变性	暴发性	Ⅰ	每天1次或隔天1次（可变）

注:IVIG. 静脉注射免疫球蛋白;TPE. 治疗性血浆置换;ANCA. 抗中性粒细胞胞质抗体;DAH. 弥漫性肺泡出血;WAIHA. 温抗体型自身免疫性溶血性贫血;NYHA. 纽约心脏病学会心功能分级;HELLP. 溶血,肝酶升高,血小板计数低(综合征);HPC,骨髓. 骨髓来源的造血干细胞;HPC,单采. 单采来源的造血干细胞;ABOi. ABO 不相容;LD. 活体器官移植捐献者;DD. 已故的器官移植捐献者;CNS. 中枢神经系统;MAG. 髓相关糖蛋白;IUT. 宫内输血;THBD. 血栓调节蛋白;MCP. 膜辅助蛋白;HBV. 乙型肝炎病毒;PAN. 结节性多动脉炎;EGPA. 嗜酸性肉芽肿合并多血管炎。

在 TTP 中,血管性血友病因子(von Willebrand factor,vWF) 裂解金属蛋白酶 ADAMTS-13 完全缺乏或功能障碍可能会导致高分子量 vWF 多聚体的聚集,随后血管内血小板活化,在微血管中形成富血小板血栓[25]。许多患者体内存在 ADAMTS13 抑制剂。TPE 是 TTP 的一线治疗方案,目的是清除

抑制剂和大分子的 vWF 多聚体,同时补充缺失的酶。TPE 通常需要每日 1 次,使血小板计数和乳酸脱氢酶水平达到正常,典型病例 TPE 规范治疗后的血小板在 48 小时内>150×10⁹/L,但是治疗的持续时间应当根据患者个体情况决定。患者对 TPE 治疗有反应后,可以开始进行间断性血浆置换或者通过血

浆输注替代 TPE 治疗,但是该方法对于预防 TTP 复发的有效性尚未确定[26]。TPE 治疗极大地提高了 TTP 患者的生存率,但是也有治疗失败的病例[27]。

溶血性尿毒综合征(hemolytic uremic syndrome,HUS)是 1 种与 TTP 类似的疾病,在儿童中的发生率高于成人。HUS 可继发于大肠杆菌(O157：H7 株)或志贺杆菌感染引起的腹泻。与经典 TTP 患者相比,HUS 患者肾功能损害更严重,几乎没有显著的神经病学及血液学异常。大部分 HUS 患者体内不存在抗-ADAMTS13,且此蛋白酶的活性正常。尽管腹泻相关的 HUS 几乎对 TPE 没有反应性,但是对由补体缺乏或者 H 因子自身抗体引起的非典型 HUS 可能会有反应。由膜辅因子蛋白突变引起的非典型 HUS(atypical HUS,aHUS)可能对 TPE 也没有反应性。抑制末端补体成分活化的依库珠单抗(1 种针对补体 C5a 的单克隆抗体)可能在 aHUS 的治疗中发挥作用[28]。

由系统性红斑狼疮、肿瘤、造血干细胞移植、化疗和免疫抑制药物引起的继发性微血管病性溶血性贫血(microangiopathic hemolytic anemia,MAHA)在临床上与先天性 TTP 难以鉴别[11]。但在多数情况下,MAHA 病例的 ADAMTS-13 活性正常或者只是轻微的下降,它们对血浆置换治疗的反应性很低。移植相关的 MAHA 对血浆置换治疗的反应性也很低,且可能表现为不同的疾病过程[29]。

在多发性骨髓瘤伴高黏血症的患者中,机体可能表现出与高黏滞相关的不良反应,血浆置换目的是清除过量的病变蛋白(M 蛋白)。在某些患者中血浆黏度检测并不能很好的指导治疗,因为其可能与症状无关。正常血浆黏度在 1.4~1.8 厘泊(cP)之间。某些患者血浆黏度达到 4.0cP 或 5.0cP 时才会开始出现症状,轻度增高的患者未出现症状可能不需要治疗。通常来说当 M 蛋白过量,并表现为 IgM 浓度达到 30g/L、IgG 浓度达到 40g/L、IgA 浓度达到 60g/L 时,需要注意关注高黏血症的发生[30]。不论血浆黏度的高低,只要患者出现症状,尤其是视觉和神经方面的,都需紧急治疗。

目前对使用 TPE 治疗骨髓瘤患者急性肾衰竭的效果还存在争议。TPE 随机对照试验与传统治疗相比,是否 TPE 治疗对患者 6 个月生存率或者肾功能改变并没有明显差异[31]。但是在透析依赖的患者中,43% 的患者(TPE 组)肾功能恢复,对照组患者均未恢复。另一项临床随机实验结果表明,在综合死亡率、透析依赖性和肾小球滤过率等预后相关因素中,TPE 并没有明显优势[32],但是本项实验中未行活检确诊患者肾功能。在 1 项回顾性队列研究中同样证明,TPE 在减少死亡率和保留肾功能方面并没有明显优势[33]。如果需要行 TPE,最好对管型肾病患者进行病理活检以明确诊断。随着治疗多发性骨髓瘤疾病新药(包括蛋白酶抑制剂和单克隆抗体等)的推出,患者应该尽快决定是否使用新药,因为 TPE 在治疗该疾病中的作用有待进一步研究。

IgM 骨髓瘤接受利妥昔单抗(抗-CD20)治疗的患者,M 蛋白可能会发生一过性增加,因此,在开始服用单抗药物之前,可以给患者制订 1 个短期的 TPE 治疗方案。需对 IgM 浓度大于 50g/L 的患者进行 TPE,否则其极易发生症状性高黏血症[34]。

TPE 在中枢神经系统的急性播散性脑脊髓炎治疗中的应用越来越广泛。使用 TPE 治疗慢性进行性多发性硬化的效果并不理想。但是 1 项对类固醇无效的急性中枢神经系统炎性脱髓鞘疾病的临床随机试验表明 TPE 是有效的[35]。早期开始 TPE 有利于患者疾病治疗,一些临床反应可能在之后的出院随访中才会显现(译者注：症状的缓解需要一段时间的观察期)[36]。文献显示,即使患者检测缺乏视神经脊髓炎(neuromyelitis optica,NMO)抗体,TPE 对部分 NMO 患者仍有效[37]。

TPE 已明确可用于治疗选择性周围神经系统疾病[例如,吉兰-巴雷综合征(Guillain-Barré syndrome,GBS)等急性炎症性多发性神经病变],随机对照临床试验证实了其在未表现出自行恢复的 GBS 患者中的疗效[2]。TPE 单独进行或 TPE 联合 IVIG 输注似乎同样有效[38]。目前尚无任何生物标志物能区分在这些不同的治疗策略中何种治疗应优先使用。由于该疾病导致自主神经系统受累,患者通常表现出血压和脉搏的变化,这可能使 TPE 的初始疗程复杂化(译者注：复杂在对症药物和 TPE 的联合治疗)。如果较晚实施 TPE,疗效通常不显著。鉴于 TPE 或 IVIG 具有相同的疗效,且不良事件发生的严重程度和频率相似,TPE 似乎是治疗 GBS 较经济的一线治疗方案(译者注：IVIG 价格昂贵)[39]。

在局灶性节段性肾小球硬化(focal segmental glomerulosclerosis,FSGS)中,现已证实某种循环因子可以增加肾小球通透性而产生蛋白尿[40,41]。FSGS 经常在肾移植后复发,并导致移植失败。TPE 可有效清除渗透因子,降低肾移植后 FSGS 的复发率。疾病发生早期对 TPE 的反应尚未得到很好的研究。

TPE 可以作为免疫抑制的辅助疗法,治疗或预防实体器官移植中抗体介导的排斥反应(antibody-mediated rejection, AMR)。在移植后早期出现的 AMR 对 TPE 的反应可能优于后期出现的 AMR[42]。TPE 在 ABO 血型不相容肾移植中,可用于防止超急性排斥反应,移植后 TPE 通常用于治疗 AMR[43,44]。移植前采用 TPE 联合免疫调节疗法,如 IVIG,可以有效降低 HLA 同种免疫患者发生排斥反应的风险[45]。

二、血细胞单采术

细胞单采术的目的是清除过量的或者致病性的白细胞、血小板或者红细胞。除此之外,在红细胞置换中,献血者红细胞用于恢复携氧能力。表 25-6 列出了血细胞单采术的适应证。

表 25-6　治疗性血细胞单采术适应证[2]

适应证	治疗条件	治疗方法	类别	疗程(治疗次数)
巴贝斯虫病	重度	红细胞置换术	II	1 次
红细胞生成性卟啉病,肝脏疾病		红细胞置换术	III	隔天 1 次(可变)
造血干细胞移植,ABO 不合	次侧不相合——HPC,单采	红细胞置换术	III	1 次
遗传性血色素沉着病		红细胞去除术	I	2~4 周 1 次(可变)
高白细胞血症	有症状	白细胞去除术	II	每天 1 次(可变)
	疾病预防或者继发性高白细胞血症		III	
炎症性肠病	溃疡性结肠炎	吸附性细胞单采术(采用吸附柱)	III / II	每周 1 次(5~10 次)
	克罗恩病		III	
疟疾	重度	红细胞置换术	III	1~2 病程
真性红细胞增多症,红细胞增多症	真性红细胞增多症	红细胞去除术	I	可变
	继发性红细胞增多症		III	
预防红细胞暴露后发生 RhD 同种免疫	暴露于 RhD(1)红细胞	红细胞置换术	III	1 次
银屑病	广泛脓疱	吸附性细胞单采术(采用吸附柱)	III	每周 1 次(5)
		淋巴细胞去除	III	
镰状细胞病,急性	急性中风	红细胞置换术	I	1 次
	急性胸痛综合征,重度		II	
	阴茎异常勃起		III	
	多器官衰竭		III	
	脾脏/肝脏隔离:肝内胆汁淤积		III	
镰状细胞病,非急性	预防中风/预防铁过量	红细胞置换术	I	每 4~6 周 1 次(不定)
	复发性血管闭塞性疼痛危象		III	
	术前准备		III	1 次
	妊娠		III	每 4 周 1 次
血小板增多症	症状性	血小板去除术	II	每天 1 次(可变)
	预防或者继发性		III	
血管炎	白塞综合征	吸附性细胞单采术(采用吸附柱)	II	每周 1 次(5)

注:HPC,单采.单采来源的造血干细胞

在白血病中,白细胞计数过高(通常超过 $100\times10^9/L$)导致微血管淤滞,从而引起头痛、精神状态改变、视觉障碍、呼吸困难。能够引起患者出现症状的白细胞计数不尽相同。通常情况下,急性或慢性淋巴细胞白血病患者比粒细胞白血病患者能耐受更高的细胞计数,并且可能不需要进行细胞去除。细胞去除治疗即便采集效果极佳,治疗后由于血管外细胞的动员和再平衡,导致疗效普遍低于预期。髓系白血病细胞密度通常高于淋巴细胞,难以从红细胞中分离。使用羟乙基淀粉促进红细胞形成缗钱样凝集,增强红细胞沉降,可提高急性髓性白血病的白细胞去除效率。严重的血小板增多症,尤其是血小板计数超过 $1\,000\times10^9/L$,发生于原发性血小板增多症、真性红细胞增多症,或仅是反应性升高。该类患者有血栓形成或出血的风险。因为来自脾脏的血小板向外周血动员,血小板去除后外周血小板计数减少一般低于预期值。

红细胞置换最常用于镰状细胞病(sickle cell disease,SCD),目的是降低血红蛋白 S 的负荷,并提供含有血红蛋白 A 的献血者红细胞。急性胸部综合征是 SCD 的严重并发症,表现为呼吸困难、胸痛、咳嗽,常伴有发热、白细胞增多、红细胞比容降低、肺浸润。可发展为呼吸衰竭,死亡率约为 3%[46]。红细胞置换的适应证为常规治疗及单纯输血难以治愈的进行性浸润和低氧血症[47,48]。通常治疗目标是将血红蛋白 S 降低至 30% 以下,且最终红细胞比容小于 30%。红细胞置换的适应证也包括镰状细胞贫血的脑卒中预防。经颅多普勒成像显示脑血流速度加快的患者,输血可以降低卒中风险[49,50]。长期红细胞置换通常每 4~6 周 1 次,可有效恢复脑血流量,同时可最大限度地减少单纯输血引起的铁超负荷。红细胞置换可能在包括多器官功能衰竭、肝/脾隔离症、阴茎异常勃起和肝内胆汁淤积等其他镰状细胞综合征中也起作用。此外,该技术可用于预防铁超负荷,预防或治疗血管阻塞性疼痛危象。

红细胞置换必须保证 ABO 血型相容,且不含已知的有临床意义的同种抗体。对于镰状细胞病,红细胞的 C、E、和 K 抗原都应尽可能的相匹配[51]。最好是使用相对较新鲜的血液成分,最大限度地提高输血后红细胞的存活率,使用枸橼酸盐-磷酸盐-葡萄糖-腺嘌呤-1(citrate-phosphate-dextrose-adenine-1,CPDA-1)或者添加剂(additive solutions,AS)保存红细胞,理想情况下,使用特定程序采集的红细胞(单采红细胞),其所含抗凝剂相同且红细胞比容一致。在镰状细胞病中,长期红细胞置换与单纯输血相比,同种免疫的风险可能更低[52]。

三、体外光分离置换

体外光分离置换(extracorporeal photopheresis,ECP)是从外周血中收集白膜层,用 8-甲氧基补骨脂素和紫外线 A 光处理,并重新回输至患者体内的治疗方法。该治疗方法使白细胞 DNA 交联,阻止其复制并诱导细胞凋亡。该方法最初是为了治疗皮肤 T 细胞淋巴瘤,现越来越多的用于其他适应证(表 25-7)。ECP 具有复杂的免疫调节作用,包括诱导单核细胞分化为树突状细胞、改变 T 细胞亚群以及改变细胞因子的生成情况[53]。ECP 可能对急性和慢性皮肤移植物抗宿主病(graft-vs-host disease,GVHD)有效,对非皮肤 GVHD 的作用尚不明确[54]。

表 25-7 光分离置换疗法适应证[2]

适应证	治疗条件	类别	疗程*(持续时间)
特应性(神经性)皮炎(特应性湿疹),顽固型		Ⅲ	每 2 周 1 次(12 周)
心脏移植	首次细胞排斥反应或复发	Ⅱ	每周 1 次或者每 2~8 周 1 次(数月)
	预防排斥反应	Ⅱ	
皮肤 T 细胞淋巴瘤;蕈样真菌病;Sézary 综合征	红皮病型	Ⅰ	每 2~4 周 1 次(5~6 个月)
	非红皮病型	Ⅲ	
皮肌炎/多肌炎		Ⅳ	
移植物抗宿主病	皮肤病(慢性)	Ⅱ	每 1~2 周 1 次(8~12 周)
	非皮肤病(慢性)	Ⅱ	
	皮肤病(急性)	Ⅱ	每周 2~3 次,每周 2 次,然后每 2 周 1 次
	非皮肤病(急性)	Ⅱ	

续表

适应证	治疗条件	类别	疗程*（持续时间）
炎性肠病	克罗恩病	Ⅲ	每周1次（4），每2周1次（8）
肺移植	闭塞性细支气管炎综合征	Ⅱ	每周1次（5），每2周1次（4），每月1次（3）
肾性系统性纤维化		Ⅲ	每2~4周1次（5）
寻常型天疱疮	重型	Ⅲ	每2~4周1次（可变）
银屑病		Ⅲ	每周1次（4个月）
硬皮病（系统性硬化症）		Ⅲ	每4~6周1次（6~12个月）

注:* 1个疗程通常包括连续两天进行体外光照疗法

用于实体器官移植排斥反应的 ECP 已经在心脏和肺移植中得到很好的研究。在 1 项随机临床试验中，预防性 ECP 与上一代免疫抑制剂（不包括钙调神经磷酸酶抑制剂或麦考酚酯）相结合可减少患者的排斥反应、HLA 抗体和冠状动脉内膜厚度。但心脏和肺移植中排斥反应的首次发作时间，血流动力学风险以及 6 或 12 个月的生存率无差异[55,56]。在复发性心脏排斥反应中，ECP 可降低排斥反应的

严重程度，并减少免疫抑制剂的使用剂量[57]。ECP 可能对血流动力学受损的心脏排斥反应和肺移植术后闭塞性细支气管炎综合征状态有利[58,59]。

四、选择性吸附术

在表 25-8 中列出了目前规定血浆蛋白选择性吸附术的适应证，虽然选择性吸附术并没有被广泛使用。

表 25-8　选择性吸附术的适应证[2]

适应证	治疗条件	治疗方式	类别	疗程（治疗次数）
年龄相关性黄斑变性，干性		改善血液流变学参数的血液净化疗法	Ⅰ	8~21周共8~10次
淀粉样变性，联合透析治疗		β_2 微球蛋白柱	Ⅱ	每次透析
特应性（神经性）皮炎（特应性湿疹），顽固型		ⅠA	Ⅲ	每天1次连续5天,每4周1个疗程
凝血因子抑制剂	同种抗体	ⅠA	Ⅲ	每天1次
	自身抗体		Ⅲ	
冷球蛋白血症	症状性/重型	ⅠA	Ⅱ	每天1次或隔天1次（3~12）
扩张型心肌病，特发性	NYHA Ⅱ~Ⅳ	ⅠA	Ⅱ	每天1次或隔天1次（5）
家族性高胆固醇血症	纯合子	脂质单采	Ⅰ	每1~2周1次（不定）
	杂合子		Ⅱ	
局灶性节段性肾小球硬化症	自体肾激素耐药（非移植肾）	脂质单采	Ⅲ	每周2次（12）
免疫性血小板减少症	难治性	ⅠA	Ⅲ	每周1~3次（可变）
脂蛋白（a）高脂蛋白血症		脂质单采	Ⅱ	每1~2周1次（不定）
多发性硬化症	急性 CNS 炎性脱髓鞘病变	ⅠA	Ⅲ	隔天1次（5~7）
副肿瘤性神经综合征		ⅠA	Ⅲ	每周2次（6）

续表

适应证	治疗条件	治疗方式	类别	疗程（治疗次数）
副蛋白血症脱髓鞘性神经病/慢性炎症性脱髓鞘性多发性神经根神经病	IgG/IgA/IgM	Ⅰ A	Ⅲ	隔天 1 次（5~6）
寻常型天疱疮	重型	Ⅰ A	Ⅲ	每天 1 次（3），可变
周围血管病变		脂质单采	Ⅱ	每周 1~2 次（可变）
植烷酸贮积病（Refsum 病）		脂质单采	Ⅱ	每天 1 次（可变）
肾移植，ABO 相容	抗体介导	Ⅰ A	Ⅰ	每天 1 次或隔天 1 次（5~6）
	脱敏，LD		Ⅰ	
	脱敏，DD		Ⅲ	
肾移植，ABO 不相容	脱敏，LD	Ⅰ A	Ⅰ	每天 1 次或隔天 1 次（可变）
	抗体介导		Ⅱ	
	A_2/A_2B 供 B，DD		Ⅳ	
突发感音神经性耳聋		改善血液流变学参数的血液净化疗法	Ⅲ	每天 1 次（1~2）
		脂质单采	Ⅲ	

注：Ⅰ A. 免疫吸附；NYHA. 纽约心脏病学会心功能分级；CNS. 中枢神经系统；IgG. 免疫球蛋白 G；DD. 已故的器官移植捐献者；LD. 活体器官移植捐献者。

脂质单采治疗需要将血浆肝素化，通过吸附柱选择性去除 LDL。吸附柱内含有硫酸葡聚糖柱或涂有阴离子聚丙烯酸酯配体的珠粒，通过结合酸化血浆中沉淀出来的肝素-LDL 复合物。脂质单采治疗必须重复进行，通常以 2 周为间隔，无次数上限。有证据表明脂质单采降低了主要冠状动脉事件和脑卒中的发生率[60]。此外，一些患者治疗后动脉粥样硬化斑块消退，机体状态好转[11]。其他脂质单采的有利因素包括 C 反应蛋白、纤维蛋白原、组织因子和可溶性黏附分子水平的降低[61,62]。脂质单采也可用于治疗原发性或复发性 FSGS，但作用机制尚未明确[63]。

免疫吸附可以选择性去除 IgG，当血浆通过结合二氧化硅的葡萄球菌蛋白 A 柱时发生吸附。普遍认为其作用机制是去除病理性自身抗体或免疫复合物，但在治疗 ITP 中存在另外一种机制[64]。葡萄球菌蛋白 A 吸附处理可以人工手动操作或与自动化 TPE 联合应用。含有抗-IgG 或 ABO 血型物质的亲和柱已完成临床试验，但目前在美国尚未批准使用。

第八节 治疗性单采文件、收费和供应商的资格认证

相关的临床文件对于确保患者安全，医疗团队沟通，遵守监管和认证机构的要求，医院和供应商的费用结算以及法医学保护至关重要。虽然没有规定具体的格式，但应该在从业者的书面/电子通信中包含某些项目。本章前面的部分已经强调了与患者直接接触的临床护理项目（参见"患者评估和管理"）。关于血液成分单采术的其他信息应记录在护理记录中。同时应该关注一次性用品的批号，保养装置和相关设备的识别条码（例如，在治疗期间给予的血液加温器，药物和血液成分）和患者教育材料。通过列清单的方式进行管理很有效[65]（图 25-2）。

在当今多样化的医疗保健环境中，通过导航支付系统为所提供的单采服务进行结算可能具有挑战性。读者可参阅 ASFA 年度更新指南，了解该领域的详细信息[66]。

单采医学是一门涉及广泛临床领域专业的多学科专业。医院对参与提供单采治疗服务的医生和护士的临床授权是专业社会团体和医疗机构共同感兴趣和讨论活跃的话题。尽管没有针对从业人员的专业要求制定统一的标准，但希望更正式地处理该问题的机构可以参阅 ASFA 关于该主题的评论[7]。

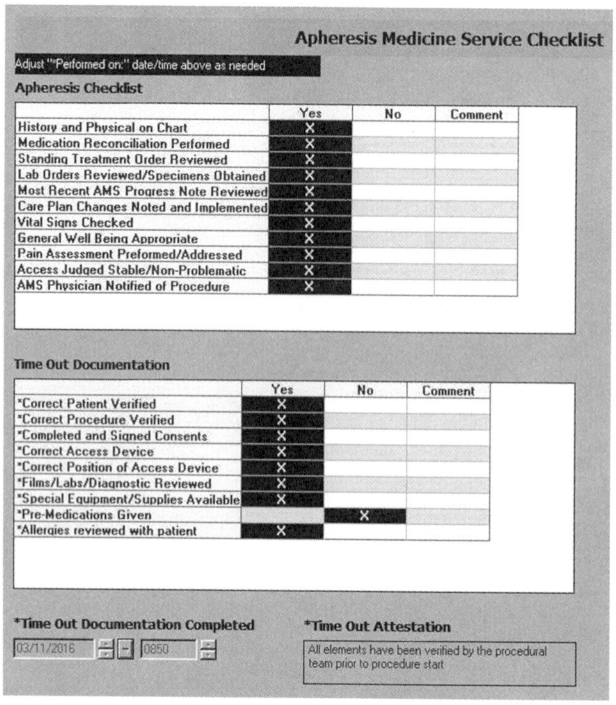

Apheresis Medicine Service Checklist

Adjust "Performed on:" date/time above as needed

Apheresis Checklist

	Yes	No	Comment
History and Physical on Chart	X		
Medication Reconciliation Performed	X		
Standing Treatment Order Reviewed	X		
Lab Orders Reviewed/Specimens Obtained	X		
Most Recent AMS Progress Note Reviewed	X		
Care Plan Changes Noted and Implemented	X		
Vital Signs Checked	X		
General Well Being Appropriate	X		
Pain Assessment Preformed/Addressed	X		
Access Judged Stable/Non-Problematic	X		
AMS Physician Notified of Procedure	X		

Time Out Documentation

	Yes	No	Comment
*Correct Patient Verified	X		
*Correct Procedure Verified	X		
*Completed and Signed Consents	X		
*Correct Access Device	X		
*Correct Position of Access Device	X		
*Films/Labs/Diagnostic Reviewed	X		
*Special Equipment/Supplies Available	X		
*Pre-Medications Given		X	
*Allergies reviewed with patient	X		

*Time Out Documentation Completed

03/11/2016 0850

*Time Out Attestation

All elements have been verified by the procedural team prior to procedure start

A

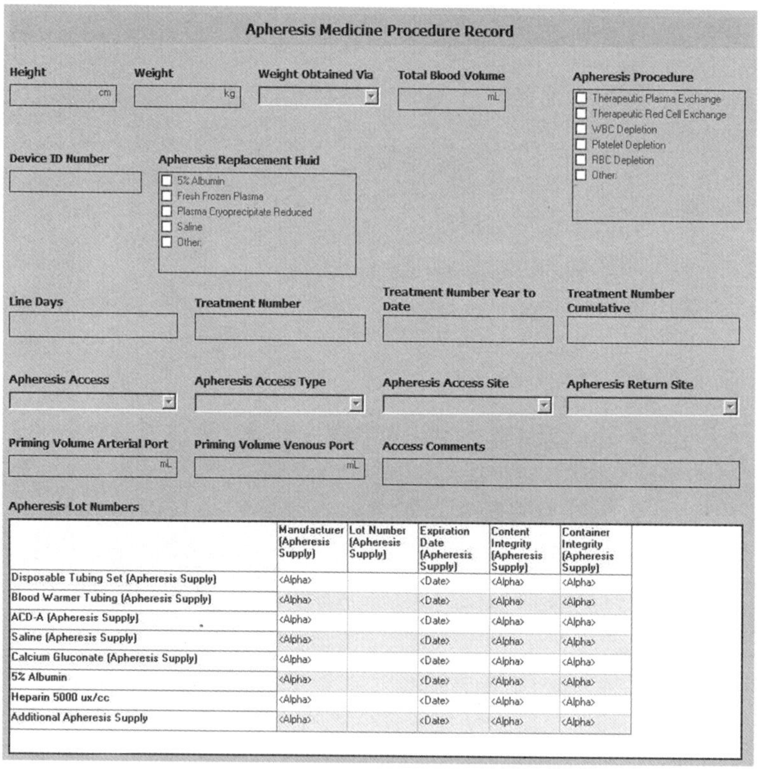

Apheresis Medicine Procedure Record

Height cm

Weight kg

Weight Obtained Via

Total Blood Volume mL

Apheresis Procedure
- Therapeutic Plasma Exchange
- Therapeutic Red Cell Exchange
- WBC Depletion
- Platelet Depletion
- RBC Depletion
- Other:

Device ID Number

Apheresis Replacement Fluid
- 5% Albumin
- Fresh Frozen Plasma
- Plasma Cryoprecipitate Reduced
- Saline
- Other:

Line Days

Treatment Number

Treatment Number Year to Date

Treatment Number Cumulative

Apheresis Access

Apheresis Access Type

Apheresis Access Site

Apheresis Return Site

Priming Volume Arterial Port mL

Priming Volume Venous Port mL

Access Comments

Apheresis Lot Numbers

	Manufacturer (Apheresis Supply)	Lot Number (Apheresis Supply)	Expiration Date (Apheresis Supply)	Content Integrity (Apheresis Supply)	Container Integrity (Apheresis Supply)
Disposable Tubing Set (Apheresis Supply)	<Alpha>		<Date>	<Alpha>	<Alpha>
Blood Warmer Tubing (Apheresis Supply)	<Alpha>		<Date>	<Alpha>	<Alpha>
ACD-A (Apheresis Supply)	<Alpha>		<Date>	<Alpha>	<Alpha>
Saline (Apheresis Supply)	<Alpha>		<Date>	<Alpha>	<Alpha>
Calcium Gluconate (Apheresis Supply)	<Alpha>		<Date>	<Alpha>	<Alpha>
5% Albumin	<Alpha>		<Date>	<Alpha>	<Alpha>
Heparin 5000 ux/cc	<Alpha>		<Date>	<Alpha>	<Alpha>
Additional Apheresis Supply	<Alpha>		<Date>	<Alpha>	<Alpha>

B

图 25-2 计算机屏幕显示病历档案中挑选出来的部分单采记录

这些清单样式的列表具有单采治疗操作的审查功能；A. 包含确保患者安全的要求和监管/认证机构所需的文件条款；B. 显示一次性用品的使用信息

要点

1. 治疗性单采通过去除或体外处理病理性血浆物质、白细胞、血小板或红细胞来治疗疾病,通过对血液进行连续离心、滤过、选择性吸附或光分离置换来实现治疗目的。

2. 单采患者的评估应侧重于适应证、治疗程序类型、治疗的频率、次数和时间、治疗目标,患者耐受力、血管通路、置换液和治疗期间用药情况。根据适应证、程序类型和频率、治疗时间以及患者临床情况确定适当的实验室检测指标。

3. 人血白蛋白(浓度 5%)是治疗性血浆置换最常用的置换液,但 TTP 或有凝血障碍的患者需要使用血浆作为置换液。

4. 单采治疗的血管通路可用外周静脉,但是一些患者需要大口径双腔中心静脉导管或 AV 瘘管来建立血管通路。

5. 通常使用枸橼酸盐抗凝,但在选择性吸附、造血干细胞采集和光分离置换中也可使用肝素抗凝。

6. 单采治疗过程中的不良反应通常较轻,包括症状性低钙血症、低血压、荨麻疹和恶心。单采治疗并发症包括凝血功能障碍、低丙种球蛋白血症、某些药物或生物制剂的去除。

7. 美国单采协会(American Society for Apheresis,ASFA)定期发布临床实践中使用治疗性单采的指南和建议。

参考文献

1. Ooley PW, ed. Standards for blood banks and transfusion services. 30th ed. Bethesda, MD: AABB, 2016.

2. Schwartz J, Padmanabhan A, Aqui N, et al. Guidelines on the use of therapeutic apheresis in clinical practice—evidence-based approach from the Writing Committee of the American Society for Apheresis: The seventh special issue. J Clin Apher 2016;31:149-338.

3. American Society for Apheresis. Guidelines for therapeutic apheresis clinical privileges. J Clin Apher 2007;22:181-2.

4. American Society for Apheresis. Guidelines for documentation of therapeutic apheresis procedures in the medical record by apheresis physicians. J Clin Apher 2007;22:183.

5. College of American Pathologists, Commission on Laboratory Accreditation. Transfusion medicine checklist. July 28, 2015, ed. Northfield, IL: CAP, 2015.

6. Marshall C, Andrzejewski C, Carey P, et al. Milestones for apheresis education. J Clin Apher 2012;27:242-6.

7. Andrzejewski C Jr, Linz W, Hofman J, et al. American Society for Apheresis white paper: Considerations for medical staff apheresis medicine physician credentialing and privileging. J Clin Apher 2012;27:330-5.

8. National Institutes of Health. Therapeutic apheresis: Executive summary from an NHLBI working group, November 28 - 29, 2012. Bethesda, MD: National Heart, Lung, and Blood Institute, 2013. [Available at https://www.nhlbi.nih.gov/research/reports/therapeutic_apheresis (accessed February 3, 2017).]

9. Chopek M, McCullough J. Protein and biochemical changes during plasma exchange. In: Ulmas J, Berkman E, eds. Therapeutic hemapheresis: A technical workshop. Washington, DC: AABB, 1980:13-24.

10. Andrzejewski C Jr. Therapeutic plasma exchange: Rationales and indications. In: Hillyer CD, Hillyer KL, Strobl FJ, et al, eds. Handbook of transfusion medicine. San Diego, CA: Academic Press, 2001: 323-31.

11. Matsuzaki M, Hiramori K, Imaizumi T, et al. Intravascular ultrasound evaluation of coronary plaque regression by low density lipoprotein-apheresis in familial hypercholesterolemia: The Low Density Lipoprotein-Apheresis Coronary Morphology and Reserve Trial (LACMART). J Am Coll Cardiol 2002;40: 220-7.

12. McLeod BC, Sniecinski I, Ciavarella D, et al. Frequency of immediate adverse effects associated with therapeutic apheresis. Transfusion 1999;39:282-8.

13. Norda R, Berseus O, Stegmayr B. Adverse events and problems in therapeutic hemapheresis. A report from the Swedish registry. Transfus Apher Sci 2001;25:33-41.

14. Strauss RG, Crookston KP. Complications of therapeutic apheresis. In: Popovsky MA, ed. Transfusion reactions. 4th ed. Bethesda, MD: AABB Press, 2012:407-37.

15. Haddad S, Leitman SF, Wesley RA, et al. Placebo-controlled study of intravenous magnesium supplementation during large-volume leukapheresis in healthy allogeneic donors. Transfusion 2005;45:934-44.

16. Marques MB, Huang ST. Patients with thrombotic thrombocytopenic purpura commonly develop metabolic alkalosis during therapeutic plasma exchange. J Clin Apher 2001;16:120-4.

17. Askari S, Nollet K, Debol SM, et al. Transfusion-related acute lung injury during plasma exchange: Suspecting the unsuspected. J Clin Apher 2002;17:93-6.

18. Duntley P, Siever J, Korwes ML, et al. Vascular erosion by central venous catheters. Clinical features and outcome. Chest 1992;101:1633-8.

19. Leitman SF, Boltansky H, Alter HJ, et al. Allergic reactions in healthy plateletpheresis donors caused by sensitization to ethylene oxide gas. N Engl J Med 1986;315:1192-6.

20. Purello D'Ambrosio F, Savica V, Gangemi S, et al. Ethylene oxide allergy in dialysis patients. Nephrol Dial Transplant 1997;12:1461-3.

21. Owen HG, Brecher ME. Atypical reactions associated with use of angiotensin-converting enzyme inhibitors and apheresis. Transfusion 1994;34:891-4.

22. Orlin JB, Berkman EM. Partial plasma exchange using albumin replacement: Removal and recovery of normal plasma constituents. Blood 1980;56:1055-9.

23. Food and Drug Administration. Guidance for industry: Notifying FDA of fatalities related to blood collection or transfusion. (September 2003) Silver Spring, MD: CBER Office of Communication, Outreach, and Development, 2003. [Available at http://www.fda.gov/BiologicsBloodVaccines/GuidanceComplianceRegulatoryInformation/Guidances/Blood/ucm074947.htm (accessed February 3, 2017).]

24. Kiprov DD, Golden P, Rohe R, et al. Adverse reactions associated with mobile therapeutic apheresis: Analysis of 17,940 procedures. J Clin Apher 2001;16:130-3.

25. Terrell DR, Williams LA, Vesely SK, et al. The incidence of thrombotic thrombocytopenic purpura-hemolytic uremic syndrome: All patients, idiopathic patients, and patients with severe ADAMTS-13 deficiency. J Thromb Haemost 2005;3:1432-6.

26. Bandarenko N, Brecher ME. United States thrombotic thrombocytopenic purpura apheresis study group (US TTP ASG): Multicenter survey and retrospective analysis of current efficacy of therapeutic plasma exchange. J Clin Apher 1998;13:133-41.

27. Howard MA, Williams LA, Terrell DR, et al. Complications of plasma exchange in patients treated for clinically suspected thrombotic thrombocytopenic purpura-hemolytic uremic syndrome. Transfusion 2006;46:154-6.

28. Legendre CM, Licht C, Muus P, et al. Terminal complement inhibitor eculizumab in atypical hemolytic-uremic syndrome. N Engl J Med 2013;368:2169-81.

29. George JN, Li X, McMinn JR, et al. Thrombotic thrombocytopenic purpura-hemolytic uremic syndrome following allogeneic HPC transplantation: A diagnostic dilemma. Transfusion 2004;44:294-304.

30. Somer T. Rheology of paraproteinaemias and the plasma hyperviscosity syndrome. Baillieres Clin Haematol 1987;1:695-723.

31. Johnson WJ, Kyle RA, Pineda AA, et al. Treatment of renal failure associated with multiple myeloma: Plasmapheresis, hemodialysis, and chemotherapy. Arch Intern Med 1990;150:863-9.

32. Clark WF, Stewart AK, Rock GA, et al. Plasma exchange when myeloma presents as acute renal failure: A randomized, controlled trial. Ann Intern Med 2005;143:777-84.

33. Movilli E, Guido J, Silvia T, et al. Plasma exchange in the treatment of acute renal failure of myeloma. Nephrol Dial Transplant 2007; 22:1270-1.

34. Treon SP, Branagan AR, Hunter Z, et al. Paradoxical increases in serum IgM and viscosity levels following rituximab in Waldenström's macroglobulinemia. Ann Oncol 2004;15:1481-3.

35. Weinshenker BG, O'Brien PC, Petterson TM, et al. A randomized trial of plasma exchange in acute central nervous system inflammatory demyelinating disease. Ann Neurol 1999;46:878-86.

36. Llufriu S, Castillo J, Blanco Y, et al. Plasma exchange for acute attacks of CNS demyelination: Predictors of improvement. Neurology 2009;73:949-53.

37. Bonnan M, Valentino R, Olindo S, et al. Plasma exchange in severe spinal attacks associated with neuromyelitis optica spectrum disorder. Mult Scler 2009;15:487-92

38. Randomized trial of plasma exchange, intravenous immunoglobulin, and combined treatments in Guillain-Barré syndrome. Plasma Exchange/Sandoglobulin Guillain-Barré Syndrome Trial Group. Lancet 1997;349:225-30.

39. Winters JL, Brown D, Hazard E, et al. Cost-minimization analysis of the direct costs of TPE and IVIG in the treatment of Guillain-Barré syndrome. BMC Health Serv Res 2011; 11;101.

40. Savin VJ, Sharma R, Sharma M, et al. Circulating factor associated with increased glomerular permeability to albumin in recurrent focal segmental glomerulosclerosis. N Engl J Med 1996;334:878-83.

41. Wei C, El Hindi S, Li J, et al. Circulating urokinase receptor as a cause of focal segmental glomerulosclerosis. Nat Med 2011;17:952-60.

42. Al-Badr W, Kallogjeri D, Madaraty K, et al. A retrospective review of the outcome of plasma exchange and aggressive medical therapy in antibody mediated rejection of renal allografts: A single center experience. J Clin

Apher 2008;23:178-82.

43. Sivakumaran P, Vo AA, Villicana R, et al. Therapeutic plasma exchange for desensitization before transplantation in ABO-incompatible renal allografts. J Clin Apher 2009;24:155-60.

44. Tobian AAR, Shirey RS, Montgomery RA, et al. Therapeutic plasma exchange reduces ABO titers to permit ABO incompatible renal transplantation. Transfusion 2009;49:1248-54.

45. Padmanabhan A, Ratner LE, Jhang JS, et al. Comparative outcome analysis of ABO-incompatible and positive crossmatch renal transplantation: A single-center experience. Transplantation 2009;87:1889-96.

46. Vichinsky EP, Neumayr LD, Earles AN, et al. Causes and outcomes of the acute chest syndrome in sickle cell disease. National Acute Chest Syndrome Study Group. N Engl J Med 2000;342:1855-65.

47. Lawson SE, Oakley S, Smith NA, Bareford D. Red cell exchange in sickle cell disease. Clin Lab Haematol 1999;21:99-102.

48. Stuart MJ, Setty BN. Sickle cell acute chest syndrome: Pathogenesis and rationale for treatment. Blood 1999;94:1555-60.

49. Adams RJ, McKie VC, Hsu L, et al. Prevention of a first stroke by transfusions in children with sickle cell anemia and abnormal results on transcranial Doppler ultrasonography. N Engl J Med 1998;339:5-11.

50. Lee MT, Piomelli S, Granger S, et al. Stroke Prevention Trial in Sickle Cell Anemia (STOP): Extended follow-up and final results. Blood 2006;108:847-52.

51. Vichinsky EP, Luban NLC, Wright E, et al. Prospective RBC phenotype matching in a stroke-prevention trial in sickle cell anemia: A multicenter transfusion trial. Transfusion 2001;41:1086-92.

52. Wahl SK, Garcia A, Hagar W, et al. Lower alloimmunization rates in pediatric sickle cell patients on chronic erythrocytapheresis compared to chronic simple transfusions. Transfusion 2012;52:2671-6.

53. Bladon J, Taylor PC. Extracorporeal photopheresis: A focus on apoptosis and cytokines. J Dermatol Sci 2006;43:85-94.

54. Del Fante C, Scudeller L, Viarengo G, et al. Response and survival of patients with chronic graft-versus-host disease treated by extracorporeal photochemotherapy: A retrospective study according to classical and National Institutes of Health classifications. Transfusion 2012;52:2007-15.

55. Barr ML, Baker CJ, Schenkel FA, et al. Prophylactic photopheresis and chronic rejection: Effects on graft intimal hyperplasia in cardiac transplantation. Clin Transplant 2000;14:162-6.

56. Barr ML, Meiser BM, Eisen HJ, et al. Photopheresis for the prevention of rejection in cardiac transplantation. Photopheresis Transplantation Study Group. N Engl J Med 1998;339:1744-51.

57. Dall'Amico R, Montini G, Murer L, et al. Extracorporeal photochemotherapy after cardiac transplantation: A new therapeutic approach to allograft rejection. Int J Artif Organs 2000;23:49-51.

58. Kirklin JK, Brown RN, Huang ST, et al. Rejection with hemodynamic compromise: Objective evidence for efficacy of photopheresis. J Heart Lung Transplant 2006;25:283-8.

59. Jaksch P, Scheed A, Keplinger M, et al. A prospective interventional study on the use of extracorporeal photopheresis in patients with bronchiolitis obliterans syndrome after lung transplantation. J Heart Lung Transplant 2012;31:950-7.

60. Masaki N, Tatami R, Kumamoto T, et al. Ten-year follow-up of familial hypercholesterolemia patients after intensive cholesterol-lowering therapy. Int Heart J 2005;46:833-43.

61. Wang Y, Blessing F, Walli AK, et al. Effects of heparin-mediated extracorporeal low-density lipoprotein precipitation beyond lowering proatherogenic lipoproteins—reduction of circulating proinflammatory and procoagulatory markers. Atherosclerosis 2004;175:145-50.

62. Kobayashi S, Oka M, Moriya H, et al. LDL-apheresis reduces P-Selectin, CRP and fibrinogen—possible important implications for improving atherosclerosis. Ther Apher Dial 2006;10:219-23.

63. Muso E, Mune M, Yorioka N, et al. Beneficial effect of low-density lipoprotein apheresis (LDL-A) on refractory nephrotic syndrome (NS) due to focal glomerulosclerosis (FGS). Clin Nephrol 2007;67:341-4.

64. Silverman GJ, Goodyear CS, Siegel DL. On the mechanism of staphylococcal protein A immunomodulation. Transfusion 2005;45:274-80.

65. Levy R, Pantanowitz L, Cloutier D, et al. Development of electronic record charting for hospital based transfusion and apheresis medicine services: Early adoption perspectives. J Pathol Inform 2010;1:8.

66. Berman K. Therapeutic apheresis: A guide to billing and securing appropriate reimbursement, 2017 ed. Andrzejewski C, Hofmann JC, Arepally GM, et al (eds.). Vancouver, BC: American Society for Apheresis, 2017. [Available at https://www.apheresis.org/?page=Apheresis-Reimbursement (accessed May 1, 2017).]

第26章 造血干细胞的采集和处理

造血干细胞（hematopoietic stem cell，HSC）是具有自我更新和多向分化能力的早期细胞，可以分化为各系血细胞包括淋巴细胞、单核细胞、粒细胞、红细胞和血小板。无论造血干细胞的来源为骨髓（bonemarrow，BM）、动员后的外周血（mobilized peripheral blood，MPB）、或脐带血（umbilical cord blood，UCB），除非另行指定，造血干细胞主要包括定向祖细胞和系特异性祖细胞[1]。临床上，接受造血干细胞移植的患者，其骨髓功能得以充分重建。因此，造血干细胞移植（hematopoietic stem cell transplantation，HSCT）越来越多地应用于治疗各种血液系统和非血液系统疾病。

在我们的机体中，造血干细胞主要位于骨髓，骨髓中的基质细胞（如成骨祖细胞、成骨组织、脂肪细胞、骨髓基质干细胞/基质细胞和内皮细胞）与造血始祖细胞相互作用形成支持和调控造血的微环境[2]。

尽管 CD34 抗原并非造血干细胞的特有标志，但在骨髓造血干细胞移植过程中，还是用流式细胞仪检测 CD34 表达，并用其计算干细胞比例和数量。尽管以往应用流式细胞术检测 CD34 存在明显的仪器和操作规程上的差异，目前通过采取更加严格的质量控制（quality control，QC）和规范化操作已经使这一问题得以解决[3]。

第一节 临床应用

HSCT 适应证较多，从免疫系统疾病到恶性肿瘤。一般来说，HSCT 的适应证因患者的年龄而异，在儿童患者中较常见于治疗免疫缺陷和先天性代谢疾病，而在成人患者中治疗骨髓克隆性疾病或恶性血液病所占的比例更大。最终，决定是否进行HSCT 需要综合考虑许多因素。这些因素包括患者的治疗目标、预后、病情进展、既往治疗、年龄、合适的造血干细胞来源（即 BM、MPB 或 UCB）、移植类型（即自体移植还是异基因移植、清髓性移植还是非清髓性移植）。

一、自体移植

一般情况下，自体干细胞移植用于大剂量抗肿瘤治疗后的造血恢复。抗肿瘤作用完全来自移植预处理期间的放化疗效果。对于非传统意义上的自体移植患者，如老年人或同时患其他严重疾病的患者，降低诱导化疗的强度可以扩大造血干细胞移植的临床应用范围。

自体移植对患者的要求基于患者自身的疾病状态。患者必须足够健康，可以耐受动员（如本章稍后所述），并能通过外周血单采造血干细胞或骨髓采集造血干细胞。既往接受过大剂量的化疗或放疗，以及疾病累及骨髓的患者，可能会因为造血干细胞的质量或数量降低而不能进行造血干细胞的动员和采集。

自体造血干细胞移植的资格要求并不在食品药品监督管理局（Food and Drug Administration，FDA）的授权管理范围内［联邦法规（Code of Federal Regulations，CFR）21 篇，1271.90 部］，因此不需要做问卷调查来确定相关的传染性疾病。然而，按照 AABB 细胞疗法产品服务的标准（AABB Standards for Cellular Therapy Services，CT Standards）[1]，需要对患者进行总体健康征询。此外，该标准还要求进行获得性免疫缺陷病毒（human immunodeficiency virus types 1 and 2，HIV 1/2）、乙型肝炎病毒、丙型肝炎病毒、梅毒和人类嗜 T 细胞病毒 Ⅰ 型/Ⅱ 型（human T-cell lymphotropic virustypes Ⅰ and Ⅱ，HTLV-Ⅰ/Ⅱ）的实验室筛查，因为自体造血干细胞需要和其他产品一起冻藏并保存，如果存在上述病毒则有污染其他产品的风险[1]。

二、异基因移植

异基因造血干细胞移植的适应证有所不同。一般来说，由于移植存在移植物抗肿瘤作用（graft-vs-neoplasm，GVN），只有当抗肿瘤治疗和移植细胞都具有治疗作用时，同种异基因移植才能用于治疗恶性疾病。而对于有先天性代谢疾病、先天性免疫缺陷或其他疾病的患者，其细胞存在基因突变，异基因造血干细胞移植可通过替换有缺陷的细胞发挥治疗作用。

在异基因移植前，美国要求进行筛查试验和传染病检测，以确定应用 MPB 或 UCB 进行造血干细胞移植是否有传播传染病的风险［CFR 21 篇，1271.3（r）部］。这个筛查和检测包括筛查问卷、体检、病历审核和相应的检验项目［CFR 21 篇，1271.3（s）部以及 21 篇，1271 C 分部］。虽然 BM 产品是根据《公共卫生服务法》第 375 和 379 节进行管理的，但其筛查和检测与 MPB 和 UCB 类似，所有这些产品都要按认证机构的标准进行监管，比如 AABB、细胞治疗认证基金会（Foundation for the Accreditation of Cellular Therapy，FACT）以及国家骨髓捐献计划（the National Marrow Donor Program，NMDP）[4]。UCB 移植的筛查和检测针对孕产期捐赠者本人及其脐带血相关标本进行。

一些传染病可以通过造血干细胞移植传给受者，包括 HIV、乙肝、丙肝、人类传染性海绵状脑病、梅毒螺旋体、HTLV-Ⅰ/Ⅱ还有巨细胞病毒（cytomegalovirus，CMV），FDA 要求对这些传染病进行筛查［CFR 21 篇，1271.3（r）部］。捐助者问卷调查已设计好，可辅助 FDA 指导文件范围内的疾病筛查[5]和病例调研[6]。

在美国，造血干细胞捐献者必须依照《临床实验室改进修正案》（the Clinical Laboratory Improvement Amendments，CLIA），在 FDA 授权的实验室中进行传染性疾病检测。如果检测到造血干细胞捐献者有传播相关传染病的风险，那么认定其为不合格的捐献者。应对所有的相关人员（供者、受者及其医师）告知供者的合格状态，并进行风险效益评估，以确定供者的造血干细胞是否可用。如果决定移植不合格供者的造血干细胞，根据 FDA 的规定［CFR 21 篇，1271.3（u）部］，应将此种紧急医疗方案记录在案。如果医院的认证机构或实际情况不同，紧急医疗方案的记录文件可能有所不同，如当造血干细胞来自一级或二级不合格的亲属供者时。最后，除了对传染病进行筛查和检测外，还要对供者进行医疗评估，以确定供者的身体健康状况是否足以让其接受造血干细胞动员和采集。

三、组织相容性

除了经血传播疾病外，供者特性也可能会影响移植结果，包括与受者的组织相容性，以及性别、年龄、女性的经产次数和 ABO 血型相容性均会影响移植结果，其中组织相容性是最重要的参数。一般来说，如有健康的 HLA 相合的亲缘供者，那么应优先选择这位供者而非 HLA 相合的非亲缘供者。然而，最近的数据表明，在急性髓性白血病或骨髓异常增生综合征患者中，来自 HLA 相合的非亲缘供者与来自同胞的造血干细胞移植可能有一样的效果[7,8]。

主要组织相容性抗原最先在皮肤移植的动物模型中深入研究[9]。在人类，其称为 HLA，并且被分为 Ⅰ 类（HLA-A、HLA-B 和 HLA-C）和 Ⅱ 类（HLA-DR、HLA-DQ 和 HLA-DP）。这些高度多态的分子在决定移植物是否存活以及受者是否发生移植物抗宿主病（graft-vs-host disease，GVHD）中起到十分重要的作用。由于分子生物学技术已经取代了血清学技术，分辨率得到了大大的提高，可比较的抗原数量也不断增加。在为特定受者选择 MPB 和 BM-HPC 时，从要求抗原水平相合转变成了要求等位基因水平相合。CT 标准要求在最终选择之前，需要对异基因供者的 HLA-A、HLA-B、HLA-C 和 HLA-DRB1 进行以 DNA 为基础的检测，然而目前的医疗标准比 CT 标准更为严格（如下）。

我们将在其他章节中对造血干细胞移植的 HLA 匹配进行详细叙述，在此简要概述如下[10]。HLA 匹配对患者结局有重要影响，特别是对低危患者而言。应用 *HLA-A*、*HLA-B*、*HLA-C* 和 *HLA-DRB1* 基因不相合（等位基因水平）的 MPB 或 BM-HPC 进行的造血干细胞移植，每增加 1 个不匹配的等位基因会降低 5%~10% 的存活率[10]。虽然证据还不充分，但是用 Ⅱ 类抗原 HLA-DQ 和 HLA-DP 不相合的造血干细胞移植后，结果是相似的。对于动员后的外周血造血干细胞移植，等位基因水平的不相合可能与细胞表面抗原的不相合一样，对患者的生存是不利的；尽管这些数据来自于一些较小的研究机构，但也能证实上述观点的正确性。目前，许多血液中心要求在等位基因水平上，需匹配 8 到 10

个位点（HLA-A、HLA-B、HLA-C、HLA-DR、HLA-DQ）。在某种程度上，来自非亲缘供者的等位基因水平 8/8 和 10/10 匹配的造血干细胞移植，与来自亲缘供者的 HLA 不相合的造血干细胞移植相比，其结局更好[11]。

与推测结果一致，当患者体内有针对供者 HLA 相关的抗体［称为供者特异性抗体（donor-specific antibodies，DSAs）］，接受造血干细胞移植后会发生不良反应[12]。什么水平的 DSAs 会产生显著的影响目前尚不清楚，当检测到 DSAs 时，应采取什么样的措施进行补救也还不清楚。尽管以出现 DSAs 为基础来预测移植失败还比较难，但随着关于这个专题的研究数据增多，筛选造血干细胞移植患者的 DSAs 可能会成为未来的常规检测[13]。

UCB 对于 HLA 匹配要求具有独特的优势。UCB 所要求的 HLA 相合水平低于对 BM 和 MPB 造血干细胞的配合要求。对于 UCB，HLA 相合程度要求在 HLA-A 和 HLA-B 抗原水平上以及 HLA-DRB1 等位基因水平上，6 个位点中 4 个匹配就足够了，但前提是需要有足够的细胞数量[14]。当不相合等位基因数量增加的时候，从 1 个增至 2 个，就需要更高的有核细胞总数（total nucleated cell，TNC）来抵消其产生的不利影响，包括使用双份 UCBT[15]。此外，早期证据表明，在考虑供受者 HLA 不匹配时，非遗传性的、母体的 HLA 不匹配是可以接受的[16]。许多机构在进行联合双份 UCBT 时，6 个 HLA 位点中的 4 个匹配就可进行移植，但是目前尚不具备支持这种做法的确凿证据。

在预防 GVHD 方面取得的进步，使得单体型的造血干细胞移植越来越普遍，即造血干细胞捐献者 HLA 位点仅有一半相匹配。单体型的造血干细胞移植具有以下优点：前期成本较低，获取快，同时由于大多数需要异基因移植造血干细胞的患者都有可选择的一级亲属，因此就近便有可供的捐献者[17]。单体型的造血干细胞移植也带来了一定的挑战，包括需要使用化疗或者处理造血干细胞来跨越供者与受者间的免疫障碍。另外，因为半数的 HLA 位点不匹配，必须对含有 DSAs 的潜在造血干细胞受者进行仔细筛查，因为这些抗体会排斥或延迟造血干细胞的移植。目前正在进行大型随机对照试验研究，主要是为了比较 UCB 和单体型造血干细胞的移植效果。（血液和骨髓移植临床试验网络规程 1101）

四、其他的供者特征

对于 BM 和 MPB 供者来说，以下因素会对移植结果产生积极影响：男性、未育女性、年龄小、ABO 血型匹配、CMV 阴性、体型大于受者。除了 HLA 外，似乎只有供者的年龄与预后有关[18]。ABO 血型不合已被广泛研究。在红细胞、血小板和中性粒细胞中发现的 ABH 抗原表明，ABO 血型不合可影响移植结果。然而，在 ABO 血型主要不合和次要不合的移植中观察到的预后并不一致，其结局包括存活、非复发性死亡、GVHD 和植入失败[19]。在 ABO 血型主要不合的异基因造血干细胞移植中，发生红系造血延缓、纯红细胞再生障碍、输血需求增加、急性溶血和迟发溶血的风险均增加。

捐献脐带血造血干细胞的供者所特有的，并可能影响移植结局的其他特征包括：妊娠史、UCB 的采集、处理和保存等[20]。UCB 的特征采用"UCB 的 Apgar"评分系统，在评估 UCB 的 TNC 计数、CD34 阳性率、集落形成单位数量、单个核细胞含量和体积之后，确定脐血的可用性[21]。

第二节　移植物来源的确定

异基因造血干细胞来源的选择是由几个因素决定的，其中包括是否有合适的匹配的供者和潜在的受者，其临床稳定性（指时间、空间上的匹配）也需要考虑。寻找 1 个符合条件的非亲缘 BM 或 MPB 供者可能需要几个月，而寻找 UCB 供者只需要数天至数周时间[22]。因此，当只有一两个等位基因不匹配的造血干细胞产品可用时，UCBT 可能是最好的选择。此外，因相对于 BM 和 MPB，UCB 产品可以快速应用，有些中心需要立刻移植的患者可以选择 UCB 作为干细胞的来源。

一、移植物抗宿主病和移植物抗肿瘤效应

GVHD 和 GVN 效应，尽管二者具有相同的发生机制，但是二者的结局完全相反。发生 GVHD 时，供者的淋巴细胞会攻击宿主的皮肤组织、肺、肝脏、胃肠道。GVHD 分为急性与慢性，超过 40% 的接受异基因造血干细胞移植的个体会发生 GVHD。GVHD 有很高发病率和死亡率。毫无意外，发生 GVHD 的风险与移植物的来源有关。因此，随着造血干细胞产品所含淋巴细胞的比例增加，GVHD 的

风险也增加。为了降低 GVHD 的风险,可采用去除 T 淋巴细胞、使用抗胸腺球蛋白以及药物治疗等方法[23]。

目前认为 GVN 效应也是由供者淋巴细胞引起的。因为 MPB 更易收集,且可以改善 GVN 效应,近年来 MPB 已大大超过 BM 成为造血干细胞的主要来源。一项随机对照试验的结果表明,应用非亲缘供者的 BM 和 MPB 进行清髓性移植,接受动员后的外周血造血干细胞移植的患者发生慢性 GVHD(而非急性 GVHD)的风险更高[24]。

二、动力学

移植的动力学受到许多因素的影响,如 HLA 匹配程度、造血干细胞的剂量、是否使用粒细胞集落刺激因子 (granulocyte colony-stimulating factor, G-CSF)。此外,干细胞的来源也可能影响动力学。例如,UCB 中的造血干细胞似乎比 BM 和 MPB 的造血干细胞再生能力更大[25]。一般来说,移植存活率是根据造血干细胞中祖细胞的数量来预测的。MPB 是最好的,其次是 BM、UCB 或其他造血干细胞来源。

在对诸多研究结果进行分析发现(采用 meta 标签网络工具,对关键词进行搜索),在亲属间异基因移植中,HLA 匹配与不匹配,中性粒细胞植入的中位时间分别是 15 天和 21 天,而血小板植入的中位时间分别是 13 天和 22 天[26]。HLA 匹配与否对细胞植入的影响在另一随机对照试验中得到了证实[24],其中,组间对照,中性粒细胞植入的相对时间差异<5 天,而血小板<7 天。成人非亲属间骨髓造血干细胞移植与脐带血造血干细胞移植相比,不管是中性粒细胞(匹配、不匹配的骨髓造血干细胞移植分别为 18 天和 20 天,不匹配的 UCBT 为 27 天)还是血小板(匹配和不匹配的骨髓造血干细胞移植中位时间为 29 天,不匹配的脐带血造血干细胞移植为 60 天),其植入时间都要更早一点[27]。减低预处理剂量的脐带血造血干细胞移植,其中性粒细胞植入的中位时间接近于动员后的外周血和骨髓造血干细胞移植[25]。

三、患者生存

无论采用哪种移植方式,患者生存期都是其最重要的评价指标。对于供者为匹配亲属的移植患者,总生存期和无病生存期与骨髓造血干细胞移植相比较,动员后的外周血造血干细胞移植更具优势,至少对晚期恶性血液病患者来说是如此[28]。最近的一项随机对照试验表明,接受非亲缘供者的骨髓进行清髓性移植来治疗恶性血液病时,骨髓和动员后的外周血来源的造血干细胞对患者生存有着同等的效果。骨髓造血干细胞移植很少发生慢性 GVHD,但有可能出现植入失败[24]。

这些发现表明,虽然近年来动员后的外周血来源的造血干细胞多于骨髓,但现在,这一状况可能会发生改变。但对于感染风险高或植入失败的非清髓性移植患者来说,结果可能并非如此。尽管研究报告结论不一,对于儿童患者来说,骨髓可能比动员后的外周血更有优势[29,30]。此外,对比不匹配的骨髓和不匹配的脐带血,成人白血病患者的总体死亡率没有差异。但是,移植匹配的骨髓造血干细胞患者的总体死亡率较低[27]。

当临床医生为患者挑选最合适的供者或造血干细胞来源时,需考虑多种复杂因素,包括患者的原发疾病、疾病的发展阶段、年龄以及是否有并发症。随着临床数据的不断增多,造血干细胞移植的选择可能会逐步完善。

第三节　干细胞的采集和来源

干细胞采集需要有医嘱来规范采集的步骤及目标[1]。无论干细胞何种来源,CT 标准要求所有采集干细胞的机构都应有一个规范的知情同意(根据当地法律的规定供者或取得供者监护人资格的人员签署)[1]。知情同意过程应包括以下内容,告知供者干细胞捐献的相关风险和益处,为保护患者安全而须做的必要检查、干细胞采集的替代方案和供者健康信息安全保护等。此外,供者有权利提出问题和拒绝捐献。下面对每一种采集过程所特有的风险进行了讨论。

对干细胞采集机构的另一个要求是,应根据不同捐献过程的风险及临床情况,为供者提供医疗服务。具体而言就是,应该制订一个合适的处理流程,为发生不良反应的捐献者提供医疗或急救服务。并制订出因出现医疗并发症而需要中止采集的详细标准。此外,医生允许供者捐献造血干细胞的许可应有书面记录。

一、骨髓造血干细胞的采集

骨髓供者除了要接受相关的供体筛查、传染病检测和 HLA 相容性测试外,还要求评估其身体状况是否适合捐献骨髓造血干细胞。骨髓采集属于无菌有创操作,需麻醉后在手术室中进行,因此,供者必须要能够耐受麻醉。另一个需要考虑的因素是供者的病史。自体捐献者和一些异基因捐献者的骨盆可能有既往放疗史,这会影响在后髂嵴中采集的骨髓数量。同样,既往化疗史也可能会限制从骨髓腔中抽出的有核细胞的数量。对于自体捐献者来说,骨髓腔中如果有过量的肿瘤细胞是干细胞采集的禁忌证,因为移植物会受到肿瘤细胞的污染。

在骨髓采集过程中,供者需要能够承受骨髓容量的减少,这意味着年幼或体型小的供者可能不适合捐献骨髓。美国 Be The Match 网站规定,骨髓捐献者的骨髓捐献量上限为 20ml/kg[4]。通常情况下,采集的骨髓量应根据患者的体重来决定,至少需要 $(2.0 \sim 3.0) \times 10^8$/kg 有核细胞,才能有效植入。因此,在采集过程中,检查有核细胞总数(TNC 计数)可以帮助估计所需的骨髓总量。另外,也可以根据机构政策,在采集过程进行 CD34 定量或收集完成后对终产品进行 CD34 定量,以便于质量控制,这也是评估所需骨髓总量的另一个方法。

骨髓采集技术因机构的具体实践而异。一般而言,用抗凝剂预冲 1 个 11~14G 口径的注射器针头,髂后嵴穿刺,可以采出大约 5ml 骨髓。针和注射器转动到另一个穿刺点,再重复抽吸。为防止外周血污染骨髓产品,应避免高强度的抽吸。将采集的骨髓收集到一个大的含有抗凝剂、培养基和高纯度电解质溶液的收集袋中。该过程通过多点穿刺,直到达到目标骨髓量为止,即 TNC 计数满足要求或已达上限的骨髓采集量。

严重的骨髓采集并发症比较罕见。然而,常见一些小的并发症,如采集部位的疼痛、疲劳、失眠、恶心、头晕和厌食等,大多数供者 1 个月后可缓解[31]。在骨髓采集完成后,供者的血红蛋白浓度可能会降低。因此,在采集前,几乎所有的骨髓供者都需要预存自体红细胞,大约 76% 的供者在骨髓采集期间,或采集后的短期内,需要回输至少 1 单位的自体红细胞[31]。如果供者在采集之前或采集过程中需要输注异体红细胞或血小板,需要使用辐照的血液制品,以预防有活性的白细胞污染骨髓,另外供者有可能需要输注异体血液,这需要在前期知情同意过程中提前告知。

二、动员的外周血造血干细胞的采集

从骨髓中动员造血干细胞到外周的药理学方法与单采技术相结合,使动员后的外周血造血干细胞成为造血干细胞采集最常见的方式[32]。因为外周血造血干细胞只需要通过血管通路就可以采集,其采集过程可以在门诊进行,且副作用极小。但是,需要进行多次采集的供者,如果外周血管通路不适合进行穿刺血液,可能需要静脉置管,这将产生额外的风险。AABB 的 CT 标准要求,在进行造血干细胞采集之前需确认是否需要置管并取得知情同意[1]。

造血干细胞可以通过多种化疗药物、造血生长因子或受体拮抗剂动员到外周血循环中。对于多数健康的异基因造血干细胞供者来说,只有在造血生长因子(通常是 G-CSF)的刺激下,才能动员到足够数量的造血干细胞。G-CSF 的用法是,每日 1 次,每次剂量为 $(5 \sim 20)$ μg/kg,常常四舍五入为最接近的小瓶整数剂量[33]。医务工作者通过监测白细胞总数和 CD34 百分比来确定最佳的收集时间,通常在 G-CSF 动员后的 3~4 天。G-CSF 的副作用比较常见,但程度较轻,包括骨痛、肌肉痛、头痛、失眠、流感样症状、出汗、厌食、发烧、发冷和恶心等[33]。严重并发症比较罕见,如脾破裂。其他的造血生长因子,如聚乙二醇形式的 G-CSF,也有一定的优势,能动员出大多数供者一次性采集所需的造血干细胞剂量。

对有些自体供者和少见的异基因供者来说,单独应用 G-CSF 动员造血干细胞可能有难度的,需要额外药物才能动员出足够数量的造血干细胞,以保证有效的植入。移植所需的最小细胞数一般界定为 2×10^6 CD34+/kg,但若能收集到 5×10^6 CD34+/kg 则更好[34]。动员不足的患者可以尝试 G-CSF 结合普乐沙福的方案,普乐沙福是一种 CXCR4 趋化因子受体拮抗剂。对普乐沙福的临床研究证明,普乐沙福结合 G-CSF 可以提高 HSC 的收集量。据报道,普乐沙福是动员造血干细胞很有潜能的临床药物,它能帮助造血干细胞动员不足的多发性骨髓瘤患者或淋巴瘤患者收集到足够数量的造血干细胞[34]。

对于自体供者,可在其 G-CSF 方案中添加化疗药物,如环磷酰胺。虽然可以通过此方案采集到更多的 HSC,但这类患者将承受额外的单采过程,并可能引发相关并发症如血细胞减少,最终得不偿失[35]。此种 G-CSF 联合化疗药物的方案,一般只在成年自体供者对其他动员方式都无效的情况下使用。若该方案经权衡后利大于弊,其有可能在肿瘤负荷过重患者和前期接受过强烈化疗的患者中应用成功。

　　动员后的外周血造血干细胞的采集是按照制造商的血细胞分离机使用说明书来完成的。对大多数异基因供者来说，通过 1 ~ 2 次的干细胞单采可以收集到足够数量的造血干细胞。多达 20% 的捐献者在单采过后有轻微的副反应，如枸橼酸盐中毒、恶心、疲劳、发冷、高血压、低血压、过敏反应或晕厥等[32]。而自体供者也可能有相似的副作用，这个问题对于动员不足而需要多次进行干细胞采集的供者来说尤其棘手。根据供者的情况，可以使用大容量的单采方案来限制采集的次数[36]。AABB 的 CT 标准要求所有捐献者在动员开始前 24 小时内应进行一次全血细胞计数，这对自体供者来说尤其重要，因为造血干细胞单采过程会损耗血小板[1]。

　　在一系列回顾性和前瞻性研究中，淋巴细胞绝对值对造血干细胞自体移植的结果有显著影响[37-38]。研究首先设计通过移植前全血中的淋巴细胞计数来预测结果，随后证实移植物中淋巴细胞的绝对计数可预测移植效果。此时，通过操控收集时的参数来改变淋巴细胞计数比率是不可能的。然而，通过增加采集的天数可以增加淋巴细胞的采集总量，实现绝对淋巴细胞计数值达到 >0.5×10 个/kg[38]。虽然它可以不通过动员后的外周血便采集到额外的淋巴细胞，但是因额外的采集天数而产生的收集和处理细胞的费用也是需要考虑的。随着更多数据的收集，其治疗费用和生存价值也将被再次评估。

第四节　造血干细胞的处理

　　干细胞的加工方法可分为常规方法（通常采用离心法）和涉及各种技术的特定方法。常规方法包括血浆去除、红细胞去除、白膜层制备、解冻、洗涤和过滤。

　　血浆去除，是在次要 ABO 血型不合（骨髓或外周血造血干细胞采集）时，为减少不相容血浆的数量，以及防止儿童或有肾病或心力衰竭的患者发生体液失衡或循环超负荷而采取的方法。在冰冻保存的时候也会去除血浆（例如，当脐血库保存空间有限或者优化细胞浓度时）。（方法 7-2）

　　经典的红细胞去除方法是使用沉降剂（如羟乙基淀粉）来减少红细胞的含量。当 ABO 血型主侧

不合的异基因骨髓造血干细胞移植时，或含其他临床相关的红细胞抗原（如 Kell,Kidd 抗原）的异基因骨髓造血干细胞移植时，使用红细胞沉降剂可以预防溶血性输血反应。在冷冻前去除红细胞也减少了输血时血液制品中裂解红细胞碎片和游离血红蛋白的数量，这对肾衰竭患者尤其重要。当存储空间有限时，红细胞去除也可能有用。因为血浆去除和红细胞去除过程中会造成造血干细胞的丢失，是否进行去除操作必须仔细权衡。

　　骨髓的白膜层的制备涉及到离心和白细胞部分的收集，可以使用血细胞分离机或细胞洗涤装置。当产品体积太小而不能使用血细胞分离机或细胞洗涤装置时，可以手动离心。白膜层制备通常用于干细胞的冷冻保存，以减少血容量，以及减少进一步的操作时产品中的红细胞（如免疫磁珠选择之前）。

　　无论造血干细胞何种来源，所有干细胞的解冻过程都是相似的。虽然这个过程比较简单，但也应该小心操作，因为有许多因素会造成冷冻塑料容器破碎[39]。使用产品时应小心拿放，并确认产品的标识，确保包装的完整性。如果冷冻袋破裂，应将产品放入一个干净或无菌的塑料袋里，浸入 37℃ 水浴中，这样可以将产品复原。但必须与医生讨论这样做的风险和好处，以确定该如何对患者进行护理。

　　轻轻的揉捏可以相对加速解冻过程，同时防止再结晶和随后的细胞损伤或死亡。如果袋子破损，应使用止血器防止产品流出，并应将内容物在无菌条件下转移到转移袋中。同时还应取一份样品送细菌培养检测。

　　干细胞洗涤虽然会丢失一部分造血干细胞，但洗涤能去除裂解红细胞、血红蛋白和冷冻保护剂 [如，二甲基亚砜（dimethylsulfoxide, DMSO）]。虽然脐血干细胞是典型的在冷冻前去除红细胞的产品，但它作为主要的造血干细胞产品，在复苏后仍然需要进行洗涤。然而，这一做法现在有所改变，第 30 章详细讨论了关于脐血输血前处理的替代方法。此前，大多数机构都是根据他们自己的规则处理脐血，包括解冻或洗涤过程。纽约血液中心胎盘/脐带血库是最早对这些过程进行阐述的机构[40]。简而言之，解冻过程包括缓慢连续地加入洗涤溶液（例如，10% 葡聚糖和 5% 白蛋白），然后将其转移到适当大小的袋子内，以便于离心洗涤，离心后将细胞团进行悬浮，再送到患者监护病房输

注。许多实验室执行两个离心步骤,第一次离心取出上清,针对这部分上清再次离心,然后把两次离心得到的沉淀(细胞团)合在一起。此方法可增加细胞回收量[41]。或者,也可以使用自动化离心机的方法。

典型的骨髓采集包括在手术室或实验室中进行过滤,以清除骨针、骨料和碎片。然而,关于在造血干细胞输注时使用标准的血液过滤器的意见却各不相同。是否使用标准的血液过滤器(>170μm)取决于各细胞处理实验室或移植中心的标准。如果一个机构选择使用标准的血液过滤器,实验室应该对其过滤过程进行检查确认。

第五节 特定的细胞处理方法

特定的细胞处理方法可用来优化产品的纯度和效力,超过了通过常规方法分选细胞的水平。有些特定方法需要单独的试剂和仪器,具体过程在其他章节中进行表述,本章节对这些方法做一简单描述,着重于它们在干细胞中的应用。

一、淘洗法

逆流离心淘洗法是一种基于两种物理特征即大小和密度(沉降系数)来分离细胞群的特殊方法。单纯的离心机离心只根据密度来分离细胞产品中的细胞亚群。然而,逆流离心淘洗法中,流体通过淘洗室时流动方向与离心力的方向相反(逆流),通过调节流速和离心力可以分离不同大小和不同密度的细胞,使细胞亚群分开。通过这个过程,具有"标志性"大小或密度的细胞可以与其他细胞分开。此前,这种方法曾被用于造血干细胞移植的 T 细胞去除。近年来,该方法用于制备树突状细胞疫苗时对单核细胞的富集。

二、细胞选择系统

目前,许多机构广泛使用一种方法,采用免疫细胞选择系统,结合单克隆抗体技术,以细胞表面抗原(如 CliniMACS system,Miltenyi Biotec Bergisch,Gladbach,Germany)为靶向,达到细胞去除或细胞富集的目的。这种方法是通过阳性选择(保留靶细胞)或阴性选择(去除靶细胞)来分离相关的细胞,将单克隆抗体(如,用抗 CD34 用来分离造血干细胞)耦合到 50nm 的铁磁性颗粒上。磁性标记的靶细胞在细胞悬浮液中通过一个有磁场环绕的分离柱

后停留在柱体内部,而未标记的细胞流经该分离柱后,被收集到一个阴性分选袋中。然后,再消除磁场,将靶细胞从柱上释放出来,收集到与细胞通路相连接的一个单独的收集袋中。

三、细胞扩增

由于有核细胞、CD34+细胞和集落形成单位的数量与患者干细胞移植的结局呈正相关,我们花费了大量的精力致力于造血干细胞和祖细胞的体外扩增。成功的扩增被认为可以增强造血植入,同时减少输血依赖性,降低感染风险和缩短住院时间。近年来,随着脐带血造血干细胞的增殖和自我更新能力的提高以及每份脐带血细胞数量的局限性,脐带血已成为扩增试验的重点。大多数的扩增培养基包含了细胞因子混合物,包括干细胞因子,FLT-3配体,促血小板生成素以及新的或专有的成分。使用的介质、培养容器和培养时间根据不同的操作规程而有所不同。

第六节 冷 冻 保 存

因为造血干细胞在移植前可能需要保存数周或数年,造血干细胞必须进行冷冻保存[42]。多数造血干细胞处理实验室使用 DMSO 为冷冻保护剂(通常其终浓度为 10%)或血浆蛋白。DMSO 是一种穿透性冷冻保护剂,可以迅速扩散到细胞内部,减少细胞膜应对渗透压的应力。DMSO 还可以通过调节冰晶形成过程中生成的非渗透性细胞外溶质来防止细胞脱水损伤。它还能减慢胞外冰晶的形成。一些实验室除了使用 DMSO 外,还添加了羟乙基淀粉(hydroxyethyl starch,HES),添加 HES 后可以降低 DMSO 的浓度(如 5% DMSO 和 6% HES)。HES 是一种非穿透性的(胞外的)大分子冷冻保护剂。这种高分子聚合物可通过在细胞周围形成玻壳或保护膜来保护细胞,从而延缓水从细胞中移出并进入胞外冰晶,防止细胞脱水损伤。

将造血干细胞产品置入冷冻袋,经程序降温或非程序降温冷却,放置于-80℃的机械冷冻装置中。在临床实验室环境中,程序降温冷却比较受到青睐,它利用计算机编程以一种严密监控的方式逐步降低造血干细胞产品的温度,不同机构所使用的程序降温速率不同。

一般情况下,造血干细胞产品被放置于室内,予以一定速率进行冷却,起初以 1℃/min 的速度冷

却,当温度降低到-24℃~-14℃时,造血干细胞产品开始从液体转变成固体。此时,冷冻需要经历一段时间的过冷来抵消相变释放的热量。在造血干细胞产品冷冻成固体后,以 1℃/min 的速度继续冷却,直到产品达到-60℃。此时,产品程序降温控制下再进行冷却,直到达到-100℃。经冷却后造血干细胞产品被转移到一个存储冰箱。越来越多的实验室将造血干细胞保存在温度低于-150℃的气相液氮(liquidnitrogen,LN₂)中,有些实验室将造血干细胞保存在液相 LN₂ 中。基于产品是保存在气相还是液相介质中,保存温度的记录间隔时间也不一样[1]。

第七节　质量控制

临床细胞治疗实验室的 QC 测试有两个目的:一是确定细胞产品对患者的适用性和安全性,二是监督整个实验室的操作过程。QC 测试旨在测定细胞产品的安全性、纯度、特性、效力和稳定性。QC 测试的范围主要取决于产品制备的复杂性和临床经验的性质(比如,是标准实践还是临床试验)。

造血干细胞移植的常见 QC 测试包括细胞计数和分类、细胞活性测试、CD34⁺ 细胞计数、无菌测试和集落形成单位分析。细胞计数和分类在血细胞分析仪上进行。细胞活性可以通过多种方法来测试,包括台盼蓝法、吖啶橙法和 7-氨基放线菌素 D 法(流式细胞术)。而利用活性染料或荧光染色剂将细胞染色,显微镜下观测可以用来快速评估总体有核细胞的活性。流式细胞术分析法可以用来检测特定细胞群的活性。大部分 CD34⁺ 细胞的计数方案都是根据国际细胞治疗协会的指导方针制定的[43]。目前,大多数机构的无菌测试主要使用全自动微生物检测系统。

真正能评估造血干细胞功能的只有集落形成试验(最常用来计数集落形成单位),通常在临床实验室进行。该试验的结果与来源于骨髓、外周血或脐血的造血干细胞植入速度及植入率相关联[44-47]。然而,CD34⁺ 细胞计数与植入速度和植入率之间也有类似的相关性,并且 CD34⁺ 细胞计数能更快得到检测结果,这使得它替代集落形成试验,成为评估移植物效力的质量控制测试。虽然,集落形成试验的标准化操作仍存在困难,但它还是很有用的,尤其是对长期保存的造血干细胞(如脐血库中的造血干细胞)[48]。

第八节　造血干细胞产品的长途运输和院内运送

细胞治疗产品的长途运输和院内运送允许供者和受者分布在不同的地域。这两个术语是由认证组织定义的[1]。长途运输过程中,该产品脱离了参与发放和接收该产品的专门人员与设备。相反,在院内运送过程中,产品处于专门的人员与设备的控制之下。

有 3 个问题对确保造血干细胞产品的安全运输非常重要:产品的完整性,参与运输的人员的安全,以及遵守适用的法规和标准。运输和传送的必要条件根据产品的种类、状态(新鲜或冻存)和运输距离而有所不同。其他资料对这些问题进行了深入的分析[49]。

在转运过程中,产品必须放在一个辅助容器里,以防止泄漏。转运前应该确认产品所需的温度范围和预期的转运时间[1]。有几项研究表明,对新鲜产品来说,在 2~8℃条件下比在室温条件下运输更能有效地维持 CD34⁺ 细胞的活性,尤其是对于 24~72 小时内的运输[50-52]。该作用在骨髓产品中比在外周血产品中更明显,在高浓度造血干细胞产品中比在低浓度造血干细胞产品更明显。

冰冻保存产品需要用充满 LN₂ 的容器来装运,这些容器可以保持温度低于-150℃长达 2 周,并且能持续监测温度[1]。如果产品被运往另外一家非相邻的机构或在公共道路上运输,则必须使用经过标记的外部容器,以便在运输和装运期间进一步保护产品。根据运输方式(例如,空运或陆运)或运输终点(例如跨国)的不同,要求也不一样。如果产品是运往国外,产品运送不仅要满足美国联邦政府的要求,还要满足国际运输服务和他国境内的额外要求。如果患者需要接受大剂量预处理的干细胞产品,则需要由合格的快递员来对产品进行装运。应避免对产品进行 X 线照射,相反,如果有必要,应对其进行人工检查。对产品的记录应随产品一起运输。

接收机构必须有相应的的操作规程,用于接收和检查产品,以便于移植的顺利进行[1]。

第九节　患者的护理

一旦准备好造血干细胞产品,应该立即将其送到患者监护病房。首先需要医师对造血干细胞产品是否可以输注进行批准,然后实施适当的鉴定程序,造血干细胞产品以静脉滴注(intravenous,IV)的方式通过中央静脉导管直接输入到患者体内,通常不使用输液针或者输液泵。有些机构在床旁使用了标准的血液过滤器。为最大限度地利用细胞剂量,在干细胞输注结束时可能会用无菌盐水对产品袋和 IV 导管进行冲洗,保证残留在产品袋和 IV 导管上的细胞进入体内。倘若流速比较慢,也可将无菌盐水直接添加到产品袋中(方法 7-1)。

造血干细胞产品通常会以患者所能耐受的最快速度进行输注,特别是未洗涤或未稀释的解冻的细胞产品,这样可以减少 DMSO 对细胞的毒性。一些研究[53]认为,临床常用浓度(5%或10%)的 DMSO 无论是在 4℃还是 37℃水浴中孵育 1 小时对造血干细胞来说都是无毒的,但他们也注意到,在培养基中加入 1%的 DMSO 后可以抑制集落的形成。然而,这些研究都是对新鲜细胞进行的,对经过 DMSO 冷冻保存的造血干细胞产生的影响的研究有限。因为 DMSO 可能造成细胞功能缺陷,以及含有 DMSO 的临床产品频繁输注(涉及患者护理的相关问题),使人们开始担心解冻和未洗涤的造血干细胞产品可能会对细胞造成损伤。

输注造血干细胞产品,应分别在输注前、输注后当时以及输注后 1 小时内,对患者的生命体征进行监测。随附的输注表上应该有所有的监测信息。在输注完成后,将此表格交回实验室。如果发生不良反应,需要对生命体征进行更频繁的监测。

与造血干细胞输注相关的副反应可能与输血不良反应(即由于微生物污染造成的过敏反应、溶血反应和发热反应)非常相似。然而,根据所使用的不同的细胞处理技术(如红细胞去除、血浆去除、解冻后洗涤或稀释),可能会减少某些副反应的发生。在输注小容量和/或洗涤或稀释的产品时,DMSO 造成的副反应(如恶心、呕吐、咳嗽或头痛)则很少出现[54,55]。尽管如此,造血干细胞产品通常比较容易被患者耐受。为避免造血干细胞输注发生严重的副反应,可以进行积极的静脉补液(例如,输注前 2~6 小时和输注后 6 小时,根据需要给予利尿剂)和预防性使用止吐剂、退热剂和抗组胺药。

一旦发生意外的中至重度副反应,应立即通知移植医生和细胞治疗实验室主任。并立即开始调查,针对患者的症状和体征做相应的实验室检查(如,直接抗球蛋白试验、抗体滴度测定、革兰氏染色和细菌培养)。

应定期审查关于造血干细胞移植的临床结局(如植入率)和不良事件的统计数据,并与机构的质量管理小组进行讨论。按季度进行审查对植入率分析来说比较合理。实验室主任审查的内容应包括评估造血干细胞产品的质量指标(例如剂量,活性和集落形成单位),相关的偏差以及存在的造血干细胞输注不良反应,还应重点审查影响患者获得最理想结局的实验室因素。

第十节 其他监管相关问题

有关造血干细胞收集的相关规定,在前面进行了讨论。一般来说,那些最低限度处理的造血干细胞产品,自体移植的造血干细胞产品还有移植给一级或二级亲属的造血干细胞产品,受《公共卫生服务法》第 361 条的单独管理,并受 FDA 生物制品评估和研究中心的管辖。如果是制备方法改变了其相关生物学特性(例如基因修饰,体外扩增,或与药物相结合)的造血干细胞产品,或是移植给非一级或非二级亲属的造血干细胞产品,受[CFR 21 篇,1271 部]所述法规的管理,这类造血干细胞产品作为一种药物或生物产品,应得到 FDA 的许可或豁免许可来申请成为一种试验性新药(investigational new drug,IND)。通过 Be The Match 网站登记的非亲缘供者的造血干细胞产品可能受 IND 相关规定的管理(BB-IND 6821),或受机构所制定的 IND 相关规定的管理。同样,现在脐带血造血干细胞产品可以通过经 FDA 授权的脐带血来源来获得,或在有关机构制定的 IND 相关规定下进行监管。

第十一节 结 论

造血干细胞在医学中具有不可或缺的、挽救生命的作用,特别是对血液病患者来说。随着对造血干细胞生物学认识的增加和造血干细胞移植能力的提高,造血干细胞的临床应用范围将继续扩大。随着造血干细胞应用的快速增加,处理造血干细胞的新技术和新方法的不断出现,给确保造血干细胞继续作为一种安全有效的细胞治疗产品供患者使用增加了挑战性。为了应对这一挑战,将要求监管机构和认证机构继续更新和修改适用的规则、条例和标准。

要点

1. 从接受治疗的患者(自体)或供者(异基因)获得的造血干细胞可用于治疗各种恶性和非恶性疾病。

2. 自体造血干细胞一般用于恢复接受大剂量化疗或放疗的患者的骨髓功能。

3. 除上述用途外,异基因造血干细胞具有移植物抗肿瘤作用以及替换缺陷细胞的作用。

4. 不论捐献的造血干细胞为何种来源,AABB 的 CT 标准要求对获得性免疫缺陷病毒 1 型和 2 型、乙型肝炎病毒、丙型肝炎病毒、梅毒螺旋体、人类嗜 T 细胞病毒 Ⅰ 型和 Ⅱ 型进行实验室检查。异基因造血干细胞产品需要进行 CMV 检测。

5. 对异基因造血干细胞捐献者做的相关的感染性疾病筛查和检测是由 FDA 授权的,当发现有传播传染性疾病的风险时,供者就没有资格进行捐献(但如果有紧急医疗需要,仍可捐献)。

6. 异基因造血干细胞供者的选择主要取决于该供者与受者的组织相容性,且供者和受者之间无需 ABO 血型和 Rh 血型相容,但血型相容可以提高干细胞的生存能力。

7. 造血干细胞可通过骨髓穿刺、脐带血采集或外周血动员等方法获得,然后用血液成分分离机进行采集。

8. 造血干细胞很少需要进行处理,并可以在加入冷冻保护剂(DMSO)的条件下进行冷冻保存。

9. 专门的造血干细胞处理技术可以根据患者的临床需要来去除造血干细胞产品的容量、裂解细胞、红细胞和冷冻保护剂。

10. QC 是提供安全有效的造血干细胞产品的关键。常见的 QC 测试包括细胞计数(CD34$^+$ 细胞计数,有核细胞总数计数),微生物污染检测以及细胞活性检测。

参考文献

1. Haspel RL, ed. Standards for cellular therapy services. 8th ed. Bethesda, MD: AABB, 2017.

2. Bianco P. Bone and the hematopoietic niche: A tale of two stem cells. Blood 2011;117:5281-8.

3. Rivadeneyra-Espínoza L, Pérez-Romano B, González-Flores A, et al. Instrument- and protocol-dependent variation in the enumeration of CD34+ cells by flow cytometry. Transfusion 2006;46:530-6.

4. National Marrow Donor Program/Be The Match 23rd edition standards and glossary. Minneapolis, MN: NMDP, 2016. [Available at http://bethematch.org/WorkArea/Download Asset.aspx?id=7711 (accessed April 26, 2017).]

5. Donor history questionnaire—HPC, apheresis and HPC, marrow. Version 1.6. Bethesda, MD: AABB, 2016. [Available at http://www.aabb.org/tm/questionnaires/Pages/dhqhpc.aspx (accessed April 26, 2017).]

6. Food and Drug Administration. Guidance for industry: Eligibility determination for donors of human cells, tissues, and cellular and tissue-based products (HCT/Ps). Silver Spring, MD: CBER Office of Communication, Outreach, and Development, 2007. [Available at http://www.fda.gov/downloads/Biologics BloodVaccines/GuidanceComplianceRegula toryInformation/Guidances/Tissue/

UCM091345.pdf (accessed April 26, 2017).]

7. Saber W, Opie S, Rizzo JD, et al. Outcomes after matched unrelated donor versus identical sibling hematopoietic cell transplantation in adults with acute myelogenous leukemia. Blood 2012;119:3908-16.

8. National Marrow Donor Program/Be The Match. Unrelated vs. sibling donor outcomes. Minneapolis, MN: NMDP, 2017. [Available at https://bethematchclinical.org/transplant-indications-and-outcomes/additional-outcomes/unrelated-vs--sibling-donor-outcomes/ (accessed April 26, 2017).]

9. Abbas AK, Lichtman AH, Pillai S. Cellular and molecular immunology. 6th ed. Philadelphia: Saunders Elsevier, 2007.

10. Spellman SR, Eapen M, Logan BR, et al. A perspective on the selection of unrelated donors and cord blood units for transplantation. Blood 2012;120:256-65.

11. National Marrow Donor Program/Be The Match. HLA typing and matching. Minneapolis, MN: NMDP, 2017. [Available at https://bethematchclinical.org/Transplant-Therapy-and-Donor-Matching/HLA-Typing-and-Matching/ (accessed April 26, 2017).]

12. Spellman S, Bray R, Rosen-Bronson S, et al. The detection of donor-directed, HLA-specific alloantibodies in recipients of unrelated he-

matopoietic cell transplantation is predictive of graft failure. Blood 2010;115:2704-8.

13. Brand A, Doxiadis IN, Roelen DL. On the role of HLA antibodies in hematopoietic stem cell transplantation. Tissue Antigens 2013;81:1-11.

14. Barker JN, Byam C, Scaradavou A. How I treat: The selection and acquisition of unrelated cord blood grafts. Blood 2011;117:2332-9.

15. Barker JN, Scaradavou A, Steven CE. Combined effect of total nucleated cell dose and HLA match on transplantation outcome in 1061 cord blood recipients with hematologic malignancies. Blood 2010;115:1843-9.

16. van Rood JJ, Stevens CE, Smits J, et al. Re-exposure of cord blood to noninherited maternal HLA antigens improves transplant outcome in hematologic malignancies. Proc Natl Acad Sci U S A 2009;106:19952-7.

17. Ciurea SO, Bayraktar UD. "No donor"? Consider a haploidentical transplant. Blood Rev 2015; 29:63-70.

18. Kollman C, Spellman SR, Zhang M, et al. The effect of donor characteristics on survival after unrelated donor transplantation for hematologic malignancy. Blood 2016;127:260-7.

19. Rowly SD, Donato ML, Bhattacharyya P. Red blood cell-incompatible allogeneic hematopoietic progenitor cell transplantation. Bone Marrow Transplant 2011;46:1167-85.

20. McCullough J, McKenna D, Kadidlo D, et al. Issue in the quality of umbilical cord blood stem cells for transplantation. Transfusion 2005;45:832-41.

21. Page KM, Zhang L, Medizabal A, et al. The cord blood apgar: A novel scoring system to optimize the selection of banked cord blood grafts for transplantation. Transfusion 2012;52:272-83.

22. Barker JN, Krepski TP, DeFor TE, et al. Searching for unrelated donor hematopoietic stem cells: Availability and speed of umbilical cord blood versus bone marrow. Biol Blood Marrow Transplant 2002;8:257-60.

23. Giralt S. Graft-versus-host disease: Have we solved the problem? J Clin Oncol 2012;30:360-1.

24. Anasetti C, Logan BR, Lee SJ, Waller EK. Peripheral-blood stem cells versus bone marrow from unrelated donors. N Engl J Med 2012; 367:1487-96.

25. Brunstein CG, Wagner JE Jr. Umbilical cord blood transplantation. In: Hoffman R, Benz E, Shattil SJ, et al, eds. Hematology: Basic principles and practice. 5th ed. Philadelphia: Churchill Livingstone Elsevier, 2009:1643-64.

26. Zhang H, Chen J, Que W. Allogeneic peripheral blood stem cell and bone marrow transplantation for hematologic malignancies: Meta-analysis of randomized controlled trials. Leuk Res 2012;36:431-7.

27. Laughlin MJ, Eapen M, Rubinstein P, et al. Out-comes after transplantation of cord blood or bone marrow from unrelated donors in adults with leukemia. N Engl J Med 2004;351:2265-75.

28. Stem Cell Trialists' Collaborative Group. Allogeneic peripheral blood stem-cell compared with bone marrow transplantation for hematologic malignancies: An individual patient data meta-analysis of nine randomized trials. J Clin Oncol 2005;23:5074-87.

29. Eapen M, Horowitz MM, Klein JP, et al. Higher mortality after allogeneic peripheral-blood transplantation compared with bone marrow in children and adolescents: The Histocompatibility and Alternative Stem Cell Source Working Committee of the International Bone Marrow Transplant Registry. J Clin Oncol 2004; 22:4872-80.

30. Meisel R, Klingebiel T, Dillo D. Peripheral blood stem cells versus bone marrow in pediatric unrelated donor stem cell transplantation. Blood 2013;121:863-5.

31. Miller JP, Perry EH, Price TH, et al. Recovery and safety profile of marrow and PBSC donors: Experience of the National Marrow Donor Program. Biol Blood Marrow Transplant 2008; 14:29-36.

32. Pulsipher MA, Chitphakdithai P, Miller JP, et al. Adverse events among 2408 unrelated donors of peripheral blood stem cells: Results of a prospective trial from the National Marrow Donor Program. Blood 2009;113:3604-11.

33. Gertz MA. Review: Current status of stem cell mobilization. Br J Haematol 2010;150:647-62.

34. Keating GM. Plerixafor. Drugs 2011;71:1623-47.

35. To LB, Haylock DN, Simmons PJ, Juttner CA. The biology and uses of blood stem cells. Blood 1997;89:2233-58.

36. Abrahamsen JF, Stamnesfet S, Liseth K, et al. Large-volume leukapheresis yields more viable CD34+ cells and colony-forming units than normal-volume leukapheresis, especially in patients who mobilize low numbers of CD34+ cells. Transfusion 2005;45:248-53.

37. Porrata LF, Litzow MR, Inwards DJ, et al. Infused peripheral blood autograft absolute lymphocyte count correlates with day 15 absolute lymphocyte count and clinical outcome after autologous peripheral hematopoietic stem cell transplantation in non-Hodgkin's lymphoma. Bone Marrow Transplant 2004;33:291-8.

38. Porrata LF, Burgstaler EA, Winters JL, et al. Immunologic autograft engineering and survival in non-Hodgkin lymphoma. Biol Bood Marrow Transplant 2016;22:1017-23.

39. Khuu HM, Cowley H, David-Ocampo V, et al. Catastrophic failures of freezing bags for cellular therapy products: Description, cause, and consequences. Cytotherapy 2002;4:539-49.

40. Rubinstein P, Dobrila L, Rosenfield R, et al.

Processing and cryopreservation of placental/umbilical cord blood for unrelated bone marrow reconstitution. Proc Natl Acad Sci U S A 1995;92:10119-22.

41. Laroche V, McKenna D, Moroff G, et al. Cell loss and recovery in umbilical cord blood processing: A comparison of post-thaw and post-wash samples. Transfusion 2005;45:1909-16.

42. Fleming KK, Hubel A. Cryopreservation of hematopoietic and non-hematopoietic stem cells. Transfus Apher Sci 2006;34:309-15.

43. Sutherland DR, Anderson L, Keeney M, et al. The ISHAGE guidelines for CD34+ cell determination by flow cytometry. J Hematother 1996;5:213-26.

44. Spitzer G, Verma DS, Fisher R, et al. The myeloid progenitor cell: Its value in predicting hematopoietic recovery after autologous bone marrow transplantation. Blood 1980;55:317-23.

45. Douay L, Gorin NC, Mary JY, et al. Recovery of CFU-GM from cryopreserved marrow and in vivo evaluation after autologous bone marrow transplantation are predictive of engraftment. Exp Hematol 1986;14:358-65.

46. Schwartzberg L, Birch R, Blanco R, et al. Rapid and sustained hematopoietic reconstitution by peripheral blood stem cell infusion alone following high-dose chemotherapy. Bone Marrow Transplant 1993;11:360-74.

47. Migliaccio AR, Adamson JW, Stevens CE, et al. Cell dose and speed of engraftment in placental/umbilical cord blood transplantation: Graft progenitor cell content is a better predictor than nucleated cell quantity. Blood 2000;96:2717-22.

48. Pamphilon D, Selogie E, McKenna D, et al. Current practices and prospects for standardization of the hematopoietic colony-forming unit assay: A report by the cellular therapy team of the Biomedical Excellence for Safer transfusion (BEST) collaborative. Cytotherapy 2013;15:255-62.

49. Regan D. Transportation and shipping of cellular therapy products. In: Areman EM, Loper K, eds. Cellular therapy: Principles, methods and regulations. Bethesda, MD: AABB, 2009: 362-74.

50. Antonenas V, Garvin F, Webb M, et al. Fresh PBSC harvests, but not BM, show temperature-related loss of CD34 viability during storage and transport. Cytotherapy 2006;11:158-65.

51. Jansen J, Nolan P, Reeves M, et al. Transportation of peripheral blood progenitor cell products: Effects of time, temperature and cell concentration. Cytotherapy 2009;11:79-85.

52. Kao G, Kim H, Daley H, et al. Validation of short-term handling and storage conditions for marrow and peripheral blood stem cell products. Transfusion 2011;51:137-47.

53. Rowley SD, Anderson GL. Effect of DMSO exposure without cryopreservation on hematopoietic progenitor cells. Bone Marrow Transplant 1993;11:389-93.

54. Davis JM, Rowley SD, Braine HG, et al. Clinical toxicity of cryopreserved bone marrow graft infusion. Blood 1990;75:781-6.

55. Stroncek DF, Fautsch SK, Lasky LC, et al. Adverse reactions in patients transfused with cryopreserved marrow. Transfusion 1991;31:521-6.

第 27 章　造血干细胞移植患者的输血治疗

血库和输血科正面临一系列特殊患者输血需求相关的"挑战",其中主要来自异基因造血干细胞移植(hematopoietic stem cell transplant,HSCT)这类患者的输血。当 HSCT 患者输血时,不仅需要考虑患者复杂的生理状态,还应考虑其他问题,如受者自身抗体、供者过客淋巴细胞、血型系统问题等。在过去的 20 年间,HSCT 的应用显著增长;而且,现如今更多的患者选择在社区医院接受移植后护理。因此,与 HSCT 患者输血治疗相关的复杂问题不再仅与大型专业医疗机构有关。

由于从亲缘和非亲缘供者接受 HSCT 的患者数量增加,且许多临床疾病都采用这种治疗手段,输血医学专家面对上述患者输血治疗所带来的相关挑战必须有更加充分的措施以积极应对。本章总结了最新的输血科医师及其他医务人员在给予 HSCT 患者输血治疗时所面临的常见重要问题。

第一节　ABO 血型或其他血型相关红细胞抗原不相合移植

ABO 血型抗原系统并不影响造血干细胞的植活。ABO 相合对于实体器官移植可能是必要的(译者注:ABO 血型不合并不是实施所有实体脏器

移植的影响因素);然而由于多能的早期造血干细胞(hematopoietic progenitor cells,HPCs)缺乏 ABO 抗原,因此即使循环中存在 ABO 抗体,HPCs 移植也不会受抑制。尽管如此,供者和受者之间的 ABO 血型和非 ABO 血型抗原不符仍是 HSCT 患者输血治疗的主要影响因素,其在移植中的重要性不言而喻。

异基因移植可根据供者与受者 ABO 血型的关系分为 4 类:全相合、主侧不相合、次侧不相合和双向不相合[1,2]。表 27-1 列出了供者和受者可能的 ABO 组合,并指出其是否相合。25%~50% 的供者/受者配对组合存在 ABO 不相合,因此有必要谨慎选择合适的血液成分[3,4]。主侧、次侧与双向均不相合等常用于描述 ABO 血型系统,但亦可用于描述供者和/或受者血浆中存在其他红细胞同种抗体,例如抗-K 与抗-D。

一、主侧 ABO 血型不相合

ABO 血型主侧不相合存在 2 大挑战:①供者移植物中残留的 ABO 血型不相合的红细胞输注到具有抗-A 和/或抗-B 的受者体内后,可能引起急性血管内溶血反应;②受者免疫细胞可直接持续地产生针对来自于移植 HPCs 的红系祖细胞和成熟红细胞

表 27-1　造血干细胞移植供者与受者 ABO 血型相合性*

受者 ABO 血型	供者 ABO 血型			
	O	A	B	AB
O	一致	主侧	主侧	主侧
A	次侧	一致	双向(主侧/次侧)	主侧
B	次侧	双向(主侧/次侧)	一致	主侧
AB	次侧	次侧	次侧	一致

注:* 主侧不相合是由于受者产生 1 种或多种天然抗体(如,供者为 A 型,受者为 O 型,受者自然产生抗-A);次侧不相合是由于供者移植物产生 1 种或多种天然抗体(如,供者为 O 型,自然产生抗-A,受者为 A 型);双向不相合是由于供者和受者均产生天然抗体(如,供者为 A 型,受者为 B 型)。

的 ABO 抗体。第 1 个问题通常在 HPCs 的收集和/或处理阶段解决，例如减少骨髓移植物中残留的红细胞，以尽量减少 HPC 输注期间的溶血风险。某些 HPC 输注物（包括所有脐带血细胞）在输注前冷冻保存，不相合的供者红细胞在冷冻/复融过程中可能会溶解。对于成人不相合的红细胞"安全输注的量"缺乏一般共识；然而对于儿科受者目前有一定的共识，即可接受的输注量范围为不相合的红细胞容量不超过 10~30ml，或根据受者体重计算，输入的不相合红细胞低于 0.4ml/kg。根据 Staley 等[5]建议，受者抗体效价亦可用于指导红细胞输注。某些极端案例中，在没有去除红细胞或冷冻保存的情况下，对受者立即进行治疗性血浆置换（therapeutic plasma exchange，TPE），有利于在造血干细胞移植物输注之前降低受者血浆中 ABO 抗体的效价。

第 2 个问题是，抗体可在 HPC 输注后持续 3~4 个月。因此，造血干细胞移植后血细胞生成延迟，红细胞系统重建时间超过 40 天。若采用降低强度或非清髓性预处理方案，红细胞系统重建会进一步延迟[3,6]。某些极端情况下，受者甚至发生纯红细胞再生障碍性贫血（pure red cell aplasia，PRCA）。PRCA 的不同治疗措施包括促红细胞生成素、钙调磷酸酶抑制剂的快速清除、皮质醇类激素、利妥昔单抗、硼替佐咪唑、供者淋巴细胞输注、骨髓间充质干细胞输注或 TPE；目前对于 PRCA 没有统一的治疗标准。综上所述，主侧 ABO 血型不相合的 HSCT 可根据移植后患者情况决定是否输血。主侧血型不相合一般不会影响早期干细胞移植成活率及其他髓系细胞的生成。

二、次侧 ABO 血型不相合

与主侧血型不相合移植的红细胞去除类似，去除次侧血型不相合移植物中的血浆可降低供者的同种抗体。然而，即使抗体没有被完全去除，由此产生的溶血通常为轻度且具有自限性[2]。次侧血型不相合 HSCT 导致供者淋巴细胞快速产生抗受者红细胞 A 和/或 B 抗原的抗体则更严重，即"过客淋巴细胞综合征"（passenger lymphocyte syndrome，PLS），PLS 约在输注 HPC 后 5~16 天发生，患者可能表现为免疫介导的急性溶血反应，该反应可引起患者死亡。然而在大多数情况下，溶血反应严重程度较小，最终随着受者红细胞的清除而消退[2]。若诱发危及患者生命安全的严重溶血，可采

取治疗性红细胞置换术，用供者相合的红细胞置换受者不相合的红细胞。

三、双向 ABO 血型均不相合

当双向 ABO 血型均不相合时，主侧与次侧 ABO 血型均不相合的 HSCT 会引起患者出现相关的并发症。

四、非 ABO 抗原不相合

其他血型系统红细胞抗原也可能出现与 ABO 血型不相合移植时的类似问题。总的来说，此种类型较少发生，但是在受者（更常见）和/或供者（较不常见）体内存在红细胞抗体，应给予与前述 ABO 血型不相合移植同等的关注及适当处理。最近的研究探讨了 RhD 抗原在 HSCT 中的重要性，发现 D 抗原不相合移植可能不会导致严重的不良反应[7]。对同种异体免疫患者，采用降低强度或非清髓性预处理方案时，可能亦需要着重考虑移植物供者的选择，应尽量避免供者同种移植抗原与受者同种抗体配对。

第二节　血液成分注意事项

一、血液成分的选择

血库或输血科收到异基因 HSCT 患者的输血申请，应保留详细的检测记录，如移植前的 ABO 血型、受者 ABO 抗体效价以及供者 ABO 血型。此外，患者所处的移植阶段（如准备期、移植初期、无受者红细胞和/或抗体检出的造血重建期）亦要求血液成分选择有所不同[8]。表 27-2 列出了在移植过程的每个阶段选择最佳血液成分的建议。对于 RhD 血型，只要 HSCT 供者和受者匹配，受者可以在移植前输注同型血液成分。但是如果受者为 Rh 阴性，而供者为 Rh 阳性，则只应输入若干单位的 Rh 阴性红细胞，以防止发生 D 抗原的同种免疫，反之亦然。由于 Rh 阳性血小板中含有的红细胞引起 D 同种异体免疫的风险很小，不强制要求输注 Rh 阴性血小板[7]。

二、红细胞输注

无论供者与受者是否相合或血型抗原是否匹配，多数 HSCT 患者均需要在移植期间接受输血，移植后输血负荷的轻重（包括输注量和输注频率

表 27-2　处于不同移植阶段 HSCT 受者 ABO 血型不相合的输血治疗

不相合的类型	移植阶段	ABO 血型的选择		
		红细胞	血小板*	血浆
主侧不相合	准备阶段	受者	供者	供者
	移植阶段	受者	供者	供者
	检测到受者抗体阶段	受者	供者	供者
	不再检测到受者抗体阶段	供者	供者	供者
次侧不相合	准备阶段	供者	受者	受者
	移植阶段	供者	受者	受者
	检测到受者血型阶段	供者	受者	受者
	不再检测到受者血型	供者	供者	供者
双向不相合	准备阶段	O 型	AB 型	AB 型
	移植阶段	O 型	AB 型	AB 型
	检测到受者抗体/受者血型	O 型	AB 型	AB 型
	不再检测到受者抗体/受者血型	供者	供者	供者

注：* 由于 AB 型血小板的保质期短，且库存短缺，可能并不总是能按照表中的推荐提供 ABO 完全相合的血小板成分；因此，血库和输血科可考虑每天提供有限量单位的 ABO 不相合的血小板；或者其血小板已通过缩减容量来减少血浆含量；或者其血小板检测显示抗-A 或抗-B 效价较低的 ABO 不相合的血小板。

等）取决于许多因素，包括不同机构规定的输血的血红蛋白阈值，以及 ABO 不相合移植的类别，其他因素还包括性别、疾病状态、干细胞来源、预处理方案等，这些因素同样会影响输血的结局[9]。在 1 项包含 169 例 HSCT 受者的研究中，移植后第 1 年输注 RBC 量的中位数为 6 单位，输注时间间隔的中位数为 12 天[10]。有研究证明铁蛋白水平的升高与不良结局的发生和总体生存率的降低相关，故应重视受者的移植后铁过载[11]。症状性贫血是 HSCT 患者需行红细胞输注最为常见的适应证之一。由于缺乏 HSCT 患者人群的特定红细胞输注"阈值"，临床医生可参考相关红细胞输注指南。例如，70g/L 的血红蛋白阈值可能适用于大多数稳定、非手术的成人 HSCT 患者；超过 80g/L 的血红蛋白阈值则可能适用于有心脏病史、有终末期器官损伤风险的成年患者，或移植后期的 HSCT 患者[12,13]。"造血干细胞移植中红细胞输注"（transfusion of red cells in hematopoietic stem cell transplantation，TRIST）研究证明无论采用限制性输注策略[血红蛋白目标值（70～90）g/L]或非限制性输注策略[血红蛋白目标值（90～110）g/L]，均可改善 HSCT 预后，并且两组输血预后并无差异[14]。此外，法国正在进行的 1 项随机对照试验试图探讨

采用血红蛋白输注阈值 80g/L 时，红细胞的安全剂量是 1 单位还是 2 单位[15]。

事实上 HSCT 患者发生贫血和机体依赖红细胞输注的机制十分特殊，因此需进一步探讨。经高强度化疗后促红细胞生成素（erythropoietin，EPO）水平迅速升高，并在第 1 周达到其峰值水平[16,17]。虽然自体 HSCT 受者在整个移植后期能保持足够的 EPO 水平，但异基因 HSCT 患者则不能[18]。由于异基因 HSCT 受者内源性 EPO 水平长时间低下，因此需要长期输注红细胞。

三、血小板输注

异基因 HSCT 患者的血小板恢复情况已被广泛研究。研究表明几个独立因素与患者血小板输注依赖性密切相关，包括：①供者与受者之间的关系（例如是否有亲缘关系）；②预处理方案；③移植物抗宿主病（graft-vs-host disease，GVHD）或巨细胞病毒（cytomegalovirus，CMV）感染；④HPC CD34+ 细胞来源及剂量[19,20]。总的来说，若干研究结果表明，接受来自较高 GVHD 风险的无亲缘关系供者移植物的患者，或有病毒感染的患者，其血小板重建较慢[20,21]。根据异基因移植物的来源可预测血小板重建的时间。有研究表明，接受脐带血干细胞患

者的血小板重建中位时间比接受单采或骨髓干细胞的患者显著延长[22-24]。

HSCT 患者血小板输注的主要注意事项之一是相合性。血浆（或血小板中包含的血浆）含有不同效价的抗-A 和/或抗-B。虽在常规输血时输入的 ABO 不相合的血浆与血小板往往比较有限，但需谨慎应用于异基因 HSCT 患者[25]。在 ABO 不相合的 HSCT 中，输注的血浆成分应尽可能保证供者和受者相合。表 27-2 中更全面地介绍了血液成分选择的建议。

除溶血风险之外，研究人员发现存在其他与 ABO 不相合的血小板输注相关的不良反应。例如，1 项儿科研究表明，ABO 不同型的血小板输注联合使用美法仑药物治疗与肝小静脉闭塞症的发展相关，这可能是由于抗体与肝内皮细胞表面表达的 A 和/或 B 抗原结合[26]。因此，某些医疗中心仅将 ABO 相合的红细胞和血小板输注给 HSCT 患者；为数不多的研究小组注意到这一策略可能与改善患者生存有关[27]。

血小板输注应对以下 4 个方面进行更深入及广泛的讨论：①预防性与治疗性输注；②输注阈值；③合适的输注剂量；④HLA 和血小板抗体。

1. **预防性与治疗性血小板输注**　血小板输注一般用于预防 HSCT 患者出血，而不是治疗急性出血。有两项研究表明，以治疗性输注方案作为处理手段的移植患者虽发生了出血，但出血并不足以危及生命。此外，治疗性输注可明显减少血小板用量[28,29]。预防性血小板输注临床随机对照试验（trial of prophylactic platelets，TOPPS）显示，与对照组相比，预防性血小板输注对于预防血液恶性肿瘤患者的出血有利[30]。然而，在预指定的亚组分析中，自体 HSCT 患者两组的出血率相近。更进一步的分析显示，世界卫生组织（World Health Organization，WHO）定义的 2~4 级出血倾向于女性患者，且与治疗方案（化疗或异基因造血干细胞移植）以及是否发热有关。这些结果表明预防性血小板输注在减少出血风险方面作用有限[31]。因此，仍需适当的、循证的方案，来解答在血小板减少的 HSCT 患者中，进行预防性血小板输注的策略问题。

2. **血小板输注阈值**　最早确立的用于预防自发性出血的阈值之一，是进行化疗/HSCT 的患者的血小板计数低于 20×10⁹/L[32]。多项研究结果表明，对于无并发症的血小板减少症患者（即未合并如发热、出血或菌血症/败血症的患者），合理的输

注阈值是血小板计数低于 10×10⁹/L，可用于预防出血或出血相关性疾病的发生[33]。然而，1 个研究小组报道称，与血小板计数低于 20×10⁹/L 时输注血小板的 HSCT 患者相比，低于 10×10⁹/L 时输注血小板的患者非出血性死亡率显著升高且生存率降低[34]。

3. **血小板输注剂量**　另 1 个常见问题是如何确定每次血小板输注的最佳剂量。迄今为止，3 项大型试验研究已将血小板输注剂量作为其重点研究方向[35-37]。将这些单独的试验研究结果汇总，经过统计方法的 Meta 分析，结果显示，与标准血小板剂量的输注相比，低血小板剂量的输注没有显著增加出血的风险[38]。血小板剂量（Platelet Dosing，PLADO）亚组分析试验表明儿童患者血小板输注剂量不影响出血率[39]。但是，低血小板剂量方案的缺点可能包括输注后血小板增加较少，而且伴随着时间的推移，患者的血小板输注总剂量可能会更大[36,38]。

4. **具有 HLA 和/或 HPA 抗体的 HSCT 患者**　一些计划行 HSCT 的患者体内有 HLA 和 HPA 抗体；上述 2 种类型抗体都可能降低血小板输注的疗效，导致校正血小板计数增加值（corrected count increments，CCIs）偏低[40]。免疫介导的血小板输注无效，其评估与治疗需要有更加全面的讨论，参见第 15 章和第 19 章。除了血小板输注导致的潜在问题，受者 HLA 同种抗体也可能影响移植效果[41,42]。治疗性血浆置换可用于潜在移植受者对 HLA 的脱敏治疗（见第 25 章）。

四、血浆、冷沉淀和凝血因子浓缩物等成分的输注

HSCT 患者输注血浆、冷沉淀或凝血因子浓缩物等成分并无具体推荐；因此，建议遵守现有的指南和/或专家推荐[43]见表 27-2。血浆或冷沉淀输注最为重要的问题是受者和移植细胞的 ABO 血型。

五、自体移植患者的输血支持

在 HSCT 前期、中期和后期，患者应根据实际需要选择不同类型的血液成分，以及标准输血方案。然而，由于患者自身处于免疫抑制状态，自体 HSCT 受者可能需要特定的血液成分，包括一些特殊的处理步骤。以下将更详细地讨论这些问题和关注点（适用于自体和异基因移植患者）。

第三节 抗生素治疗无效的粒细胞减少症并发感染患者的治疗

新鲜粒细胞的输注主要用于治疗粒细胞绝对值低于 $0.5×10^9/L$ 的严重的、抗生素治疗无效的细菌或真菌感染患者,关于其治疗更深入的讨论,详见第 15 章和第 19 章。最近 1 项多中心随机对照试验研究指出,并没有发现粒细胞治疗对该类患者有益,尽管该项研究的证据并不充分[44]。

第四节 异基因造血干细胞移植患者输注血液成分的特殊处理

利用射线辐照血液成分(如红细胞、血小板及粒细胞),可抑制供者淋巴细胞的增殖,从而预防输血相关 GVHD 的发生,GVHD 反应常常是致命的[45]。现代医学普遍接受 HSCT 患者应输注辐照血液的观点,一般限定在围移植期及移植后至少 1 年内的时间段,但上述患者此时间段后是否继续选择输注辐照血液成分仍不清楚。尽管无证据表明,在上述时间段过后必须继续接受辐照血液的输注,但为数众多的医疗机构仍然无限期地向 HSCT 受者提供辐照血液成分,因这些 HSCT 受者可能长期处于免疫抑制状态。

HSCT 受者的免疫抑制状态使其感染风险较高,包括 CMV 感染。普遍认为,输注储存前去白细胞血液成分和输注无 CMV 抗体的献血者(CMV-血清阴性献血者)来源的血液成分对降低 CMV 感染率同样有效[8]。最近 3 项对 HSCT 患者的研究(其中 2 个属于前瞻性观察研究)证明,输注去白细胞、未筛检 CMV 的血液与输注 CMV-血清阴性的血液相比,并未增加额外的风险[46-48]。然而,1 项 Meta 分析评估了 HSCT 受者的输血疗效,829 例患者输注 CMV 血清阴性的血液成分,还有 878 例患者输注了去白细胞的血液成分,结果显示,输注后感染 CMV 的风险分别为 1.63% 与 3.01%[49]。CMV-血清阴性血液成分的主要局限性在于其可获得性(40%~100% 的成年人为 CMV-血清阳性),此外,血清阴性献血者也可能近期感染 CMV,但处于窗口期,血清学试验不能检测到血液中的病毒。

反复发生常见输血反应的 HSCT 受者可能也需要对输注血液成分进行特殊处理[50]。输血不良反应治疗的更进一步探讨详见第 22 章。

第五节 儿童异基因造血干细胞移植患者输血的特别注意事项

一般来说,儿童 HSCT 患者输血支持与成人类似[50]。然而,移植适应证、干细胞来源和献血者选择在儿童中可能略有不同。例如,具有遗传性疾病(如镰状细胞病或地中海贫血)的儿童比成人接受 HSCT 治疗可能性更大。此外,自体干细胞联合大剂量化疗更多地应用于治疗儿童恶性肿瘤(包括晚期神经母细胞瘤)。并且,考虑到体型较小,脐带血输血足以用于治疗儿童患者的某些疾病(例如,脐带血干细胞输注对于儿童而言剂量足够,但对于成人则剂量明显不足)。1 项近期关于儿童输血阈值的网络调查表明,大部分机构(60%)使用血红蛋白浓度 80g/L 作为儿童 HSCT 受者的红细胞输注阈值,但少部分机构(25%)使用 70g/L 作为红细胞输注阈值。对于该类患者血小板输注阈值的选定,47% 的机构使用 $20×10^9/L$,44% 的机构使用 $10×10^9/L$[51]。

在移植前与围移植期,对于患有镰状细胞病的儿童或成人,其移植应有某些必要的特殊考虑。首先,干细胞供者的选择和血液成分的处理需考虑供者红细胞表型,以预防受者抗供者细胞的同种异体免疫反应。若可能,应该筛选干细胞供者,使其与受者同种抗体相对应的红细胞抗原为阴性。上述策略对于降低化疗强度或非清髓性预处理方案尤其重要,该方案可诱导长期混合嵌合体生成。若使用抗原阳性供者,则推荐少红细胞的干细胞制品(即使不存在 ABO 血型不相合),以避免干细胞输注期间的输注反应[52]。其次,由于红细胞成分与 HLA/HPA 同种异体免疫之间的相关性[53-55],对镰状细胞病的患者应考虑移植前进行 HLA/HPA 抗体筛查。移植后的血小板输注,如果已完成上述筛选结果,则有利于维持患者的血小板计数在($30~50$)$×10^9/L$,防止脑出血等情况的发生[56,57]。上述筛选结果在非 HLA 匹配的 HPC 供者选择中也很重要[41,42]。

β-地中海贫血与重度再生障碍性贫血的患者,在儿童期可能通过同胞兄弟姐妹相合的 HSCT 治愈,但其输血史可能会对移植成活率和预后产生不利影响[58-60]。上述关联原因尚不明确,可能包括对输注抗原(无论它们是否被定义或是其他次要组织相关性抗原)的体液免疫、细胞免疫所影响,还包括铁超载或其他原因。符合条件的患者早期移植可能有更好的预后。

第六节　异基因造血干细胞移植患者治疗信息的传递与共享

许多患者常常在非居住地医疗中心接受 HSCT，那么在移植开展之前，承担患者移植的医疗机构应获取患者的所有输血史，以及相关的检测结果，包括红细胞、血小板或白细胞同种抗体检测史。此外，患者从异地移植机构返回本地之后，以下重要信息需传递到本地机构：①自体移植还是异基因移植；②若是异基因移植，需要供者的 ABO 血型，以及在该机构护理期间患者有无发现任何自身抗体或同种抗体等信息。此外，还应向 HSCT 患者提供方便记录数据的便携式工作表。

要点

1. 异基因 HSCT 受者由于机体有免疫抑制、原有疾病及其血型系统表达变化的改变，其输血面临着较大挑战。
2. 虽然在选择潜在的 HSCT 供者方面，ABO 相合性并不重要，因为多能和早期的 HPCs 缺乏 ABO 抗原。然而，ABO 不相合会影响移植期间的输血决策。
3. 异基因造血干细胞移植中，25%～50% 的供者/受者 ABO 血型不相合，其 ABO 血型不合分为 3 类：主侧、次侧和双向不相合。此种不相合有产生急性溶血的可能，并且在主侧不相合的情况下，可产生持续的血管内溶血和纯红细胞再障。在输注前可以通过去除移植物的红细胞和/或血浆来使其部分缓解。
4. 成人和儿童 HSCT 患者的输血管理方法类似；但是移植的适应证、干细胞来源和献血者选择可能略有不同。
5. 当异基因 HSCT 患者有输血需求时，血库或输血科保留受者移植前的 ABO 血型和供者 ABO 血型的详细记录至关重要。
6. HSCT 受者输注浓缩血小板，最常用于预防急性出血。血小板计数 10×10^9/L 被广泛认为是异基因造血干细胞移植患者单纯血小板减少的安全输注阈值。
7. 辐照血液成分可抑制供者淋巴细胞的增殖，从而防止输血相关移植物抗宿主病。某些输血机构无限期地向 HSCT 患者提供辐照血液成分。
8. 储存前去白细胞的红细胞和血小板成分，在评估其 CMV 传播风险方面，通常被认为其效果等同于 CMV 血清阴性的血液成分。

参考文献

1. Kaufman R, Sloan S. Transfusion to bone marrow or solid organ transplant recipients. In: Hillyer C, Silberstein L, Ness P, eds. Blood banking and transfusion medicine: Basic principles and practice. 2nd ed. Philadelphia: Churchill Livingstone/Elsevier, 2006:539-50.
2. Worel N, Kalhs P. ABO-incompatible allogeneic hematopoietic stem cell transplantation. Haematologica 2008;93:1605-7.
3. Bolan CD, Leitman SF, Griffith LM, et al. Delayed donor red cell chimerism and pure red cell aplasia following major ABO-incompatible nonmyeloablative hematopoietic stem cell transplantation. Blood 2001;98:1687-94.
4. Kim JG, Sohn SK, Kim DH, et al. Impact of ABO incompatibility on outcome after allogeneic peripheral blood stem cell transplantation. Bone Marrow Transplant 2005;35:489-95.
5. Staley EM, Schwartz J, Pham HP. An update on ABO incompatible hematopoietic progenitor cell transplantation. Transfus Apher Sci 2016;54:337-44.
6. Dahl D, Hahn A, Koenecke C, et al. Prolonged isolated red blood cell transfusion requirement after allogeneic blood stem cell transplantation: Identification of patients at risk. Transfusion 2010;50:649-55.
7. Cid J, Lozano M, Klein HG, Flegel WA. Matching for the D antigen in haematopoietic progenitor cell transplantation: Definition and clinical outcomes. Blood Transfus 2014;12:301-6.

8. Schulz WL, Snyder EL. Transfusion support for the oncology patient. In: Simon TL, McCullough J, Snyder EL, et al, eds. Rossi's principles of transfusion medicine. 5th ed. Chichester, UK: Wiley Blackwell, 2016:574-80.

9. Le Viellez A, P'Ng S, Buffery S, et al. Red cell and platelet transfusion burden following myeloablative allogeneic haemopoietic stem cell transplantation. Intern Med J 2015;45:1286-92.

10. Tachibana T, Tanaka M, Numata A, et al. Clinical significance of pre- and 1-year post-transplant serum ferritin among adult transplant recipients. Leuk Lymphoma 2014;55: 1350-6.

11. Meyer SC, O'Meara A, Buser AS, et al. Prognostic impact of posttransplantation iron overload after allogeneic stem cell transplantation. Biol Blood Marrow Transplant 2013;19:440-4.

12. Carson JL, Carless PA, Hébert PC. Transfusion thresholds and other strategies for guiding allogeneic red blood cell transfusion. Cochrane Database Syst Rev 2012;4:CD002042.

13. Carson JL, Grossman BJ, Kleinman S, et al. Red blood cell transfusion: A clinical practice guideline from the AABB. Ann Intern Med 2012;157:49-58.

14. Tay J, Allan DS, Chatelain E, et al. Transfusion of red cells in hematopoietic stem cell transplantation (TRIST Study): A randomized controlled trial evaluating 2 red cell transfusion thresholds (abstract number 1032). Blood 2016;128:1032.

15. Chantepie SP, Mear JB, Guittet L, et al. Transfusion strategy in hematological intensive care unit: Study protocol for a randomized controlled trial. Trials 2015;16:533.

16. Gaya A, Urbano-Ispizua A, Fernandez-Aviles F, et al. Anemia associated with impaired erythropoietin secretion after allogeneic stem cell transplantation: Incidence, risk factors, and response to treatment. Biol Blood Marrow Transplant 2008;14:880-7.

17. Helbig G, Stella-Holowiecka B, Wojnar J, et al. Pure red-cell aplasia following major and bidirectional ABO-incompatible allogeneic stem-cell transplantation: Recovery of donor-derived erythropoiesis after long-term treatment using different therapeutic strategies. Ann Hematol 2007;86:677-83.

18. Sheikh S, Littlewood TJ. Erythropoiesis-stimulating agents for anemic patients with cancer. Expert Rev Hematol 2010;3:697-704.

19. Chang YJ, Xu LP, Liu DH, et al. The impact of CD34+ cell dose on platelet engraftment in pediatric patients following unmanipulated haploidentical blood and marrow transplantation. Pediatr Blood Cancer 2009;53:1100-6.

20. Pulsipher MA, Chitphakdithai P, Logan BR, et al. Donor, recipient, and transplant characteristics as risk factors after unrelated donor PBSC transplantation: Beneficial effects of higher CD34+ cell dose. Blood 2009;114:2606-16.

21. Jansen J, Hanks SG, Akard LP, et al. Slow platelet recovery after PBPC transplantation from unrelated donors. Bone Marrow Transplant 2009;43:499-505.

22. Kurtzberg J, Prasad VK, Carter SL, et al. Results of the Cord Blood Transplantation Study (COBLT): Clinical outcomes of unrelated donor umbilical cord blood transplantation in pediatric patients with hematologic malignancies. Blood 2008;112:4318-27.

23. Dominietto A, Raiola AM, van Lint MT, et al. Factors influencing haematological recovery after allogeneic haemopoietic stem cell transplants: Graft-versus-host disease, donor type, cytomegalovirus infections and cell dose. Br J Haematol 2001;112:219-27.

24. Pulanic D, Lozier JN, Pavletic SZ. Thrombocytopenia and hemostatic disorders in chronic graft versus host disease. Bone Marrow Transplant 2009;44:393-403.

25. Josephson CD, Castillejo MI, Grima K, Hillyer CD. ABO-mismatched platelet transfusions: Strategies to mitigate patient exposure to naturally occurring hemolytic antibodies. Transfus Apher Sci 2010;42:83-8.

26. Lapierre V, Mahe C, Auperin A, et al. Platelet transfusion containing ABO-incompatible plasma and hepatic veno-occlusive disease after hematopoietic transplantation in young children. Transplantation 2005;80:314-19.

27. Heal JM, Liesveld JL, Phillips GL, Blumberg N. What would Karl Landsteiner do? The ABO blood group and stem cell transplantation. Bone Marrow Transplant 2005;36:747-55.

28. Wandt H, Schaefer-Eckart K, Frank M, et al. A therapeutic platelet transfusion strategy is safe and feasible in patients after autologous peripheral blood stem cell transplantation. Bone Marrow Transplant 2006;37:387-92.

29. Wandt H, Schaefer-Eckart K, Wendelin K, et al. Therapeutic platelet transfusion versus routine prophylactic transfusion in patients with haematological malignancies: An open-label, multicentre, randomised study. Lancet 2012;380:1309-16.

30. Stanworth SJ, Estcourt LJ, Powter G, et al. A no-prophylaxis platelet-transfusion strategy for hematologic cancers. N Engl J Med 2013; 368:1771-80.

31. Stanworth SJ, Hudson CL, Estcourt LJ, et al. Risk of bleeding and use of platelet transfusions in patients with hematologic malignancies: Recurrent event analysis. Haematologica 2015;100:740-7.

32. Beutler E. Platelet transfusions: The 20,000/microL trigger. Blood 1993;81:1411-13.

33. Estcourt LJ, Stanworth SJ, Doree C, et al. Comparison of different platelet count thresholds to guide administration of prophylactic platelet transfusion for preventing bleeding in peo-

ple with haematological disorders after myelo-suppressive chemotherapy or stem cell transplantation. Cochrane Database Syst Rev 2015;(11):CD010983.

34. Nevo S, Fuller AK, Zahurak ML, et al. Profound thrombocytopenia and survival of hematopoietic stem cell transplant patients without clinically significant bleeding, using prophylactic platelet transfusion triggers of $10 \times 10(9)$ or $20 \times 10(9)$ per L. Transfusion 2007;47:1700-9.

35. Heddle NM, Cook RJ, Tinmouth A, et al. A randomized controlled trial comparing standard- and low-dose strategies for transfusion of platelets (SToP) to patients with thrombocytopenia. Blood 2009;113:1564-73.

36. Slichter SJ, Kaufman RM, Assmann SF, et al. Dose of prophylactic platelet transfusions and prevention of hemorrhage. N Engl J Med 2010; 362:600-13.

37. Tinmouth A, Tannock IF, Crump M, et al. Low-dose prophylactic platelet transfusions in recipients of an autologous peripheral blood progenitor cell transplant and patients with acute leukemia: A randomized controlled trial with a sequential Bayesian design. Transfusion 2004;44:1711-19.

38. Estcourt LJ, Stanworth S, Doree C, et al. Different doses of prophylactic platelet transfusion for preventing bleeding in people with haematological disorders after myelosuppressive chemotherapy or stem cell transplantation. Cochrane Database Syst Rev 2015;(10): CD010984.

39. Josephson CD, Granger S, Assmann SF, et al. Bleeding risks are higher in children versus adults given prophylactic platelet transfusions for treatment-induced hypoproliferative thrombocytopenia. Blood 2012;120:748-60.

40. Balduini CL, Salvaneschi L, Klersy C, et al. Factors influencing post-transfusional platelet increment in pediatric patients given hematopoietic stem cell transplantation. Leukemia 2001;15:1885-91.

41. Chang YJ, Zhao XY, Xu LP, et al. Donor-specific anti-human leukocyte antigen antibodies were associated with primary graft failure after unmanipulated haploidentical blood and marrow transplantation: A prospective study with randomly assigned training and validation sets. J Hematol Oncol 2015;8:84.

42. Ciurea SO, Thall PF, Milton DR, et al. Complement-binding donor-specific anti-HLA antibodies and risk of primary graft failure in hematopoietic stem cell transplantation. Biol Blood Marrow Transplant 2015;21: 1392-8.

43. Roback JD, Caldwell S, Carson J, et al. Evidence-based practice guidelines for plasma transfusion. Transfusion 2010;50:1227-39.

44. Price TH, Boeckh M, Harrison RW, et al. Efficacy of transfusion with granulocytes from G-CSF/dexamethasone-treated donors in neutropenic patients with infection. Blood 2015;126:2153-61.

45. Treleaven J, Gennery A, Marsh J, et al. Guidelines on the use of irradiated blood components prepared by the British Committee for Standards in Haematology Blood Transfusion Task Force. Br J Haematol 2011;152:35-51.

46. Hall S, Danby R, Osman H, et al. Transfusion in CMV seronegative T-depleted allogeneic stem cell transplant recipients with CMV-unselected blood components results in zero CMV transmissions in the era of universal leukocyte reduction: A UK dual centre experience. Transfus Med 2015;25:418-23.

47. Kekre N, Tokessy M, Mallick R, et al. Is cytomegalovirus testing of blood products still needed for hematopoietic stem cell transplant recipients in the era of universal leukoreduction? Biol Blood Marrow Transplant 2013;19: 1719-24.

48. Thiele T, Kruger W, Zimmermann K, et al. Transmission of cytomegalovirus (CMV) infection by leukoreduced blood products not tested for CMV antibodies: A single-center prospective study in high-risk patients undergoing allogeneic hematopoietic stem cell transplantation (CME). Transfusion 2011;51: 2620-6.

49. Vamvakas EC. Is white blood cell reduction equivalent to antibody screening in preventing transmission of cytomegalovirus by transfusion? A review of the literature and meta-analysis. Transfus Med Rev 2005;19:181-99.

50. Luban NL, McBride E, Ford JC, Gupta S. Transfusion medicine problems and solutions for the pediatric hematologist/oncologist. Pediatr Blood Cancer 2012;58:1106-11.

51. Bercovitz RS, Quinones RR. A survey of transfusion practices in pediatric hematopoietic stem cell transplant patients. J Pediatr Hematol Oncol 2013;35:e60-3.

52. Franchini M, Gandini G, Aprili G. Non-ABO red blood cell alloantibodies following allogeneic hematopoietic stem cell transplantation. Bone Marrow Transplant 2004;33:1169-72.

53. McPherson ME, Anderson AR, Castillejo MI, et al. HLA alloimmunization is associated with RBC antibodies in multiply transfused patients with sickle cell disease. Pediatr Blood Cancer 2010;54:552-8.

54. Nickel RS, Hendrickson JE, Yee MM, et al. Red blood cell transfusions are associated with HLA class I but not H-Y alloantibodies in children with sickle cell disease. Br J Haematol 2015;170:247-56.

55. Lo SC, Chang JS, Lin SW, Lin DT. Platelet alloimmunization after long-term red cell transfusion in transfusion-dependent thalassemia patients. Transfusion 2005;45:761-5.

56. Walters MC, Sullivan KM, Bernaudin F, et al. Neurologic complications after allogeneic

marrow transplantation for sickle cell anemia. Blood 1995;85:879-84.

57. McPherson ME, Anderson AR, Haight AE, et al. Transfusion management of sickle cell patients during bone marrow transplantation with matched sibling donor. Transfusion 2009; 49:1977-86.

58. Lucarelli G, Clift RA, Galimberti M, et al. Marrow transplantation for patients with thalassemia: Results in class 3 patients. Blood 1996; 87:2082-8.

59. Lucarelli G, Gaziev J. Advances in the allogeneic transplantation for thalassemia. Blood Rev 2008;22:53-63.

60. McCann SR, Bacigalupo A, Gluckman E, et al. Graft rejection and second bone marrow transplants for acquired aplastic anaemia: A report from the Aplastic Anaemia Working Party of the European Bone Marrow Transplant Group. Bone Marrow Transplant 1994; 13:233-7.

第 28 章　人体的组织移植和医院相关的移植服务

人体的组织移植在外科中的应用日渐广泛。美国组织库协会（American Association of Tissue Banks,AATB）成员每年接受来自 30 000 多名捐献者的组织,并提供超过 200 万个供移植的组织移植瓣[1]。因为活体组织同种异体移植的成功临床应用（例如,产妇捐献胎盘用于羊膜或绒毛膜移植）,捐献行为在不断增多。很多外科专科都需要人体组织,包括骨科、整形外科、泌尿外科、神经外科、运动医学、创伤和重建修复外科。为满足不同的临床需求,组织供应商正陆续开发越来越精密的可移植的组织瓣。

组织移植的相关服务可由个人、各类团队或医院内某一部门负责监管,但各科室或外科可能更倾向于只管理其负责的移植组织。由于订购、接收、存储、发放、跟踪、追踪、调查不良事件以及管理召回等都是输血和组织服务的职能,AABB 建议在输血服务范围内设立一集中式的组织服务模式[2]。

第一节　组织捐献和移植

同种异体移植物的选择取决于其自身属性能否满足外科手术患者对它的功能需求。某种形式的骨、肌腱或韧带和角膜是临床上最常用的植入人体的组织,此外还有皮肤、羊膜或绒毛膜,软骨或半月板（有骨或无骨）、静脉或动脉,软组织,如筋膜、心包膜、神经、肌腱套和硬脑膜、心脏半月瓣和心脏导管移植。如果捐献者生前登记过其捐献愿望,在其离世并获得第一授权人或指定的合法代理人（如捐献者近亲）授权后,应在捐献者死亡24小时内获取捐献者的组织。严格使用无菌手术回收技术、设备和辅助材料,最大限度地减少捐献者的皮肤、肠道菌群以及周围环境中微生物对组织的污染。

组织库负责人通过如下标准确定捐献者的资格:①授权文件的有效性（或者活体捐献者的知情同意书）;②捐献者或其他知情人提供的与旅行、病史和高风险行为相关的问答;③相关医疗记录,包括死亡情况;④对捐献者进行一次全面的体格检查或评估,确定其是否有高危性行为或活动性传染病;⑤采集捐献者的血液标本进行检测,评估是否存在输血传播性疾病;⑥尸检报告（如果已尸检）。因高危性行为会增加疾病传染的风险,此类人群不能成为捐献者。与成分血输注和细胞治疗类似,只有当捐献者完成相关传染病的检测且结果合格后,异体移植物才允许被应用于人体（表 28-1）。

表 28-1　组织捐献者所包含的传染病检测[3]

感染抗原	需检测
乙肝病毒（HBV）	乙肝表面抗原 乙肝核心抗体（IgM 和 IgG） 乙肝核酸检测
丙肝病毒（HCV）	丙肝抗体 丙肝核酸检测
人类免疫缺陷病毒（HIV）	HIV-1 和 HIV-2 抗体 HIV-1 核酸检测
人类 T 淋巴细胞病毒（HTLV）*	HTLV-Ⅰ 和 HTLV-Ⅱ 抗体
梅毒	非螺旋体和螺旋体特异性检测

注:*仅要求针对富含白细胞的组织

一、移植组织的类型

同种异体移植物:是在同一物种不同个体之间移植的组织。同种异体移植物可通过去除某些细胞或适当保存以维持细胞活力。异体组织可取自

28

单个组织或作为功能单位的多个相关组织。经处理的人体异体移植物可与其他生物相容性材料结合,以达到预期的功能特性。根据加工程度和预期使用效果,FDA可以将其作为人体组织、生物产品、药物或医疗设备进行管理[3]。

自体移植物: 是指供体和受体为同一个体的移植组织。例如,从患者髂骨取出的骨加工成所需尺寸,植入此患者的椎间盘处;患者行颅脑外伤手术取下的颅骨片可在其脑水肿消退后回植。尽管自体移植物属于典型的不受美国食品药物监督管理局(United States Food and Drug Administration, FDA)管理的产品,但根据使用程度,一些自体移植物的管理也类似于异体移植物。例如,如果自体移植需要进行灭菌则受FDA管理(包括辐照或蒸汽等方式)[4]。

异种移植物: 是指在不同物种间转移的组织;非人类的动物组织经高度加工后形成越来越多的医疗产品,且作为医疗器械进行管理。

异种移植产品: 经常与异种移植混淆,其产品包括非人体来源的活细胞、组织或器官,依据FDA的分类,异种移植产品可以是一种生物产品,一种药物或者医疗器械。

一些特定的同种异体移植物如生殖系统组织(例如:生殖细胞)和细胞治疗产品,以及异种移植物和异种移植产品,在本章中不再详细介绍。但他们也应受到输血服务机构监管,并通过已制定的异体组织处理程序进行追踪和管理。

二、组织处理

移植组织从捐献者体内获取后,可经多种程序处理并保存。组织处理的设备和加工步骤(如手工方式)旨在避免组织污染和交叉污染。药品生产质量管理规范(good manufacturing practice, GMP)现行组织生产质量管理规范(current good tissue practice, cGTP)提高了核心处理区域的温度、湿度、通风和空气过滤等要求,以达到组织标准并获得数据支持。

在骨、软组织和连接组织的处理过程中,多种溶剂用于处理组织移植物,以降低和去除微生物污染(生物污染),或去除多余的脂质及其他生物学材料。抗生素可以单独使用,也可以与其他化学试剂如酒精、过氧化氢或表面活性剂等联合使用,其中一些处理方法是有专利限定或专门使用范围的。灭菌方法可根据移植物的类型及其临床用途或生物力学特点进行选择,或化学处理或组织灭菌。某些含有活细胞或脆弱基质的同种异体移植物(如新鲜或低温保存的血管,或心脏移植物)不适宜灭菌,因为灭菌会影响移植物中细胞成分的活性或脆弱的基质。电离辐射是美国最常用的灭菌方法,但组织应首先使用专门的方法进行处理。异体移植灭菌要求必须严格落实,尽管有些方法可以灭活病毒,但灭活病毒并不在灭菌要求范围内。

许多方法都可以延长组织移植物的保存时间,使得移植物库(也就是"组织库")成为可能。组织完整性可以通过简单的冰冻保存,程控冰冻保存或者深低温保存。冰冻处理程序中需用冷冻保护剂如甘油或二甲基亚砜,并在可控的降温速率中减低至0℃以下并长期保存(数年)。冷冻保存也可用于保持细胞活力或减缓基质降解,但是仅能用于短期储存(数天或数周);例如,角膜、烧伤皮肤、软骨或关节移植物,后两种移植物可提供或大或小的关节软骨面。在不影响组织临床使用的情况下,可对移植物进行脱水、干燥处理,若需要的残余含水量很低则可进行冻干(即冷冻干燥)。移植物的有效储存(即期限)通常取决于其包装配置在长时间(一年或更长)内的低湿度保持力。

三、异体移植物的临床应用

多种人体组织可供移植使用[5]。如表28-2所示。尸体骨组织可替代退行性疾病、创伤或恶性肿瘤造成的骨损伤。异体骨具有独特的愈合特性,包括骨传导和骨诱导性。在体内,移植骨可作为一个支架,允许受者毛细管生长到移植物上(骨传导),并使患者的成骨细胞暴露于骨形成蛋白(bone morphogenetic proteins, BMPs)即诱导新骨形成的生长因子中,刺激新骨生成(骨诱导)。最终形成爬行替代,即破骨细胞完成对植入组织的吸收,成骨细胞生成新骨,共同组成重塑骨。经酸脱矿质的骨碎片可单独使用或悬浮于生物相容性的载体中,应用于暴露的骨表面。脱钙骨中的BMPs可刺激骨生成、相邻骨的融合以及骨愈合。许多精密的骨移植物,包括越来越多的脊柱植入物,都经过先进的电脑辅助切割设备处理成型,并很好地贴合在手术器械上,方便外科医生将其巧妙地置于缺损处。骨腱(如Achilles腱)或骨-韧带-骨(髌胫韧带)移植物可常规用于膝部前十字韧带(anterior cruciate ligament, ACL)的修复。植入的肌腱或韧带跨越关节腔,通过骨组织锚定在股骨和/或胫骨上,从而恢复

表 28-2　人类组织移植的临床应用

异体移植组织	临床用途
羊膜或绒毛膜	腿部或足部溃烂/创口护理 结膜表面修复 角膜修复 神经外科和脊柱外科 整形外科 牙科和牙周手术 烧伤
骨（皮质、皮质网状结构、网状结构、粉、糊、泥、胶、可塑形的条）	骨骼重塑 脊柱融合 牙科植入 骨缺损填充
骨-腱（跟腱） 骨-韧带-骨（髌骨韧带） 肌腱（前后胫部，半肌腱，股薄肌和腓骨肌）	前交叉韧带修复 后交叉韧带修复 肩袖重建 肱二头肌肌腱断裂修复
心脏瓣膜（主动脉和肺动脉）和导管	瓣膜关闭不全的替换 先天性心血管缺陷修复
软骨（肋）	面部重建
角膜	圆锥角膜矫正 Fuchs 角膜上皮营养不良修复 外伤性瘢痕修复 角膜-巩膜漏修补
无细胞皮肤（真皮基质）	疝修补 软组织重建 牙龈修补
脱钙骨	牙科植入 脊柱融合 骨缺损填充
硬脑膜	硬脑膜缺损/脑脊液渗漏修补
筋膜	软组织修复 盆底组织支撑
半月板	半月板替换
关节/关节捐献（骨和连接软骨）	关节修复
心包	硬脑膜补片 眼睑重塑 软组织重建
巩膜	眼部摘除 巩膜溃烂修复 眼睑修复
皮肤	烧伤治疗 腿部/足部溃烂/创伤护理
静脉/动脉	冠状动脉旁路移植 组织血管重建 动脉瘤修复 透析血管分流术

关节稳定性。ACL 修复采用替代固定方式结合肌腱（无骨附件），例如前或后胫骨肌腱、股薄肌、半肌腱和腓长肌。半月板和关节移植物也用于疾病或创伤后的活动性恢复。已故捐献者的皮肤可作为严重烧伤患者临时的伤口敷料，保护内部组织，避免其脱水和病原体感染。人体皮肤、羊膜和绒毛膜可以冰冻保存，或加工去除细胞成分，制成无细胞的胶原基质，为软组织重建手术及伤口护理中的血管重建和细胞连接提供支架。此外，捐献的角膜组织可用于治疗多种眼疾，例如：圆锥形角膜病、其他眼部病变和创伤等。巩膜、心包膜和羊膜来源的移植物可用于治疗青光眼、巩膜溃疡和其他眼损伤。

虽然有些骨和软组织移植物可能会引起受者的免疫反应，但此类反应通常无显著临床意义，可能由于是处理后的移植物中残留少量的细胞成分[6,7]。因此大多数此类异体移植物无需与受者进行 HLA 或 ABO 血型配型。虽然配型的临床意义尚未证实，一些临床医生仍会要求对冷藏保存的心脏瓣膜、静脉和动脉，以及冷冻的未经处理的含有骨髓或红细胞的骨移植物进行 ABO 血型配型。未经处理的异体骨移植导致受者产生 RhD 抗体、抗-Fy^a 及抗-Jk^b 已有文献报道[8]，美国现已不再提供未经处理的同种异体移植骨。如果未经处理的骨带有不能机械去除的骨髓成分，并将被用于 RhD 阴性的育龄女性，其后代可能会面临胎儿新生儿溶血病的风险，因此同种异体移植中红细胞或骨髓 RhD 阳性或未知时，应考虑使用 Rh 免疫球蛋白来预防此类情况的发生。

四、组织移植引起的疾病传播

在过去，异体移植后感染人类免疫缺陷病毒（human immunodeficiency virus，HIV）、丙型肝炎病毒（hepatitis C virus，HCV）、乙型肝炎病毒（hepatitis B virus，HBV）和克-雅氏病（Creutzfeldt-Jakob disease，CJD）等致病原的报道虽少见，但也零星出现[9]。此外，异体移植引起的细菌和真菌感染也可能导致发病和死亡。潜在传染源包括供者自身或移植物处理过程中的环境污染。也有异体移植导致恶性肿瘤传播的少数报道，但仅局限于角膜移植[9]。现今，经组织移植导致的疾病传播几乎没有，但是仍然需要保持警惕和监控，以确保如 cGTP 等文件的有效落实。供者筛查和检测、组织培养和治疗方法的持续发展，以及质量保证和质量控制措施的应用,使得人体异体组织移植的安全性不断提高。

第二节 联邦法规、州法律和专业标准

FDA 遵循美国联邦法规(the Code of Federal Regulations,CFR)第 21 篇的第 1 270 和 1 271 部分管理组织机构(组织库)[3]。组织库承担着一种或多种职能,例如,捐献者筛查、检测和组织回收、包装、标记、处理、保存和/或分配用于临床。FDA 将其归类为人体细胞、组织和细胞(组织)为基础的产品(human cells, tissues, and cellular and tissue-based products, HCT/Ps)。常见的组织产品见表 28-2。尽管组织分配中间机构的职能有限,如保存、分配,但也必须遵守相应的法规。

联邦法规第 21 篇第 1 271 部分包含如下 3 条规定:①组织库的机构注册;②捐献者资格;③HCT/Ps 处理相关的 GTP。组织库和组织分配机构必须按现行的规范操作,以控制可能导致疾病传播的污染和交叉污染。如果医院、牙科诊所和外科中心等组织分配机构,只是提供和使用自制的组织,则不受此监督,但特定情况除外(如:向不同地址的附属机构进行异体移植物或自体移植物的再分配或进行有可能污染组织的再加工)。

以医院为基础的组织服务机构可不按照组织机构的方式来监管,而遵循各州法律和/或授权组织的监督。联合委员会(Joint Commission)、美国血库协会(AABB)、美国病理学会(College of American Pathologists, CAP)、围手术期注册护士协会(Association of periOperative Registered Nurses, AORN)、美国组织库协会(AATB)和美国眼库协会(Eye Bank Association of America, EBAA)均颁布了适用于组织分配服务的临床应用指南或标准[10-15]。医院或医疗机构中组织服务部门的位置及其职责范围决定组织分配服务适用的标准。所有标准应定期更新,定期审查最新版本以维持合法性。

AATB 和 EBAA 都是志愿认证组织,都致力于确保用于移植的人体组织是安全、可用和高质量的。AATB 的标准包含制度和质量管理要求,捐献者授权或知情同意,供体的筛选和检测,组织的获得、保存、处理、出库和分发[14]。EBAA 的标准则涵盖了眼组织库的所有方面[15]。获得上诉组织的认

可需完全符合既定标准并定期审查。这两个协会也会为捐献与移植团体提供科学教育资源。为此,在组织分配服务中,供应商是否取得 AATB 和 EBAA 认证在评估中具有重要的参考价值。联合委员会、CAP、AABB 和 AORN 都有专门用于指导以医院为基础的组织服务行为的标准或指南。

有几个州对在州内开展业务的组织库提出了法规要求,这可能会影响输血机构的组织服务。例如,纽约州要求当"组织服务机构"符合《纽约州立法规则和法律汇编》第 10 篇的第 52 部分《健康》中描述的"组织保存机构"或"组织移植机构"时,组织库需要相应的许可证。《加利福尼亚州健康和安全法规》的第 1 635 节中包含了组织库的许可条款,但对可以处理组织的输血服务机构,其是否适用,在一定程度上取决于某些特定组织的储存是否符合标准。

最后,那些为特殊保健服务机构提供咨询或认证的部门会提出其指导要求,这可能会对以医院为基础的组织服务机构履行职能产生影响。如,器官共享联合网络(United Network for Organ Sharing, UNOS)对器官的捐献、包装、标记、保存、运输、追踪和报告等方面有相应的规定[16]。

第三节 医院的组织服务

没有规定组织分配服务必须在特定部门或由特定人员进行管理。AABB 同意由输血服务部门完成组织分配服务,因为人体衍生物具有易腐性、潜在传染性、短缺性、需保持供者和受者间双向可追溯性等特点,而输血服务部门又具备可以对该类产品进行处理的专业人才。输血及组织分配服务的常规工作是可预订、接收、储存、分配(发出)、跟踪和追踪产品、调查不良事件,包括投诉、召回和回顾性调查等。

一、医院的组织服务部门职责

联合委员会要求各组织服务部门对其负责的移植项目分配好监管职责,如使用标准化程序处理组织,保持所有组织的可追溯性,并设置调查和报告不良事件的环节。上述工作的管理模式可以是集中的,也可以是分散的。但无论哪种,都必须对协调组织相关的一切活动进行监管,并确保整个机构的标准化作业。对以 FDA 标准分类的人类和非人类细胞为基础的可移植和植入产品,包括

组织移植物和某些医疗设备,联合委员会提出的要求均适用。表 28-3 列出了组织服务部门提供的管控范围。

表 28-3　组织服务部门管控范围概述

1. 组织提供者(组织供应商)的资格
2. 组织移植物的接收和检查
3. 移植物保存、监管的维护,包括报警
4. 促进组织受者获知相关的知情同意
5. 确保遵守移植组织的制备流程(例如,应用指南)
6. 保持移植组织从保存、分配(或再分配)和最终分配的可追溯性,包括特殊组织受者的及时追踪
7. 及时处理移植组织的召回和市场撤出
8. 组织移植受者不良事件的确认和报告,并参与调查
9. 遵守适用的法规、法律和/或专业标准
10. 管理组织应用和安全委员会
11. 以上各项管理记录的保存

二、标准操作规程和制度

医院组织服务必须有书面的标准操作规程(standard operating procedures, SOP),无论是纸质还是电子版,涵盖组织移植物的获取、接收、储存、发放和跟踪,以及不良事件调查、处理和召回的所有环节。当血库或输血服务机构承担组织服务时,必须遵循供应商提供的组织处理操作手册。AABB要求医疗主管审批所有医学和技术方面的制度和流程[11]。通过建立相应制度来确保患者放心满意的优质服务是非常有必要的。

三、组织供应商的资格认证

因血液产品由输血服务所需的供应商提供,与血库相比,特定类型的产品(移植物)往往由组织处理商和分销商专门提供,组织供应商的数量更多。因此,医院组织分配服务部门为获得人体组织产品,需要和更多的供应商打交道。

组织供应商的选择应根据其能力,即能否提供满足预期可用的、安全和有效的高品质的组织。对潜在供应商的资格审查,组织服务部门应建立 1 个最低标准。根据联合委员会的标准,经认证的医疗卫生机构必须每年都对组织提供商在 FDA 的注册证明和该州执照(如有需要)进行审核。供应商审核和批准的书面程序应包括表 28-4 所列的条件。组织服务部门应建立 1 个合格供应商清单并定期更新,其中包括各个供应商的资格证书和许可证文件。组织服务部门应建立相关流程来收集或监管

供应商是否符合条件的资料,如 FDA 的审查警告信,组织移植物的召回或撤出市场等。另外,组织服务部门要提供途径,以便供应商能够取得 AATB和/或 EBAA 的认证。

表 28-4　推荐的组织供应商的资格标准

标准	文件/执行
FDA 注册	每 1 名组织提供者必须进入人类细胞组织库的电子注册系统(eHCTERS),完成其调查问卷并打印报告(http://www. accessdata. fda. gov/scripts/cber/CFAppsPub/tiss/index. cfm)
FDA 检查结果	若有,形成 483 结果 若有,警告信和回复
志愿鉴定(如果可以)	目前 AATB 鉴定的证明(如果适用):登录 www. aatb. org 搜索 鉴定机构以获取实时信息,并将包含搜索日期的报告打印出来 目前 EBAA 针对眼组织的鉴定证明:登录 http://restoresight. org/who-we-are/find-an-eye-bank/搜索实时信息
如果按照州法律,需要州级许可证或注册	现状证明(需要每年审查)
可靠的组织供应	组织缺乏时适当的通知 面对特殊要求的能力 组织产品合适的保存期
组织透明	乐意提供关于捐献者选择和组织处理的信息
医学咨询	有组织提供者的医疗指导
质量保障或监管能力	有组织提供者质量保障人员
新的或试用的组织产品支持	乐意提供新组织产品的信息
专业的销售代表	在推销或提供组织前,销售代表授权通过特定渠道在医院内寻找

注:FDA. 食品药品监督管理局;AATB. 美国组织库协会;EBAA. 美国眼库协会;eHCTERS. 人类细胞组织库的电子注册系统。

各供应商的资质应由医院组织服务部门每年进行审查批准。在这些审查中,还需对供应商的资质是否满足移植物的要求进行评估。每年,组织服务部门应确定供应方已获得 FDA 注册,且 AATB和/或 EBAA 认证仍然有效。登录 AATB 和 EBAA网站进行实时搜索是确定其认证状态的最佳方式。如果组织机构的认证已经被暂停或撤销,资格认证

证书的 PDF 副本或影印件可能会提供过时的信息。应审查 FDA 网站上的帖子,以了解与关闭、召回或药物监督网页报告(MedWatch reports)有关的信息。可以通过《信息自由法案》请求 FDA 提供组织处理程序的检测报告。如果某组织供应商提供的移植组织引起受者感染,移植外科医生可以对其进行投诉,并出具由同种异体移植物移植引起感染的报告,投诉文件和报告需要同时进行审查。医院管理层应考虑建立一个包括移植医师等相关人员在内的委员会,对组织供应商的审批和组织的使用及安全监管进行监督。

四、移植组织物的接收检查

组织移植物接收后,必须检查并确认包装完整、标签齐全、贴合严密和标记清晰,之后入库储存。检查结果应记录日期、时间和检查人员姓名。联合委员会要求医院核实包装完整性并确保运输温度在控(如果需要)。通过检查运输容器中的残余冷却剂(例如,冰块冷冻移植物或干冰冷冻移植物),有助于了解组织所需的特定存储环境在运输过程中是否达标。

许多经销商使用"经认证"的运输箱,这些运输箱经过检测,能在规定的时间内保持所需的温度。若经销商使用的是上述运输箱,组织的接收者只需核查箱体有无损坏,且确保在箱体外封条的指定时间段内接收并打开容器即可。

有些组织可"室温"(定义为周围环境的温度)存储和运输,则无需在接收时验证其运输温度。但如果制造商在异体移植物的标签或包装说明书中规定了储存温度的范围,则需要验证并记录"室温"储存的组织的温度。

五、组织储存

与成分血一样,不同的组织移植物也有不同的储存条件(表 28-5)。组织的特性、保存方法和包装类型决定了其最适的储存条件。

表 28-5　普通人体移植组织存储条件[14]

人类组织	存储条件	温度*
心脏和血管	冰冻、深低温保存	−100℃或更低
骨骼和关节	冷藏	高于冰点(0℃)−10℃
	冷冻、深低温保存(临时保存 6 个月以下)	−20℃或低至−40℃ (温度高于−40℃,但低于−20℃)
	冷冻、深低温保存(长时间保存)	−40℃或更低
	冻干、脱水	室温†
胎儿出生附属组织	冷藏、冷冻、深低温保存、冻干、脱水	由组织库建立并确认
皮肤	冷藏	高于冰点(0℃)−10℃
	冷冻、深低温保存	−40℃或更低
	冻干、脱水	室温†

注:* 除非列出温度范围,否则为储存最高温度
† 对于冻干组织不要求进行室温监控

医院组织服务部门储存组织时,应参照供应商提供的异体移植物的标签或包装说明书。存储设备包括室温柜、冰箱、机械冷藏柜、液氮存储罐。冰箱和冷藏柜需连续监测温度。若移植物的包装说明书交待了温度储存范围,那么室温存储设备也需监测。储存设备应有报警功能,在其故障或损坏时应有紧急备份的能力。冻干组织包装说明书上指定的环境温度或低温存储,往往有较宽的温度范围,因此在储存过程中不需要对其进行温度监测。

组织储存的 SOP 应详细说明特殊情况的处理步骤,如温度范围偏差较大时,发生断电,或设备故障时的应对措施。应急备选方案中应就如何安排临时储存进行描述。

六、组织移植物的追踪和记录保存

对同种异体移植物管理到位的医院组织服务部门,会在组织处理过程中记录下所有步骤,并保存好这些步骤的全面记录。曾接手过该组织的人员,组织接收、分发和制备的时间及次数都需记录

在案,且全面准确,清晰无误。同时应妥善保管好组织供应商的记录材料、同种异体移植物的唯一编号或字母数字标识符、移植物有效期和受者姓名。联合委员会要求,关于组织类型和其唯一识别码的文件必须放入受者病历中。

组织服务部门有关组织移植物的记录应具有双向可追溯性,既能追溯捐献者和供应商,也能反映出接收过程或最终处理,包括废弃组织。组织分配、移植、废弃或到期(以最后发生的为准)后的记录应保留 10 年,或按州或联邦法规要求,保留至更长的时间。

组织库随组织提供的信息使用卡或其他系统须在其完善后返给组织供应商处。这些信息有助于维持移植物的可追溯性,必要时能加快市场撤出或召回。组织供应商还可通过这些信息更好地了解异体移植物的使用情况,获得正面或负面的反馈,更好地满足客户的需求和期望。

七、发现并报告同种异体移植可能引起的不良事件

人体衍生的医疗产品,如异体组织移植,具有一定风险,对其临床移植后的利弊必须有所权衡。尽管很罕见,但人类移植物能传播细菌、病毒和真菌,同时硬脑膜可传播朊病毒。移植物可能存在结构上的缺陷,有时会导致移植失败(方法 7-3)。

任何疑似由组织移植引起的不良反应,医院组织服务部门应有开展实时调查的相关流程。对于同种异体移植物引起的感染和其他严重的不良事件,联合委员会要求医院应立即告知组织供应商。外科移植医生在同种异体移植相关不良事件的鉴别中起着关键作用,一旦对此类事件有所觉察,应立即向医院组织服务部门报告。不良事件的及时报告有助于医院组织服务部门调查原因,通报组织供应商,并制订纠正措施,包括扣留其他可疑的组织移植物。组织相关的不良事件也可以通过药品监督网(MedWatch)直接上报 FDA,但一般只在怀疑组织移植导致感染的情况下才如此操作。调查感染和其他不良事件,需要组织服务部门、临床医生和组织供应商之间相互合作。咨询医院感染控制科或传染病专家也有助于获取更多的信息。尽早报告不良事件可及时阻止同一事件中的其他移植物对潜在受者造成危害。

各州卫生部门列出了初诊时必须报告的传染病清单。例如,一旦怀疑异体移植物可能导致受者

感染 HIV 或病毒性肝炎时,必须向卫生部的相关部门报告。同时应进行流行病学调查以确定异体移植物是否为受者的感染源。

八、召回与回顾性调查

当组织供应商确定组织移植物有缺陷时,需对组织产品进行召回或撤出市场。供应商可能封存库中尚未分配的组织,召回出自同一特殊供者或同批次处理流程的所有组织产品,并通知医院。根据被召回移植物的属性,医院需要谨慎地对库存组织移植物进行检疫,确定受者安全并/或告知移植外科医生此情况。外科医生应评估情况,并尽可能地通知到每一位有召回组织移植植入的受者。

当捐献者在捐献组织后发现已其感染 HIV、Ⅰ 型或 Ⅱ 型人嗜 T 淋巴细胞病毒、HBV、HCV 或其他已知的可通过组织移植传播的传染病时,需启动回顾性调查。涉及到组织移植的回顾性调查较罕见。

九、自体移植组织的采集、储存和使用

与异体组织相比,在手术重建术中使用患者自身组织有利也有弊。采用自身组织的优点包括:融合更快、患者治愈比例高;几乎没有病毒性疾病传播和免疫排斥的风险,相对安全。缺点包括对患者进行额外手术流程(自身组织的获取)导致的并发症,如:疼痛和潜在的手术位置感染。此外,自体组织的质量(强度)和数量可能不足以满足预期的用途,同时移除患者组织可能对移除部位的功能产生不利的影响。

通过去骨瓣减压术移除的骨瓣是一种常见的自体组织移植物。在这个过程中,一部分颅骨被神经外科医生切下以缓解由于外伤、中风或手术等原因所致脑水肿引起的颅内压升高。随后将移除的颅骨碎片进行冲洗、包装、冷冻和储存以供将来颅骨成形术中再植入。

无论是自体组织移植物的收集、微生物检测、包装、储存,还是组织分发过程,均应进行书面记录。并且在手术切除后和包装前,自体组织应通过合适的方法进行细菌培养检测。当患者存在全身感染或需采集的组织非常接近感染部位时,应暂停采集自体移植物。自体移植组织可储存于医疗机构或 FDA 注册的组织库中。AATB 和 AORN 已发表关于自体移植的程序化建议[13-14]。

要点

1. 人体组织中,同种异体移植组织来源于活体或已故捐献者,需要按照类似于献血者的要求严格进行检测和筛选。

2. 并非所有的异体移植组织器官都是无菌的。根据类型不同,某些捐献的组织器官不适宜灭菌,因为灭菌会影响移植物中细胞成分的活性或脆弱的基质,且对体内有不良影响。灭菌方法包括使用抗生素、受专利保护的处理程序、消毒和电离辐射。

3. 人类组织移植物已经适用于多种外科手术,用于治疗获得性疾病、创伤和其他缺陷。

4. 异体移植物可传播病毒、细菌、真菌和朊病毒的文献报道很罕见。与成分血一样,只有捐献者符合标准且相关传染病检测结果合格的异体移植物才能发放使用。

5. 总体来看,骨和软组织的异体移植物无需进行 HLA、ABO 或 Rh 配型。

6. 组织库主要从事捐献者的筛查和检测,以及供移植使用的人体组织的回收、标记、加工、储存和分配。FDA 可根据联邦管理法规第 21 篇的第 1 270 和 1 271 部分对以细胞和组织为基础的产品(HCT/Ps)制造商进行监督管理。此外,在某些州制造商可能需要许可证或注册,并可向 AATB 或 EBAA 申请自愿认证。

7. 以医院为基础的组织移植服务部门,如果负责移植物的接收、储存和分发移植物供其机构内部使用,那么这些行为可以不受 FDA 的监督。而联合委员会、AABB、CAP、AORN 均有颁布适用于此类活动的标准。

8. 组织服务部门履行的职责类似于输血机构,包括供应商的资格鉴定,组织移植物的预定、接收、储存、分配和追踪,投诉、召回和市场撤出等不良事件的调查,以及进行回顾性的调查。

9. 组织服务部门可以进行额外的管理,包括促进组织接受者的知情同意,监督组织使用和安全委员会。

参考文献

1. American Association of Tissue Banks. About us. McLean, VA: AATB, 2017. [Available at http://www.aatb.org/?q=about-us (accessed April 30, 2017).]

2. Eastlund DT, Eisenbrey AB, for the Tissue Committee. Guidelines for managing tissue allografts in hospitals. Bethesda, MD: AABB, 2006.

3. Code of federal regulations. Title 21, CFR Parts 1270 and 1271. Washington, DC: US Government Printing Office, 2017 (revised annually).

4. Bashaw MA. Guideline implementation: Autologous tissue management. AORN J 2015; 102:271-80.

5. Warwick RM, Brubaker SA, eds. Tissue and cell clinical use: An essential guide. West Sussex, UK: Wiley-Blackwell, 2012.

6. Malinin TI. Preparation and banking of bone and tendon allografts. In: Sherman OH, Minkoff J, eds. Arthroscopic surgery. Baltimore, MD: Williams and Wilkins, 1990:65-86.

7. Fehily D, Brubaker SA, Kearney JN, Wolfinbarger W, eds. Tissue and cell processing: An essential guide. West Sussex, UK: Wiley-Blackwell, 2012.

8. Cheek RF, Harmon JV, Stowell CP. Red cell allo-immunization after a bone allograft. Transfusion 1995;35:507-9.

9. Eastland T, Warwick, RM. Diseases transmitted by transplantation of tissue and cell allografts. In: Warwick RM, Brubaker SA, eds. Tissue and cell clinical use: An essential guide. West Sussex, UK: Wiley-Blackwell, 2012:72-113.

10. The Joint Commission. Transplant safety (TS). In: Comprehensive accreditation manual for hospitals. Oakbrook Terrace, IL: The Joint Commission, 2017:TS1.

11. Ooley PW, ed. Standards for blood banks and transfusion services. 30th ed. Bethesda, MD: AABB, 2016.

12. College of American Pathologists. Standards for laboratory accreditation. Northfield, IL: CAP, 2015.

13. Association of periOperative Registered Nurses. Standards of perioperative nursing. In: 2015 Guidelines for perioperative practice. Denver, CO: AORN, 2015. [Available at http://aorn.org/guidelines/clinical-resources/aorn-standards (accessed April 30, 2017).]

14. Osborne JC, Norman KG, Maye T, et al, eds. Standards for tissue banking. 14th ed. McLean, VA: American Association of Tissue Banks,

2016.

15. Eye Bank Association of America. Medical standards. Washington, DC: EBAA, 2016.

16. Organ Procurement and Transplantation Network. Policy 16: Organ and vessel packaging, labeling, shipping, and storage. Rockville, MD: Health Resources and Services Administration, 2017. [Available at https://optn.transplant.hrsa.gov/governance/policies/ (accessed April 30, 2017).]

第六部分 方 法 学

1. 一般实验室方法

方法选择

本版技术手册中列出的方法学的选择是由作者和编辑主观决定的,不包含的方法并不一定表示禁用。但是,本手册删除了一些程序,因为这些程序使用的化学品有潜在的安全风险,或者这些方法不再需要或不再适用,读者在引用以前版本的程序时要慎重,因为其内容和安全性未经验证。

这里给出的方法是可靠的、直接的、代表当前的做法。工作人员应该常规阅读试剂生产商的说明,并遵循其所提供的指导。

尽管对非常规问题的调查需要一些方法学变通,但是实验室中常规程序应采用统一的方法。为确保试验结果的可重复性和可比较性,实验室全体人员都必须根据相同标准执行相同的程序。

一般注意事项

本书中概述的方法是可接受程序的示例。如果需要,可以使用其他可接受的程序。书面程序要尽量符合临床和实验室标准协会制定的实验室文件规范:开发和质量控制;批准的指南。如美国联邦法规(CFR)第 21 篇第 606.65(e)部分所示,必须遵循食品和药物管理局(FDA)许可的试剂和用品的生产商说明书(例如产品插页)。如 21 CFR 640.120 所述,替代程序和例外情况需 FDA 批准。须使用适当控制措施验证替代程序,并经过医疗主管批准后,纳入标准操作程序。使用标准预防措施很重要。

试剂制备

许多程序包括试剂制备的方案,自配试剂的标签必须包含以下内容:

- 名称
- 制备日期
- 有效期(若有)
- 储存温度和/或条件

- 配制人确认
- 通用危险物标签

温度

需要特定孵育或储存的温度,可以使用以下温度范围:

标准温度	可接受范围
4℃	2~8℃
室温	20~24℃
37℃	36~38℃
56℃	54~58℃

离心变量

每台离心机的离心速度(相对离心力)和离心时间应该标准化(见质量控制方法)。

参考文献

Quality management system:Development and management of laboratory documents. (CLSI Document QMS02-A6,6th edition.) Wayne,PA:Clinical and Laboratory Standards Institute,2013.

方法的使用

这些方法以方便的电子版提供,血库、输血服务机构和细胞治疗实验室可以直接采用(译者注:翻译版已将原著中的电子版内容作为本书第六部分译出)。以上机构可以在未经版权所有者 AABB 许可的情况下直接使用或自身定制这些方法。但是其他出版商、内容整理者、课程包开发者和网站管理员在使用这些材料前必须获得使用许可。

方法 1-1 运输危险材料

原理

运输生物或感染性物品的人员有责任妥善分

类、包装、标记和记录运输的物品。

　　邮寄运输感染性物质、临床标本或生物制品必须遵守美国邮政署（USPS）"危险物品条例"[1,2]。美国运输部（DOT）的法规适用于通过陆运或空运的方式在州与州之间运输感染性物质[3]。大多数航空运输者都采用国际航空运输协会（IATA）[4]的规定和国际民用航空组织（ICAO）的技术指导[5]。这些机构采用联合国（UN）专家委员会在危险货物运输方面给出的关于感染性物质和临床标本的国际运输的建议。

　　疾病预防控制中心（CDC）[6]和国际航空运输协会[7]规定了感染性物品运输的包装和标签要求。还应咨询当地的运营商，以了解更多的要求。

程序

步骤	操作
1	危险物分类：如果在运输过程中意外暴露于人类的标本，可进行风险等级分类 ● A 类物质：含有感染性物质，当健康的人或动物暴露于该物质时，可能导致永久性残疾或威胁生命或致命的疾病。包括任何形式的埃博拉病毒，培养中的乙型肝炎病毒（HBV）以及培养中的人类免疫缺陷病毒（HIV）。正确的运输名称和联合国编号如下： 影响人类的感染物，UN 2814 或只影响动物的感染物，UN 2900 ● B 类物质：含有或怀疑含有感染性物质，但不符合 A 类标准。包括来自感染 HIV 或 HBV 的患者或供者的常规血液标本。正确的运输名称和联合国编号如下： 生物物质，B 类，UN 3373 ● 豁免物质：是指那些不含有感染性物质或不太可能引起人类或动物疾病的物质。含有 B 类感染物，但以研究、诊断、调查活动、疾病治疗或预防为目的的运输的患者标本，如果由私人或合同承运人在专门用于运输此类物品的机动车辆中运输，则也被视为豁免物质。包括来自未被怀疑患有传染病的患者标本，用于输血的血液成分，用于输注的细胞产品以及已经过病原体灭活的试剂。运输包装箱上贴有以下标签： 豁免人类标本，或豁免动物标本
2	根据危险分类包装和标签：国际航空运输协会（IATA）和美国运输部（DOT）都提出了详细要求，包括 1 个包裹中可放物品数量，包装材料类型，以及每种危险类别物品的包装方法 ● 运输员有责任确保材料正确包装。承运人需检查包装标记和标签是否正确，但通常不会打开包装箱来验证包装 ● 包装要求适用于空运和陆运 ● A 类和 B 类物质包装必须在包装箱上标明正确的运输名称和 UN 标签 ● 如果标本需放在干冰或液氮中运输，还需满足额外要求。如果标本用干冰装运，外包装必须允许释放二氧化碳气体。当 1 个包装中装有 2.3kg 以上的干冰时，需要运送人事先安排。外部容器必须标有"二氧化碳，固体"或"干冰"
3	示例：下表列出了标本分类，适用包装，说明和标签的选取示例

标本的正确包装和标识示范

运输物品	分类	包装	标识
已知培养物中含有 HIV 病毒	UN2814 影响人类的感染物	IATA PI-602 或 49 CFR 173.196	(INFECTIOUS SUBSTANCE 6 标识)
抗-HIV 阳性反应用于 Western blot 检测确诊血样	UN3373 生物物质，B 类	IATA PI-650 或 49 CFR 173.199	(UN3373 标识)
用于抗-HIV 和 HIV NAT 筛查的献血者标本	豁免人类标本	见下方说明*	
用于临床输注批量放行的血液成分	DOT 和 IATA 中非生物危害物质	DOT 和 IATA 无要求	
干冰相关标本（用于分类或者包装标本的附属品，或干冰附属品）	分类 9，多种类型	IATA PI-904 或 49 CFR 173.217	(干冰标识)

* 包装要求包括：
　人类与动物标本：
　- 密封的包装容器
　- 密封的二层包装
　- 外层包装应有足够的包装硬度，大小用和途，至少有 1 个表面的最小面积为 100mm×100mm
　对于液体，吸收材料必须放置在一级容器和二层包装之间的空隙中。足够的吸收材料必须可以吸收运输过程中任何的液体渗漏，保证液体不能到达外层包装，不能影响缓冲物质的完整性
　对于多种或易碎的物品，一级容器必须放置在单独的二层包装中以避免相互间接触。
　包装必须标识"豁免人类标本"或"豁免动物标本"等
　HIV. 人免疫缺陷病毒（human immunodeficiency virus）；UN. 联合国（United Nations）；IATA. 国际航空运输协会（International Air Transport Association）；CFR. 联邦法规（Code of Federal Regulations）；EIA. 酶联免疫试验（enzyme immunoassay）；NAT. 核酸检测（nucleic acid testing）；DOT. （美国）运输部［（US）Department of Transportation］

参考文献

1. Code of federal regulations. Title 39 CFR. Washington, DC: US Government Printing Office, 2017（revised annually）. ［Available at http://www. ecfr. gov/cgi-bin/text-idx？ c = ecfr&tpl＝/ecfrbrowse/Title39/39tab_02. tpl（accessed July 17, 2017）. ］

2. Etiologic agent preparations, clinical specimens, and biological products. Domestic mail manual（DMM）（DMM 601 Mailability section 10. 17. 8 and 10. 17. 9）. Washington, DC: United States Postal Service, 2017（revised annually）. ［Available at http://pe. usps. com（accessed July 17, 2017）. ］

3. Code of federal regulations. Title 49, CFR Part 171-180 and Title 42 CFR part 73. Washington, DC: US Government Printing Office, 2017（revised annually）. ［Available at www. ecfr. gov.（accessed July 17, 2017）. ］

4. IATA Dangerous goods regulations. 58th ed. Montreal, Canada: International Air Transport Association, 2017（revised annually）. ［Available at www. iata. org/publications/dgr/pages/index. aspx］（accessed July 17, 2017）. ］

5. Technical instructions for the safe transport of dangerous goods by air. Documents 9284-AN/905. 2013-2014 ed. Montreal, Canada: International Civil Aviation Organization, 2013. ［Available at www. icao. int/ see catalog of publications（Document 9284 ISBN 978-92-9249-075-1 ＄185）. The Centers for Disease Control and Prevention（CDC）: ［https://www. cdc. gov/biosafety/publications/bmbl5/bmbl5_appendixc. pdf（accessed July 17, 2017）. ］

6. Centers for Disease Control instructions can be accessed at ［https://emergency. cdc. gov/labissues/specimens_shipping_instructions. asp, www. ecfr. gov（accessed July 17, 2017）. ］

7. Dangerous Goods Panel, International Civil Aviation Organization. Guidance document: Infectious substances. Montreal, Canada: International Air Transport Association, 2015. ［Information available at www. iata. org/ and www. icao. int/（accessed July 17, 2017）. ］

方法 1-2　血液运输过程中的温度监测

原理

运送血液时需有温度指示或监测。当收到血液成分时, 可以确定全血或液体储存红细胞成分的运输容器的温度。方法如下:

程序

步骤	操作
1	打开运输箱, 立即将校准后的液体玻璃或电子温度计的感应端放在两袋血液或血液成分(标签朝外)之间, 并用两条橡皮筋固定
2	关闭运输箱
3	3~5 分钟后, 读取温度
4	如果温度超过了可接受的范围, 对这些装置进行检查, 直至得到适当处置

注意事项

其他合适的运输监测方法如下:

1. 使用时间/温度指示器, 每个运输箱放置 1 个指示器。如果温度超过了可接受的范围, 指示器将会改变颜色或有其他可见指示

2. 在运输容器中放置一个"高-低"温度计。这种简单又可重复使用的温度计能够测量和记录运输期间的最高和最低温度

方法 1-3　不完全凝固的标本处理

原理

不完全凝固的血液中分离的血清可继续产生纤维蛋白(尤其在 37℃ 孵育时)。纤维蛋白的生成会产生包裹红细胞的蛋白质链, 使红细胞难以凝集。近期接受肝素的患者的血液可能根本不凝固, 纤溶过度的患者的血液可能会再溶解或可能含有干扰检查凝集的蛋白质片段。

材料

1. 凝血酶: 人/牛凝血酶或凝血酶溶液(50U/ml 盐水)。

2. 玻璃珠。

3. 硫酸鱼精蛋白: 10mg/ml 盐水。

4. ε-氨基己酸(EACA): 0. 25g/ml 盐水。

程序

步骤	操作
1	加速凝固:可以使用以下任一技术:
	a. 在标本中加入可黏附在涂药棒尖端的干凝血酶量或每毫升全血或血清中加 1 滴凝血酶溶液。等待 10~15 分钟至凝块生成。使用标准离心法分离凝块和血清
	b. 于 37℃用小玻璃珠轻轻搅动分离的血清数分钟。然后,低速离心沉淀玻璃珠。转移血清到另一试管
2	中和肝素:可以将硫酸鱼精蛋白加入到标本中以中和肝素;但是,过量的鱼精蛋白会促进缗钱状形成,剂量太大时甚至会抑制凝血。
	a. 加入 1 滴硫酸鱼精蛋白溶液到 4ml 全血中,等待 30 分钟以判断对凝血的影响。若无血凝块生成,再补加鱼精蛋白
	b. 注意:37℃短时间温育(5~10 分钟)时硫酸鱼精蛋白可能会起效更快
3	抑制纤溶活性:加 0.1ml EACA 到 4ml 全血中

注意事项

1. 使用抗凝管(如枸橼酸葡萄糖或 EDTA)可以避免不完全凝固标本的问题。必须根据标准操作程序对抗凝标本的使用进行验证。

2. 由于人凝血酶制剂中可能含有红细胞抗体,所以对于假阳性反应,必须仔细观察测试结果。在使用凝血酶试剂之前或过程中应进行质量控制,以区别污染性抗体。

3. 每个实验室应验证处理后标本的性能,以确定处理后的标本在检测系统中的表现和预期一致。

方法 1-4　溶液制备方法

原理

下面列出的基本定义、公式和说明是关于溶液制备原理的综合阐述。

1. 摩尔,克分子量:重量,用 g 表示,等于该物质的原子或分子量。

2. 摩尔溶液:1 摩尔(1M)溶液是指在 1L 溶剂中含有 1M 溶质。除非另有说明,溶剂一般指蒸馏水或去离子水(译者注:我国使用的单位为 mol/L)。

3. g 当量:和 1mol/L 氢离子反应的物质的重量,以 g 为单位。

4. 当量溶液:1 当量(1N)溶液为 1L 溶液中含有 1g 当量的溶质(译者注:当量浓度在我国属于非法定计量单位,已废止)。

5. 溶液的百分比:溶液的百分比指在 100U 总溶液中溶质的重量或体积。百分比可以如下方式表示:

　　a. 重量/重量,表示 100g 溶液中溶质的克数(译者注:我国使用的标准化量为质量分数)。

　　b. 体积/体积,表示 100ml 溶液中溶质的 ml 数(译者注:我国使用的标准化的量的名称为体积分数)。

　　c. 重量/体积,表示在 100ml 溶液中溶质的克数(译者注:我国使用的标准化的量的名称为质量浓度)。

6. 结晶水,水合水:物质结晶结构中水分子的部分。一种物质可能有几种结晶形式,含有不同数量的水分子。在计算水合物的分子量时,必须包括这种水的重量。

7. 无水物:无结晶水的盐类物质。

8. 原子量(以整数计):H. 1;O. 16;Na. 23;P. 31;S. 32;Cl. 35;K. 39。

9. 分子量:

HCl:$1+35=36$;$NaCl$:$23+35=58$

KCl:$39+35=74$

H_2O:$(2×1)+16=18$

NaH_2PO_4:$23+(2×1)+31+(4×16)=120$

$NaH_2PO_4 \cdot H_2O$:$23+(2×1)+31+(4×16)+(2×1)+16=138$

KH_2PO_4:$39+(2×1)+31+(4×16)=136$

H_2SO_4:$(2×1)+32+(4×16)=98$

示例

1. 摩尔溶液:

$1mol/L$ KH_2PO_4 = 1L 溶液中含有 136g 溶质

$0.15mol/L$ KH_2PO_4 = $(136×0.15)$ = 1L 溶液中含有 20.4g 溶质

$0.5mol/L$ NaH_2PO_4 = $(120×0.5)$ = 1L 溶液中含有 60g 溶质

2. 水合盐摩尔溶液:

0.5mol/L NaH$_2$PO$_4$·H$_2$O=(138×0.5)=1L 溶液中含有69g单水合物晶体

3. 当量溶液：

1mol/L HCl=1L 溶液中含有 36g 溶质。1 摩尔 HCl 解离成 1 摩尔 H$^+$，因此 g 当量和 g 分子量是相同的

12mol/L HCl=(36×12)=1L 溶液中含有 432g 溶质

1mol/L H$_2$SO$_4$=(98÷2)=1L 溶液中含有 49g 溶质。1 摩尔 H$_2$SO$_4$ 解离成 2 摩尔 H$^+$，因此 g 当量是 g 分子量的一半

4. 溶液的百分比：

0.9% NaCl(w/v)=100ml 溶液中含有 0.9g 溶质

注意事项

1. 要得到准确的结果必须精准地配制试剂。最重要的是要仔细阅读说明书和标签，并按照说明书进行操作。

2. 了解称量仪器的精确度，只能称取与称量仪器负荷相适应的数量。操作手册应含有详细说明。

3. 制备应用试剂的最大体积。因为量取大体积比量取小体积更精确。如果一台天平精确到 ±0.01g，那么在称重 0.05g(50mg)时，可能误差为 20%，而在称重 0.25g(250mg)时，可能的误差只有 4%。如果要使溶液在合适储存条件下仍能够保持活性，通常优先配制大体积溶液。如果溶液很快变质，则最好制备更小体积以减少浪费。

4. 注意物质是水合物形式还是无水形式。如果说明书给出溶质重量是 1 种形式，而实际应用的是另 1 种形式，则务必要适当调整重量。例如，如果 0.5mol/L NaH$_2$PO$_4$ 的说明书要求 60g，而试剂是 NaH$_2$PO$_4$·H$_2$O，则应找出两种形式的重量之比。NaH$_2$PO$_4$·H$_2$O 的分子量为 138，NaH$_2$PO$_4$ 的分子量为 120，因此比率为 138÷120=1.15。并用这个比值乘以指定重量(60g×1.15=69g)，得到所需的最终重量。

5. 在溶液配制成最终体积之前，应将溶质完全溶解。对于像磷酸盐这样缓慢溶解的物质来说，这一点尤其重要。例如，要制备 500ml 的 0.15mol/L KH$_2$PO$_4$：

a. 在称量盘中称取 10.2g 溶质[(0.15×

136)÷2,因为只配 500ml]

b. 将 350ml 水注入 500ml 容量瓶中，放在磁力搅拌器上。放入搅拌棒，调节到 1 个缓慢、稳定的速度进行搅拌

c. 将 10.2g 磷酸盐加入烧杯中，然后用几份的水冲洗称量盘，直到没有磷酸盐残留。少量多次冲洗比少次多量冲洗效果更有效。将冲洗液加入含有溶质的烧瓶，搅拌直至盐完全溶解

d. 移入 500ml 的容量瓶中，如果不需要测量 pH 值，加水至 500ml 刻度处，调整体积，彻底混合均匀。如需调整 pH 值，参考下一步

6. 在溶液调整到最终体积前，调整 pH 值，水(或其他溶剂)的加入不会显著改变已经调好的摩尔浓度。例如，将 500ml 的 0.1mol/L 甘氨酸的 pH 值调至到 3.0。

a. 向盛有 400～475ml 水的烧杯中加入 3.75g 甘氨酸(H$_2$NCH$_2$COOH：分子量 75)，用磁力搅拌器使其完全溶解

b. 加入几滴浓盐酸(12mol/L)，在酸完全混合后测量 pH 值。继续加入盐酸直至 pH 值为 3.0

c. 将溶液转移至 500ml 容量瓶中。用等体积的水冲洗烧杯和搅拌棒，将冲洗液加入容量瓶中，再用冲洗液调至 500ml

d. 测量终体积溶液的 pH 值

参考文献

1. Remson ST, Ackerman PG. Calculations for the medical laboratory. Boston, MA: Little, Brown & Co., 1977.

2. McPherson RA, Pincus MR, eds. Henry's clinical diagnosis and management by laboratory methods. 23rd ed. Philadelphia: Elsevier, 2016.

方法 1-5　血清稀释程序

原理

在检测抗体浓度时，有时需要将血清用盐水或其他稀释液稀释。通常将总稀释液中所含 1 份血清表示为 1 个单位。例如，检测原始浓度 1/10 的血清，可将 1ml 血清与 9ml 盐水混合，最终体积为

10,稀释度表示为 1:10。每份稀释血清含有(1/10 或 0.1)未稀释原始血清。通常抗体的效价为产生 1+凝集的最高稀释倍数的倒数。如:稀释度为 1:32 的血清抗体效价为 32。

程序

步骤	操作
1	稀释已有的稀释液:
	a. 通过向已稀释血清中加入稀释液,可以在原有稀释液基础上制备出稀释度更高的溶液。计算新的更高的最终稀释度或为了获得更高的最终稀释度需要添加的稀释液量的计算公式如下:

$$\frac{目前血清稀释度的倒数}{血清稀释液体积} = \frac{新的最终稀释度的倒数}{最终总体积}$$

| | b. 例如:血清稀释为 1:2,血清稀释液体积为 1.0ml。如果加入 4.0ml 盐水,则新的最终稀释度将是 |

$$\frac{2}{1} = \frac{X}{5}$$

X=10,或稀释度为 1:10

| 2 | 将一种稀释液稀释到一定的体积: |
| | a. 计算要达到一定体积的更高稀释度所需要稀释液体积的公式如下: |

$$\frac{目前稀释度的倒数}{血清稀释液体积} = \frac{最终稀释度的倒数}{所需最终总体积}$$

| | b. 目前的血清稀释度为 1:2,总终体积为 100ml,新的最终血清稀释度为 1:10。为了制成 100ml 的 1:10 稀释度的终体积,需要加入 20ml 血清(稀释度为 1:2): |

$$\frac{2}{X} = \frac{10}{100}$$

X=20,或者将 20ml 的血清(稀释度为 1:2)加入 80ml 稀释液中得到 100ml 的稀释度为 1:10 的溶液

方法 1-6　溶液百分比稀释程序

原理

血清学试验可能需要使用不同于生产商提供的溶液浓度,为了将原始体积和浓度稀释到所需的体积和浓度,需要精确的计算。

程序

步骤	操作
1	使用以下公式,可以从更高浓度溶液制备低浓度溶液:

$$(体积_1 \times 浓度_1) = (体积_2 \times 浓度_2)$$
$$V_1 \times C_1 = V_2 \times C_2$$

| | 其中 V_1 和 C_1 代表原始体积和浓度,V_2 和 C_2 代表最终体积和浓度 |
| 2 | 例如:现有 30% 的白蛋白,但是需要 6% 的白蛋白 2ml。计算如下: |

$$V_1 \times 30 = 2 \times 6$$
$$30V_1 = 12$$
$$V_1 = 12 \div 30 = 0.4$$

| | 因此,将 0.4ml 的 30% 白蛋白与 1.6ml 生理盐水混合,得到 2.0ml 的 6% 白蛋白;或者要使用小体积时,将 4 滴 30% 白蛋白与 16 滴盐水混合,获得 20 滴 6% 白蛋白 |

方法 1-7　制备 3% 红细胞悬液

原理

许多血清学方法中常用到 3% 红细胞悬液。悬液不一定完全精确至 3%;对大多数试验来说,达到适当的血清/细胞比率的近似值并有足够数量的红细胞即可,以便进行试验结果的判读和分级。以下操作旨在帮助操作者在离心后,如何通过肉眼观察细胞悬液和细胞扣大小,综合判断视觉上约 3% 红细胞悬液。

材料

1. 全血标本
2. 试管
3. 一次性移液器(1ml 和 10ml,血清学专用)
4. 盐水
5. 离心机(3 000rpm 或同等转速)
6. 商品化的 3% 红细胞悬液

程序

步骤	操作
	制备3%红细胞悬液10ml：
1	将至少1ml全血加入10ml试管中
2	用盐水或磷酸缓冲盐水（PBS）洗涤红细胞，离心5分钟。重复2~3次。最后1次离心所得的上清液应澄清。吸取并完全去除上清
3	洗涤过的红细胞0.3ml加至含9.7ml生理盐水、PBS或阿氏（Alsever）液的试管中
4	用封口膜封住或盖上试管。轻轻颠倒试管数次，彻底混匀红细胞和盐水
5	为了肉眼比较悬液的颜色和密度，将一定体积的制备好的悬液转移到10mm×75mm的试管中。再将相近体积的已知3%红细胞悬浮液（如商品化的红细胞悬浮液）转移到另1个10mm×75mm管中。将两个试管放在光源前进行比较
6	为了比较3%红细胞悬浮液中压积细胞扣的大小，将1滴制备好的悬液转移到10mm×75mm的试管中。同样，将1滴已知的3%商品化的红细胞悬液转移到另1个10mm×75mm的试管中。在1个血清学离心机内离心，设定离心时间为"生理盐水"规定的离心时间。两个试管离心后的细胞扣大小应该是相近的

注意事项

为获得最佳效果，制备的红细胞悬液仅供当天使用，除非其长时间稳定性得到验证。

方法1-8　制备和使用磷酸盐缓冲液

原理

酸和碱的混合物可以配制成特定pH值的溶液，用于其他溶液在该pH值的缓冲。以下程序包括配制磷酸盐缓冲盐水（PBS）的方法，它可以作为血清学试验的稀释剂。

试剂

1. 配制酸性溶液（溶液A）：将22.16g的$NaH_2PO_4 \cdot H_2O$溶解于1L蒸馏水中。这种0.16mol/L一价磷酸盐（一水化合物）溶液的pH值为5.0。

2. 配制碱性溶液（溶液B）：将22.7g的

Na_2HPO_4溶解于1L蒸馏水中。这种0.16mol/L二价磷酸盐（无水）溶液的pH值为9.0。

程序

步骤	操作
1	将两种溶液以适当体积相混合，配制所需pH的工作缓冲液。例如：

pH	溶液A	溶液B
5.5	94ml	6ml
7.3	16ml	84ml
7.7	7ml	93ml

步骤	操作
2	使用前检查工作溶液的pH值。如有必要，加入少量的酸性溶液A或碱性溶液B以达到所需的pH值
3	为了制备所需pH的PBS，将1体积已制备的磷酸盐缓冲液加入到9体积的盐水中

参考文献

1. Hendry EB. Osmolarity of human serum and of chemical solutions of biologic importance. Clin Chem 1961;7:156-64.

2. Bain B, Bates I, Laffan M, Lewis S. Dacie and Lewis practical haematology. 11th ed. London, England：Churchill Livingston, 2012.

方法1-9　试管法凝集强度的判读和分级

原理

将反应进行分级的目的是为了比较反应强度。这样有助于检测出多种抗体的特异性和存在剂量效应的抗体。

材料

1. 可检测凝集的血清学离心机
2. 凝集观察仪

程序

步骤	操作
1	轻轻摇动或倾斜试管，使试管中的红细胞扣重悬。倾斜使溶液弯月面将红细胞扣轻轻从管壁上脱落下来
2	观察细胞从红细胞扣中脱落的方式
3	通过将凝集物与下表中的凝集描述结果比较记录反应性。当红细胞扣完全脱落时，再评估反应性

结果分析

凝集反应的判读

肉眼观察结果	凝集强度	评分
1个结实的凝块	4+	12
若干个大凝块	3+	10
中等大小凝块,背景清晰	2+	8
小凝块,背景浑浊	1+	5
凝块很小,背景浑浊	1+^{w}	4
凝块几乎不可见,背景浑浊	W+或+/-	2
无凝块	0	0
凝集和非凝集红细胞混合物(混合视野)	mf	
完全溶血	H	
部分溶血,部分红细胞残留	pH	

注意事项

1. 为确保回报结果的统一性和重复性,实验室全体人员应对凝集反应分级判读标准化。

2. 评分制度应以书面形式向全体员工说明。

3. 有些系统使用数值(分数)来记录观察到的反应强度。

4. 上述分级系统不一定适用于柱凝集和固相技术。应该参考说明书对新技术的反应进行适当分级。

2. 红细胞血型定型方法

如果献血者红细胞表面的抗原与受血者不完全相合,输入的红细胞可能会诱导受血者的抗体应答。所以,鉴定献血者和受血者红细胞上的抗原物质是非常重要。

免疫性最强和具有临床意义的抗体是针对 ABO 和 Rh 血型系统抗原的抗体。献血者的标本需要常规鉴定 ABO 和 Rh 血型。医院输血科接收到血液后再次确认 ABO 血型,标记为 Rh 阴性的血液也需要再次确认其 Rh 血型。受血者标本在输血前进行血型鉴定。

方法 2-1 红细胞 ABO 血型鉴定——玻片法

原理

由于 ABO 血型不相合可导致严重的临床后果,所以 ABO 血型和 ABO 相容性检测仍然是输血前检测的基础,也是移植前定型的重要组成部分。详细讨论见本书第 10 章和第 17 章。

标本

在玻片试验前必须查看试剂生产商提供的说明;有些生产商推荐使用全血进行玻片法试验,而其他生产商则指定使用生理盐水、血清或血浆稀释的红细胞悬液。

试剂

1. 抗-A
2. 抗-B
3. 抗-A,B(可选)

程序

步骤	操作
1	在 1 个清洁的、已标记的玻片上加 1 滴抗-A
2	在另 1 个清洁的、已标记的玻片上加 1 滴抗-B
3	在第 3 块已标记的玻片上加 1 滴抗-A,B。如果用抗-A,B 进行平行试验,或只进行此项试验,则在 1 块清洁的、标记好的玻片上单独进行
4	在每 1 滴试剂中加入 1 滴混匀的待检红细胞悬液（悬浮于盐水、血清或血浆）（查看操作说明,使用推荐的正确的细胞浓度进行试验）
5	分别用 1 个干净的玻璃棒彻底混合试剂和红细胞。将混合液涂开在约 20mm×40mm 的区域内
6	反复轻柔地向左右倾斜玻片,持续 2 分钟,期间不要将玻片放置散热物品表面,例如 Rh 观片灯
7	解读结果,记录所有玻片的反应结果

结果分析

1. 在任何 1 种 ABO 血型试剂中,红细胞出现强凝集,结果为阳性。

2. 2 分钟后仍然是均匀的红细胞悬浮液,结果为阴性。

3. 弱反应或可疑反应结果需要使用试管法而不是玻片法进行重复试验。

注意事项

1. 所有试剂必须遵照生产商说明书进行操作。

2. 玻片试验法,实验人员暴露于传染性标本的风险较大。实验人员应遵循本机构操作手册生物安全措施进行防护。

3. 玻片试验不适用于检测血清或血浆中的 ABO 抗体。

参考文献

Westman JS, Olsson ML. ABO and other carbohydrate blood

groups. In：Fung MK，Eder AF，Spitalnik SL，Westhoff CM，eds. Technical manual. 19th ed. Bethesda，MD：AABB，2017：265-94.

方法 2-2　红细胞和血清的 ABO 血型检测——试管法

原理

由于 ABO 血型不相合可导致严重的临床后果，所以 ABO 血型和 ABO 相容性检测仍然是输血前检测的重要基础，也是移植前定型的重要组成部分。详细的讨论见本书第 10 章和第 17 章。

程序

步骤	操作
	检测红细胞
1	在 1 个干净、标记好的试管中加 1 滴抗-A 试剂
2	在另 1 个干净、标记好的试管中加 1 滴抗-B 试剂
3	如果需要，在第 3 个干净、标记好的试管中加 1 滴抗-A，B 试剂
4	分别在每个试管中，加入 1 滴 2%~5% 的待检红细胞悬液（重悬于盐水、血清或血浆中）。也可用洁净的玻璃棒将等量的红细胞悬液转移到每个试管中
5	轻轻混匀试管；然后按指定的离心要求离心
6	轻轻重悬细胞扣，观察试管中的凝集情况
7	读取，解释并记录试验结果。将红细胞的试验结果与血清或血浆的结果进行对比（见下）
	检测血清或血浆
1	在 2 个干净的、标记好的试管中加 2~3 滴血清或血浆
2	向标记为 A_1 的试管中加 1 滴 A_1 试剂红细胞
3	向标记为 B 的试管中加 1 滴 B 型试剂红细胞
4	如果必要，第 3 个含有 2~3 滴血清或血浆的试管中加入 1 滴 A_2 红细胞
5	轻轻混匀试管，然后按指定的要求离心
6	观察红细胞扣上面的血清颜色，观察是否有溶血。轻轻重悬红细胞扣，然后观察凝集情况
7	读取，解释并记录试验结果。与红细胞试验结果进行对比（见上部分）

标本

检验前必须仔细阅读试剂说明书以明确具体的标本要求，一般来说，不抗凝或者抗凝标本都可用于 ABO 定型检测。红细胞可悬浮于自体血清、血浆或盐水中，或者经过洗涤后重悬于盐水中。

试剂

1. 抗-A。
2. 抗-B。
3. 抗-A，B（可选）。
4. 2%~5% 的 A_1，A_2，和 B 型红细胞悬液，红细胞可以购买或者每天由实验室自制。备注：A_2 细胞为可选。

结果分析

1. 待检红细胞出现凝集，以及血清或血浆出现溶血或凝集判读为阳性结果。

2. 若重悬细胞扣后仍然是均匀的细胞悬液，结果判读为阴性。

3. 依据以下表格解读血清和红细胞的 ABO 试验结果。

常规 ABO 血型鉴定

红细胞与抗血清反应（红细胞分型）		血清与试剂红细胞反应（血清分型）			结果	美国人群比例/%	
抗-A	抗-B	A₁ 细胞	B 细胞	O 细胞	ABO 血型	欧洲裔	非洲裔
0	0	+	+	0	O	45	49
+	0	0	+	0	A	40	27
0	+	+	0	0	B	11	20
+	+	0	0	0	AB	4	4
0	0	+	+	+	孟买型*	罕见	罕见

注:+. 凝集;0. 非凝集
* H 抗原缺失表型(详见 H 抗原章节)

4. 患者或献血者的血清或血浆与红细胞的检测结果不符时,都应该先分析解决,再记录说明。

5. 出现混合视野凝集时,必须寻找原因。

注意事项

1. 所有试剂必须遵照生产商说明书进行操作。

2. 使用 ABO 抗体试剂检测的典型阳性结果通常为 3+~4+ 的凝集;而待测血清与红细胞试剂间的反应通常会弱一些。血清检测可在室温下孵育 5~15 分钟来加强弱反应。关于弱反应标本的讨论可参见本书第 10 章。

参考文献

Westman JS, Olsson ML. ABO and other carbohydrate blood groups. In:Fung MK,Eder AF,Spitalnik SL,Westhoff CM, eds. Technical manual. 19th ed. Bethesda,MD:AABB,2017: 265-94.

方法 2-3　红细胞及血清 ABO 血型检测——微板法

原理

由于 ABO 不相容输注可能带来严重的临床后果,ABO 血型检测和 ABO 相容性试验仍是输血前检测的基础,也是移植前检验的 1 项重要组成部分。详细论述参见本书第 10 章和第 17 章。

微板技术可用于检测红细胞上的抗原和血清中的抗体。一块微板可以看作是由 96 支短试管组成的矩阵;试管法红细胞凝集的原理同样也适用于微板法。

标本

须参考试剂生产商的使用说明书以确定标本要求。通常情况下,促凝或抗凝的血标本均可用于 ABO 血型检测。一些生产商推荐使用全血进行试验;其他生产商推荐将红细胞悬浮于自身血清、血浆或盐水中,或者将其洗涤后重悬于盐水中。

设备

1. 分配器(选用)　可使用半自动装置向一排反应孔中分配等量液体。

2. 酶标仪(选用)　自动分光装置通过测定 U 型底孔吸光度判断结果阴阳性,从而读取微板结果。酶标仪的微处理器可解释反应结果并将血型检测结果进行打印。必须按照生产商的说明书来采集标本和准备血清或血浆以及红细胞标本。

3. 离心机　可以购买特殊的微板托架以适配普通的台式离心机。每台离心机都必须设置合适的离心条件。以下为推荐的离心时间和相对离心力(单位为 g)。其他特殊信息请参见生产商的使用说明书。

a. 对于柔性 U 型底微板:红细胞和血清或血浆检测设定为 700g 离心 5 秒。

b. 对于刚性 U 型底微板:红细胞和血清或血浆检测设定为 400g 离心 30 秒。

试剂

1. 抗-A。

2. 抗-B。

3. 抗-A,B(此试剂为选用)。

4. 2%~5% 的 A₁ 型、A₂ 型和 B 型红细胞悬液。红细胞可从商业途径获得或在实验室日常检测中累积(详见方法 1-7)(注:A₂ 型红细胞为可选)。

方法

步骤	操作
	红细胞检测
1	分别滴抗-A 1 滴和抗-B 1 滴于洁净的 U 型底微板孔中。如果需要用抗-A,B 进行试验,就向第 3 个洁净的孔中加入该抗体试剂
2	向每个加有血型试剂的微孔中滴加 2%~5% 的红细胞盐水悬液 1 滴
3	轻轻敲打微板的侧面,将孔中的内容物混匀
4	在离心机设置好的适当条件下将微板离心
5	手动敲打微板或借助机械振荡器,或以一定角度放置微板并来回倾斜使细胞扣重悬
6	读取、解释并记录检测结果。比较红细胞和血清或血浆的检测结果
	血清或血浆检测
1	分别滴加待测血清或血浆 1 滴于每 1 个检测孔中
2	分别向不同的洁净的 U 形底微板孔中滴加 1 滴 2%~5% 的 A_1 型和 B 型红细胞悬液试剂。如果需要 A_2 型红细胞试剂参与试验,则向第 3 个孔中滴加 A_2 型红细胞试剂
3	轻轻敲打微板的侧面,将孔中的内容物混匀
4	在离心机设置好的适当条件下将微板离心
5	手动敲打微板或借助机械振荡器,或以一定角度放置微板并来回倾斜使细胞扣重悬
6	读取、解释并记录检测结果。比较血清或血浆和红细胞的检测结果

结果分析

1. 红细胞检测孔中出现凝集,或被测的血清或血浆孔中出现溶血或凝集,均为检测结果阳性。

2. 若细胞扣重悬后红细胞依旧为均一的悬液,表示结果呈阴性。

3. ABO 血型检测结果的具体解释见下表:

常规 ABO 血型鉴定

红细胞与抗血清反应 (红细胞分型)		血清与试剂红细胞反应 (血清分型)			结果	美国人群比例/%	
抗-A	抗-B	A_1 细胞	B 细胞	O 细胞	ABO 血型	欧洲裔	非洲裔
0	0	+	+	0	O	45	49
+	0	0	+	0	A	40	27
0	+	+	0	0	B	11	20
+	+	0	0	0	AB	4	4
0	0	+	+	+	孟买型*	罕见	罕见

注:+. 凝集;0. 非凝集
* H 抗原缺失表型(详见 H 抗原章节)

4. 患者或献血者的血清或血浆检测结果与红细胞的检测结果存在任何不符,都应该先分析解决,再记录说明。

注意事项

1. 许多生产商提供经食品和药品监督管理局批准的 ABO 或 Rh 血型试剂,作为微板法血型检测的未稀释试剂。

2. 微板可以是刚性或柔性的 U 型底或 V 型底。U 型底微板应用范围更广,因为检测结果既可以在微板离心后通过观察红细胞重悬特征进行判读,也可以通过特定角度观察微板内红细胞的流动模式来进行判读。两种读取技术均可以估计凝集的强度。

3. 为增强较弱的血清或血浆反应,微板需在室温下孵育 5～10min;然后重复离心,读取和记录等步骤。

参考文献

Westman JS, Olsson ML. ABO and other carbohydrate blood groups. In: Fung MK, Eder AF, Spitalnik SL, Westhoff CM, eds. Technical manual. 19th ed. Bethesda, MD: AABB, 2017: 265-94.

方法 2-4　ABO 血型鉴定不符的初步讨论

原理

红细胞血型鉴定结果和血清血型鉴定结果一致,结果方可认为有效。本方法描述了 1 种由反应减弱或意外阳性反应所导致的 ABO 分型不符的一般初步处理方法。关于 ABO 分型的详细论述参见本书第 10 章和第 14 章。

程序

步骤	操作
1	对同一标本重复 ABO 血型检测。如果首次检测时红细胞重悬于血清或血浆中,那么本次检验应当在使用盐水洗涤红细胞若干次后再进行检测。这一重复试验可以排除多数与血浆蛋白或自身抗体相关的问题
2	检测新标本。如当前测试结果 ABO 血型不符、结果与历史记录检测结果不一致或怀疑标本污染时,应要求提供新的检测标本
3	调查患者的病史,有些医疗操作可能会改变或干扰 ABO 血型检测的结果。回顾的内容可包括以下几点: a. 诊断 b. 历史血型 c. 输血史 d. 移植史 e. 当前用药史
4	检查抗体筛查中血浆与自身红细胞和 O 型红细胞的检测结果,以评估是否存在自身抗体或同种抗体干扰。进行直接抗球蛋白试验(方法 3-14)可能会对结果分析有帮助

参考文献

1. Westman JS, Olsson ML. ABO and other carbohydrate blood groups. In: Fung MK, Eder AF, Spitalnik SL, Westhoff CM, eds. Technical manual. 19th ed. Bethesda, MD: AABB, 2017: 265-94.

2. Leger RM, Borge PD Jr. The positive direct antiglobulin test and immune-mediated hemolysis. In: Fung MK, Eder AF, Spitalnik SL, Westhoff CM, eds. Technical manual. 19th ed. Bethesda, MD: AABB, 2017: 385-412.

方法 2-5　低温增强试验检测弱 A 和弱 B 抗原和抗体

原理

低温下延长孵育时间可以增强抗体结合,有助于弱 ABO 抗原抗体的检出。由于通常情况下并不清楚造成 ABO 血型不符的原因是抗原减弱还是抗体减弱,因此推荐同时检测红细胞和血清。

标本

1. 用于检测缺失的红细胞抗原的洗涤红细胞
2. 用于检测缺失的同种凝集素的血清或血浆

试剂

1. 单克隆或多克隆抗-A、抗-B 和抗-A,B。
2. A_1、A_2、B 和 O 型红细胞试剂(血清检测)。
3. 6%白蛋白。

程序

步骤	操作
1	向 1 支洁净、标记好的试管中滴抗-A 1 滴
2	向另 1 支洁净、标记好的试管中滴抗-B 1 滴
3	向第 3 支洁净、标记好的试管中滴抗-A,B 1 滴
4	向每个试管中滴 1 滴 2%～5%的待测红细胞悬液(悬于盐水、血清或血浆)。也可以使用干净的签棒加入等量红细胞
5	将所有试管在室温下孵育 30 分钟
6	按照试剂厂商说明离心试管
7	轻轻地重悬细胞扣,检测是否凝集
8	如果没有观察到凝集,将试管在 4℃孵育 15～30 分钟
9	离心并检测是否出现凝集

结果分析

1. 如用于检测自身凝集的 6% 白蛋白对照出现阳性或检测出冷自身抗体或同种抗体,则无法解释。

2. 有关解决 ABO 分型不符的其他信息参见本书第 10 章。

注意事项

1. 任何试剂都需遵照试剂厂家说明,在其规定的检测条件下进行试验。

2. 检测患者红细胞时,推荐将细胞与 6% 白蛋白共同孵育作为对照试验,以发现自发的或自身凝集。检测患者血浆时,应将血浆与 O 型红细胞试剂平行试验以发现冷自身抗体或同种抗体。

参考文献

Westman JS, Olsson ML. ABO and other carbohydrate blood groups. In：Fung MK, Eder AF, Spitalnik SL, Westhoff CM, eds. Technical manual. 19th ed. Bethesda, MD：AABB, 2017：265-94.

方法 2-6 酶处理红细胞检测弱 A 和弱 B 抗原

原理

经酶处理的红细胞可以增强 ABO 抗原和其他糖类抗原的抗原抗体反应。

标本

1. 经洗涤的,未处理的自体红细胞。

2. 经洗涤并用酶(无花果蛋白酶,木瓜蛋白酶或菠萝蛋白酶)处理的自体红细胞。

试剂

1. 单克隆或多克隆抗-A、抗-B 和抗-A,B。

2. 经洗涤并用酶(无花果蛋白酶,木瓜蛋白酶或菠萝蛋白酶)处理的试剂红细胞。

3. 酶处理过的 O 型对照红细胞。

程序

步骤	操作
1	向 1 支洁净、标记好的试管中滴抗-A 1 滴
2	向另 1 支洁净、标记好的试管中滴抗-B 1 滴
3	向第 3 支洁净、标记好的试管滴抗-A,B 1 滴
4	向每个试管中滴 1 滴 2%～5% 的待测红细胞悬液(悬于盐水、血清或血浆中)。也可以使用干净的签棒加入等量红细胞
5	同时设置经酶处理的 O 型红细胞检测管作为对照组
6	试管在室温下孵育 30min
7	按照试剂生产商的指示说明离心试管
8	轻轻重悬细胞扣,检测是否凝集

结果分析

仅在经酶处理 O 型红细胞无反应时,才可认为检验结果有效。抗-A、抗-B 或抗-A,B 与经酶处理的 O 型红细胞对照反应表示酶处理过度。如果 O 型红细胞对照出现阳性反应,则无法解释。

注意事项

1. 待测红细胞标本包括未处理和经酶处理的红细胞。

2. 室温孵育 30 分钟后如未发现凝集,则可用改良程序,即用经酶处理的红细胞在 4℃孵育 15～30 分钟,来进一步增强弱 A 和弱 B 表达的检测。

方法 2-7 吸收放散试验检测弱 A 或弱 B 亚型

原理

某些弱 ABO 亚型极弱,以至于即使通过低温和抗体增强方法,也无法通过直接凝集检出。A 抗原,B 抗原或二者同时出现会将抗-A 或抗-B 吸收到红细胞上,并可以将已结合的抗体放散下来,继而通过 A_1 或 B 型试剂红细胞检测放散液中抗-A 和抗-B。

标本

待测红细胞

试剂

1. 人源抗-A 和/或抗-B。由于一些单克隆 ABO 血型试剂对于 pH 和渗透压的变化敏感,因此部分单克隆试剂可能不适用于吸收或放散试验。

2. 放散试剂:见热放散和 Lui 冻融放散(方法 4-3 和 4-4)。

3. O 型红细胞试剂(3 例)。

4. 视情况选择 A_1 型或 B 型红细胞试剂(3 例)。

程序

步骤	操作
1	将 1ml 盐水洗涤待测红细胞,至少 3 次。弃去最后 1 次洗涤后的上层盐水
2	向洗涤后的压积红细胞中加 1ml 抗-A 试剂(如果怀疑是弱 A 变异)或 1ml 抗-B 试剂(如果怀疑是弱 B 变异)
3	将红细胞与抗体混合,在 4℃ 孵育 1 小时,定期混匀
4	离心混合物制成压积红细胞。除去所有上清试剂
5	将红细胞转移至 1 支干净试管中
6	用大量(10ml 或更多)冷盐水(4℃)洗涤红细胞至少 8 次。保留 1 份最后 1 次洗涤的上清液,将其与放散液同时检测做对照
7	选择合适的方法放散 ABO 抗体〔例如,热放散(方法 4-3)或 Lui 冻融放散(方法 4-4)〕
8	用 3 例 O 型红细胞和 3 例 A_1 或 B 细胞同时检测放散液和最后 1 次的洗涤液(来自步骤 6)。2 滴放散液或洗涤液与 1 滴红细胞混合,即刻离心后检测是否发生凝集
9	如离心后未观察到凝集,则在室温孵育 15~30 分钟后离心
10	如室温下孵育后仍未见凝集,则在 37℃ 孵育(15 分钟)并进行间接抗球蛋白试验

结果分析

1. 放散液中出现抗-A 或抗-B 说明待测红细胞表面有 A 或 B 抗原。放散液检测结果仅在以下情况出现时有效:

  a. 放散液在任何时候都能与 3 例抗原阳性细胞反应。

  b. 放散液与 3 例 O 型红细胞均不反应。

  c. 最后 1 次的洗涤液与 6 例细胞均不反应。

2. 放散液未与抗原阳性的红细胞反应说明待测红细胞可能不表达 A 或 B 抗原。但是,反应阴性也可能是由放散失败造成的。

3. 若放散液与部分或全部的抗原阳性红细胞和 O 型红细胞发生反应,表明放散过程中有一些其他或额外抗体被放散出来。

4. 如果洗涤液与抗原阳性红细胞发生反应,则放散液结果无效。该种情况可能是未结合的抗体试剂没有通过洗涤被完全去除,也可能是已结合的抗体在洗涤过程中解离。

5. A_1 或 B 或 O 型红细胞,或 3 者同时进行吸收放散试验,可作为阳性和阴性对照同时进行检测。

参考文献

Beattie KM. Identifying the cause of weak or "missing" antigens in ABO grouping tests. In: The investigation of typing and compatibility problems caused by red blood cells. Washington, DC: AABB, 1975: 15-37.

方法 2-8　唾液中的 A、B、H、Le^a 和 Le^b 抗原检测

原理

大约 78% 的个体具有 *Se* 基因,控制水溶性 ABH 抗原的分泌,这些分泌的 ABH 抗原能够进入除脑脊液以外的所有体液中。这种唾液中分泌型抗原通过凝集抑制试验,利用 ABH 和 Lewis 抗血清进行检测。检测 ABO,H 以及 Lewis 抗原的重要性在本书第 10 章中有详细描述。

标本

1. 将 5~10ml 唾液收集于 1 个小烧杯或广口试管中。多数个体可以在几分钟内收集到目标量。待测者可以通过嚼蜂蜡,石蜡或者 1 个干净的橡皮筋促进唾液分泌,但不能嚼口香糖或其他含糖或者蛋白的物质。

2. 900~1 000g 离心唾液 8~10 分钟。

3. 将上清液转移到 1 支干净的试管中,置于沸水浴中 8~10 分钟灭活唾液酶。

4. 以 900~1 000g 离心力再次离心 8~10 分钟,将澄清或略呈乳白色的上清液转移到新试管中,弃去不透明或半固体物质。用等量的盐水

稀释。

5. 如试验在几小时内完成,可将标本冷藏。如试验不能在当天完成,需将标本冷冻在-20℃以下。冻存标本的活性可保持数年。

试剂

1. 人源(多克隆)抗-A 和抗-B。
2. 来自乌乐树的抗-H 凝集素,购买商品化抗-H 或利用乌乐树种子的盐提取液制备而成。
3. 多克隆(兔、山羊或人)抗-Le^a。目前还没有关于单克隆抗-Lewis 适用性的公开数据。
4. 同方法 2-2 中所用到的 A$_1$ 和 B 型红细胞。
5. O 型,Le(a+b-)红细胞。
6. 来自已知是分泌型或非分泌型人的冰冻或新鲜唾液,用作阳性和阴性对照(见注意事项)。

程序

步骤	操作
	血液分型试剂稀释液的选择
1	准备两份血液分型试剂稀释液:抗-A,抗-B 以及抗-H 用以鉴定 ABH 分泌型,或抗-Le^a 用以鉴定 Le^a 分泌型(方法 3-15)
2	向每 1 滴稀释后的试剂中,滴加 1 滴 2%~5%的红细胞盐水悬液[视情况选择 A、B、O 或 Le(a+)红细胞]
3	将每个试管离心,肉眼观察是否有凝集
4	选择能产生 2+强度凝集的最高试剂稀释度
	分泌型检测的抑制试验
1	分别向 4 支试管中加入 1 滴稀释好的血液分型试剂。对于 ABH 抗原检测,试管应分别标记"分泌型""非分泌型""盐水"和"待检"。对于 Lewis 抗原检测,试管应分别标记"Lewis 阳性""Lewis 阴性""盐水"和"未知"
2	向每 1 个标记为"分泌型""非分泌型"和"待检"的试管中分别加入 1 滴相应的唾液,向标记为"盐水"的试管中加入 1 滴盐水
3	将试管内成分混匀并在室温孵育 8~10 分钟
4	向每 1 个试管中加入 1 滴 2%~5%洗涤指示红细胞[视情况加 A、B、O 或 Le(a+)红细胞]
5	将试管内成分混匀并在室温条件下孵育 30~60 分钟
6	离心每 1 个试管,肉眼观察红细胞扣是否有凝集

结果分析

1. 指示红细胞与含有唾液的试管内的抗体发生凝集,表明唾液中不含有相应的抗原。

2. 抗体试剂在室温与唾液孵育后指示红细胞不凝集,表明唾液中含有相应的抗原。

3. 盐水对照管中的抗体与指示红细胞未发生凝集,唾液检测结果无效;未凝集通常是由试剂稀释度过高造成。需重新确定试剂最适稀释度,方法如前所述,然后重复试验。

4. 更多分析见下表:

唾液试验的分析

使用抗-H 检测				
未知唾液	Se 阳性唾液（存在 H 物质）	Se 阴性唾液(不存在 H 物质)	盐水（稀释对照）	结果
2+	0	2+	2+	H 非分泌型
0	0	2+	2+	H 分泌型
使用抗-Le^a 进行的检测				
未知唾液	Le 阳性唾液	Le 阴性唾液	盐水（稀释对照）	结果
2+	0	2+	2+	Lewis 阴性
0	0	2+	2+	Lewis 阳性*

* ABH 分泌型的 Lewis 阳性者,可假设其唾液中含有 Le^b 和 Le^a。Le(a+)有 sese 基因并且不分泌 ABH 血型物质,在其唾液中只能含有 Le^a

注意事项

1. 检测 ABH 抗原时,可使用鉴定为 *Se* 或 *sese* 者唾液。检测 Lewis 抗原时,使用细胞为 Le(a+b-) 或 Le(a-b+)者唾液作为阳性对照,使用 Le(a-b-) 者唾液作为阴性对照。已知分泌型的唾液可分装成小份冻存供以后使用。

2. 该试验可通过检测唾液的倍比稀释液,改良为血型活性的半定量试验。去除抑制活性所需的稀释度越高,唾液中的血型物质就越多。唾液应在与抗体孵育之前稀释。为了发现或检测唾液中除 H 以外的 A 或 B 血型物质,可以用稀释的抗-A 和抗-B 进行相同的操作。抗-A 或抗-B 的合适稀释度可通过滴定 A_1 或 B 型红细胞来获得。

3. 1 名 A、B、H 分泌型的 Lewis 阳性者,可假设其唾液中含有 Le^b 和 Le^a。1 名不分泌 A、B、H 血型物质的 Le(a+)者缺乏 *Se* 基因,其唾液中只能含有 Le^a。

方法 2-9   鉴定 A_2 或弱 A 亚型中的抗-A_1

原理

A_2 和弱 A 亚型在血清或血浆中有抗-A_1,在反定型或血清分型时可以与 A_1 型红细胞试剂发生反应。抗-A_1 是导致 A_2 和弱 A 亚型正反定型不符的常见原因。

标本

待测红细胞和血清或血浆。

试剂

1. 双花扁豆植物凝集素(抗-A_1)。

2. A_1、A_2 和 O 型红细胞对照。

程序

步骤	操作
	红细胞检测
1	向每 1 个待测和对照试管中滴加 A_1 凝集素 1 滴
2	向相应的试管中滴加 2%~5% 的红细胞 1 滴(方法 1-7)
3	离心 15 秒
4	检查并记录凝集情况
	血清/血浆检测(方法 2-2 和方法 2-3)
1	血清应当使用已建立的血清分型方法用若干(例如,每个使用两个)A_1,A_2 和 O 型红细胞标本检测

结果分析

1. 该凝集素应能与 A_1 型红细胞发生强烈凝集(3+ 到 4+),但不会与 A_2 或 O 型红细胞发生凝集。不与该凝集素发生凝集的 A 型红细胞应考虑是 A_2 或其他弱 A 亚型。

2. 患者血清中的抗-A_1 可以与所有 A_1 型红细胞标本发生凝集。抗-A_1 不会与自身,A_2 或 O 型红细胞发生凝集。如果患者的血清与 A_2 或 O 型红细胞发生凝集,则应分析引起额外反应的其他原因。

3. 如使用商品化凝集素,则应遵循生产商的说明,选择适当的检测方法和对照。

方法 2-10   由同种意外抗体引起的 ABO 正反定型不符的处理

原理

有一些同种抗体(例如抗-P1 和抗-M)在室温下即可发生反应。意外阳性反应可能导致的 ABO 正反定型不符,表现为血清与 A_1 或 B 型红细胞试剂或两者都发生阳性反应。

程序

步骤	操作
1	在室温条件下对患者的血清或血浆进行红细胞不规则抗体筛查试验。如果鉴定出冷反应性同种抗体,如果生产商没有提供试剂红细胞的表型信息,应对 A_1 和 B 型红细胞进行表型鉴定,确认是否存在相应抗原
2	利用缺乏特定抗原的 A_1 和 B 型红细胞检测血清或血浆
3	如果室温条件下抗体检测结果阴性,患者体内可能存在 1 种针对 A_1 或 B 型红细胞上低频抗原的同种抗体。使用其他随机选择的 A_1 或 B 型试剂红细胞重新检测血清或血浆

方法 2-11   无需离心确定血清型

原理

强反应性冷自身抗体,如抗-I 和抗-IH,可在室温下凝集成人红细胞,包括试剂红细胞。除了少数例外,这些冷凝集素的凝集弱于抗-A 和抗-B 引起的凝集。在冷抗体存在的情况下鉴定血清或血浆中的抗-A 和抗-B,"自然凝集判读"法不失为 1 种可行的办法。

标本

待检测的血清或血浆。

试剂

A₁、B 和 O 型试剂红细胞。

程序

步骤	操作
1	将血清和试剂红细胞 37℃孵育
2	在预先标记(A₁、B、O)的干净试管中加入 2~3 滴血清
3	向每个标记管中加入 1 滴试剂红细胞
4	混合内容物并在 37℃孵育 1 小时
5	取出并检查是否有凝集。不要离心标本(自然凝集判读)

注意事项

1. 弱抗-A 和抗-B 标本不能用这种方法检测。

2. 如果 O 红细胞对照组出现凝集,则 ABO 反定型的阳性鉴定结果无效。

方法 2-12　确定 Rh(D)血型——玻片法

原理

Rh 系统具有很高的免疫原性,而且非常复杂,含有多种多态性和有临床意义的等位基因。由于可导致严重的临床后果,输血前 Rh 血型检测的重要性仅次于 ABO 血型检测。

标本

促凝或抗凝血标本均可使用。红细胞可以用自体血清、血浆或盐水重悬,或洗涤后重悬于盐水中。玻片法使用的细胞浓度高于试管法,所以结果更佳。

试剂

抗-D 试剂必须有其适用于玻片法的特别说明。操作说明会指出应使用对照试剂的类型。

注意事项

玻片法生物危害的暴露风险更大。实验人员应遵循生物安全防护措施。反应物蒸发能导致红细胞聚集,并被误认为是红细胞凝集。弱 D 表达无法用玻片法检测。

程序

步骤	操作
1	检测前将玻片在 Rh 观片盒中预热到 40~50℃
2	加 1 滴抗-D 试剂到一干净的、标记好的玻片上
3	如果需要,依照生产商说明书加 1 滴合适的对照试剂到第 2 块玻片上。若试验使用低蛋白抗-D,则用抗-A 或抗-B 玻片法的阴性结果作为对照反应
4	每 1 个玻片上加 2 滴混匀的 40%~50%红细胞悬液
5	使用干净的玻璃棒彻底混匀细胞悬液和试剂。使混合物面积达到约 20mm×40mm 的范围
6	将玻片放置观片盒中,轻轻倾斜并不间断观察凝集情况。肉眼观察凝集,并在 2 分钟内读取结果。不要误将反应混合物干燥或缗钱状凝集读取为凝集反应
7	分析并记录结果

结果分析

1. 与抗-D 发生凝集并且对照玻片不凝集,结果为阳性,说明待检红细胞为 D 抗原阳性。

2. 若待检红细胞与抗-D 和对照都没有凝集,说明红细胞 Rh 阴性。间接抗球蛋白试验(IAT)可以检测玻片法不能检测到的弱 D 表达(方法 2-15)。

3. 如果对照玻片发生凝集,在没有进一步试验的情况下,抗-D 试验结果不能定为阳性。

4. 混合区域边缘干燥不能判读为凝集。

参考文献

Denomme G. The Rh system. In: Fung MK, Eder AF, Spitalnik SL, Westhoff CM, eds. Technical manual. 19th ed. Bethesda, MD: AABB, 2017: 295-317.

方法 2-13　Rh(D)血型鉴定——试管法

原理

Rh 系统具有很高的免疫原性,而且非常复杂,多态性丰富,含有很多具有临床意义的等位基因。由于严重的临床后果,输血前 Rh 检测的重要性仅次于 ABO 检测。

标本

凝固的血标本或抗凝血标本均可使用。红细胞可以用自体血清、血浆或生理盐水重悬,或洗涤后重悬于生理盐水中。

试剂

合适的试剂包括低蛋白单克隆试剂和高蛋白多克隆试剂。生产商试剂说明书会指出应使用对照试剂的类型。

程序

步骤	操作
1	加 1 滴抗-D 试剂到干净的、标记的试管中,注意:在加入红细胞悬液前必须先加入抗-D 试剂,以目视检查抗-D 的存在,排除漏加试剂导致的假阴性反应
2	加 1 滴合适的对照试剂到第 2 支标记的试管中
3	加 1 滴 2%~5% 的红细胞悬液(重悬于盐水、血清或血浆)。或者用干净的玻璃棒将等量的待测红细胞转移到每个干净的试管中
4	轻轻混匀,根据生产商要求的时间和速度进行离心
5	轻轻重悬红细胞扣,并观察凝集。如果红细胞是用玻璃棒转移的,加入 1 滴盐水有助于重悬细胞扣
6	判定并记录实验管和对照管的结果

结果分析

1. 抗-D 管中出现凝集,且对照组红细胞均匀悬浮,表明红细胞是 D 阳性。

2. 对照管和抗-D 管中都没有凝集,结果为阴性。这时患者可以认为是 D 阴性。AABB《血库和输血服务标准要求》(AABB *Standards for Blood Banks and Transfusion Services*)献血者血液和经评估后正使用 Rh 免疫球蛋白的孕妇所分娩的婴儿必须进一步检测,以确定是否存在弱 D 抗原)。

3. 如果使用低蛋白抗-D 试剂,与抗-A 和/或抗-B 呈阴性反应的试验结果可以作为有效的阴性对照。

4. 对照试管内出现凝集,说明试验无效。可能需要从红细胞表面去除 IgM 或 IgG 抗体。详见方法 2-17~方法 2-21。

参考文献

1. Ooley P, ed. Standards for blood banks and transfusion services. 30th ed. Bethesda, MD: AABB, 2015: 31-46.

2. Denomme G. The Rh system. In: Fung MK, Eder AF, Spitalnik SL, Westhoff CM, eds. Technical manual. 19th ed. Bethesda, MD: AABB, 2017: 295-317.

方法 2-14　Rh(D)血型鉴定——微孔板法

原理

Rh 系统具有很高的免疫原性和复杂性,多态性丰富,含有许多有临床意义的等位基因。由于严重的临床后果,输血前 Rh 检测的重要性仅次于 ABO 检测。

标本

按照生产商的说明进行操作。自动化方法可能需要使用特定的抗凝标本。

试剂

只能使用被批准的适用于微孔板测试的抗-D 试剂。试验所用的特定试剂、设备及合适的对照,请参照生产商说明。

程序

步骤	操作
1	向 1 个干净的微板孔中加 1 滴抗-D 试剂。如果要求使用对照品,则向另 1 个孔中加 1 滴对照品
2	分别向每 1 个孔中加 2%~5% 的盐水红细胞悬液 1 滴
3	轻轻拍打孔板混匀内容物
4	按照说明在要求的条件下离心微孔板
5	手动拍打孔板,或使用微孔板振荡器,或将孔板倾斜一定角度,使用"倾斜流动"法重悬细胞扣
6	观察凝集,判读,解释和记录结果
7	为了增强弱反应,阴性结果可以在 37℃ 下孵育 15~30 分钟后重复第 4~6 步操作

结果分析

1. 抗-D 孔凝集,且对照孔红细胞均匀悬浮,表示红细胞是 D 阳性。

2. 对照孔和抗-D 孔都无凝集,试验结果为阴性。这时患者可被认为是 D 阴性。AABB《血库和输血服务标准要求》献血者血液和经评估正使用 Rh 免疫球蛋白的母亲所分娩的婴儿必须进一步检测,以确定是否存在弱 D 抗原。

3. 如果使用低蛋白抗-D 试剂,与抗-A 和/或抗-B 呈阴性反应的试验结果可作为阴性对照。

参考文献

1. Ooley P, ed. Standards for blood banks and transfusion services. 30th ed. Bethesda, MD: AABB, 2015: 31-46.
2. Denomme G. The Rh system. In: Fung MK, Eder AF, Spitalnik SL, Westhoff CM, eds. Technical manual. 19th ed. Bethesda, MD: AABB, 2017: 295-317.

方法 2-15　弱 D 的检测

原理

一些弱 D 抗原只能通过间接抗球蛋白试验方法才能被检出。AABB《血库和输血服务标准》要求对献血者血液进行血型鉴定时须检测弱 D,但对患者标本的输血前检测未做要求。

标本

根据生产商说明书。

试剂

1. 抗球蛋白试剂,多特异性或单特异性抗-IgG。

2. IgG 包被的对照细胞。

程序

步骤	操作
1	用试管法进行直接抗-D 试验时,如果使用合适的试剂,该试管可以直接用于继续检测弱 D 至步骤 5
2	向干净、标记好的试管中加抗-D 试剂 1 滴
3	向第 2 个标记好的试管中加入合适的对照试剂 1 滴
4	每管加 2%~5%的盐水红细胞悬液 1 滴
5	根据生产商说明书,混匀并孵育测试管和对照管,通常是 37℃孵育 15~30 分钟
6	如果需要,离心后轻柔重悬红细胞扣观察凝集
7	盐水洗涤红细胞至少 3 次
8	依据生产商说明加入抗球蛋白试剂
9	轻柔混合,采取合适的离心力和时间离心
10	轻柔重悬并观察凝集,评分并记录结果
11	加入 IgG 包被的对照细胞以确定阴性抗球蛋白试验结果有效

结果分析

1. 抗-D 试管凝集,且对照管均匀悬浮,表示红细胞是 D 阳性。检测报告不能为“弱 D 阳性”或“D 阴性,弱 D 阳性”。

2. 对照管和抗-D 管都没有凝集,表示结果为阴性。

3. 可以使用待检细胞直接抗球蛋白试验作为对照,但推荐使用 Rh 或白蛋白对照试剂进行间接抗球蛋白试验对照,因为此方法包括所有可能导致假阳性结果的试剂成分。

4. 不管何时,若对照管内出现凝集,都表示试验无效,不能对结果作出解释。去除红细胞表面的 IgG 可能会有帮助(方法 2-20、方法 2-21)。

注意事项

并不是每 1 种抗-D 试剂都适用于弱 D 试验。对于试验步骤和合适对照的设置,请参照生产商试剂说明书。

参考文献

Ooley P, ed. Standards for blood banks and transfusion services. 30th ed. Bethesda，MD：AABB，2015：31.

方法 2-16　凝集素的制备和应用

原理

种子盐水提取物能与红细胞膜上特定的碳水化合物反应，在一定的稀释浓度下可制备成高特异性的定型试剂。

试剂

种子应为生的，可从保健食品店、药店或商业种子公司获得。

程序

步骤	操作
1	用食物处理器或搅拌机研磨种子，处理为颗粒为粗砂状。也可以使用研钵和杵研磨种子
2	将磨碎的种子与 3~4 倍量的盐水在大试管或小烧杯中（种子吸收的盐水量各异）混合
3	室温下孵育 4~12 小时，偶尔搅拌或倒置混匀
4	将上清液转移至离心管内，离心 5 分钟，获得清澈的上清液。收集并过滤上清液，弃去种子残渣
5	将不同稀释度的提取物进行检测，以确定所需活性的稀释度。以下是提取物与相应红细胞反应的活性方法

双花扁豆：

a. 标记的试管中添加 1 滴 2%~5% 已知的 A_1、A_2、A_1B、A_2B、B 和 O 型红细胞悬液

b. 每个试管中加 1 滴提取物

c. 按规定时间离心

d. 观察凝集并记录结果

e. 凝集素应凝集 A_1 和 A_1B 细胞，但不凝集 A_2、A_2B、B 或 O 型红细胞。天然提取物通常凝集所有的测试红细胞。为使产品达到试剂的要求，需加入生理盐水，使试验结果如下：与 A_1 和 A_1B 细胞的凝集强度为 3+ 或 4+，与 A_2、A_2B、B 或 O 细胞不反应

荆豆：

a. 在标记的试管中加 1 滴 2%~5% 已知的 A_1、A_2、A_1B、B 和 O 型红细胞悬液。

b. 每个试管中加 1 滴提取物

c. 按校准时间离心

d. 观察凝集并记录结果

e. 凝集强度应为 $O>A_2>B>A_1>A_1B$

f. 如需要，用盐水将提取物稀释至与 O 细胞反应凝集强度为 3+ 或 4+，与 A_2 和 B 细胞反应凝集强度为 1+ 至 2+，与 A_1 或 A_1B 细胞不凝集

结果分析

1. 如果使用商品化的凝集素，请按生产商说明书操作。

2. 与不同类型的多凝集红细胞预期反应结果如下表所示：

凝集素与多凝集红细胞反应

凝集素提取来源	T	Th	Tk	Tn	Cad
花生 *	+	+	+	0	0
双花扁豆 †	0	0	0	+	+
大豆	+	0	0	+	+
南欧丹参（*Salvia sclarea*）	0	0	0	+	0
一串紫（*Salvia horminum*）	0	0	0	+	+

* 蛋白酶处理后的 T 细胞和 Th 细胞与花生凝集素反应变弱；经蛋白酶处理后的 Tk 细胞与花生凝集素反应增强

† A 和 AB 细胞可能有反应，因为双花扁豆凝集素存在抗-A 活性

注意事项

1. 双花扁豆提取物稀释液凝集 A_1 红细胞而不凝集 A_2 红细胞。荆豆提取物与 H 物质反应；反应强度与 H 物质的量成正比（$O>A_2>B>A_1>A_1B$ 红细胞）。

2. 其他作为特殊用途的凝集素有花生（含抗-T），大豆（含抗-T，-Tn），蚕豆禾本科（含抗-N），丹参凝集素（一串紫，含抗-Tn/Cad；南欧丹参，含抗-Tn）。

3. 为研究红细胞的多凝集反应，可将红细胞与花生、大豆、丹参和扁豆凝集素反应。

4. 较硬的种子可先用盐水浸泡数小时以便于研磨。浸泡的容器不应密闭，因为有些豆子在浸泡过程中会释放气体，可能导致容器爆炸。

5. 盐水提取物可在冰箱中保存数天，冷冻后可长期保存。

6. 试验应设置阳性和阴性对照。

方法 2-17　温盐水洗涤去除自身抗体

原理

被大量自身抗体包被的红细胞可发生自发凝

集或自身凝集,导致与抗-A、抗-B、抗-D 试剂的假阳性反应。用温盐水洗涤红细胞充分去除自身抗体后,再进行 ABO 和 Rh 定型。

标本

干扰红细胞抗原鉴定的自发凝集或自身凝集的红细胞。

试剂

1. 温生理盐水
2. 单克隆或多克隆抗-A 和抗-B
3. 质控试剂如 6% 白蛋白

程序

步骤	操作
1	将红细胞悬液于 37℃ 孵育 15~60 分钟
2	用 37℃ 温生理盐水洗涤红细胞数次以去除自身抗体
3	用洗涤后的红细胞与抗-A、抗-B、抗-D 和 6% 白蛋白反应鉴定 ABO 血型(方法 2-1~方法 2-3)。如果对照仍为阳性,可使用将红细胞上的抗体分离的方法(方法 2-18~方法 2-21)

方法 2-18 利用巯基试剂 去除自身凝集

原理

大量 IgM 自身抗体包被红细胞后,在离心时红细胞可发生自发凝集,导致红细胞定型和直接抗球蛋白试验(DAT)出现假阳性反应。二硫苏糖醇(DTT)或 2-巯基乙醇(2-ME)可破坏 IgM 分子的二硫键,从而降低其效价和直接凝集红细胞的能力。

标本

干扰抗原鉴定的被 IgM 自身抗体包被的红细胞。

试剂

1. 0.01mol/L DTT:0.154g DTT 溶于 pH 值为 7.3 的磷酸盐缓冲液(PBS)100ml 中;4℃ 保存。
2. 0.1mol/L 的 2-ME:0.7ml 14mol/L 的 2-ME 储存液稀释于 pH 7.3 的 PBS 液 100ml 中;2-ME 应

4℃ 储存于遮光玻璃容器中。
3. pH 7.3 的 PBS。
4. 抗原阳性对照红细胞,用于抗原定型平行对照。
5. 红细胞定型抗血清。
6. 6% 白蛋白(质控试剂)。

程序

步骤	操作
1	用生理盐水将红细胞洗涤 3 次,用 PBS 稀释至 50% 的浓度
2	红细胞悬液中加入等量的 0.01mol/L DTT 或 0.1mol/L 2-ME
3	37℃ 孵育 15 分钟(DTT)或 10 分钟(2-ME)
4	生理盐水洗涤红细胞 3 次,然后稀释成 2%~5% 盐水红细胞悬液
5	用 6% 白蛋白测试处理后的红细胞(立即离心试验)以确保细胞不发生自发凝集。如果结果为阴性,处理后的红细胞可用于红细胞定型试验

注意事项

1. 处理后的红细胞在 6% 白蛋白中应不发生凝集。
2. 抗原阳性对照红细胞在处理前后都应与定型试剂呈强反应,且反应强度应一致。
3. 此方法通常只用于 ABO 血型正定型、Rh 定型和 DAT 试验。
4. Kell 系统抗原经 DTT 和 2-ME 处理后可被减弱或破坏。Js^a 和 Js^b 在此浓度的 DTT 作用下,可能比 Kell 系统其他抗原更为敏感。

参考文献

Judd WJ,Johnson S,Storry JR. Judd's methods in immunohematology. 3rd ed. Bethesda,MD:AABB Press,2008.

方法 2-19 热放散技术检测 DAT 阳性的红细胞

原理

被大量 IgG 包被的红细胞可在高蛋白试剂中发生自发凝集,造成抗球蛋白(AHG)试验结果为假阳性。进行红细胞抗原定型时,需通过放散方法将红细胞上的抗体分离,但不能破坏膜的完整性或改变抗原表达。热放散技术去除红细胞上包被的免疫球蛋白与恢复抗体活性的方法不同。

标本

直接抗球蛋白试验(DAT)阳性的红细胞。

试剂

AHG

程序

步骤	操作
1	准备 1 支合适的试管,加入 1 份经洗涤后仍有抗体包被的红细胞,再加入 3 份生理盐水。在另一试管中,加入等体积生理盐水和待检抗原阳性的洗涤红细胞。此步骤可检查放散技术是否会破坏抗原的反应性
2	将两支试管在 45℃ 孵育 10~15 分钟,期间需多次混匀。孵育时间应大致与抗体包被的程度成正比。抗球蛋白试验的反应强度反映了抗体包被程度
3	离心并去除上清液
4	通过比较处理后的红细胞和未经处理的红细胞 DAT 的结果,检测红细胞上抗体的去除程度。如果包被的抗体减少,但仍存在,可重复步骤 1~3;对照红细胞也应进行类似重复操作
5	处理后的红细胞可进行预期抗原检测

注意事项

1. 如果使用 IgM 单克隆试剂,则无需进行此操作;IgM 单克隆试剂可引起直接凝集,通常不受结合的免疫球蛋白的影响。

2. 与未经处理的患者红细胞一样,最近输过血的患者因其红细胞中可能混有献血者的红细胞,其抗原检测结果需谨慎解释。

方法 2-20　氯喹放散法去除 DAT 阳性红细胞上的 IgG 抗体

原理

如需使用间接抗球蛋白技术进行血型鉴定,直接抗球蛋白试验(DAT)阳性的红细胞则无法准确进行血型鉴定。在特定的条件下,二磷酸氯喹可去除红细胞膜上的 IgG,而对细胞膜完整性无损伤或损伤很小。此法可用于被温反应性自身抗体包被的红细胞的定型,包括仅在间接抗球蛋白技术反应的试剂。

标本

被 IgG 抗体包被的直接抗球蛋白试验(DAT)阳性的红细胞

试剂

1. 将 20g 二磷酸氯喹加至 100ml 生理盐水中制备二磷酸氯喹溶液。用 1mol/L 氢氧化钠调节 pH 值至 5.1,储存于 2~8℃。

2. 应选择纯合子表达抗原的红细胞作为对照红细胞。

3. 抗-IgG 抗球蛋白试剂。

程序

步骤	操作
1	向 0.2ml 洗涤后的、IgG 包被的红细胞中加入二磷酸氯喹溶液 0.8ml。对照红细胞也作同样处理
2	混匀,室温下孵育 30 分钟
3	取一小部分(如 1 滴)处理后的红细胞,用生理盐水洗涤 4 次
4	用抗人 IgG 试剂检测洗涤后的红细胞
5	如果处理后的细胞与抗-IgG 不反应,将所有的红细胞及对照红细胞用生理盐水洗涤 3 次,配成 2%~5% 盐水红细胞悬液,用于后续血型鉴定
6	如果与二磷酸氯喹孵育 30 分钟后的红细胞仍与抗-IgG 反应,间隔 30 分钟重复 3~4 步骤(最长孵育时间不超过 2 小时),直至处理后的红细胞与抗-IgG 不反应。再进行第 5 步后续操作

注意事项

1. 二磷酸氯喹不能从细胞膜上解离补体。如果红细胞上同时包被有 IgG 和 C3,则氯喹处理后的检测中应只使用抗-IgG。

2. 二磷酸氯喹孵育不应超过 2 小时。室温下孵育时间过长或在 37℃ 孵育可能导致溶血和红细胞抗原丢失。

3. 有些 Rh 抗原可能会发生变性。

4. 许多血清学工作者检测氯喹处理的对照细胞中的不同抗原。选择有抗血清相应抗原的对照细胞,将此抗血清用于后续患者血型鉴定。

5. 二磷酸氯喹不能完全去除致敏红细胞上的抗体。某些人的红细胞,尤其是 DAT 结果为强阳性的红细胞,此方法可能只减弱其强度。

6. 除用于去除自身抗体外,该方法也可用于从红细胞上去除 Bg(HLA)相关抗原。同时应使用合适的 Bg 对照细胞。

7. 如使用商品化试剂盒,应遵循生产商的说明进行检测和质量控制。

参考文献

1. Edwards JM, Moulds JJ, Judd WJ. Chloroquine dissociation of antigen-antibody complexes: A new technique for phenotyping red blood cells with a positive direct antiglobulin test. Transfusion 1982;22:59-61.

2. Swanson JL, Sastamoinen R. Chloroquine stripping of HLA-A,B antigens from red cells (letter). Transfusion 1985;25:439-40.

方法 2-21 使用甘氨酸/EDTA 去除红细胞上的抗体

原理

甘氨酸/EDTA 可用于从红细胞膜上分离抗体。此法通常用于血型鉴定或吸收试验。除了 Kell 系统的抗原、Bg 抗原和 Er 抗原,甘氨酸/EDTA 处理后,其他常见的红细胞抗原都可以检测。因此,用此法处理的红细胞不能用于鉴定这些表型。

标本

直接抗球蛋白试验(DAT)阳性的红细胞。

试剂

1. 10% EDTA 的制备:将 2g Na_2EDTA 溶解于 20ml 蒸馏水或去离子水中。

2. 0.1mol/L 甘氨酸-HCl 缓冲液(pH 1.5)的制备:将 0.75g 甘氨酸加至 100ml 等渗(无缓冲)盐水中。用浓 HCl 调节 pH 值至 1.5。

3. 1.0mol/L TRIS-NaCl 制备:将 12.1g 的三(羟甲基)氨基甲烷(Tris)和 5.25g 氯化钠(NaCl)加至 100ml 蒸馏水或去离子水中。

步骤	操作
1	用生理盐水洗涤红细胞 6 次
2	将 20 份的 0.1mol/L 甘氨酸-HCl 与 5 份 10% 的 EDTA 在试管中混合。此混合物即为甘氨酸/EDTA 试剂
3	将 10 份洗涤后的红细胞加入干净的试管中
4	再加入 20 份的甘氨酸/EDTA
5	充分混匀试管内容物
6	室温孵育 2~3 分钟
7	加入 1 份的 1.0mol/L TRIS-NaCl,混匀试管内容物
8	900~1 000g 离心 1~2 分钟;弃去上清液
9	用生理盐水洗涤红细胞 4 次
10	用 IgG 抗体检测洗涤后的红细胞。若反应为阴性,则所得细胞可用于血型鉴定或吸收试验。若 DAT 仍为阳性,则继续处理一次

注意事项

1. 甘氨酸/EDTA 与红细胞孵育过度可导致红细胞膜不可逆的损伤。

2. 处理后红细胞进行血型鉴定时,要包括平行对照试剂做质控,如 6% 的牛白蛋白或惰性血浆。

3. 步骤 10 中应使用抗-IgG,而非多特异性的抗球蛋白试剂。

4. 许多血清学工作者检测甘氨酸/EDTA 处理的对照细胞的不同抗原。选择含有抗血清相应抗原的对照细胞,且将用此血清进行后续患者细胞的血型鉴定。

5. 如使用商品化试剂盒,应遵循生产商的说明进行检测和质量控制。

参考文献

1. Louie JE, Jiang AF, Zaroulis CG. Preparation of intact antibody-free red cells in autoimmune hemolytic anemia (abstract). Transfusion 1986;26:550.

2. Champagne K, Spruell P, Chen J, et al. EDTA/ glycine-acid vs. chloroquine diphosphate treatment for stripping Bg antigens from red blood cells (abstract). Transfusion 1996;36 (Suppl):21S.

3. Reid ME, Lomas-Francis C, Olsson M. The blood group anti-

gen factsbook. 3rd ed. London, UK: Elsevier Academic Press, 2012.

方法 2-22　简单离心法分离自体红细胞与输入的红细胞

原理

对比输入红细胞,新生成的自体红细胞通常比重较低,因此将血液在毛细离心管中离心后,自体红细胞集中在红细胞柱的顶部。对于近期输过血的患者,这是一种简单的从血液标本中分离自体红细胞的方法。

标本

EDTA 抗凝全血的红细胞。

材料

1. 毛细管离心机。
2. 普通(未肝素化的)玻璃或塑料毛细离心管。
3. 密封剂。

程序

步骤	操作
1	红细胞用盐水洗涤 3 次。最后 1 次洗涤要在 900~1 000g 离心 5~15 分钟。在不破坏白膜层的情况下尽可能地去除上清液。充分混匀
2	将洗涤后的红细胞加入 10 个毛细离心管中,至 60mm 处
3	热封或用密封剂密封离心管的顶部
4	所有毛细管置离心机中离心 15 分钟
5	在距离红细胞柱顶端 5mm 处,将毛细离心管剪下。此 5mm 段包含密度最小的、新生的、循环红细胞
6	将剪下的毛细离心管置于更大的试管(10mm 或 12mm×75mm)中,加入生理盐水,充分混匀冲洗毛细离心管中的红细胞。然后,①1 000g 离心 1 分钟,取出空的毛细离心管;②或将盐水红细胞悬液转移至 1 个干净的试管
7	盐水洗涤分离的红细胞 3 次,然后重悬制成 2%~5%的盐水红细胞悬液待检

注意事项

1. 标本分离时间以输血后 3 天或以上为宜,而不能才输血不久。
2. 填充毛细离心管时,应不间断混匀红细胞。
3. 此法仅对能正常产生或生成活跃的网织红细胞的患者有效。如患者网织红细胞生成不足,则此法无效。
4. 与成熟红细胞相比,某些红细胞抗原在网织红细胞上的表达相对减弱。确定 E、e、c、Fyᵃ、Jkᵃ 和 Ge 抗原时应特别注意。
5. 此法不能有效分离血红蛋白 S 或球形红细胞症患者的红细胞(替代方法见方法 2-23)。

参考文献

1. Reid ME, Toy P. Simplified method for recovery of autologous red blood cells from transfused patients. Am J Clin Pathol 1983;79:364-6.
2. Vengelen-Tyler V, Gonzales B. Reticulocyte rich RBCs will give weak reactions with many blood typing antisera (abstract). Transfusion 1985;25:476.

方法 2-23　血红蛋白 S 患者分离自体红细胞与输入红细胞

原理

镰状细胞病患者的红细胞,无论是血红蛋白 SS 还是血红蛋白 SC,都能抵抗低渗盐水的溶解,与正常人和具有血红蛋白 S 特征患者的红细胞相反。此法可从最近输过血的血红蛋白 SS 或 SC 病患者中分离自体红细胞。

标本

待分离红细胞。

试剂

1. 低渗盐水(0.3%氯化钠):3g NaCl;加蒸馏水至 1L。
2. 生理盐水(0.9%氯化钠):9g NaCl;加蒸馏水至 1L。

程序

步骤	操作
1	10mm 或 12mm×75mm 试管中加入 4~5 滴红细胞
2	0.3% NaCl 洗涤红细胞 6 次或直至上清液不含肉眼可见的血红蛋白。每次洗涤时 1 000g 离心 1 分钟
3	0.9% NaCl 洗涤红细胞 2 次,恢复红细胞张力。每次洗涤时 200g 离心 2 分钟,以便去除残余基质
4	将压积红细胞配成 2%~5%的浓度用于表型测定

注意事项

1. 如用于红细胞量要求较大的吸收试验,可在 16mm×100mm 的试管中进行处理。

2. 用低渗盐水技术时,需小心从裂解细胞中去除基质,因为基质可以吸收鉴定用血清,从而产生假阴性结果。

参考文献

Brown D. A rapid method for harvesting autologous red cells from patients with hemoglobin S disease. Transfusion 1988; 28:21-3.

3. 抗体筛查、鉴定和相容性试验的方法

输血前的相容性试验从血型定型和抗体筛查开始。首先需要确定受者的 ABO 和 Rh 血型；然后抗体筛查以确定受者体内是否存在不规则抗体。如果筛选试验发现受者体内存在不规则抗体，需要根据抗体鉴定谱确定其抗体的特异性。然后对相同的 ABO 和 Rh 血型的供体进行相应抗原的筛选，筛选出不表达该抗原的献血者以确保相容性输血。

方法 3-1 立即离心法进行 ABO 输血相容性检测

原理

进行输血相容性检测是为防止输入不相容的供者红细胞而导致免疫性溶血性输血反应。输血相容性检测的总原则详见本书第 17 章(译者注：盐水交叉配血)。

标本

患者的血清或血浆。标本采集的时间必须符合 AABB《血库和输血服务机构标准》中有关于输血前标本的要求。

试剂

1. 生理盐水。
2. 供者红细胞。

程序

步骤	操作
1	使用生理盐水或 EDTA 盐水制备 2%~5%的供者红细胞悬液 使用血清标本进行检测时，一些血清学工作者偏向于用 EDTA 盐水制备供者红细胞悬液，因高效价的抗-A、抗-B 可启动补体包被过程，导致凝集反应的空间位阻。使用 EDTA 抗凝也是为了防止这种现象
2	标记每个加有供者红细胞悬液的试管，以供与患者血清反应
3	每个试管中加入 2 滴患者血清或血浆
4	相应的试管中加入 1 滴供者红细胞悬液
5	混匀，按照离心机要求离心
6	检测有无溶血，轻轻悬浮红细胞扣，并观察凝集情况
7	判读、解释和记录检测结果

结果分析

1. 凝集或溶血均为阳性(不相容)的结果。
2. 重悬红细胞扣后，均匀的红细胞悬液结果为阴性，表示立即离心法交叉配血相合。

参考文献

1. Ooley P, ed. Standards for blood banks and transfusion services. 30th ed. Bethesda, MD：AABB, 2015.

2. Judd WJ, Steiner EA, O'Donnell DB, Oberman HA. Discrepancies in ABO typing due to prozone：How safe is the immediate-spin cross-match? Transfusion 1988；28：334-338.

3. Harm SK, Dunbar NM. Transfusion-service-related activities：Pretransfusion testing and storage, monitoring, processing, distribution, and inventory management of blood components. In：Fung MK, Eder AF, Spitalnik SL, Westhoff CM, eds. Technical manual. 19th ed. Bethesda, MD：AABB, 2017：457-487.

方法 3-2　盐水间接抗球蛋白试验

原理

间接抗球蛋白试验(IAT)可体外检测红细胞与抗体反应,用于抗体检测、抗体鉴定、交叉配血和血型鉴定。当红细胞洗涤去除非结合的球蛋白后可使用盐水法。

标本

血清或血浆。标本采集的时间必须符合AABB《血库和输血服务机构标准》中有关于输血前标本的要求。

试剂

1. 生理盐水。
2. 抗球蛋白(AHG)试剂。除非特殊说明,多特异性或抗-IgG 试剂均可使用。
3. O 型抗体筛查细胞。混合的 O 型抗体筛查细胞只能用于供者的检测,检测患者时必须使用单人份的抗体检测细胞。
4. 2%~5%供者红细胞盐水悬液。
5. IgG 致敏红细胞。

程序

步骤	操作
1	标记试管,加入 2 滴血清或血浆
2	加入 1 滴 2%~5% O 型试剂红细胞或供者红细胞悬液,混匀
3	离心,观察溶血和凝集,分级并记录结果
4	37℃孵育 30~60 分钟
5	离心,观察溶血和凝集,分级并记录结果
6	生理盐水洗涤红细胞 3~4 次,最后 1 次洗涤后彻底弃掉上清
7	根据厂商说明书向细胞扣加入 AHG 试剂,混匀
8	离心观察凝集,分级并记录结果
9	向阴性反应的试管中加入 IgG 致敏红细胞进行确认,证实阴性结果的有效性

结果分析

1. 37℃孵育后出现凝集/溶血,结果视为阳性结果。

2. 加入 AHG 后出现凝集,结果视为阳性结果。

3. 初次离心后无凝集,加入 IgG 致敏红细胞并离心后凝集,此抗球蛋白试验结果视为阴性。如果加入 IgG 致敏红细胞后仍不凝集,则阴性结果无效,必须重新检测。

质量控制

1. 应每日使用弱抗体标本作为质量控制进行输血前意外抗体的检测。

2. 质控血清可使用血型鉴定试剂,将其用 6%牛血清白蛋白稀释至 IAT 反应强度为 2+即可。人源 IgG 抗体也可。

注意事项

1. 红细胞的孵育时间、体积和浓度均来源于文献。实验室可以选择不同的标准化技术。其他修改程序的限制请参见本书第 17 章。在所有情况下,在修改程序之前,应查询产品说明书。

2. 步骤 3 可省略,可避免室温反应性抗体的检出。

3. 步骤 6~9 应连续进行。

参考文献

1. Ooley P, ed. Standards for blood banks and transfusion services. 30th ed. Bethesda, MD: AABB, 2015.

2. Harm SK, Dunbar NM. Transfusion-service-related activities: Pretransfusion testing and storage, monitoring, processing, distribution, and inventory management of blood components. In: Fung MK, Eder AF, Spitalnik SL, Westhoff CM, eds. Technical manual. 19th ed. Bethesda, MD: AABB, 2017:457-487.

方法 3-3　白蛋白或低离子强度盐溶液添加液间接抗球蛋白试验

原理

间接抗球蛋白试验(IAT)可检测体外红细胞与抗体的反应,用于抗体的检测、抗体鉴定、交叉配血和血型鉴定。白蛋白法可以减少细胞间的排斥力,从而促进凝集反应。采用 LISS 添加液可加速抗体与红细胞的结合。

标本

血清或血浆。标本的时间必须符合 AABB《血库和输血服务机构标准》中关于输血前标本的要求。

试剂

1. 牛血清白蛋白（22%）。
2. LISS（商品化的试剂）。
3. 抗球蛋白试剂（AHG）。除非特殊说明，多特异性或抗-IgG 试剂均可使用。
4. O 型抗体筛查细胞。混合的 O 型抗体检测细胞可用于供者检测，而检测患者标本时必须使用单人份的抗体检测细胞。
5. 2%~5%的供者红细胞盐水悬液。
6. IgG 致敏红细胞。

程序

步骤	操作
1	标记试管，加入 2 滴血清或血浆
2	加入等量的 22%牛血清白蛋白或 LISS 添加液（以生产商说明书为准）
3	每管加入 1 滴 2%~5%试剂或供者红细胞悬液，混匀
4	用白蛋白时，37℃孵育 30~60 分钟。用 LISS 时，依照产品说明书孵育 10~15 分钟
5	离心观察溶血或凝集，凝集强度并记录结果
6	生理盐水洗涤红细胞 3~4 次，最后 1 次洗涤后彻底弃掉上清
7	根据试剂说明书向细胞扣加入 AHG 试剂，混匀
8	离心观察凝集，分级并记录结果
9	向阴性反应的试管中加入 IgG 致敏红细胞进行确认，证实阴性结果的有效性

结果分析

1. 37℃孵育后出现凝集/溶血，结果视为阳性结果。
2. 加入 AHG 后出现凝集，结果视为阳性结果。
3. 初次离心后无凝集，加入 IgG 致敏红细胞并离心后凝集，此抗球蛋白试验结果视为阴性。如果加入 IgG 致敏红细胞后仍不凝集，则阴性结果无效，必须重新检测。

质量控制

1. 应每日使用弱抗体标本作为质量控制进行输血前意外抗体的检测。
2. 质控血清可使用血型鉴定试剂，将其用 6%牛血清白蛋白稀释至 IAT 反应强度为 2+即可。人源 IgG 抗体也可。

注意事项

1. 红细胞的孵育时间、体积和浓度均来源于文献。实验室可以选择具有不同价值的标准化技术。所有情况下，在修改程序之前，应查询产品说明书。
2. 步骤 6~9 应连续进行。

参考文献

1. Ooley P, ed. Standards for blood banks and transfusion services. 30th ed. Bethesda, MD: AABB, 2015.
2. Harm SK, Dunbar NM. Transfusion-service-related activities: Pretransfusion testing and storage, monitoring, processing, distribution, and inventory management of blood components. In: Fung MK, Eder AF, Spitalnik SL, Westhoff CM, eds. Technical manual, 19th ed. Bethesda, MD: AABB, 2017: 457-487.

方法 3-4　低离子强度盐溶液间接抗球蛋白试验

原理

间接抗球蛋白试验（IAT）可检测体外红细胞与抗体的反应，用于抗体的检测、抗体鉴定、交叉配血和血型鉴定。与正常盐水相比，低离子强度盐溶液（LISS）可以降低离子强度，加速抗体与红细胞的结合。

标本

血清或血浆。标本的时间必须符合 AABB《血库和输血服务机构标准》中关于输血前标本的要求。

试剂

1. LISS（商品化的试剂）。

2. 抗球蛋白试剂(AHG)。除特殊说明,多特异性或抗-IgG试剂均可使用。

3. O型抗体检测细胞。混合的O型抗体检测细胞可用于供者检测,而检测患者标本时必须使用单人份的抗体检测细胞。

4. 2%~5%的供者红细胞生理盐水悬液。

5. IgG致敏红细胞。

程序

步骤	操作
1	生理盐水洗涤试剂或供者红细胞3次,彻底弃上清
2	用LISS液重悬红细胞制备2%~3%红细胞悬液
3	相应标记的试管中加入2滴血清
4	加入2滴LISS液制备的红细胞悬液,混匀,依照产品说明书37℃孵育10~15分钟
5	离心,轻轻重悬红细胞扣,观察溶血或凝集,分级并记录结果
6	生理盐水洗涤红细胞3~4次,最后1次洗涤后彻底弃上清
7	按试剂商说明书向细胞扣中加入AHG,混匀
8	离心观察凝集,凝集强度并记录结果
9	向阴性反应的试管中加入IgG致敏红细胞进行确认,证实阴性结果的有效性

结果分析

1. 37℃孵育后出现凝集/溶血,结果视为阳性结果。

2. 加入AHG后出现凝集,结果视为阳性结果。

3. 初次离心后无凝集,加入IgG致敏红细胞并离心后凝集,此抗球蛋白试验结果视为阴性。如果加入IgG致敏红细胞后仍不凝集,则阴性结果无效,必须重新检测。

质量控制

1. 应每日使用弱抗体标本作为质量控制进行输血前意外抗体的检测。

2. 质控血清可使用血型鉴定试剂,将其用6%牛血清白蛋白稀释至IAT反应强度为2+即可。人源IgG抗体也可。

注意事项

1. 红细胞的孵育时间、体积和浓度均来源于文献。实验室可以选择不同的标准化技术。所有情况下,在修改程序之前,应查询产品说明书。

2. 步骤6~9应连续进行。

参考文献

1. Ooley P,ed. Standards for blood banks and transfusion services. 30th ed. Bethesda,MD:AABB,2015.

2. Harm SK, Dunbar NM. Transfusion-service-related activities:Pretransfusion testing and storage, monitoring, processing, distribution, and inventory management of blood components. In:Fung MK, Eder AF, Spitalnik SL, Westhoff CM, eds. Technical manual. 19th ed. Bethesda, MD:AABB, 2017:457-487.

方法 3-5　聚乙二醇间接抗球蛋白试验

原理

间接抗球蛋白试验(IAT)可检测体外红细胞与抗体的反应,用于抗体的检测、抗体鉴定、交叉配血和血型鉴定。聚乙二醇(PEG)可减少溶液中水分子的空间排斥,加速抗体与红细胞的结合。

标本

血清或血浆。标本的时间必须符合AABB《血库和输血服务机构标准》中关于输血前标本的要求。

试剂

1. PEG试剂,有商品化试剂,亦可按以下方式制备:向20g的分子量3 350的PEG中,加入pH值7.3的磷酸盐缓冲盐水(PBS),最终体积为100ml。

2. 抗球蛋白试剂(AHG)。需使用抗人IgG,而非多特异性的AHG。

3. O型抗体检测细胞。混合的O型抗体检测细胞可用于供者检测,而检测患者标本时必须使用单独的抗体细胞。

4. 2%~5%的供者红细胞生理盐水悬液。

5. IgG致敏红细胞。

程序

步骤	操作
1	标记试管,每管加入加 2 滴待检血清,4 滴 20% PEG(PBS 配置)溶液,1 滴 2%~5% 的红细胞悬液,混匀,如果是使用商品化的 PEG,则按生产商说明书操作
2	37℃孵育 15 分钟
3	不离心
4	生理盐水洗涤红细胞 3 次,最后 1 次洗涤后彻底弃上清
5	根据试剂说明书向细胞扣加入抗-IgG 试剂,混匀
6	离心观察凝集,分级记录结果
7	向阴性反应试管中加入 IgG 致敏红细胞进行确认,证实阴性结果的有效性

结果分析

1. 37℃孵育后出现凝集/溶血,结果视为阳性结果。

2. 加入抗-IgG 后出现凝集,结果视为阳性结果。

3. 初次离心后无凝集,加入 IgG 致敏红细胞并离心后凝集,此抗球蛋白试验结果视为阴性。如果加入 IgG 致敏红细胞后仍不凝集,则阴性结果无效,必须重新检测。

质量控制

1. 应每日使用弱抗体标本作为质量控制进行输血前意外抗体的检测。

2. 质控血清可使用血型鉴定试剂,将其用 6% 牛血清白蛋白稀释至 IAT 反应强度为 2+即可。也可使用人源 IgG 抗体。

注意事项

1. 红细胞的孵育时间、体积和浓度均来源于文献。实验室可以选择其他标准化技术。修改程序限制见于本书第 15 章。在所有情况下,在修改程序之前,应查询产品说明书。

2. 此法 37℃孵育后不需离心,因为红细胞不易重悬。

3. 使用抗-IgG 而不是多特异性的 AHG 以避免补体 C3 结合自身抗体引起假阳性反应。添加 PEG 时出现血清蛋白沉淀可能与血清球蛋白水平升高有关。当 IgG 致敏红细胞无反应或出现无法

解释的弱反应时,血清蛋白沉淀现象更加明显。在 AHG 阶段至少洗涤 4 次,并混匀,可充分悬浮红细胞,多可防止此类问题发生。也可不使用 PEG 法重新进行检测。

4. 商品化的 PEG 溶液使用应遵循生产商的说明书。

5. IAT 步骤 4~7 应连续进行。

参考文献

1. Ooley P, ed. Standards for blood banks and transfusion services. 30th ed. Bethesda, MD：AABB,2015.

2. Hoffer J,Koslosky WP,Gloster ES,et al. Precipitation of serum proteins by polyethylene glycol (PEG) in pretransfusion testing. Immunohematology 1999；15：105-107.

3. Harm SK, Dunbar NM. Transfusion-service-related activities：Pretransfusion testing and storage, monitoring, processing,distribution,and inventory management of blood components. In：Fung MK, Eder AF, Spitalnik SL, Westhoff CM, eds. Technical manual. 19th ed. Bethesda, MD：AABB, 2017；457-487.

方法 3-6 预 温 法

原理

预温法用于检测和鉴定只在 37℃结合红细胞相应抗原的抗体。

标本

血清或血浆。标本采集时间必须符合 AABB《血库和输血服务机构标准》中关于输血前标本的要求[1]。

试剂

1. 生理盐水。

2. 抗-IgG。

3. O 型抗体检测细胞。混合的 O 型抗体检测细胞可用于供者检测,而检测患者标本时必须使用单独的抗体检测细胞。

4. IgG 致敏红细胞。

注意事项

预温法用于含冷反应性自身抗体的患者,可能会掩盖有临床意义血清抗体,因此此法存在争议[2,3]。此方法会使一些重要的抗体反应性降低,

导致漏检弱抗体[4]。此法应谨慎使用,不应用于消除不明确的反应。

程序

步骤	操作
1	生理盐水预温至37℃
2	标记试管
3	每管中加入1滴2%~5%的红细胞盐水悬液
4	向含有红细胞的试管和含有适量血清的试管及移液管置于37℃容器中,孵育5~10分钟
5	使用预温后的移液管,取2滴预热血清至已预热的红细胞管中,在孵育器中混匀
6	37℃孵育30~60分钟
7	在孵育器中,每管中加入37℃生理盐水,离心并洗涤3~4次
8	按生产商说明书加入抗-IgG
9	离心观察,分级并记录结果
10	向阴性反应的试管中加入IgG致敏红细胞进行确认,证实阴性结果的有效性

结果分析

1. 预温法不适用于在37℃或更低温度,及抗球蛋白相不反应的同种抗体检测。如需检测此类同种抗体,则需在37℃进行平行检测和离心。如果时间允许,含血清和红细胞的试管可在37℃孵育60~120分钟,重悬细胞扣,但不离心,观察凝集结果。

2. 洗涤时使用室温生理盐水替代37℃盐水可能检测不到冷反应性抗体[3]。与37℃生理盐水相比,使用室温生理盐水可避免有临床意义的抗体从试剂红细胞上洗脱。而一些强冷反应性自身抗体可能仍有反应,因此需要使用37℃生理盐水以避免此类抗体的检出。

3. 强冷反应性自身抗体在预温法中也可能反应;可能还需要使用其他技术,如冷自体、异体吸收或二硫苏糖醇处理血浆来检测有潜在临床意义的抗体。

参考文献

1. Ooley P,ed. Standards for blood banks and transfusion services. 30th ed. Bethesda,MD:AABB,2015.
2. Judd WJ. Controversies in transfusion medicine. Prewarmed tests:Con. Transfusion 1995;35:271-275.
3. Mallory D. Controversies in transfusion medicine. Prewarmed tests:Pro—why,when,and how—not if. Transfusion 1995;35:268-270.
4. Leger RM,Garratty G. Weakening or loss of antibody reactivity after prewarm technique. Transfusion 2003;43:1611-1614.

方法 3-7 利用盐水替代法排除缗钱状凝集干扰

原理

患者标本存在血清蛋白浓度异常,血清蛋白比例改变或者高分子量扩容剂等情况,血清可能聚集试剂红细胞并出现类凝集反应。缗钱状凝集指于显微镜下可见红细胞"圆盘"面相贴,类似于硬币叠加在一起。

标本

待检血清或血浆。

试剂

1. 盐水。
2. A_1、B和O试剂红细胞。

程序

步骤	操作
1	在常规孵育和再悬浮后,如果出现缗钱状凝集,需要进行以下步骤:盐水替代技术最好采用试管法
2	将血清(血浆)与红细胞的混合物重新离心
3	去除上层血清或血浆,离心后留下红细胞扣
4	用等量的生理盐水(2滴)替代血清
5	轻摇重悬细胞扣,观察凝集。在生理盐水中,红细胞缗钱状凝集将散开。真实的凝集反应是稳定的

注意事项

1. 在某些情况下,稀释血清(血清:盐水=1:3)能够在检测ABO同种抗体时,足以预防红细胞缗钱状凝集。

2. 回顾患者最近的病史和其他实验室结果可协助确定原因(例如多发性骨髓瘤病史)。

参考文献

Issitt PD,Anstee DJ. Applied blood group serology. 4th ed. Durham,NC:Montgomery Scientific Publications,1998;1135.

方法 3-8　10g/L 无花果蛋白酶制备

原理

无花果蛋白酶可以破坏或削弱某些红细胞抗原，而其他抗原经过无花果蛋白酶处理后可增强反应。无花果蛋白酶适用于输血前血型检测中存在弱的反应格局但却无法证明其特异性，或者怀疑存在但尚未确认的抗体。

试剂

1. 无花果蛋白酶粉末，1g。
2. 磷酸盐缓冲液（PBS），pH=7.3。
3. 磷酸盐缓冲液，pH=5.4。

程序

步骤	操作
1	将 1g 无花果蛋白酶粉末放入 100ml 容量瓶中。务必小心处理无花果蛋白酶粉末；若进入眼睛或被吸入，则会造成伤害。最好戴上手套、面罩和围裙，或者防护面罩，在通风柜下工作。
2	加入 pH 7.3 的 PBS 至 100ml，溶解无花果蛋白酶粉末。通过用力颠倒混匀，旋转 15 分钟，或者用磁力搅拌器搅拌直到粉末大部分溶解。这种粉末不会完全溶解。
3	过滤或离心，收集上清液，分装成小量等份。储存在 -20℃ 或更低温度。解冻液不可再冷冻。

注意事项

无花果蛋白酶制剂因制作批次不同，效果会有差别。因此每次制备酶制剂时，都要对其反应性进行测试，并对孵育时间进行标准化以达到最佳效果。

参考文献

Hamilton JR, Bailey DJ. Identification of antibodies to red cell antigens. In: Fung MK, Eder AF, Spitalnik SL, Westhoff CM, eds. Technical manual. 19th ed. Bethesda, MD: AABB, 2017: 349-384.

方法 3-9　10g/L 木瓜蛋白酶制备

原理

木瓜蛋白酶可以破坏或削弱某些红细胞抗原，而经过木瓜蛋白酶处理的其他红细胞抗原可以在抗原抗体反应中提高反应性。木瓜蛋白酶适用于输血前检测中存在弱的反应格局却无法证明特异性，或者怀疑存在但尚未确认的抗体。

试剂

1. L-半胱氨酸盐（0.5mol/L），0.88g 溶于 10ml 蒸馏水。
2. 木瓜蛋白酶干粉，2g。
3. 磷酸盐缓冲液（0.067mol/L，pH 值为 5.4），用 3.5ml Na_2HPO_4 和 96.5ml KH_2PO_4 制备。

程序

步骤	操作
1	在 100ml 磷酸盐缓冲中加入 2g 的木瓜蛋白酶干粉（pH 值5.4）。小心处理木瓜蛋白酶干粉，其对黏膜有害。使用适当的防护装备
2	室温搅拌酶溶液 15 分钟
3	过滤或离心收集上清液
4	添加 L-半胱氨酸盐，在 37℃，孵育 1 小时
5	添加磷酸盐缓冲液（pH 5.4）到 200ml，分装成小等份，冰冻储存在 -20℃ 或更低的温度。解冻后不可再冷冻

注意事项

木瓜蛋白酶制剂因制作批次不同，效果会有差别。因此每次制备酶制剂时，都要对其反应性进行测试，并对孵育时间进行标准化以达到最佳效果。

参考文献

Hamilton JR, Bailey DJ. Identification of antibodies to red cell antigens. In: Fung MK, Eder AF, Spitalnik SL, Westhoff CM, eds. Technical manual. 19th ed. Bethesda, MD: AABB, 2017: 349-384.

方法 3-10　酶处理标准过程

原理

对于两步酶法处理过程，必须确定每个批次酶溶液的最佳处理时间。下面的方法用无花果蛋白酶进行操作举例（可依照酶种类的不同而调整）。

试剂

1. 1% 无花果蛋白酶的 PBS 储存液，pH 7.3。

2. 已知缺乏意外抗体的血清。

3. 抗-D 试剂,只凝集酶处理后的 D+红细胞但不凝集的未经酶处理的 D+红细胞。

4. 中度或强反应性的抗-Fyᵃ。

5. D+和 Fy(a+b−)红细胞标本。

6. 抗球蛋白(AHG)试剂。除非特别说明,多特异性或抗-IgG 均可使用。

7. IgG 致敏的红细胞。

程序

步骤	操作
1	用 PBS 稀释 1 份储存的无花果蛋白酶至 10 倍体积,制备 0.1%无花果蛋白酶,pH 值 7.3
2	在 3 个试管上分别标记:5 分钟,10 分钟,15 分钟
3	每管加入等体积的洗涤红细胞和 0.1%无花果蛋白酶
4	混匀,在 37℃孵育至预定时间。首先准备标记 15 分钟的试管,其次是 10 分钟和 5 分钟,其时间间隔 5 分钟,这样容易控制孵育时间。所有 3 个试管同时孵育结束
5	立即用大剂量的生理盐水洗涤红细胞 3 次
6	酶处理后的红细胞用生理盐水稀释为 2%~5%的悬浮红细胞
7	每种待测血清试管标记 4 个试管:未经处理,5 分钟,10 分钟,15 分钟
8	每个试管中各加入 2 滴相应待检血清
9	添加相应的红细胞悬液 1 滴到每个标记的管
10	混匀,37℃孵育 15 分钟
11	间接抗球蛋白试验:
	a. 用生理盐水洗涤红细胞 3~4 次,最后一次洗涤后彻底弃掉上清
	b. 根据使用说明添加 AHG 试剂到只含有干细胞扣的试管,混匀
	c. 离心,观察凝集,评分并记录结果
	d. 向阴性反应试管中加入 IgG 致敏红细胞进行确认,证实阴性结果的有效性

结果分析

1. 下列表格显示了 D+、Fy(a+b−)细胞和指示血清试剂反应可能的结果。在这种情况下,最佳孵育时间为 10 分钟。5 分钟孵育不足以消除 Fyᵃ 活

性或最大限度地提高抗-D 反应性。孵育 15 分钟会引起与阴性血清的假阳性 AHG 反应。

2. 如果孵育 5 分钟仍会使红细胞处理过度,使用更大稀释倍数的酶的效果优于减少孵育时间,因为缩短的孵育时间很难被准确地监控。可额外评估在不同孵育时间同一酶稀释度或同一孵育时间的差别不同酶稀释梯度差别。

假设与 D+、Fy(a+b−)红细胞反应的结果

	细胞与酶	对照血清	抗-D	抗-Fyᵃ
未处理	37℃孵育	0	0	0
	抗球蛋白试验(AHG)	0	1+	3+
5 分钟	37℃孵育	0	1+	0
	抗球蛋白试验(AHG)	0	2+	1+
10 分钟	37℃孵育	0	2+	0
	抗球蛋白试验(AHG)	0	2+	0
15 分钟	37℃孵育	0	2+	0
	抗球蛋白试验(AHG)	W+	2+	W+

方法 3-11　评估酶处理红细胞

原理

在确定了某个批次的酶溶液的最佳孵育条件后,经酶处理的红细胞使用前应进行评价,以证明酶对红细胞的处理充分但不过度。酶处理合格的红细胞,应能与(仅经 IAT 试验可检出与未处理的红细胞反应的)抗体凝集,但同时与阴性血清不会产生凝集或聚集。

标本

酶处理的红细胞。

试剂

1. 已知含有抗体的血清,能与酶处理的红细胞发生凝集。

2. 没有任何意外抗体的血清。

3. 抗球蛋白试剂(AHG)(除非另有说明,多特异性或 IgG 抗体试剂均可使用)。

4. IgG 致敏的红细胞。

程序

步骤	操作
1	选择一种具备如下特性抗体:能够凝集酶处理的相应抗原阳性的红细胞,但与未处理红细胞只能通过 AHG 试剂起反应。例如人源抗-D
2	在标有"阳性"的试管中加入 2 滴含有特定抗体的血清试剂
3	在标有"阴性"的试管中加入 2 滴无意外抗体的血清试剂
4	每管加 1 滴 2%~5% 的酶处理红细胞悬液
5	混匀,37℃孵育 15 分钟
6	离心,轻摇重悬红细胞
7	肉眼观察凝集反应
8	在标记"阴性"的试管上进行间接抗球蛋白试验
	a. 用生理盐水洗涤红细胞 3~4 次,最后一次洗涤后彻底去除上清
	b. 根据使用说明添加 AHG 试剂到试管中的细胞扣,混匀
	c. 离心及观察凝集效果。评分并记录结果
	d. 向阴性反应试管中加入 IgG 致敏红细胞进行确认,证实阴性结果的有效性

结果分析

阳性对照管内应有凝集反应,阴性对照管内应无凝集反应。如果阴性对照管出现凝集,提示红细胞被过度处理;如果阳性对照管内不发生凝集,则红细胞处理不充分。

方法 3-12 一 步 酶 法

原理

红细胞消化蛋白酶可选择性去除红细胞特定抗原,同时保持或增强其他抗原的反应性。

标本

待检的血清或血浆。

试剂

1. 红细胞试剂。

2. 抗球蛋白(AHG)试剂。除非另有说明,多特异性或抗-IgG 试剂均可使用。

3. IgG 致敏的红细胞。

程序

步骤	操作
1	标记的试管中加 2 滴血清
2	加 2 滴 2%~5% 的试剂红细胞悬液
3	加 2 滴 0.1% 木瓜蛋白酶溶液,混匀
4	37℃孵育 15 分钟
5	离心,轻轻悬浮红细胞,观察凝集,评分并记录结果
6	进行间接抗球蛋白试验
	a. 用生理盐水洗涤红细胞 3~4 次。最后一次洗涤后彻底弃掉上清
	b. 根据使用说明添加 AHG 试剂到试管中的细胞扣,混匀
	c. 离心及观察凝集效果,评分并记录结果
	d. 向阴性反应试管中加入 IgG 致敏红细胞进行确认,证实阴性结果的有效性
7	为了确保酶试验的正常进行,每次酶试验都应设立对照组。质控程序详见方法 3-11

注意事项

1. 步骤 4 和步骤 5 的替代方法是将血清和酶处理的细胞在 37℃孵育 60 分钟,检测沉积细胞在不离心的情况下是否凝集。可用于含有强冷凝集素的血清反应,有时还可以防止假阳性结果。

2. 不建议常规使用显微镜检查,尤其不适合在酶增强试验使用;常会出现假阳性反应。

3. 酶制剂有商品化试剂。使用时应遵循生产商的说明并进行质量控制。

参考文献

1. Issitt PD, Anstee DJ. Applied blood group serology. 4th ed. Durham, NC: Montgomery Scientific Publications, 1998.

2. Judd WJ, Johnson S, Storry J. Judd's methods in immunohematology. 3rd ed. Bethesda, MD: AABB Press, 2008.

方法 3-13 两步酶法

原理

红细胞消化蛋白酶可选择性去除红细胞特定抗原,同时保持或增强其他抗原的反应性。

标本

待检的血清或血浆。

试剂

1. 红细胞试剂。
2. 抗球蛋白(AHG)试剂。除非另有说明,多特异性或 IgG 抗体试剂均可使用。
3. IgG 致敏的红细胞。

程序

步骤	操作		
1	制备酶稀释溶液(木瓜蛋白酶或者无花果蛋白酶溶液),用 9ml PBS(pH 7.3),加入 1ml 的酶储存液中配置		
2	将稀释的酶溶液按 1∶1 加入洗涤过的试剂红细胞中。详见方法 3-11		
3	在 37℃孵育,选择经标定过的酶溶液的最佳反应时间		
4	用大剂量生理盐水洗涤酶处理过的红细胞,至少 3 次,最后用配置 2%~5%的红细胞悬液		
5	将 2 滴待检测血清(或血浆)加入到相应标记试管中		
6	加入 1 滴 2%~5%酶处理红细胞悬液		
7	混匀,37℃孵育 15 分钟		
8	离心,轻摇重悬,观察凝集。评分并记录结果		
9	进行间接抗球蛋白试验		
	a.	用生理盐水洗涤红细胞 3~4 次。最后一次洗涤后完全弃掉上清	
	b.	根据使用说明添加 AHG 试剂到试管中滤干后的细胞扣,混匀	
	c.	离心及观察凝集效果。评分并记录结果	
	d.	向阴性反应试管中加入 IgG 致敏红细胞进行确认,证实阴性结果的有效性	
10	为了确保酶试验的正常进行,每次酶试验都应设立对照组。控制程序详见方法 3-11		

注意事项

1. 对于步骤 7 和步骤 8 的替代方法是将血清和酶处理的细胞在 37℃孵育 60 分钟,检测沉积细胞在不离心的情况下是否凝集。可用于含有强冷凝集素的血清反应,有时还可以防止假阳性结果。

2. 不建议常规使用显微镜检查,尤其不适合在酶增强试验使用;常会出现假阳性反应。

3. 木瓜蛋白酶或无花果蛋白酶均可用于两步酶法试验。

4. 酶制剂有商品化试剂,应遵循生产商的说明适当的使用和进行质量控制。

参考文献

1. Issitt PD,Anstee DJ. Applied blood group serology. 4th ed. Durham,NC:Montgomery Scientific Publications,1998.

2. Judd WJ,Johnson S,Storry J. Judd's methods in immunohematology. 3rd ed. Bethesda,MD:AABB Press,2008.

方法 3-14 直接抗球蛋白试验

原理

直接抗球蛋白试验(DAT)可以判断红细胞在体内是否被免疫球蛋白或/和补体致敏。主要用于诊断溶血性输血反应、胎儿新生儿溶血病、自身免疫性溶血性贫血和药物性免疫性溶血。对 DAT 原理详见本书第 14 章。

标本

EDTA 抗凝全血的红细胞标本。

试剂

1. 抗球蛋白(AHG)试剂:多特异性抗球蛋白试剂,IgG 抗体,抗补体血清。

2. 当所有抗血清检测阳性时,需要一种对照试剂(如生理盐水或 6%白蛋白)。

3. IgG 致敏的红细胞。

4. 补体致敏的红细胞(根据说明书指示)。

程序

步骤	操作
1	每个标记抗球蛋白试剂或对照的试管中,各加 1 滴 2%~5% 的悬浮红细胞
2	每个试管用盐水洗涤 3~4 次。最后一次洗涤后完全弃掉上清
3	立即添加抗血清混匀。所需抗血清的数量,请参阅生产商的说明书
4	根据生产商的说明书离心。对于抗补体,生产商可能会建议静置后离心
5	检查细胞凝集情况。分级并记录结果
6	如果使用多特异性 AHG 或抗补体,对无反应的结果(依照说明书要求)在室温下孵育,然后离心,再次读取结果
7	依照说明书对阴性结果的有效性进行确认(例如在含有抗-IgG 的试验中加入 IgG 致敏的红细胞)
8	根据生产商的说明离心
9	检查细胞是否凝集,并记录反应结果

结果分析

1. 直接离心或者在室温下孵育后离心出现凝集,则判断 DAT 为阳性。IgG 致敏的红细胞通常会立即产生反应,而补体包被的红细胞在孵育后更容易产生反应。需要单特异性 AHG 试剂来确认球蛋白类型。

2. 在任一测试阶段无凝集,且在步骤 7 中加入 IgG 致敏红细胞后出现凝集则判断 DAT 阴性。如果加入 IgG 致敏红细胞后没有出现凝集,则阴性结果无效,必须重复检测。DAT 结果阴性并不一定意味着红细胞上没有球蛋白分子附着。多特异性和抗-IgG 试剂可以检测每个细胞上包被 150~500 的 IgG 分子,但患者红细胞包被 IgG 分子数量低于这个水平,仍有可能发生自身免疫性溶血性贫血[2]。

3. 如果对照试剂具有反应性,则结果不能进行解释。这可能表明存在强的冷自身凝集素或温反应 IgM 或 IgG 抗体导致的自发性凝集。用 37℃ 温育红细胞和/或用 37℃ 温盐水洗涤红细胞可能排除由于冷凝集素发生的反应。自发性凝集需要通过用二硫苏糖醇或 2-氨基乙酰硫溴铵处理红细胞(详见方法 3-18)。

注意事项

1. 步骤 2~5 需连续执行。

2. 初步检测可仅采用多特异性试剂。如果使用多特异性试剂,DAT 结果是阴性的,无需进行进一步检测;如果 DAT 结果是阳性,可使用单特异性试剂,抗-IgG 和抗补体进行 DAT 试验,从而确定球蛋白类型。

3. 当 Wharton's 胶污染的脐带血标本时,可能增加清洗次数。

参考文献

1. Klein HG, Anstee DJ. Mollison's blood transfusion in clinical medicine. 12th ed. Oxford: Wiley-Blackwell, 2014.

2. Petz LD, Garratty G. Immune hemolytic anemia. Philadelphia: Churchill-Livingstone, 2004.

3. Leger RM, Borge PD Jr. The positive direct antiglobulin test and immune-mediated hemolysis. In: Fung MK, Eder AF, Spitalnik SL, Westhoff CM, eds. Technical manual. 19th ed. Bethesda, MD: AABB, 2017: 385-412.

方法 3-15 抗体效价测定

原理

滴定法是一种半定量方法,用于测定血清标本中的抗体浓度,或比较不同红细胞标本上抗原表达的强度。滴定法通常应用如下:①对于妊娠女性,估计同种免疫的抗体活性,以便决定是否以及何时执行更复杂的侵入性检查以监测胎儿状况;②鉴定自身抗体特异性;③确定抗体为高效价、低亲和力抗体。Knops 和 Chido/Rodgers 血型系统,Cs[a] 和 JMH 的抗体共同特征是具有高滴度和低亲和力;④观察巯基试剂对抗体性质的影响,确定免疫球蛋白种类(IgG 或 IgM)。

标本

需要抗体效价测定的血清或者血浆。

试剂

1. 2%~5% 红细胞悬浮液:红细胞表达与抗体特异性反应的抗原。红细胞悬液的均质性对于确保结果的可比性非常重要。

2. 盐水(注:如果需要稀释可以用白蛋白)。

程序

步骤	操作
	倍比稀释法检测抗体效价如下：
1	根据血清稀释度(如 1:1、1:2等)标记 10 支试管。1:1稀释表示 1 份未经稀释的血清；1:2稀释表示 1 份血清被等量盐水稀释，或者稀释液中含 50% 血清
2	除第一支(未稀释，1:1)试管以外，余下各管加入 1 体积的生理盐水
3	添加等体积血清到第 1、2 管(未稀释；1:2)
4	用干净的移液管混合 1:2稀释管内容物数次，并转移 1 体积稀释后内容物转移到下一管(1:4稀释管)
5	对余下所有稀释液进行相同的操作，每管用干净的吸管进行转移和稀释。在最后一管中移除 1 份体积稀释的血清，并储存。以备需要进一步稀释时使用
6	标记 10 个试管对应适当的稀释浓度
7	使用单独的移液管取各 2 滴稀释后的血清到相应的标记管中，并加 2 滴 2%的红细胞悬液。或者方便起见，可以加入 1 滴由商品化的 3%～4%悬浮红细胞悬液，尽管这种方法不太精确
8	充分混合，并用适合抗体的血清学技术进行检测(见第 16 章)
9	肉眼观察试验结果，依据凝集程度记录结果(前带现象可能导致反应在较浓缩的血清制剂中，比在较高的稀释度中弱。为避免误读结果，最好先检查血清稀释度最高的试管，然后再观察稀释度低的标本到未稀释的标本)

结果分析

1. 观察终点为产生 1+肉眼可见凝集的最高稀释度。效价报告为稀释水平的倒数(例如 32 而不是 1:32)(见下表)。如果最高稀释度的试管仍有凝集，说明还未能达到效价终点，应制备额外的稀释液并进行检测。

2. 在对照性研究中，效价差别≥3 个稀释度为显著性差异。技术差异和固有的生物学差异可以导致同一稀释度重复测试的结果增强或减弱。在重复试验中，真实效价为 32 的抗体血清可在 1:32 试管、1:64 试管或 1:16 试管中出现终点。

3. 如果不评估凝集强度，单独的滴度值也会引起误解。所观察到的凝集强度可以定义为一个数值。在滴定研究中，所有管的这些数字之和代表得分，可以半定量测定抗体反应性。在不同测试标本之间，总分相差 10 或更多有显著性差异(见下表)。

4. 高效价、低亲和力的抗体效价的特点是一般滴度都>64，大多数管显示持续的弱反应性。

5. 下表显示了 3 份血清结果，均在 1:256 稀释后无凝集。但评分的差异表明反应强度的变化相当大。

抗体效价,终点和评分举例

		血清稀释的倒数									效价*	评分
		1	2	4	8	16	32	64	128	256	512		
标本#1	强度	3+	3+	3+	2+	2+	2+	1+	±	±	0	64(256)	
	分数	10	10	10	8	8	8	5	3	2	0		64
标本#2	强度	4+	4+	4+	3+	3+	2+	2+	1+	±	0	128(256)	
	分数	12	12	12	10	10	8	8	5	3	0		80
标本 #3	强度	1+	1+	1+	1+	±	±	±	±	±	0	8(256)	
	分数	5	5	5	5	3	3	3	2	2	0		33

注：* 效价通常从产生反应 1+(得分 5)的血清的最高稀释度确定。该反应可能与滴定终点(括号中显示)显著不同，如通过标本#3 所显示的具有高滴度,低亲和力特征的抗体的反应一样

注意事项

1. 胎儿状况的调查详见本书第 23 章。阐明自身抗体特异性在本书第 14 章中进行了讨论。

2. 滴定法是一种半定量技术。技术差异对结果有很大影响，应尽可能注意试验的同质化。

3. 体积大的比小的测量更准确，倍比稀释技术比直接稀释试验结果更可靠。应计算所有计划试验所需的容积，并准备每次足量的稀释量。

4. 小心的移液。建议使用每次稀释后换用一次性枪头的移液器。

5. 红细胞试剂效期、血型和浓度会影响结果。

6. 最佳的孵育时间和温度,离心时间和离心力应保持一致。

7. 当比较几种含有抗体的血清的效价时,所有的抗体都应该用同一供体的红细胞(最好是新采集的)进行检测。如果不能获得,应使用来自相同血型的供体的红细胞试剂测试。只有当标本同时检验时,两者之间比对才有效。

8. 当用不同的红细胞混合标本进行单一血清检测时,所有红细胞标本应以相同的方式收集和保存,并在使用前都稀释到相同浓度。所有试验应使用倍比稀释液中相同的原料。只有当标本同时检验时,两者之间比对才有效。

9. 进行胎儿新生儿溶血病抗-D 滴定的方法详见方法 5-3。

10. 其他已被描述的滴定方法,可能显示较少的偏差。

参考文献

AuBuchon JP, de Wildt-Eggen J, Dumont LJ, et al. Reducing the variation in performance of antibody titrations. ArchPathol Lab Med 2008;132:1194-1201.

方法 3-16　使用巯基试剂区分 IgM 和 IgG 抗体

原理

巯基试剂处理 IgM 抗体能消除其凝集和补体结合活性。巯基试剂处理前后抗体活性的观察有助于区分免疫球蛋白类型。巯基试剂处理也可灭活 IgM 抗体活性,以便检测共存的 IgG 抗体。IgM 抗体和 IgG 抗体的结构讨论见本书第 13 章。

标本

2ml 待处理的血清或血浆。

试剂

1. pH 7.3 PBS。
2. 0.01mol/L 二硫苏糖醇(DTT):用 100 pH 7.3 PBS 溶解 0.154g DTT 粉配制,-18℃或者更低温度储存。

程序

步骤	操作
1	在两个试管中分别加入 1ml 血清或血浆
2	一只试管(标记稀释对照管)加入 1ml pH 值 7.3 的 PBS
3	另一只试管(标记测试管),加入 1ml 0.01mol/L 的 DTT
4	混匀,在 37℃孵育 30~60 分钟
5	按标准程序检测 DTT 处理过待检标本和稀释对照标本

结果分析

1. 稀释对照血清有反应,而 DTT 处理的血清无反应,表明存在 IgM 抗体。

2. 稀释对照血清和 DTT 处理的血清均有反应,表明存在 IgG 抗体或者 IgG 抗体和 IgM 抗体同时存在。有必要时行滴定检测区分两者(见下表)。

3. 稀释对照血清中无反应,表明弱抗体反应,试验无效。

二硫苏糖醇对血型抗体的影响

检测标本	血清稀释的倒数					解释
	2	4	8	16	32	
血清+DTT	3+	2+	2+	1+	0	IgG
血清+PBS	3+	2+	2+	1+	0	
血清+DTT	0+	0+	0+	0+	0	IgM
血清+PBS	3+	2+	2+	1+	0	
血清+DTT	2+	1+	0+	0+	0	IgG+IgM*
血清+PBS	3+	2+	2+	1+	0	

注: * 可能表明只有部分失活的 IgM
DTT. 二硫苏糖醇;IgG. 免疫球蛋白 G;IgM. 免疫球蛋白 M;PBS. 磷酸盐缓冲盐水

质量控制

已知含有 IgM 抗体的血清或血浆标本应平行处理和检测。

注意事项

1. 2-巯基乙醇也可以用于此类检测。

2. 巯基试剂在低浓度下可能削弱 Kell 血型系统的抗原。检测 Kell 血型系统中的抗体,需要使用其他方法。

3. DTT 处理血清或血浆标本过程中可以观察到凝胶化出现。常发生于 DTT 准备不当或者浓度超过 0.01mol/L 以上时。如果血清和 DTT 孵育太久,凝胶化也可以发生。处理过的标本孵育 30 分钟后检测,若 IgM 已经灭活了,没有必要进一步处理;凝集标本无法检测出抗体活性,因为过度 DTT 处理会引起所有血清蛋白质的变性。

参考文献

Klein HG, Anstee DJ. Mollison's blood transfusion in clinical medicine. 12th ed. Oxford:Wiley-Blackwell,2014.

方法 3-17　血浆抑制试验区分抗-CH 和抗-RG 或者具有类似特征的其他抗体

原理

CH/RG +个体的血浆能抑制 Chido/Rodgers 抗体与红细胞结合。此特性有助于识别这些抗体。

标本

待检血浆或血清。

试剂

1. 有活性的红细胞试剂。
2. 6 人份或更多正常血浆混合标本。
3. 6%牛血清白蛋白。
4. IgG 抗体。
5. IgG 致敏的红细胞。

程序

步骤	操作
1	用生理盐水将待测试血清进行连续倍比稀释,稀释范围应为 1:2~1:512,或超过已知效价一个试管。每种待测红细胞标本所需血清的体积应不少于 0.3ml
2	每一个待检红细胞标本准备两套试管(10mm、12mm×75mm 试管)每管加入 2 滴血清稀释液,适当标记
3	第一套试管,每管加 2 滴混合血浆
4	第二套试管,每管加 2 滴 6%白蛋白
5	轻摇混匀各管内容物,在室温下至少孵育 30 分钟
6	每管加 1 滴 2%~5%的红细胞悬液
7	轻摇混匀各管内容物,在 37℃孵育 1 小时
8	在盐水中洗涤 4 次,加入 IgG 抗体,依试剂说明书进行离心
9	重悬细胞扣并检查凝集情况;显微镜下确认无反应性结果。评分并记录结果
10	添加 IgG 致敏的红细胞,证实阴性结果的有效性

结果分析

1. 加入混合血浆的试管中抗体的活性被抑制表明抗-CH 或抗-RG 特异性;这种抑制往往是完全的。

2. 部分抑制表明可能存在其他的同种抗体。可以通过制备大量抑制血清,并与谱细胞反应,观察血清未被中和的部分是否有抗体特异性。

3. 对照组中(6%白蛋白)无反应性,表明弱反应性抗体的稀释和试验无效。

注意事项

1. 血浆中其他抗体也可以部分地被血浆抑制。

2. C4 包被的红细胞吸附是一种替代方法,可用于识别抗-CH 或抗-RG 和检测潜在的同种抗体。

参考文献

1. Reid ME,Lomas-Francis C,Olsson M. The blood group antigen factsbook. 3rd ed. San Diego:Elsevier Academic Press,2012.
2. Ellisor SS,Shoemaker MM,Reid ME. Adsorption of anti-Chido from serum usingautologous red blood cells coated with homologous C4. Transfusion 1982;22:243-245.

方法 3-18　用二硫苏糖醇或 2-氨乙基异硫脲氢溴酸盐处理红细胞

原理

二硫苏糖醇(Dithiothreitol,DTT)和 2-氨乙基异硫脲氢溴酸盐(2-aminoethylisothiouronium bromide, AET)是有效的还原剂,可通过不可逆地将二硫键还原为游离巯基而破坏蛋白质的三级结构。没有三级结构,含蛋白质的抗原再不能结合特定的抗体。DTT 或 AET 处理过红细胞不与 Kell 血型系统的抗体反应。也不与 Knops 血型系统的大多数抗体反应,或抗-LW^a、抗-Yt^a、抗-Yt^b、抗-Do^a、抗-Do^b、抗-Gy^a、抗-Hy 和抗-Jo^a 等反应。这些抑制技术有助于识别这些抗体或确定血清是否含有其他潜在的同种抗体。

标本

待检测红细胞。

试剂

1. 准备 0.2mol/L DTT。用 32ml PBS 溶解 1g DTT 粉,pH 值为 8。分装 1ml 冻存于−18℃或以下。

2. PBS(pH 值 7.3)。

3. 准备 6% AET。用 10ml 蒸馏水溶解 0.6g AET 粉,缓慢加入 5mol/L NaOH 将 pH 值调节到 8。

4. 可疑抗原阳性红细胞;K 抗原阳性的对照红细胞(K 抗原可稳定的被 DTT 或 AET 破坏)。

5. 抗-K,试剂或强阳性血清标本。

DTT 处理过程

步骤	操作
1	DTT 溶液(0.2mol/L DTT,pH 8)和 PBS 洗涤的压积红细胞以 4:1 混合
2	在 37℃ 孵育 30~45 分钟,每 5 分钟混匀一次
3	用 PBS 洗涤 4 次。可能发生轻微的溶血;如果溶血过多,可使用新鲜红细胞和小体积的 DTT(2~3 倍体积),重复以上步骤
4	用 PBS 制成 2%~5% 红细胞悬液
5	用含有可疑抗体的血清测试 DTT 处理的细胞。用抗-K 血清测试 K+红细胞

AET 处理过程

步骤	操作
1	6% AET 和洗涤、压积红细胞以 4:1 混合
2	在 37℃ 孵育 20 分钟,每 5 分钟混匀一次
3	用 PBS 洗涤处理后的红细胞 5~7 次,直至上清液清澈
4	用 PBS 制成 2%~5% 红细胞悬液
5	用含有可疑抗体的血清检测经 AET 处理的细胞。用抗-K 血清测试 K+红细胞

结果分析

1. 处理后的 K+红细胞与抗-K 反应时应为阴性,否则,DTT 或 AET 处理红细胞并不充分。Kell 血型系统中的其他抗原也可以作为质控抗原。

2. 如果试验血清的反应性消失,则可以确认疑似抗体特异性。应有足够的红细胞标本以排除其他有临床意义的同种抗体。

注意事项

0.2mol/L DTT 或 6% AET 处理过的红细胞可以变性或削弱所有 Kell、Cartwright、LW、Dombrock 和 Knops 血型系统的抗原。低浓度的 DTT 可以选择性地降解特定的血型抗原(即 0.002mol/L DTT 可以变性 Js^a 和 Js^b 抗原,而其他 Kell 抗原将不受影响)。这种特性可能有助于特定抗体调查。

参考文献

1. Advani H,Zamor J,Judd WJ,et al. Inactivation of Kell blood group antigens by 2-aminoethylisothiouronium bromide. Br J Haematol 1982;51:107-115.

2. Branch DR,Muensch HA,Sy Siok Hian S,Petz LD. Disulfide bonds are a requirement for Kell and Cartwright (Yta) blood group antigen integrity. Br J Haematol 1983;54:573-578.

方法 3-19　尿中和抗-Sd^a

原理

为了确定血清标本中的抗-Sd^a,可使用已知 Sd(+)个体的尿液(或多人份尿液混合物)来抑制此抗体反应性。

标本

怀疑含抗-Sd^{a}血清或者血浆。

试剂

1. Sd(+)个体的尿液或至少6个人的未知Sd^{a}类型的多人份尿液混合物,准备如下:收集尿液,并立即煮沸10min,冷却。使用内径10mm纤维素膜管(12400 MW截留),在4℃用pH值为7.3的PBS透析48h。更换PBS数次,离心。取上清液分成几等份,-20℃保存,解冻之后使用。

2. PBS,pH 7.3。

程序

步骤	操作
1	混合等量的解冻尿液和试验血清
2	准备一个含有等量血清和PBS的稀释对照管
3	准备一个含有混合等量尿和PBS的尿液对照管
4	在室温下孵育所有的试管30分钟
5	准备3支试管,每只试管滴4滴相应标本,分别为:中和血清,PBS血清,PBS尿液。3支试管中分别加入1滴红细胞标本,混匀。然后用标准程序测试每一个试管

结果分析

1. 与尿液孵育的血清标本中的持续凝集意味着抗体未被中和或部分被中和,或存在潜在抗体。可使用显微镜辅助检查;抗-Sd^{a}引起的凝集有折光性,显微镜下呈混合视野凝集。

2. 中和管无凝集,而在稀释对照管内持续凝集,尿液对照管内无溶血和凝集现象,表明抗体已被中和,并且很可能是抗-Sd^a。

3. 稀释对照管中没有凝集反应意味着中和步骤中的稀释度过高,试验结果无效。

4. 尿液对照管可除外尿中存在其他凝集或破坏红细胞物质的可能。

注意事项

1. 尿液也可能含有ABO和Lewis血型物质,这取决于ABO、Lewis和供体的分泌状态。

2. 应使用已知缺乏Sd^{a}物质的尿液或生理盐水作为稀释对照。

参考文献

Judd WJ,Johnson S,Storry J. Judd's methods in immunohematology. 3rd ed. Bethesda,MD:AABB Press,2008.

方法 3-20　吸 收 试 验

原理

通过吸附可以从血清标本中除去抗体。并可通过放散收集吸收的抗体,也可对吸收后血清中的剩余抗体进行检测。

标本

含有待吸附抗体的血清或血浆。

试剂

红细胞(如自体或异体):表达与被吸附的抗体相对应的特异性抗原。

操作程序

步骤	操作
1	用盐水洗涤待检测红细胞至少3次
2	最后一次洗涤后的红细胞,离心800~1 000g至少5分钟,并尽可能除去上清液。剩余的上清液可以通过用一张窄的滤纸接触红细胞除去
3	将压积红细胞和适量的血清混匀,在所需的温度下孵育30~60分钟
4	在孵育期间定时混匀血清与红细胞混合物
5	离心红细胞800~1 000g,5分钟,获取压积红细胞。如果可能的话,在孵育温度下离心,以避免抗体从红细胞上解离
6	将上清液即吸附后的血清转移到干净的试管中。如果所需要放散液,则保存红细胞
7	检测吸附后的血清是否符合标准,最好是用相对应的保留的未使用的吸附用红细胞,检测是否所有的抗体都被去除了

结果分析

如果反应性仍然存在,说明抗体还未完全去除。若无反应性,说明抗体已完全吸收。

注意事项

1. 红细胞与血清接触面积大,吸收效果更好。建议使用大口径试管(13mm 或更大)。

2. 彻底清除抗体需要多次吸收;但是随着反复吸收次数增加,待检测血清会稀释,待检测的抗体有可能减弱。

3. 重复吸收应使用新的红细胞而不是之前吸附用过的红细胞。

4. 吸收用的红细胞经过酶处理后可提高酶抵抗抗原对应抗体的吸附。

参考文献

Judd WJ,Johnson S,Storry J. Judd's methods in immunohematology. 3rd ed. Bethesda,MD:AABB Press,2008.

方法 3-21　美国稀有血型献血计划

原理

美国稀有血型献血计划(American Rare Donor Program,ARDP)有助于找到稀有或罕见血液成分并提供给有需要的患者。ARDP 拥有一个稀有血型的献血者数据库,数据由 AABB 认证的免疫血液学参考实验室(IRLS)或者美国红十字会免疫血液学参考实验室(IRLS)提交。缺乏某个高频抗原,缺失多个常见抗原或 IgA 缺乏症的献血者定为稀有献血者。

操作程序

步骤	操作
1	医院血库、输血服务中心或血液中心确定患者需要稀有血液
2	这些机构联系距离最近的被 AABB 认证的机构或红十字免疫血液学参考实验室(IRLS),确认是否能提供所需血液
3	如果免疫血液学参考实验室不能提供所需要的血液,就会联系 ARDP。ARDP 只接收 AABB 认证的机构或红十字免疫血液学参考实验室(IRLS)或来自另一种稀有血型的献血计划的申请。如果收到的用血申请直接来源于一个未被正式认证的机构,该申请会被指定给距离最近的认证机构完成
4	与 ARDP 联系的机构(申请机构)必须通过血清学调查或通过其他机构进行的血清学检查来确认患者存在抗体
5	ARDP 工作人员将检索自己的数据库,以确认有相应表型的稀有血型献血者的血液中心,并联络血液中心确认是否可提供所需的血液。ARDP 工作人员将会给相关请求机构一份相应的运输机构的名单
6	相关请求机构和运输机构将会讨论血液装运前检测要求和相关费用
7	如果一开始没有得到足够的血液成分,ARDP 工作人员可通过以下方式来获得所需的血液成分数量:①联系和沟通所有参与 ARDP 计划的中心,提醒他们去搜索他们的库存和/或招募有所需血液表型匹配的献血者;②联系其他含有稀有血型的献血者档案的机构,如世界卫生组织,日本红十字会或类似的组织管理下的机构等

注意事项

1. 所有递交到 ARDP 的稀有血型血液的申请必须来自被 AABB 认证机构或红十字会确认的免疫血液学参考实验室,以便确保需要稀有血型血液的患者的相关问题已被准确地评估和报告。

2. 所有运费和稀有血液费用由运输机构确定。

4. 抗球蛋白试验阳性的研究方法

放散液

制备放散液后,应通过适当的技术对检测抗体类型进行。用于检测 IgG 抗体的放散液在 37℃ 孵育并使用抗球蛋白技术。用于检测 IgM 抗体制备的热放散液可首先在室温下温育 15~30 分钟,如果不反应,则在 37℃ 下温育后离心,读取凝集结果,随后使用抗球蛋白技术。抗球蛋白技术可能检测不到 IgM 抗体。

为了确保放散液中检测到的抗体仅为红细胞结合抗体而不是来自血浆的游离抗体,在检测放散液的同时,需要同时检测末次洗涤红细胞的上清液,确定反应为阴性。而且,放散开始前,将红细胞转移到干净的管中,可以排除在制备过程中与试管游离的血浆抗体非特异性结合干扰结果。

免疫性溶血性贫血血清/血浆检测法

本节包括用于去除温抗体或冷自身抗体反应性(例如吸附)的方法,可以进行同种异体抗体检测试验和诊断试验,以区分免疫性溶血贫血类型。关于免疫性溶血性贫血的讨论见本书第 14 章。

方法 4-1　冷-酸放散法

原理

低 pH 条件下抗体的放散可能是蛋白质静电键破坏和三级结构改变的结果。该方法适用于温反应性自身抗体和同种异体抗体的恢复。

标本

1. 用大量生理盐水洗涤红细胞 4~6 次。
2. 末次洗涤红细胞上清液。

试剂

1. 甘氨酸-HCl（0.1mol/L，pH 3.0）：将 3.75g 甘氨酸和 2.922g 氯化钠溶于 500ml 去离子水或蒸馏水中,用 12mol/L HCl 调节溶液 pH 至 3.0。在 4℃ 储存,冷藏使用。

2. 磷酸盐缓冲液（0.8mol/L，pH 8.2）：将 109.6g 的 Na_2HPO_4 和 3.8g 的 KH_2PO_4 溶于大约 600ml 的去离子水或蒸馏水中,并且将最终体积调节至 1L。如果需要,可用 1mol/L NaOH 或 1mol/L HCl 调节 pH。在 4℃ 储存（见注意事项 1）。

3. 0.9% 的 NaCl，4℃ 储存,冷藏使用。

程序

步骤	操作
1	将甘氨酸-HCl 和生理盐水放入冰水浴中
2	将 1ml 红细胞加入 13mm×100mm 的试管中,在加入甘氨酸-HCl 前,冰水浴冷却 5 分钟
3	向红细胞中加入 1ml 冷盐水和 2ml 冷的甘氨酸-HCl
4	混匀后在冰水浴(0℃)中孵育 1 分钟
5	900~1 000g 快速离心 2~3 分钟
6	将上清放散液转移至干净试管中,每 1ml 放散液加入 0.1ml pH 8.2 的磷酸盐缓冲液
7	混匀后以 900~1 000g 离心 2~3 分钟
8	将上清放散液转移到干净的试管中,与红细胞最后一次洗涤的上清液做平行对照试验

注意事项

1. 磷酸盐缓冲液在 4℃ 储存期间会结晶。使用前在 37℃ 重新溶解。

2. 酸度可能会导致用于测试放散液的试剂红细胞溶血。加入 22% 的牛血清白蛋白（1 份牛血清白蛋白：4 份放散液）可以减少溶血。

参考文献

1. Judd WJ，Johnson ST，Storry J. Judd's methods in immunohematology. 3rd ed. Bethesda，MD：AABB Press，2008.
2. Rekvig OP，Hannestad K. Acid elution of blood group antibodies from intact erythrocytes. Vox Sang 1977；33：280-285.

方法 4-2 甘氨酸-HCl/EDTA 放散法

原理

红细胞抗体的分离能够鉴定自身抗体或同种异体抗体。与吸附技术结合的放散方法也可用于检测红细胞上表达的弱抗原,以及分离针对红细胞抗原的多种抗体。

标本

大量生理盐水洗涤 6 次后的直接抗球蛋白试验(DAT)阳性的红细胞,末次洗涤红细胞的上清液。

试剂

1. Na$_2$EDTA(10%):Na$_2$EDTA 10g;加蒸馏水至 100ml。

2. 甘氨酸-HCl(0.1mol/L,pH 1.5):用 0.9% 的 NaCl 稀释 0.75g 甘氨酸至 100ml,然后用 12mol/L HCl 调节至 pH 1.5。

3. TRIS-NaCl(1mol/L):12.1g 三(羟甲基)氨基甲烷(TRIS)或 TRIZMA BASE,5.25g NaCl 加蒸馏水至 100ml。

4. 待测红细胞的末次洗涤上清液。

程序

步骤	操作
1	将 20 份体积(例如,滴)的 0.1mol/L 甘氨酸-HCl 缓冲液和 5 份体积的 10%EDTA 加入试管中混匀,作为放散液
2	在 12mm×75mm 的试管中,加入 10 份体积的红细胞
3	向红细胞中加入 20 份体积的放散液,充分混匀,室温孵育 2 分钟。不要过度孵育
4	加入 1 份体积的 TRIS-NaCl,混匀,立即离心,900~1 000g 离心 60s
5	将上清放散液转移至干净的试管中,用 1mol/L TRIS-NaCl 将其小心调节至 pH 7.0~7.4。可以用 pH 试纸检查 pH 值
6	900~1 000g 离心 2~3 分钟除去沉淀
7	将上清放散液转移到干净的试管中,并与红细胞最后一次洗涤的上清盐水做平行对照试验

注意事项

1. 当红细胞呈现 DAT 阴性时,可用于检测除 Kell 系统和 Er^a 外血型抗原,甘氨酸-HCl/EDTA 会使 Kell 系统和 Er^a 抗原其变性。使用前用生理盐水洗涤红细胞至少 3 次。

2. 用甘氨酸-HCl/EDTA 修饰的红细胞可用蛋白酶处理并用于自体吸收。

3. 与放散溶液过度孵育(步骤 3)可能对红细胞造成不可逆性破坏。

4. TRIS-NaCl 为强碱性,只需要几滴就能达到所需的 pH 值(步骤 5)。

5. 将试剂等量分装于试管冷冻储存,每个试管在使用前解冻。在 2~8℃ 储存时,10%EDTA 可能会沉淀。

6. 加入白蛋白(每 10 份体积放散液加入 3 份体积的 22% 牛白蛋白),可以使存储的放散液(4℃或冷冻)更稳定。如果放散液加入白蛋白,最后一次洗涤液中也应加入白蛋白。

参考文献

Byrne PC. Use of a modified acid/EDTA elution technique. Immunohematology 1991;7:46-47.

方法 4-3 热 放 散 法

原理

热放散是通过提高温度以分离红细胞上结合的抗体。这种方法最适合于研究 ABO 胎儿新生儿溶血病及放散结合在红细胞上的 IgM 抗体。该方法不适于 IgG 自身抗体或同种异体抗体常规分离。

标本

1. 直接抗球蛋白试验(DAT)阳性的红细胞,用大量生理盐水冲洗 4~6 次(见注意事项)。

2. 待测红细胞的末次洗涤上清液。

试剂

6% 的牛血清白蛋白。

程序

步骤	操作
1	将等体积的洗涤压积细胞和 6% 的牛血清白蛋白在 13mm×100mm 的试管中混匀
2	将试管置于 56℃ 孵育 10 分钟。期间定期搅拌试管
3	900~1 000g 离心 2~3 分钟
4	立即将上清放散液转移到干净的试管中,并与红细胞末次洗涤的上清液做平行对照试验

注意事项

为了使冷反应性抗体达到最佳获取效果,应该用冷的盐水洗涤红细胞以防止结合的抗体在放散之前解离。

参考文献

1. Judd WJ,Johnson ST,Storry JR. Judd's methods in immunohematology. 3rd ed. Bethesda,MD:AABB Press,2008.

2. Landsteiner K,Miller CP Jr. Serological studies on the blood of primates. II. The blood groups in anthropoid apes. J Exp Med 1925;42:853-862.

方法 4-4 Lui 冻融放散法

原理

当红细胞冻结时,其通过吸收周围水分形成细胞外冰晶。这增加了细胞外液的渗透压,然后从红细胞中吸收水分,红细胞收缩,导致裂解。当膜被破坏时,抗体被解离。这种方法主要用于研究 ABO 胎儿新生儿溶血病。

标本

1. 用大量生理盐水洗涤 4~6 次的红细胞。
2. 待测红细胞的末次洗涤上清液。

程序

步骤	操作
1	将 0.5ml 待测红细胞与 3 滴生理盐水在试管中混匀
2	盖上试管,然后旋转试管将细胞涂覆试管壁上
3	将试管于 -70~-6℃ 的冰箱中水平放置 10 分钟
4	从冰箱中取出试管,用温热的水快速融化
5	900~1 000g 离心 2 分钟
6	将上清放散液转移至干净的试管中,并与红细胞末次洗涤的上清液做平行对照试验

参考文献

1. Judd WJ,Johnson ST,Storry JR. Judd's methods in immunohematology. 3rd ed. Bethesda,MD:AABB Press,2008.

2. Feng CS,Kirkley KC,Eicher CA,et al. The Lui elution technique:A simple and efficient method for eluting ABO antibodies. Transfusion 1985;25:433-434.

方法 4-5 冷自身抗体吸附法

原理

虽然大多数冷自身抗体在血清学检测中不会引起问题,但是一些强的冷反应性自身抗体可能会掩盖同时存在的同种抗体。在这些情况下,用自体红细胞在冷环境下吸附血清可以去除自身抗体,用于检测是否存在同种抗体。大多数非病理性、冷自身抗体,可以应用酶处理的自体红细胞进行简单的快速吸附,可以去除大部分。

标本

1. 1ml 待吸附的血清或血浆。
2. 1 份或多份 1ml 自体红细胞等分标本。请参阅注意事项以确定等分标本的数量。

试剂

1. 1% 半胱氨酸活化的木瓜蛋白酶或 1% 无花果蛋白酶。
2. 磷酸盐缓冲盐水(PBS),pH 7.3。
3. 0.2mol/L DTT:通过将 1g DTT 溶解在 32.4ml 的 pH 7.3 的 PBS 中制备。分装成 3ml 的等分标本,储存在 -18℃ 或更低温的冰箱中。

程序

步骤	操作
1	通过将 0.5ml 的 1% 半胱氨酸活化的木瓜蛋白酶与 2.5ml 的 0.2mol/L DTT 和 2ml 的 pH 7.3 的 PBS 混合来制备 ZZAP 试剂[2];或者,将 1ml 1% 的无花果蛋白酶,2.5ml 的 0.2mol/L DTT 和 1.5 的 pH 7.3 的 PBS 混合
2	1ml 的自体红细胞加入 2ml 的 ZZAP 试剂,处理前无需洗涤红细胞,在 37℃ 混合并孵育 30 分钟
3	用盐水洗 3 次细胞。最后一次洗涤后,900~1 000g 离心至少 5 分钟,并尽可能地去除上清液
4	向 ZZAP 处理的红细胞管中加入 1ml 自体血清,在 4℃ 混合并温育 30 分钟
5	900~1 000g 离心 4~5 分钟,将血清转移至干净的试管中
6	如果第一次自身吸收不能很好地去除自身抗体,则可重复步骤 2~5,见注意事项 2
7	在最后一次吸收后,用试剂红细胞检测血清是否存在同种抗体

注意事项

1. 处理前用温（37℃）盐水洗涤红细胞，将有助于去除红细胞冷自身抗体。使用蛋白水解酶和二硫苏糖醇（DTT）的组合 ZZAP 处理后，红细胞进行自身吸附效率更高。除了 IgM 和 IgG 之外，也可以去除补体，并且酶同时处理红细胞，会增加了血清中游离自身抗体的吸收量。

2. 较强的冷自身抗体通常需要在 1 次或 2 次吸附才能去除。

3. 如果自身抗体的反应性没有降低，则目标自身抗原可能已被酶或 DTT 破坏。应使用未经处理的自体红细胞进行重复吸附，这些红细胞在温盐水中多次洗涤。

参考文献

1. Branch DR. Blood transfusion in autoimmune hemolytic anemias. Lab Med 1984;15:402-8.

2. Branch DR, Petz LD. A new reagent (ZZAP) having multiple applications in immunohematology. Am J Clin Pathol 1982;78:161-167.

3. Judd WJ, Johnson ST, Storry JR. Judd's methods in immunohematology. 3rd ed. Bethesda, MD: AABB Press, 2008.

方法 4-6　冷自身抗体特异性检测

原理

冷反应性自身抗体通常是 IgM 性质，在外周循环的温度较低时与红细胞结合，并使补体成分附着在红细胞上。随着红细胞循环到较温暖的区域时，IgM 解离，但补体仍然存在。关于冷反应性自身抗体特异性的讨论见本书第 14 章。

标本

1. 在 37℃ 下采集并保存的血液标本和/或在 37℃ 下促凝或抗凝标本中分离的血清或血浆，或者是在 37℃ 反复颠倒约 15 分钟后与抗凝标本分离的血浆。

2. 自体红细胞。

试剂

以下表型的试剂红细胞：

1. 两份或者多份标本的成年人 Oi 型的混合细胞；这些是常规用于同种异体抗体检测的试剂细胞。

2. Oi 型脐带红细胞。

3. 患者自身的（自体）红细胞，用 37℃ 盐水洗涤至少 3 次。

4. 如果患者不是 O 型，则为与患者 ABO 血型相同的红细胞，如果患者为 A 型或 AB 型，则使用 A_1 和 A_2 细胞。

5. 盐水或磷酸盐缓冲液（PBS），pH 7.3。

程序

步骤	操作
1	在盐水或 PBS 中制备两倍稀释的血清或血浆稀释液。稀释范围应为 1:2～1:4 096（12 管），制备的体积应大于测试所需所有红细胞的总体积。例如，用 0.4ml 盐水稀释 0.4ml 血清可以检测 3 个红细胞标本。见注意事项 1 和注意事项 2
2	稀释每种待测红细胞（例如，成人，脐带，自体）进行（例如 2,4,8 等）并标记，1 组 12 个试管
3	每管中取 2 滴稀释液加到相应的试管中
4	相应的一组试管中加 1 滴 3%～5% 的红细胞标本悬浮液
5	在室温下混匀并孵育 30～60min
6	在 900～1 000g 下离心 15～20s。从每组试验细胞的最高稀释度的试管开始（每种稀释试剂的所有试管作为一组读取），肉眼逐个观察是否出现凝集，评分并记录结果
7	在 4℃ 孵育 1～2 小时
8	在 900～1 000g 下离心 15～20s。立即将试管放置在冰水浴中的架子上。按照步骤 6 检查试管，评分并记录结果

结果分析

1. 下表总结了常见的冷反应性自身抗体的反应。

冷自身抗体的典型相对反应性类型

红细胞	抗体类型				
	抗-I	抗-i	抗-I^T	抗-IH	抗-Pr
O I 成人	+	0/↓	0/↓	+	+
O i 脐带血	0/↓	+	+	↓	+
O i 成人	0/↓	+	0/↓	↓	+
A_1 I 成人	+	0/↓	0/↓	↓	+
自体细胞	+	0/↓	0/↓	+	+
酶处理的 O I	↑	↑	↑	↑	0

注：+. 反应；0. 不反应；↓. 反应减弱；↑. 反应增强

2. 在凝集素综合征中,最常见为抗-I,但也可能遇到抗-i 型。当脐带血反应比成人细胞更强时,特异性抗体可能是抗-i,但是需要检测成人 i 红细胞以确认这些反应是由抗 i 而不是抗-I^T 造成的。一些抗-I 的标本与具有强抗原性 H 抗原表达的红细胞(例如 O 和 A_2 细胞)具有更强的反应性;这样的抗体被称为抗-IH。

3. 特异性抗-Pr 很罕见,如果所有检测的细胞都具有相同的反应性,则应该怀疑有抗-Pr。抗-Pr 可以通过检测酶处理的细胞来确认;抗-Pr 不与酶处理的细胞反应,而抗-I 和抗-i 与酶处理的细胞有反应。抗-Pr 与 I/i 表型的未经处理的红细胞具有同样的反应性。

注意事项

1. 在制备血清稀释液时,每个试管使用单独的移液管或移液器吸头非常重要,因为当使用单个移液管时,血清可从一个试管移动到下一个试管,可以会导致错误的高滴度终点。当使用单独的移液管与使用单个移液管相比时,差异可以将 4 000 的真实效价转换为 100 000 的效价。

2. 用大体积(如 0.5ml)进行血清稀释会比小体积更精确。

3. 在进行效价检测之前,冷反应性自身抗体通常不显示明显的特异性;这种特异性在室温或 4℃稀释时甚至不明显。在这种情况下,可以在 30~37℃孵育下进行检测。如果延长孵育时间并且在沉降之后评估凝集,且不进行离心,则反应性差异可能更明显。孵育 2h 后读取结果更精确。

4. 这些步骤可以同时用来确定效价和特异性。如果孵育开始于 37℃(设置预热,即所有反应物在结合之前已预温到 37℃),并且在每个温度(例如,37℃,30℃,室温,4℃)孵育后依次进行判读,则特异性,效价和自身抗体的反应温度范围可以用单组血清稀释度来确定。

5. 如果检测也在 30℃和 37℃下进行,则需要同时包括未稀释血清的检测。

参考文献

1. Petz LD, Garratty G. Immune hemolytic anemias. 2nd ed. Philadelphia:Churchill Livingstone,2004.

2. Leger RM, Borge PD Jr. The positive direct antiglobulin test and immune-mediated hemolysis. In: Fung MK, Eder AF,

Spitalnik SL, Westhoff CM, eds. Technical manual. 19th ed. Bethesda, MD: AABB, 2017:385-412.

方法 4-7　冷凝集素效价测定法

原理

高效价的冷反应自身抗体,可能预示患者病理性冷凝集素病。这可能导致显著的溶血和全身症状,也可能预示着潜在的恶性 B 细胞血液病。

标本

在 37℃下采集并保存血样和/或促凝标本在 37℃分离的血清或血浆;或者抗凝标本在 37℃混匀 15min 后分离的血浆。

试剂

1. 两份或多份洗涤的 O 型成人红细胞(例如抗体检测细胞)。

2. 磷酸盐缓冲盐水(PBS),pH 7.3。

程序

步骤	操作
1	在 PBS 中制备倍比稀释的血清或血浆。稀释比例为 1:2~1:4 096(12 管),见注意事项 1 和注意事项 2
2	将 2 滴稀释液与 1 滴 3%~5% 的红细胞悬浮液混匀
3	在 4℃混合并孵育 1~2h
4	900~1 000g 离心 15~20s,然后将试管置于冰水浴中。从最高稀释度的试管开始,肉眼逐个观察是否出现凝集。评分并记录结果

结果分析

1. 效价是观察到肉眼可见凝集的最高血清稀释度的倒数。效价高于 64 有临床意义,但是当效价<1 000 时,由冷抗体引起的溶血性贫血很少发生。当自身抗体具有不同的特异性(例如,抗-I)或者如果冷凝集素是不太常见的低效价、高反应温度区间时,效价可能<1 000。

2. 如果由补体所致直接抗球蛋白试验(DAT)阳性且具有溶血性贫血的临床表现时,应进行特异性和热幅度研究。

注意事项

1. 在制备血清稀释液时,每个试管需单独使用移液管,因为当使用一个移液器时,血清可从一个试管移动到下一个试管,可以会导致抗体效价误判。

2. 用大体积(如 0.5ml)进行血清稀释会比小体积更精确。

参考文献

Petz LD,Garratty G. Immune hemolytic anemias. 2nd ed. Philadelphia:Churchill Livingstone,2004.

方法 4-8 用自身红细胞吸收温反应自身抗体

原理

血清中的温反应性自身抗体可能会掩盖同时存在的、重要临床同种抗体。用自身红细胞吸收温反应自身抗体可以去除血清中的自身抗体,从而用于同种抗体检测。然而,循环中的自身红细胞已经结合自身抗体。从红细胞膜上解离自身抗体,可以促进温反应性自身抗体的自体吸收效率,从而暴露可结合游离自身抗体的抗原位点,去除自身抗体。

标本

1. 1ml 待吸附的血清或血浆(或放散液)。

2. 1 份或多份 1ml 自体红细胞等分标本。见注意事项 3。

试剂

1. 1%半胱氨酸活化的木瓜蛋白酶或 1%无花果蛋白酶。

2. 磷酸盐缓冲盐水(PBS),pH 7.3。

3. 0.2mol/L DTT:通过将 1g DTT 溶解在 32.4ml 的 pH 7.3 的 PBS 中制备。分装成 3ml 的等分标本,储存在−18℃或更低温的冰箱中。

程序

步骤	操作
1	通过将 0.5ml 的 1%半胱氨酸活化的木瓜蛋白酶与 2.5ml 的 0.2mol/L DTT 和 2ml 的 pH 7.3 的 PBS 混合制备 ZZAP 试剂。或将 1ml 1%的无花果蛋白酶与 2.5ml 的 0.2mol/L DTT 和 1.5ml 的 pH 7.3 的 PBS 混合制备
2	将 2ml 的 ZZAP 试剂分别加入两个含有 1ml 压积红细胞的试管中。处理前无需洗涤红细胞。在 37℃混合并孵育 30min,定时混匀
3	用盐水洗涤红细胞 3 次。最后一次洗涤后 900~1 000g 离心至少 5min,并尽可能地去除上清液
4	将血清加入到等体积的 ZZAP 处理的红细胞中,混匀,并在 37℃孵育 30~45min
5	离心并小心去除血清
6	如果原始血清反应性仅为 1+,则继续步骤 7;否则,使用已被吸附过的患者血清和第二等份的 ZZAP 处理的细胞重复步骤 4 和 5,见注意事项 3
7	用吸收的血清检测 O 型试剂细胞。如果反应仍然存在,请重复步骤 4 和 5

结果分析

一次或两次吸收通常会充分去除的自身抗体,使同种抗体反应性(如果存在的话)更容易检出。如果经两次自身吸收过的血清具有明确的特异性,如抗体鉴定谱细胞有特异性反应,那么此抗体是同种异体抗体。如果血清与所有谱细胞均反应,①需要增加自身吸收次数;②血清含有高频抗原的抗体;③血清含有与 ZZAP 处理的细胞不反应的自身抗体(例如抗-Kpᵇ),因此用上述方法不

会被吸收。为了检查最后一种可能性,可将有反应的自身吸收后血清与 ZZAP 试剂预处理的试剂细胞进行对照试验。

注意事项

1. ZZAP 处理可破坏的 Kell 系统抗原和所有蛋白酶敏感的其他抗原(例如 M,N,Fyᵃ 和 Fyᵇ),以及 LW,Cartwright,Dombrock 和 Knops 系统的抗原。如果怀疑自身抗体对任何这些血型中的高频抗原具有特异性,则选择另一种方法,用未经处理的自

身细胞或仅经过1%无花果蛋白酶或1%半胱氨酸激活的木瓜蛋白酶处理的自身细胞进行自身吸附。

2. 大约35%具有温反应性自身抗体的患者血清中,含有室温下也会出现冷自身抗体反应。在37℃温育后,将血清和细胞混合物置于4℃约15min,可去除冷抗体。

3. 作为参考,当在低离子强度盐溶液间接抗球蛋白试验(LISS-IAT)中原始血清反应性为1+时,通常只需要1次吸附。具有2+至3+反应性的抗体一般需要2~3次吸附才能被去除。超过4次吸附会增加稀释同种抗体反应性的风险。

4. 一些自身抗体可以通过在56℃温和、热放散3~5min解离。膜结构阻碍抗原与抗体之间的结合,需用酶处理细胞改变膜结构增强吸附过程。最有效的方法是使用ZZAP试剂,一种蛋白水解酶和巯基试剂二硫苏糖醇(DTT)的混合物。ZZAP从红细胞中去除免疫球蛋白和补体,并增强吸附进程。

5. 最近3个月内输注过血的患者红细胞不应该用于自身吸附,因为循环中存在的输入红细胞可能会吸附待检的同种异体抗体。

参考文献

Branch DR, Petz LD. A new regent (ZZAP) having multiple applications in immunohematology. Am J Clin Pathol 1982; 78:161-167.

方法 4-9　利用异体红细胞吸收温反应性自身抗体

原理

用已知表型的特定红细胞吸收血清可以去除自身抗体,保留最常见血型抗原的同种抗体。吸附后保留的抗体特异性可以通过一组试剂红细胞进行检测来确认。该方法可用于患者近期已经输血,或者自体红细胞不足时检测同种异体抗体。

标本

含有温反应性自身抗体的血清/血浆或直接抗球蛋白试验(DAT)阳性细胞的放散液。

试剂

1. 1%半胱氨酸活化的木瓜蛋白酶或1%无花果蛋白酶。

2. ZZAP试剂(木瓜蛋白酶或无花果蛋白酶加0.2M DTT)。

3. 磷酸盐缓冲盐水(PBS),pH 7.3。

4. 当患者的表型不确定时吸收红细胞:表型R_1R_1,R_2R_2和rr的O型红细胞;其中一个应该是Jk(a-),另一个应该是Jk(b-)。此外,如果红细胞仅被酶处理,则至少一个标本也应该是K-;可用酶或ZZAP处理细胞以使其他抗原变性(参见下表和注意事项1)。

选择红细胞进行异体吸收

步骤1. 为每个Rh表型的选择红细胞

R_1R_1

R_2R_2

rr

步骤2. 在红细胞处理的基础上,或者未被处理,至少一个Rh表型细胞针对下面列出的抗原应该是阴性的

ZZAP处理的红细胞	酶处理的红细胞	未处理的红细胞
Jk(a-)	Jk(a-)	Jk(a-)
Jk(b-)	Jk(b-)	Jk(b-)
	K-	K-
		Fy(a-)
		Fy(b-)
		S-
		s-

当已知患者的表型时吸收的红细胞:可以选择与患者的表型匹配的红细胞,或者如果可以,使用酶或ZZAP处理细胞以使其他抗原变性,则至少它们应该具有相同的Rh和Kidd表型。

红细胞可以是试剂细胞,也可以是任何能提供足够量红细胞的血液标本(见注意事项2)。保留这些红细胞的标本以检测吸附的完整性(步骤7)。

程序

步骤	操作
1	每 1ml 红细胞标本用大生理盐水洗 1 次,离心收集细胞,并去除上清。在用 ZZAP 处理之前不需要洗涤压积红细胞
2	对每个洗涤过的压积细胞,加入 1 倍体积的 1% 酶溶液或 2 倍体积的 ZZAP 试剂。颠倒混合细胞数次
3	在 37℃下孵育:酶 15min 或 ZZAP 30min。在整个孵育期间定时混合
4	用大量的生理盐水洗涤红细胞 3 次。以 900~1 000g 离心至少 5min,尽可能完全去除最后一次洗液,以防止血清稀释
5	对于每个红细胞标本,将 1 体积的处理过的细胞与等体积的患者血清混合,并在 37℃孵育 30min,偶尔混合
6	900~1 000g 离心约 5min,收集上清液
7	分别用吸附的细胞(未处理的)测试吸附血清标本,以确保吸附的完全性。如果存在反应性,请重复步骤 5~7,直到没有反应为止。在评估吸附的完全性时,考虑到吸附红细胞的表型;被酶或 DTT 处理破坏的抗原,反应性可能会继续存在;例如,如果处理红细胞被用于吸收,在吸收后的血清中的抗-Fyᵃ 会与未处理的 Fy(a+)的红细胞反应。然后对 3 份吸收后的血清标本用谱细胞进行检测,并将结果进行比较,以证明抗体的活性被永久清除

注意事项

1. 抗原 s 不能被特定的酶或 ZZAP 溶液变性。需要考虑吸收红细胞的 s 抗原表型。

2. 如果自身抗体很强,应制备 3 个或更多份的吸附细胞。作为参考,当在低离子强度盐溶液间接抗球蛋白试验(LISS-IAT)中原始血清反应性为 1+时,通常只需要 1 次吸附。具有 2+~3+反应性的抗体一般将在 2~3 次吸附中被去除。超过 4 次吸附会增加稀释同种抗体反应性的风险。将更高比例的细胞用于血清/洗脱液可提高吸附效果。

3. 表明吸附效果的一个明显线索是酶或 ZZAP 处理的细胞与血清混合时凝集在一起,特别是当存在强抗体时。

4. 因为处理过的红细胞缺少 DTT 和/或破坏的抗原,如果处理过的红细胞的自身抗体没有去除,可以尝试用未处理的红细胞吸附。

5. 用酶或 ZZAP 处理吸附细胞会增强吸附过程。另外,处理的红细胞缺少二硫苏糖醇(DTT)和/或酶破坏的抗原。

参考文献

1. Branch DR,Petz LD. A newregent (ZZAP) having multiple applications in immunohematology. Am J Clin Pathol 1982;78:161-167.
2. Judd WJ,Johnson ST,Storry JR. Judd's methods in immunohematology. 3rd ed. Bethesda,MD:AABB Press,2008.

方法 4-10　聚乙二醇吸附试验

原理

聚乙二醇(PEG)可增强未处理的红细胞对抗体的吸收能力。利用谱细胞与吸收的标本反应可以鉴定吸收后的特异性抗体。该方法可用于自体和异体吸收。

标本

待测血清或血浆。

试剂

1. PEG, 20%(20g PEG, 3 350MW, 在 100ml PBS 中,pH 7.3)或商品化的 PEG 增强剂。

2. 已知表型的自身红细胞或与 ABO 相容的同种异体红细胞(参见下表)。保留这些红细胞的标本以检测吸收的完整性(步骤 5)。

选择红细胞进行异体吸收

步骤 1. 为每个 Rh 表型的选择红细胞

R₁R₁

R₂R₂

rr

步骤 2. 在红细胞处理的基础上,或者未被处理,至少一个 Rh 表型细胞针对下面列出的抗原应该是阴性的

ZZAP 处理的红细胞	酶处理的红细胞	未处理的红细胞
Jk(a-)	Jk(a-)	Jk(a-)
Jk(b-)	Jk(b-)	Jk(b-)
	K-	K-
		Fy(a-)
		Fy(b-)
		S-
		s-

程序

步骤	操作
1	用大量生理盐水将红细胞洗涤 3 次,并以 1 000g 离心 5~10 分钟。去除所有残留的生理盐水
2	向 1 体积(例如 1ml)的红细胞中加入 1 体积的血清和 1 体积的 PEG。充分混匀,37℃孵育 15 分钟
3	离心血清、PEG 和细胞混合物 5 分钟,收集吸附的血清/PEG 混合物
4	为了检测吸收后血清,将 4 滴血清/PEG 混合物加到 1 滴测试红细胞中,37℃孵育 15 分钟,并进行抗-IgG 的抗球蛋白测试。检测的血清体积较大(4 滴),需要考虑 PEG 对血清稀释,见注意事项 3 和注意事项 4
5	为了检查吸收的完整性,利用被吸附的血清与用于吸附的红细胞反应:如果是阳性,则重新吸附,将吸附的血清加入新鲜的红细胞标本中,但不加入额外的 PEG;如果检测结果为阴性,用一组谱细胞检测吸附的血清

注意事项

1. 如果需要抗原变性,可以在吸附之前对用于吸附的红细胞进行化学修饰(例如用酶或 ZZAP)。

2. 尽管许多实验室成功地使用了 PEG 吸收方法,但是一些血清学工作者报告,与使用其他技术相比,PEG 吸收方法在可能使一些标本中抗体反应性减弱或消失。为了抵消抗体反应弱化风险,一些血清学家使用 6 滴 PEG 吸附的血清。用双剂量抗原测试也会增加灵敏度。

3. 检测当天吸附的血清。PEG 吸附的血清储存后可能会失去弱的抗体反应性,这可能是由于在 4℃储存后蛋白沉淀明显的结果。

4. 使用 PEG 时不会发生吸附红细胞的凝集;因此,吸附过程的有效性没有可见的结果。作为参考,当在低离子强度盐溶液间接抗球蛋白试验(LISS-IAT)中原始血清反应性为 1+时,通常只需要 1 次吸附。具有 2+~3+反应性的抗体通常需要 2 次吸收。

参考文献

1. Leger RM,Garratty G. Evaluation of methods for detecting alloantibodies underlying warm autoantibodies. Transfusion 1999;39:11-16.

2. Leger RM,Ciesielski D,Garratty G. Effect of storage on antibody reactivity after adsorption in the presence of polyethylene glycol. Transfusion 1999;39:1272-1273.

方法 4-11　冷热溶血试验

原理

导致阵发性冷性血红蛋白尿(PCH)的 IgG 自身抗体在体外表现为冷热双相溶血素。在低温下,IgG 自身抗体与红细胞结合,当升温至 37℃时,补体被激活引发红细胞裂解。C_3 导致的直接抗球蛋白试验(DAT)结果阳性的适用该方法;可证明血红蛋白血症,血红蛋白尿或两者同时都有;而在血清或由 DAT 阳性放散液液中没有自身抗体有活性的证据。PCH 在本书第 17 章中讨论了。

标本

从新鲜采集的血液标本中分离血清,保存在 37℃(见注意事项 1)。

试剂

1. 新鲜的已知缺少意外的抗体的正常血清,作为补体的来源。

2. 50%表达 P 抗原的洗涤 O 型红细胞(例如抗体检测细胞)。

程序

步骤	操作
1	标注 3 组 10mm×75mm 的试管如下:A1-A2-A3;B1-B2-B3;C1-C2-C3
2	在每组的管 1 和 2 中,加入 10 份体积(例如,滴)患者血清
3	每组的管 2 和 3 加 10 份体积新鲜正常血清
4	向所有管中加入 1 份体积 50%的洗过的 P-阳性红细胞悬液并充分混合
5	将 3 个"A"管置于融化冰浴中 30 分钟,在 37℃下放置 1h
6	将 3 个"B"管置于冰水浴中,并在冰水浴中放置 90 分钟
7	将 3 个"C"管置于 37℃,并 37℃孵育 90 分钟
8	轻轻混合并离心所有管,检查上清液是否溶血

说明

无论患者的血清有或没有加补充剂,首先在冰水浴中孵育,然后在 37℃ 下的试管(即管 A1 和 A2)中溶血;保持在 37℃ 的试管(即管 C1,C2)或冰水浴(即管 B1,B2)中都没有导致溶血,冷热溶血素试验结果是阳性。A3,B3 和 C3 管作为正常血清补体来源的对照,不应该表现出溶血。

注意事项

1. 为了避免在检测前自身红细胞吸收抗体,应该在将促凝管保持在 37℃,并在此温度下分离血清。

2. 有效的补体活性对于证明抗体存在是必不可少。由于 PCH 患者的血清补体水平较低,应在反应介质中补充新鲜正常血清。

3. 如果只有少量血液可用(例如来自幼儿),则设置 A-1,A-2,A-3,C-1 和 C-2 管;如果血清只能用于两次测试(即 20 滴),则设置管 A-2,A-3 和 C-2。

4. 为了证明 Donath-Landsteiner 抗体的 P 特异性,应在第二组管 A-1,A-2 和 A-3 中测试 ABO-兼容的 P 红细胞。这些管中不应发生溶血,以证实抗体的 P 特异性。

参考文献

1. Judd WJ,Johnson ST,Storry JR. Judd's methods in immunohematology. 3rd ed. Bethesda,MD:AABB Press,2008.

2. Bain B,Bates I,Laffan M,Lewis S. Dacie and Lewis practical haematology. 11th ed. London,England:Churchill Livingston,2012.

3. Leger RM,Borge PD Jr. The positive direct antiglobulin test and immune-mediated hemolysis. In:Fung MK,Eder AF,Spitalnik SL,Westhoff CM,eds. Technical manual. 19th ed. Bethesda,MD:AABB,2017:385-412.

方法 4-12 通过药物处理的红细胞检测药物抗体

原理

一些药物,主要是青霉素和许多头孢菌素,可以诱导 IgG 免疫应答,可以通过该药物处理的红细胞来检测抗体的存在。所用药物应尽可能与给予患者的相同。青霉素或头孢菌素的抗体可与用其他药物处理的有细胞交叉反应(即青霉素抗体可能附着于头孢菌素处理的细胞,反之亦然)。其他头孢菌素的抗体可能与头孢噻吩处理的细胞发生反应。

标本

待研究的血清或血浆和放散液(和最后一次洗涤)。

试剂

1. pH 为 9.6~9.8 的 0.1mol/L 巴比妥钠缓冲液(BB):2.06g 巴比妥钠溶解在 80ml 蒸馏水或去离子水中。用 0.1mol/L HCl 将 pH 调节至 9.6~9.8 之间。总体积达到 100ml,在 2~8℃ 储存。

2. 磷酸盐缓冲盐水(PBS),pH 7.3。

3. 药物(如青霉素,头孢菌素)。

4. 洗涤的 O 型压积红细胞。

5. 正常血清/血浆(无抗体)作为阴性对照。

6. 如若条件允许,阳性对照血清/血浆。

7. 抗球蛋白或 IgG 抗体。

8. IgG 致敏的红细胞。

程序

步骤	操作
1	使用前制备药物溶液。见注意事项 1 和注意事项 2 a. 青霉素处理的细胞:将 600mg 青霉素溶解在 15ml 的 BB 中。这个高 pH 值是最佳的,但是如果没有缓冲液,可以使用 pH 7.3 的 PBS。在不同试管中分别加入 1ml 红细胞,对照组中加入 1ml 未处理的红细胞(不含药物),然后分别加入 15ml 相同缓冲液。在室温下孵育 1 小时,定期混合。洗涤 3 次,并在 PBS 中制备 5% 的悬浮液 b. 头孢菌素处理的细胞:将 400mg 药物溶于 10ml pH 7.3 的 PBS 中。加入 1ml 药物处理的红细胞,然后分别加入 10ml PBS。对照组中加入 1ml 未处理的红细胞(不含药物)。两管在 37℃ 孵育 1 小时后混合。洗 3 次,并在 PBS 中制备 5% 的悬浮液
2	为标记两组试管(药物处理和未处理):血清,洗脱液,最后一次洗涤,PBS,阴性对照血清/血浆和阳性对照。如果已知该药物引起非免疫蛋白质吸附,则还要检测患者血清和对照(阴性和阳性)的 1:20 稀释液

续表

步骤	操作
3	取 2 或 3 滴标本加到适当的试管
4	第一组管中添加 1 滴 5%的药物处理红细胞生理盐水悬液。第二组管中加入 1 滴未处理红细胞的 5%盐水悬浮液
5	在 37℃孵育 60 分钟,离心并检查溶血和凝集现象,记录结果
6	在盐水中洗涤细胞 4 次,并通过使用多特异性抗球蛋白或抗-IgG 间接抗球蛋白技术进行检测。离心并检查凝集,记录结果
7	通过添加 IgG 致敏的红细胞来确认阴性测试结果的有效性

结果分析

药物处理的细胞出现阳性反应(溶血、凝集和/或阳性的间接抗球蛋白测试结果),而对照细胞反应阴性表明,药物抗体存在(见注意事项 4)。在血浆或放散液的检测中,不会出现溶血。

没有阳性对照的阴性结果可以解释为没有检测到药物抗体。药物可能会或不会被结合到测试红细胞。

注意事项

1. 只要 40mg/ml 药物溶液与红细胞的比例恒定(例如,在 3ml BB 中加入 120mg 青霉素加上 0.2ml 红细胞,或在 2.5ml PBS 加上 0.25ml 红细胞中加入 100mg 头孢菌素),可以缩小药物处理的红细胞体积。

2. 药物处理的红细胞可以在 PBS 中 4℃保存长达 1 周;然而,储存时药物结合可能会减弱。药物处理和未处理的红细胞也可以冷冻储存。

3. 头孢菌素不需要高 pH 值来优化红细胞包被。事实上,当使用高 pH 缓冲液时,较低的 pH 值(即 pH 6~7)降低了非特异性蛋白质吸附。如果使用 pH 6.0 的缓冲液,药物处理红细胞的非特异性蛋白质吸附量将会最小,但是这会导致药物结合的轻微减少。

4. 为了控制某些头孢菌素(例如头孢噻吩)对正常血清的非特异性蛋白质的吸附,在 PBS 中以 1:20 稀释度测试对照血清和测试血清。20 倍稀释的正常血清通常不会有非特异性地反应。因此,稀释的血清与药物处理的细胞发生反应,但不与未处理的细胞反应表明药物抗体存在。

5. 当用药物处理的红细胞未检测到抗体时,在药物存在下测试药物抗体。一些第三代头孢菌素(例如头孢曲松)的抗体不与药物处理的红细胞反应。

6. 对于除青霉素和头孢菌素以外的药物,有关处理红细胞的方法,请参阅已发布的报告。正常血清可能含有对青霉素或头孢菌素的弱抗体,可能是由于环境暴露的结果。

7. 放散液对青霉素处理的红细胞的有反应性和放散液对未包被的红细胞的无反应性能够确定青霉素诱导的 DAT 结果为阳性。

参考文献

1. Petz LD, Garratty G. Immune hemolytic anemias. 2nd ed. Philadelphia:Churchill Livingstone,2004.

2. Leger RM, Arndt PA, Garratty G. How we investigate drug-induced immune hemolytic anemia. Immunohematology 2014;30:85-94.

方法 4-13　在药物存在下检测药物抗体

原理

当在可溶性药物(或代谢物)存在下,应用未处理的或酶处理的红细胞检测患者的血清时,可能检测到一些药物抗体。过去,这被称为"免疫复合物"方法,实际的机制还没有证实。

标本

患者的血清。

试剂

1. 患者正在使用的药物,需使用相同形式(粉末,片剂,胶囊)。

2. 磷酸盐缓冲盐水(PBS),pH 7.0~7.4。

3. 新鲜的、已知缺少意外抗体的正常血清,作为补体的来源。

4. 混合的 O 型试剂红细胞,5%悬液:一个用蛋白水解酶处理的标本,一个未处理的标本。

5. 多特异性抗球蛋白试剂。

6. IgG 致敏的红细胞。

程序

步骤	操作
1	用 PBS 准备 1mg/ml 的药物溶液。用离心机去除所有有形物质,如果 pH 低于 5 或高于 8,则根据需要用 1mol/L NaOH 或 1mol/L HCl 将上清液的 pH 调节至 7 左右
2	为以下混合物标记两组试管(未处理和酶处理),每组 3 管: a. 患者的血清+药物 b. 患者的血清+PBS c. 患者的血清+补体(正常血清)+药物 d. 患者的血清+补体(正常血清)+PBS e. 正常血清+药物 f. 正常血清+PBS
3	试管中加入 2 倍体积上述混合物(例如 2 滴)(例如 2 滴血清+2 滴药物)
4	第 1 组试管中加入 1 滴未处理的 O 型试剂红细胞的 5%盐水悬液加入;第 2 组管中加入 1 滴酶处理的 O 型试剂红细胞的 5%盐水悬液
5	在 37℃混合并孵育 1~2 小时,定期轻轻混合
6	离心,检查溶血和凝集现象,并记录结果
7	在盐水中洗涤细胞 4 次,并用多特异性抗球蛋白试剂测试
8	离心,检查凝集,并记录结果
9	添加 IgG 致敏的红细胞来确认阴性测试结果的有效性

结果分析

溶血试验、直接凝集试验或间接抗球蛋白试验阳性可以同时或分别进行。加入药物的患者血清的试验中有反应性,而在用 PBS 代替药物的相应对照试验中没有反应性,则表明存在药物抗体,见注意事项 4。

注意事项

1. 药物在 37℃温育和剧烈振荡更容易溶解,如果药物是片剂,在加入 PBS 之前,需去除包衣材料并用研钵磨碎。

2. 并非所有的药物都能完全溶解于 PBS 中。请查询生产商或参考文献,例如默克索引(Merck Index),了解所涉及药物的溶解度。之前有关药物引起的免疫性溶血性贫血的报道可能提供药物溶液制剂的信息。

3. 如果可能,应包括已知含有正在评估药物特异性抗体的血清或血浆作为阳性对照。

4. 如果患者标本中存在自身抗体或循环的抗体免疫复合物,则没有添加药物的测试可能是阳性的。自身抗体反应性将随时间持续存在,而循环免疫复合物是暂时的。

5. 用酶处理的红细胞进行试验,并添加新鲜的正常血清作为补体来源,可以增加检测的灵敏度。

6. 如果在药物存在的情况下进行检测,并且用药物处理的红细胞检测结果不明确,请考虑使用药物的代谢物进行检测。

参考文献

1. Petz LD, Garratty G. Immune hemolytic anemias. 2nd ed. Philadelphia:Churchill Livingstone,2004.

2. Johnson ST, Fueger JT, Gottschall JL. One center's experience:The serology and drugs associated with drug-induced immune hemolytic anemia—a new paradigm. Transfusion 2007;47:697-702.

3. Leger RM, Arndt PA, Garratty G. How we investigate drug-induced immune hemolytic anemia. Immunohematology 2014;30:85-94.

5. 检测胎儿新生儿溶血病的方法

孕妇妊娠期间,若出血导致胎儿血液进入母体血液循环,使母体红细胞发生针对胎儿红细胞抗原产生免疫暴露。这类致敏反应可发生在分娩、早产、流产或羊膜穿刺等侵入性手术时。

胎儿没有成熟的免疫系统,因此不能产生红细胞同种抗体。然而,被致敏的母亲可以产生针对胎儿抗原的抗体。母体产生的 IgG 抗体可以通过胎盘,使胎儿红细胞发生溶血。为了保证正确治疗的措施(例如注射 Rh 免疫球蛋白,换血疗法),必要进行溶血检测。

方法 5-1 检测胎-母出血——玫瑰花环试验

原理

该试验是检测妊娠 D 阳性胎儿或最近分娩 D 阳性婴儿的 D 阴性妇女血液中的 D 阳性红细胞。当向含有 D 阳性胎儿细胞的母体血液中加入抗-D 试剂时,胎儿红细胞被抗-D 致敏。随后加入 D 阳性试剂细胞,每个被抗-D 致敏的 D+红细胞周围聚集有数个红细胞,形成明显的玫瑰花环。

标本

从母体取得血液标本,洗涤红细胞,用生理盐水稀释成 2%~5% 的红细胞悬液。

试剂

制备的试剂也可是商品化试剂。以下步骤用于准备。

1. 阴性对照:已知为 D 阴性的 2%~5% 红细胞悬液。

2. 阳性对照:含有约 0.6% D 阳性红细胞和 99.4% D 阴性红细胞的 2%~5% 红细胞悬液。制备阳性对照:将 1 滴 2%~5% D 阳性对照红细胞悬液加到 15 滴经洗涤的 2%~5% D 阴性对照红细胞悬

液中,充分混匀。然后将 1 滴该细胞悬液加到 9 滴 2%~5% 的 D 阴性红细胞悬液中,充分混匀。

3. 指示红细胞:O 型,R_2R_2 型的 2%~5% 红细胞悬液。可以使用酶处理的红细胞或含增强介质的未处理的细胞。

4. 高蛋白抗-D 血清试剂。一些单克隆/多克隆混合试剂不适用于此方法。在进行试验前,应对使用的抗血清进行适应性评估。

程序

步骤	操作
1	向 3 支试管中各加 1 滴(或按生产商说明书中指定的体积)抗-D 试剂
2	标记的试管中各加入 1 滴母亲的细胞,阴性对照细胞和阳性对照细胞
3	在 37℃ 孵育 15~30 分钟,或按生产商说明操作
4	用大量生理盐水洗涤红细胞至少 4 次,以去除所有未结合的抗-D 试剂。最后一次洗涤后需完全弃去盐水
5	加入 1 滴指示剂细胞到只有红细胞扣的试管中,充分混匀使之重悬
6	将所有试管 900~1 000g 离心 15 秒
7	重悬细胞扣,显微镜下用 100× 和 150× 放大倍数观察红细胞悬液
8	观察至少 10 个视野,并计数每个视野红细胞玫瑰花环的数量

注意事项

无玫瑰花环形成为阴性结果。对于用酶处理过的指示细胞,在阴性结果的标本中每 3 个视野最多出现 1 个玫瑰花环。对于未经处理的指示细胞和增强介质,在阴性结果的标本中每 5 个视野最多有 6 个玫瑰花环。如果玫瑰花环数量比这些允许的最大值更多则为阳性结果,标本应采用定量检测胎儿血液的方法进行检测。

阴性对照管中存在玫瑰花环或凝集表明孵育后洗涤不充分,使得残留的抗-D 凝集 D 阳性指示细胞。Rh 表型是弱 D 而非 D 阴性的女性红细胞可见强阳性结果;严重的胎母出血产生的凝集结果可能与弱 D 表型引起的现象难以区分,应进行胎儿细胞的定量试验。如果婴儿细胞的表型为弱 D,则应谨慎解读母亲标本的阴性结果。在这种情况下,应进行不依赖 D 抗原表达的定量检测。

注意事项

1. 尽管玫瑰花环数量与原始混合物中存在的 D 阳性红细胞的数量大致成比例,但该试验仅提供关于胎儿-母体混合物的定性信息。结果为阳性的标本应进行进一步的检测以量化胎儿细胞。

2. 可选择酸放散试验和流式细胞术检测。如果使用商业化试剂,应遵循试剂包装说明。

参考文献

Sebring ES, Polesky HF. Detection of fetal maternal hemorrhage in Rh immune globulin candidates. Transfusion 1982; 22: 468-471.

方法 5-2　检测胎-母出血——改良 kleihauer-betke 试验

原理

在酸性条件下,胎儿血红蛋白能抵抗红细胞的洗脱,而成人血红蛋白可以被洗脱。当血涂片暴露于酸性缓冲液时,成年红细胞中的血红蛋白渗出到缓冲液中,只剩下基质;胎儿红细胞中的血红蛋白则被保留,并可通过阳性染色反应来鉴定。胎-母出血量的大致体积可以通过母体血涂片中胎儿红细胞的百分比来计算。

标本

母体抗凝全血标本。

试剂

制备的试剂可有商品化试剂盒。以下步骤用于实验室内部制备。

1. 储存液 A(0.1mol/L 柠檬酸):$C_6H_8O_7 \cdot H_2O$,21.0g,用蒸馏水稀释至 1L。冷藏保存。

2. 储存液 B(0.2mol/L 磷酸钠):$Na_2HPO_4 \cdot 7H_2O$,53.6g,用蒸馏水稀释至 1L。冷藏保存。

3. McIlvaine 缓冲液,pH 3.2:将 75ml 储存液 A 加入到 21ml 储存液 B,每次试验都需要重新配制混合物。该缓冲液应放置于室温或 37℃。

4. 赤藓红 B,0.5% 水溶液。

5. 哈里斯苏木素(过滤)。

6. 80% 乙醇。

7. 阳性对照标本:10 份抗凝成人血样与 1 份 ABO 相容的抗凝脐血的混合物。

8. 阴性对照标本:抗凝成人血样。

程序

步骤	操作
1	用等量的生理盐水稀释血液,制备非常薄的血涂片,在空气中晾干
2	将涂片放在 80% 乙醇中固定 5 分钟
3	用蒸馏水清洗涂片
4	室温下将涂片浸入 pH 3.2 的 McIlvaine 缓冲液中 11 分钟,或在 37℃ 放置 5 分钟,该反应对温度敏感
5	用蒸馏水清洗涂片
6	将涂片浸入赤藓红 B 中 5 分钟
7	用蒸馏水彻底清洗涂片
8	将涂片浸入哈里斯苏木素 5 分钟
9	用自来水冲洗涂片 1 分钟
10	显微镜在 40× 放大倍数下观察涂片,计数 2 000 个红细胞,记录观察到的胎儿细胞数
11	计算总数中胎儿红细胞的百分比

结果分析

1. 胎儿细胞呈亮粉色,有折光性。而正常成年人的红细胞看似非常苍白的"影细胞"。

2. 用于表示胎母出血的体积(ml)的转换系数是观察到的胎儿红细胞的百分比乘以 50。

注意事项

此方法的准确度和精确度较差,因此在严重的胎-母出血中,Rh 免疫球蛋白(RhIG)的剂量应进行适当调整。如对是否需要额外注射 RhIG 存在疑问,则最好再增加剂量以预防治疗不足的风险(请参阅下表中的剂量)。

胎母出血的 RhIG 用量

胎儿细胞 百分比	注射 数量	剂量	
		μg(mcg)	IU
0.3~0.8	2	600	3 000
0.9~1.4	3	900	4 500
1.5~2.0	4	1 200	6 000
2.1~2.6	5	1 500	7 500

注:1. 基于母亲血量 5 000ml。
2. 1 瓶 300μg(1 500IU)用于 15ml 胎儿细胞或 30ml 胎儿全血。

参考文献

Sebring ES. Fetomaternal hemorrhage—incidence and methods of detection and quantitation. In: Garratty G, ed. Hemolytic disease of the newborn. Arlington, VA: AABB, 1984: 87118.

方法 5-3 抗体效价测定辅助检测 早期胎儿新生儿溶血病

原理

在妊娠期间,用抗体效价测定法来检测抗体水平较高的妇女,因为这些抗体可能会引起胎儿新生儿溶血病(HDFN)。对于低效价抗体,抗体效价可作为基线,用来与妊娠后期的效价进行比较。非 Rh 抗体效价临床意义应与产科医生讨论后,用于妊娠临床管理。只有抗-D 效价的重要性已经被充分证实(使用盐水法)。

标本

滴定血清(含针对红细胞抗原的潜在、有临床意义的意外抗体)1ml。如果可能,可用当前标本与上一次检测标本做平行试验。

材料

1. 抗人 IgG:不需要为重链特异性。
2. 等渗盐水。
3. 移液器或等效的器具:用一次性吸头可一次性可转移 0.1~0.5ml。
4. 红细胞:2%O 型试剂红细胞悬液(对于试验红细胞的选择,请参阅注意事项 1)。如果是经产妇的血清,不要使用 Bg+红细胞,因为可能会导致结果值偏高,尤其是与多产经产妇的血清进行反应时。

5. IgG 致敏红细胞。

质量控制

1. 将前一次的标本与本标本做平行检测。
2. 稀释时,每管使用单独的移液器,否则会因携带污染物而导致效价假性增高。
3. 用 IgG 致敏的红细胞确认所有阴性反应(见程序的步骤 9)。

程序

步骤	操作
1	应用 0.5ml 初始体积,在盐水中制备连续倍比稀释血清。第一管应该是未稀释的血清,倍比稀释范围从 1:2 到 1:2 048(总共 12 管)
2	将每管 0.1ml 稀释液加入到对应标记的试管中
3	向每管稀释液中加入 0.1ml,2%红细胞悬液。或者为了方便,可以加入 1 滴由试剂生产商提供的 3%~4%红细胞悬液,但是此法不太精确
4	轻轻摇动每个试管;37℃孵育 1 小时
5	用生理盐水洗涤红细胞 4 次;最后一次洗涤后,彻底弃去上清
6	根据生产商的说明,向红细胞扣中加入 IgG 抗体
7	按照血细胞凝集试验的方法进行离心
8	肉眼观察红细胞;凝集强度并记录反应结果
9	将 IgG 致敏的红细胞加入到所有阴性试验中;重新离心并肉眼观察凝集;如果与 IgG 致敏的红细胞不发生凝集反应,则需重新检测

结果分析

效价是观察到 1+凝集时血清最高稀释度的倒数。根据抗体特异性,效价≥16(该值可能因实验室而异)被认为有意义,可能需要进一步监测 HDFN。

注意事项

1. 抗体滴定是确定抗体浓度的半定量方法。制备连续倍比稀释血清可用于检测抗体活性。效价是指产生 1+凝集时,血清或血浆最高稀释度的倒数。(即稀释度为 1:128;效价=128)。
2. 在进行 HDFN 效价检测时,最适合的红细胞表型的选择是有争议的:有些工作人员选择抗原表达最强的红细胞,如抗-D 的 R₂R₂ 型;有些人选择具有胎儿循环中预期表型的红细胞,即表达杂合子抗原的红细胞,例如检测抗-D 的 R_1r 型。无论遵循何种观点,实验室必须保持一致,对于同一患者的血清要使用相同表型的红细胞进行后续效价测定。

3. 一些效价检测方法差异不大,但是没有一种表现出绝对优势。

4. 抗体效价测定应在初次检出抗体后进行。于-20℃或更低温度保存适当标记的分样血清(贮存于-20℃或更低温度),以便与下一次标本进行比较。

5. 当效价(如≥16)和抗体特异性与 HDFN 相关时,建议从妊娠 18 周开始每 2~4 周进行一次效价测定。于-20℃或更低温度保存标记的分样血清,以便与下一次的标本进行比较。

6. 各机构应制订规则,确保报告和抗体效价解释的一致性。

7. 对于针对低频率抗原的抗体,考虑使用假定表达相应抗原的父源红细胞。

8. 不要使用增强技术[白蛋白,聚乙二醇,低离子强度盐溶液(LISS)]或酶处理的红细胞,因为可能导致效价偏高。也不建议使用凝胶试验。

9. LISS 不应用作抗体效价测定试验的稀释剂;用 LISS 进行稀释可能会发生球蛋白的非特异性吸收。

10. 结果不准确可能是由于:①不正确的技术,特别是每次稀释不使用单独的移液枪头;②未能充分混匀解冻的冰冻血清。

参考文献

1. Issitt PD, Anstee DJ. Applied blood group serology. 4th ed. Durham, NC: Montgomery Scientific Publications, 1998: 1067-9.

2. Judd WJ, Luban NLC, Ness PM, et al. Prenatal and perinatal immunohematology: Recommendations for serologic management of the fetus, newborn infant, and obstetric patient. Transfusion 1990; 30: 175-83.

3. Judd WJ, Johnson ST, Storry J. Judd's methods in immunohematology. 3rd ed. Bethesda, MD: AABB Press, 2008.

4. Judd WJ. Practice guidelines for prenatal and perinatal immunhematology, revisited. Transfusion 2001; 41: 1445-52.

5. Judd WJ for the Scientific Section Coordinating Committee. Guidelines for prenatal and perinatal immunohematology. Bethesda, MD: AABB, 2005.

6. AuBuchon JP, de Wildt-Eggen J, Dumont LJ, et al. Reducing the variation in performance of antibody titrations. Arch Pathol Lab Med 2008; 132: 1194-201.

7. Bachegowda LS, Cheng YH, Long T, Shaz BH. Impact of uniform methods on interlaboratory antibody titration variability: Antibody titration and uniform methods. Arch Pathol Lab Med 2017; 141: 131-138.

6. 血液采集、成分制备和储存方法

从献血者采集全血并随后将全血处理成单独的成分是输血链事件中的关键步骤。注意使用正确的技术是献血者风险最小化和受血者利益最大化的关键因素。

血浆蛋白和细胞成分需要不同的储存条件以保持功能和活性。必须保持、监控和记录适当的储存温度。

方法 6-1 献血者贫血筛查
——硫酸铜法

原理

该方法通过比重评估血红蛋白含量。一滴全血滴入比重 1.053 的硫酸铜溶液中，并被蛋白铜包裹，能够在 15s 内阻止血液在特定比重溶液中分散或改变。如果血液比重大于溶液，血滴会在 15s 内沉降；如果不是，血滴会保持悬浮状态或上浮至血液表面。比重 1.053 的溶液等同于 125g/L 血红蛋白浓度。依据 FDA 指南，这个浓度只能用于检测女性血液，而男性血液需要另一种不同的液体。

试剂和材料

1. 商业用比重 1.053 硫酸铜溶液。密闭储存，防止挥发。室温保存，或使用前室温平衡。
2. 无菌纱布，消毒巾和无菌采血针。
3. 锐器盒和其他生物危害医疗垃圾容器。
4. 毛细管和一次性吸管或收集末梢血设备。

程序

步骤	处理
1	洁净、干燥的试管或瓶子作好标记，加入足量的(至少 30ml)硫酸铜溶液，以确保血滴沉降距离大约 7.62cm。每日更换溶液或 25 次试验后更换溶液。每日试验检测前，确保试剂已充分混匀
2	用消毒溶液清洁皮肤穿刺部位，无菌纱布擦干
3	用一次性、无菌手术刀或弹簧式采血针用力穿刺手指末端靠近侧面部位，弃去采血针。保证血液顺畅流出非常重要。不要重复挤压采血部位，该操作会引起组织液混入而稀释血液，降低比重
4	将血液收集在 1 根毛细管中，防止空气混入
5	距硫酸铜溶液表面 1cm 高处，轻轻滴入 1 滴血液
6	观察 15 秒
7	将一次性采血针和毛细管弃于有生物危害标记的容器内。适当处理纱布，被血滴污染的纱布，随后干燥，这种物品沾上污点但未被浸透或结块，可能被误认为是无害的

结果分析

1. 如果血滴沉降，该献血者的血红蛋白水平合格。

2. 如果血滴不沉降，提示该名献血者的血红蛋白水平可能不合格。如果设备或时间允许，可进行血红蛋白或血细胞比容定量检测。

注意事项

1. 该试验非定量试验；仅限于评估献血者血红蛋白水平低于或高于 125g/L。这样的血红蛋白水平只适用于女性，男性需要 130g/L。

2. 极少发生假阳性结果；血滴沉降的献血者，其血红蛋白水平几乎全部合格。假阴性较为普遍，可能导致不恰当的献血延迟。使用其他方法重测或测定血细胞压积值，可能血红蛋白水平合格。

3. 每种硫酸铜溶液都应有生产商的分析证书。

4. 根据当地和州法律，因为容器内含有血液，使用过的溶液应作为生物危害品或化学材料处理。

5. 小心处理,以防血液污染工作台面、献血者衣物或其他人员及设备。

6. 拧紧容器,以防液体挥发。

参考文献

1. Ooley P, ed. Standards for blood banks and transfusion services. 30th ed. Bethesda, MD: AABB, 2015.

2. Lloyd H, Collins A, Walker W, et al. Volunteer blood donors who fail the copper sulfatescreening test: What does failure mean, and what should be done? Transfusion 1988; 28: 467-469.

3. Morris MW, Davey FR. Basic examination of blood. In: Henry JB, ed. Clinical diagnosis and management by laboratory methods. 20th ed. Philadelphia: WB Saunders, 2001: 479-519.

方法 6-2 采血前献血者手臂的准备

原理

采血前用碘伏或其他消毒液清洁采血部位。

材料

1. 洗液:0.75%一次性聚乙烯吡咯酮碘洗液或者10%一次性聚乙烯吡咯酮碘棉拭子;独立包装。

2. 配制溶液:10%聚乙烯吡咯酮碘;独立包装。

3. 无菌纱布。

程序

步骤	处理
1	应用止血带或血压表套袖;识别进针部位;取下压脉带或套袖
2	用0.7%碘伏液擦拭进针部位四周至少4cm(1.5英寸)[通常为直径8cm(3英寸)的圆],时间至少30秒。擦拭去除多余的液体,但在进行下一步之前需保持湿润
3	用配制的溶液以进针部位为圆心,向外画圈,至少30秒或根据厂商要求
4	进针前,用干净无菌纱布覆盖进针部位。切勿触摸,或重复触摸进针部位的血管

注意事项

1. 厂商应提供详尽的操作说明,操作时需谨遵说明。上述流程需用以普通术语演示。

2. 如果献血者对碘(酊剂或聚维酮制剂)过敏,血库医生需制订另外方案[比如使用氯吡普2%双氯苯双胍己烷(洗必泰溶液)和70%异丙醇]。不建议使用钾皂。

3. 如果献血者对碘酒和双氯苯双胍己烷过敏,需考虑使用异丙醇溶液。首选步骤为30s上下反复擦拭,给予充足的时间干燥;再进行第二遍擦拭。美国食品药品管理局或其他监管机构推荐方案可能会有差异。

参考文献

Goldman M, Roy G, Fréchette N, et al. Evaluation of donor skin disinfection methods. Transfusion 1997; 37: 309-312.

方法 6-3 血液采集及标本留取和标识

原理

血液及血样通常从献血者手臂突起的静脉中采集,通常在前肘窝区域。

材料

1. 含抗凝剂的无菌血液采血袋,附着密闭连接的管道与针头。

2. 金属夹,封口机或热合机。

3. 可监测血液采集量天平或自动化系统。

4. 无菌纱布,手臂擦拭物品和其他设备(剪刀,止血钳,医用镊子)。

5. 标本采集管。

6. 拆除管道的设备。

7. 热合机(可选)。

程序

步骤	处理
1	检查采血袋是否有任何瑕疵或颜色改变,检查抗凝剂中是否有颗粒
2	以献血者识别号标记收集袋及试管
3	依据献血者记录、血液收集袋和检测试管,核实献血者身份
4	将血液采集袋放置于献血者的手臂下方
	a. 如果使用天平系统,请确保平衡水平,并根据血液量进行调整。将袋子挂起,并使管子穿过弹簧夹
	b. 如果未使用天平系统,确保监测采集血液的体积
	c. 如果没有金属夹和封口机,可在管路上打 1 个松散的结
5	在针头脱帽之前,在附近的管道上放置止血钳,防止空气进入
6	清洁准备血液采集的患者手臂(详见献血者手臂准备)
7	使用止血带或给血压袖带充气,要求献血者握紧和张开拳头,直到先前选择的进针静脉再次突出
8	打开无菌采血针脱,立即进行静脉穿刺
	a. 一旦针头斜面刺入皮肤,可用戴手套的手指触诊进针上方皮肤,针头应触摸不到
	b. 当进针成功,将管道粘到献血者的手臂上,将针头固定,并覆盖无菌纱布
	c. 完整娴熟的静脉穿刺对于采集一袋无凝块的血液至关重要
9	释放止血钳,使血液流动。开放血袋和管路的临时夹
10	要求献血者在采集过程中,每 10~12 秒缓慢握紧和放开拳头
11	需采用一种防止血袋污染的方式,将献血者血液收集于检测留样试管内
	该流程可分以下步骤:
	a. 如果血袋内置内嵌针,在内嵌针和原来松散的结节之间,另外增加封闭装置,如止血钳、金属夹、封口机或紧密结节等。松开连接器,分离针头。将近侧的针头插入留样试管,解开止血钳,使血液涌入留样试管,再夹紧管路。此时,可去除针头
	b. 如果血袋中内置处理管,确保血液采集完成时,处理管或小样袋内充满血液,并且原始夹子置于采血针附近。此时,整个采血装配可以从献血者体内移除
	c. 如果使用直管装置,需遵循以下步骤:在管路上放置止血钳,使止血钳与针头之间留有四段小辫。拉紧步骤 4c 中打的散结。松开止血钳,在结和针之间留一段带血小辫[大约 2.54cm(1 英寸)]。夹紧止血钳,在结和止血钳之间,管路分割区域内剪断小辫,松开止血钳,放血至要求的试管内,重新夹紧止血钳。因为该步骤为开放步骤,需遵循生物安全等级 2 级的防护措施
	d. 如果采血装置内含标本转移袋,需遵循以下步骤:在采血前,先将止血钳夹在 Y-连接器上方。采血后,立即松开止血钳,使血液流入转移袋。该标本小袋需放置在献血者手臂下方,确保血液未进入血液采集袋管路内。标本小袋内充入 30~35ml 血液或依据生产商说明书。一旦小袋内血液量充足,在采血针和小袋之间的管路上,夹紧止血钳或 Robert 夹。开放管路内的内嵌套管,使血液涌入采血袋
	e. 从小袋内收集标本血样步骤如下:标本试管血样收集应在 4min 内或遵循生产商要求的从止血钳被应用到血液停止流入小袋的时间内完成。生产商提供的接入设备顺时针接入小袋的取样位置。标本试管直线滑入接入设备,直到血液流动自发停止,取样结束。重复该步骤,完成所有标本试管的取样
12	取样后,立即与血液收集器上的标签内容信息进行核对
13	监测血液采集过程中血液混匀、血液总量和采血时间
	a. 需手工或使用连续机械摇晃混匀(大约 45 秒)
	b. 如使用天平系统,当采集血量充足后,设备会自动中断血液流入。通常,采集过程中具有混匀血液功能的设备,也会在采集量充足后,自动中断血液的采集。1ml 血液至少重 1.053g,指示献血者最小血液允许比重。

步骤	处理

450ml 和 500ml 规格采集袋的血液体积和重量详见下表

常量、少量和超量采集的全血重量和体积计算*

		450ml 采血袋		500ml 采血袋
少量	体积	300~404ml	体积	333~449ml
	重量	316~425g	重量	351~473g
常量	体积	405~495ml	体积	450~550ml
	重量	427~521g	重量	474~579g
超量	体积	>495ml	体积	>550ml
	重量	>521g	重量	>579g

* 用于换算的全血密度为 1.053g/ml。表中数值不包括抗凝剂和血袋的体积和重量。少量全血制备的红细胞应标示"少量红细胞"

c. 采集时的监控,可依据献血者记录的静脉开放时间的指示或可允许最大时间(开始时间加 15 分钟)。如果采血时间超过 15 分钟,该血液可能不适合制备血小板、新鲜冰冻血浆(FFP)或冷沉淀制品

14　采集过程中检测献血者相关指标
　　a. 血流。确保血液保持快速流动,确保凝血因子活性不被激活。如果保持适当连续的血流和持续的摇动,可不必进行严格的时间限制
　　b. 不良事件
　　c. 献血过程中及献血结束后一定时间内,不可忽视对献血者的观察

15　采集一定血液量后,止血
　　a. 松开袖带或去除压脉带
　　b. 夹紧管路
　　c. 从献血者手臂上拔出针头
　　d. 按压纱布,要求献血者抬高手臂并伸直,另一只手用纱布按压采血位置

16　针头设备丢弃在标有生物危害的容器内,以防个人意外伤害或污染

17　查看献血者采血位点,指引献血者至就餐区

18　再次查验采血袋、检测试管、献血者记录和留样部分的编号

19　从密封处开始,尽可能完全地将献血者管路中的血液移入采集袋中
　　a. 为了防止血液在管路内凝固,动作应尽可能迅速
　　b. 颠倒血袋,混匀内容物;然后使抗凝血液回冲到管路内
　　c. 重复该步骤

20　将采血袋相连的管路封闭成数段小辫
　　a. 保留段数号码清晰、完整可读
　　b. 至少在其中一段上粘贴血袋唯一识别号,作为留样部分保存
　　c. 可使用打节、金属夹或热合机,保证至少一段小辫血液可供相容性检测试验
　　d. 分离各段小辫血液时,不可破坏血袋的无菌性
　　e. 如果使用了热合机,当密闭封口完成后,从管路末端开始去除节或夹子

21　复检血袋是否有瑕疵

22　根据后续要制备的血液成分储存需求,存放血液

注意事项

1. 每个厂商都有特定的操作说明书,需严格遵循。上述过程需用以普通术语显示。

2. 如针头已拔出,需重新穿刺,必须严格重复执行献血者手臂清洁步骤,并更换采血装置。

3. 除了常规的献血者采血,该套步骤还适用于采血治疗。

4.《AABB 血站和输血服务机构标准》要求所有需要制备血小板进行的血液采集,采血袋内必须含有转移袋。

5. 如该全血无需制备浓缩血小板,除非需立即运送至成分加工实验室,采集完成后需放置在 1~6℃环境中。如果血液需暂时存放,存放点必须有足够的制冷设备,保证血液在运送至加工实验室前,存放在 1~10℃的环境内。如需制备血小板,血液采集后不应冷藏,应置于 20~24℃环境内,直到血小板分离出。全血采集后,8 小时内必须完成血小板的分离,或在血液采集、加工和储存的系统使用说明中规定的时间范围内完成。

参考文献

1. Ooley P, ed. Standards for blood banks and transfusion services. 30th ed. Bethesda, MD: AABB, 2015: 22.

2. Smith LG. Blood collection. In: Green TS, Steckler D, eds. Donor room policies and procedures. Arlington, VA: AABB, 1985: 25-45.

3. Huh YO, Lightiger B, Giacco GG, et al. Effect of donation time on platelet concentrates and fresh frozen plasma. Vox Sang 1989; 56: 21-24.

4. Sataro P. Blood collection. In: Kasprisin CA, Laird-Fryer B, eds. Blood donor collectionpractices. Bethesda, MD: AABB, 1993: 89-103.

方法 6-4　从全血中制备红细胞

原理

全血离心后,去除上层血浆获得红细胞悬液。去除血浆的容量将决定成分血液的血细胞压积值。

材料

1. 新鲜采集全血。将血液采集到含有转移袋的采血袋中。

2. 分浆夹。

3. 金属夹和封口机。

4. 设备(剪刀,止血钳)。

5. 双电极封口机(可选)。

6. 冰冻离心机。

7. 天平。

程序

步骤	处理
1	如无需制备富含血小板血浆,使用"高速离心"模式离心全血,设定 4℃,5 000g 离心 5 分钟,或 5 000g 离心 7 分钟(除去减速时间)更为充分。每个独立实验室需建立自己的参数。如果需要计算相对离心力(RCF)"g",按如下公式。 $RCF=11.17×R×(RPM/1\,000)^2$ 或 $RPM=\sqrt{(11.17×R)×1\,000}$ 其中 RCF=相对离心力(×g) R=半径(cm) RPM=转速/min 如需分离富含血小板血浆,使用"低速离心"模式离心全血。通常为 2 000g 离心 3 分钟(除去减速时间)更为有效
2	将离心血液的主袋放置在一个分浆夹上,打开弹簧,使血袋加在分浆夹中
3	在主袋与连袋之间,用止血钳暂时封闭管路;如未使用机械封口机,需在管路上打一个松散的反手结
4	如连有多个连袋,用止血钳封闭其他管路,使血浆穿过主袋的关闭夹,只能流入其中一只卫星袋内。可用食品秤称量分离出的血浆。去除适量的血浆以保证红细胞比容值在控。全自动分离机也能达到此目的
5	当足够的血浆进入连袋后,使用止血钳夹闭主袋与卫星袋之间的管路
6	确定连袋与主袋的献血者编码一致,从封口处剪断管路,分离血袋

注意事项

1. 如果红细胞保存在 CPDA-1 保养液中,合适的细胞与保养液比例将能保证红细胞的最大生存能力。CPDA-1 保养液中的葡萄糖能够确保 80%或更低的血细胞比容值的红细胞代谢储存 35 天。

2. 如果血液采集在单个血袋中,调整为以下步骤:离心前,使用无菌接管机,将转移袋连接到采集的全血血袋上,或将血袋置于分离机后,使用止血钳夹住转移袋的管路,并将无菌转移袋的套管插入到血袋的出口端,释放止血钳,按上述流程继续操作。由于是开放操作,需改变血液有效期。

3. 采集 450ml 全血后,去除 230~256g(225~250ml)血浆,在红细胞中添加保养液,一般血细胞比容在 70%~80% 之间。如果是 500ml 的全血,去除 256~281g(250~275ml)血浆,在红细胞中添加保养液,最终血细胞比容也在 70%~80% 之间。

4. 如果使用添加剂,应在步骤 4 中去除更多血浆。血浆去除后,从卫星袋中将添加剂加入到红细胞中。该步骤使最后血细胞比容在 55%~65% 之间。确保血袋上标注合适的标签及有效期。遵循厂商说明书。

参考文献

Formula for calculating relative centrifugal force. Boston, MA: Naval Blood Research Laboratory. [Available at http://www.nbrl.org/SOP/ACP215/collection.html] (accessed July 26, 2017)

方法 6-5　从全血中制备预存少白红细胞

原理

全血离心后去除上层血浆分离获得红细胞。血浆去除量决定血液和红细胞比容。红细胞由特殊的去白滤器过滤。

材料

1. 静脉采集新鲜全血。血液需采集在连有转移袋的血袋中。
2. 血浆分浆夹。
3. 金属夹和手持封口机。
4. 其他设备(剪刀,止血钳)。
5. 双电机封口机(可选)。
6. 低温离心机。
7. 尺子。
8. 内嵌型去白滤器(如果采血系统中不包含)。

程序

步骤	处理
1	离心前,悬挂抗凝全血,使其通过重力作用,经过内置的滤器,流入低处的血袋中。然后遵循红细胞制备的步骤
2	抗凝全血连同内置滤器一起离心。离心后,去除血浆。加入添加液(AS),重复步骤 1,再过滤一次
3	用红细胞制备方法制备的红细胞成分,无论残余抗凝血浆的或是加入添加液(AS-1, AS-3, AS-5)的红细胞成分,都需经无菌接管机与内置滤器的卫星袋相连。同步骤 1,依据厂商说明,经重力作用过滤。一般需在采集后 24 小时内完成过滤,也可在 5 天内完成或依据厂商说明
4	红细胞经去白处理的标记为"少白红细胞"。储存前去白无特定标签

注意事项

1. 所有情况下美国授权的去白红细胞滤器目前都能去除一定量的血小板。抗凝全血过滤后,可制备红细胞及贫血小板血浆。FDA 批准了一种保护血小板的全血去白滤器。

2. 另外,红细胞可以在添加剂中过滤,便于后期血小板、血浆和红细胞的制备。非去白红细胞也可以在制备后,通过无菌接管机连接去白滤器和血液储存袋,进行去白操作。

3. 如果采集系统中不含内置滤器,可通过无菌接管机连接去白滤器。滤器的使用应参照厂商说明书。

4. 通常,全血制备的浓缩血小板需在去白过滤前制备。但是,市面上已有 FDA 批准的保护血小板的全血去白滤器。

方法 6-6　高浓度甘油冻存红细胞——Meryman 方法

原理

低温保护剂可以使红细胞在冰冻状态下长期存活(10 年或更长)。高浓度甘油可以有效达到该目的。此方法要求红细胞采集在 450ml 血袋中。

材料

1. 捐献的血液,采集在枸橼酸盐-磷酸盐-葡萄糖(CPD),枸橼酸盐-磷酸盐-葡萄糖-葡萄糖(CP2D),枸橼酸盐-磷酸盐-葡萄糖-腺嘌呤-1(CP-DA-1),或添加剂 AS 中。

    a. 在冻存前完成所有血液处理步骤。

    b. 在 CPD,CP2D,或 CPDA-1 中保存的红细胞,冰冻前可以在 1~6℃ 放置 6 天。

    c. 在 AS-1 和 AS-3 保存的红细胞,冰冻前需在 1~6℃ 放置 42 天以上。

    d. 红细胞的解冻复苏需参照厂商说明书。

    e. 进入冻存程序后,任何保存剂中的红细胞,必须在热合后 24 小时内完成冻存。

2. 保存袋,聚氯乙烯(PVC)或聚烯烃。

3. 6.2mol/L 甘油磷酸(400ml)。

4. 冻存用硬纸板或金属罐。

5. 12% 高渗 NaCl 溶液。

6. 1.6% NaCl,1L 一批次清洗。

7. 含 2% 葡萄糖溶液的等渗 0.9%NaCl 溶液。

8. 37℃ 水浴槽或 37℃ 干式加热器。

9. 连续冲洗装置,细胞洗脱高浓度甘油时使用。

10. 冷冻柜胶带。

11. 冷冻柜(-65℃ 或更低)。

程序

步骤	处理
	甘油化红细胞的准备
1	通过去除红细胞上层抗凝保存液或添加剂,从全血中制备红细胞,称重红细胞,计算红细胞的净重。红细胞和收集袋的总重量需在 260~400g 之间
2	重量偏低的红细胞需通过添加 0.9% NaCl 溶液或减少去除血浆量,将重量调整至大约 300g。记录重量;如果有条件最好记录加入的 NaCl 溶液重量
3	记录全血编码,ABO 血型和 Rh 血型,抗凝剂,采集日期,冰冻日期,有效期和执行人标识。如有条件,记录转移袋编码
4	将红细胞和甘油放置在干式加热器中加温至 25℃,10~15 分钟,或室温放置 1~2 小时。但温度不得超过 42℃
5	在冻存袋外标记"冻存红细胞"字样。标签上需记录冻存设备名称,全血编码,ABO 血型,Rh 血型和有效期。标签必须也包含可追踪采集日期,冻存日期及低温保护剂的信息
	甘油化
1	记录甘油、冻存袋及 0.9% NaCl 溶液(如有使用)批号
2	将血袋放置在混合器上,边摇动边加入大约 100ml 甘油
3	关闭混合器,停止摇动,平衡红细胞 5~30 分钟
4	使部分甘油化红细胞经重力作用流入冻存袋中
5	逐步缓慢加入约 300ml 甘油,并轻轻混匀。小剂量红细胞需加入少量甘油。甘油终浓度为 40%。排除袋内空气
6	甘油化细胞倒流入管路内,可制备血辫。最好留取两段血辫,供交叉配血和/或融化前的表型检测
7	冰冻前,维持甘油化红细胞在 25~32℃。按推荐要求,从冰箱中取出红细胞到甘油化红细胞放置在冷冻柜的时间不应超过 4 小时
	冰冻和储存
1	将甘油化红细胞置入硬纸板或金属容器内,平放入 -65℃ 以下的冷冻柜内
2	用冰冻胶带在容器顶端边缘标记,标记信息包括全血编码,ABO 血型,Rh 血型和有效期
3	不要粗暴撞击或处理冰冻细胞
4	降温速度需 <10℃/min
5	-65℃ 或以下可保存冰冻红细胞 10 年。对于稀有血型,医务人员通常希望储存更长时间。延长保存时间超过 10 年的理由以及这些血液的特殊性需记录在册

续表

步骤	处理
	融化和去甘油
1	在冰冻红细胞保护容器外套上外包装,将其置于37℃水浴或干式加热器中
2	轻轻摇动加速融化。融化过程至少需要10分钟。融化温度需维持在37℃
3	细胞融化后,遵循厂商说明书,使用商业化设备分批或流动连续冲洗,使细胞去甘油
4	记录所有试剂及应用软件的批号和生产商。转移袋上标记"去甘油红细胞";确保标签上包含采集设备,去甘油设备,ABO 血型,Rh 血型,全血编码和有效期
5	使用高渗12% NaCl 溶液稀释红细胞。平衡约5分钟
6	使用1.6% NaCl 洗涤红细胞,直到完全去甘油。大约需要2L洗液。残余甘油检测详见说明书
7	用0.9% NaCl 和0.2%右旋糖酐溶液重悬红细胞
8	红细胞填充管路,并热合封闭数段血辫,用于后续相容性检测
9	去甘油化红细胞在1~6℃保存不得超过24小时(一套全封闭系统可使去甘油化红细胞在1~6℃储存超过2周。依据厂商说明书,该封闭系统也要求甘油化步骤在封闭系统中完成。)

注意事项

1. 献血者血清或血浆血样需冻存在-65℃以下,确保后续可再次进行抗筛试验。

2. 当需要再次进行献血者抗筛试验,而冻存标本不够时,该血液发放前,需在标签上写明未执行检测。未执行检测的原因也需记录在案。如果有检测,需在血液冻存后完成检测,并在发血时注明检测日期。

3. 已成功制备500ml 甘油化和去甘油去白红细胞,并储存在 AS-1 和 AS-3 添加液中。该方法红细胞体内存活率高达80%以上,这两种添加剂中的铬-51 标记红细胞的 $t_{1/2}$ 值均高于40天。红细胞中添加的甘油量需调整到40%浓度。由此计算,每100ml 甘油溶液含57g 甘油。

参考文献

1. Meryman HT, Hornblower M. A method for freezing and washing RBCs using a high glycerol concentration. Transfusion 1972;12:145-156.

2. Bandarenko N, Hay SN, Holmberg J, et al. Extended storage of AS-1 and AS-3 leukoreduced red blood cells for 15 days after deglycerolization and resuspension in AS-3 using an automated closed system. Transfusion 2004;44:1656-1662.

方法 6-7　高浓度甘油冻存红细胞——Valeri 方法

原理

用800ml 规格主袋采集、在 CPDA-1 保存的红细胞悬液,可经40%甘油冻存及复苏,可在1~6℃储存3~38天,详见厂商的复苏说明。

材料

1. 具有800ml 主袋的四联塑料袋采集系统。

2. 手动封口夹。

3. 空的、600ml 聚乙烯低温瓶。[例如,Corning 25702(康宁生命科学公司,Lowell,MA)或 Fisher 033746(赛默飞世尔科技公司,Waltham,MA)]。

4. 包含胶纸的无菌连接设备。

5. 冰冻胶带。

6. 600ml 转移袋。

7. 50ml 红细胞处理溶液(Rejuvesol,Citra Labs,Braintree,MA)。

8. 热封20.32cm×30.48cm塑料袋。

9. 复苏套[Fenwal 4C1921(Fenwal Inc., Lake Zurich,IL)或 Cutter 98052(Cutter Biological,Berkeley,CA)]。

10. 无菌过滤气道针[例如,BD Nokor(Becton Dickinson,Franklin Lakes,NJ)],Fenwal 复苏套专用。

11. 500ml 甘油57 溶液(Fenwal4A7833)或500ml 6.2mol/L 甘油溶液(Cytosol PN5500)。

12. 标签——红细胞冻存复苏。

13. 瓦楞纸板储存盒(外尺寸17.78cm×13.97cm×5.08cm)。

14. 热封设备。

15. 外包装塑料袋。

程序

步骤	处理
	甘油化红细胞的准备
1	主袋收集450ml全血。颠倒主袋,从离底座5cm处折叠,用胶带固定,垂直放入离心机内。离心,去除上层可见血浆。红细胞比容应为(75±5)%
2	在1~6℃储存的800ml主袋红细胞,其管路配备可连接主袋和转移袋的适配器端口
3	复苏前,离心储存红细胞,去除可见血浆。红细胞的总重和净重不得超过352g和280g
4	将血浆转移到连接的转移袋内,折叠管路,重置手动封口夹。(不可弯曲)
5	利用无菌接管机,将600ml空白转移袋连接到主袋上
6	如有可能,各转移1ml血浆至3个冻存管内,便于后续检测
	细胞的复苏
1	Fenwal复苏套:将Y-型Fenwal复苏套针头插入50ml红细胞处理液瓶的橡胶塞内,并且将套件的连接器插入主收集袋的适配器端口,注意无菌操作。将无菌过滤气道针插入红细胞处理液瓶的橡胶塞内
2	Cutter复苏套:将带有滴注器的白色排气针插入红细胞处理液瓶的橡胶木塞内,将非排气孔针插入到主袋的特定适配器端口内,注意无菌操作
3	将50ml红细胞处理液直接加入红细胞内,并轻轻手动摇动
4	将连入红细胞处理液适配器的套管热合封口。Y-装置的次级套管用于加入甘油(见下文)
5	将800ml主袋、连接的空转移袋和Y-套连接器完整包装;37℃水浴1小时
	甘油化
1	去除交叉配血用的数段血辫,保留与采集袋相连的一段,并在收集袋上附上编号,称重
2	依据红细胞总重或净重,决定加入的甘油量,详见下表

不同重量红细胞所需的甘油量

红细胞总重/g*	红细胞净重/g	初次添加甘油/ml	第二次添加甘油/ml	第三次添加甘油/ml	甘油总计/ml
222~272	150~200	50	50	250	350
273~312	201~240	50	50	350	450
313~402	241~330	50	50	400	500

* 800ml空血袋及其所有附件平均重72g

步骤	处理
3	将复苏套的连接器插入甘油瓶的橡胶塞出口,注意无菌操作。仅使用Fenwal套时,需在甘油瓶塞的排气管内插入过滤气道针
4	将血袋置于振荡器上,第一次加入甘油(具体量详见上表),使用时低速振荡血袋(180振幅/min)
5	停止振荡,静置5分钟,第二次加入甘油,静置2分钟。第三次加入甘油,手动充分振荡
6	在靠近适配器位置,热合封闭空甘油瓶和适配器之间的管路,确保转移袋完整地连接在主采集袋上
7	离心红细胞和甘油混合物,将上层可见甘油转移至转移袋内,重悬细胞并混匀。因为冰冻前上层甘油已去除,在去甘油过程中,只需要用两种盐溶液(高渗12%生理盐水溶液和0.9%生理盐水-0.2%右旋糖酐溶液)。此步骤与Meryman法不同
8	在距离主袋10cm处封闭管路。分离含有上清液的转移袋,弃之
9	粘贴覆盖血液成分标签,设备标签和ABO/Rh标签。标签上记录有效期
10	冰冻前称重血液,记录重量

步骤	处理
11	折叠主袋顶端部分(约5cm)。将主袋置入塑料外包装袋内,热封包装袋顶端,确保袋子之间的空气尽可能少
12	将1小瓶血浆和包含甘油化红细胞的塑料袋置入纸盒内。将另2瓶血浆冻存在-65℃以下冰箱内,以备后续检测用
13	贴上"冰冻复苏红细胞"标签,ABO/Rh标签,设备标签和原始外包装血液编号。分别记录采集时间,冰冻时间和有效日期或将信息粘贴在纸盒
14	于-80℃冰箱冻存红细胞。血液从4℃冰箱内取出,至置入-80℃冰箱内,时间不得超过4小时

解冻和去甘油化

1	冻存细胞保护容器置于外包装内,37℃水浴或干式加热
2	轻轻摇动加速融化。融化过程至少需要10分钟。融化温度需为37℃
3	当细胞融化后,依据厂商说明,使用商业化分批或连续流动洗脱装置去甘油化
4	记录所用试剂和软件的批号和厂商。在转移袋上贴上"去甘油化红细胞"标签;确保标签上包含采集设备识别号,去甘油化细胞制备设备识别号,ABO血型和Rh血型,全血编号,有效日期和时间
5	加入一定量高渗12% NaCl溶液,稀释血液。平衡5分钟
6	用1.6% NaCl溶液洗涤红细胞直到完全去甘油化。大约需要2L洗液。检查残余的甘油,详见方法6-9
7	用等渗(0.9%)NaCl和0.2%右旋糖酐溶液重悬去甘油红细胞
8	将血液充填管路,封闭数段血辫,用于后续检测
9	去甘油化红细胞在1~6℃储存不得超过24小时(如采用认证的封闭系统,可在1~6℃储存去甘油化红细胞2周。依据厂商说明,封闭的去甘油化系统需要甘油化步骤也在封闭状态下完成)

注意事项

已从500ml全血中成功制备甘油化和去甘油去白红细胞,并储存在AS-1和AS-3添加液中。该方法红细胞体内存活率高达80%以上,这两种添加剂中的铬-51标记红细胞$t_{1/2}$值均高于40天。红细胞中添加的甘油量需调整到40%浓度。按此计算,每100ml甘油溶液含57g甘油。

参考文献

1. Valeri CR, Ragno G, Pivacek LE, et al. A multi-center study of in vitro and in vivo values in human RBCs frozen with 40%(wt/vol) glycerol and stored after deglycerolization for 15 days at 4 C in AS-3: Assessment of RBC processing in the ACP 215. Transfusion 2001;41:933-939.
2. Rejuvesol package insert. Braintree, MA: Cytosol Laboratories, 2013. [Available at http://www.citra-labs.com/fileLibrary/FL7000-rejuvesol.pdf(accessed July 31, 2017).]
3. Bandarenko N, Hay SN, Holmberg J, et al. Extended storage of AS-1 and AS-3 leukoreduced red blood cells for 15 days after deglycerolization and resuspension in AS-3 using an automated closed system. Transfusion 2004;44:1656-1662.

方法6-8　检查去甘油红细胞的甘油含量

原理

冻存红细胞甘油化后,会产生高渗细胞内液。在输血前,需将细胞恢复到等渗水平。不适当的去甘油化,会使红细胞接触生理盐水后或与血清或血浆交叉配血时,发生溶血。

材料和设备

1. 冻存红细胞去甘油化半自动设备。
2. 透明管路,作为去甘油化时的一次性使用材料。
3. 比色仪,商业用。

程序

步骤	处理
	最终洗涤法
1	当洗液出现在流向垃圾袋的管路内时,停止最后1段洗脱循环
2	将比色仪靠近管路近端,白色亮光背景处
3	注意洗液颜色,应弱于色板颜色,该色板颜色提示3%溶血现象(3%红细胞发生溶血)
4	如果溶血现象严重,继续洗涤,直到颜色在可接收范围内
5	观察并记录每单位血液和质控过程的结果
6	如果重复出现不可接受的溶血现象,记录纠正过程
	红细胞去甘油化质控的其他方法
1	手持屈折光仪:依据厂商说明,使用手持屈折度计。将少量上清转移至测量棱镜,测量棱镜需对准光源。折射值需<30,确保甘油水平<10g/L
2	渗透压:依据厂商说明,渗透压计可用于测量渗透压。少量上清加至渗透压计比色皿内,测量标本渗透压。渗透压值不得超过400mOsm/kg H_2O,确保残余甘油浓度<10g/L

注意事项

1. 在去甘油化过程中,与细胞接触的最终溶液应为含低浓度右旋糖酐的生理盐水。检测残余甘油最简便的方法是测量洗脱终液中游离血红蛋白量(g/L)。

2. 可通过商业化比色仪测量洗脱终液的颜色进行溶血的评估。另外,也可先将生理盐水加至等分的去甘油化细胞中,用比色仪测量上清液。

参考文献

1. Quality control of deglycerolized red blood cells. Boston, MA:Naval Blood Research Laboratories,2007. [Available at http://www. nbrl. org/SOP/115/qualitycontrol. html (accessed July 26,2017).]

2. Umlas J,O'Neill TP. Use of refractive index to measure the adequacy of glycerol removal from previously frozen erythrocytes. Transfusion 1980;20:720-724.

方法 6-9 全血分离制备新鲜冰冻血浆

原理

血浆从细胞血液成分中分离而来,冷冻保存以维持不稳定的凝血因子活性。血浆必须在8h内放置在冷冻柜内,或依据血液采集、处理及储存系统说明的时间要求(详见注意事项)冷冻。

材料

1. 静脉采集的新鲜全血,血袋上连有转移袋。
2. 金属夹和手持封口机。
3. 设备(剪刀,止血钳)。
4. 双电极封口机(可选)。
5. 血浆分浆夹。
6. 冷冻装置。
7. 冷冻离心机。
8. 天平。

程序

步骤	处理
1	采集后立即离心血液,利用"高速离心"模式(详见红细胞制备方法)。除非要制备血小板,需在1~6℃低温离心。(详见全血中血小板制备方法)
2	将离心后血液主袋放置在分浆夹上,将连接的连袋在天平上调至0。将血浆挤压至连袋,称重
3	用封口机或金属夹封闭转移袋管路,但不去掉管路上的编码信息。在近转移袋处再次封口
4	从初始容器中分离前,需在转移袋上标注血液编号。贴上新鲜冰冻血浆(FFP)成分标签,标签上需记录血浆量。详见注意事项
5	在2个封口处剪断管路。弯曲管路,胶带固定在血浆容器外。留取几段血辫供后续检测用
6	采血后8小时内,在-18℃或更低的温度下储存血浆;如为ACD保存液,需在采血后6h内制备冻存;或依据监督管理机构规定

注意事项

如果血浆在24小时内冻存,但超过8小时,需标注采血后24小时内冰冻血浆(PF24)

方法 6-10 全血制备冷沉淀抗血友病因子

原理

凝血因子(纤维蛋白原,Ⅷ因子,ⅩⅢ因子,vWF和纤维连接蛋白)可经新鲜采集血浆冷沉淀后浓缩而得。冷沉淀是通过新鲜冰冻血浆(FFP)在1~

6℃缓慢解冻来实现的。重新冻存需在 1 小时内完成,多个单位冷沉淀可经封闭系统结合成汇集制品。

材料

1. 新鲜冰冻血浆(>200ml)至少包含 1 个转移袋
2. 金属夹和手持封口机或双电极封口机
3. 清洁设备(剪刀,止血钳)
4. 分浆夹
5. 低温离心机

6. 冰冻装置:可用的冰冻设备包括①能维持 -18℃以下温度的速冻冷冻柜或机械冷冻柜;②干冰;③乙醇干冰水浴设备。在95%乙醇混合碎干冰水浴中,可使血液成分 15 分钟内完成冰冻
7. 1~6℃循环水浴或冰箱
8. 天平
9. 多通道汇集套管(可选)
10. 无菌连接设备

程序

步骤	处理
	冷沉淀制备
1	将 FFP 置于 1~6℃循环水浴或冰箱内解冻。如果使用水浴解冻,需在血袋外套入塑料外包装,保持干燥
2	为了保持融化血浆的稳定性,依据下述步骤,从冷沉淀中分离液体血浆: a. 利用"高速离心"模式,在 1~6℃离心血浆。(详见红细胞制备方法)通过下述步骤去除上层血浆: 　ⅰ. 高处倒置悬挂血袋,使分离血浆急速流入转移袋内。冷沉淀保留在主袋底部。为了防止冷沉淀溶解或从主袋内流出,应迅速将冷沉淀和血浆分离。为了后续冷沉淀解冻,需保留 10~15ml 上清血浆。完成制备或汇集的冷沉淀需立即重新复冻 　ⅱ. 将融化血浆垂直置于分浆夹内。从冷沉淀中挤出其余血浆,原始袋内保留 10~15ml 血浆,冷沉淀立即冰冻或进行汇集 b. 当大约 1/10 内容物还未融化时,将血浆袋垂直置入分浆夹内,使上层血浆缓慢流入转移袋内,利用顶部冰块作为过滤器。冷沉淀团块将黏附在血袋边缘或冰块上。当90%上层血浆去除后,封袋。立即复冻冷沉淀(汇集冷沉淀不推荐)
	汇集冷沉淀
1	选择需汇集的血袋。所有血液成分需 ABO 同型(无需 Rh 血型匹配)
2	揉捏血袋中的上清血浆,重悬冷沉淀
3	准备汇集: a. 如使用多通道汇集套管,依据厂商说明,制备汇集冷沉淀 b. 如无汇集套管: 　ⅰ. 利用无菌连接设备,将两袋冷沉淀连接 　ⅱ. 将冷沉淀挤入 1 个容器内 　ⅲ. 连接第 3 袋冷沉淀,继续汇集 　ⅳ. 将第 3 袋冷沉淀挤入上述容器内(含汇集冷沉淀) 　ⅴ. 重复ⅲ和第ⅳ步骤,直到所有的冷沉淀汇集在 1 袋内 　ⅵ. 排出汇集冷沉淀内的多余空气至最后 1 个空袋内 　ⅶ. 分离最后 1 个空袋
	冰冻储存冷沉淀
1	冷沉淀从冰冻离心机或水浴内取出后,应在 1 小时内重新冻存
2	-18℃储存,-30℃或更低温度下为佳,自采集日起保存 12 个月

注意事项

FFP 采集后 12 个月内,均可分离制备冷沉淀。冷沉淀有效期为采血后、并非制备后 12 个月开始计算。汇集冷沉淀的有效期应为最早采集日期后 12 个月。方法由印第安纳血液中心操作制备技术主任 Heather Vaught 提供。

方法 6-11 融化和汇集冷沉淀抗血友病因子

原理

冷沉淀应该在 30~37℃下快速融化,一旦融化

结束,不能在此温度下长期保存。本方法允许快速融化和汇集该血液成分。

材料

1. 37℃的循环恒温水浴箱(商品化血浆解冻融箱,类似于专门设计的干热设备)
2. 药物注射接口
3. 0.9%注射用无菌 NaCl 溶液
4. 注射器和针头

程序

步骤	处理
1	用保鲜膜覆盖血袋接口以防止未消毒的水污染接口,或者使用装置保持血袋直立,并保证接口位于水面以上。将血袋放在 37℃的水浴箱里
2	将融化好的沉淀物小心安全地悬挂,加到该献血者 10~15ml 血浆中,或者加入约 10ml 的 0.9% NaCl 溶液,然后轻轻混合悬浮
3	将注射器插入每个袋子。将 1 个血袋中的内容物吸入注射器中,然后注入下 1 个血袋。并冲洗溶解的冷沉淀血袋,直到所有的内容物都转移到终产品袋中

注意事项

1. 在输注前,融化后的冷沉淀必须保存在室温下。如果是混合浓缩制品,应在 4 小时内输注。如果是为了补充Ⅷ因子的,融化后的单袋冷沉淀必须在 6 小时内输注。融化后的冷沉淀不可以再冷冻。

2. 在准备阶段,可以将 4~10 个单位混合,制备成预混合冷沉淀,有效期为 1 年(详见冷沉淀制备方法)。冷冻前不可以添加稀释液。通常使用无菌连接设备进行混合,但也有使用了"开放"系统的。在使用"开放"系统时,预储存的混合冷沉淀的有效期为 4 小时,如果使用无菌连接设备,则解冻后有效期为 6 小时。混合冷沉淀应在制备后 2 小时内冷冻,从采集之日起可贮存 1 年。按照《AABB 血库与输血服务机构标准》,混合冷沉淀中必须含有至少 150mg 的纤维蛋白原和 80IU 的凝血因子Ⅷ乘以混合物中的单位数。混合冷沉淀必须标记 ABO/Rh 血型。如果混合冷沉淀中有 1 个单位是 Rh 阳性,那么这份冷沉淀就是 Rh 阳性,必须标记为

Rh 阳性。融化后的冷沉淀不可以再次冷冻。

参考文献

1. Joint UKBTS/NIBSC Professional Advisory Committee. Cryoprecipitate pooled, leucocyte depleted. In: Guidelines for the blood transfusion service in the United Kingdom. 7th ed. Sheffield, UK: National Blood Service, 2005. [Available at http://www. transfusionguidelines. org. uk/index. asp? Publication=RB&Section=25&pageid=969 (accessed July 26,2017).]
2. Smith KJ, Hodges PA. Preparation of pooled cryoprecipitate for treatment of hemophilia A in a home care program. Transfusion 1984;24:520-523.
3. Ooley P, ed. Standards for blood banks and transfusion services. 30th ed. Bethesda, MD: AABB, 2015:28-29.
4. Code of federal regulations. Title 21, CFR Part 640. 54. Washington, DC: US Government Printing Office, 2017 (revised annually).

方法 6-12 从全血中制备血小板

原理

血小板可通过富血小板血浆(PRP)或白膜层法制备。在 PRP 法中,PRP 通过低速离心从全血中分离,血小板通过高速离心进行浓缩,上清血浆随后被移除。在白膜层法中,全血通过高速离心后,收集白膜层。然后用低速离心将白膜层分离,用以浓缩血小板和去除红细胞、白细胞。

材料

1. 通过静脉采集新鲜全血,全血采集到 1 个带有 2 个完整连接袋的血袋中。最后的采集袋必须由塑料制成,便于贮存血小板。在室温下保存血液(20~24℃),然后从红细胞中分离出 PRP。PRP 须在血液采集后 8 小时内分离,或者在所使用的血液采集、加工和储存系统规定的时间内完成
2. 过滤器(如果预备储存少白细胞血小板)
3. 金属夹和手动封口机
4. 手术器械(剪刀,止血钳)
5. 分浆夹
6. 电动封口机(可选)
7. 校准的离心机
8. 天平
9. 旋转器

程序

步骤	操作
	制备 PRP
1	在血小板分离前或分离过程中,都不要冷藏血液。如果离心机的温度是 1~6℃,将离心机的温度设置为 20℃,使温度上升至大约 20℃。使用低速离心分离血液(详见红细胞制备方法)
2	将 PRP 放入用于血小板储存的转移袋中。在主袋和 2 个卫星袋的 Y 型连接器之间密封管道 2 次,并在 2 个密封处进行切割。将红细胞放置于 1~6℃
3	在 20℃ 下使用高速离心 PRP(详见红细胞制备方法)
4	将贫血小板血浆放入第 2 个转移袋中,并密封管道。应当保留部分血浆用于血小板的保存,但是没有精确的容量。《AABB 血库与输血服务标准》要求在整个保存期间,血小板浓缩物仍留有充足的血浆,并且 pH 值保持 6.2 或者更高。当储存在 20~24℃ 时,维持这个 pH 值至少需要 35ml 血浆,如果在 50~70ml 之间会更好
5	血小板浓缩容器应当保持静止,标签面朝下,在室温下大约 1 小时
6	用下列任 1 种方法重悬血小板: a. 用手轻轻摇晃血小板容器,实现均匀的重悬 b. 室温下把容器放在旋转器上。应在 2 小时内缓慢、轻轻的摇动达到均匀的重悬
7	在 20~24℃ 下持续温和的振荡,保持血小板悬浮
8	发放前应仔细检查血小板,以确保没有血小板聚集
	白膜层法制备血小板
1	离心前,全血应保存在 20~24℃
2	高速离心全血。[例如,用 Beckman J6ME(Tritech Inc.,Edgewater,MD)2 800g 离心 11.5min]
3	从容器顶部去除上清血浆,手动或使用自动装置从容器底部收集红细胞。大约 50ml 白膜层保留在袋子中
4	将 4~6 个单位全血中的白膜层混合,低速离心(例如,用 Beckman J6ME 700g 离心 5min)。手动或使用自动装置将上清 PRP 移入血小板保存袋。在转移过程中过滤血小板以去除白细胞
	制备预贮存的少白细胞血小板
	预贮存的少白细胞(LR)血小板是从全血中使用 PRP 的内置滤器。由此产生的中间产物是经过过滤的 PRP,可制成 LR 血小板浓缩物和 LR 血浆

注意事项

如果血液成分是在所使用的血液采集、处理和储存系统规定的时间内完成分离和冷冻的,则上清血浆可以迅速冷冻并储存为新鲜冰冻血浆(FFP)。在血小板制备后分离的 FFP,其体积将大大少于直接从全血中制备的体积。

参考文献

1. Ooley P,ed. Standards for blood banks and transfusion services. 30th ed. Bethesda,MD:AABB,2015:29-30.

2. Turner CP,Sutherland J,Wadhwa M,et al. In vitro function of platelet concentrates prepared after filtration of whole blood or buffy coat pools. Vox Sang 2005;88:164-171.

3. Sweeney JD,Holme S,Heaton WAL,Nelson E. Leukodepleted platelet concentrates prepared by in-line filtration of platelet rich plasma. Transfusion 1995;35:131-136.

4. Sweeney JD,Kouttab N,Penn LC,et al. A comparison of prestorage leukoreduced whole blood derived platelets with bedside filtered whole blood derived platelets in autologous stem cell transplant. Transfusion 2000;40:794-800

方法 6-13　从血小板中去除血浆(减容)

原理

虽然血小板的最佳储存条件需要一定剂量的血浆,但是有些患者可能无法耐受大剂量的输注。储存的血小板可离心分离,大部分血浆在输注前被清除,但是仍需要保持一部分以悬浮血小板。血小板必须在室温下保存,而不需要搅动,20~60 分钟后再悬浮于剩余的血浆当中。在血小板放入血袋后 4 小时内必须进行输注。减少血浆体积的操作可在单人份或混合血小板中进行。

材料

1. 机采血小板或从全血中分离制备的血小板。
2. 剪刀,止血钳。
3. 电动封口机(可选)。
4. 校准的离心机。
5. 血浆分浆夹。

程序

步骤	操作
1	如果需要,汇集血小板可使用标准技术转移到转移袋中。1 份血小板浓缩液可能需要减少体积以供儿科患者使用。机采血小板可直接处理
2	在 20~24℃下离心,使用以下任 1 种方法: a. 580g 20 分钟 b. 2 000g 10 分钟 c. 5 000g 6 分钟
3	不影响内容物的情况下,将血袋转移到血浆分浆夹上。从 1 个单位血小板中去除血浆,只保留 10~15ml,或者按比例,从汇集血小板或机采血小板中去除更多血浆
4	血小板转移至血袋,混合 4 小时,在血袋上标记有效期
5	如果使用转速 580g 离心,将血袋放置在 20~24℃下 20 分钟,不要振荡。如果使用转速 2 000 或 5 000g 离心,则需放置 1 小时
6	重悬血小板

注意事项

1. 对于最佳离心条件,还没有达成共识。有 1 项研究发现多单位的血小板制品在 500g 离心 6 分钟后将丢失 35%~55% 的血小板,而 5 000g 离心 6 分钟或 2 000g 10 分钟,只丢失 5%~20% 的血小板。

为了避免较高的离心力可能会对塑料容器造成的任何风险,推荐使用 2 000g 离心 10 分钟。Moroff 等的 1 项研究发现,42 个单位血小板制品在 580g 离心 20 分钟,血小板的丢失少于 15%。高离心力理论上存在一些问题,因为当血袋壁压迫时可能会损害血小板,同时也增加了血袋破损的风险。

2. 如果使用无菌连接设备从机采血小板或单人浓缩血小板中去除血浆,那么这袋血为封闭状态,就没有必要强制规定要在 4 小时内输注血小板。然而,目前没有减少体积的血小板浓缩物储存的相关数据支持;因此,最好尽快输注。

3. 减少体积的血小板浓缩物可能无法作为许可产品进行发放。

4. 在美国,血小板无论是否减容,混合后都必须在 4 小时内进行输注,除非汇集血小板是在 FDA 批准的去除血浆封闭系统内制备,在这种情况下,根据汇集血小板中采集的最早时间的单位算起,为 5 天有效期。汇集血小板可能无法作为许可产品进行发放。

参考文献

1. Simon TL, Sierra ER. Concentration of platelet units into small volumes. Transfusion 1984;24:173-175.

2. Moroff G, Friedman A, Robkin-Kline L, et al. Reduction of the volume of stored platelet concentrates for use in neonatal patients. Transfusion 1984;24:144-146.

7. 细胞和组织移植的方法

与其他章节一样,下述细胞治疗方法代表了目前在全球范围的不同机构使用的许多特定技术。

方法 7-1　输注低温保存的造血细胞

原理

本程序是概述输注低温保存的造血干细胞(HPCs)之前以及输注过程中要执行的程序和步骤。下述方法是当前应用的典型方法。

材料与设备

1. 标准静脉输液装置。
2. 含有 NaHCO$_3$ 和 KCl 溶液、比例为 50:20mmol/L 的袋子。
3. 排尿马桶套。
4. pH 试纸。
5. 650mg 对乙酰氨基酚。
6. 1mg/kg 苯海拉明,上限为 50mg。
7. 止吐剂。
8. 解冻的 HPCs(见实验室流程中解冻的详细介绍)。
9. 标准输注器材(可使用输血器)。
10. 患者输液记录。
11.《细胞治疗产品使用说明》。

程序

步骤	操作
1	如果产品体积大于 300ml,应在输注前至少 3 小时,用 0.25% 的生理盐水和 NaHCO$_3$ 进行水化。补充 NaHCO$_3$ 确保碱化尿液。其目标是达到尿量 2~3ml/(kg·h),尿 pH 值为 7.0
2	在 HPC 输注前 15~30 分钟,应用以下药物: a. 苯海拉明,1mg/kg(最大剂量=50mg) b. 必要时给予止吐剂
3	如果另外 1 份细胞间隔超过 4 小时后输注,应重复使用药物
4	应快速地输注解冻后的 HPC(50ml 每 5~10 分钟)以降低聚集
5	在双份脐带血(CB)移植中,分别解冻和输注。在第 1 个单位的输注完毕及所有输注反应处理完成后,再解冻第 2 个单位
6	视情况而定,记录并保留含生命体征和不良反应的输液记录

注意事项

1. 输注方案应在护理和/或实验室的程序手册中规范。执行输注的医务人员必须熟悉各种输血不良反应:发热、寒战、呼吸困难、支气管痉挛、低血压、发绀、皮疹或荨麻疹、胸部或背部疼痛,以及其他任何变化。二甲基亚砜(DMSO)毒性是输注低温保存的 HPC 制品最常见的并发症。症状由组胺释放引起,包括面色潮红、皮疹、胸闷、恶心和呕吐,以及循环不稳定。《细胞治疗产品使用说明》中详细描述了与输注 HPC 制品相关的副作用和危害。HPCs 不能使用白细胞过滤器输注。但是根据指南,细胞可以通过标准输血器(例如 170μm 的过滤器)进行过滤。

2. 对于输注 HPC 制品的不良反应应记录在"不良反应报告"上。实验室里应保留一份副本。

这些表格由护理人员和实验室人员记录。与 HPC 输注相关的不良反应必须报告给食品和药品管理局（FDA）的生物制品评价和研究中心（CBER）。美国联邦法规（21 CFR 1271. 350）规定了需上报的不良反应的定义和报告的要求。关于 CBER 报告要求的最新信息可以在 FDA 网站上找到。

3. 如果 DMSO 总输注量>1g/kg，建议输入制品的时间应>2 天。作为参考，DMSO 浓度为 10% 的 100ml 的冷冻细胞中含有 10g DMSO。如果产品超过这个限度，请咨询细胞治疗实验室的医疗主任。

参考文献

1. AABB, American Association of Tissue Banks, American Red Cross, American Society for Apheresis, American Society for Blood and Marrow Transplantation, America's Blood Centers, College of American Pathologists, Foundation for the Accreditation of Cellular Therapy, ICCBBA, International Society for Cellular Therapy, Joint Accreditation Committee of ISCT and EBMT, National Marrow Donor Program, NETCORD. Circular of information for the use of cellular therapy products. Bethesda, MD: AABB, July 2016.

2. Code of federal regulations. Title 21, CFR Part 1271. 350. Washington, DC: US Government Printing Office, 2017 (revised annually).

3. Food and Drug Administration. Biological product deviations: Includes human tissue and cellular and tissue-based product （HCT/Ps） deviation reporting. Rockville, MD: CBER Office of Communication, Outreach, and Development, 2012. [Available at http://www.fda.gov/biologics-bloodvaccines/safetyavailability/reportaproblem/biolog icalproductdeviations/default.htm (accessed March14, 2017).]

方法 7-2　脐带血加工处理

原理

本方法是目前常用的方法，目的是降低红细胞的含量，富集于脐带血中白细胞。将终产品体积（优化存储空间）降至最低和减少冷冻保护剂体积（减少潜在的输血相关并发症）。

材料与设备

1. 采集的脐带血。
2. 羟乙基淀粉（HES, 6%）或者其他红细胞沉淀剂。
3. 血液成分离心机。
4. 血浆分浆夹
5. 转移袋。
6. 无菌二甲基亚砜（DMSO）。
7. 程序降温仪
8. 液氮冷冻机。
9. 自动化血液分析仪。
10. 流式细胞仪。

程序

步骤	操作
1	将脐带血产品与 HES 按照 5∶1 的比例在血袋内混合
2	静止使红细胞自然沉淀 30 分钟或者连续离心混合物 90g 6 分钟
3	将富白细胞血浆挤压入第 2 个血袋中
4	将富白细胞血浆以 450g 离心力 10 分钟
5	将少白细胞血浆挤压入第 3 个血袋中
6	使用程序降温仪冷冻保存剩余的富含白细胞成分（体积为 20~23ml）（最终产品含 10% DMSO 和 1% 右旋糖酐 40）
7	将产品储存在液相或气相（<-150℃）液氮容器中
8	应检测的质量控制参数包括：初始脐带血中的有核细胞计数和红细胞比容,加入冷冻保护剂前的最终产品中的有核细胞计数,白细胞计数,细胞存活率,CD34 计数和集落形成单位（CFU）

注意事项

脐带血处理流程概要图

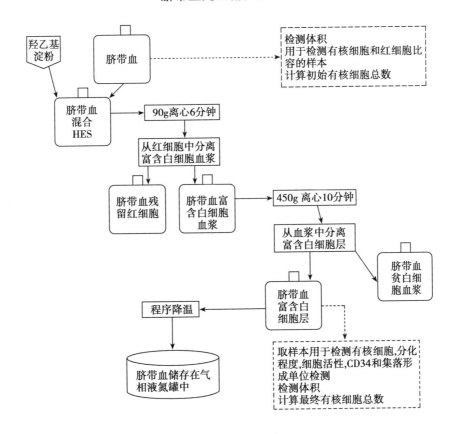

参考文献

1. McCullough J, McKenna D. Management of umbilical cord blood at the transplant center. In: Broxmeyer HE, ed. Cord blood: Biology, transplantation, banking, and regulation. Bethesda, MD: AABB Press, 2011: 585-594.

2. Rubenstein P, Dobrilla L, Rosenfield RE, et al. Processing and cryopreservation of placental/umbilical cord blood for unrelated bone marrow reconstitution. Proc Natl Acad Sci U S A 1995; 92: 10119-10122.

方法 7-3　组织移植后的不良事件和感染的研究

原理

当受者可疑感染了源于受污染的组织移植物的疾病时,移植外科医生有责任向医院人体组织管理处报告。

早期报告有助于及时确定污染源,制订纠正措施,并限制感染的进一步传播。早期报告也有助于识别和评估其他可能接受同一捐献者的受污染组织的患者,他们可能也经历同样的感染。

医院人体组织管理处负责调查不良事件和感染,并将这些事件报告给组织处理者和供应商。

材料

不良事件的文件。

流程

步骤	操作

隔离、保持记录和通知

1　如果在医院组织管理处仍有库存,应立即隔离,检疫,并停止现存的、未使用的来自同一捐献者的组织移植物的发放。来自同一供者或同一处理批次的组织移植物可通过捐献者特定的标识数字符来识别,该标识符可从组织供应商处获取。来自同一捐献者的未使用的组织需要进行检测并隔离,在所有的调查完成前不必销毁

2　如果来自同一捐献者的隔离的组织移植物排除了污染的风险,那么应该由医院组织管理处的医疗主任批准,并出具1份书面的质量保证审查,然后将移植物从检疫隔离区放回可发放的库存中

3　启动调查并建立不良事件档案。不良事件档案应包括所有调查行动的记录,以及医院组织管理处的医疗主任审核并批准的最终报告

4　尽快通知医院管理部门主任。医疗主任应立即采取的行动,包括检查患者的病情,与移植外科医生进行讨论,以确定感染的类型及可能的影响因素,并确认同种异体移植物是否与此次感染中相关

5　尽快通知组织处理商(名称位于包装袋上)和组织供应商(如果与组织处理商不是同一个)及时采取适当的措施,例如隔离来自同一供者的组织;组织供应商(组织库,组织处理商,组织发放中介)调查潜在感染源,包括捐献者的移植物,或者在组织复苏、组织处理或储存过程中的是否污染

6　通知医院风险管理处部门,特别是感染来源于同种异体移植物时风险很高时

7　如果确认严重感染是由移植物引起的,请通知联合委员会

8　如果受体因感染的移植物发生严重或致命的疾病,医院管理部门应考虑通过 Med Watch 上报 FDA(组织处理商和供应商的上报是强制性的)

医院调查

1　配合组织处理商正在进行的调查

2　在医院组织管理部门的医疗主任和医院感染控制办公室的帮助下,调查是否是由于患者或医院因素导致感染

3　如果是病毒感染(如人体免疫缺陷病毒、丙肝病毒、乙肝病毒),应考虑受者的行为风险因素(例如,输注过凝血因子的血友病患者、注射吸毒者、妓女、男同性恋、有既往输血史的患者等)

4　调查患者的感染是否属于院内感染。当感染是细菌或真菌时,高度怀疑院内感染。医院组织管理部门与医院感染控制办公室或流行病学管理处合作,确定感染是否来源于医院的环境、用品、设备或人员。确定近期是否爆发过同一种微生物的感染。需要医院感染控制办公室、1名临床传染病专家单独或共同出具1份调查和评估报告。如果有需要,州卫生署也可参与其中

5　要求组织供应商提供1份调查报告。如果组织供应商发现污染组织及其来源,医院的调查可简化

6　如果感染可能与移植物有关,则进行警哨事件调查。如果感染源不排除或确定是医院内获得性感染而不是移植物获得感染,那么医院应该进行根因分析,寻找相关因素,并根据需要实施改正和预防措施

保密性

1　在对不良事件进行调查期间,相关的患者保密性医疗信息可以与医院、公共卫生部门和组织供应商的调查组共享。(依据医疗保险可携性和责任法案)

2　组织供应商需要调查不良事件,并报告给供应商,并向 FDA 报告这些活动

审查供应商的认证

1　如果认定组织移植物可能或确定是导致受者感染的原因,需要检查组织供应商的资质。获取和审查信息,以确定来自该供应商的组织安全性或效果是否低于其他供应商。信息可以通过咨询 FDA 获取(如医学观察的报告、FDA 的检查发现),也可通过访问组织供应商质控专员或医疗主任,还可以通过确定是否有其他患者接受来自同一组织库的组织导致感染来获取信息

2　如果组织供应商或组织处理商拒绝提供需要的信息,则需要隔离医院库存中从该供应商处获得的所有其他组织移植物。暂停该供应商的认证和批准,变更其他供应商获得组织

续表

步骤	操作
	最终评定
1	在调查完成后,准备 1 份书面的最终报告,明确患者感染的原因,并确定组织移植物不太可能、有可能、很有可能或确认是感染的原因。调查文件、结论、最终报告以及任何整改措施都应由医院组织服务处的医疗主任审核并批准。将最终报告存入不良事件档案中
2	如果采取了整改措施,应在后期作出评价,以证明行动已经到位并有效
	给其他人的最终报告
1	1 份由组织服务处医疗主任撰写的或经其审批的调查报告应提供给下列单位及个人: a. 最初报告感染的移植外科医生 b. 组织处理商和供应商 c. 医院组织管理委员会
2	如果医院组织服务处确定:①受者感染是由移植物引起的;②或者是院内感染;③同时感染是致命的,危及生命的,或已导致身体机能永久性损失或身体结构损伤,需通知联合会并进行警哨事件调查
3	如果在受者中诊断出传染性感染,根据州法律需上报的,书面通知州卫生署
4	不强制医院向 FDA 报告不良事件。然而,如果医院组织管理处确定是由于组织引起的不良事件,①涉及传染病;②是致命的,危及生命的,或导致永久性损伤身体机能或身体结构的;③或者需要治疗或手术干预的,医院可以通过医学观察自愿通知 FDA(21 CFR 1271. 350)。医学观察接受在线报告(见 http://www. fda. gov/Safety/MedWatch);可致电 1-888-463-6332;发传真到 1-800-FDA-0178;或发信件给医学观察,食品和药品管理局(FDA),10903 New Hampshire Avenue,Silver Spring,MD 20993

8. 质量控制方法

在试验准备过程中的血液成分和设备的质量控制(QC)是试验过程控制的重要部分。QC失控可提示不可预知的试剂或试验材料不合格。及时发现QC失控能更早发现和解决过程中发生的问题。

QC试验必须要遵循法规要求和自愿原则。这些要求和准则是最低标准,任何机构都可以建立更加严格的规范。

温度计

在实验室检测和收集(献血者资格筛选)、加工过程中,血液和试剂的储存均需要使用温度计,因此温度计需要进行校准和标准化,以确保温度指示正确。温度计指示必须与校准温度接近才能应用。每个温度计在初次使用之前必须进行校准,并在此后定期进行校准,此外,任何时候如怀疑温度计改变或者损坏时,也需要进行校准。所有温度计校准必须经过验证,包括那些描述为"自我校准"的温度计。

血液储存设备报警

血液储存冰箱和冰柜必须配备1个持续温度监测和声音报警系统。如果1个存储设备发生报警,值班人员必须能够知道,且采取恰当的措施去解决。该事件的作业指导书必须放置在实验室明显位置,并对人员进行培训,以便在温度无法迅速纠正时,启动后续操作。每个存储设备上的警报系统需要定期检查,以确保功能正常。为保持设备良好状态,需按照生产商的说明进行定期检查。因为在维修过程中警报可能被断开或静音,为此在维修后需要谨慎验证警报功能是否正常。在这期间工作人员需一直保持警惕。

应检查设备最高和最低温度报警能否被激活,并记录。依据《AABB血库和输血服务机构标准》要求,在血液或血液成分的储存环境超出规定温度范围之前,报警设置应能够激活,及时采取恰当的

措施。因为实验室会使用不同品牌设备,不可能对所有报警系统都给出详细的说明。如果用户的设备手册中没有提供报警说明,请咨询生产商或其他储存设备的专家。设备操作手册必须包含本实验室使用方法的详细描述过程(质量控制实验间隔时间见本书第1章)。

方法8-1 硫酸铜溶液的验证试验

原理

硫酸铜溶液试验适用于献血者筛查,通过观察血滴在硫酸铜溶液中所出现的变化(下沉或浮动)用以了解献血者血红蛋白浓度。

材料

1. 硫酸铜比重:1.053。
2. 毛细管。
3. 结果记录表。

程序

步骤	操作
1	已知血红蛋白数值的血液标本(3~6例,如果可能)。应该包含稍微高于和低于125g/L的标本
2	轻轻的将1滴血液标本滴入于比重1.053的硫酸铜溶液瓶中
3	记录测试日期;硫酸铜的生产商、批号和有效期;标本的信息;测试结果;测试人员的身份
4	如果结果超过可接受范围,记录采取的纠正措施

结果分析

在硫酸铜溶液中,血红蛋白大于或等于125g/L的血液标本会下沉,低于125g/L的会漂浮。

参考文献

Philips RA, Van Slyke DD, Hamilton PB, et al. Measurement of specific gravities of whole blood and plasma by standard copper sulfate solutions. J Biol Chem 1950;183:305-330.

方法 8-2　实验室液态玻璃温度计的校准

原理

温度计用于实验室检测,献血者筛选,血液处理过程,血液成分和试剂的储存等,因此应被校准和标准化,以确保准确的指示温度。

材料

1. 美国国家标准与技术研究院(NIST)认证的温度计或带有 NIST 可溯源的校准证书的温度计。
2. 待校准的温度计。
3. 合适的容器(例如:250~500ml 的烧杯)。
4. 水。
5. 碎冰。
6. 37℃水浴。
7. 结果记录工作表。

程序

步骤	操作
1	选择特殊应用的温度计之前要考虑所有的控制因素;确保温度计在恰当的浸入方式;并按照生产商的操作说明正确使用。使用认证过的温度计时,认真阅读并遵循注意事项。确保可溯源-NIST 温度计证书中包括所有校正因子,并可将其用于计算
2	按照关键因素对温度计进行分类,如使用时的浸入方式、增加量和预期使用的温度。进行分组测试,比较这相似的温度计。单一程序比较不同的温度计方法不可行
3	每个测试温度计必须分别编号。(例如:在每个温度计的顶部放置带 1 段编号的胶带或生产商的序列号)
4	用接近温度计监测温度的水进行校准
5	37℃下校准:需要将测试温度计和 NIST 温度计放置在标准的 37℃ 水浴箱中的平均深度,确保所有装置的尖端在液体中处于相同水平位置
6	1~6℃校准:取适当的容器,并填满水,并使用碎冰调整至目的温度。将要测试的温度计和 NIST 温度计置于冰水混合物中的平均深度,确保所有装置的尖端在相同水平位置,且处于液体中而不是在上部的冰层
7	不停的搅拌,直到温度达到平衡,3~5 分钟
8	观察温度。记录每个温度计编号和结果
9	完成校准记录,包括:检测日期和测试人员的身份

注意事项

1. 可接受的标准取决于所要求的精度水平,对于大多数血库,要求 2 个温度计之间的温度差距要小于 1℃。如果读数与标准相差超过 1℃,应将温度计返还给经销商(如果是新购买的)。每次读数需要注意温度计标有的校正系数(与 NIST 温度计不同的度数)或者抛弃字样。

2. 如果温度计测量温度超过几度(例如:10℃),需要执行 3 点校准。使用适当温度的水进行校准,测试温度包括:高、中、低 3 个预定温度。

3. 随着时间的延长,玻璃的松弛会引起玻璃球径的永久性变形,会导致液态玻璃温度计在给定温度下检测出不同的读数。

4. 应定期观察温度计,以确定温度计柱中是否有裂缝,因为这会导致读数的不准确。使裂缝再结合的方法见 CLSI 标准 I2-A2.2。发生这种情况时,请记录校正措施并重新校准温度计。

5. 每个温度计在初次使用前需要进行校准,在此后定期进行校准,并在任何时候均可以怀疑有改变或者损坏。

参考文献

1. Wise JA. A procedure for the effective recalibration of liquid-in-glass thermometers. NIST special publication 819. Gaithersburg, MD: National Institute of Standards and Technology, 1991.

2. Temperature calibration of water baths, instruments, and

temperature sensors. 2nd ed; approved standard I2-A2 Vol. 10 No. 3. Wayne, PA; CLSI, 1990.

方法 8-3 口腔电子温度计的校准

原理

温度计用于实验室检测,献血者筛选,血液处理过程,血液成分和试剂储存等,因此应校准和标准化,以确保准确的指示温度。

材料

1. 美国国家标准与技术研究院(NIST)认证的温度计或带有 NIST 可溯源的校准证书的温度计。

2. 待校准的温度计。

3. 合适的容器(例如:250~500ml 的烧杯)。

4. 水。

5. 碎冰。

6. 37℃ 水浴。

7. 结果记录工作表。

程序

步骤	操作
1	可使用以下任何 1 种方法进行验证校准: a. 按照生产商的说明验证校准 b. 按照生产商的说明、使用市售的校准设备进行验证校准 c. 将温度计探头插入到水浴中来校准温度计,该水浴中的温度范围已经使用 NIST 认证的温度计测试过
2	如果读数在误差范围内,结果可以接受。如果结果超出误差范围,记录并弃用
3	记录测试日期,温度计识别码,温度读数和记录者身份信息

注意事项

1. 所校准温度计的温度应该接近温度计使用范围。

2. 每个温度计必须在初次使用前进行校准,并在之后定期进行校准。或在任何时候均可以怀疑温度计有改变或损坏均需要校准。

3. 必须对电子温度计进行校准,包括具有"自我校准"功能的温度计。

方法 8-4 冰箱报警器测试

原理

血液储存冰箱必须配备 1 个系统,该系统主要用于连续温度监测和声音报警。温度报警会在血液或其他成分温度超出规定范围前被激活,进而可以对冰箱温度提前进行干预。

材料

1. 校准过的温度计。

2. 足够大的热电偶容器存放盘。

3. 水。

4. 盐。

5. 结果记录表。

程序

步骤	操作
1	首先检查报警器电路工作是否正常,确保报警开关开启,启动温度为 1~6℃。在装有报警热电偶的容器中浸入 1 个易读数的校准温度计
	对于低温报警
2	将装有校准温度计和热电偶容器,置于温度为 -4℃ 或以下的冰水混合物的托盘中。为了达到这个温度,可以在冰水混合物中加入几勺精盐
3	关闭冰箱门,避免冰箱内储存物温度改变。保持容器存放在盘中,定期搅拌,直到发出报警声
4	记录报警温度。将此温度定为低温报警温度
	对于高温报警
5	将装有热电偶和温度计的容器放置在装有冷水的存放盘中(如:12~15℃)
6	关上冰箱门。缓慢加温存放盘中的水,并搅拌
7	记录报警温度。将此温度定为高温报警温度
8	记录测试日期,冰箱标识,温度计标识以及测试人员的身份信息
9	如果激活温度过低或过高,可以根据生产商的建议采取适当的纠正措施。记录纠正措施的性质,并重复检查报警系统,以确保纠正措施有效

注意事项

1. 冰箱温度超过可接受上限,有以下几个原因:未关门;制冷剂量少、制冷效果差;压缩机故障;

换热器有污垢和堵塞;或者是电力损耗。

2. 报警用热偶器应易于使用,并配有足够长的线,便于操作。

3. 用于连续温度监控的热偶器不需要与报警装置放置在同一容器中。如果在同一容器中,应在记录中进行标注,并解释在温度检查过程中导致的温度报警。

4. 在检测温度报警激活点时,温度变化尽可能的缓慢,以便准确的测量和记录。过快的温度变化可能会导致温度报警温度与温度记录不符。

5. 低温报警温度应该高于1℃(例如:1.5℃);高温报警温度应该低于6℃(例如:5.5℃)。

6.《AABB 血库和输血服务机构标准》规定,温度报警要在血液或其他成分达到不可接受温度之前被激活,进而可以提前干预。

7. 温度报警在使用时,在冰箱和远程报警位置应同时存在。如果远程温度报警被应用,检查过程中应包括在远程位置发出警报的验证。

8. 在实验室明显的地方应标记该类情况说明。进行人员培训,及时应对冰箱温度不能马上被纠正的情况。

9. 热电偶浸没的液体体积必须不能大于冰箱储存最小单元的体积。如果热电偶存放液体体积过小,跟大体积比较,较小的温度变化可能会发生报警。过分敏感可能会造成干扰。

10. 在合格的电工技师帮助下,对于所需单元的温度报警检查,可以根据 Wenz 和 Owens 定律对无法接近的温度探头进行电力改造。

11. 每个储存单元的报警必须定期进行检查,以保证功能正常。根据生产商手册,应定期检查,确保仪器处于良好的工作状态。因为在维修过程中警报可能被断开或静音,为此在维修后需要验证警报功能是否正常。

12. 如果设备咨询手册中没有对温度报警测试有详细指导,请咨询生产商或者其他设备储存专家。设备操作手册必须包含本实验室使用方法的详细过程。

参考文献

1. Ooley P, ed. Standards for blood banks and transfusion services. 30th ed. Bethesda, MD: AABB, 2015.

2. Wenz B, Owens RT. A simplified method for monitoring and calibrating refrigerator alarm systems. Transfusion 1980; 20: 75-78.

3. Quinley ED. Quality management systems: Principles and practice. In: Fung MK, Eder AF, Spitalnik SL, Westhoff CM, eds. Technical manual. 19th ed. Bethesda, MD: AABB, 2017: 29-31.

方法 8-5　冰柜报警器测试

原理

血液贮存冰柜必须配备 1 个系统,该系统用于持续监测温度和声音报警。温度报警会在血液或其他成分超过储存温度前被激活,进而可以提前进行干预。

材料

1. 冰柜内容物的保护物(如:毯子)。
2. 校准温度计和与内置于系统装置独立的热电偶。
3. 温水或烤箱手套。
4. 结果记录表。

程序

步骤	操作
1	在测试过程中防止冷冻成分暴露于高温环境
2	使用温度计或热电偶,独立于内置系统,能够准确指示报警激活温度。将这些读数与记录器上的结果进行对比
3	将报警探头和温度计缓慢加温(如:置于温水中,戴上烤箱手套包裹,暴露于空气中)。在迅速提高温度过程中,报警激活温度很难准确测定,报警激活温度将会偏高
4	记录报警温度,测试的日期,测试人员的身份信息,冰柜信息和使用的校准仪器,以及任何影响温度报警的问题
5	将冰柜和报警系统恢复正常
6	如果报警温度过高,根据生产商的建议采取适当的纠正措施。记录纠正的类型,重新检查报警系统,证明纠正有效

注意事项

1. 冰柜温度可能会由于各种原因超温。常见原因包括以下内容:冰柜门或盖未正确关闭,制冷剂量少、制冷效果差,压缩机故障,换热器的污垢或堵塞;或电力损耗。

2. 在使用温度报警时,冰箱报警和远程报警同时存在。如果应用远程温度报警,检查过程中应包括在远程位置发出警报的验证。

3.《AABB 血库和输血服务机构标准》规定,温度报警激活点设置在血液或其他成分达到超出温度范围之前,进而可以提前干预。

4. 在实验室明显的地方应设置该类情况说明。并进行人员培训,及时应对冰箱温度不能马上纠正的情况。

5. 与检测温度报警相比,应更频繁检查电池功能、电路和断电报警。记录功能状态、冰柜的标识、日期和检测人员的身份信息。

6. 对于安装在墙内或空气中的传感器,对冰柜内局部进行加温或使内部每个空间的温度升高到报警温度。注意在温度升高时,应取出冷柜内物品或使用隔热物进行保护。

7. 对于热电偶位于防冻液中的设备,将容器和电缆拉到冷冻箱外面进行测试,关闭门并保护内容物。

8. 对于具有跟踪警报的装置,只要温度达到温度控制器设置值以上的恒定间隔,就会发出警报,将控制器设置为较热的温度,并记下警报响起的温度间隔。

9. 液氮冷冻装载必须具有报警系统,在不安全的液氮水平下启动。

参考文献

1. Ooley P, ed. Standards for blood banks and transfusion services. 30th ed. Bethesda, MD:AABB, 2015.

2. Quinley ED. Quality management systems: Principles and practice. In:Fung MK, Eder AF, Spitalnik SL, Westhoff CM, eds. Technical manual. 19th ed. Bethesda, MD: AABB, 2017:29-31.

方法 8-6 血小板分离离心机校准

原理

浓缩血小板的成功制备需要充分的离心,但不能过度;所有设备必须连续并且可靠。

材料

1. 静脉采集的新鲜全血,需采集在 1 个有 2 个完整的、可以转运血液的静脉采血袋中。

2. 除了常规处理的标本外,还采集来自 EDTA

抗凝献血者的血液标本。

3. 金属夹和手工封口机或自动热合机。

4. 清洁仪器(剪刀,止血钳,管道剥离器)。

5. 血浆分离器。

6. 适用于制备血小板浓缩液的离心机。

7. 记录结果的工作表。

程序

步骤	操作
	富血小板血浆(PRP)制备
1	抗凝标本进行血小板计数
2	计算并记录全血标本的血小板数量:血小板/μl ×1 000×全血毫升数=全血中血小板数量
3	以离心机设定的速度和时间制备富血小板血浆(参见红细胞制备方法或离心机生产商提供的指导书)
4	在管道上放 1 个临时夹子,夹闭 1 个空袋。将 PRP 转运至另 1 个空袋。在靠近主袋处密封管路,留下 1 长段管路或"小辫"。从主袋上断开 2 个空联袋。制备好血小板,不要去除空袋之间的临时夹
5	挤压管路或"小辫"几次,以便它们包含 PRP 的代表性标本
6	密封 1 段"小辫"并断开,使 PRP 袋保持无菌状态
7	对密封段的 PRP 标本进行血小板计数。计算并记录 PRP 袋中的血小板数量:血小板/μl× 1 000×PRP 毫升数=PRP 中血小板数量
8	计算并记录产量百分比:(PRP 中血小板数× 100)除以(全血中血小板数)=产率(%)
9	用不同的献血者标本重复上述过程 3 到 4 次,使用不同的离心速度和时间;比较各组不同测试试验条件下获得的产量
10	在 PRP 制品红细胞水平可接受的条件下,选择能使血小板产量百分比最高的最短时间和最低转速的组合
11	记录离心机标识,选择的校准设置,校准日期和执行校准人员身份
	制备血小板
1	以选定的时间和速度离心 PRP(如上所述)制备血小板(请参阅红细胞制备方法,或参阅离心机生产商提供的指导书)
2	去除 2 个相联袋之间的临时夹,将血浆移入第 2 个附属相联袋中,在血小板袋中留下 55~ 60ml 的血浆。密封管路,且连接到血小板袋的管路需要留下较长 1 段
3	血小板静置大约 1 小时

续表

步骤	操作
4	将血小板放在振荡器上至少1小时,确保它们均匀地重新悬浮。离心后立即进行血小板计数的结果将不准确
5	挤压管路内容物数次,将管道内容物与血小板袋的内容物充分混合。密封1段管路并断开连接,使血小板袋保持无菌状态
6	对该段的内容进行血小板计数
7	计算并记录浓缩液中的血小板数量:血小板/μl ×1 000×血小板容量(ml)=血小板浓缩液中的血小板数量
8	计算并记录产出率
9	用不同的献血者PRP重复上述过程3次或4次,并采用不同的离心速度和时间;比较各组在不同测试条件下获得的产量
10	选择能使血小板产率最高的最短时间和最低转速的组合
11	记录离心机标识,选择的校准设置,执行的日期以及执行校准的人员的身份

注意事项

1. 除非仪器已经过调整或修理,或者成分质量控制表明血小板计数已降至可接受的水平以下,否则无需对离心机进行功能重新校准。但是,离心机的定时器,速度和温度校准应定期进行。建议的性能质量控制时间间隔见本书第1章。

2. 每个用于制备血小板的离心机都必须单独校准。在最佳条件下使用每台仪器。

3. 用于制备血小板的每台离心机都应在收到并进行调整或修理后进行校准。对于从全血制备富血小板血浆(PRP)和随后从PRP制备血小板浓缩物的离心机可以通过同一过程进行功能校准。

4. 用于全血的仪器上计算血小板标本时,可能需要使用校正因子以获得准确的结果。

5. 当确定了适当的离心时间和速度时,应考虑全血中的其他成分也会被分离。终产品容量、红细胞比容和血浆含量是进一步处理时需要重点考虑的因素。

6. 在1项研究中,每单位全血平均血小板数为1.14×10^{11}。该数据基于献血者平均血小板计数238×10^9/L,平均每单位采集478ml全血。每单位全血制备的PRP含有8.3×10^{10}血小板,浓缩血小板含有9×10^{10}血小板。浓缩血小板的平均产率

为69%。

7. 在1项研究中,将K_2EDTA(1.5mg/ml)抗凝的浓缩血小板标本在流式细胞仪中进行计数,结果显示有EDTA抗凝的血小板计数高于没有EDTA抗凝的标本,可能是没有EDTA的标本中产生了微聚体的结果。

参考文献

1. Kahn R, Cossette I, Friedman L. Optimum centrifugation conditions for the preparation of platelet and plasma products. Transfusion 1976;16:162-165.

2. McShine R, Das P, Smit Sibinga C, Brozovic B. Effect of EDTA on platelet parameters in blood and blood components collected with CPDA1. Vox Sang 1991;61:84-89.

3. Quinley ED. Quality management systems:Principles and practice. In:Fung MK, Eder AF, Spitalnik SL, Westhoff CM,eds. Technical manual. 19th ed. Bethesda,MD:AABB,2017:29-31.

方法 8-7　快速凝集试验的血清学离心机的校准

原理

每个离心机应在收到后进行校准,调整或修理后并定期进行校准。应校准评估不同黏度溶液中红细胞的凝集,而不是不同抗体的反应。

材料

1. 试管,10mm×75mm 或 12mm×75mm(无论实验室常规使用哪种尺寸都可以)。

2. 记录结果的工作表。

3. 对于盐水活性抗体:
- 来自A型血人的血清(抗-B)用6%白蛋白稀释以产生1+肉眼凝集(3ml 22%牛白蛋白+8ml生理盐水=6%牛白蛋白)。请参阅稀释百分比溶液的方法。
- 阳性对照:2%~5%盐水悬浮液中的B型红细胞。
- 阴性对照:2%~5%盐水悬浮液中的A型红细胞。

4. 对于高蛋白抗体:
- 用22%白蛋白稀释抗-D,使其产生1+肉眼凝集。
- 阳性对照:在2%~5%盐水悬浮液中的D

阳性红细胞。

- 阴性对照:在2%~5%盐水悬浮液中的D阴性红细胞。

程序

步骤	操作
1	对于每组测试(盐水和高蛋白抗体),标记5个阳性反应试管和5个阴性反应试管
2	按照常规操作的用量,将稀释的抗-B加入到10个进行盐水抗体试验的试管中,并将稀释的抗-D加入到10个进行高蛋白质抗体试验的试管中。按常规用量加入血清和试剂
3	将适当的对照细胞悬浮液加入到1组试管中(盐水试验1个阳性试管和1个阴性试管,高蛋白抗体试验1个阳性试管和1个阴性试管)。立即离心所需的时间(例如10秒)
4	观察每个试管的凝集和记录观察结果(请参阅下表中的示例)
5	使用不同离心时间(例如15秒,20秒,30秒和45秒)重复步骤2和3。不要让细胞和血清在离心前孵育
6	选择满足以下标准所需的最短时间就是离心的最佳时间: A. 上清液澄清 B. 细胞扣形状清楚,并且边缘清晰不模糊 C. 细胞扣很容易重新悬浮 D. 阳性对照管中的凝集与制备试剂的凝集一样强 E. 阴性对照管没有凝集也没有模糊不清
7	记录离心机标识,选择离心的时间,日期和执行校准的人员的身份

结果分析

以下是步骤4和步骤6的判读示例:

血清离心机测试结果示例*

标准	时间/s				
	10	15	20	30	45
上清液清晰	否	否	是	是	是
细胞扣清楚	否	否	否	是	是
细胞容易重悬	是	是	是	是	是
发现凝集	±	±	1+	1+	1+
阴性管为阴性结果	是	是	是	是	用力重悬

注:*本例中离心的最佳时间为30秒

方法8-8 血清学洗涤和抗球蛋白试验的离心机校准

原理

加入抗球蛋白试剂的细胞免疫试验的离心条件,不同于直接凝集反应。可以设定1个反应程序,能够同时满足洗涤和抗球蛋白试验的离心条件。

材料

1. 未变性的抗球蛋白试剂。
2. 一定体积的生理盐水。
3. 实验室常规使用的试管(10mm×75mm或12mm×75mm)。
4. 记录试验结果的工作日志。
5. 阳性对照:浓度为2%~5%,且与抗-D血清在37℃反应15分钟,并在抗球蛋白介质反应呈现1+凝集反应的D阳性红细胞。
6. 阴性对照:浓度为2%~5%,且与6%白蛋白在37℃反应15min的D阳性红细胞(与抗-D血清孵育的D阴性红细胞也可作为阴性对照)。

程序

步骤	操作
1	分别准备加入1滴阳性对照细胞的5管试管和加入1滴阴性对照细胞的5管试管
2	向试管中加入盐水,并且要阴阳对照同时离心,离心时间分别为30秒、45秒、60秒、90秒和120秒。红细胞要形成清晰可见的细胞扣,使最小限度红细胞沿试管壁拖尾。在盐水倒出后,细胞扣可很容易重悬。选择最短并且达到上述条件的离心时间
3	判断最佳离心时间,需重上述洗涤过程至少3次
4	将上清液中的盐水彻底倒出
5	向其中1个阴性和阳性对照管中加入抗球蛋白,立即离心10秒
6	观察每1管的凝集强度并记录
7	剩余4对阴阳对照,分别重复步骤5和6,离心时间分别为15秒、20秒、30秒、45秒。不要让细胞和抗球蛋白在离心前提前孵育
8	选择产生快速凝集反应的最佳时间
9	记录离心鉴定结果,选择的时间,操作日期及操作者姓名

结果分析

步骤 4 和 6 的判读结果如下所示：

血清学离心结果示例[*]

标准	时间/s				
	10	15	20	30	45
上清液是否清澈透明	否	否	是	是	是
细胞扣边缘是否清晰	否	否	否	是	是
细胞是否能轻易重悬	是	是	是	是	是
凝集强度	±	±	1+	1+	1+
阴性对照是否阴性	是	是	是	是	用力重悬

注：[*] 此示例选择的最佳时间为 30 秒

注意事项

1. 此过程不是用来监测细胞洗涤的完全性；本验证过程抗球蛋白反应所采用的阴性对照为 IgG 致敏的重悬细胞。本过程仅从力学方面验证离心程度。

2. 要周期性的重新校准常规所使用的离心时间保证一直为最佳时间。还可以采用比上述过程更简短的校准方法。比如，把常规使用的离心时间作为 1 个特殊点，向上或向下设置时间然后进行校准。

方法 8-9　全自动细胞
洗涤器的检测

原理

抗球蛋白能够很容易被游离的免疫球蛋白灭活，所以加入抗球蛋白的红细胞必须把游离的蛋白质洗净，并且在无蛋白质的介质中重悬。1 个合理的功能性的细胞洗涤器必须做到在每管中添加足够的盐水，重悬细胞，避免过度损失红细胞并且显现清晰细胞扣的离心条件。

材料

1. 实验室常规使用的试管（10mm×75mm 或 12mm×75mm）。

2. 增强抗原抗体反应的试剂。

3. 来自患者或献血者的血清。

4. 已知在抗球介质中呈现 1+ 到 2+ 的 IgG 致敏红细胞。

5. 生理盐水。

6. 多抗或抗-IgG 抗球蛋白试剂。

7. 记录试验结果的工作日志。

程序

步骤	操作
1	向 12 支试管中同时加入增强剂，与常规量相同的血清量和 1 滴 IgG 致敏红细胞
2	将试管置于离心架中，并将离心架放入细胞洗涤器中，并打开循环洗涤程序
3	在第 2 个循环加完盐水后，停止细胞洗涤器。检查所有试管的内容物。所有试管的体积应该近似相等；细小的差别是可以接受。试管内容物所占的体积大约为 80%，并且要避免飞溅和交叉污染。（具体要求参考产品说明书）记录观察结果
4	观察所有试管的红细胞能够完全重悬；记录观察结果
5	继续洗涤循环程序
6	在第 3 个循环加完盐水后，停止细胞洗涤器并且用上述方法观察试管，记录观察结果
7	完成细胞循环
8	在洗涤循环的最后检查所有试管内的盐水是否被彻底倒出并且每管都有 1 个清晰细胞扣，记录观察结果
9	按照说明书添加抗球蛋白试剂，离心并观察所有试管的凝集强度。如果该细胞洗涤器功能正常，所有的细胞扣应该都是一样的。所有试管所呈现的凝集强度也是相同的。记录观察结果
10	记录离心条件，操作日期和操作者姓名

注意事项

1. 如果出现以下情况需要进一步验证：

　　A. 每个循环内，循环之间每个试管内的盐水量差异明显。

　　B. 细胞扣再加入盐水后没有完全重悬。

　　C. 有些试管在抗球蛋白介质出现弱凝集或者无凝集。

　　D. 有些试管的细胞扣明显在变小。

2. 细胞洗涤器加入的抗球蛋白的量也应该检测是否一致；上述步骤 9，抗球蛋白是自动添加的，如果未添加是可以通过观察到无凝集反应来判断的;抗球蛋白的体积在每个试管中应该是相等的;全自动细胞洗涤器内的抗球蛋白应该每个月进行检查,以保证每管抗球蛋白试剂是有效的并且量也是相等的。

3. 市售的一些生产商抗球蛋白试剂是绿色的,所以如果试管中未添加试剂是很容易被察觉的。

方法 8-10　单采成分细胞计数的监测

原理

当通过单采法进行成分制备时,确定无细菌污染的成分的细胞产量非常必要。

材料

1. 用单采法采集细胞成分。
2. 金属夹和手动热合机或自动热合机。
3. 管路剥离器。
4. 清洁器械(剪刀、止血钳)。
5. 试管。
6. 细胞计数设备。
7. 记录结果的工作表。

程序

步骤	操作
1	确保单采袋的内容物混合均匀
2	所连接的管路至少挤压 4 次,将管路中和单采袋内的液体混合均匀,确保管路中的液体可以准确地代表单采袋内的全部内容
3	在收集袋远端热和 1 段 5~8cm(2~3 英寸)长的管路。在管路中应该有大约 2ml 的血液成分。将密封的管路与单采袋分开
4	将热合下来的管路中的血液成分倒入对应标记的管中
5	测定和记录细胞计数(细胞数/ml) a. 对于报告结果用细胞数/μl 表示的,通过乘以 1 000(或 10^3)将值改变为细胞数/ml b. 对于报告结果用细胞数/L 表示的,通过除以 1 000(或 10^3)将值改变为细胞数/ml
6	用细胞数/ml 乘以总体积(ml),以获得成分中的总细胞计数
7	记录成分种类、制备日期和执行测试的人的身份

注意事项

任何附加要求参见生产商说明。

方法 8-11　计算去白细胞全血和成分血中剩余白细胞——人工方法

原理

去白细胞(LR)全血和成分血中剩余白细胞含量可以用大容积的血细胞计数器来测定。

材料

1. 容量为 50μl 的血细胞计数器(例如 Nageotte Brite Line Chamber,Biotrans GmbH,Dreieich,Germany)。
2. 0.01% Turk 溶液。
3. 红细胞裂解剂(例如 Zapoglobin,Coulter Electronics,Brea,CA)仅用于含红细胞的成分。
4. 带一次性移液器吸头的移液器(40μl 和 100μl)。
5. 无粉乳胶手套,干净的塑料试管,塑料培养皿和滤纸。
6. 光学显微镜 10× 目镜和 20× 物镜。
7. 试验记录。

程序

步骤	操作
1	如下稀释和染色 LR 全血及成分血标本: a. 对于包含红细胞的组分: 　1. 吸取 40μl 裂解剂至 1 个干净的试管中 　2. 将待测成分的代表性标本放入干净的试管中。待测标本的血细胞比容不应超过 60% 　3. 将 100μl 标本移入含有 40μl 裂解剂的试管中。冲洗移液器数次以混合 2 种液体,直到移液器尖端不再涂覆完整的红细胞 　4. 吸取 360μl 的 0.01%Turk 氏溶液到混合物中,并通过上下抽吸移液器混合数次。最终的体积现在为 500μl b. 对于血小板: 　1. 将 1 个有代表性的血小板标本放入干净的试管中 　2. 将 100μl 血小板标本吸入干净的试管中 　3. 吸取 400μl 0.01% 的 Turk 溶液到 100μl 的血小板中,并通过上下抽吸移液器混合数次。最终的体积现在为 500μl

续表

步骤	操作
2	血细胞计数器安装盖玻片;使用移液管,将混合物加到计数区域,直到计数区完全覆盖但不溢出
3	血细胞计数器覆盖 1 个湿润的盖子(塑料培养皿:内置有 1 片潮湿的滤纸)以防止蒸发,并静置 10~15 分钟,使白细胞在计数中更为稳定
4	取出湿润的盖子,将血细胞计数器置于显微镜下,并用 20 倍物镜计数在 $50\mu l$ 体积计数室内的白细胞。白细胞显示为完整的细胞,并有灰蓝色的折射
5	计算并记录结果: a. 白细胞浓度: 白细胞/μl=(细胞计数/$50\mu l$)×5 其中 $50\mu l$ 是体积计数,并且 5 是由添加裂解剂和 Turk 溶液产生的稀释因子 b. LR 成分的总白细胞含量: 白细胞/成分=白细胞/μl×1 000μl/ml×以 ml 为计的成分的体积
6	记录成分的信息,获得的日期以及进行测试的人员的信息

注意事项

1. 对于含有红细胞的成分,首先将待分析的等分标本中的红细胞裂解。0.01% Turk's 溶液用于染色白细胞核。

2. Nageotte 计数室的体积是标准血球计的 56 倍。与标准计数技术相比,通过检测更大体积的最小稀释标本来提高计数的准确性。

3. 冷藏期间白细胞变质。计数储存的血液或红细胞成分可能会导致不准确的结果。

4. 建议使用无滑石粉手套,因为污染计数室的滑石颗粒可能会被误读为白细胞。

5. 如果计数室显示大量颗粒,建议过滤 Turk 溶液(0.22μm)。

6. 计数方法的准确性可以从高白细胞的参照标本中验证,所述参照标本已经通过另 1 种方式进行了量化。该参照标本可用于血液的连续稀释或通过白细胞减少过滤器过滤了 2 次使其白细胞极度减少的成分。可以将从连续稀释的标本中获得的计数与通过计算得出的预期浓度进行比较。

7. 这种计数技术在浓度低于 1 个白细胞/μl 时的准确性还未知。

参考文献

1. Lutz P,Dzik WH. Large-volume hemocytometer chamber for accurate counting of white cells (WBCs) in WBC-reduced platelets; validation and application for quality control of WBC-reduced platelets prepared by apheresis and filtration. Transfusion 1993;33:409-412.

2. Dzik WH, Szuflad P. Method for counting white cells in white cell-reduced red cell concentrates (letter). Transfusion 1993;33:272.

附　录

附录1　成人正常值

项目	国际标准单位	常用单位
丙氨酸转氨酶(U/L,37℃)		
男	21~72	21~72
女	9~52	9~52
总胆红素	0~22μmol/L	2~13mg/L
结合珠蛋白/(g·L⁻¹)	0.3~2.0	0.3~2.0
红细胞比容		
男	0.44~0.53	44.2%~53%
女	0.36~0.49	36%~49%
血红蛋白/(g·L⁻¹)		
男	148~178	148~178
女	126~159	126~159
血红蛋白 A₂	0.020~0.035 总 Hb	2.0%~3.5%总 Hb
血红蛋白 F	0~0.021 总 Hb	0~2.1%总 Hb
血红蛋白(血浆)/(mg·L⁻¹)	0~97	0~97
免疫球蛋白		
IgG/(g·L⁻¹)	7.68~16.32	7.68~16.32
IgA/(g·L⁻¹)	0.6~4.0	0.6~4.0
IgM/(g·L⁻¹)	0.3~2.6	0.3~2.6
IgD/(mg·L⁻¹)	≤15	≤15
IgE/(IU·L⁻¹)	≤214	≤214
高铁血红蛋白	0~1.9 总 Hb	0~1.9%总 Hb
血小板计数/(10⁹·L⁻¹)	150~450	150~450
红细胞计数/(10¹²·L⁻¹)		
男	4.17~6.14	4.17~6.14
女	4.08~5.47	4.08~5.47
网织红计数/(10⁹·L⁻¹)		
男	47~152	47~152
女	47~127	47~127
相对黏度	1.10~1.80×水	1.10~1.80cP×水
白细胞/(10⁹·L⁻¹)	4.3~11.3	4.3~11.3

* 不同实验室之间的正常范围可能不同,依赖于当地的人口,设备,测试方法和测试条件会有所不同,从犹他州盐湖城 ARUP 实验室汇编的数据

附录 2　儿童正常值

年龄		总胆红素	
		国际标准单位/（μmol·L⁻¹）	常用单位/（mg·L⁻¹）
脐带血	早产儿	<30	<18
	足月儿	<30	<18
0~1 天	早产儿	<137	<80
	足月儿	<103	<60
1~2 天	早产儿	<205	<120
	足月儿	<137	<80
3~7 天	早产儿	<274	<160
	足月儿	<205	<120
7~30 天	早产儿	<205	<120
	足月儿	<120	<70
>30 天	早产儿		
	0~20 岁	10~24	6~14
	>20 岁	3~22	2~13
	足月儿	<17	<10

年龄	血红蛋白/（g·L⁻¹）		白细胞计数/（10⁹·L⁻¹）	
	男	女	男	女
≤3 天	135~225		8.04~15.4	8.16~14.56
4~7 天	135~195		8.04~15.4	8.16~14.56
8~14 天	125~205		8.04~15.4	8.16~14.56
15~30 天	100~180		7.8~15.91	8.36~14.42
31~60 天	90~135		8.14~14.99	7.05~14.68
61~180 天	95~135		6.51~13.32	6.0~13.25
6 月~2 岁	105~135		5.98~13.51	6.48~13.02
2~6 岁	115~135		5.14~13.38	4.86~13.18
6~12 岁	115~155		4.31~11.0	4.27~11.4
12~18 岁	130~160	120~160	3.84~9.84	4.19~9.43
≥18 岁	135~175	120~160	3.91~8.77	4.37~9.68

血小板计数：(150~400)×10⁹/L

年龄	IgG/（g·L⁻¹）	IgM/（g·L⁻¹）	IgA/（g·L⁻¹）
新生儿	8.31~12.31	0.06~0.16	<0.03
1~3 月	3.12~5.49	0.19~0.41	0.08~0.34
4~6 月	2.41~6.13	0.26~0.6	0.1~0.46
7~12 月	4.42~8.80	0.31~0.77	0.19~0.55
13~24 月	5.53~9.71	0.35~0.81	0.26~0.74
25~36 月	7.09~10.75	0.42~0.8	0.34~1.08
3~5 岁	7.01~11.57	0.38~0.74	0.66~1.20

续表

年龄	IgG/(g·L⁻¹)	IgM/(g·L⁻¹)	IgA/(g·L⁻¹)
6~8 岁	6.67~11.79	0.4~0.8	0.79~1.69
9~11 岁	8.89~13.59	0.46~1.12	0.71~1.91
12~16 岁	8.22~10.70	0.39~0.79	0.85~2.11

	活化部分凝血酶时间 (APTT)/s	凝血酶原时间 (PT)/s
早产儿	70	12~21
足月儿	45~65	13~20

资料来源:The Harriet Lane Handbook. 第 15 版. St. Louis,MO:Mosby,2000。

The children's Hospital of philadephia,Hematology normol valus. Core laboratory procedure manual。

附录3　止凝血试验中正常值(成人)

检测	正常值	检测	正常值
活化部分凝血酶原时间/s	24~35	D 二聚体/(μg·L⁻¹)	0~400
出血时间	N/A	蛋白质 C	83%~168%
凝血因子	N/A	蛋白质 S(总)	57%~131%
纤维蛋白降解产物/(mg·L⁻¹)	<5	凝血酶原时间/s	11.6~13.8
纤维蛋白原/(g·L⁻¹)	1.5~4.3	凝血酶时间/s	14.7~19.5

资料来源:经 Henry JB 许可,引自 Clinical diagnosis and management by laboratory methods,23 版 Philadelphia:Elsevier,2017

附录4　血小板悬液中凝血因子含量

凝血因子/蛋白	正常范围	0 天	1 天	2 天	3 天	4 天	5 天
Ⅱ/%	78~122	104	91~96	96	85~94	90	90
Ⅴ/%	47~153	78~98	69~78	50	36~47	28	24~35
Ⅶ/%	51~168	108	93~117	88	80~103	75	72
Ⅷ/%	48~152	68~126	85~99	76	68~76	75	39~70
Ⅸ/%	62~138	72~105	100~106	95	91~98	93	63~97
Ⅹ/%	58~142	66~101	93~94	92	85~88	84	60~83
Ⅺ/%	52~148	91~111	106~108	103	96~98	101	86~110
Ⅻ/%	46~126	117	107~112	116	106~123	123	131
C/%	57~128	106	102	101	98	99	100
S/%	83~167	95	75	61	40	32	31
抗凝血酶/%	88~126	103	99	101	102	103	97
纤溶酶原/%	60~140	140	133	126	122	124	117
纤维蛋白原/(g·L⁻¹)	1.98~4.34	2.17~3.08	2.78~3.13	3.10	2.65~3.23	3.02	2.21~2.99
瑞斯托霉素辅因子/%	50~150	106	124	125	133	116	127

资料来源:经 Brecher ME 许可.引自 Collected questions and answers,6 版,Bethesda MD:AABB,2000 年

注:凝血因子/%=100×凝血因子/(U·ml⁻¹)

附录 5 红细胞、血浆、血容量的近似正常值

	幼儿		成人	
	早产儿	足月儿 72h	男	女
红细胞体积/(ml·kg⁻¹)	50	40	26	24
血浆体积/(ml·kg⁻¹)	58	47	40	36
血容量/(ml·kg⁻¹)	108	87	66	60

成人值应该做一些修正:

1. 18 岁以下:增加 10%。

2. 体重下降:

    a. 在 6 个月内有明显的减重——按原重量计算。

    b. 长时间逐渐减重——按目前重量计算并将其提高 10%~15%。

3. 胖、矮小:降低 10%。

4. 老年人:减少 10%。

5. 怀孕:随着孕周变化、血容量、血浆量和红细胞量动态变化。

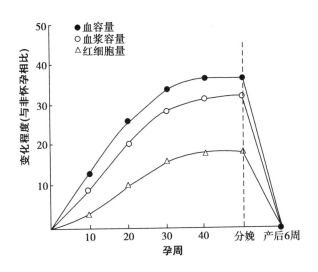

体表面积:

$$BSA(m^2) = \sqrt{\frac{Ht(cm) \times Wt(kg)}{3\,600}} \text{ 或 } \sqrt{\frac{Ht(in) \times Wt(Ib)}{3\,131}}$$

式中   BSA——体表面积,单位为 m^2;

        Ht——身高,单位为 cm 或 in;

        Wt——体重,单位为 kg 或 Ib。

血容量(BV):

    BV = 2 740ml/m^2——男

    BV = 2 370ml/m^2——女

血细胞比容:

    静脉血细胞比容 = H_V(通过静脉或手指穿刺获得的血液)

    全身血细胞比容 = H_B

$$H_B = (Hv) \times (0.91)$$

参考文献

1. Miller D. Normal values and examination of the blood: Perinatal period, infancy, childhood and adolescence. In: Miller DR, Baehner RL, McMillan CW, Miller LP, eds. Blood diseases of infancy and childhood. St. Louis: C V Mosby, 1984: 21-22.

2. Albert SN. Blood volume. Springfield, IL: Charles C. Thomas, 1963: 26.

3. Peck TM, Arias F. Hematologic changes associated with pregnancy. Clin Obstet Gynecol, 1979; 22: 788.

4. Mosteller RD. Simplified calculation of body-surface area. N Engl J Med, 1987; 317: 1098.

5. Shoemaker WC. Fluids and electrolytes in the acutely ill adult. In: Shoemaker WC, Ayres S, Grenvik A, et al, eds. Textbook of critical care. 2nd ed. Philadelphia: WB Saunders Co., 1989: 1130.

6. Klein HG, Anstee DJ. Mollison's blood transfusion in clinical medicine. 12th ed. Oxford: Wiley-Blackwell, 2014.

附录6 各血型系统的血型抗原

1980年，国际输血学会（ISBT）成立了1个研究红细胞表面抗原术语的工作小组。这个小组的任务是制定1种统一的命名分类法，即人工和机器都能读懂。这个小组提出的数字系统并不是要取代传统的术语，而是利用计算机系统来进行交流，在这些系统中，数字是必要的。它还为血型提供了基因分类。ISBT术语使用大写字母和阿拉伯数字表示系统和抗原编码。每个系统、集合、或一系列抗原都得到1个数字（如ABO系统=001），系统内的每个抗原都给出1个数字（如，A=001，B=002）。左边的0可以省略。因此，在ISBT术语中，1个抗原将使用计算机编码001001，或使用系统符号，如ABO1。

工作小组每2年在ISBT国际科学大会中举行1次会议，以对血型系统、集合和系列抗原进行更新。下表列出了各个血型系统及这些血型系统的抗原。其他红细胞抗原属于集合或高频和低频抗原系列。尽管所有的术语都可以接受，但在大多数情况下技术手册和输血专业中选择使用传统的术语。关于血型术语的进一步信息，如血型集合抗原或高频和低频抗原系列，可以在参考文献中找到。

标志/系统（编号）	抗原/ISBT编号			
ABO（ABO/001）	A（ABO1）			
	B（ABO2）			
	A,B（ABO3）			
	A1（ABO4）			
MNS（MNS/002）	M（MNS1）	M^e（MNS13）	Dantu（MNS25）	ERIK（MNS37）
	N（MNS2）	Mt^a（MNS14）	Hop（MNS26）	Os^a（MNS38）
	S（MNS3）	St^a（MNS15）	Nob（MNS27）	ENEP（MNS39）
	s（MNS4）	Ri^a（MNS16）	En^a（MNS28）	ENEH（MNS40）
	U（MNS5）	Cl^a（MNS17）	En^{a}KT（MNS29）	HAG（MNS41）
	He（MNS6）	Ny^a（MNS18）	'N'（MNS30）	ENAV（MNS42）
	Mi^a（MNS7）	Hut（MNS19）	Or（MNS31）	MARS（MNS43）
	M^c（MNS8）	Hil（MNS20）	DANE（MNS32）	ENDA（MNS44）
	Vw（MNS9）	M^v（MNS21）	TSEN（MNS33）	ENEV（MNS45）
	Mur（MNS10）	Far（MNS22）	MINY（MNS34）	MNTD（MNS46）
	M^g（MNS11）	s^D（MNS23）	MUT（MNS35）	SARA（MNS47）

续表

标志/系统(编号)	抗原/ISBT 编号			
	VR(MNS12)	MIT(MNS24)	SAT(MNS36)	KIPP(MNS48)
				JENU(MNS49)
P1PL(P1PK/003)	P1(P1PK1)	P^k(P1PK3)	NOR(P1PK4)	
Rh(RH/004)	D(RH1)	hr^S(RH19)	Rh35(RH35)	FPTT(RH50)
	C(RH2)	VS(RH20)	Be^a(RH36)	MAR(RH51)
	E(RH3)	C^G(RH21)	Evans(RH37)	BARC(RH52)
	c(RH4)	CE(RH22)	Rh39(RH39)	JAHK(RH53)
	e(RH5)	D^W(RH23)	Tar(RH40)	DAK(RH54)
	f(RH6)	c-like(RH26)	Rh41(RH41)	LOCR(RH55)
	Ce(RH7)	cE(RH27)	Rh42(RH42)	CENR(RH56)
	C^W(RH8)	hr^H(RH28)	Crawford(RH43)	CEST(RH57)
	C^X(RH9)	Rh29(RH29)	Nou(RH44)	CELO(RH58)
	V(RH10)	Go^a(RH30)	Riv(RH45)	CEAG(RH59)
	E^W(RH11)	hr^B(RH31)	Sec(RH46)	PARG(RH60)
	G(RH12)	Rh32(RH32)	Dav(RH47)	CEVF(RH61)
	Hr$_o$(RH17)	Rh33(RH33)	JAL(RH48)	
	Hr(RH18)	Hr^B(RH34)	STEM(RH49)	
Lutheran(LU/005)	Lu^a(LU1)	Lu8(LU8)	Lu17(LU17)	LUGA(LU24)
	Lu^b(LU2)	Lu9(LU9)	Au^a(LU18)	LUAC(LU25)
	Lu3(LU3)	Lu11(LU11)	Au^b(LU19)	LUBI(LU26)
	Lu4(LU4)	Lu12(LU12)	Lu20(LU20)	
	Lu5(LU5)	Lu13(LU13)	Lu21(LU21)	
	Lu6(LU6)	Lu14(LU14)	LURC(LU22)	
	Lu7(LU7)	Lu16(LU16)	LUIT(LU23)	
Kell(KEL/006)	K(KEL1)	K13(KEL13)	K24(KEL24)	KASH(KEL34)
	k(KEL2)	K14(KEL14)	VLAN(KEL25)	KELP(KEL35)
	Kp^a(KEL3)	K16(KEL16)	TOU(KEL26)	KETI(KEL36)
	Kp^b(KEL4)	K17(KEL17)	RAZ(KEL27)	KHUL(KEL37)
	Ku(KEL5)	K18(KEL18)	VONG(KEL28)	KYOR(KEL38)
	Js^a(KEL6)	K19(KEL19)	KALT(KEL29)	KEAL(KEL39)
	Js^b(KEL7)	Km(KEL20)	KTIM(KEL30)	
	Ul^a(KEL10)	Kp^c(KEL21)	KYO(KEL31)	
	K11(KEL11)	K22(KEL22)	KUCI(KEL32)	
	K12(KEL12)	K23(KEL23)	KANT(KEL33)	
Lewis(LE/007)	Le^a(LE1)	Le^{ab}(LE3)	ALe^b(LE5)	

标志/系统(编号)	抗原/ISBT 编号			
	Le^b(LE2)	Le^{bH}(LE4)	BLe^b(LE6)	
Duffy(FY/008)	Fy^a(FY1)	Fy3(FY3)	Fy6(FY6)	
	Fy^b(FY2)	Fy5(FY5)		
Kidd(JK/009)	Jk^a(JK1)	Jk^b(JK2)	Jk3(JK3)	
Diego(DI/010)	Di^a(DI1)	WARR(DI7)	Vg^a(DI13)	Tr^a(DI19)*
	Di^b(DI2)	ELO(DI8)	Sw^a(DI14)	Fr^a(DI20)
	Wr^a(DI3)	Wu(DI9)	BOW(DI15)	SW1(DI21)
	Wr^b(DI4)	Bp^a(DI10)	NFLD(DI16)	DISK(DI22)
	Wd^a(DI5)	Mo^a(DI11)	Jn^a(DI17)	
	Rb^a(DI6)	Hg^a(DI12)	KREP(DI18)	
Yt(YT/011)	Yt^a(YT1)	Yt^b(YT2)		
Xg(XG/012)	Xg^a(XG1)	CD99(XG2)		
Scianna(SC/013)	Sc1(SC1)	Sc3(SC3)	STAR(SC5)	SCAN(SC7)
	Sc2(SC2)	Rd(SC4)	SCER(SC6)	
Dombrock(DO/014)	Do^a(DO1)	Hy(DO4)	DOMR(DO7)	DODE(DO10)
	Do^b(DO2)	Jo^a(DO5)	DOLG(DO8)	
	Gy^a(DO3)	DOYA(DO6)	DOLC(DO9)	
Colton(CO/015)	Co^a(CO1)	Co^b(CO2)	Co3(CO3)	Co4(CO4)
Landsteiner-Wiener(LW/016)	LW^a(LW5)	LW^{ab}(LW6)	LW^b(LW7)	
Chido/Rodgers(CH/RG/017)	Ch1(CH/RG1)	Ch4(CH/RG4)	WH(CH/RG7)	
	Ch2(CH/RG2)	Ch5(CH/RG5)	Rg1(CH/RG11)	
	Ch3(CH/RG3)	Ch6(CH/RG6)	Rg2(CH/RG12)	
H(H/018)	H(H1)			
Kx(XK/019)	Kx(XK1)			
Gerbich(GE/020)	Ge2(GE2)	Wb(GE5)	Dh^a(GE8)	GEAT(GE11)
	Ge3(GE3)	Ls^a(GE6)	GEIS(GE9)	GETI(GE12)
	Ge4(GE4)	An^a(GE7)	GEPL(GE10)	
Cromer(CROM/021)	Cr^a(CROM1)	Es^a(CROM6)	GUTI(CROM11)	CROZ(CROM16)
	Tc^a(CROM2)	IFC(CROM7)	SERF(CROM12)	CRUE(CROM17)
	Tc^b(CROM3)	WES^a(CROM8)	ZENA(CROM13)	CRAG(CROM18)
	Tc^c(CROM4)	WES^b(CROM9)	CROV(CROM14)	CROK(CROM19)
	Dr^a(CROM5)	UMC(CROM10)	CRAM(CROM15)	
Knops(KN/022)	Kn^a(KN1)	Sl1(KN4)	Sl2(KN7)	
	Kn^b(KN2)	Yk^a(KN5)	Sl3(KN8)*	
	McC^a(KN3)	McC^b(KN6)	KCAM(KN9)	

续表

标志/系统(编号)	抗原/ISBT 编号		
Indian(IN/023)	In^a(IN1)	INFI(IN3)	INRA(IN5)
	In^b(IN2)	INJA(IN4)	
Ok(OK/024)	Ok^a(OK1)	OKGV(OK2)	OKVM(OK3)
Raph(RAPH/025)	MER2(RAPH1)		
John Milton Hagen(JMH/026)	JMH(JMH1)	JMHL(JMH3)	JMHM(JMH5)
	JMHK(JMH2)	JMHG(JMH4)	JMHQ(JMH6)
I(I/027)	I(I1)		
Globoside(GLOB/028)	P(GLOB1)	PX2(GLOB2)	
Gill(GIL/029)	GIL(GIL1)		
Rh 相关糖蛋白(RHAG/030)	Duclos(RHAG1)	Ol^a(RHAG2)	DSLK*(RHAG3) RHAG4
FORS(FORS/031)	FORS1		
JR(JR/032)	JR^a(JR1)		
Lan(LAN/033)	Lan(LAN1)		
VEL(VEL/034)	Vel(VEL1)		
CD59(CD59/035)	CD59.1		
Augustine(AUG/036)	AUG1	AUG2	

注:*暂时命名

1. Daniels GL,Fletcher A,Garratty G,et al. Blood group terminology 2004. From the ISBT committee on terminology for Red Cell Surface Antigens. Vox Sang 2004;87:304-316.

2. Storry JR,Castilho L,Daniels G,et al. International Society of Blood Transfusion Working Party on red cell immunogenetics and blood group terminology:Cancun report(2012). Vox Sang 2014;104:90-96.

3. Garratty G,Dzik W,Issitt PD,et al. Terminology for blood group antigens and genes—historical origins and guidelines in the new millennium. Transfusion 2000;40:477-489.

4. Daniels G. Human blood groups. 3rd ed. Oxford:Blackwell Science,2013.

附录7 基因、抗原和表型符号在传统和国际输血术语学会中的示例

系统	基因*	抗原	表型
ABO	AA^1A^2B	AA1 B	AA$_1$ A$_2$ B A$_1$B
Rh	$D\,C\,c\,E\,e$	D C c E e	D+ C+ c+ E- e+
	$RH^*1\,RH^*2$	RH1 RH2	RH:1,2,3,-4,5
MNS	$M\,N\,S\,s$	M N S s	M+ N+ S- s+
	$MNS^*1\,MNS^*4$	MNS1 MNS4	MNS:1,2,-3,4
Lewis	$Le\,le$	Le^a Le^b	Le(a+) Le(a-b+)
		LE1 LE2	LE:-1,2
Kell	$K\,k\,Kp^a\,Kp^b$	K k Kp^a Kp^b	K- k+ Kp(a+) Js(a-)
	$KEL^*1\,KEL^*3$	KEL1 KEL3	KEL:-1,2,3,-6
Kidd	$Jk^a\,Jk^b$	Jk^a Jk^b Jk3	Jk(a+b-) Jk:3
	$JK^*1\,JK^*2$	JK1 JK2 JK3	JK:1,-2,3

注:*血清学定义的等位基因

Daniels GL,Fletcher A,Garratty G,et al. Blood group terminology 2004. From the ISBT Committee on Terminology for Red Cell Surface Antigens. Vox Sang 2004;87:304-16.[http://blood.co.uk/ibgrl>ISBT Terminology and Workshops>ISBT Committee on Terminology for Red Cell Surface Antigens.]

附录 8　专业术语正确和错误的示例

术语描述	正确	错误
表型	Fy(a+)	Fy^{a+}，$Fy^{(a+)}$，$Fya^{(+)}$，$Fya(+)$，$Duffy^a+$，$Duffy^a-$阳性
表型	Fy(a+b−)	Fy^{a+b-}，$Fy^{(a+b-)}$，$Fy^a(+)^b(-)$，$Fy^{a(+)b(-)}$
抗体	Anti-Fy^a	Anti Fy^a，Anti-Duffy
抗原	K	Kell(系统名称)，K1
抗体	Anti-k	Anti-Cellano，anti-K2
表型	KEL:1，KEL:−2	KEL1+，K1+，KEL(1)，K(1)，KEL1−，KEL1-阴性，K1-阴性
表型	A Rh+，B Rh− A Rh+， A Rh−	A+(代表 A 抗原阳性) B−(代表 B 抗原阴性)
表型	M+ N−	M(+)，MM(暗示未经证实的基因型)
表型	RH:−1,−2,−3,4,5	RH:−1,−2,−3,+4,+5 RH:−1,−2,−3,4+,5+

注:* 修改自 Issitt L. Blood group nomenclature. In:Blood groups:Refresher and updates(syllabus). Bethesda,MD:AABB,1995
注意:所示的示例可能不代表唯一正确的术语。例如,在 Rh 系统中,使用 CDE 术语也是可以接受的,而且更普遍

附录 9　ABO/Rh 表型的种族和民族分布

种族划分	数量	表型分布/%†							
		O Rh+	O Rh−	A Rh+	A Rh−	B Rh+	B Rh−	AB Rh+	AB Rh−
白人非西班牙裔	2 215 623	37.2	8.0	33.0	6.8	9.1	1.8	3.4	0.7
西班牙	259 233	52.6	3.9	28.7	2.4	9.2	0.7	2.3	0.2
黑人非西班牙裔	236 050	46.6	3.6	24.0	1.9	18.4	1.3	4.0	0.3
亚洲人	126 780	39.0	0.7	27.3	0.5	25.0	0.4	7.0	0.1
北美印第安人	19 664	50.0	4.7	31.3	3.8	7.0	0.9	2.2	0.3
全部献血者	3 086 215	39.8	6.9	31.5	5.6	10.6	1.6	3.5	0.6

注: 经 Garratty G、Glynn SA、mcenterR 等人的许可,选自 for the Retrovirus Epidemiology Donor Study. ABO and Rh(D) phenotype frequencies of different racial/ethnic groups in the United States. Transfusion 2004;44:703-6
†由于四舍五入,比例可能不会增加到 100.0%
西班牙裔包括墨西哥(68.8%)、波多黎各(5.0%)、古巴(1.6%)和其他拉美裔(24.6%)献血者
亚洲包括中国(29.8%)、菲律宾(24.1%)、印度(13.8%)、日本(12.7%)、韩国(12.5%)和越南(7.1%)献血者

附录 10　最大手术血液预定计划

手术	单位 *	手术	单位 *
普外手术		骨科	
乳腺组织活检	T/S	关节镜检查	T/S
结肠切除术	2	椎板切除术	T/S
开腹探查	T/S	脊柱融合术	3
胃切除术	2	全髋关节置换	3
喉头切除术	2	全膝关节置换	T/S
乳房全切术	T/S	产科/妇产	
胰切除术	4	腹部-会阴修复术	T/S
脾切除术	2	剖宫产	T/S
甲状腺切除术	T/S	扩张和刮宫术	T/S
开胸手术		经腹部子宫切除	T/S
动脉瘤切除	6	腹腔镜子宫切除	T/S
再次冠状动脉旁路移植术	4	全子宫切除	2
原发性冠状动脉旁路移植术	2	泌尿系统	
肺叶切除	T/S	经尿道膀胱切除	T/S
肺活检	T/S	肾全切除术	3
血管		经尿道前列腺切除术	T/S
主动脉旁路移植术	4	根治性前列腺切除术	2
动脉内膜切除术	T/S	肾移植	2
股-腘动脉旁路移植术	2		

注：* 数字可能因医疗机构习惯方法而异
T/S. 血型鉴定和筛选

缩 略 词 表

2,3-DPG	2,3-二磷酸甘油酸	CD	分化簇
2-ME	2-巯基乙醇	CDC	疾病控制预防中心
AATB	美国组织库协会	cDNA	互补 DNA
ACD	枸橼酸-枸橼酸钠-葡萄糖	CDRH	医疗器械和辐射健康中心
ACE	血管紧张素转化酶	CFR	美国联邦法规
ADP	二磷酸腺苷	CFU	集落形成单位
AET	2-氨基乙基异硫脲	CGD	慢性肉芽肿病
AHF	抗血友病因子	cGMP	现行药品生产质量管理规范
AHG	抗人球蛋白	cGTP	现行组织生产质量管理规范
AHTR	急性溶血性输血反应	cGy	厘戈瑞
AIDS	获得性免疫缺陷综合征	CHIKV	基孔肯雅病毒
AIHA	自身免疫性溶血性贫血	CI	置信区间
ALDH	乙醛脱氢酶	CIDP	慢性炎性脱髓鞘性多神经病
ALT	丙氨酸氨基转移酶	CJD	克雅氏病
AML	急性髓细胞性白血病	CLIA	临床实验室改进修正案
AMR	抗体介导的排斥反应	CLSI	临床实验室标准研究会
ANH	急性等容性血液稀释	CML	慢性髓细胞性白血病
AORN	围手术期注册护士协会	CMS	医疗保险和医疗补助服务中心
APC	抗原提呈细胞	CMV	巨细胞病毒
aPTT	活化部分凝血活酶时间	CNS	中枢神经系统
ARDP	美国稀有献血者计划	CP2D	柠檬酸盐-磷酸盐-葡萄糖-葡萄糖
AS	添加剂	CPD	柠檬酸盐-磷酸盐-葡萄糖
ASFA	美国单采协会	CPDA-1	柠檬酸盐-磷酸盐-葡萄糖-腺嘌呤-1
ASHI	美国组织相容性与免疫遗传学会	CR	补体受体
ATP	三磷酸腺苷	CREG	交叉反应组
BCR	B 细胞受体	CV	变异系数
BLA	生物制品许可申请表	DAF	衰变加速因子
BPD	生物制品偏差	DAT	直接抗人球蛋白试验
BSA	牛血清白蛋白或体表面积	DDAVP	去氨加压素
BSC	生物安全柜	DHQ	献血者健康征询问卷
BSL-1	生物安全 1 级	DHTR	迟发性溶血性输血反应
C/T	交叉配血/输血比例	DIC	弥散性血管内凝血
CAP	美国病理学会	DMSO	二甲基亚砜
CAS	冷凝集素综合征	DNA	脱氧核糖核酸
CBER	生物制品评估研究中心	DOT	美国交通部
CCI	校正血小板增加值	DRG	诊断相关分组

DSTR	迟发性血清学输血不良反应
DTT	二硫苏糖醇
EACA	ε-氨基己酸
EBAA	美国眼库协会
ECMO	体外膜式氧合
ECV	体外血容量
EDTA	乙二胺四乙酸
EIA	酶免疫分析法
ELBW	超低出生体重儿
ELISA	酶联免疫吸附试验
EPO	促红细胞生成素
FACT	细胞治疗认证基金会
FcR	Fcγ 受体
FDA	食品药品监督管理局
FFP	新鲜冰冻血浆
FMH	胎母输血综合征
FNAIT	胎儿新生儿同种免疫性血小板减少症
FNHTR	非溶血性发热反应
FTA-ABS	荧光螺旋体抗体吸收试验
GalNAc	N-乙酰氨基半乳糖
G-CSF	粒细胞集落刺激因子
GM-CSF	粒细胞巨噬细胞集落刺激因子
GMP	药品生产质量管理规范
GPA	糖蛋白 A
GPB	糖蛋白 B
GPC	糖蛋白 C
GPD	糖蛋白 D
GPIa	糖蛋白 1a
GTP	组织生产质量管理规范
GVHD	移植物抗宿主病
Gy	戈瑞
HAV	甲型肝炎病毒
HAZMAT	有害物质
Hb	血红蛋白
HBc	乙型肝炎核心抗原
HBsAg	乙肝表面抗原
HBV	乙型肝炎病毒
Hct	血细胞比容
HCT/Ps	人体细胞、组织以及基于细胞和组织的产品
HCV	丙型肝炎病毒
HDFN	胎儿新生儿溶血病
HES	羟乙基淀粉
HHS	美国卫生与公众服务部

HIT	肝素诱导的血小板减少
HIV	人类免疫缺陷病毒
HNA	人类中性粒细胞抗原
HPA	人类血小板抗原
HPC（A）	单采来源的造血干细胞
HPC（C）	脐带血来源的造血干细胞
HPC（M）	骨髓来源的造血干细胞
HSC	造血干细胞
HSCT	造血干细胞移植
HTLV-Ⅰ	人类嗜 T 细胞病毒Ⅰ型
HTR	溶血性输血反应
HUS	溶血性尿毒症综合征
IAT	间接抗人球蛋白试验
IATA	国际航空运输协会
ICAM-1	细胞间粘附分子-1
ID	身份识别码或单人份献血者
Ig	免疫球蛋白
IL-1α	白介素-1α
IL-1β	白介素-1β
IL-2	白介素-2
IM	肌肉注射
IND	试验性新药
INR	国际标准化比值
iPSCs	诱导型多能干细胞
IRL	免疫血液学参比实验室
IS	立即离心
ISBT	国际输血协会
ISO	国际标准化组织
ITP	免疫性血小板减少症
IU	国际单位
IV	静脉注射
IVIG	静脉注射免疫球蛋白
LDH	乳酸脱氢酶
LDL	低密度脂蛋白
LISS	低离子强度盐溶液
LN₂	液氮
LR	去白细胞
MAC	膜攻击复合物
MF	混合视野
MHC	主要组织相容性复合体
MNC	单个核细胞
MoAb	单克隆抗体
MPHA	混合被动血凝试验
mRNA	信使 RNA

MSC	间充质干细胞	Rh	Rh 因子
MSDS	材料安全性数据表	RHAG	Rh 相关糖蛋白
MSM	男男性接触者	RhIG	Rh 免疫球蛋白
NAIT	新生儿同种免疫性血小板减少症	RIBA	重组免疫印迹试验
NAN	新生儿同种免疫性中性粒细胞减少症	RIPA	放射免疫沉淀试验
NAT	核酸检测	RNA	核糖核酸
NHLBI	国家心肺血液研究所	RPR	快速血浆反应素试验
NIH	国家卫生研究院	RT	室温或逆转录
NIPA	非免疫性蛋白质吸附	SCF	干细胞因子
NK	自然杀伤细胞	SD	标准差或有机溶剂/表面活性剂
NMDP	国家骨髓捐献计划	SNP	单核苷酸多态性
NRC	核安全管理委员会	SOP	标准操作规程
NRF	国家响应机制	SPRCA	固相红细胞黏附试验
OSHA	职业安全健康管理局	TA	输血相关
p	概率	TACO	输血相关循环超负荷
PAD	储存式自体输血	TCR	T 细胞受体
PBM	患者血液管理	TMA	转录介导的扩增技术
PBS	磷酸盐缓冲液	TNCs	有核细胞总数
PCH	阵发性冷性血红蛋白尿	TNF-α	肿瘤坏死因子-α
PCR	聚合酶链反应	TPE	治疗性血浆置换
PEG	聚乙二醇	TPO	促血小板生成素
PF24 RT24	采血 24 小时内且在采血后室温储存达 24 小时的冰冻血浆	TRALI	输血相关急性肺损伤
		TSE	传染性海绵状脑病
PF24	采血 24 小时内冰冻血浆	TTP	血栓性血小板减少性紫癜
PPE	个人防护用品	UCB	脐带血
PRA	群体反应性抗体	UDP	尿苷二磷酸
PRCA	纯红细胞再生障碍性贫血	UNOS	器官共享联合网络
PRP	富血小板血浆	USC	美国法典
PRT	病原体去除技术	vCJD	变异型克雅氏病
PT	凝血酶原时间	VLBW	极低出生体重儿
PTP	输血后紫癜	vWD	血管性血友病
PTT	部分凝血活酶时间	vWF	血管性血友病因子
PVC	聚氯乙烯	WAIHA	温抗体型自身免疫性溶血性贫血
QA	质量评估或质量保证	WB	全血或蛋白质印迹
QC	质量控制	WBC	白细胞
QSE	质量体系要素	WHO	世界卫生组织
RBCs	红细胞	WNV	西尼罗病毒
RFLP	限制片段长度多态性	ZIKV	寨卡病毒
rFⅦa	重组因子Ⅶa		